Praktische Gynäkologie

Praktische Gynäkologie

für Studium, Klinik und Praxis

5., neubearbeitete Auflage

Herausgegeben von
W. Pschyrembel · G. Strauss · E. Petri

Unter Mitarbeit von

H. J. Bickmann, H. W. Boschann, G. Döring, V. Dubrauszky, P. Faber,
G. Hoffmann, P. Knapstein, H. J. Kümper, H. Molinski,
J. Nevinny-Stickel, E. Petri, A. W. Schmidt, J. Schnell, K. Semm,
G. Strauss, K. Winkler

W
DE
G

Walter de Gruyter
Berlin · New York 1991

Prof. Dr. med. Dr. phil. Willibald Pschyrembel †

Prof. Dr. med. Günter Strauss
Kiefernstr. 11
D-6580 Idar-Oberstein

Priv.-Doz. Dr. med. Eckhard Petri
Städt. Krankenanstalten Idar-Oberstein
Dr. Ottmar-Kohler-Str. 2
D-6580 Idar-Oberstein

Das Buch enthält 393 Abbildungen
Zeichnungen von H. Holtermann, Berlin

CIP-Titelaufnahme der Deutschen Bibliothek

Praktische Gynäkologie für Studium, Klinik und Praxis / hrsg.
von W. Pschyrembel ... — 5., neubearb. Aufl. — Berlin ; New
York : de Gruyter, 1990
    ISBN 3-11-003735-1
NE: Pschyrembel, Willibald [Hrsg.]

Der Verlag hat für die Wiedergabe aller in diesem Buch enthaltenen Informationen (Programme, Verfahren, Mengen, Dosierungen, Applikationen etc.) mit Autoren bzw. Herausgebern große Mühe darauf verwandt, diese Angaben genau entsprechend dem Wissensstand bei Fertigstellung des Werkes abzudrucken. Trotz sorgfältiger Manuskriptherstellung und Korrektur des Satzes können Fehler nicht ganz ausgeschlossen werden. Autoren bzw. Herausgeber und Verlag übernehmen infolgedessen keine Verantwortung und keine daraus folgende oder sonstige Haftung, die auf irgendeine Art aus der Benutzung der in dem Werk enthaltenen Informationen oder Teilen davon entsteht.

Die Wiedergabe von Gebrauchsnamen, Handelsnamen, Warenbezeichnungen und dergleichen in diesem Buch berechtigt nicht zu der Annahme, daß solche Namen ohne weiteres von jedermann benutzt werden dürfen. Vielmehr handelt es sich häufig um gesetzlich geschützte, eingetragene Warenzeichen, auch wenn sie nicht eigens als solche gekennzeichnet sind.

Satz: Arthur Collignon GmbH, Berlin. — Druck: Gerike GmbH, Berlin. — Buchbinderische Verarbeitung: Dieter Mikolai, Berlin.
Printed in Germany

Vorwort zur 5. Auflage

Nach 20 Jahren und nach dem Tod des Begründers erscheint die „Praktische Gynäkologie" von Pschyrembel in 5. Auflage.

Der lange Zeitabstand zur 4. Auflage machte die intensive Überarbeitung oder Neufassung vorhandener und die Aufnahme neuer Kapitel, zum Teil von in Spezialgebieten besonders erfahrenen Mitarbeitern, notwendig. Das mußte zu einer deutlichen Erweiterung des Buchumfangs führen. Der Stoff wurde wie bisher gegliedert und nicht — wie heute oft üblich — nach Krankheitsgruppen geordnet. Beide Einteilungsprinzipien haben ihre Vor- und Nachteile.

Auf ein besonderes Kapitel zum Sexualverhalten der Frau und seinen Störungen wurde bewußt verzichtet, da einmal hierfür in der „Sexualmedizin" bereits ein eigenes Grenzgebiet entstanden ist, zum anderen die Komplexität der Materie uns eine Kurzdarstellung nicht ratsam erscheinen läßt, so daß auf Monographien, wie z. B. die von E. J. Haeberle: Die Sexualität des Menschen (de Gruyter 1985), u. a. verwiesen wird.

Dagegen sind psychosomatische Probleme, die sich aus dem Umgang der Patientin mit ihrer Krankheit und ihrem Arzt ergeben, in Kapitel XXIII angesprochen.

Trotz abnehmender Häufigkeit des Zervixkarzinoms haben wir den Raum zur Besprechung vor allem seiner Vorstufen, Suchmethoden sowie Früh- und mikroinvasiven Formen nicht eingeschränkt. Das rechtfertigt sich für die Vorstufen aus ihrem Modellcharakter für die formale Genese eines Plattenepithelkarzinoms, für die Suchmethoden aus ihrer Anwendung auch bei anderen Karzinomen, für die früh- und mikroinvasiven Karzinome aus der Notwendigkeit ihrer auch stadienmäßig klaren Abgrenzung zu klinischen Karzinomen, um die schweren Folgen einer therapeutischen Fehlentscheidung zu vermeiden.

Im Kapitel „Zyklusstörungen" wurde das diagnostische Vorgehen bei Amenorrhoe stärker als bisher systematisiert und durch ein übersichtliches Schema ergänzt. Die bislang gewählte Einteilung der Amenorrhoe nach dem Ort ihrer Ursache in zentral, peripher und dysregulatorisch bedingte Formen wurde beibehalten und die jeweils zur Amenorrhoe führenden Krankheitsbilder in diesem Kapitel ausführlich abgehandelt und nicht — wie es auch oft gehandhabt wird — an anderer Stelle unter anderen Gesichtspunkten wie z. B.: Störung der Geschlechtsentwicklung, Intersexualität, Mißbildungen usw. besprochen. Hierdurch sollte dem behandelnden Arzt, den die Patientin unter dem Leitsymptom Amenorrhoe aufsucht, die Systematik seiner Überlegungen erleichtert werden.

Die „Praktische Gynäkologie" wendet sich nicht nur an den jungen Kollegen in gynäkologischer Facharztausbildung, sondern ausdrücklich auch an den niedergelassenen Arzt (ohne scharfe Grenze zum Facharzt für Gynäkologie). Der abnehmenden gynäkologischen Inanspruchnahme des Arztes für Allgemeinmedizin in der Schwangerenbetreuung und Geburtshilfe steht seine eher zunehmende Tätigkeit bei der Krebsbekämpfung im Rahmen der Vorsorge gegenüber. Deshalb wurden die gynäkologischen Karzinome mit ihren Früherkennungsmöglichkeiten besonders ausführlich dargestellt.

Darüber hinaus haben wir aber auch hormonelle Probleme, die dem praktischen Arzt meist weniger nahe liegen, eingehend behandelt. Vor allem für den Studenten, der eine gewisse mnemotechnische Hilfe sucht, haben wir uns bemüht, dem — allerdings nur schwer erreichbaren — Stil des Begründers dieses Buches zu folgen. Wieweit uns dies gelungen ist, sollte der Leser entscheiden.

Es liegt uns sehr daran, den Mitarbeitern des Verlages Herrn Verlagsdirektor Dr. Radke, Frau I. Ullrich, Frau M. Saunders und Frau H. Duksch für ihr Entgegenkommen und ihr Verständnis bei Änderungswünschen noch während der Drucklegung zu danken.

Idar-Oberstein, März 1990   G. Strauss
                                                                            E. Petri

Inhaltsübersicht

Inhalt

I Vulva

1 Entzündung der Vulva = Vulvitis

Die Diagnose einer Entzündung der Vulva, d. h. der **kleinen** und **großen Labien** unter Einschluß des vorderen Dammanteils, ist leicht. Das Auffinden der Ursache kann unter Umständen nicht ganz einfach sein. Für die erfolgreiche Behandlung der Vulvitis und des oft sie begleitenden Pruritus muß aber die Ursache unbedingt klargestellt werden.

Haupterscheinungen der Vulvitis

- **Rötung**
- **Schwellung**
- **Hitze**
- **Brennen**
- **Schmerzen**

sowie häufig **quälender Juckreiz** an der Vulva = **Pruritus vulvae.** Beim Gehen nehmen die Beschwerden meist zu, ebenso, wenn die Patientin Urin läßt. Kohabitationen sind wegen der erheblichen Schmerzhaftigkeit meist nicht möglich. Die Vulvitis dehnt sich sehr leicht als **Perivulvitis** in die Umgebung (Damm und perianal) und als **Intertrigo** (besonders bei korpulenten Frauen) in umgebende Hautfalten aus.

Häufigkeit: Auffallend ist, daß auch in Polikliniken mit hohem Patientendurchgang eine Vulvitis nicht allzu häufig gefunden wird. Das ist umso bemerkenswerter, als das äußere Genitale der Frau sowie die Schamhaare und der After stets mit Keimen besiedelt sind.

1.1 Ätiologie

A. Exogene Ursachen

1. Organismen

a) Bakterien: Vor allem Staphylokokken, Streptokokken und Kolibakterien. Voraussetzung für das Eindringen der Keime sind mechanische oder chemisch-thermische Epitheldefekte. Dabei bleibt es erstaunlich, daß Vulvitiden nicht häufiger zu sehen sind und auch Episiotomienähte meist primär heilen. Man könnte annehmen, daß eine gewisse **natürliche Abwehrkraft** der Vulvahaut gegen **Eigenkeime** vorhanden ist. Unter dieser Vorstellung wären für das „Angehen" einer Infektion an der Vulva eher **Fremdkeime** anzunehmen, die entweder von **außen** (Hände, Kleidung) oder von **innen** (z. B. Eiterabfluß aus dem inneren Genitale) herangebracht werden.

Gonokokken spielen für die Vulvitis nur eine sekundäre Rolle, es kommt zu Reizerscheinungen durch den vom inneren Genitale herabfließenden Ausfluß.

b) Trichomonaden und Soor (Candida albicans): Trichomonaden- und Soorvulvitis sind meist Begleiterscheinung der Trichomonaden- und Soor**kolpitis.** Andere Pilzerkrankungen der Haut wie Erythrasma, Pityriasis versicolor oder Trichophytie spielen an der Vulva kaum eine Rolle.

c) Zooparasitäre Erkrankungen: Oxyuren (= Madenwürmer) kommen am ehesten bei kleinen Mädchen oder bei Frauen, die beruflich viel mit Kindern umgehen (Lehrerinnen, Kindergärtnerinnen), als Vulvitisursache in Betracht.

Pediculi Pubis (= Filzläuse) spielen bei allgemeiner Unsauberkeit, besonders in Notzeiten, eine wichtige Rolle,

Skabies dagegen selten.

2. Traumen:

Epitheldefekte stellen die wesentliche Voraussetzung für das Eindringen von Keimen in das Gewebe dar. Sie können entstanden sein durch Deflorationswunden, übertriebene Kohabitationen, Masturbation (= Onanie), durch Kratzen, Scheuern, Reiben bei Pruritus vulvae oder durch zu rauhe Monatsbinden oder Wäsche (sehr enge Hosen), durch Instrumente, Stoß, Fall, aber auch durch Reiten u. a.

3. Chemisch-thermische Ursachen:

z. B. Waschungen mit zu konzentrierten oder zu heißen Desinfektionslösungen; Schädigung der Vulvahaut durch Einwirkung von eitrigem oder jauchigem Karzinomsekret oder Urin und Kot aus Blasen- oder Rektum-Scheidenfisteln. Deodorantien.

B. Endogene Ursachen

1. Hormonale Störungen:

Hier spielt vor allem der **Östrogenmangel** eine Rolle. Durch Schrumpfung (Involution) im Senium kommt es zu übersteigerter Rückbildung der Vulva (Dystrophie [Craurosis] meist mit Pruritus) aber auch der Scheide mit verminderter Durchblutung und erhöhter Infektanfälligkeit. Insbesondere führt der Pruritus zu Kratzeffekten und sekundär zur Vulvitis.

2. Innere Krankheiten

Stoffwechselkrankheiten: Vor allem **Diabetes mellitus.** Ob dabei die allgemeine Stoffwechselsituation oder die Benetzung der Vulva durch den zuckerhaltigen Harn für die Entstehung der Diabetesvulvitis die größere Rolle spielt, bleibt dahingestellt. Ferner: **Nierenerkrankungen, Lebererkrankungen** und **Blutkrankheiten** (perniziöse Anämie, Leukämie, Lymphogranulomatose).

C. Typische dermatologische Erkrankungen

Psoriasis, Lichen ruber planus, Erythrasma, Akanthosis nigricans, Allergien und Ekzeme (seborrhoisches Ekzem, Kontaktekzem, Neurodermitis circumscripta) u. a. gehören in den Bereich der Dermatologie. Zu ihrer Diagnose und Behandlung ist ein Dermatologe hinzuzuziehen.

D. Sonderformen der Vulvitis (s. u.) durch

spezifische Infektionskrankheiten,
Viruserkrankungen (Übertragung oft durch Geschlechtsverkehr)
und **Geschlechtskrankheiten** im engeren Sinne.

1.2 Therapie der Vulvitis

Im Vordergrund steht immer die **Suche nach der Ursache** der Vulvitis. Sie kann leicht, in manchen Fällen aber auch sehr schwer zu eruieren sein. Dabei denke man immer an die wesentlichen und häufigsten Ursachen:

- **Trichomonaden**
- **Soormykosen**
- **Diabetes**
- **Traumen**
- **Würmer**
- **Filzläuse**

die einer entsprechenden speziellen Therapie zugängig sind. Hinzu kommen Zustände, bei denen ein Dauerreiz auf die Vulva einwirkt wie bei

Zervixgonorrhoe
jauchendem Karzinom (Zervix-Scheide-Vulva)
Urin- und Kotfisteln.

Bis zum Erkennen der Ursache und Einsetzen der spezifischen Therapie können einige Tage vergehen. Bis dahin sollten zur Behandlung der meist quälenden Beschwerden (vor allem **Juckreiz** und **Brennen**) folgende **Sofortmaßnahmen** als **symptomatische Behandlung** ergriffen werden:

1. Bei ausgeprägten Formen der Vulvitis **Bettruhe.**

2. Äußerste **Reinlichkeit** (Wäschewechsel mindestens 2 × tgl., keine synthetische, sondern Kochwäsche).

Die entzündete Vulva **niemals mit Wasser und Seife** waschen, sondern:

3. Sitzbäder (lauwarm)

a) **Kamillen-Sitzbad:** Am einfachsten mit Kamillosan® 1:20 – 1:40 verdünnt (Rp. Kamillosan Liquidum 100,0);

b) **Eichenrinde-Sitzbad:** Etwa 1000 g Eichenrinde (= Cortex quercus) mit 2 – 3 l Wasser aufkochen oder Fertigpräparate wie Silvapin-Eichenrindenextrakt®. Gerbwirkung.

4. Feuchte Umschläge: Am besten mit verdünntem Kamillosan.
Sitzbäder sind aber besser als feuchte Umschläge, da sie eine gleichmäßigere Benetzung der Vulva bewirken. Nach Sitzbad oder Umschlägen beim Abtrocknen nicht reiben, sondern mit sehr weichem Handtuch oder Watte **abtupfen.** Zur Vermeidung der Mazeration ist darauf zu achten, daß alle Partien **vollständig trocken** sind. Danach sofort

5. Puderbehandlung, die zwischen den Bädern und Umschlägen das Genitale trocken halten soll. Puder in dünner Schicht auftragen, z. B. Vasenol®, Lenicet®, Fissanpuder®. Bei übelriechenden eitrigen Belägen besser Kamillosan® bzw. Xeroformpuder®, oder aber

6. Salbenbehandlung: Vorwiegend mit Salben, die ein Glukokortikoid oder ein Antibiotikum bzw. beides enthalten, wie Delmeson®, Scheroson®, Ficortril®, Locacorten®, Volon A®-Salbe (antibiotikahaltig) u. a. Ihre Anwendung führt **oft** zu **schlagartiger Besserung.** Bei besonders starkem Juckreiz ist Euraxil®, Pruralgan® oder Pantocain Salbe®, aber auch Pantocain mit Tumenol-Ammonium nach folgender Rezeptur zu empfehlen.

Rp: Pantocain   0,15 – 0,3
        Tumenol-Ammonium   1,0
        Lanolin   20,0
        Vaselin. flav.   ad 30,0
        M. f. ungt. D. S. äußerlich

7. Zusätzliche Hormonbehandlung bei älteren Frauen durch Östrogene entweder **oral** durch konjugierte Östrogene oder Östriol oder **lokal** durch Ortho-Gynest Vaginalcreme®, Östromon Salbe® u. a.

Nach entsprechender Klärung der Vulvitisursache wird die rein symptomatische Behandlung durch **spezielle Maßnahmen** ergänzt:

Trichomonadenvulvitis wird als Begleiterscheinung der Trichomonadenkolpitis wie diese mit entsprechenden spezifischen Chemotheropeutika (s. S. 50) behandelt. Stets Mitbehandlung des Partners.

Soor-(Candida albicans)Vulvitis: s. auch Soorkolpitis.

Soorbefall der Scheide und der Vulva findet sich **vor allem** bei

— **Schwangeren**
— **Zuckerkranken**
— **kleinen Mädchen** (oft zusammen mit Mundsoor).

Aber auch sonst kommt die Soorvulvitis bei erwachsenen Frauen, auch bei älteren, vor. Die typischen weißlichen Beläge (flächenhaft oder als Stippchen) finden sich nicht immer bei Soor der Vulva. Gut wirksam sind Präparate wie Canesten®, Gyno-Daktar®, Gyno-Pevaryl®, Tercospor® u. a. **Stets muß eine Mitbehandlung des Partners erfolgen.** Sehr gute Erfolge sind besonders bei isolierter Soorvulvitis durch Pinselungen mit Gentianaviolett oder Solutio Castellani zu erzielen.

Bei **Rezidiven,** die häufig sind, an Sanierung des Oro-Gastro-Intestinaltraktes mit Ampho-Moronal® Lutschtabletten (s. S. 53) denken.

Diabetes-Vulvitis:

Lassen sich als Ursache einer therapieresistenten Vulvitis Trichomonaden, Soor, Traumen oder zooparasitäre Erkrankungen ausschließen, muß immer an **Diabetes** gedacht werden, so lange, bis das Gegenteil bewiesen ist.

Zum Nachweis des Diabetes ist **nicht nur der Harnzucker,** sondern auch der **Blutzucker** mit Tagesprofil, eventuell nach Glukosebelastung, zu untersuchen. Bei Nachweis eines (auch latenten) Diabetes Überweisung an Internisten.

Traumen (s. S. 2) sind entsprechend zu behandeln.

Würmer:
Vor allem Oxyuren (= Madenwürmer) bewirken starken **Juckreiz** an Vulva- und Aftergegend. Dadurch kommt es zu **Kratzeffekten mit nachfolgender Infektion** durch virulente Vulvakeime → **Vulvitis.** Zur Behandlung der Wurmkrankheit Anwendung der üblichen Medikamente wie Molevac®, Vermizym®, Oxymors® u. a. Von diesen sind die beiden ersten speziell gegen Oxyuren anwendbar. Die meisten anderen Anthelmintika sind auch gegen Ascariden (= Spulwürmer) wirksam. Dosierung gemäß Firmenhinweisen. Wichtig bei allen Wurmbehandlungen ist absolute Sauberkeit: Kürzen der Nägel! Während der Kur Tragen geschlossener Höschen, die nach jedem Stuhlgang gewechselt werden müssen.

Merke:	Trichomonaden		
	Soor		sind die häufigsten Ursachen **heftigsten**
	Diabetes mellitus		**Juckreizes** bei Vulvitis.
	Würmer		

Pediculi Pubis (Filzläuse; Eier = „Nissen"): Behandlung mit Hexachlorcyclohexan (Lindan) = **Jacutin**® (Emulsion oder Puderspray) oder Einreiben mit **Cuprex**® (Mixtur nicht auf Schleimhäute bringen), ohne daß die Schamhaare rasiert werden müssen.

Scabies ist an der Vulva ausgesprochen selten. Behandlung mit Mitigal® oder Jacutin®.

1.3 Besondere Formen der Vulvitis

Folliculitis vulvae

Meist multiple eitrige Entzündungen der Haarbälge im behaarten Anteil des äußeren Genitale.

Therapie: Haare entfernen; Umschläge mit 1–3% Resorcin-Spiritus. Abtupfen der Pusteln mit Jodtinktur. Abwaschen mit Desinfektionslösungen (Phiso-Hex, Betaisadona u. a.)

Furunculosis vulvae

Kleinere oder größere Furunkel, meist in der Gegend der großen Schamlippen, bei allgemeiner oder auf das äußere Genitale begrenzter Furunkulose. **Diabetes mellitus ausschließen!**

Therapie: Im Anfangsstadium ist manchmal etwas mit kortison- und antibiotikahaltigen Salben zu erreichen. Wenn nicht, Einschmelzen durch heiße, feuchte Packungen (nicht quetschen!), warme Kaliumpermanganat-Sitzbäder, Ruhigstellung der Patientin durch Bettruhe. Nach Einschmelzung chirurgische Behandlung durch Spalten der kleinen Abszesse.

Phlegmonen und Abszesse der Vulva

Sie können bei schweren puerperalen Infekten und bei Infektion der Umgebung (z. B. Bauchdeckenabszeß bei Pfannenstielquerschnitt) entstehen. Ursache sind Streptokokken oder Staphylokokken oder Mischinfektionen. Auch Erysipele werden beobachtet.

Therapie: Nach den Grundsätzen der Chirurgie. Zusätzlich Antibiotika nach Austestung der Erregerresistenz.

Gangrän der Vulva bei schweren Infektionskrankheiten ist selten.

1.4 Spezifische bakterielle und virale Infektionen der Vulva

Diphtherie der Vulva

Kann mit und ohne Rachendiphterie meist bei Kindern vorkommen. Weiß-graue, festhaftende Beläge. Nachweis von Diphteriebakterien im Abstrich. DD.: Soor.

Therapie: Diphterieserum und Penicillin.

Auch bei **Typhus und Dysenterie** sind Geschwürbildungen an der Vulva möglich, wenn auch extrem selten.

Therapie: Behandlung der Grundkrankheit.

Tbc der Vulva

Kleine Knötchen oder oberflächliche Geschwüre, möglicherweise unter Ödematisierung der Labien. Fistelbildungen möglich. Extrem selten. Diagnose: Gewebsentnahme → Histologie.

Therapie: s. bei Tbc. Einzelne Ulzera lassen sich auch exzidieren.

Aktinomykose

Die Infektion mit Actinomyces israeli stellt eine ganz große Seltenheit dar; Bakterielle Infektion, eher unter dem Bild einer Pilzinfektion.

Therapie: Chirurgisch und Chemotherapie mit Penicillin G 10 – 20 Mio. I. E. täglich, langfristig (4 – 6 Wochen) oder mit Tetrazyklinen.

Herpes genitalis

In Gruppen angeordnete Bläschen auf rotem Grund mit Brennen und Juckreiz wie bei Herpes labialis. Ruptur und Sekundärinfektion der Bläschen möglich, danach entstehen kleine, schmerzende Ulcera. Regionäre Lymphknoten geschwollen. Lokalbeschwerden und allgemeines Krankheitsgefühl. Die Erkrankung neigt zum Rezidivieren bei Änderung der Resistenzlage (z. B. Menstruation).

Erreger: DNA-haltige Viren der Herpesgruppe; sie führen auch zur Infektion an Vagina und Portio. HSV-I ist für die meisten extragenitalen Herpesinfektionen (Lippen, Augen usw.) vor allem im Kindesalter verantwortlich. Genitale Infektionen sind meist sekundär. Bei Beginn der Vita sexualis steht die HSV-II-Infektion im Vordergrund. Bevorzugte Übertragung beim Geschlechtsverkehr, wenn auch nicht ausschließlich durch diesen. Die Herpes-simplex-Viren können sich in regionale Ganglien zurückziehen und von dort bei veränderter Resistenzlage reaktiviert werden.

Bedeutung hat das Krankheitsbild eigentlich nur **bei Schwangeren,** da es zur **lebensgefährlichen Infektion des Kindes** kommen kann.

Diagnose: Züchtung des Virus aus dem Bläscheninhalt auf speziellen Kulturen. Weniger zuverlässig ist der serologische Nachweis.

Therapie: Salbenbehandlung mit Glukokortikoiden, bei superinfizierten Bläschen unter Zugabe von Antibiotika lokal. Vitamin B 12 in hohen Dosen bei neuralgischen Beschwerden. Eventuell paravertebrale Injektionen mit Lokalanästhetika (z. B. Scandicain®). Eine kausale Behandlung ist nicht möglich. Lokal können Virostatika (z. B. Zovirax® = Aciclovir) angewandt werden. Bei schweren Fällen auch oral oder i.v.

Die früher häufiger im Vulvabereich beschriebenen

Aphthen

sind wahrscheinlich ebenfalls durch Herpesvirus bedingt.

Gleiches gilt auch für das sehr seltene

Ulcus vulvae acutum (LIPSCHÜTZ),

das solitär oder multipel meist vor dem 25. Lebensjahr auftritt. Schwellung und Rötung der Labien mit eher scharfrandigen Ulzera unterschiedlicher Größe. Starke Beeinträchtigung des Allgemeinbefindens. Manchmal handelt es sich um abortive Formen mit rascher Heilungstendenz. Zuweilen treten aber auch schwere, sehr schmerzhafte Krankheitsbilder vom nekrotisierenden, gangränösen Typ auf.

Ätiologie: Wahrscheinlich Herpesinfektion. Der in den Ulzera zu findende Bac. crassus ist nicht als der Krankheitserreger anzusehen.

Condylomata acuminata (Abb. 1-1) = spitze Kondylome = Feigwarzen

Sie stellen fibroepitheliale, papilläre Gewebswucherungen (Papillome/Akanthome) der Vulva dar, die in einem relativ hohen Prozentsatz bei gleichzeitiger gonorrhoischer Infektion gefunden werden. Sie können überall auf der Vulva, in der Scheide, perivulvär und perianal, zuweilen in Form großer Rasen auftreten. Früher wurde ihre Entstehung als Folge einer Hautreizung durch Fluor bei einer Entzündung in den höhergelegenen Abschnitten des Genitale angesehen. Heute weiß man, daß sie auf eine Infektion mit dem Papillomvirus, das in fast allen Fällen gefunden wird, zurückzuführen sind. Die **Übertragung erfolgt bei Geschlechtsverkehr.** Gehäuftes gleichzeitiges Auftreten von Gonokokken wurde beobachtet und daher die eventuelle gleichzeitige Übertragung von Papillomviren und Gonokokken angenommen.

Papillomviren lassen sich nicht züchten, aber durch moderne Methoden doch in verschiedene Typen klassifizieren. In Condylomata acuminata findet sich in 60% der Fälle Typ HPV-6, in 30% Typ HPV-11. Diese Untersuchungen haben im Rahmen der immer wieder diskutierten Virusgenese von Karzinomen in jüngster Zeit insofern Bedeutung erhalten, als Genome von Papillomviren in Karzinomen der Vulva, der Zervix (s. dort) und des Penis gefunden wurden.

Therapie: Abkratzen mit dem **scharfen Löffel** oder mit **elektrischer Schlinge** oder aber durch **Laser.** Radikal entfernen, da **Rezidivgefahr.**

Differentialdiagnostisch zu den Condylomata acuminata wichtig sind die **Condylomata lata** (Abb. 1-2) = breite Kondylome.

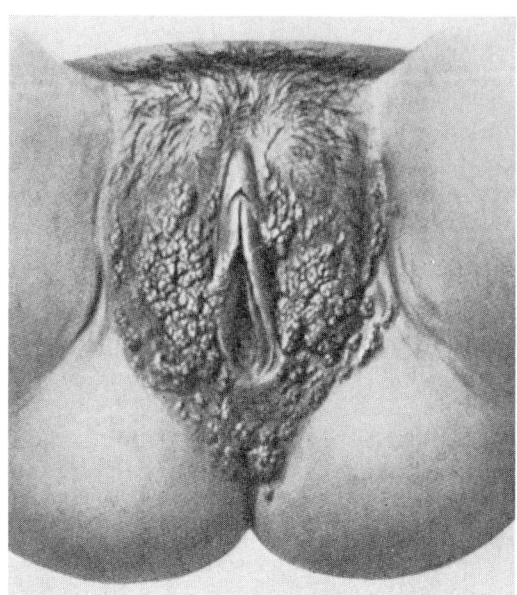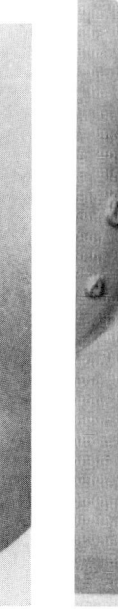

Abb. 1-1 Condylomata acuminata.   **Abb. 1-2** Condylomata lata.

Sie sind streng von den spitzen Kondylomen zu unterscheiden. Es handelt sich um flache Papeln, die eine Form der **sekundären Lues** darstellen. **Infektiös!** Wenn sie nässen, lassen sich oft im Abstrich Spirochäten nachweisen. Achtung aber vor Verwechslung mit saprophytären unspezifischen Spirochäten. Weiteres s. Lues.

Therapie: Behandlung der Lues.

1.5 „Klassische" venerische Erkrankungen der Vulva

Ulcus durum = harter Schanker = Primäraffekt der Lues

Wie der Name sagt, gegenüber der Umgebung **hart,** praktisch stets **solitär** und **schmerzlos.** Bis etwa fingernagelgroß, scharf gegen die Umgebung abgesetzt, Geschwürsrand nicht unterminiert. **Indolente** Schwellung der regionären Lymphknoten.

Bei indolenten Drüsenschwellungen in der Leiste immer nach Primäraffekt suchen!

Weitere Einzelheiten s. Lues.

Ulcus molle = weicher Schanker

Erreger: Gramnegativer Streptobazillus (Haemophilus Ducreyi – entdeckt von Ducrey und Unna). Es finden sich seltener solitäre, häufiger **multiple druckschmerzhafte** Ulcera mit meist unterminierten Rändern und entzündlich gerötetem Randbereich. Schmierig belegter Geschwürsgrund. Die **Lymphknotenschwellungen** (Bubonen) der Leiste finden sich meist einseitig auf der Seite des Herdes und sind außerordentlich **druckschmerzhaft.**

Diagnose: Erregernachweis aus dem Detritus der Ulkusränder.

Lymphknotenschwellungen aus anderen, nicht spezifisch entzündlichen Ursachen (Verletzungen, Erosionen, Rhagaden, Karzinom u. a.) sind häufig. Sie können ebenfalls druckschmerzhaft sein.

Wichtig ist die Abgrenzung des **Ulcus molle** vom **Primäraffekt** bei Lues. Das Ulcus molle ist im Gegensatz zum Primäraffekt bei Lues meist

nicht solitär, sondern multipel
nicht hart
nicht so scharfrandig
druckempfindlich mit schmerzhafter Schwellung der regionären Lymphknoten einhergehend.
(Lymphknoten bei Lues sind immer schmerzlos!)

Therapie: 2 × 2 Tbl. Bactrim® oder Eusaprim® tgl. oder Erythrocin® 4 × 500 mg/d für 1 – 2 Wochen.

Lymphogranuloma inguinale (DURAND, NICOLAS, FAVRE)

wird auch als **Lymphopathia venerea** bezeichnet. Sogenannte „vierte Geschlechtskrankheit". Eintrittspforte: Kleine Verletzungen der Vulva bei Kohabitation.

Erreger: Chlamydia lymphogranulomatis.
Die Erkrankung ist in unseren Breiten selten und tritt meist in den Tropen, aber auch hier nicht häufig, auf.

Diagnose: Lichtmikroskopisch (Giemsa-Färbung) oder Fluoreszenztest im Abstrich, oder elektronenoptisch aus der Primärläsion oder Lymphknotenpunktaten.

Serologischer Hinweis durch Komplementbindungsreaktion (ab Titer 1:6 verdächtig). Die Hautprobe nach FREI ist inzwischen verlassen worden, da zu viele unspezifische Reaktionen auftreten.

Klinisch kommt es zur **Einschmelzung der inguinalen Lymphknoten** mit Eiterbildung und Durchbruch nach außen. Gleiche Vorgänge sind auch an den Lymphknoten der Beckenwand möglich. Eventuell Fistelbildungen von den Lymphknoten zur Haut. Seltener Elephantiasis des Genitale. Die Primärläsion an der Vulva wird oft übersehen; sie dauert meist nur 14 Tage.

Da sich hinter den indurierten Ulzerationen an der Vulva auch ein Karzinom verbergen kann, muß stets eine Probeexzision zur histologischen Untersuchung durchgeführt werden.

Therapie: Tetracyclin (4 × 500 mg/d), Doxycyclin (250 mg/d initial, später 100 mg/d), Erythromycin (4 × 500 mg/d); für 2 – 3 Wochen.

Bei **Geschwüren** an der **Vulva** ist immer **vorwiegend zu denken** an
1. **Vulvakarzinom** (s. S. 24)
2. **Ulcus durum** = Harter Schanker = Primäraffekt der Lues
   fast stets solitär
3. **Ulcus molle** = weicher Schanker
   meist nicht solitär
4. **Lymphogranuloma inguinale**
(5. **Eventuell** Ulcus tuberculosum)

1.6 Bartholinitis, Bartholinscher Abszeß

Definition: Bis hühnereigroße, stark gerötete Schwellung an den unteren Anteilen der großen, vorwiegend aber der kleinen Labien, die sich manchmal weit in den Introitus vorwölbt (Abb. 1-3).

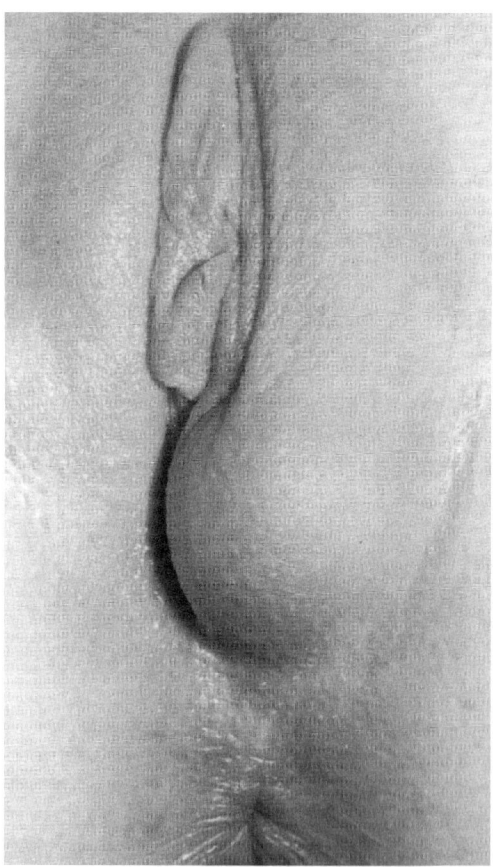

Abb. 1-3 Bartholinscher Abszeß.

Die BARTHOLINschen Drüsen sind **Sekretdrüsen** für das Vestibulum vaginae, das sie anfeuchten. Sie liegen in den **großen** Labien an der Grenze des unteren zum mittleren Drittel. Ihre Ausführungsgänge sind 1–2 cm lang. Sie münden an der Innenseite der **kleinen** Labien in das Vestibulum.

Erreger: Anaerobier, Gonokokken, Staphylokokken, Coligruppe. Die frühere Ansicht, daß der Bartholinitis **immer** eine gonorrhoische Infektion zugrunde liege, ist falsch.

Vorkommen: Erwachsene Frauen jeden Alters, jüngere bevorzugt.

Pathogenese und klinisches Bild (Abb. 1-4 und Abb. 1-5)

Es werden zwar der Ausführungsgang **und** die Drüse infiziert, die Haupterscheinungen spielen sich aber fast stets im Ausführungsgang der Drüse ab.

Weitere Folgen: Durch Verklebung der Mündung des Ausführungsganges wird in diesem ein eitriges entzündliches Sekret retiniert, das im allgemeinen als „Abszeß" bezeichnet wird. Es handelt sich streng pathologisch-anatomisch aber nicht um einen Abszeß, sondern, da die Eiteransammlung in einem vorgebildeten Raum liegt, um ein **Empyem**. Erst wenn durch entzündliche Infiltration der Umgebung Gewebseinschmelzungen eintreten, liegt ein echter Abszeß vor.

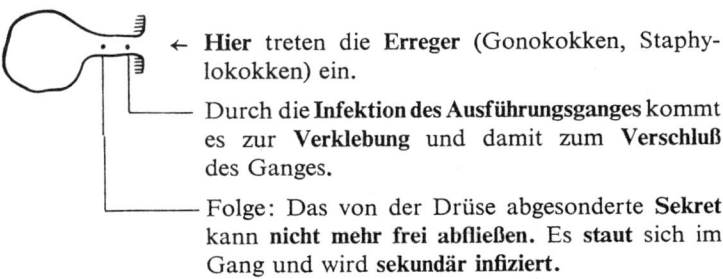

Hier treten die **Erreger** (Gonokokken, Staphylokokken) ein.

Durch die **Infektion des Ausführungsganges** kommt es zur **Verklebung** und damit zum **Verschluß** des Ganges.

Folge: Das von der Drüse abgesonderte **Sekret** kann **nicht mehr frei abfließen**. Es **staut** sich im Gang und wird **sekundär infiziert**.

Abb. 1-4   Entstehung des Bartholinschen Abszesses.

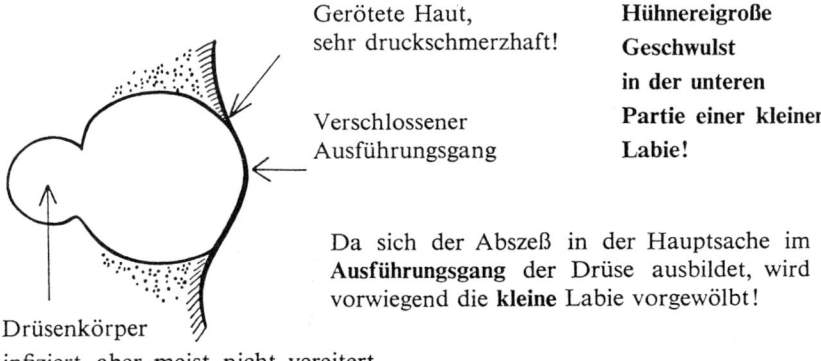

Gerötete Haut, sehr druckschmerzhaft!

Verschlossener Ausführungsgang

Hühnereigroße Geschwulst in der unteren Partie einer kleinen Labie!

Da sich der Abszeß in der Hauptsache im **Ausführungsgang** der Drüse ausbildet, wird vorwiegend die **kleine** Labie vorgewölbt!

Drüsenkörper infiziert, aber meist nicht vereitert

Abb. 1-5   Entstehung des Bartholinschen Abszesses.

> Der BARTHOLINsche **Abszeß** ist also meist ein **Pseudoabszeß** (bzw. **Empyem**) des **Ausführungsganges der Drüse. Die Drüse selbst ist meist nicht beteiligt.**

Symptome: Heftige **Schmerzen** infolge der entzündlich bedingten **Gewebsspannung. Schwellung; Rötung;** starke **Druckschmerzhaftigkeit.** Leichte Temperaturerhöhung, aber auch höheres Fieber sind möglich. Gehen, Sitzen, Stuhlentleerung sind meist von starken Schmerzen begleitet. **Bei einer akuten Bartholinitis besteht allgemeines Krankheitsgefühl.**

Für den Verlauf der Erkrankung kann man drei Phasen oder Stadien unterscheiden, die sich nacheinander entwickeln können, aber nicht müssen:

1. die **akute** Form,
2. die **chronisch rezidivierende** Form und
3. die **Retentionszyste.**

Zu 1. Akute Form:
Die Zeichen der **akuten** Bartholinitis sind

- **typischer Sitz** im unteren Bereich der großen und kleinen Labie (hier ist die BARTHO-LINsche Drüse und ihr Ausführungsgang das einzige Organ, von dem eine Entzündung ausgehen kann);
- **typische Entzündungserscheinungen** (s. o.).

Es muß stets **nach Gonorrhoe gefahndet** werden durch

- wiederholte **Urethralabstriche** (evtl. auch **Rektalabstriche**),
- wiederholte **Zervixabstriche,**
- **Untersuchung des Eiters** (nach Spontanperforation oder Eröffnung des Pseudoabszesses) auf Gonokokken (Gram**färbung** und **Kultur**). Der Nachweis der Erreger ist für eine eventuelle antibiotische Therapie wichtig.

Die Entzündung kann unter konservativem Vorgehen (s. u.) in einigen Tagen zurückgehen. Tut sie das nicht, so kommt es zur „Abszeß"-bildung. Der Pseudoabszeß kann sich durch den Ausführungsgang oder durch Wandruptur spontan zum Introitus hin entleeren (= **spontane Perforation**). Meist muß er jedoch inzidiert oder marsupialisiert (Technik s. u.) werden.

Sobald Abfluß da ist, sind die Beschwerden meist schlagartig beseitigt.

Zu 2. Chronisch rezidivierende Form:
Oft bleiben auch nach Inzision oder Marsupialisation (wenn diese wieder verklebt) in der Tiefe des Gewebes Bakterien erhalten. Daher kommt es manchmal nach Wochen, Monaten oder auch Jahren zum erneuten Aufflackern der Entzündung, meist mit gleichem Erscheinungsbild wie bei der Erstinfektion. Man spricht von der **chronisch rezidivierenden Form** der Bartholinitis.

Zu 3.: Die Retentionszyste
ist der Endzustand meist mehrfach rezidivierter Bartholinitiden. Entzündungserscheinungen finden sich nicht mehr. Das Ostium des Ausführungsganges der Drüse ist verklebt. Deshalb wird das Drüsensekret im Ausführungsgang retiniert = BARTHOLIN-

sche **Retentionszyste.** Solche Zysten können haselnuß- bis hühnereigroß sein und sind prallelastisch. Beschwerden treten vor allem bei Kohabitationen auf, aber nur wenn die Zysten sehr groß werden.

Differentialdiagnostisch käme eine **Hernie** in Frage, bei der aber im allgemeinen ein Stiel nach dem Leistenkanal hin tastbar ist.

1.6.1 Therapie der Bartholinitis

> **Ziel der Behandlung einer akuten Bartholinitis ist, das chronische Rezidiv und die Ausbildung einer Retentionszyste zu vermeiden.**

Behandlung im akuten Stadium

Im akuten Stadium wirkt bereits Bettruhe stark schmerzlindernd. Oft ist es nicht möglich, die eitrige Einschmelzung durch feuchte, **kalte** Umschläge mit verdünntem **Kamillosan** oder **Rivanol** oder durch **kühle Kamillosan-Sitzbäder** sowie durch Anwendung von Antibiotika zu verhindern. Zuweilen verschleppen Antibiotika nur das Krankheitsbild. Unbedingt antibiotisch behandelt werden muß bei der Gonorrhoe (s. dort). Bleibt die Entzündung bestehen und nimmt die Schwellung eher zu, so ist die Einschmelzung nicht mehr aufzuhalten. Mit **feucht-warmen** Umschlägen und Anwendung von **Rotlicht** kann man sie beschleunigen.

> Inzidiert oder marsupialisiert werden sollte das Empyem (der Abszeß) erst dann, wenn eine **deutliche Fluktuation** vorhanden ist, **nicht eher.**
> Meist wird eher zu früh als zu spät eröffnet.

Nach **Inzision** soll die Inzisionswunde **offen** gelassen und durch lockere Tamponade offen gehalten werden. Nach einigen Tagen warme Kamillen-Sitzbäder. Nach ca. 2 Wochen ist die Entzündung abgeklungen.

Die **Marsupialisation,** d. h. das Herausnähen der Empyemwand an die Haut (s. bei Retentionszyste), ist zwar auch in dem hochentzündlichen Bereich möglich, doch kann es durch Nahtinsuffizienz wieder zum Verschluß der geschaffenen Öffnung kommen. Bleibt diese aber erhalten, so vermag die Marsupialisation die Entstehung chronischer Rezidive und Retentionszysten weitgehend zu verhindern.

Behandlung der chronisch rezidivierenden Form

Sie bedeutet nichts anderes als die Behandlung einer erneuten akuten Entzündung aufgrund verbliebener Erreger und entspricht daher der einer akuten Bartholinitis.

Retentionszyste

Retentionszysten bilden sich nie spontan zurück und müssen daher operativ angegangen werden. Dazu kann man entweder

a) **marsupialisieren,** was heute fast regelmäßig geübt wird, oder
b) die Zyste vollständig **ausschälen.**

Zu a): Bei der Marsupialisation (lat. marsupium = Beutel) wird über der prallen Zyste (oder dem Empyem) ein Fenster geschnitten, wodurch sich der Inhalt entleert. Der Zystenbalg wird anschließend mit der Haut vernäht. Die Öffnung soll für einen kleinen Finger gut eingängig sein. Sie verkleinert sich später bis auf Stecknadelkopfgröße.

Wird die Marsupialisation im akut-entzündlichen Zustand durchgeführt, so kann die Öffnung später auch wieder verkleben (s. o.). **Vorteil** der Marsupialisation ist, daß die **sekretorische Funktion** der Drüse zur Benetzung des Introitus (zumindest teilweise) erhalten bleibt.

Zu b): Die **vollständige Ausschälung der Zyste** ist ein relativ großer Eingriff und keine Anfängeroperation. Sie ist in den meisten Kliniken zugunsten der Marsupialisation verlassen worden.

2 Pruritus vulvae

Juckreiz (Pruritus) tritt sehr häufig **sekundär** als Begleiterscheinung von Hauterkrankungen auf, aber auch **primär** als selbständiges Krankheitsbild ohne erkennbare Ursache.

Der Pruritus vulvae ist ein sehr lästiges Leiden. Der Juckreiz kann auch den Scheideneingang und die Darm- und Aftergegend erfassen und nimmt oft **nachts** unter der Einwirkung der **Bettwärme** zu. Er führt oft zu ganz erheblicher Beeinträchtigung des Allgemeinbefindens bei besonders schweren Fällen, vor allem von primärem Pruritus, manchmal bis an den Rand von Suizidabsichten.

Für die Auslösung des Pruritus wird eine Sensibilisierung der Hautnervenendigungen durch Histamin u. a. angenommen. Wegen der größeren Häufigkeit und der besseren Erfaßbarkeit seiner Ursachen wird

1. der **sekundäre Pruritus vulvae** zuerst besprochen.

a) **Exogene Ursachen**
Vulvitis (unspezifisch und spezifisch)
allergische Reaktionen
Verunreinigungen
mechanische Reize
chemische Reize
Parasiten

b) **Endogene Ursachen**

c) **Dystrophien** (s. S. 17)

2. Der **primäre** (= **essentielle** = **idiopathische**) **Pruritus vulvae** läßt demgegenüber keine Ursache (außer eventuell psychosomatischen Veränderungen) erkennen. Er ist wesentlich seltener.

Zu 1.a): Die Erkennung der **exogenen Ursachen** ist bei systematischem Vorgehen meist leicht. Man sollte nie die genaue Inspektion der Scheide versäumen. Oft ist eine **Kolpitis,** deren Sekret die Vulva ständig reizt, die eigentliche Ursache des Pruritus und muß dann immer zuerst behandelt werden.

Zu 1.b) Endogen bedingter Pruritus vulvae: Hier ist der Pruritus das Symptom eines inneren Leidens wie

Diabetes mellitus, Nierenerkrankungen (Urämie), Lebererkrankungen (Ikterus), Blutkrankheiten (Leukämie, Lymphogranulomatose, perniziöse Anämie), Avitaminosen; alimentär und medikamentös bedingte Allergien.

Der im **Klimakterium,** der **Postmenopause,** bzw. im **Senium** auftretende, oft sehr heftige und manchmal unerträgliche Pruritus kann **hormonell** bedingt sein. Ursache ist die **Reduzierung der Ovarialhormone,** insbesondere der **Östrogenmangel.** In diesen Fällen lohnt sich der Versuch mit Östrogengaben.

Jeder länger bestehende endogene Pruritus kann durch das dauernde Jucken zu Kratzeffekten und damit zu Epitheldefekten mit nachfolgender Sekundärinfektion der Haut, einer Vulvitis, führen.

Zu 1.c): Zum Auftreten des Pruritus bei Dystrophie und Präkanzerosen der Vulva s. S. 23.

Zu 2.: Der **primäre Pruritus**
als selbständiges Leiden ist meist am schwersten zu behandeln, es sei denn, daß psychosomatische Ursachen erkennbar und der Behandlung des Psychiaters zugängig sind.

2.1 Therapie des Pruritus vulvae

Am Beginn jeder Behandlung steht die Erkennung und Beseitigung des Grundleidens, meist einer Vulvitis oder Kolpitis mit Vulvitis, bzw. die Behandlung eines internistischen Leidens (Diabetes, auch latent) oder einer Vulvadystrophie.

Auch nach Beseitigung der exogenen oder endogenen Ursachen bleibt der Juckreiz in manchen Fällen erhalten.

Hier wie auch in den Fällen von Vulvadystrophie oder idiopathischer (eventuell psychosomatisch bedingter) Krankheitsbilder versucht man zuerst eine gezielte lokale Therapie mit

Glukokortikoiden (s. S. 3) und
wenn ein Östrogenmangel vermutet wird (insbesondere bei älteren Frauen) mit

Östrogenen (lokal, oral oder parenteral) (s. S. 4). Wegen der geringeren Nebenwirkungen sollten dabei vorwiegend Östriolpräparate oder konjugierte Östrogene angewandt werden.

Die Östrogenbehandlung bringt bei jüngeren Frauen oft nicht viel und ist daher von manchen Therapeuten verlassen worden. Bei älteren und alten Frauen sind die Ergebnisse aber manchmal überraschend gut und rechtfertigen diese Therapie.

Manche Fälle sind durch die lokale Kortison- und die Östrogenbehandlung nicht zu beeinflussen. Bei dem oft quälenden und nicht selten auch psychisch alterierenden Krankheitsbild bleibt dann oft nur eine oder mehrere der folgenden Maßnahmen übrig:

1. Die **subkutane Infiltration des Vulvagewebes mit Hydrokortison und Lokalanästhetika** wie Ficortril®, Hydrocortison A solubile® und Novocain®, Xylocain®, Scandicain®. Die Juckreizstillung kann mehrere Wochen anhalten.

2. Alkoholinjektionen: In Narkose werden pro cm^2 0,2 ml eines 96%igen Alkohols subkutan injiziert. Eventuell Wiederholung nach 2 und 8 Wochen. Achtung: Nekrosegefahr!

3. Man kann auch den **Nervus pudendalis** an seiner typischen Stelle im Bereich der Spina ossis ischii **blockieren,** entweder vorübergehend mit einem Anästhetikum, oder, manchmal sehr wirksam aber nicht ungefährlich (!), mit einer Phenollösung.

4. Elektrokoagulation: In Narkose ganz oberflächliche Verschorfung der von der Patientin angegebenen juckenden Hautbezirke.

5. Laser-Behandlung (s. S. 24).

6. Operative Unterschneidung der Vulvahaut (BURGER): Dabei wird von 2 parallel angelegten Schnitten aus (Abb. 1-6) die Haut zwecks Denervation allseitig unterminiert.

7. Die **Röntgenreiztherapie** bringt manchmal zwar vorübergehende Besserung, aber keine befriedigenden Dauerergebnisse.

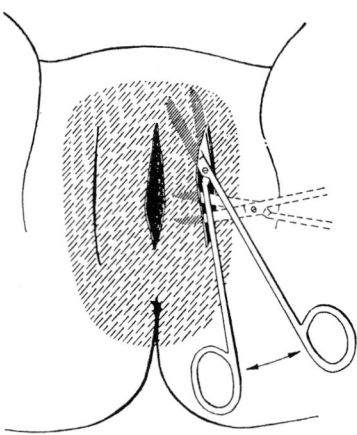

Abb. 1-6   Operative Behandlung des hartnäckigen Pruritus vulvae nach BURGER. Das vom Pruritus befallene Gebiet ist durch Schraffierung gekennzeichnet. Rechts und links von der Rima pudendi sieht man 2 Längsinzisionen. Durch Verschieben und Öffnen der Schere wird Schritt für Schritt Haut und Fett von der Faszie abpräpariert.

Kommt man mit den beschriebenen Methoden nicht weiter, kann es in ganz verzweifelten Fällen notwendig werden, eine Vulvektomie zu diskutieren. Sie wird aber im europäischen Schrifttum praktisch als meist nicht notwendig erachtet. Auch nach Vulvektomie kann der Pruritus im Bezirk der neuen „Vulvahaut" rezidivieren.

3 Dystrophie, Dysplasie und Carcinoma in situ der Vulva

Die Vielzahl früherer Benennungen atrophischer, hypertrophischer, leukoplakischer und präkanzeröser Veränderungen an der Vulva aufgrund historischer Überlieferungen und rein optischer Eindrücke wurde im letzten Jahrzehnt übersichtlich auf der **Basis histologischer Befunde** eingeteilt in:

1. Dystrophien der Vulva
a) Hyperplastische Dystrophie;
b) Atrophische Form der Dystrophie (= Lichen sclerosus et atrophicus);
c) gemischte Dystrophie (Lichen sclerosus mit Anteilen einer epithelialen Hyperplasie).

2. Vulväre intraepitheliale Neoplasien (= Präkanzerosen)
a) Dysplasien (Zellatypien des Vulvaepithels):
   (geringgradig, mittelschwer, schwer; ohne Dystrophie; mit Dystrophie);
b) Carcinoma in situ;
c) Morbus Paget.

Dieser Neubenennung mußten zahlreiche alte Begriffe weichen. Im klinischen Sprachgebrauch hat sich aber für die atrophischen Dystrophien der Vulva der Begriff der **Craurosis vulvae** weitestgehend erhalten.

Zu 1.: Dystrophien

Zu 1.a): Hyperplastische Dystrophie (früher oft als hyperplastische Form der Craurosis vulvae aufgefaßt).

Klinisch ist die Haut der Vulva verdickt, oft stärker **verhornt** (evtl. ausgedehnte „Leukoplakie") (Abb. 1-7), manchmal mit apfelsinenschalenartiger ödematöser Schwellung der großen Labien; die Hautoberfläche ist rissig, schuppig oder ekzematös. Sehr häufig besteht **Juckreiz!**

Histologisch: Verdickung der epithelialen Hornschichten mit Hyperkeratose, Vergröberung der Epithelleisten infolge Proliferation der Zellschichten.

Aus der hyperplastischen Dystrophie entwickeln sich keine Vulvakarzinome, solange keine Zellatypien im Epithel auftreten.

Zu 1.b): Atrophische Dystrophie (Abb. 1-8)

Die atrophische Form der Dystrophie ist bekannter unter der Bezeichnung: „**Craurosis vulvae**" (krauros = gr. trocken, geschrumpft) bzw. Lichen sclerosus et atrophicus.

Klinisch besteht eine erhebliche Schrumpfung der Vulva bei trockener, pergamentartiger Oberfläche, die auch schuppig sein kann. Die Schrumpfung kann so weit gehen, daß große und kleine Labien sowie die Klitoris vollkommen schwinden. Der Scheideneingang engt sich zunehmend ein, bis schließlich nur noch ein flaches, ovales Loch mit scharfkantigen Rändern übrigbleibt (Abb. 1-8). Kleine Einrisse und Ulzerationen stellen

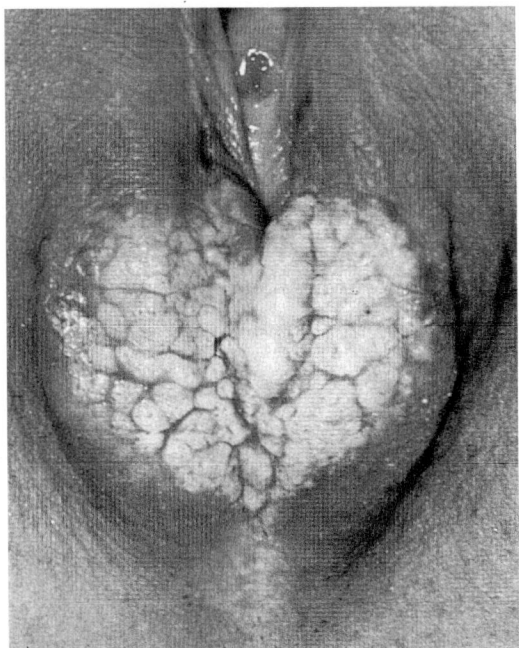

Abb. 1-7   Verhornungserscheinungen (Leukoplakie) bei hyperplastischer Dystrophie der Vulva.

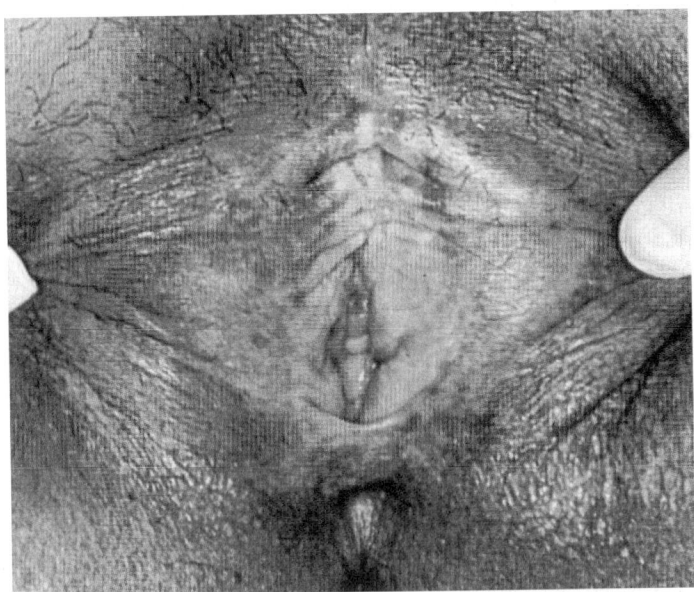

Abb. 1-8   Lichen sclerosus (Craurosis vulvae).

vorwiegend Kratzeffekte wegen des meist **erheblichen Pruritus** dar, die sich infizieren können (Vulvitis).

Histologisch sind Epidermis und subepidermales Gewebe verdünnt. Die elastischen Fasern splittern und gehen zugrunde. Lymphozytäre Infiltrate in den tiefergelegenen Anteilen der Dermis. Die weißliche Verfärbung wird als Folge der verminderten Vaskularisierung und des Melanozytenverlustes aufgefaßt.

Ätiologisch werden heute Autoimmunisierungsmechanismen in den Vordergrund gestellt. Früher dachte man vorwiegend an Dys- oder Hypofunktion der Ovarien, da zu 75% alte Frauen befallen sind. Da das Auftreten der Erkrankung bei jungen Frauen mit normaler Ovarialfunktion dadurch nicht zu erklären ist, wurden auch lokale Störungen der terminalen Gefäßstrombahn diskutiert.

Zu 1.c): Gemischte Dystrophieformen

Histologisch gleichzeitiges Auftreten von atrophischen mit hyperplastischen Veränderungen; etwa 10−15% der Dystrophien.

> Die **Dystrophien** der Vulva sind **keine Präkanzerosen.** Sie stellen aber **prädisponierende Erkrankungen** des Vulvakarzinoms dar.

Auf ihrem Boden können sich im Epithel Dysplasien und das Carcinoma in situ entwickeln. Für Dystrophien **ohne** Zellatypien besteht keine oder nur geringe Tendenz zur Entwicklung eines Vulvakarzinoms (Risiko unter 5%). **Mit** Atypien steigt das Karzinomrisiko je nach dem Grad der Dysplasie (leicht, mittelschwer, schwer) oder bei Carcinoma in situ ganz erheblich an.

Unter diesen Gesichtspunkten sollte man

> **bei jeder Dystrophie** auffallende Veränderungen wie **Erosionen, Ulzerationen, leukoplakische Beläge oder Knötchen ausgiebig exzidieren und histologisch untersuchen,** um mögliche Malignität rechtzeitig zu erkennen.

Zu 2.: Vulväre intraepitheliale Neoplasien

stellen **echte Präkanzerosen** dar. Die Problematik der Rückbildungsfähigkeit ist ähnlich wie bei der zervikalen intraepithelialen Neoplasie (CIN) (s. dort).

Zu 2.a): Dysplasien

Klinisch: Oft gering erhabene, weißliche, aber auch rötliche, zuweilen nässende Einzelherde, nicht selten multizentrisch.

Histologisch: Epithelproliferation mit vergrößerten hyperchromatischen Zellkernen; je nach Schweregrad der Dysplasie (leicht − mittel − schwer) von der Basis nach der Oberfläche unter fortschreitendem Verlust der normalen Zellschichtung zunehmend. Bei schwerer Dysplasie finden sich auch zytoplasmatische Reifungsstörungen und Keratinisierung **einzelner Zellen** sowie Verhornung an der Oberfläche. Die Abgrenzung zum Carcinoma in situ unterliegt oft der Subjektivität des morphologischen Interpreten.

Zu 2.b): Carcinoma in situ

Wie an der Zervix findet sich ein völliger Schichtungsverlust des Epithels mit Zell- und Kernatypien bei intakter Basalmembran, d. h. fehlender Stromainvasion (Abb. 1-9). Abweichend vom Carcinoma in situ der Zervix treten aber häufig Verhornungserscheinungen auch in Form **individueller** Zellverhornung auf.

Je nach deren Ausprägung kann man als Unterformen den
Morbus Bowen und die
Erythroplasie Queyrat unterscheiden.

Der **Morbus Bowen** zeigt deutliche Verhornungserscheinungen und tritt vorwiegend an den verhornenden Anteilen der Vulvahaut auf.

Die **Erythroplasie (Queyrat)** (Abb. 1-9) dagegen zeigt nur geringe oder keine Verhornungserscheinungen. Hauptsitz am Übergang zur Scheidenhaut.

Letzlich dürfte es sich bei beiden Erscheinungsbildern lediglich um **morphologische Varianten des Carcinoma in situ** aufgrund unterschiedlicher Lokalisation handeln.

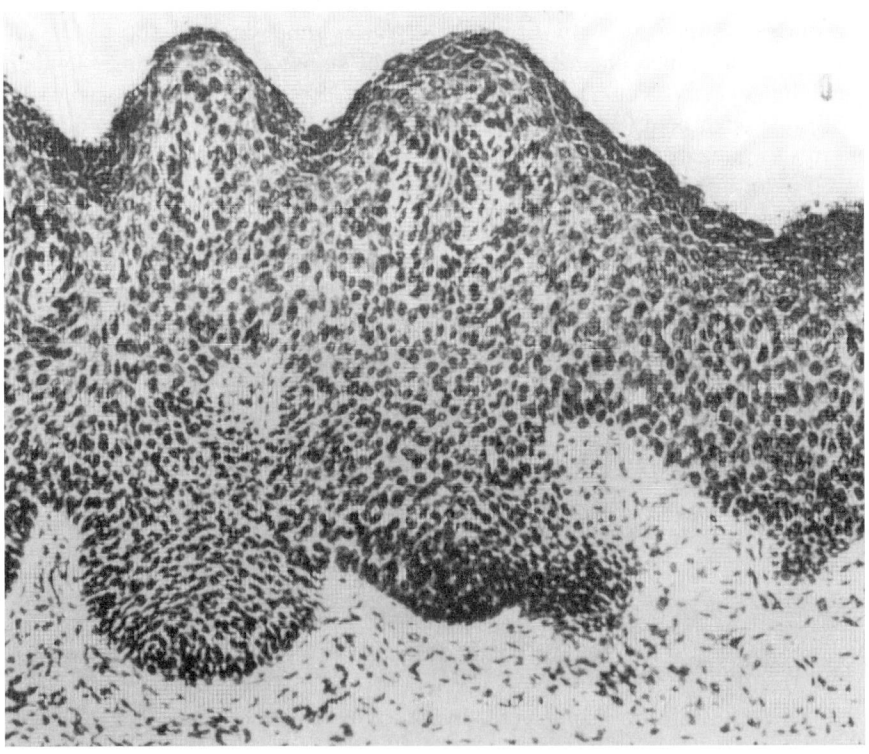

Abb. 1-9 Carcinoma in situ der Vulva. Typ: Erythroplasie Queyrat.

Das Carcinoma in situ entsteht meist **multizentrisch.** Mit welcher Häufigkeit es in ein echtes Karzinom übergeht, ist noch unbekannt. Auffallend häufig ist es gleichzeitig mit Karzinomentwicklungen an anderer Stelle (Zervix, Vagina, Mamma, Rektum) verbunden.

Als weitere Sonderform des Carcinoma in situ läßt sich die **Bowenoide Papulosis** auffassen. Zwischen den proliferierenden Epithelien des Stratum basale finden sich reichlich Melanozyten, so daß man auch von einem „Melanoma in situ" sprechen könnte. Zur Diagnose ist die **breite** Exzision zu empfehlen.

Zu 2.c): Morbus Paget (Abb. 1–10)

ist wegen seiner vermutlich völlig anderen Genese vom Carcinoma in situ abzugrenzen. Er findet sich in Körperregionen mit apokrinen Schweißdrüsen. An der Mamma wird das Auftreten der aufgeblähten muzinhaltigen Zellen als die Ausbreitung atypischer

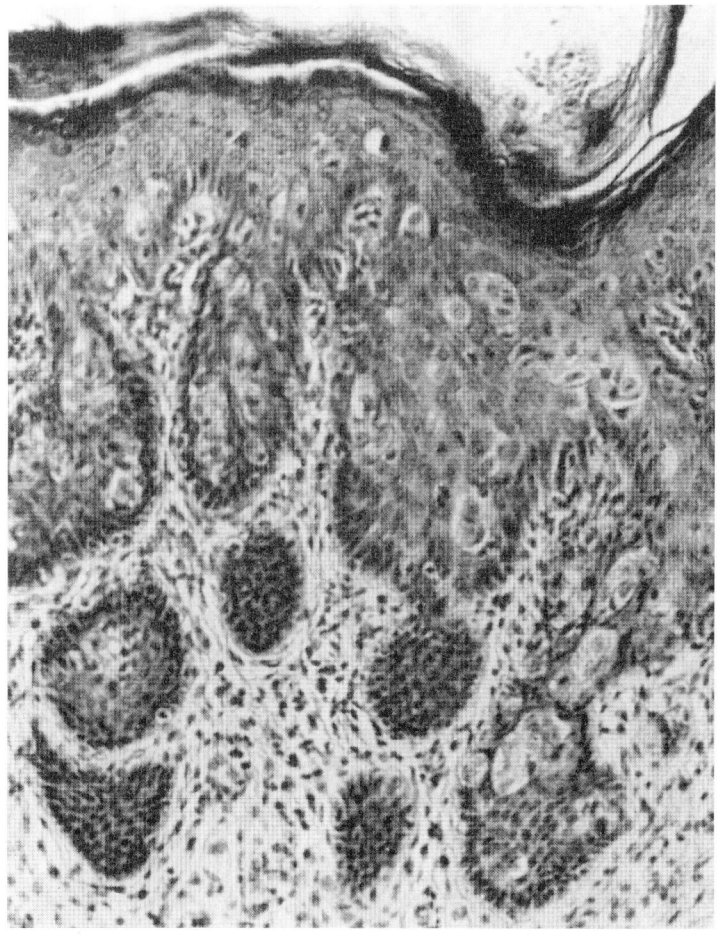

Abb. 1-10 Morbus Paget der Vulva.

Epithelien der Milchgänge zwischen den Plattenepithelzellen der Epidermis aufgefaßt (s. Kap. XXII Mamma). Ob für apokrine Schweißdrüsen das gleiche gilt, wird diskutiert. „Paget-Zellen" an der Vulva scheinen aber auch von Plattenepithelzellen abstammen zu können. Bei einem Drittel der Paget-Fälle besteht ein Karzinom der Schweißdrüsen der Vulva oder der BARTHOLINschen Drüsen.

Klinik: Meist einseitige uncharakteristische, ekzematöse, oft girlandenartige Veränderungen, umgrenzt von weißlich erhabenen Schuppen (Verhornungen). Synchron mit dem Morbus Paget kommen andere bösartige Tumoren des Genitale, des Gastrointestinum und der Mamma vermehrt vor.

Subjektive Symptome der Präneoplasien

Präneoplasien machen oft keinerlei Beschwerden. Wenn solche auftreten, werden sie als **Brennen, Stechen, unklare Schmerzen** und **Mißempfindungen im Vulvabereich** angegeben.

Das häufigste und wichtigste subjektive Symptom ist der

● **Pruritus vulvae,**

der sichtbaren Vulvaveränderungen oft um Jahre vorausgeht.

Objektive Symptome der Präneoplasien

sind vielfältige **parakeratotische** und **papillomatöse** Hautveränderungen, teils als **weißliche Auflagerungen** oder als **rote, entzündliche oder ulzeröse Herde,** teils mit Pigmenteinlagerungen oder Pigmentverlust.

Die **Diagnose der Präneoplasien** erfolgt durch
● Inspektion
● Palpation
● Biopsie

Zur Unterstützung der Inspektion kann man die leider im Vulvabereich nur selten angewandte **Kolposkopie** heranziehen. Die kolposkopischen Kriterien sind die gleichen wie an der Zervix (s. dort).

Für die Wahl der **Biopsiestelle** kann die Toluidin-Blauprobe wertvoll sein. Auf suspekte Stellen wird eine 1%ige Toluidin-Blaulösung aufgetragen und nach 2–3 Minuten mit einer 1–2%igen Essigsäurelösung wieder abgespült. In Bereichen ohne Hornschicht (keratotische Bezirke färben sich nicht an) hat das Toluidinblau eine erhöhte Farbstoffaffinität an die hyperchromatischen Zellkerne präneoplastischer oder neoplastischer Veränderungen.

Die **Biopsie** ist für die Diagnose entscheidend
entweder als
gezielte Knipsbiopsie in Lokalanästhesie
oder, da unzuverlässig, als
Exzision im Gesunden (in Narkose).

Die **histologische Aufarbeitung** erfolgt in Stufen- und Serienschnitten. Vom Morphologen ist die Frage zu beantworten, ob hier ein präinvasiver oder bereits (früh-)invasiver Prozeß vorliegt.

3.1 Therapie der Dystrophie, der Dysplasie und des Carcinoma in situ der Vulva sowie des begleitenden Pruritus

Therapie der Dystrophie

Da die Ursachen der Dystrophie weitestgehend unbekannt sind, ist eine kausale Therapie nicht möglich. Es handelt sich daher meist um eine **symptomatische** Behandlung (vorwiegend des begleitenden Pruritus).

Im Vordergrund der Therapie steht die lokale Anwendung von **kortisonhaltigen Salben** (z. B. Volon A®, Decoderm®, Locacorten® u. a.) möglichst auf fetthaltiger Salbengrundlage. Läßt sich dadurch der quälende Juckreiz nicht beeinflussen, bleibt manchmal nur die eingreifendere **Lokalinjektions-** oder sogar **operative Behandlung** wie auf S. 16 für die Behandlung des Pruritus angegeben. Wird in verzweifelten Fällen gelegentlich vulvektomiert, so kann die gleiche Symptomatik wieder im Bereich der neugebildeten „Vulvahaut" auftreten.

Die Behandlung der Dystrophie der Vulva mit **Östrogenen** (oral, parenteral oder lokal) wird heute meist als wenig effektiv angesehen. Zudem können wegen der notwendigen hohen Dosen bei oraler oder parenteraler Therapie Blutungen aus dem proliferierten Endometrium auftreten. Trotzdem erscheint uns zumindest bei älteren Frauen der Versuch einer Östrogenbehandlung lohnend. Neben der Beeinflussung des Juckreizes kann man auch eine eventuelle Wirkung auf die Dystrophie selbst durch Hyperämie infolge Kapillarerweiterung erwarten.

Für die **Lokalbehandlung** mit östrogenhaltigen Cremes sind Östro-Gynaedron®, Ortho-Gynest®, Ovestin Creme®, Oekolp® oder Linoladiol-H® (mit Kortison) zu empfehlen.

Für die **enterale und/oder parenterale Anwendung** eignen sich zur Verminderung der uterinen Blutungsgefahr vor allem Östriolpräparate (Ovestin®, Synapause® oder andere − ohne Unterbrechung 1 − 2 mg pro Tag oder Triodurin® als Depotpräparat i. m.), die am Endometrium weniger wirksam sind als Östradiol. Ebenso geeignet sind **konjugierte Östrogene** (z. B. Presomen®, Transannon®; Dosierung: 1,25 mg tgl. 3 Wochen, dann 7 Tage Pause). Östrogene müssen über längere Zeit gegeben werden.

In jüngerer Zeit wird die lokale Anwendung von 2%iger **Testosteronsalbe** auf möglichst neutraler Salbengrundlage empfohlen. Sie muß allerdings selbst rezeptiert werden, da zur Zeit noch nicht im Handel.

Der Gebrauch von Antiallergika (z. B. Fenistil®) als Antipruriginosa bringt meist nur geringen Erfolg.

Die Behandlung kann durch die Gabe von Vitaminen A, E und F unterstützt werden.

Die Behandlung der Dysplasien und des Carcinoma in situ der Vulva

Hier haben **operative Verfahren** den Vorrang als
Exzision im Gesunden,
partielle Vulvektomie oder
einfache Vulvektomie.

Bei **jüngeren Frauen** wird man sich meist auf großzügige Exzisionen beschränken. Zu beachten ist aber die Neigung des Carcinoma in situ der Vulva **multizentrisch** aufzutreten.

Deswegen wird bei **älteren Frauen** stets durch Vulvektomie behandelt.

Neuerdings wird auch die **Lasertherapie** empfohlen.

Vorteile: Ohne Narbenbildung lassen sich millimetergenau kranke Gewebsbezirke verdampfen. Laserbehandlung der gesamten Vulva kann den Pruritus günstig beeinflussen.

Nachteile: Gegenüber der Vulvektomie fehlt das äußerst wichtige histologische Untersuchungsergebnis des Operationspräparates.

4 Gutartige Geschwülste

Sie sind relativ selten und kommen entweder als **zystische** oder als **solide** Tumoren vor. Die zystischen sind häufiger.

Zysten: Paraurethralzysten, Retentionszysten der Schweißdrüsen oder Talgdrüsen (Atherome), Hymenalzysten (gehen meist vom GARTNERschen Gang aus), traumatische Zysten. Die BARTHOLINsche Zyste (s. S. 12) ist keine echte Zyste, sondern eine Pseudozyste.

Solide Tumoren: Hier sind noch am häufigsten die

Fibrome — Lipome — Myome.

Hämangiome, Lymphangiome, Myxome sind selten. Ebenso selten ist das **Hidradenom** (Schweißdrüsenadenom). Es wurde früher wegen seiner Struktur zeitweilig als maligne angesehen, gilt heute aber als gutartig. Manche der gutartigen soliden Tumoren, insbesondere das Fibrom, können gestielt auftreten, z. B. als **Fibroma pendulans.**

Differentialdiagnose zu den zystischen und soliden Tumoren der Vulva:
Eventuell **Leistenbruch** oder **Hydrocele muliebris** (entstehend durch seröse Absonderung vom Peritoneum, welches das in die Labien ausstrahlende Ligamentum rotundum (teres) begleitet).

5 Vulvakarzinom und andere bösartige Geschwülste

Sarkome und die von ihnen zu trennenden **Melanomalignome (Melanome)** sind selten. Man beobachtet sehr häufig, daß an der Vulva auftretende Melanome, wohl infolge des diskreten Sitzes, im Vergleich zu ihrem Auftreten an der übrigen Haut weiter fortgeschritten sind und deshalb meist eine schlechtere Prognose haben. Wie das Vulvakarzinom werden auch Sarkome und Vulvamelanome radikal operiert. Die Zusatztherapie der Melanome sollte auch dermatologische Überlegungen berücksichtigen, so daß sich die Hinzuziehung eines Dermatologen empfiehlt.

Die häufigste bösartige Geschwulst der Vulva ist das **Vulvakarzinom.**

Es ist das Karzinom der **älteren und alten Frau.** Etwa 50% der Patientinnen mit Vulvakarzinom sind über 70 und nur ca. 10% unter 50 Jahre alt.

Häufigkeit: Ca. 3–4% der weiblichen Genitalkarzinome.

5.1 Lokalisation und Histopathologie des Vulvakarzinoms

Das Vulvakarzinom kommt in allen Teilen der Vulva vor. Bevorzugt sind

- **die großen Labien** (häufigste Lokalisation),
  des weiteren
- Klitoris,
- Harnröhrenumgebung,
- kleine Labien,
- BARTHOLINsche Drüsen (selten).

95% aller malignen Tumoren der Vulva sind **Plattenepithelkarzinome.**

Je nach ihrer Differenzierung oder Reife und damit ihrer Wachstumspotenz werden sie in verschiedene Grade unterteilt.

Wesentlich seltener sind **Adenokarzinome.** Ganz seltene Sonderformen stellen das **verruköse Karzinom** und das **Zylindrom** (adenozystisches Karzinom) der Vulva dar. Ihre Bedeutung liegt darin, daß sie zwar lokal infiltrierend und destruierend wachsen und häufig rezidivieren, aber **fast nie Metastasen** setzen.

In den Tumorzellen von Vulvakarzinomen wurden, wie auch bei M. Bowen, Zervix- und Peniskarzinomen, in letzter Zeit mit speziellen Untersuchungsmethoden relativ regelmäßig Anteile von Virusgenomen (HPV-Viren Typ 16) gefunden. Virusgenomanteile (allerdings der HPV-Typen 6 und 11) lassen sich auch in Condylomata acuminata und bei bestimmten Dysplasien der Cervix uteri (s. dort) nachweisen.

Diese Beobachtungen haben Anlaß gegeben, über die Rolle von Viren bei der Karzinomentstehung (nicht zum erstenmal in der Medizingeschichte) nachzudenken.

5.2 Klinik und Ausbreitung des Vulvakarzinoms

Das Vulvakarzinom kann in 2 Formen auftreten

1. **Ulzeröse Form** (Abb. 1-11): **Häufigste Form,** meist als flache Ulzeration mit derbem Rand, weniger häufig als Ulzeration, die aus der knotigen Form hervorgeht.
2. **Knotige Form** (Abb. 1-12): **Seltener.** Einzelne oder mehrere derbe Knoten, deren Haut an den Seiten nicht verschieblich ist und die bald an ihrer Oberfläche ulzerös zerfallen.

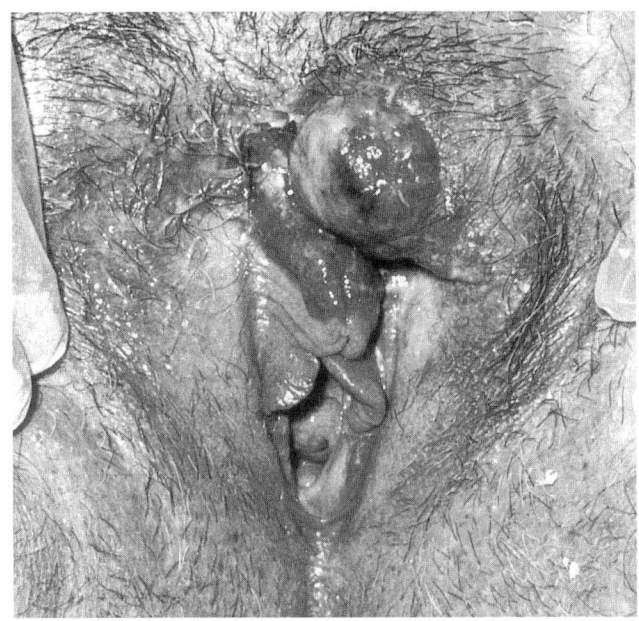

Abb. 1-11 Ulzerierendes Vulvakarzinom in Klitorisnähe.

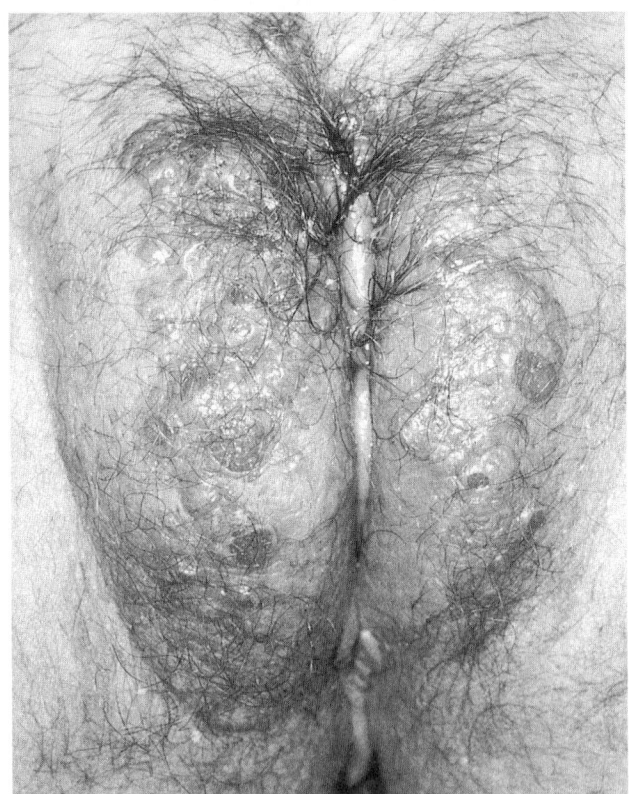

Abb. 1-12 Knotiges Vulvakarzinom.

Aus beiden Formen können sich große, unregelmäßige Geschwüre mit übelriechendem Sekret bilden. Nicht selten sind karzinomatöse **„Abklatschgeschwüre"** der kontralateralen Vulvahälfte.

Differentialdiagnostisch können gelegentlich gutartige Veränderungen an der Harnröhrenmündung wie sogenannte **Harnröhrenkarunkel** oder **-prolaps** (= partielle oder ringförmige Ausstülpung der Harnröhrenschleimhaut) oder gestielte Polypen der Harnröhre Schwierigkeiten bereiten, eventuell **Kondylome, solide Tumoren,** bzw. **Zysten.**

Zur **Diagnose** ist immer die histologische Abklärung notwendig.

Ausbreitung des Vulvakarzinoms

1. Per continuitatem: Übergreifen auf Scheide, Damm, Rektum, Urethra, möglicherweise mit entsprechenden Fistelbildungen.
2. Hämatogene Metastasen gelten als äußerst selten.
3. Am häufigsten ist die **lymphogene Ausbreitung** zuerst in die **Lymphknoten der Leistenbeuge** (inguinal), später auch in die **femoralen und iliakalen Lymphknoten.** Die meist sehr frühe und ausgedehnte Ausbreitung auf dem Lymphweg ist die Folge der auffallend reichlichen Lymphgefäßversorgung der Vulva (Abb. 1-13).

> **Daher sollte man bei Feststellung eines verdächtigen Geschwürs oder Knotens an der Vulva stets sofort nach palpablen Leistenlymphknoten (als erste Metastasierungsstation) tasten.**

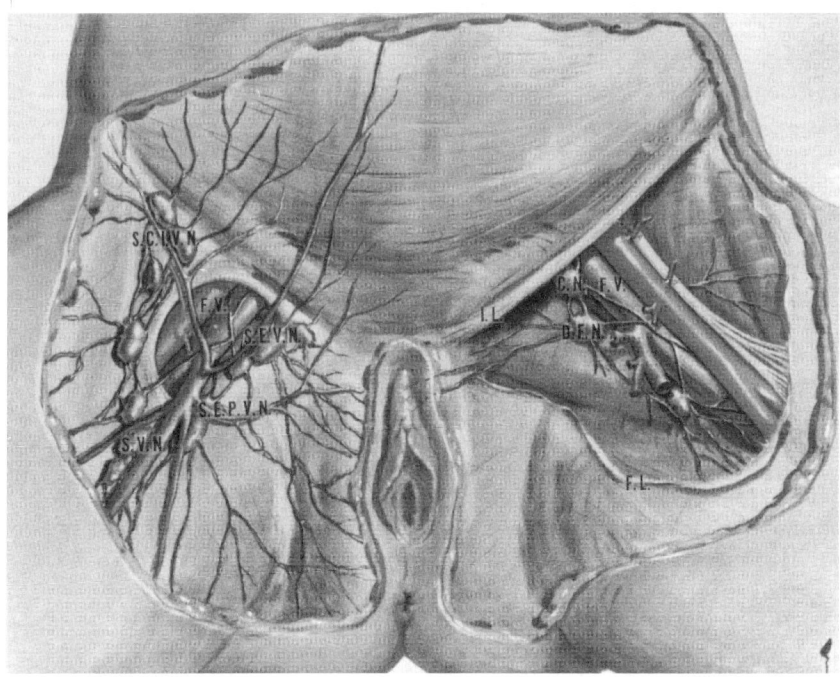

Abb. 1-13 Lymphabfluß von der Vulva.

Tastbar sind hier Lymphknoten in über der Hälfte der Fälle von Vulvakarzinomen. Palpable Lymphknoten müssen natürlich nicht unbedingt lymphogene Karzinommetastasierung bedeuten, sondern können auch Folge einer unspezifischen Begleitentzündung durch Superinfektion des Karzinoms sein.

5.3 TNM-Klassifizierung und Stadieneinteilung

Das Vulvakarzinom wird heute meist nach der TNM-Einteilung klassifiziert. Für die Beurteilung der Tumorgröße und der lokalen Ausdehnung ($=$ T) sind die gynäkologische Untersuchung mit Zysto- und Rektoskopie und die Vermessung des Tumors erforderlich. Für die Beurteilung von N ($=$ Nodi lymphatici) und M ($=$ Metastasen), die klinische Untersuchung und die Metastasensuche. Nach wie vor wird daneben die Stadieneinteilung entsprechend dem Vorschlag der FIGO benutzt.

1. TNM-Einteilung (nach UICC*)

T = lokale Ausdehnung

TIS   Präinvasives Karzinom = Carcinoma in situ
T_1 Tumor auf die Vulva beschränkt; größte Ausdehung 2 cm
T_2 Tumor begrenzt auf die Vulva, mehr als 2 cm in seiner größten Ausdehnung
T_3 Tumor beliebiger Größe, dehnt sich auf die untere Urethra und/oder Vagina, Perineum oder Anus aus
T_4 Tumor beliebiger Größe, dehnt sich auf obere Urethra und/oder auf Mukosa der Blase oder des Rektums aus oder ist an Beckenwand fixiert

N = Lymphknoten

N_0 Kein Anhalt für Befall regionärer Lymphknoten
N_1 Befall beweglicher homolateraler regionärer Lymphknoten
N_2 Befall beweglicher bilateraler Lymphknoten
N_3 Fixierte regionäre Lymphknoten

M = Fernmetastasen

M_0 Keine Fernmetastasen nachweisbar
M_1 M_{1a}: infiltrierte Lymphknoten im kleinen Becken tastbar; M_{1b}: andere Fernmetastasen.

2. Stadieneinteilung FIGO**

Stadium 0   Ca in situ, nicht invasiver Paget.
Stadium I   Tumor auf **Vulva begrenzt, 2 cm Durchmesser oder weniger.** Keine Leisten-Lymphknoten palpabel, oder beiderseits in den Leisten tastbar, aber beweglich, unverdächtig.
Stadium II   Tumor auf Vulva begrenzt; **größer als 2 cm** im Durchmesser. Keine tastbaren Leisten-Lymphknoten, oder auf beiden Seiten tastbar, aber beweglich, klinisch unverdächtig.
Stadium III   Tumor jeder Größe mit 1.: Ausbreitung auf Urethra und teilweise oder ganz auf Vagina, Damm und Anus und/oder 2.: palpable Lymphknoten in einer oder beiden Leisten, vergrößert, fest und beweglich, nicht fixiert, aber klinisch verdächtig.
Stadium IV   Tumor **jeder Größe**
    a) mit Einwachsen in Blase und/oder Rektum **(Mucosa),** einschließlich oberem Urethralabschnitt
    und/oder
    b) fixiert an die Knochen, oder Fernmetastasen.

---

  * Union internationale contre le Cancer
 ** Fédération Internationale de Gynécologie et d'Obstétrique

Die TNM-Einteilung läßt sich den klinischen Stadien nach der FIGO-Einteilung etwa wie folgt zuordnen (was aber nur einen Vorschlag darstellt und unterschiedlich gehandhabt wird):

Stadium	T	N	M
I	T_1	N_0	M_0
II	T_2	N_0	M_0
III	T_3	N_0	M_0
	T_3	N_1, N_2	M_0
	T_1, T_2	N_2, N_3	M_0
IV a	T_4	N_0	M_0
	T_3	N_3	M_0
	T_4	N_1, N_2, N_3	M_0
IV b	jedes T	jedes N	M_1

5.4 Therapie und Prognose des Vulvakarzinoms

Die operative Behandlung (= **Radikaloperation**) gilt heute als die überlegene und bevorzugte Methode der Therapie. Allerdings ist die Radikaloperation (= Exstirpation der Vulva mit Mons pubis und den regionären, inguinalen, femoralen und eventuell iliakalen Lymphknoten) ein, besonders **für die meist alten Frauen, sehr großer Eingriff.** Daneben sind **Sekundärheilungen** sehr häufig.

Daher muß man sich bei Fällen mit zusätzlichen, meist altersbedingten, Erkrankungen, das heißt **allgemein nicht operablen Fällen,** aber auch dann, wenn **lokale Operabilität nicht** vorliegt, oder bei Verweigerung des großen Eingriffs durch die Patientin mit **kleineren Eingriffen** begnügen wie:

— **Einfacher Exstirpation der Vulva** und **Nachbestrahlung der Leistenlymphknoten** oder
— **Elektroresektion oder -koagulation des Tumors** mit Nachbestrahlung oder operativer Entfernung der Leistenlymphknoten.

Sind auch **kleinere Eingriffe nicht zumutbar,** muß **bestrahlt** werden.

Die **Radikaloperation**
strebt die **„En bloc"-Entfernung der Vulva, Klitoris und des Mons pubis mit regionären Lymphknoten** (der Leisten, Oberschenkel (Fossa ovalis, femoralis) und des Inguinalkanales) an.

Manche betrachten die **zusätzliche pelvine extraperitoneale Lymphonodektomie** (mit Entfernung der iliakalen, der hypogastrischen Lymphknoten und eventuell derjenigen der Fossa obturatoria, ja möglicherweise sogar der paraaortalen Lymphknoten) (oder die LK-Bestrahlung) als notwendigen Bestandteil der Radikaloperation. Andere selektieren diese Fälle und gehen über die Entfernung der inguinalen und femoralen Lymphknoten **nur dann** hinaus, wenn in diesen die Schnellschnittdiagnose Karzinom ergeben hat.

Unter den heutigen Gegebenheiten, vor allem der Anästhesie, ist der größere Teil der meist alten Patienten operabel.

Die **5-Jahresüberlebensrate** bei Radikaloperation liegt um 60%. Für die Beurteilung der Ergebnisse verschiedener Kliniken gilt zu bedenken, daß Vergleiche oft schwierig sind, da die Stadieneinteilung unterschiedlich gehandhabt wird und das TNM-System sich noch keineswegs durchgesetzt hat.

Bei **eingeschränkt operablen Fällen**

kann man die **einfache Vulvektomie** mit Nachbestrahlung der Leisten- (und iliakalen) Lymphknoten durchführen. Die Lymphknotenbestrahlung bringt aber vor allem bei größeren Lymphknoten meist nicht sehr viel.

Gerne angewandt wird in solchen Fällen auch die

— **Elektrokoagulation** (BERVÉN 1949) oder
— **Elektroresektion** (WEGHAUPT 1968)

des Tumors entweder mit operativer Ausräumung der inguino-femoralen Lymphknoten oder mit deren Bestrahlung.

Für die Elektrokoagulations- bzw. -resektionsbehandlung der Vulvakarzinome werden 5-Jahresüberlebensraten bis 50% angegeben. **Nachteil** ist die lange Heilungsdauer der koagulierten Bereiche, die aber auch nach Radikaloperation nicht selten ist.

Die **zytostatische Therapie** des Vulvakarzinoms, vorwiegend mit Bleomycin und Adriamycin (auch Endoxan® und Methotrexat® sind versucht worden), hat bislang wenig gebracht.

Strahlentherapie

Bei nicht radikaler Operation wird in den meisten Fällen eine **ergänzende Strahlentherapie** notwendig.

Die **primäre Strahlentherapie** des Vulvakarzinoms galt eine Zeitlang nach Einführung der Elektronentherapie als **die** Methode der Wahl. Obwohl damit (FRISCHBIER 1970) 5-Jahresergebnisse von 49% erreicht werden können (meist aber weniger), steht die Radikaloperation heute im Vordergrund. Alleinige Strahlentherapie wird heute seltener angewandt, wenn, dann bei sehr alten Frauen, denen kein operativer Eingriff zugemutet werden kann.

Abgesehen davon, daß verhornende Plattenepithelkarzinome weniger strahlensensibel sind, läßt sich wegen erheblicher Niveaudifferenzen die notwendige Dosis von 60—80 Gy. (= Gray) = 6000—8000 rad. nur schwer applizieren. Es kommt zu unterschiedlichen Belastungen mit lokalen Überdosierungen. Die Folge sind häufig Vulvitiden, besonders bei feuchter Vulva, die zur Unterbrechung der Bestrahlungsserie zwingen. Neben den Vulvitiden sind Nebenreaktionen der Bestrahlung wie Epitheliolyse und Spätschäden wie Fisteln, Nekrosen, Ulzera, Ödeme usw. häufig.

Für die **Prognose** spielt das meist **hohe Lebensalter** mit häufigen **interkurrenten Erkrankungen** eine wichtige Rolle. Die Prognose ist auch deshalb sehr schwer zu beurteilen, weil bei der **geringen Häufigkeit** des Tumors **große Kollektive der einzelnen Stadien meist schwer zu erhalten** sind. Schließlich kann es möglich sein, daß aus lokalen oder allgemeinen Gründen (Lebensalter, Begleitkrankheiten) therapeutische Kompromißlösungen gefunden werden müssen, die dann in der Statistik schwer unterzubringen sind.

Die **5-Jahresüberlebensraten** je nach Therapie lassen sich unter diesen Einschränkungen etwa so zusammenfassen (Resultate in Anlehnung an KAESER, IKLÉ, HIRSCH):

Strahlentherapie	20 – 30%
Schnelle Elektronen	39 – 49%
Elektrokoagulation und Elektroresektion	38 – 52%
Operative Behandlung	
nicht radikal (palliativ)	20 – 25%
Radikaloperation	über 60%
(beste Ergebnisse sogar	65 – 70%)

Die **mittlere 5-Jahresüberlebensrate aller Fälle** wird mit **47%** angegeben. In den einzelnen Stadien rechnet man mit: Stad. I 69%; Stad. II 49%; Stad III 32%; Stad IV 13%).

Die **Ergebnisse** sind nach KAESER, IKLÉ, HIRSCH für die **Radikaloperation** (bei Operabilitätsraten zwischen 50% bis 90%) **am günstigsten.** Wie bei allen Karzinomen verschlechtern sie sich bei **fortgeschrittenen Stadien** (II – 52%; III – < 20%). Das zeigt die bekannte **Bedeutung der Früherkennung** und möglichst frühzeitigen Operation.

Die Angaben beziehen sich auf die 5-Jahresüberlebensrate. Dieser Begriff ist aber für statistische Auswertungen im Rahmen des Vulvakarzinoms nur mit großer Zurückhaltung verwertbar. Das meist hohe Lebensalter der Patientinnen bedingt eine große Zahl von Todesfällen innerhalb dieses Zeitraums aus vorwiegend altersbedingten Erkrankungen, die die Beurteilung der „Tumorabsterberate" erschweren. Andererseits wachsen und rezidivieren gerade manche Vulvakarzinome so langsam, daß der für die Erfolgsbeurteilung vorgesehene Zeitraum von 5 Jahren zu kurz ist.

In der **Nachsorge** ist im wesentlichen auf Lokalrezidive zu achten, die nicht selten sind. Rezidive treten leicht auch im Bereich der Leistenlymphknoten auf, insbesondere wenn diese nur bestrahlt wurden.

II Vagina

Die Scheide ist ein schlauchförmiges Passageorgan von 7—12 cm Länge zwischen Introitus (Hymen) und Portio/Cervix uteri. Sie ist ein dünnwandiger Hohlmuskel (glatte Muskulatur), ausgekleidet mit einem nicht verhornenden Plattenepithel (**keine** Schleimhaut!), der sehr dehnbar ist und gut verschieblich zwischen Blasenboden und Rektum liegt.

Sie ist

— **Kohabitationsorgan,**
— **Teil des Geburtsschlauches,**
— **Abflußorgan für Sekrete oberer Genitalabschnitte** (Zervixsekret, Menstrualblut),
— **Bildungsort entzündlicher und nicht entzündlicher Sekrete** = Fluor genitalis,
— **Schutzorgan höherer Organabschnitte.**

1 Funktionen der Vagina

Kohabitationsorgan — Teil des Geburtsschlauches

Diese Funktionen erfordern eine hohe Strapazierfähigkeit des Organs Vagina. Voraussetzungen hierzu sind

Beweglichkeit = lockere anatomische Anordnung
Gute Dehnbarkeit = gitterförmige und längsverlaufende glatte Muskulatur
Kräftiges Vaginalepithel = dickes, vielschichtiges nicht verhornendes Plattenepithel

Epithel der Vagina

Das Vaginalepithel verändert sich entsprechend den Anforderungen. In der **Kindheit** und im **Senium** ist es sehr **dünn und verletzbar,** oft nur wenige Zellschichten dick. In der Geschlechtsreife wird es durch sehr starke Vermehrung der Zellschichten dick und widerstandsfähig (Abb. 2-1). Der Aufbau des Vaginalepithels unterliegt dem direkten Einfluß der Sexualhormone.

Östrogene steuern den Aufbau des Vaginalepithels bis zur Superfizialzellschicht,

Gestagene (und Androgene) bewirken zusammen mit Östrogenen den **Aufbau des Epithels bis zur Intermediärzellschicht,** verursachen eine **Glykogenanreicherung** in den Zellen, führen bei verstärkter Wirkung (Gelbkörperphase, Schwangerschaft) zur **Massenabschilferung** der Epithelien (Desquamation).

Das Vaginalepithel reagiert empfindlich auf Hormonschwankungen. Es macht naturgemäß mit den zyklischen hormonalen Veränderungen einen Phasenwechsel durch. Hieraus ergeben sich diagnostische Hinweise.

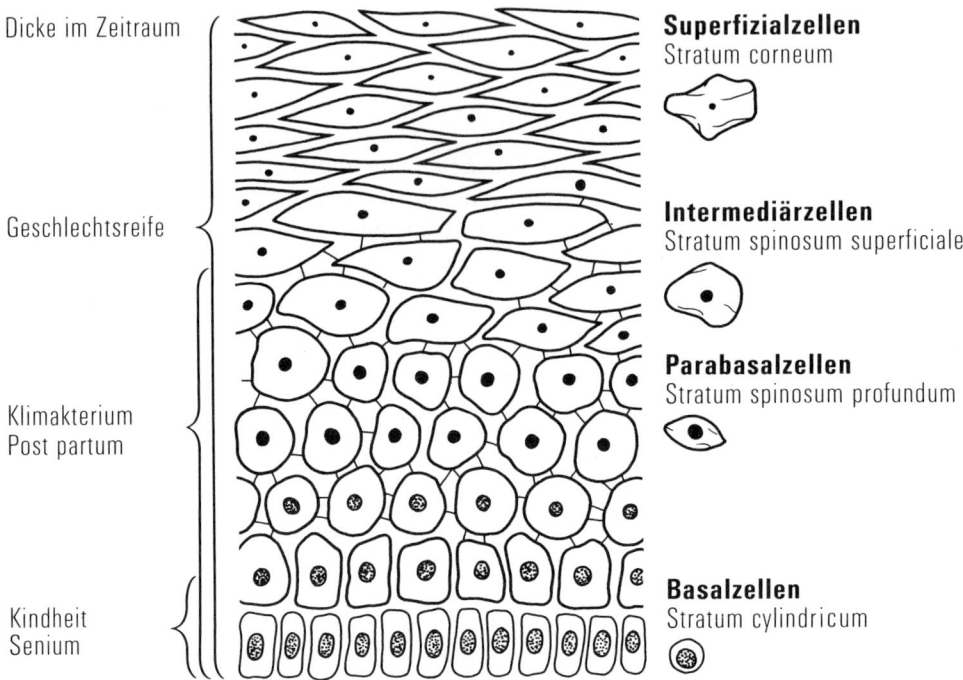

Dicke im Zeitraum

Superfizialzellen
Stratum corneum

Geschlechtsreife

Intermediärzellen
Stratum spinosum superficiale

Parabasalzellen
Stratum spinosum profundum

Klimakterium
Post partum

Kindheit
Senium

Basalzellen
Stratum cylindricum

Abb. 2-1   Das Vaginalepithel.

Funktionszytologie

Die Funktionszytologie gibt groben Aufschluß über die **hormonale Situation der Patientin**. Hierzu werden Epithelien vorsichtig von der Oberfläche der **seitlichen** oberen Vaginalwand abgenommen (s. Abb. 14-4), fixiert, gefärbt und mikroskopisch untersucht. Schnell und genauso sicher kann die Beurteilung am Sofortpräparat (Nativpräparat) im Phasenkontrastmikroskop erfolgen (s. S. 42). Der Befund wird nach dem Schema von SCHMIDT in arabischen Zahlen dokumentiert (Abb. 2-2). Die Sofortdiagnose ist einfach und kann oft zur sofortigen Therapie führen, z. B. bei:

Kohabitationsbeschwerden → funktionszytologisch Grad 1 = → Atrophie → lokale Östrogentherapie (s. S. 54).

Schutzfunktion der Scheide

Die Scheide bietet optimale Wachstumsbedingungen für Mikroorganismen aufgrund

● gleichbleibender Temperatur um 37° C,
● ausreichender Feuchtigkeit (Zervixsekrete, Transsudation),
● ausreichender Nährstoffe (Eiweiß aus Zervikalsekret, Kohlenhydrate aus Epithelien),
● mäßigen Sauerstoffangebotes (durch Dicke des Epithels).

Daher finden Aerobier wie Anaerobier gute Lebensbedingungen. Deswegen können **alle** Erreger, die den Menschen besiedeln, auch in der Vagina vorkommen (Viren, Bakterien, Pilze, Flagellaten, Würmer).

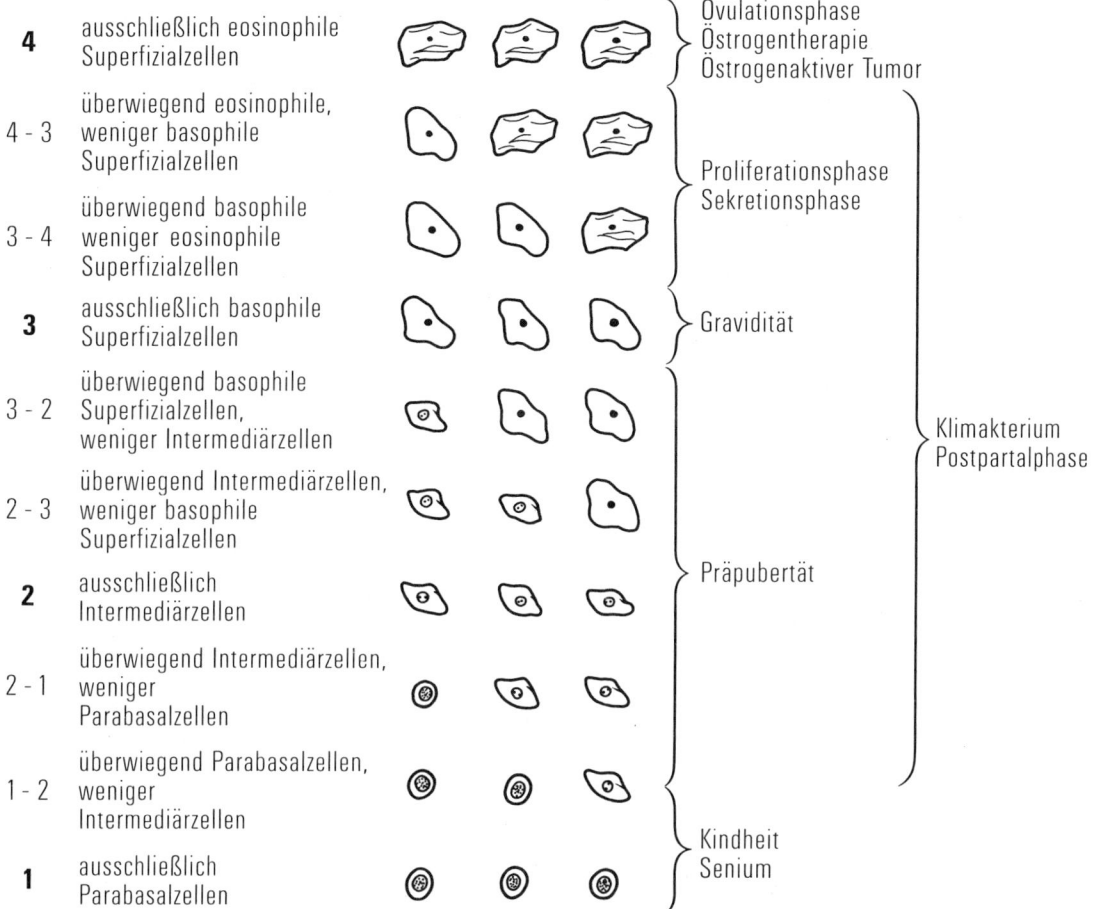

4 ausschließlich eosinophile Superfizialzellen

4 - 3 überwiegend eosinophile, weniger basophile Superfizialzellen

3 - 4 überwiegend basophile weniger eosinophile Superfizialzellen

3 ausschließlich basophile Superfizialzellen

3 - 2 überwiegend basophile Superfizialzellen, weniger Intermediärzellen

2 - 3 überwiegend Intermediärzellen, weniger basophile Superfizialzellen

2 ausschließlich Intermediärzellen

2 - 1 überwiegend Intermediärzellen, weniger Parabasalzellen

1 - 2 überwiegend Parabasalzellen, weniger Intermediärzellen

1 ausschließlich Parabasalzellen

Ovulationsphase
Östrogentherapie
Östrogenaktiver Tumor

Proliferationsphase
Sekretionsphase

Gravidität

Präpubertät

Kindheit
Senium

Klimakterium
Postpartalphase

Abb. 2-2 Funktionszytologie — Hormongrad nach SCHMIDT.

Die Natur hat die Vagina jedoch mit einem Schutz ausgestattet, dem

Selbstreinigungsmechanismus (A. DÖDERLEIN 1892).

Der Selbstreinigungsmechanismus der Vagina besteht aus zwei Faktoren (Abb. 2-3):

Faktor 1 Bildung von **Milchsäure als physiologisches Desinfiziens.**
Voraussetzung sind **gesunde Ovarien** (oder exogener Hormonersatz) und die **physiologische Vaginalflora** = DÖDERLEIN-**Flora.**
Die DÖDERLEIN-Flora besteht aus polymorphen Stäbchenbakterien, verschiedenen Laktobazillen. Beim Menschen wurden 11 Arten gesichert. Im Mittel beherbergt eine gesunde Frau 4—7 verschiedene Spezies.

Östrogene und Gestagene führen zu **Glykogenanreicherung** in den Vaginalepithelien.

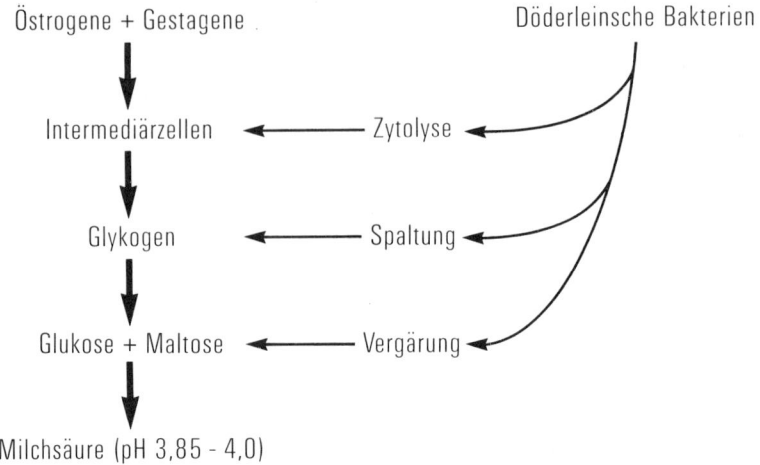

Abb. 2-3   Selbstreinigungsmechanismus der Vagina.

Glykogen wird durch autonome wie bakterielle **Zytolyse** freigesetzt.
Milchsäurebakterien spalten Glykogen zu Glukose und Maltose und **vergären
die Monozucker zu Milchsäure** mit einem **pH-Wert von ca. 4,0.**

Milchsäure ist ein wirksames **Desinfiziens** gegen die meisten Bakterien
(E. coli, Staphylokokken, Enterokokken etc.),

nicht gegen Hefepilze, die bei pH-Werten zwischen 3 und 9 gleichmäßig
wachsen, und Trichomonaden.

Faktor 2 Ständiger Sekretfluß von der Zervix zum Introitus hin.

Merke: **Jede Änderung der endogenen Schutzfaktoren (Hormonmangel), jeder grobe
Eingriff in diesen Selbstreinigungsmechanismus kann zur Ansiedelung atypischer Erreger mit der Folge einer Vaginalinfektion führen.**

Störungen des Selbstreinigungsmechanismus

Unvermeidbar: Physiologische Hormonmangelzustände

     — Kindheit
     — Wochenbett
     — vorzeitiges Erlöschen der Ovarialfunktion
     — Senium

     Neutralisierende = alkalische Organsekrete

     — Menstrualblut
     — Hypersekretion der Zervix
     — chronische Entzündungszustände in Zervix, Korpus und Tuben
     — Tumorzerfallsprodukte

Vermeidbar: **Neutralisierende Manipulationen**
- Vaginalspülungen
- Fremdkörper (Pessare)

Massives Einbringen von atypischen Keimen
- mangelnde Sexualhygiene beider Partner
- anormale Sexualmanipulationen
- Organwechsel bei Kohabitation
  (vaginal – anal – oral)
- Kohabitation mit infiziertem Partner

Iatrogene Einflüsse
- Zerstörung der physiologischen Flora durch **nicht** indizierte Lokalmedikation
- Einfluß **systemischer Antibiotika**
- Störung der hormonellen Balance, z. B. **Ovulationshemmer**

Die Durchbrechung des vaginalen Schutzmechanismus und damit die Veränderung des vaginalen Biotops (gr. bios/topos = Lebensraum/-stätte) kann zu erheblichen Beschwerden führen, muß dies aber nicht.

Beispiel: 30% aller Graviden ante partum beherbergen Hefepilze in der Scheide, klinische und subjektive Infektionszeichen sind aber selten.

Andererseits können erhebliche Beschwerden ohne klinische oder mikrobiell-faßbare Störungen auftreten.

Beispiel: Fluor und erhebliche Dyspareunie (Begriffserläuterung s. S. 582) bei psychoreaktiver Fehlhaltung.

Symptome einer Störung im Vaginalbereich sind

subjektiv: Kribbeln, Jucken, Brennen, Dyspareunie, Schmerzen bis zur Kohabitationsangst und reflektorischen Anurie, Fluor;

objektiv: Fluor, ödematöse Schwellung der Vaginalhaut, Rötung, Papelbildung, Erosionen bis zur Ulzeration.

Hauptsymptom ist der **Fluor genitalis.**

Merke: Fluor ist ein Symptom, keine Diagnose.

---

2 Fluor genitalis

Als **Fluor** bezeichnet man zusammenfassend alle **Absonderungen aus dem Genitale mit Ausnahme von Blut.** Der Fluor ist das häufigste Symptom, das in der gynäkologischen Sprechstunde genannt wird. Das Symptom ist nicht spezifisch. Auch reichlich Fluor kann physiologisch sein. Menge und Beschaffenheit geben keinen sicheren Hinweis auf eine krankhafte Bedeutung, mögen sie auch für die Patientin sehr lästig sein.

Herkunftsort, Quelle und Ursache des Fluor genitalis können sehr unterschiedlich sein (Tab. 2-1).

Tabelle 2-1   Fluor genitalis — Herkunft und Ursachen

Vestibulär	Hypersekretion	BARTHOLINsche Drüsen
		Parurethraldrüsen
	Infektion	Vulvitis
		Bartholinitis
		Urethritis
Vaginal	Hypertranssudation	psychoreaktiv
		mechanische und/oder
		chemische Reize
		Karzinom
	Hyperdesquamation	Gestagene
	Infektion	Viren
		Bakterien
		Trichomonaden
		Pilze
		Oxyuren
Zervikal	Hypersekretion	psychoreaktiv
		Fremdkörperreiz (IUP-Faden)
		anatomische Veränderungen
	hyperproliferativ/blastomatös	Polyposis
		Karzinom
	Infektion	Viren
		Bakterien
		Trichomonaden
		Pilze
Korporal	hyperproliferativ/blastomatös	Östrogen/Gestagen-Störung
		Polyposis
		Karzinom
	Infektion	Endometritis
	Fremdkörperreiz	IUP
Tubar	Infektion	Salpingitis
	blastomatös	Karzinom

Herkunftsorte des Fluor sind   Vestibulum/Vulva
                                    Vagina
                                    Zervix
                                    Korpus
                                    Tuben

Quellen des Fluor können sein	Glanduläre Hypersekretion (der Zervix)
	gesteigerte Transsudation (der Scheide)
	entzündliche und tumoröse Exsudation
	(Vulva-Vaginal-Zervix-Korpus-Tumoren)
Ursachen des Fluor liegen in	hormonaler Situation
	mechanischen, chemischen, thermischen oder humoralen Störungen
	mikrobiellen Störungen
	psychovegetativ-neurogenen Störungen
	Tumoren

In Tabelle 2-1 sind nur die **pathologischen** Fluorursachen der verschiedenen Lokalisation aufgelistet. Die **physiologischen** sind aus dem nachstehenden Text zu entnehmen.

2.1 Verschiedene Formen des Fluor genitalis

Vestibulärer Fluor

Physiologisch tritt ein vestibulärer Fluor als sogenannte **Lubrikatio** bei **sexueller Erregung** auf. Es handelt sich hier hauptsächlich um eine schleimige Sekretion der BARTHOLINschen Drüsen und eventuell der Schweißdrüsen.

Pathologisch (Tab. 2-1) kann der vestibuläre Fluor durch eine glanduläre Hypersekretion bedingt sein. Häufiger ist er jedoch bei Entzündungen, wie bakterieller −, Trichomonaden- oder Pilzvulvitis.

Vaginaler Fluor

Die **physiologische** vaginale Sekretion wird von vielen Frauen unter heutigen allgemeinen Hygienevorstellungen oft als belästigend empfunden. Sie besteht aus **vaginalem Transsudat, abgeschilferten Epithelien** und **Zervixschleim**. Zyklusabhängig kann sie sehr schleimig (Ovulationsphase) oder kremig/griesbreiartig (Sekretionsphase), von weißer bis gelblicher Farbe sein.

Die Transsudation erfolgt durch Gewebsspalten, da die Scheide keine Drüsen enthält; umgekehrt ist durch die Scheide auch die Resorption von Flüssigkeit und Medikamenten möglich.

Die normale Menge des Vaginalsekretes von 2−5 g kann bis zu 2 Eßlöffel täglich ansteigen. Der Geruch ist leicht säuerlich, bei Zersetzung etwas muffig.

Physiologischer Vaginalfluor stinkt nicht!

Mikroskopisch finden sich im Sekret massenhaft Epithelien und Laktobazillen, kaum Leukozyten.

Unphysiologische (pathologische) Exsudationen

Kaum zu unterscheiden von einer starken hormonal bedingten physiologischen Sekretion ist der **psychoreaktive** (Transsudations-) Fluor. Die klinischen und mikroskopischen Befunde sind identisch. Hinweise ergibt die Anamnese und die klinische Allgemeinsymptomatik. Die Patientinnen erklären bei Befragen, daß eine besonders starke Sekretion gleichzeitig mit Schwitzen und vermehrter Salivation bei Belastungen und Spannungszuständen auftritt. Sie zeigen **vegetative Stigmata** wie Lidflattern, leichtes Erröten, Finger- und Lidtremor, Dermographismus.

Ein solch vermehrter Flüssigkeitsgehalt der Scheide (funktioneller Fluor) findet sich oft bei jungen Mädchen, aber auch bei krankhaften Zuständen wie Infektionskrankheiten, Diabetes, Anämie.

Ein **zu geringer Feuchtigkeitsgehalt der Scheide** (= trockene Scheide) ist meist, aber nicht immer, hormonal (nach der Menopause) bedingt; behandelt wird mit Östriolpräparaten, entweder lokal (z. B. Ovestin Creme®) oder per os (Ovestin Tabletten® 1 mg = 1 Tabl. tägl.; Synapause®) oder oral und lokal gleichzeitig.

Pathologischer Fluor hat aber meist andere als psychoreaktive Ursachen wie
mechanische (Fremdkörper, z. B. Tampon; Masturbation) oder
chemische (Kondombeschichtung, vaginale Spülung, Spermatizide etc.) Reize oder
bakterielle Infektion.

Jede Störung der Scheidenbiologie, z. B. durch **Antibiotika**
oder durch **Ovulationshemmer**
fördert mikrobiologische Störungen und damit die Ansiedlung atypischer Bakterien,
Protozoen und/oder Pilzen.

Das führt in der Folge zu meist massivem Auftreten von Leukozyten **(eitriger Fluor).** Auch **Epizoonosen** der Vagina (Oxyuren, Schistosomen) können einen starken Fluor vaginalis verursachen (s. Kolpitis). Ein **blutiger** Fluor ist oft erstes Zeichen eines Karzinoms (Vaginal-, Zervix- und Korpuskarzinom s. dort)

Zervikaler Fluor

Die Sekretion der Zervix„drüsen" (besser: Epithelien) wird durch Östrogene und Gestagene gesteuert; sie ist daher zyklusabhängig. Zu den Epithelverhältnissen an der Zervix s. S. 61.

Physiologisch kommt es in der Ovulationsphase durch Vermehrung und Verflüssigung des Zervikalsekretes zu einer verstärkten schleimigen Absonderung. Dieser Schleim hat das Aussehen und die Beschaffenheit von Eiweiß und ist **alkalisch.** Er zieht Fäden (s. „Spinnbarkeit" S. 430). Besonders bei **großen Ektopien** kann diese Sekretion sehr lästig sein. Nur dann ist sie **behandlungsbedürftig.**

Unphysiologische (pathologische), meist nicht eitrige Sekretion kann ebenfalls **psychoreaktive** (s. o.) Ursachen haben. Als **mechanische** Ursache kommt ein Fremdkörperreiz, z. B. durch IUP, in Frage.

Ein wichtiger Grund für gesteigerte Schleimproduktion der Zervix können auch **anatomische Veränderungen** sein: z. B. Emmet-Risse der Zervix oder Lazerationsektropium (s. S. 71), oder große, über das physiologische weit hinausgehende, Ektopien. Sie führen zur Vergrößerung der sezernierenden Schleimhautoberfläche und damit zu erhöhter Abgabe von Zervixsekret mit Alkalisierung der Scheide.

Bei **proliferativen** (Polyposis cervicis) bzw. **blastomatösen** (Zervixkarzinom) Prozessen ist das Sekret häufig **blutig** verfärbt. Besonders bei blutig tingiertem zervikalem Fluor muß daher immer ein **Karzinom** ausgeschlossen werden!

Bei **unspezifischen** und **spezifischen Infektionen** (immer auf Gonorrhoe achten!) ist der Fluor meist leukozytenhaltig, **eitrig.**

Ein verstärkter und/oder eitriger zervikaler Fluor führt zu einer ständigen „**Alkalisierung" der Vagina** mit Durchbrechung der Schutzmechanismen. Direkt (Abscheidung von Infektionserregern) und indirekt (Alkalisierung) kann daher eine Erkrankung der Zervix rezidivierende Kolpitiden und vaginalen Fluor unterhalten.

Therapie: Bei konstitutionellem oder psychoreaktivem Fluor keine Therapie. Bei erheblicher Sekretion durch ektopisches Epithel kann hitze-, laser- oder kryokoaguliert werden, auch bei Endometritis cervicis (s. S. 68); weniger gut ist die Silbernitratätzung. **Immer muß vorher ein Karzinom ausgeschlossen werden!** (Kolposkopie; zytodiagnostischer Abstrich). Emmet-Risse und Lazerationsektropium werden operativ angegangen, sehr große Ektopien durch Elektrokonisation oder Laserkoagulation (s. S. 67).

Korporaler Fluor

Physiologisch sondert das Endometrium **kaum Sekret** ab. Ein korporaler Fluor ist daher immer Hinweis auf unphysiologische (pathologische) Vorgänge, d. h. **hyperproliferative** (glandulär-zystische Hyperplasie, Polyposis) bzw. **blastomatöse** (Korpuskarzinom) oder **entzündliche** (Endometritis) Prozesse, bzw. Abortreste.

Durch entzündungsbedingte Verklebung des Zervixkanals kann sich Eiter in der Uterushöhle stauen. Der Uterus wird durch die Eitermengen aufgedehnt, es entsteht ein Empyem. Dieses bezeichnet man als **Pyometra** (s. S. 157). Die Pyometra kann sich schubweise entleeren. **Der Pyometra kann vor allem bei älteren Frauen ein Korpuskarzinom zugrundeliegen.**

Tubarer Fluor

Sehr selten treten schubweise seröse Sekretionen aus entzündlich veränderten hydropischen Tuben (oder bei Tubenkarzinom) auf (Hydrops tubae profluens).

2.2 Diagnostik des Fluor genitalis

Die **klassischen Untersuchungsschritte** zur Abklärung der Ätiologie des Fluor genitalis sind

1. **Anamnese**
2. **Inspektion des Genitale**
3. **Mikroskopische Untersuchung des Sekretes**
4. **Kulturelle Untersuchung des Sekretes**
5. **Palpation des Genitale**

Zu 1.: Anamnese

Die Anamnese bezieht sich vor allem auf das **zeitliche Auftreten** des Fluors, Vorhandensein von **Mißempfindungen,** eventuell beobachtete **Farbänderungen** oder **Geruchsänderungen.**

Schleimiger Fluor zur Zyklusmitte, weißlich/breiiger in der 2. Zyklushälfte, keine Beschwerden, sprechen für eine **physiologische Hypersekretion.**

Schubweise starke Sekretion in Verbindung mit Schweißausbruch, Hypersalivation, Erröten etc. bei Streß, Aufregung oder Angst ohne gleichzeitige lokale Beschwerden spricht für **psycho-reaktiven Fluor.**

Gleichmäßig **serös bis eitriger, gelb bis grüngrauer, stinkender Fluor** mit und ohne lokale Beschwerden sprechen für eine **Infektion.**

Blutig-eitriger oder -seröser Fluor spricht mit Beschwerden für eine Infektion, ohne Beschwerden für **Polypen oder Neoplasien.**

Zu 2.: Inspektion

Die genaue Inspektion des Genitale erweitert den anamnestischen Befund. Sie wird am erfolgreichsten mit geteilten Spekula durchgeführt. Sie ermöglichen, alle Winkel der Vagina zu betrachten. Dies ist bei Gebrauch sogenannter Einhandspekula nur schwer möglich.

Unter Einsatz der **Kolposkopie** lassen sich organische Veränderungen an Vulva, Vagina und Ektozervix noch genauer als mit dem bloßen Auge beurteilen: Bläschen, Rötungen, granulomatöse Fleckung, weißliche Beläge etc. sprechen für eine Infektion. Die Oberfläche der Portio kann genau beurteilt werden (s. S. 100). Es lassen sich physiologische Verhältnisse von entzündlichen Veränderungen und krebsverdächtigen Oberflächenstrukturen unterscheiden.

Zu 3.: Mikroskopische Untersuchung

Die mikroskopische Untersuchung der Sekrete hat eine **zentrale Bedeutung in der Diagnostik des Fluor genitalis.** Sie kann sofort, eingeschaltet zwischen Inspektion und Palpation, erfolgen und hilft zwischen physiologischem und unphysiologischem Vaginalbiotop zu unterscheiden. Nach Möglichkeit sollte eine Sofortuntersuchung am nichtfixierten, nichtgefärbten Präparat mit dem **Phasenkontrastmikroskop** erfolgen. Die Untersuchung im Phasenkontrast ist der Untersuchung im abgeblendeten Hellfeld (nach Anfärben des Präparates mit 0,1%iger Methylenblaulösung) überlegen (Abb. 2-4).

Phasenkontrastmikroskopie:
Dieses Verfahren wurde von dem Physiker ZERNICKE 1934 entwickelt und nach Weiterentwicklung durch die Zeiss-Werke in Jena gleichzeitig von ZINSER und RUNGE 1949 in die Gynäkologie eingeführt. Das Phasenkontrastmikroskop sollte zum obligaten gynäkologischen Untersuchungsinstrumentarium gehören. Es ermöglicht eine sofortige Orientierung über den hormonellen Funktionszustand des Vaginalepithels, Vorhandensein von Entzündungszellen (Leukozyten) und die mikrobiologischen Bestandteile des Vaginalsekretes.

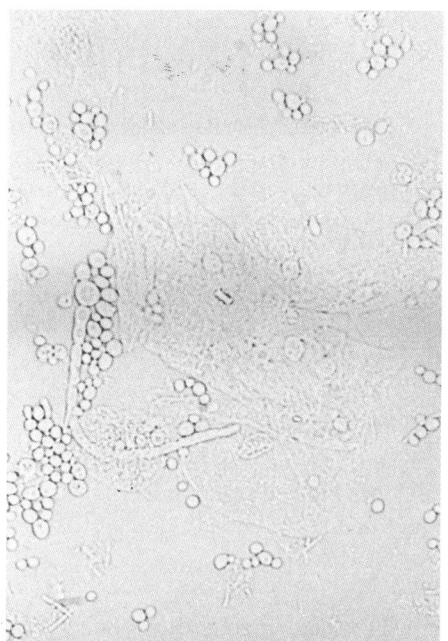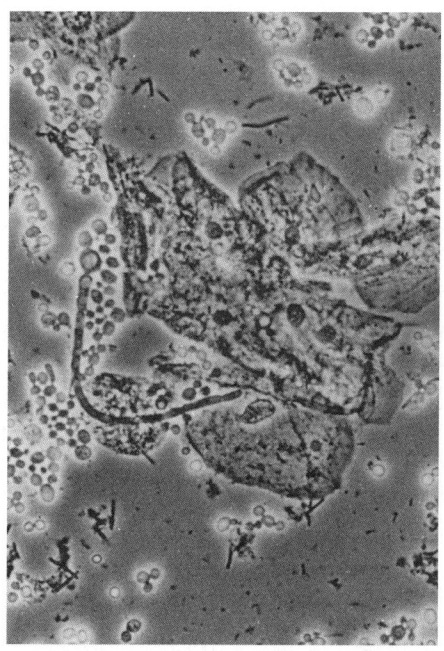

a   b

Abb. 2-4 Vergleich abgeblendetes Hellfeld (a), Phasenkontrast (b). Im Phasenkontrastmikroskop lassen sich an den abgebildeten Vaginalepithelien, Bakterien und Pilzelementen die morphologischen Strukturen wesentlich genauer erkennen.

Technik des Sofortpräparates (Nativpräparates): Auf einen Objektträger wird ein Tropfen physiologischer Kochsalzlösung aufgebracht, etwas Sekret eingerührt, ein Deckglas aufgelegt und sofort im Phasenkontrastmikroskop untersucht.

Steht kein Phasenkontrastmikroskop zur Verfügung, so empfiehlt sich die Anfärbung mit einem Tropfen 0,1% Methylenblau. Untersucht wird dann im abgeblendeten Hellfeld.

Zu erkennen sind

Vaginalepithelien → hormonaler Funktionszustand

Leukozyten → eitrig/nicht eitrig

Bakterien → physiologische (vorwiegend DÖDERLEIN-) Flora/atypische Flora

Protozoen → Trichomoniasis

Pilzelemente → Mykose

Wurmeier → Oxyuren

Bei **Verdacht auf Mykose** erleichtert die Verwendung von **20%iger Kalilauge** (KOH) anstelle der physiologischen Kochsalzlösung die Diagnostik. KOH zerstört die körpereigenen Zellelemente sehr schnell, die Pilzelemente treten deutlich hervor (s. Abb. 2-7).

Zu 4.: Kulturelle Untersuchung

Die kulturelle Untersuchung des Vaginalsekretes muß wohlüberlegt erfolgen. Eine kulturelle **bakterielle Untersuchung** des Vaginalsekretes bei akuten Kolpitiden ist in der

Regel **sinnlos.** Nach neueren Untersuchungen beherbergt eine Frau mit atypischer Bakterienflora im Mittel 6—9 Bakterienarten in der Scheide. Es ist kaum möglich, kulturell zu ermitteln, welche Spezies aktuell infektiöse Bedeutung hat.

Bei **chronisch rezidivierenden, therapieresistenten bakteriellen Zerviko-Kolpitiden** geht man so vor: Man behandelt vaginal 6 Tage mit Tetrazyklin (Terramycin® Vaginaltabl.), desinfiziert am 7. Tag die Scheide und Portio gut, tupft die Portio steril trocken und entnimmt gezielt aus der Zervix einen Abstrich, der im Transportmedium zur aeroben und anaeroben Bebrütung gegeben wird.

Routinemäßig wird der kulturelle Erregernachweis zum Beweis bzw. Ausschluß eines Hefebefalls angewandt, da im Mittel nur 10—30% der Hefeträgerinnen durch eine mikroskopische Untersuchung erfaßt werden.

Der **kulturelle Trichomonadennachweis** hat für die Praxis **keine Bedeutung.** Desgleichen sind **kulturelle Untersuchungen zum Nachweis von Mykoplasmen** (harnstoffspaltende kleinste bakterienähnliche Prokaryonten ohne Zellwand), Chlamydien (zwischen Bakterien und Viren stehende Mikroorganismen) und Viren für die gynäkologische Routinepraxis zur Zeit noch **irrelevant** (s. aber auch S. 228).

Zu 5.: Palpation

Die Palpation des Genitales dient der Abklärung eventueller organpathologischer Veränderungen, insbesondere raumfordernder Prozesse, die außerhalb des Inspektionsbereiches liegen.

2.3 Therapie des Fluor genitalis

Kaum eine Störung menschlicher Körperfunktionen unterliegt so ungezielten, polypragmatischen und oft sinnlosen Therapieversuchen wie der Fluor genitalis. Die Ursache darf darin gesehen werden, daß dieses am häufigsten in der gynäkologischen Sprechstunde geklagte Symptom ärztlicherseits oft bagatellisiert und unzureichend diagnostisch angegangen wird. **Die Therapie des Fluor genitalis richtet sich ausschließlich nach festgestellter Ursache und Herkunft.**

Organpathologische Veränderungen werden gezielt operativ angegangen (s. einschlägige Abschnitte).

Infektionen werden gezielt antimikrobiell behandelt (s. u.).

Patientinnen mit psycho-reaktivem Fluor bedürfen des aufklärenden Therapiegespräches, eventuell in Verbindung mit leichten Sedativa.

Patientinnen mit physiologischem Fluor müssen ebenfalls intensiv über das „normal weibliche" dieser Erscheinung aufgeklärt und zu normaler, nicht übertriebener Hygiene angehalten werden.

Merke: **Der Versuch, einen psycho-reaktiven oder physiologischen Fluor lokal chemisch zu behandeln, ist sinnlos. Ihn antibiotisch zu behandeln, ist ein Kunstfehler. Die antibiotische Behandlung zerstört das physiologische mikrobielle Biotop und bereitet der atypischen Mikroflora den Weg.**

---

3 Entzündung der Vagina = Kolpitis

Die entzündliche Reaktion der Vagina auf eine Infektion bezeichnet man als Kolpitis. Sie kann **primär** und **sekundär** entstehen.

Primäre Kolpitis:
Virulente Erreger gelangen in die Vagina und durchbrechen den Schutzmechanismus direkt.

Sekundäre Kolpitis:
Der Schutzmechanismus wird durch **artefizielle Noxen** (Spülungen, Fremdkörper etc.) oder **organische Veränderungen** (Hormonmangel, schwere allgemeine und Stoffwechselerkrankungen [z. B. Diabetes], Hypersekretion, proliferative oder blastomatöse Prozesse) durchbrochen. Dies ermöglicht frisch **eingebrachten** oder **vorhandenen** Erregern, aktiv zu werden.

Diese Unterscheidung ist **wichtig** für die **Therapie.** Eine **primäre** Kolpitis wird durch gezielte **Erregerbeseitigung** behandelt. Bei der **sekundären** Kolpitis muß vorher oder gleichzeitig das **Grundleiden** behandelt werden.

Beispiele:
Hormonmangel → Substitution
Organveränderungen (Ektopie, Blutung etc.) → Operation
Sexuelles Fehlverhalten → Aufklärung

Die Kolpitis ist meist eine Erkrankung der lumennahen Scheidenanteile. Infektionen, die sich in die tieferen Gewebsschichten unter Bildung **von Phlegmonen, Abszessen oder Gangrän** ausbreiten, sind extrem **selten.**

Mögliche Erreger von Infektionen der Vagina

Bei den vaginalen Infektionen lassen sich folgende **Haupterregergruppen** unterscheiden:
1. **Atypische Bakterien** (Aerobier und Anaerobier)
2. **Trichomonaden**
3. **Hefepilze**

Seltener, in ihrer Bedeutung und Häufigkeit noch nicht endgültig gesichert, sind
— Mykoplasmen,
— Chlamydien,
— Viren.

Als ganz seltene Ursache findet man in unserer Region (meist bei Gastarbeiterinnen oder Fernreisenden)
Würmer (Oxyuren, Schistosoma).

Zu 1.: **Bakterielle Kolpitis**

Erreger

Erreger der bakteriellen Kolpitis sind am häufigsten **E. coli, Enterokokken, Staphylokokken, Streptokokken** (Gruppe B), **Haemophilus vaginalis** (Gardnerella vaginalis) u. a., die zum Teil als fakultativ apathogene Bakterien in der Scheide zu finden sind und erst bei Milieuänderung pathogen werden. Eine kulturelle Differenzierung der Erreger ist sinnlos, da eine Monobesiedelung sehr selten ist. Bei atypischer Bakterienbesiedelung können in der Vagina 5 und mehr Bakterienarten vorhanden sein. Der kausale Infektionserreger ist weder mikroskopisch noch kulturell zu ermitteln (Ausnahme: Chronisch rezidivierende bakterielle Kolpitis, s. S. 44).

Hinweise auf Anaerobier lassen sich **mikroskopisch** (oft stark eigenbeweglich!; Auftreten von Scheidenepithelien, die dicht mit Bakterien besiedelt sind [sog. Schlüsselzellen oder „clue cells"]) und mit dem **Geruchssinn** (süßlich, fischig, übel riechendes Sekret) gewinnen. Der üble Geruch verstärkt sich bei **Zugabe von Kalilauge** zum Vaginalsekret. Ähnlich geruchsverstärkend wirkt auch das alkalische Prostatasekret.

Dieses seit langem bekannte Phänomen kommt durch anaerobierbedingte **Freisetzung von Aminen** zustande. Im deutschsprachigen Raum wurde in jüngerer Zeit in diesem Zusammenhang der Begriff **„Aminkolpitis"** geprägt. Dieser Begriff ist irreführend. Es handelt sich in der überwiegenden Zahl der Fälle bei Auftreten eines unangenehmen Geruchs (eventuell mit ästhetischen und dadurch bedingten Partnerproblemen) des Vaginalsekrets **nicht** um eine Entzündung; meist fehlen auch jegliche körperliche Beschwerden. Es liegt lediglich eine mikroskopisch nachweisbare atypische Bakterienflora (vorwiegend Anaerobier und Gardnerella vaginalis), oft ohne Leukozytenbeimengungen, vor. International hat sich daher der treffendere Begriff **„Bakterielle Vaginose"** durchgesetzt, der dem tatsächlichen Verhältnis, atypisches Biotop **ohne** klinisch manifeste Entzündung, gerechter wird.

Eine bakterielle Vaginose **kann** bei zu starker Geruchsbelästigung behandelt werden (s. S. 47), eine Kolpitis **muß** behandelt werden.

Symptomatik:
Die Symptome bei bakterieller Infektion sind höchst unterschiedlich. Subjektives Befinden und klinischer Befund können höchst variabel sein.

Minimal: Wohlbefinden; etwas verstärkter Fluor, leicht übelriechend. Vaginalhaut unauffällig.

Nativpräparat: Atypische Bakterien, unterschiedliche DöDERLEINflora.

Maximal: Schwerste Wundschmerzen mit Dyspareunie und eventuell sogar Anurie; eitriger, stinkender Fluor; hochgradige Entzündung der Vaginalhaut bis zur Ulzeration.

Nativpräparat: Keine DöDERLEINflora; massive Leukorrhoe mit atypischen Bakterien.

Besondere morphologische Formen der Kolpitis

Colpitis granularis: Statt einer flächenhaften Rötung finden sich bis hirsekorngroße rote oder rotbraune Erhabenheiten in großer Zahl.

Colpitis emphysematosa: Es treten zahlreiche kleine subepitheliale gashaltige Zystchen mit keimfreiem Inhalt auf. Über Ursache und Entstehungsart besteht bislang keine Klarheit.

Diagnostik:

Die Primärdiagnostik ist eine **Ausschlußdiagnostik.**

Nach Ausschluß von **Fremdkörpern, Organveränderungen, Trichomonaden** sowie **Hefepilzen** und Feststellung einer atypischen Bakterienflora im Nativpräparat steht die Diagnose: Bakterielle Kolpitis.

Therapie:

Die Therapie der bakteriellen Kolpitis wird zunächst lokal versucht. Mittel der Wahl ist **Tetrazyklin** in Verbindung mit **Amphotericin B** (= Mysteclin®).

Tetrazyklin alleine stimuliert eventuell vorhandene Hefepilze. Es resultiert dann nach erfolgreicher Behandlung des bakteriellen Infektes eine Mykosekolpitis. Zur Vermeidung wird das nicht resorbierbare Antimykotikum Amphotericin B (Kombinationspräparat z. B. Mysteclin®) zugegeben.

Während der Behandlung ist nach Abklingen der akuten Erscheinungen die **Kohabitation erwünscht,** da der Partner auf diese Weise extern lokal mitbehandelt wird.

Bei Verdacht auf Anaerobierinfektion (süßlich-fischig stinkender Fluor mit wenig Leukozyten) wird **Metronidazol** (Clont®, Flagyl® über 6–8 Tage, 2 × 250 mg tägl.) **oral** verabreicht; zusätzliche Lokalbehandlung mit z. B. 100 mg Clont täglich wird oft empfohlen, ist aber nicht notwendig (s. u.). Eine gleichzeitige Behandlung des Partners ist zumindest bei Rezidiven sinnvoll, da in solchen Fällen häufig eine Reinfektion aus der Urethra bzw. Prostata des Partners erfolgt.

Im Anschluß an die antibiotische Behandlung empfiehlt sich oft ein Wiederaufbau des physiologischen Vaginalmilieus durch

— Beseitigung eines Östrogenmangels (Östrogene oral/lokal, z. B. Ovestin® Tabl.; Ovestin®-Creme),
— Implantation von Laktobazillen (Vagiflor®).

Bei **chronisch-rezidivierenden bakteriellen Kolpitiden** muß nach Erreger- und Resistenzbestimmung sowie Ausschluß des Partners als Reinfektionsherd (mikrobiologische Untersuchung des Ejakulates/Prostataexprimates) **gezielt systemisch antibiotisch behandelt werden.**

Zu 2.: **Trichomonaden-Kolpitis**

Erreger

Trichomonas vaginalis (DONNE 1836) ist ein Protozoon, ein einzelliger Flagellat von etwas mehr als Leukozyten- bis Histiozytengröße mit charakteristischen Organen: 4 Geisseln, 1 Achsenstab und eine undulierende Membran (Abb. 2-5). Die **Übertragung** erfolgt weit überwiegend bei der **Kohabitation (venerische Parasitose).** Die Übertragung in Form der Schmierinfektion hat unter heutigen Hygienevoraussetzungen kaum noch Bedeutung. Die Möglichkeit sollte jedoch als „Alibierklärung" mit in Betracht gezogen werden. Zur Zeit muß mit einem Befall der Bevölkerung von ca. **10%** gerechnet werden. Die Befallshäufigkeit schwankt erheblich zwischen unter 1% (kein Partnerwechsel, gut betreute Patientin) und über 50% (promiskuitive Kollektive). Trichomonas vaginalis ist ein **pathogener Erreger.** Nach Erstinfektion kommt es immer zur akuten Kolpitis, die unbehandelt in ein **chronisches,** schließlich **chronisch-latentes** Stadium übergeht.

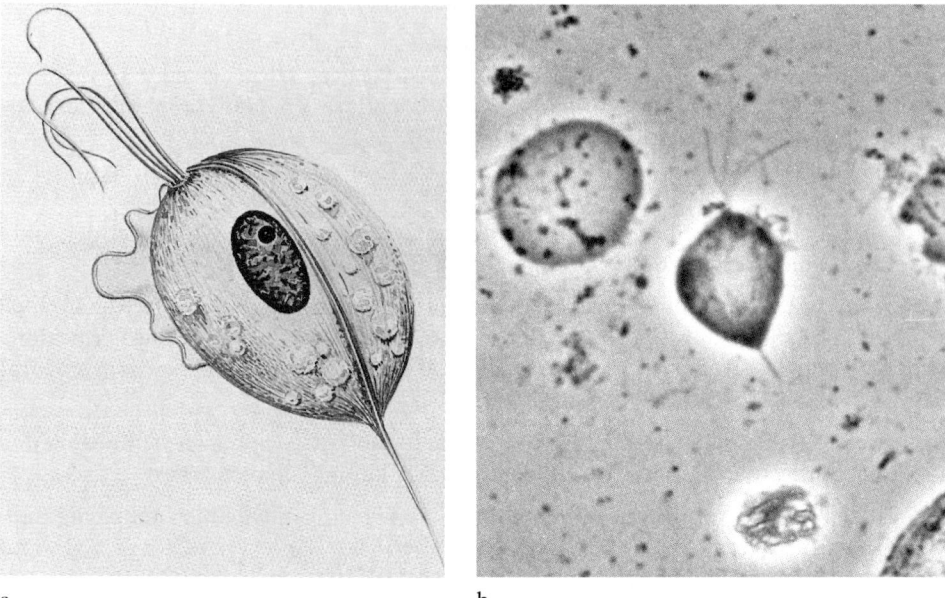

a   b

Abb. 2-5 Trichomonas vaginalis schematisch (a); lebende Trichomonade im Vaginalsekret neben einem degenerierten Histiozyten (b).

Die **akute Trichomonaden-Kolpitis**
geht mit erheblichen klinischen Beschwerden (Brennen, vor allem beim Wasserlassen, Hitzegefühl, Rötung der Vaginalhaut, stinkendem Fluor, evtl. Juckreiz) einher. Im Scheidensekret finden sich **massenhaft Flagellaten,** Leukozyten und atypische, meist kokkoide Bakterien.

Im **chronischen Stadium**
fehlt häufig die klinische Symptomatik. Kolposkopisch läßt sich noch eine Hypervaskularisation der Vaginalhaut erkennen. Im Scheidensekret finden sich ebenfalls massenhaft Trichomonaden, oft wenig Leukozyten, reichlich atypische Bakterien. Die Vaginalepithelien zeigen oft chronisch-entzündliche Reaktionen (PAPANICOLAOU II oder III D: s. S. 94/95).

Im **chronisch-latenten Stadium**
fehlen alle anamnestischen und klinischen Zeichen der Entzündung. Im Scheidensekret lassen sich oft nur bei gewissenhafter Suche Trichomonaden entdecken. Bakteriell liegt oft eine Mischflora, gelegentlich sogar eine DÖDERLEIN-artige Flora vor. Das chronisch-latente Stadium kann jederzeit erneut akut werden. Das hat zu der verbreiteten Annahme geführt, daß Trichomonas fakultativ pathogen sei. Der Umstand, daß nach jahrelangem unauffälligem Befall in einer Partnergemeinschaft ohne genitalen Fremdkontakt wieder eine akute Trichomonaden-Kolpitis auftritt, findet hier seine ätiologische Erklärung.

Trichomonas vaginalis kann nicht nur die Vagina, sondern auch angrenzende Organe (Urethra, Blase ggf. bis ins Pyelon, Zervix ggf. bis in die Tuben!) besiedeln.

Eine akute oder chronische Trichomonaden-Infektion geht immer mit einer erheblichen (meist anaeroben!) bakteriellen Begleitflora einher, die offenbar auf Trichomonazida ebenfalls gut anspricht.

Symptomatik:
Die Beschwerden beginnen mit Kribbeln, zunehmendem Brennen bis Wundschmerz. Weiterhin tritt zunehmend eitriger, übelriechender Fluor, Rötung von Introitus und Vagina auf. Im Vaginalgewölbe findet man oft **schaumigen** Fluor **(gasbildende Begleitbakterien!).**

Greift die Entzündung auf untere Urethralabschnitte über, kommt es (besonders beim Mann) zum Brennen beim Wasserlassen und Pollakisurie, bei Höhersteigen des Infektes auch zu Tenesmen nach der Miktion. Schließlich kann sich das volle Symptombild einer Zystitis ausbilden.

Diagnostik:
Im **Nativpräparat** finden sich massenhaft Protozoen (Abb. 2-5) mit ruckartigen Bewegungen. Im akuten Stadium sind alle Infektionen mit einem sorgfältig angelegten Nativpräparat im Phasenkontrastmikroskop erfaßbar. Im chronischen und chronisch-

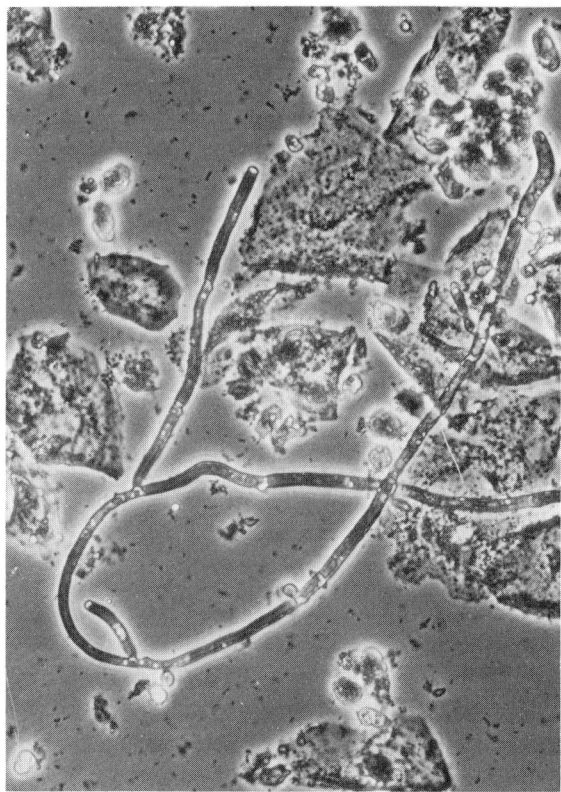

Abb. 2-6 Candida albicans, Pseudomyzel und Sproßzellen. Die Pilzelemente sind Vaginalepithelien und dazwischen liegenden Leukozyten aufgelagert.

latenten Stadium ist die Auffindung durch abnehmende Erregerdichte schwieriger. Kulturelle Untersuchungsmethoden sind für die gynäkologische Praxis ineffizient. Sie können durch regelmäßige Nativpräparatuntersuchung voll ersetzt werden.

Therapie:
Die Therapie mit Imidazolabkömmlingen ist sicher; **Metronidazol** (Clont®, Flagyl®), **Tinidazol** (Simplotan®), **Ornidazol** (Tiberal® etc.). Sie wird als **orale Stoßtherapie** durchgeführt (2−3 g innerhalb 24 Std. in 1(−3) Portionen. **Die Partnerbehandlung (alle Partner!) ist obligat.** Eine **lokale Behandlung ist sinnlos,** da die Infektion meist nicht auf die Vagina beschränkt ist. Sie ist nur zur vorübergehenden Verminderung der Erreger, z. B. vor der Entbindung, angezeigt **(orale Behandlung in der Gravidität nur in Ausnahmefällen!!).** Resistenzen der Trichomonas vaginalis gegen die genannten Imidazole sind selten. **Bei Therapieversagen ist nach fehlerhafter Einnahme, fehlender Partnerbehandlung etc. zu forschen.** Mikroskopische Kontrolle nach 3 Wochen.

Zu 3.: Vaginalmykose (Soorkolpitis)

Erreger

Die in der Vagina vorkommenden Pilze, Erreger der vaginalen Mykose, sind ausschließlich Hefen. Der hauptsächliche Erreger ist **Candida albicans** (ca. 80%), (Abb. 2-6). Neben einigen anderen Candida-Arten ist **Torulopsis glabrata** (ca. 15%) von Bedeutung.

Sehr selten festgestellte Dermatophyten oder Schimmelpilze im Vaginalsekret dürfen als Verunreinigungen gelten. Etwa 10% aller gesunden Frauen, ca. 15% aller gynäkologischkranken Frauen und ca. 30% aller Graviden ante partum beherbergen Hefen in der Vagina. Die vorhandenen Hefen sind **fakultativ pathogen.** Sie besiedeln die Vagina meist symptomlos (Kontamination). Mit **humoralen- und Stoffwechselveränderungen** (z. B. Diabetes), bei **thermischen und chemischen Reizen, Strahlentherapie, Kortikosteroidgaben** und auffallend häufig bei Anwendung von

Antibiotika und **Ovulationshemmern**

sowie durch **andere Hormonbeeinflussung** (Lutealphase, Gravidität) kann es zum plötzlichen Übergang aus der Kontamination heraus zur Infektion kommen. Die eigentlichen ursächlichen Kriterien sind bis heute unbekannt.

Symptome:
Charakteristische Symptome der akuten Mykose-Kolpitis − jedoch nicht spezifisch! − sind **Pruritus!** (auch an der Vulva), **Brennen, wäßriger Fluor, starke Rötung** und Ödem der Introitus- und Vaginalhaut sowie mäßig festhaftende **weißliche Beläge (Soorplaques).**

Partnersymptome (nicht obligat!) sind Brennen, Jucken und Rötung der Vorhaut, Pustel- und Papelbildung auf der Glans penis und flottierende Fetzen unter dem Präputium.

Diagnostik:
Im **Nativpräparat,** besser nach **Aufschwemmen des Sekretes in 20%iger Kalilauge,** lassen sich besonders in abgeschabten Plaques massenhaft Pilzelemente erkennen (Abb. 2-7). Der mikroskopische Pilznachweis gelingt jedoch maximal nur in 2 von 3 Fällen. **Der sichere Nachweis bzw. Ausschluß** eines Hefebefalls ist nur durch die **Kultur** möglich. Die kulturelle Untersuchung kann unter Verwendung spezieller Nährböden leicht in der Praxis durchgeführt werden (z. B. Candida II-Agar®/Biotest, Sabouraud-Agar®, Kimmig-Agar® etc.)

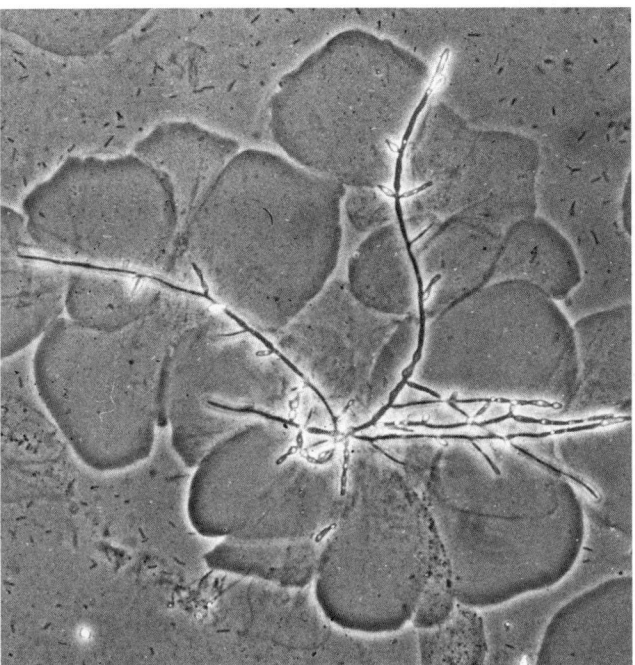

Abb. 2-7 Vaginalsekret mit 20%iger Kalilauge: Körpereigene Zellen werden aufgelöst, Pilzelemente werden deutlich erkennbar.

Merke: **Klinisch/anamnestischer Verdacht und mikroskopischer Hefenachweis = Mykose.**
Fehlender Hefenachweis hat keinen Aussagewert!
Der Ausschluß einer Mykose muß grundsätzlich kulturell erfolgen!

Therapie:
Die Therapie der Vaginalmykose erfolgt **lokal** durch Applikation von Imidazolen (**Clotrimazol** [Canesten®], **Miconazol** [Gyno-Daktar®, Gyno-Monistat®], **Econazol** [Gyno-Pevaryl®], **Nystatin** [Moronal®] etc.) in Form von Vaginaltabletten oder Vaginalcreme. Die Vulva sollte gleichzeitig mit Creme behandelt werden. Die Dauer der Behandlung beträgt je nach Dauer der Erkrankung und Präparat 1 – 6 Tage (bei akuter Erkrankung Kurzzeittherapie; bei chronisch-rezidivierender Erkrankung Langzeittherapie!). Bei längerer Therapiedauer **fördern Kohabitationen den Therapieerfolg.** Die **Partnerbehandlung ist sinnvoll** und sollte **immer** durchgeführt werden, auch wenn beim Partner selten Hefen nachgewiesen werden. Resistenzen gegen moderne Antimykotika sind unbekannt.

Ein besonderes Problem der Mykose stellt die **Reinfektionsneigung** bei besonderer Disposition dar: **2 Drittel aller Menschen beherbergen Hefen im Oro-Gastro-Intestinaltrakt.**

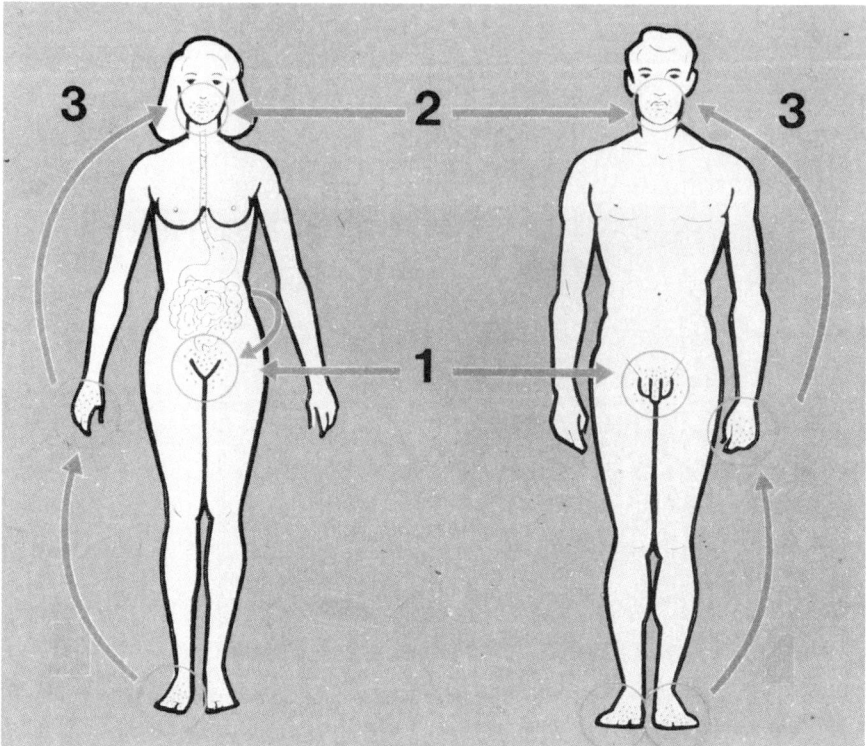

Abb. 2-8 Vaginalmykose.

Erregerquellen:
1 Genito-Analbereich
2 Orointestinalbereich
3 Hand- und Fußbereich (Nagelmykose)

Exogene Erregerherde:
Herde außerhalb einer Partnerschaft (an Personen, Lebensmitteln, Berufsorten)

Re-Infektionswege:
Anogenital → falsche Hygiene
Genito-genital ⎫
Orogenital   ⎪
Manuoral   ⎬ Sexualkontakt
Manugenital   ⎪
Oro-Manugenital ⎭

Viele haben Nagel- und Interdigitalmykosen. Daher ist die Wiederbesiedelung der Perineal/Vaginal-Region sowohl aus anderen Bereichen des **eigenen** Körpers wie durch unterschiedliche Organkontakte mit dem Sexualpartner sehr leicht möglich (Abb. 2-8). Vorbeugende Maßnahmen nutzen wenig.

Bei starker Hefebesiedelung des **Oro-Gastro-Intestinaltraktes** kann eine Hefenverminderung mit **Amphotericin B** (Amphomoronal®) oder **Natamycin** (Pimafucin®) in **Emul-**

sion oder **Lutsch**tablettenform in Verbindung mit einer topischen Genitalbehandlung die Rezidivhäufigkeit senken. Diese Substanzen **werden nicht resorbiert,** sie wirken nur **lokal!** Es ist sinnlos, Dragees zu verabreichen, da in erster Linie **die Mundhöhle** hefebesiedelt ist. Die Behandlung des Oro-Gastro-Intestinaltraktes muß also in der **Mundhöhle** anfangen!

Eine **systemische** Behandlung der Hefeinfektion ist mit **Miconazol** (Daktar®) intravenös, **5-Fluoro-Cytosin** (Ancotil®) oral und intravenös und **Ketoconazol** (Nizoral®) möglich. Da diese Substanzen mit **erheblichen Nebenwirkungen** behaftet sind bzw. zum Teil sehr schnell zur Erregerresistenz führen, sollten sie **nur in Ausnahmefällen** zur Behandlung der an sich harmlosen, wenn auch belästigenden Vaginalmykose eingesetzt werden.

Seltenere mikrobielle Kolpitiden

Die Bedeutung der **Mykoplasmen** (kleine Bakterien ohne Zellwand, die harnstoffspaltende Enzyme besitzen) als eigenständige Erreger einer Kolpitis ist noch nicht sicher geklärt. Ihr Nachweis ist nur in speziellen Laboratorien kulturell möglich. Sie werden beim Geschlechtsverkehr übertragen. Bei Verdacht kann eine Behandlung mit Tetrazyklin lokal oder systemisch versucht werden.

Eine **Chlamydien-**(Erreger, die biologisch zwischen Bakterien und Viren stehen)-Kolpitis gibt es wahrscheinlich nicht.

Virale Infektionen der Vagina (Herpes genitalis) sind selten. Erkennung und Behandlung s. unter Herpes-Virusinfektionen der Vulva. Eine Herpesvirus-Infektion der Scheide kann unter der Geburt für das Kind sehr gefährlich werden!

Atrophe Kolpitis
(Synonyme: Alterskolpitis, Colpitis senilis, Colpitis vetularum)

Grundsätzlich hierher — da ebenfalls auf Hormonmangel beruhend — gehört auch die **Vulvovaginitis infantum.**

Unter der Diagnose atrophe Kolpitis können sowohl physiologische als auch pathologische Zustände geführt werden. Ursächlich liegt dem Lokalzustand zunächst folgendes zugrunde:

Der **spontane** (Klimakterium/Senium) oder **künstliche** (Kastration)

Ausfall der Östrogene → Verdünnung des Vaginalepithels → höhere Verletzbarkeit
→ Fehlen des Glykogens → Ausfall der Milchsäurebildung

Fazit: Die **Vagina wird mechanisch und mikrobiologisch ungeschützter.**

Durch das verdünnte Vaginalepithel scheinen die Unterhautgefäße durch. Es kann eine **entzündliche** Rötung **vorgetäuscht** werden. Die Vaginalhaut wird **trockener,** damit subjektiv empfindlicher (Dyspareunie). Einwandernde pathogene Keime können leichter Fuß fassen und zur manifesten infektiösen Kolpitis führen, die oft multipel **punktuell** an der Scheidenhaut auftritt **(Colpitis granularis).** Unbehandelt kann es über ulzerative Stadien **(Colpitis ulcerativa)** schließlich zu Adhäsionen der Scheidenwände (Colpitis adhaesiva) bis zu völliger Obliteration kommen.

Über die Therapie entscheidet das **Nativpräparat:**

Befund:	**Therapie:**
Zellgrad 1—2 keine oder wenige Leukozyten kaum Bakterien	**Östrogene** vaginal (Ovestin® Creme, Ortho Gynest®- Vaginalcreme) evtl. zusätzlich **oral** (Ovestin®, Gynäsan®)
Zellgrad 1—2 massenhaft Leukozyten eventuell Histiozyten massiv atypische Bakterien	**Lokal** Tetrazyklin (Terramycin® Vaginalglobuli) oder besser (s. S. 47) Tetrazyklin in Kombination mit Amphotericin (Mysteclin®) im Wechsel mit Östro- gencreme (Ovestin®, Ortho Gynest®)

Östradiolhaltige Präparate sollten nicht verwendet werden, da sie weniger auf die Vaginalhaut und stärker auf das Endometrium wirken, so daß es zur Entzugsblutung kommen kann.

Besteht aufgrund der vaginalen Trockenheit ausschließlich eine **Dyspareunie** und keine Entzündung, wird zur Kohabitation die Benutzung eines Gleitgels empfohlen (Femilind®).

Treten bei Colpitis senilis **Blutungen** aus der Scheide auf, so darf man sich nicht damit beruhigen, daß diese Folge der Scheidenentzündung seien, sondern muß **stets eine Abrasio** durchführen (s. Korpuskarzinom S. 204).

4 Gutartige Geschwülste und geschwulstähnliche Bildungen der Vagina

Durch den einheitlichen Aufbau der Vagina bedingt gibt es nur **wenige** und seltene gutartige Geschwulstformen. Sie werden nachstehend nach dem Ursprungsgewebe geordnet.

Ursprungsgewebe	**Geschwulstart**	**Bemerkungen**
Epithel	Spitze Kondylome	Hyperproliferative Prozesse verursacht von Viren (s. Condylomata acuminata)
Epitheleinsprengungen	Epitheleinschlußzysten	Meist Folge von Geburtstraumen
Muskulatur	Myome	Sehr selten
Bindegewebe	Fibrome	Sehr selten

Embryonale Restanlagen (Abb. 2-9 u. 2-10)	GARTNER-Gangzysten	Meist relativ schlaffe Zysten in der seitlichen Vaginalwand vom Introitus bis zum Vaginalgewölbe hinauf, unregelmäßig lokalisiert.
Embryonale Restanlagen (MÜLLERsches Epithel)	Adenose	Mit Zylinderepithel ausgekleidete multiple kleine Zystchen in der oberen Vaginalhälfte. Sie kommen am ehesten bei Patientinnen vor, deren Mütter während der Schwangerschaft mit Diaethylstilböstrol behandelt wurden. Entartung führt zum sehr seltenen primären Adenokarzinom der Scheide. (Diesbezügliche Beobachtungen wurden nahezu ausschließlich in den USA gemacht.)

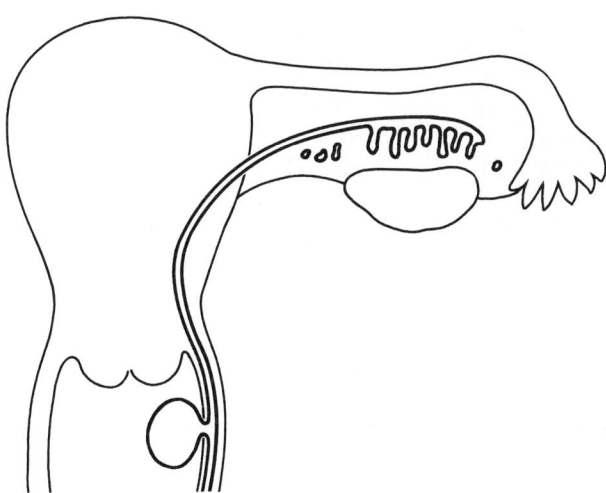

Abb. 2-9   Verlauf des Gartnerschen Ganges. Gartnersche Gangzyste (nach HAMPERL). Der Gartnergang geht größtenteils zugrunde. Es verbleiben nur Reste.

Embryonale Restanlagen in der Vaginalwand stammen vom WOLFFschen oder MÜLLERschen (Absprengungen!) Gangsystem.

Aus den MÜLLERschen Gängen entwickelt sich das innere weibliche Genitale.

Zur Entwicklung der Scheide s. Kap. XVIII, S. 663. Bei dem Vorgang der Scheidenkanalisierung können Reste des MÜLLERschen Epithels verbleiben und dann als Adenose (s. o.) in Erscheinung treten. Die WOLFFschen Gänge, die sich beim Mann zu den ableitenden Geschlechtsorganen entwickeln, bestehen bei der Frau nur in der Embryonalzeit. Reste der Gänge können bei 20% der Frauen bestehen bleiben. Sie werden

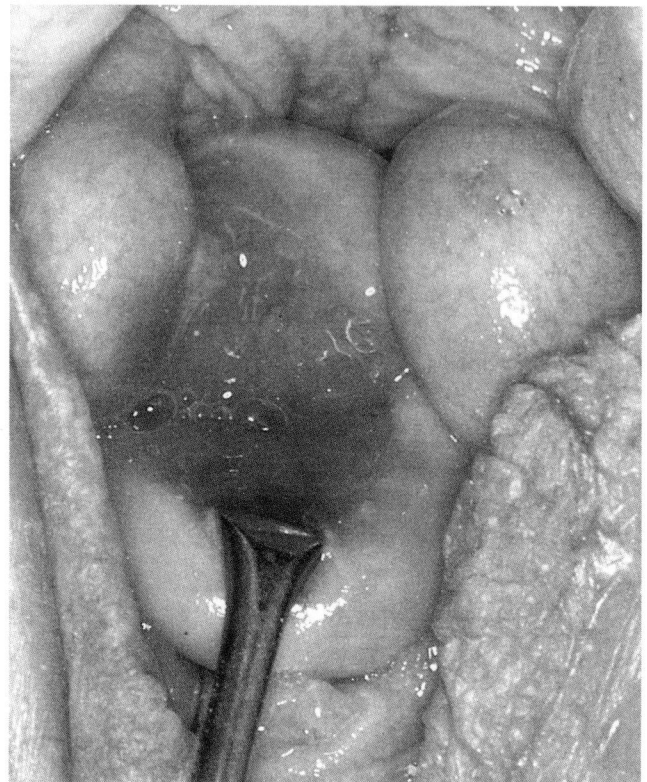

Abb. 2-10   Vaginalzysten. (Gartnergangszysten).

dann als GARTNER-Gänge bezeichnet. Das WOLFFsche und GARTNERsche Gangsystem
ist also identisch! Aus den GARTNER-Gangresten bilden sich die GARTNER-Gangzysten.
Ihr anatomischer Sitz leitet sich von der Lage der GARTNER-Gangreste her.

GARTNER-Gangzysten können differentialdiagnostisch mit einer Zystozele oder Urethrozele verwechselt werden.

Versprengte Gewebe

Endometrium	Endometriose	Blau-schwarze, solitäre oder dicht beieinanderstehende Knötchenbildungen, zumeist im hinteren Vaginalgewölbe, selten in der Nähe des Introitus (s. Endometriose).

5   Bösartige Geschwülste der Vagina

5.1 Vaginalkarzinom (Abb. 2-11)

Es ist selten und kommt entweder **primär** (selten) oder **sekundär** (häufiger) vor.

Nur etwa 2% der bösartigen Genitaltumoren sind Vaginalkarzinome.

Das **primäre Vaginalkarzinom** ist fast immer ein **Plattenepithelkarzinom.** Es entsteht am häufigsten im oberen Vaginaldrittel, meist an der Hinterwand, kann aber in allen übrigen Bereichen vorkommen. Es ulzeriert frühzeitig und führt dann zu fleischwasserfarbenem, später blutig-eitrigem Fluor und Kontaktblutungen. Schmerzen treten erst sehr spät auf.

Primäre Adenokarzinome der Scheide, vor allem im oberen Scheidendrittel, gehen von einer Adenosis der Scheide (s. o.) aus, meist bei jungen Frauen, deren Mütter in der Schwangerschaft mit Diaethylstilböstrol behandelt wurden. Die Beobachtungen stammen im wesentlichen aus den USA.

Primäre Adenokarzinome der Scheide können aber auch (ganz selten) aus GARTNER-Gangresten entstehen (s. u.).

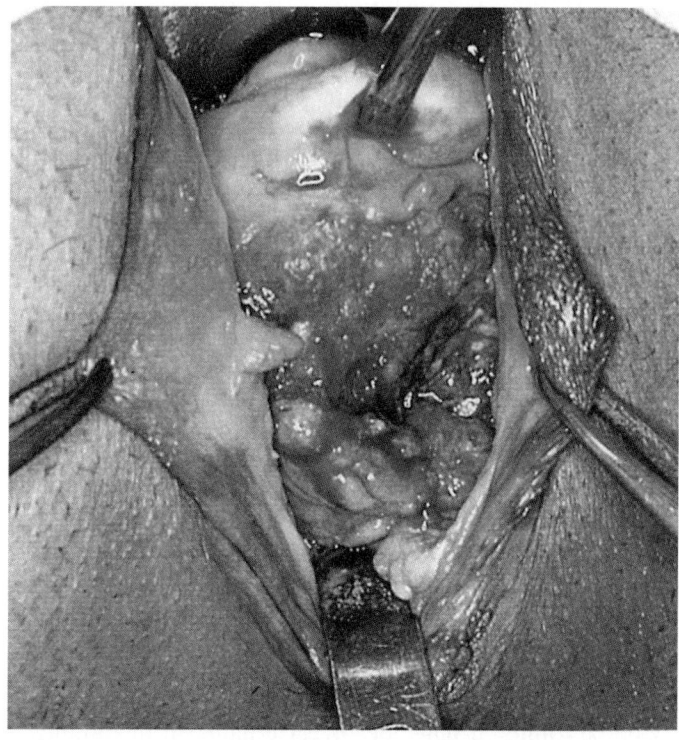

Abb. 2-11 Vaginalkarzinom.

Das Vaginalkarzinom wächst frühzeitig in das paravaginale Gewebe und die Nachbarorgane (Rektum, Blase) ein. Da die Scheide von einem sehr ausgedehnten Lymphnetz umgeben ist, werden die regionären **Lymphknoten frühzeitig** befallen.

> Merke: Karzinome der beiden **oberen Drittel** der Vagina metastasieren frühzeitig in die **Beckenlymphknoten** iliakal, para- und retrorektal.
> Karzinome des **unteren Vaginaldrittels** metastasieren frühzeitig in die **Leistenlymphknoten.**

Stadieneinteilung

Stadium 0 **Präinvasives Karzinom**
(Carcinoma in situ, intraepitheliales Karzinom. Klinisch als Erythroplakie imponierend oder unter einer Leukoplakie „verborgen".

Stadium I Das Karzinom hat nur die **Scheidenwand** befallen.

Stadium II Das Karzinom hat das **Parakolpium** befallen, aber erreicht noch nicht die Beckenwand.

Stadium III Das Karzinom hat die **Beckenwand** erreicht.

Stadium IV Das Karzinom hat die **Nachbarorgane** (Mucosa von Blase und/oder Rektum) befallen und/oder überschreitet die Grenzen des kleinen Beckens (IVa), oder es liegen Fernmetastasen vor (IVb).

Die Stadieneinteilung entspricht den Angaben der FIGO von 1985 und 1988 und der klinischen TNM-Einteilung der UICC in bezug auf T. Stadium IVb stimmt mit M_1 der TNM-Einteilung überein. Für die Lymphknotenbeurteilung nach TNM gilt: N_1 bedeutet bei Tumorsitz in den oberen $\frac{2}{3}$ der Scheide: Befall der Beckenlymphknoten; bei Tumorsitz im unteren $\frac{1}{3}$ der Scheide: N_1 = Befall beweglicher unilateraler, N_2 = Befall beweglicher bilateraler Lymphknoten; N_3 = fixierte Lymphknoten. Für prä- und postoperative Einteilung sind die Kriterien gleich.

Das **sekundäre Vaginalkarzinom** ist ein **metastasierender** oder **übergreifender** Prozeß und daher von **unterschiedlicher Epithelart** und klinischer Erscheinungsform.

Bei **Plattenepithelkarzinomen** ist das **Primärkarzinom** in der Regel ein **Zervixkarzinom oder Vulvakarzinom,** das auf die Scheide übergreift.

Bei **Adenokarzinomen** ist das Primärkarzinom am ehesten ein **Korpuskarzinom,** seltener ein Adenokarzinom der Zervix, der Tuben oder Ovarien, ganz selten ein Karzinom der Intestinalorgane (hier noch am ehesten des Rektum).

Das äußerst seltene **Chorionkarzinom** kann auch in die Scheidenwand metastasieren. Das klinische Bild ähnelt der Scheidenendometriose.

Sehr seltene Sonderformen bösartiger Tumoren der Vagina

Maligne Melanome fallen als punktförmige bis flächenhafte braun-schwarze Verfärbungen der Vaginalhaut auf, die sich flächenhaft ausdehnen.

GARTNER-**Gangkarzinome** sind Adenokarzinome aus Resten des GARTNERschen Ganges. Sie bilden höckrig-derbe Tumoren **unter** der meist erhaltenen unauffälligen Scheidenhaut. Sie sind bevorzugt an der seitlichen oberen Scheidenwand lokalisiert.

Vaginalsarkome sind besonders bösartige Tumoren, die im allgemeinen nur bei Kindern in den ersten 5 Lebensjahren vorkommen.

Es sind Rhabdomyosarkome oder mesodermale Mischtumoren die trauben- oder polypenförmig wachsen (Sarcoma botryoides).

Klinisches Bild des primären Vaginalkarzinoms

Es kann von jeder Stelle der Scheide ausgehen und höckrige Tumoren bilden, die schließlich die Scheide in ein unregelmäßiges starres Rohr verwandeln. Bald treten Ulzerationen auf. Frühzeitiger Lymphknotenbefall ist üblich. Die lymphogene Metastasierungsrichtung leitet sich aus dem Sitz des Karzinoms her (s. o.). Bei Einbruch in die Nachbarorgane Blase — Rektum treten entsprechende Symptome von dort her auf wie Blutabgänge und Fistelbildungen. Bei Zerfall des Vaginalkarzinoms ist blutig-wäßriger Fluor oder Blutabgang, besonders nach Kohabitationen oder Stuhlentleerung, zu beobachten. Fistelbildungen — nicht nur zu den benachbarten Hohlorganen, sondern auch nach der Haut und zum Bauchraum, — sind in den fortgeschrittenen Stadien nicht selten.

5.1.1 Diagnostik des Vaginalkarzinoms

Das subjektive und anamnestische **Erstsymptom eines Vaginalkarzinoms** ist ein **bräunlicher** bis **blutiger Ausfluß.** Heute werden bei der sorgfältigen Früherkennungsuntersuchung häufig **vor** Auftreten von Symptomen suspekte Veränderungen festgestellt. Die klinischen Untersuchungsschritte sind:

● **Spekulumeinstellung:** Die Vagina wird sorgfältig mit **zwei getrennten Spekula** vom Introitus zur Portio hin in allen Richtungen entfaltet und inspiziert.

> Durch zu schnelles Vordringen zur Portio, Spreizen der Vagina nur in sagittaler Richtung, vor allem aber durch Verwendung sogenannter Einhandspekula, werden kleine Karzinome und erst recht Vorstufen leicht (und oft!) übersehen.

● **Zytodiagnostischer Abstrich:** Von auffälligen Veränderungen an der Vaginalhaut werden gezielte Abstriche vor allen weiteren Manipulationen entnommen (vgl. Portio/ Zervixabstrich S. 92). Die Objektträger müssen mit genauer Lokalisationsangabe versehen werden.

● **Kolposkopie:** Fragliche und verdächtige Areale lassen sich mit Hilfe des Kolposkopes, möglichst unter Einbeziehung der SCHILLERschen Jodprobe (s. bei Zervixkarzinom), besser beurteilen. Eine genaue Dokumentation des Befundes und Lokalisation ist wichtig!

● **Palpation:** Im Zuge der bimanuellen Untersuchung wird der auffallende Bezirk subtil abgetastet (Größe, Dicke, Konsistenz, parametraner Befall). Prozesse im seitlichen und hinteren Vaginalwandbereich **unbedingt simultan rekto-vaginal abtasten!**

● **Biopsie:** Jede verdächtige Veränderung in der Vagina muß — auch bei negativem zytodiagnostischem Befund! — unbedingt histologisch abgeklärt werden.

> Merke: **Jede Leukoplakie, Erythroplakie und bei** SCHILLER**scher Jodprobe ausgesparte Braunfärbung (oder fleckige bräunliche Anfärbung bei Melanomverdacht) in der Vagina, jeder sichtbare oder palpable Vaginaltumor muß histologisch abgeklärt werden.**
> Leukoplakien, Erythroplakien und jodnegative oder braunfleckige Veränderungen werden großzügig exzidiert und histologisch untersucht, klinisch sichere Myome, Fibrome und Zysten werden exstirpiert.
> Bei Verdacht auf Vorliegen eines **klinischen** Malignoms wird eine **Probeexzision** entnommen.

5.1.2 Therapie der bösartigen Geschwülste der Vagina

Nur bei Carcinoma in situ, Mikrokarzinomen, zervixnahen oder introitusnahen Karzinomen ist in besonderen Fällen die operative Therapie diskutabel.

Das Carcinoma in situ (Achtung, nicht selten multizentrisch) wird breit exzidiert (ersatzweise in Einzelfällen laserbehandelt); das Mikrokarzinom wird eventuell durch Kolpektomie (mit Uterus) angegangen.

Im Stadium I können **zervixnahe Karzinome** radikal wie ein Zervixkarzinom, aber mit Kolpektomie, **introitusnahe Karzinome** radikal wie ein Vulvakarzinom operiert werden.

Ansonsten bietet die Operation des Scheidenkarzinoms schon aus anatomischen Gründen (Lymphabfluß, Nähe von Blase und Rektum) wenig Aussicht auf Erfolg.

Das **primäre Vaginalkarzinom** wird daher **in der Regel bestrahlt.** Dabei gelangen je nach Lage des Falles **intrakavitäre Kontaktbestrahlungen** (Radiumeinlagen, After-loading-Verfahren; s. Zervix- und Korpuskarzinom) und/oder **homogene Hochvoltbestrahlungen** (Telekobalt, Telecäsium, Linearbeschleuniger, Elektronenschleuder) zur Anwendung. Bevorzugt wird meist die **Hochvoltbestrahlung,** da die Kontaktbestrahlung trotz der flächenhaften Ausbreitung des Vaginalkarzinoms im allgemeinen erhebliche Applikationsprobleme mit sich bringt. Zusätzlich muß natürlich auch das **Lymphausbreitungsgebiet** bestrahlt werden. Aber auch mit der Hochvoltbestrahlung läßt sich wegen der Fistelgefahr (Urethra-, Blasen-, Rektum-Scheidenfisteln) meist keine zur Heilung des Vaginalkarzinoms ausreichende Dosis einstrahlen. Die Ergebnisse sind daher schlecht. Fisteln und Rezidive sind häufig.

Sekundäre Vaginalkarzinome werden dem Ursprungskarzinom entsprechend behandelt. Eine Operation kommt nur selten (palliativ) in Betracht.

Eine wirksame **zytostatische** Therapie des primären Vaginalkarzinoms ist zur Zeit nicht bekannt. Sie kommt nur bei sekundären Vaginalkarzinomen im Rahmen der Therapie des Primärkarzinoms in Betracht.

Prognose

Wegen der meist fehlenden frühzeitigen Erkennung der Vaginalkarzinome und der meist unzureichenden therapeutischen Möglichkeiten sind die Heilungsergebnisse mit

35—40% 5-Jahresüberlebensrate

schlecht.

III Zervix

1 Vorbemerkungen über die Epithelverhältnisse auf und in der Zervix

Die Zervix ist etwa 3 cm lang. Ihr frei in die Scheide ragender Teil = **Portio** (vaginalis). Die **Ektozervix** (Abb. 3-1a) = Portiooberfläche wird unter normalen Verhältnissen von **geschichtetem Plattenepithel** (originäres Plattenepithel) überkleidet (Abb. 3-1b). Es besteht im wesentlichen aus drei Schichten, verhornt nicht, bildet Glykogen, überzieht keine Drüsen und grenzt bei jungen Mädchen und ganz jungen Frauen am **äußeren Muttermund** an die Zervixschleimhaut an. Die Zervixschleimhaut kleidet die **Endozervix** (Abb. 3-1a) aus. Sie wird von einem einschichtigen Zylinderepithel mit basalständigen Zellkernen (Abb. 3-1c) bedeckt, das in Abhängigkeit vom Zyklus Schleim von unterschiedlicher Viskosität bildet. Die Zervixschleimhaut senkt sich in Form von verzweigten Einbuchtungen (Abb. 3-1c) in die Wand des Halskanals ein. Sie werden üblicherweise (fälschlich) als „Zervixdrüsen" bezeichnet, stellen aber keine echten Drüsen dar, sondern lediglich oberflächenvergrößernde Rinnen und Falten. Ihre Gesamtheit bezeichnet man gerne auch als **„Drüsenfeld"** der Zervix. Für alle nachfolgenden Betrachtungen ist es wichtig, sich immer wieder klar zu machen, daß an der Zervix zwei ganz verschiedene Epithelarten aneinanderstoßen, (geschichtetes) **Plattenepithel** und **Zylinderepithel**.

Man nahm lange Zeit an, daß die Grenze zwischen beiden Epithelarten normalerweise grundsätzlich am äußeren Muttermund zu liegen habe.

Diese Grenze ist aber in Abhängigkeit vom Lebensalter variabel.

Über das

Verhalten der Zervixschleimhaut zum äußeren Muttermund in den verschiedenen Lebensphasen

hat die KAUFMANNsche Schule grundlegende Beiträge geliefert.

Danach wissen wir heute, daß der **äußere Muttermund nur bei jungen Mädchen und gelegentlich auch noch bei ganz jungen Frauen die Grenze beider Epithelarten** darstellt (Abb. 3-2). Für die übrigen Lebensphasen der Frau sind aber andere Verhältnisse als physiologisch anzusehen. Beim **Kind** und bei der **Greisin** findet sich geschichtetes Plattenepithel nicht nur auf der Portio (Ektozervix), sondern auch im untersten Anteil des Zervixkanals (s. Abb. 3-6).

Dagegen liegt bei **geschlechtsreifen Frauen** in den meisten Fällen ein mehr oder weniger großer Teil der Zervixschleimhaut auf der Portiooberfläche (Abb. 3-3 u. 3-4).

Bei der Spiegeleinstellung sieht man dann einen sogenannten **roten Fleck** (**Erythroplakie**, S. 65, Abb. 3-7), der den äußeren Muttermund zirkulär umgibt. Mit Hilfe des Kolposkops (s. u.) läßt sich in den meisten Fällen zeigen, daß diesem roten Fleck ektropioniertes oder **ektopisches**, d. h. auf die Portiooberfläche verlagertes **Zervixepithel** zugrunde liegt.

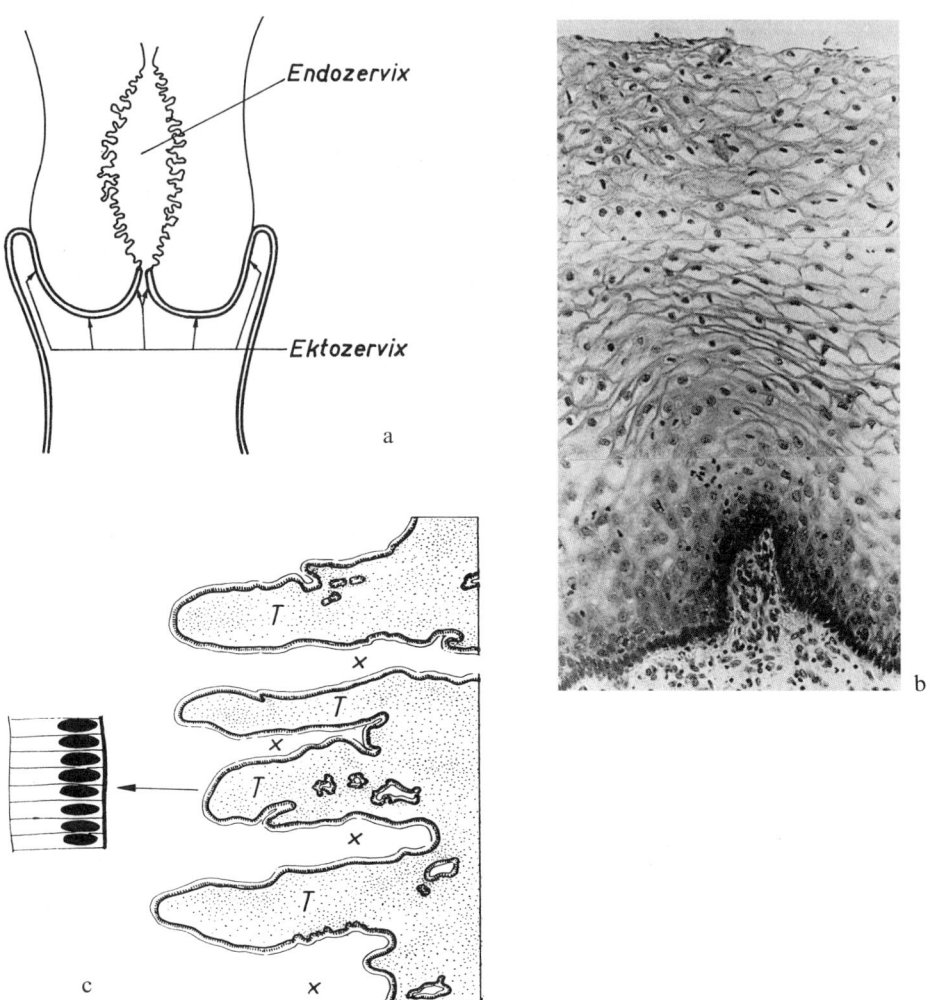

Abb. 3-1 a—c   Die Zervix und ihre Epithelien

a: **Ektozervix** und **Endozervix**. Unter Ektozervix versteht man die Außenfläche der Portio, unter Endozervix den Halskanal. Die eingezeichneten Epithelverhältnisse entsprechen denen beim jungen Mädchen.

b: Normales geschichtetes Plattenepithel der Ekto-Zervix.

c: Zervixschleimhaut: Schleimbildendes einschichtiges Zylinderepithel der Endozervix (T = „Träubchen" = Stromapapille, x = Zervixdrüse, die nichts anderes ist als eine Einbuchtung der mit Zylinderepithel bedeckten Oberfläche).

Am Ende der Geschlechtsreife zieht sich das Zylinderepithel wieder in den Zervikalkanal zurück. Im **Klimakterium** (Abb. 3-5) ist die Portio wieder ganz mit Plattenepithel überzogen. Die Abbildung 3-5 stellt den Übergang zu den Epithelverhältnissen bei der Greisin (Abb. 3-6) dar.

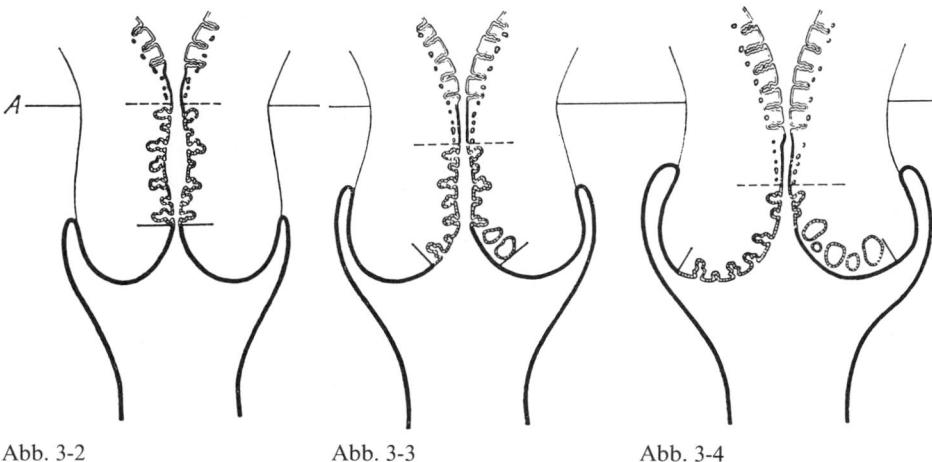

Abb. 3-2   Abb. 3-3   Abb. 3-4

Abb. 3-2 Epithelverhältnisse bei jungen Mädchen.

Abb. 3-3 Verhältnisse bei der geschlechtsreifen Frau.

Abb. 3-4 Verhältnisse bei der geschlechtsreifen Frau.

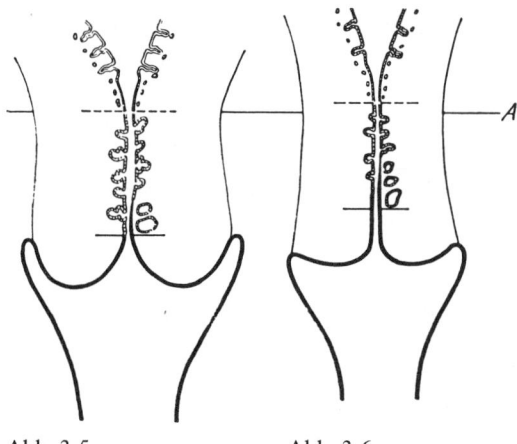

Abb. 3-5   Abb. 3-6

Abb. 3-5 Klimakterium (Postmenopause) (s. Text).

Abb. 3-6 Senium. Die gleichen Epithelverhältnisse finden sich beim Kind (s. Text).
Linie A = anatomischer innerer Muttermund; gestrichelte Linie = histologischer innerer Muttermund; kurzer gerader Strich = letzte Zervixdrüse. Die Lage des **anatomischen** äußeren Muttermundes ändert sich durch diese Epithelverschiebungen natürlich nicht (gilt für 3-2 bis 3-6).

Das Zylinderepithel der Zervix wird im Laufe des Lebens vom Inneren des Zervikalkanals (beim Kind) auf die Portiooberfläche (bei der geschlechtsreifen Frau) und wieder zurück in das Innere des Zervikalkanals (bei der älteren und alten Frau) verschoben.

Diese Vorgänge sind **abhängig von der Ovarialfunktion** und damit vom **Lebensalter** der Frau.

Diese und die nachfolgenden Vorstellungen sind von großer praktischer Bedeutung für das Verständnis der Vorstufen des Zervixkrebses und für dessen Frühdiagnostik.

Obwohl die Ektopie im geschlechtsreifen Alter der Frau weitgehend physiologisch und offenbar von hormonellen Einflüssen abhängig ist, zeigt das **Plattenepithel immer wieder Bestrebungen, das schleimbildende (ektopische) Zylinderepithel an der Ektozervix zu ersetzen.**

Das kann auf zwei grundsätzlich verschiedene Arten erfolgen:

1. durch **aufsteigende Überhäutung** vom Rande des angrenzenden Plattenepithels her;
2. durch Plattenepithel, das an Ort und Stelle (auch in den sog. „Drüsen") aus pluripotenten Zellen gebildet wird = **indirekte Plattenepithelmetaplasie.**

Zu 1.: Ein Zylinderepithel**defekt** (= echte Erosion) im Randgebiet zum Plattenepithel wird nicht wieder von Zylinderepithel, sondern vom Plattenepithel überkleidet **(aufsteigende Überhäutung oder besser aufsteigende Heilung).** Dabei wird der Defekt des einen Epithels (Zylinderepithel) durch ein anderes Epithel (Plattenepithel) überkleidet. Ähnliche Vorgänge gelten für Plattenepitheldefekte.

Zu 2.: Bei der **indirekten Plattenepithelmetaplasie** wird **intaktes** Zylinderepithel durch Plattenepithel ersetzt. Es entsteht aus **Reservezellen** (Abb. 3-15), die dann in geschlossener Reihe an der Basis des Zylinderepithels zu finden sind. Aus ihnen bildet sich neues Plattenepithel, welches das Zylinderepithel abhebt und schließlich abstößt. Da das neue Plattenepithel nicht direkt aus ausdifferenzierten Zylinderepithelien, sondern aus (wahrscheinlich pluripotenten) Reservezellen entsteht, bezeichnet man diesen Vorgang auch als **indirekte Plattenepithelmetaplasie.**

Das indirekt metaplastische Epithel entsteht in mehreren Feldern **(multizentrisch),** die zum Ersatz eines größeren Zylinderepithelbezirks zusammenfließen.

Das so neu entstandene Plattenepithel unterscheidet sich entsprechend seiner Herkunft von dem originären Plattenepithel dadurch, daß es stets über dem Drüsenfeld liegt.

Das neu gebildete (sekundäre) Plattenepithel kann die „Drüsen" überdecken und verschließen. Wenn das Sekret der Zylinderepithelien dann nicht aus den „Drüsen" austreten kann und diese auftreibt, entstehen Retentionszysten, die als **Ovula Nabothi** (Abb. 3-37) bezeichnet werden.

Schließlich ersetzt das neue, jetzt glykogenhaltige Plattenepithel schrittweise **(Umwandlungszone)** [= Transformationszone]) die ganze Ektopie.

Diese Betrachtungen erhalten ihre besondere Bedeutung daraus, daß atypisches geschichtetes Plattenepithel und damit der Zervixkrebs in einem hohen Prozentsatz der Fälle (OBER) in der „Transformationszone" zwischen dem Plattenepithel der Ektozervix und dem Drüsenepithel der Endozervix im Bereich indirekter Epithelmetaplasie entsteht.

Bei der **älteren** und **alten** Frau kann die Grenze zwischen Zylinderepithel und diesem Bereich hoch in die Zervix hinaufreichen (s. Abb. 3-6). Das beginnende Zervixkarzinom ist dann meist **innerhalb** des Halskanals zu suchen.

Abnormes Epithel

Der Begriff bedeutet, daß zuweilen durch indirekte Metaplasie entstandenes Platten-epithel **kein Glykogen** bildet oder **Parakeratose,** bzw. echte Verhornungsvorgänge zeigt. Dann ist es für die Zervix fehldifferenziert (abnorm) und erinnert eher an die Epidermis. Bei Jodbehandlung (s. SCHILLERsche Jodprobe S. 103) bleibt es infolge des fehlenden Glykogengehaltes hellgelb, jodnegativ, scharf gegen das normale Plattenepithel abge-grenzt erkennbar. Dagegen kann abnormes Epithel im Bereich des originären Plattenepi-thels (d. h. außerhalb des Drüsenfeldes) nicht durch indirekte Epithelmetaplasie ent-standen sein. Es muß sich von der Zellregeneration der **Germinativschicht** (= basale Wachstumsschicht) des **originären Plattenepithels** unter Verlust der normalen Differen-zierung herleiten.

Abnormes Epithel kann daher sowohl bei der indirekten Plattenepithelmetaplasie als auch innerhalb des originären Plattenepithels von der Basis her entstehen. Es stellt aber keine Umdifferenzierung präexistenten Plattenepithels dar.

Erfahrungsgemäß hat das **abnorme Epithel für die Entstehung des Zervixkarzinoms keine Bedeutung. Der Begriff darf nicht mit der Dysplasie oder dem Carcinoma in situ ver-wechselt werden! (s. hierzu auch S. 77 ff.).**

Verhornendes, epidermisähnliches Epithel kann auch bei chronischen Reizzuständen an der Portio entstehen (z. B. Prolaps). Im Gegensatz zum abnormen Epithel bildet es sich aber mit Beseitigung seiner Ursache meist zurück.

1.1 Roter Fleck = Erythroplakie (Navratil)

(früher als „Erosion" oder „Pseudoerosion" der Portio bezeichnet)

Die Spiegeleinstellung ergibt bei den meisten geschlechtsreifen Frauen in der Umgebung des äußeren Muttermundes einen mehr oder weniger großen geröteten Bezirk (Abb. 3-7). Die mit dem unbewaffneten Auge nicht ohne weiteres analysierbare Veränderung wird unverbindlich als **Erythroplakie** = **roter Fleck** bezeichnet. Der frühere Sammelbegriff

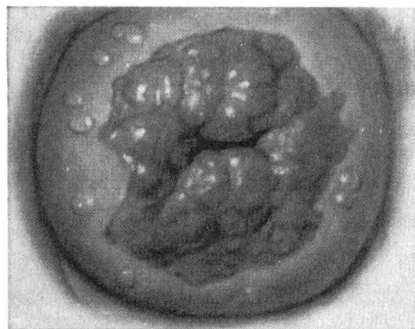

Abb. 3-7 Ausgedehnter roter Fleck = Erythroplakie (NAVRATIL), fälschlich als „Erosion" der Portio bezeichnet. Die Analyse seiner Ursache erfolgt am einfachsten mit dem Kolposkop. Hier handelt es sich (wie in den weitaus meisten Fällen) um ektopische Zervixschleimhaut.

„Erosion" (lat. erodere = abnagen), der einen Gewebsverlust bedeutet, welcher meist nicht vorliegt, wird der Vielfalt der hier möglichen Veränderungen nicht gerecht.

Einer Erythroplakie kann zugrunde liegen:

1. **Am häufigsten ektopische Zervixschleimhaut** (S. 61), freiliegend oder mit indirekter Plattenepithelmetaplasie = **Umwandlungszone,** eventuell mit abnormem Epithel.
2. **Selten** ein echter Defekt des Plattenepithels = **Erosio vera** auf der Basis von **mechanischen** oder **chemischen Verletzungen,** von Entzündungen oder nach Abstoßung karzinomatösen Epithels.
3. **Am wichtigsten ein präklinisches** oder **klinisches** Karzinom.
4. Kombination von 1.–3.

Zu 1.: Die durch Zervixschleimhaut bedingte Erythroplakie

Die Ektopie bei geschlechtsreifen Frauen stellt einen physiologischen Zustand dar. Leider ist sie oft – dem Patienten gegenüber dann als „Geschwür" bezeichnet – der Gegenstand intensiven ärztlichen Therapiedranges. Eine Behandlung wird erst dann notwendig, wenn sie weit über die üblichen Grenzen hinausgeht und die starke Sekretion alkalischen Schleims das leicht saure Milieu der Scheide stört. **Geringfügige Ektopien bei geschlechtsreifen Frauen erfordern keine Behandlung.** Bei Behandlungsnotwendigkeit kann diese erfolgen (aber **nur wenn Kolposkopie und zytodiagnostischer Abstrich** (s. S. 90 u. 100 ff.) **unauffällig sind**):

a) durch **chemische Ätzung;**
b) durch **Elektrokoagulation, Koagulation nach** SEMM;
c) durch **Kryotherapie, Infrarot** oder **Laserbehandlung;**
d) durch **Elektro- oder Messerkonisation.**

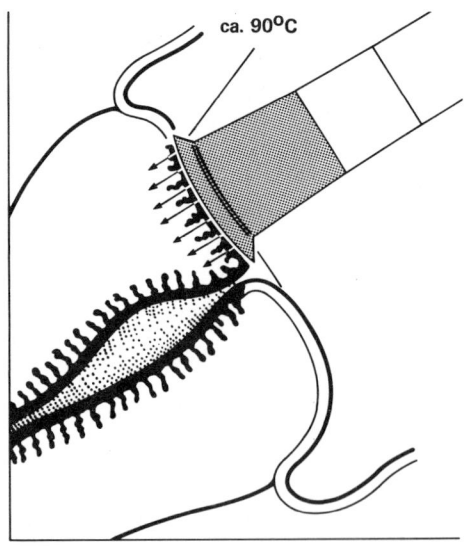

Abb. 3-8   Koagulationssonde für großflächige Portioveränderungen (SEMM).

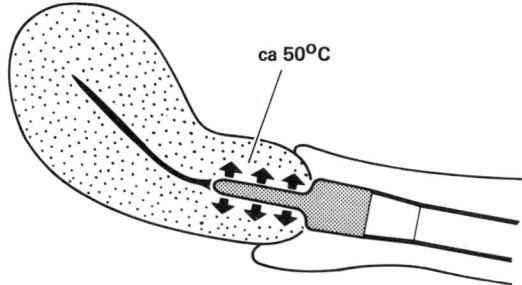

Abb. 3-9   Koagulationssonde für intrazervikale Anwendung (Semm).

Zu a): Chemische Ätzung: Man kann mit Silbernitrat (10%ige Lösung oder Stift) oder mit Albothyl® (Kondensationsprodukt von Metakresolsulfonsäure und Methanol) alle 10−12 Tage ätzen.

Zu b): Die **Elektrokoagulation** ist wegen der starken Wärmeentwicklung schmerzhaft und läßt sich nur in Kurznarkose durchführen.

Dagegen arbeitet die **Koagulation** nach Semm mit Temperaturen bis etwa 90° C bei einer Einwirkungszeit von ca. 15−25 Sekunden. Die entwickelte Wärme wird mit Hilfe von Sonden (Abb. 3-8 u. 3-9), die auf die Portiooberfläche aufgesetzt und in den Zervikalkanal eingeführt werden, übertragen.

Besondere Vorteile der Methode sind: Keine Schmerzen (so daß Narkose entfällt), keine Blutungen oder Nachblutungen, ambulante Durchführbarkeit.

Zu c): Trotzdem wird heute häufiger (wenn überhaupt) die **Kryotherapie** (Kryokauter; Grünenthal, Stolberg) angewandt. Als Kühlmittel dient N_2O. Erreichbar sind Temperaturen bis −80° C (Gefrierzeit ca. 2 Minuten).

Neuerdings wird die Verschorfung auch mit Infrarot, Laser etc. angestrebt.

Zu d): Elektro- oder Messerkonisation (s. S. 120).

Voraussetzung für den Therapieerfolg aller Methoden ist die vorherige **bakterielle Sanierung der Scheide.**

Dabei sollte man aber nie vergessen, **vor jeder solchen Therapie** unter a)−c) die **Art der Veränderung zu klären** (Zytodiagnostik/Kolposkopie). Wurde das versäumt und heilt die Erythroplakie unter der Behandlung **nicht** innerhalb von 3−4 Wochen ab, so ist sie dringend

karzinomverdächtig!

Sie muß nun sofort durch geeignete Gewebsentnahme (Konisation) (s. u.) und histologische Untersuchung abgeklärt werden. Fehlermöglichkeiten dieser Art entfallen natürlich bei der therapeutischen (Messer-)Konisation (d) mit histologischer Untersuchung.

Zu 2.: Die Erythroplakie als Folge von Entzündungsvorgängen, Verletzungen und chemischen Traumen = Erosio vera.

Bei Entzündungsvorgängen im Stroma wird das darüberliegende Plattenepithel, weniger das einschichtige Zylinderepithel, mangelhaft ernährt und dann leicht abgestoßen. Nach Abheben des Epithels liegt das gefäßreiche (oft entzündete) bindegewebige Stroma frei = **echte Erosion (= Erosio vera).**

Ein echter Epitheldefekt, d. h. eine Erosio vera, entsteht auch bei Verletzungen und chemischen Traumen und wenn atypisches Epithel abgestoßen wird (s. auch zu 3.).

Zu 3.: Die Erythroplakie bei Karzinom.

Am wichtigsten ist sicher die Frage, ob sich hinter der Erythroplakie ein präklinisches oder gar ein beginnendes klinisches Karzinom verbirgt.

> **Deshalb muß auch jede makroskopisch unverdächtige Erythroplakie so lange auf ein Karzinom verdächtig erscheinen, bis das Gegenteil bewiesen ist.**

Die Routinemethoden zur Erfassung des **präklinischen** Zervixkarzinoms sind
- die **zytodiagnostische** Untersuchung (S. 90),
- die (erweiterte)**kolposkopische** Untersuchung (S. 103), eventuell mit informativer Knipsbiopsie und Zervixkürettage
- Die **Konisation** (S. 119)

Die Möglichkeiten des praktischen Arztes, eine bösartige Veränderung als Ursache der Erythroplakie weitestgehend auszuschließen, bestehen in
- der genauen **Inspektion der Portio** nach Spiegeleinstellung,
- der Entnahme eines **zyto-diagnostischen Abstriches** (Technik s. S. 92).
  Achtung: **auch bei klinischem Karzinom kann der Abstrich negativ sein!**
- dem CHROBAKschen Sondenversuch (s. S. 124),
- **Betasten der Portio und bimanueller Untersuchung.**

> Bei Zweifeln ist unbedingt die weitere Klärung durch den Facharzt notwendig.

2 Endometritis cervicis

(kurz, aber nicht gut, auch als „Zervizitis" bezeichnet)

Die Endometritis deruicis ist eine sehr häufige, meist sehr hartnäckige (chronische) und leicht rezidivierende Erkrankung.

Ursachen:
Von der Scheide aus aufsteigende Infektion durch **Gonokokken, Staphylo-, Streptokokken, Kolibakterien, Chlamydien** u. a. Nach geburtstraumatischen Muttermundeinrissen kommt es oft zu chronischen Entzündungen der Zervixschleimhaut. Sie führen nicht selten auch zu entzündlichen Veränderungen des Parametriums. Diese hinterlassen nach Abheilung tastbare Narben.

Entzündung und Entzündungsresiduen können einen Dauerreiz auf das benachbarte Parametrium mit ständigen Beschwerden ausüben. Ob die Entzündung selbst, oder aber der Dauerreiz auf die im Beckenbindegewebe vorhandenen glatten Muskelzellen zum Bild der

Parametropathia spastica

führt, bleibt offen. Das klinische Bild, das sich meist auf die Sakrouterinligamente begrenzt, wird wahrscheinlich gleich oft Folge einer entzündlichen Veränderung (Parametritis posterior s. S. 248) sein, sofern es durch antientzündliche Behandlung zu bessern ist, als auch durch andere (meist psychische) Faktoren bedingt sein.

Symptome der Endometritis cervicis:
Starke Vermehrung des (evtl. eitrigen) Zervixschleims. **Rezidive** nach Behandlung treten häufig **im Anschluß an die Menstruation** auf.

Die Bedeutung vor allem der eitrigen Entzündung der Zervixschleimhaut wird meist unterschätzt. Es muß aber mit aller Deutlichkeit darauf hingewiesen werden, daß es von hier aus zur **aufsteigenden, absteigenden** und zur **parametranen** Infektion kommen kann.

Die Ausbreitung der Keime erfolgt dann (Abb. 3-10)

- zur **Seite** (seltener): → Parametritis
- nach **oben** → Endometritis → Salpingitis → Pelveoperitonitis (= Beckenbauchfellentzündung)
- nach **unten** → Kolpitis

> Die **infizierte Zervixschleimhaut** kann die Ursache der **Entzündung des ganzen Genitales** sein. Eine **gesunde Zervix** ist eine der **Hauptvorbedingungen für gesunde Geschlechtsorgane!**

Die 4 Etappen der aszendierenden Infektion

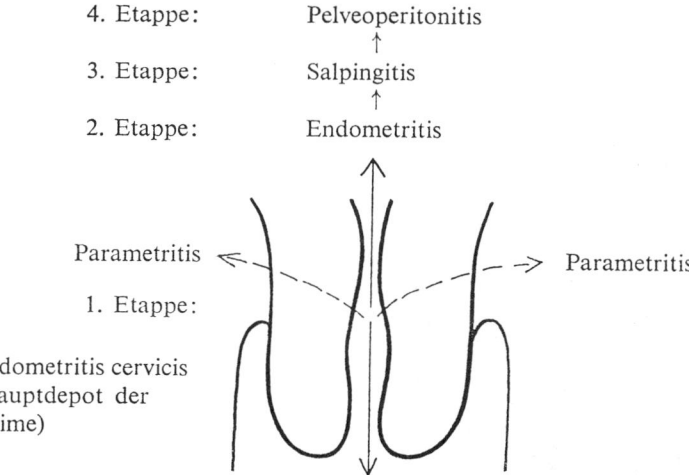

4. Etappe: Pelveoperitonitis

3. Etappe: Salpingitis

2. Etappe: Endometritis

Parametritis   Parametritis

1. Etappe:

Endometritis cervicis
(Hauptdepot der Keime)

sekundäre Kolpitis (infolge Veränderung des p_H der Scheide!)

Abb. 3-10 Schema der Infektionsausbreitung von der infizierten Zervixschleimhaut aus.

Diagnostik: Nativ-Abstrich und eventuell Kultur auf Erreger, **zyto-diagnostischer Abstrich** (S. 92). Keine gynäkologische Untersuchung ohne diese Abstriche!

Therapie der Endometritis cervicis

Bei bakteriologisch und kulturell gesicherter **Gonorrhoe** wird mit Penicillin behandelt (s. S. 259), bei **Chlamydieninfektion:** Tetrazyklin; bei Anaerobiern: Metronidazol. Ansonsten: Lokalbehandlung durch **Albothyl- oder Silbernitratätzung** oder, wenn man damit nicht zum Ziel kommt, durch Koagulationstherapie.

Albothyl- oder Silbernitratätzung: Es wird ein Watteträger, der in Albothylkonzentrat oder in 5—10%ige Silbernitratlösung getränkt ist, eingeführt. Er bleibt ca. 1—2 Minuten im Zervikalkanal liegen und wird etwa jede halbe Minute etwas gedreht. Bei Schmerzen im Unterbauch muß die Ätzung beendet werden. Wiederholung der Behandlung alle 10—12 Tage. Keine Behandlung vor, während und kurz nach der Regel.

Koagulation: Entweder mit der auf S. 67 beschriebenen Koagulation nach SEMM (Spezialelektrode s. Abb. 3-9). Behandlungsdauer 30—60 Sekunden bei 50—70° C. Oder durch Kryotherapie mit Spezialsonden. Beginn der Behandlung etwa am 10. Zyklustag. Wiederholung drei- bis viermal im Abstand von 2 Tagen. Die Koagulation ist praktisch schmerzlos. Während der Behandlung sulfonamid- oder antibiotikumhaltige Vaginalglobuli in die Scheide einführen (z. B. Fluomycin®, Terramycin®-Vaginalglobuli u. a.). Bei diesem Vorgehen heilen die chronischen Entzündungen der Zervix schnell ab.

3 EMMETsche Risse

(TH. EMMET, New York 1829—1919)

Sie sind die Folge von kleineren Zervixeinrissen unter der Geburt, die nicht genäht, nicht richtig genäht oder nicht richtig geheilt sind. Sie heilen narbig ab und werden dann als **EMMETsche Risse** bezeichnet (Abb. 3-11).

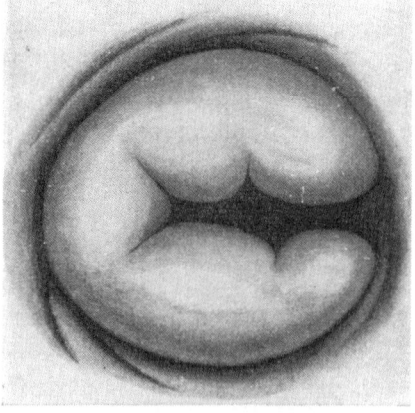

Abb. 3-11   Emmetscher Riß.

EMMETsche Risse kann man meist besser fühlen als sehen.

Eine häufige Folge größerer EMMETscher Risse sind mehr oder weniger dicke, narbige **parametrane Stränge** (Restzustände einer **Parametritis**).

4 Lazerationsektropium

(laceratio lat. Zerreißung, ek und trépein gr. nach außen wenden)

Die Abheilung größerer EMMETscher Risse kann durch Narbenzug zu einer übermäßigen **Auskrempelung der Muttermundslippen** führen. Dadurch gelangt ein größerer Bezirk der Zervixschleimhaut nach außen in den Scheidenbereich (Abb. 3-12). Der äußere Muttermund klafft, so daß der Gebärmutterhals mehr oder weniger weit offensteht.

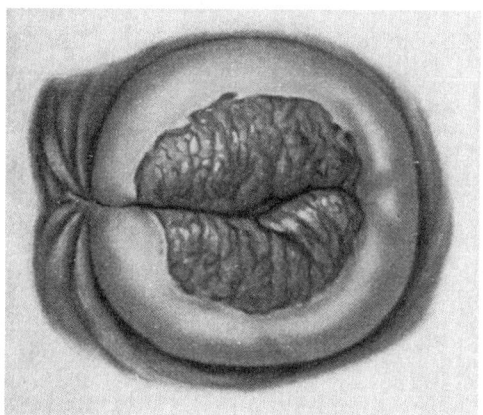

Abb. 3-12   Lazerationsektropium.

Die Folgen können sein:
- **Hypersekretion** von alkalischem Schleim mit entsprechender Störung des Scheidenmilieus.
- Begünstigung der **Keimaszension aus der Scheide** in die Zervix und damit der **Endometritis cervicis**.
- Manchmal **Blutungen nach der Kohabitation** infolge Läsion des freiliegenden, höchst empfindlichen Zylinderepithels.

Behandlung:
Operativ, es wird die sogenannte EMMETsche Plastik ausgeführt (= Exzision der ektropionierten Zervixschleimhaut und plastische Bildung eines neuen Muttermundes).

Das exzidierte Gewebe muß stets histologisch untersucht werden.

5 Zervixpolypen

Zervixpolypen sind fast immer **gutartige umschriebene Hyperplasien der Zervixschleimhaut.** Histologisch: Polypöse Wucherungen der Zervixschleimhaut, manchmal mit zystisch erweiterten Drüsen und erodierter oder zum Teil mit Plattenepithel bedeckter
Oberfläche. Man kann die erbsen- bis bohnengroßen Polypen sehr gut sehen und fühlen,
wenn sie im Muttermund erscheinen, oder aus ihm heraushängen (Abb. 3-13).

Zervixpolypen sind wesentlich häufiger als Korpuspolypen.

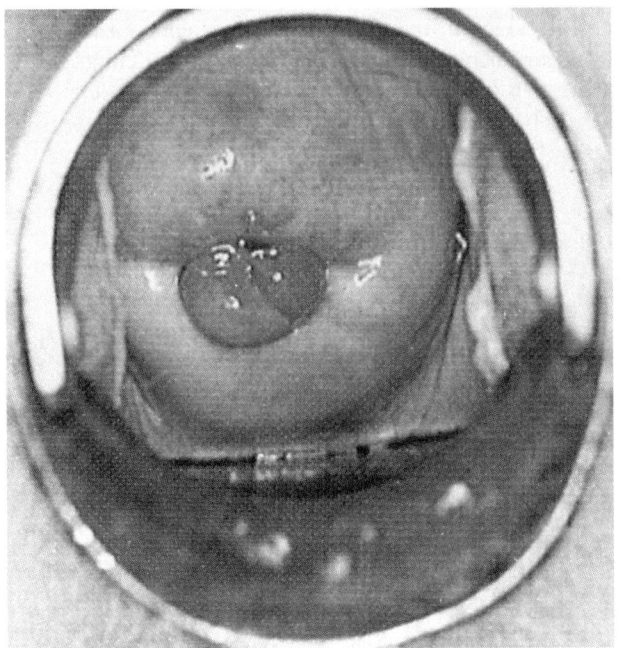

Abb. 3-13   Zervixpolyp.

Symptome

● Blutungsanomalien: Zwischenblutungen, Kontaktblutungen und blutiger Ausfluß,
  wenn der Schleimhautüberzug des Polypen lädiert wird (Koitus, vaginale Untersuchung), oder — bei sehr großen Polypen — Durchblutungsstörungen auftreten.
● Zervixpolypen erzeugen meist eine **Hypersekretion,** also einen **schleimigen Fluor =
  zervikaler Fluor** (s. S. 40), da jeder größere Polyp den Halskanal offenhält, meist so,
  daß der Muttermund klafft.
  Als Folge gerät der saure Scheideninhalt mit der Zervixschleimhaut in Berührung =
  lokale Reizung → **vermehrte Erzeugung von Schleim.** Oder es kommt bei infizierter
  Scheide zur aufsteigenden Infektion → Endometritis cervicis.

Bei therapieresistentem zervikalem Fluor muß man daran denken, daß ein (noch nicht sichtbarer) **Zervixpolyp** die Ursache des Fluors sein könnte.

Therapie:
Ein Zervixpolyp sollte möglichst nicht in der Sprechstunde abgetragen werden!
Man weiß, insbesondere bei größeren Polypen, vorher nie genau, wie hoch der Stiel hinaufreicht. Die Blutung kann dann sehr stark werden, so daß sie schwer zu beherrschen ist.

Polypen werden meist mit der **Kornzange** gefaßt und **abgedreht.** Die Blutung ist dabei gering, weil die Gefäße torquiert werden. Das Gewebe wird dabei gequetscht, was die nachfolgende histologische Untersuchung erschwert. **Besser ist die Entfernung mit Schere oder Skalpell.** Anschließend **getrennte Zervix-Korpusabrasio.** Unbedingt histologische Untersuchung.

Man sollte nach Abtragung eines Polypen stets eine (möglichst getrennte) Zervix-Korpusabrasio durchführen
1. um den Stiel des Polypen sicher zu beseitigen und ein Rezidiv zu verhindern,
2. um eventuelle weitere Polypen aus dem Zervikalkanal zu entfernen und damit
3. der Unterhaltung einer Endometritis cervicis mit möglicher Keimaszension vorzubeugen,
4. um ein Karzinom auszuschließen.

6   Gutartige Geschwülste

6.1 Zervixmyom

Als gutartige Geschwulst der Zervix hat nur das **Zervixmyom** eine Bedeutung. Es entsteht im fibromuskulären Gewebe der Zervixwand. Geht es von der Vorderwand der Zervix aus, wird es im allgemeinen nicht größer als faustgroß, hebt die Blase aber weit nach oben ab, wodurch manchmal Störungen bei der Harnentleerung auftreten.

7   Bösartige Geschwülste

7.1 Sarkom

Sarkome der Cervix uteri sind ausgesprochen selten. Sie können sich manchmal klinisch wie Karzinome verhalten. Eine besondere Erscheinungsform ist das Sarcoma botryoides bei Kindern, das Zervix, Vagina und Vulva befallen kann. Außerdem werden ganz selten Myosarkome und polypöse Schleimhautsarkome aus dem Stroma der Zervixmukosa beobachtet. Klinisch können sie Zervixmyome oder -karzinome vortäuschen. Die Prognose ist sehr schlecht.

7.2 Zervixkarzinom = Gebärmutterhalskrebs (= Kollumkarzinom)

Häufigkeit:
Das Zervixkarzinom war früher das häufigste Karzinom der Frau. Inzwischen haben die Mammakarzinome, die auch weiterhin offenbar in ständiger Zunahme begriffen sind, diese Stelle eingenommen. Da in den meisten Ländern keine Meldepflicht für bösartige Geschwülste besteht, sind die Angaben über die Tumorinzidenzen (= jährliche Neuerkrankungen bezogen auf 100 000 Frauen) sehr variierend. Für die weiße Bevölkerung Europas und Nordamerikas ist die **Inzidenz der Mammakarzinome zur Zeit mehr als doppelt so hoch (ca. 70) wie die der Zervixkarzinome (ca. 30 einschließlich der Vorstufen).**

Von den Gebärmutterkarzinomen (Zervix- und Korpuskarzinom) ist das Zervixkarzinom, wenn man seine Vorstufen einbezieht, mit einer Inzidenz von 30 nicht mehr häufiger als das Korpuskarzinom mit einer Inzidenz um ca. 26 (letztere offenbar ansteigend, s. Korpuskarzinom). Beide Uteruskarzinome zusammen erreichen daher heute eine Inzidenz von über 50. Dabei bleibt zu berücksichtigen, daß hier in die Inzidenzzahlen des Zervixkarzinoms auch die Vorstufen (Carcinoma in situ) eingehen und etwa die Hälfte der Inzidenzzahlen ausmachen, so daß das **klinische** Zervixkarzinom **etwa 15 Neuerkrankungen**/100 000 Frauen pro Jahr aufweist. Das sind Zahlen, die denen des Ovarialkarzinoms etwa gleichen. Da das Ovarialkarzinom aber meist sehr spät entdeckt wird, ist die Mortalität wesentlich höher (etwa viermal) als bei den Uteruskarzinomen. **Deshalb sterben heute wesentlich mehr Frauen an Ovarial- als an Uteruskarzinomen.** Diese Zahlenangaben sind aber weltweit starken Schwankungen unterworfen.

Die **Ursache für die derzeit zu beobachtende Abnahme der Zervixkarzinome** liegt sicher zum Teil, aber **nicht allein in ihrer Früherkennung,** obwohl die Vorstufen bei jüngeren Frauen, die häufiger den Arzt aus anderen Gründen (Schwangerschaft, Sterilität, Fluor) als ältere aufsuchen, öfter durch „Zufall" entdeckt und beseitigt werden. Eine Rolle spielt vielleicht auch eine **Änderung des epidemischen Verhaltens (?)** dieses Karzinoms, oder verbesserte Hygiene, insbesondere des Mannes, da das Zervixkarzinom ein „Reizkarzinom" ist. Diese Verhältnisse sind aber auch abhängig von rassischen, sozialen und geographischen Gegebenheiten.

Altersverteilung:
Früher galt als Altersgipfel das 5. Dezennium (zwischen dem 45.–50. Lebensjahr). Gliedert man das Auftreten des Zervixkarzinoms einschließlich der Vorstufen auf, dann zeigt sich eine **deutliche Verschiebung** der **höheren Stadien** (III und IV) **in das 6. und 7. Dezennium** hinein.

So finden sich die **Dysplasien** (s. u.) zwischen dem **20.–35.,** das **Carcinoma in situ** (s. u.) um das **35.,** das **frühinvasive Karzinom** um das **40. Lebensjahr,** die **invasiven Karzinome** des **Stadium I** um das **50.,** des **Stadium II** um das **55.** und des **Stadium III und IV um und über 60 Jahre.**

Die invasiven Karzinome zeigen dementsprechend einen deutlich verschobenen Altersgipfel nach dem Ende des 6. Dezenniums hin.

7.2.1 Ätiologie

Vieles weist darauf hin, daß im Gegensatz zum Korpuskarzinom **„Reizfaktoren"** eine Rolle bei der Entstehung des Zervixkarzinoms spielen.

So ist das **Zervixkarzinom**

häufiger bei:

— höherer **Geburtenzahl,**
— **frühem Beginn des Sexualverkehrs,**
— **hoher Promiskuität** (4—6mal häufigeres Auftreten des Zervixkarzinoms bei Prostituierten),
— **schlechter Genitalhygiene des Mannes,**
— **niedrigem sozialem Niveau;**

seltener bei:

— **unverheirateten** und **nulliparen** Frauen (z. B. Nonnen [Gagnon]),
— **besseren sozialen Verhältnissen.**

Besonders auffallend ist die **niedrige Frequenz** von Zervixkarzinomen **bei Jüdinnen.** Hier könnten rassische Faktoren (?) eine Rolle spielen, da die männliche Zircumzision auch bei anderen Religionsgemeinschaften ohne diese Auffälligkeit üblich ist.

Hormonbehandlung fördert die Entstehung des Zervixkarzinoms nach derzeitiger Ansicht **nicht,** kann aber als Ovulationshemmer zur Frühsexualität und auf diesem Weg zum erhöhten Krebsrisiko führen. Neuerdings werden außer bestimmten Noxen (Entzündung, Smegma, Anteile von Spermien) für die Entstehung des Zervixkarzinoms auch **Genome von Papillomvirustypen diskutiert.** So fanden sich in den meisten Carcinomata in situ und invasiven Zervixkarzinomen Virusgenome der Papillomvirustypen HPV-16 und HPV-18, bei leichten und mittelschweren Dysplasieformen (die nach derzeitiger Ansicht rückbildungsfähig sind) aber andere (HPV-11). Vielleicht liegt hier der Schlüssel dazu, daß es sich um zwei verschiedene Ausdrucksformen auf dem Weg zur Karzinomentstehung handelt. Gegenüber dem Verdacht, daß eine Papillomvirusinfektion bei der Entstehung des Zervixkarzinoms eine Rolle spielen könnte, ist ein ätiologischer Zusammenhang mit Herpes-(HSV)Infektion eher unwahrscheinlich. Sicher dürfte aber sein, daß die Virusinfektion **nicht** die **alleinige** Ursache, wenn überhaupt, der Karzinogenese ist, sondern daß eine **Vielzahl von Faktoren eine Rolle spielt.**

Obwohl das Zervixkarzinom abzunehmen scheint, erfolgt die Besprechung seiner Vorstufen, die an der gut zugänglichen Zervix eingehend studiert werden konnten, nachfolgend ausführlich, da sie als vielleicht besterforschtes **Musterbeispiel für die formale Entstehung von Plattenepithelkarzinomen schlechthin gelten können.**

7.2.2 Zur Frage der Frühdiagnostik des Zervixkarzinoms

Seit etwa der Jahrhundertwende bemüht man sich um die Früherkennung des Gebärmutterhalskrebses. Die Frauen wurden damals durch intensive Aufklärungsarbeit nachdrücklich auf die

Erstsymptome des Zervixkarzinoms: **blutig gefärbter Ausfluß, atypische Blutungen** verschiedenster Art, **Kontaktblutungen, Schmierblutungen**

hingewiesen.

Diese Erscheinungen (Blutungen) sind aber nur **Erst-,** jedoch **keine Frühsymptome.** Ihr Auftreten setzt voraus, daß bereits ein mit Zerfall einhergehender Gewebsdefekt und damit ein mehr oder weniger ausgedehntes infiltrierendes Wachstum des Krebses vorliegt.

> **Blutungen** sind daher die **ersten klinischen Zeichen** eines bereits mehr oder weniger weit **fortgeschrittenen Gebärmutterhalskrebses.**

> **Subjektive Frühsymptome, die von der Frau selbst wahrgenommen werden und sie zum Arzt führen, gibt es leider nicht.**

Eine echte Frühdiagnostik mußte daher das Ziel haben, durch

objektiv feststellbare Frühveränderungen

Hinweise auf ein potentielles Zervixkarzinom zu erhalten.

Die Bemühungen um die Erkennung solcher Vor- oder Frühstadien haben zum **Ziel,** noch **auf das Epithel der Zervix begrenzte (nicht invasive) Vorstufen**

die Dysplasie (s. S. 79) und

das **Carcinoma in situ** (s. S. 79),

oder wenigstens

begrenzte frühinvasive Formen des Zervixkarzinoms zu erfassen (s. S. 85).

Der **sicherste Schutz** vor den deletären Auswirkungen des Zervixkrebses ist die **Erfassung und Behandlung dieser präinvasiven oder frühinvasiven Stadien.**

Voraussetzung für die Entdeckung solcher **Frühveränderungen** ist die systematische Anwendung von **Suchmethoden,** im wesentlichen der **Zytodiagnostik** und der **Kolposkopie** und zur Lokalisation und histologischen Vordiagnostik der Veränderung die Kolposkopie mit Knipsbiopsie und Zervixkürettage.

Vorbedingungen dafür sind aber,
1. daß dem **Arzt** die Methoden der Frühdiagnostik und die Auswertung ihrer Ergebnisse bekannt sind;
2. daß sich die **Frauen** regelmäßig gynäkologisch untersuchen lassen.

Als richtiger **Abstand** der „Kontroll"- oder „Vorsorge"-Untersuchungen wird im allgemeinen **1 Jahr** angesehen. Bei gut durchuntersuchten Kollektiven werden positive zytodiagnostische Befunde seltener (die Untersuchungsabstände können eventuell verlängert werden).

Alles in allem **sollte das klinische Zervixkarzinom eine heute vermeidbare Krankheit sein,** wenn sich der Personenkreis für die Kontroll-, Vorsorge- oder Vorsichtsuntersuchungen erweitern ließe (derzeit etwa 30% aller Frauen). Intensive **Aufklärungsarbeit** ist **dringend notwendig.**

Die Bemühungen, das Zervixkarzinom in seinen frühesten Anfangsstadien, noch **bevor** es klinische Erscheinungen macht, zu erfassen, haben zur Einteilung in zwei große Hauptgruppen geführt:

1. **die Frühfälle** ohne klinische Erscheinungen;
2. **die klinischen Zervixkarzinome** mit klinischen Erscheinungen.

Zu 1: Die Frühfälle* kann man unterteilen in:

a) **Präkanzerosen:** fakultative (die meisten Dysplasien) und obligate (Carcinoma in situ),
b) **frühinvasive Karzinome:** die (eben) beginnende Stromainvasion und die sog. Mikrokarzinome (ohne klinische Erscheinungen).

Beiden gemeinsam ist

- daß sie nach heutiger Kenntnis die **frühesten geweblichen Substrate des Zervixkarzinoms** darstellen;
- daß sie **nicht klinisch,** sondern **nur durch die histologische Untersuchung** erkennbar werden, nachdem **Suchmethoden** einen **Verdacht** ergeben haben.

Beide Gruppen unterscheiden sich durch ihre gewebliche Ausdehnung:
Dysplasien und das Carcinoma in situ sind **streng auf die Oberfläche begrenzte** Veränderungen, denen aber die entscheidende Eigenschaft eines Karzinoms, **das invasive Wachstum, fehlt. Frühinvasive Karzinome** sind dagegen histologisch **echte Karzinome,** aber noch geringsten Ausmaßes und ohne klinische Erscheinungen.

Zu 2: Das klinische Zervixkarzinom ist — wie der Name sagt — ein Gebärmutterhalskrebs, der **klinische Erscheinungen** (meist unregelmäßige **Blutungen**) macht und von einem einigermaßen erfahrenen Untersucher „auf den ersten Blick" erkannt wird. Hier dient die histologische Untersuchung nur der exakten Bestätigung eines bereits makroskopisch diagnostizierten Zervixkarzinoms.

7.3 Die Frühfälle

Im Mittelpunkt der Betrachtungen über die Frühformen des Zervixkarzinoms steht die vom Normalen abweichende **Veränderung (Atypie) des Plattenepithels.**

Was ist ein atypisches Plattenepithel?

Es zeigt **zelluläre Atypien:** Vergrößerung und Verformung der Zellkerne, Kernpolymorphien, Poly- und Hyperchromasie, Vergrößerung und Vermehrung der Kernkörperchen, Verschiebung der Kernplasmarelation zugunsten des Zellkerns (s. auch Zytodiagnostik).

Unter **epithelialer Atypie** versteht man den jeweiligen Ausbreitungsgrad des atypischen Epithels innerhalb des Gesamtepithelverbandes.

---

* Die Einteilung der Zervixkarzinome in „Frühfälle" und klinische Karzinome wurde von OBER, KAUFMANN u. HAMPERL (1961) vorgeschlagen. NAVRATIL bezeichnete die Frühfälle als präklinische Karzinome. **Obwohl man heute unter Frühfällen meist die frühinvasiven Karzinome versteht, werden hier die Präkanzerosen wegen des gesamten Fragenkomplexes und aus didaktischen Gründen mitbesprochen.**

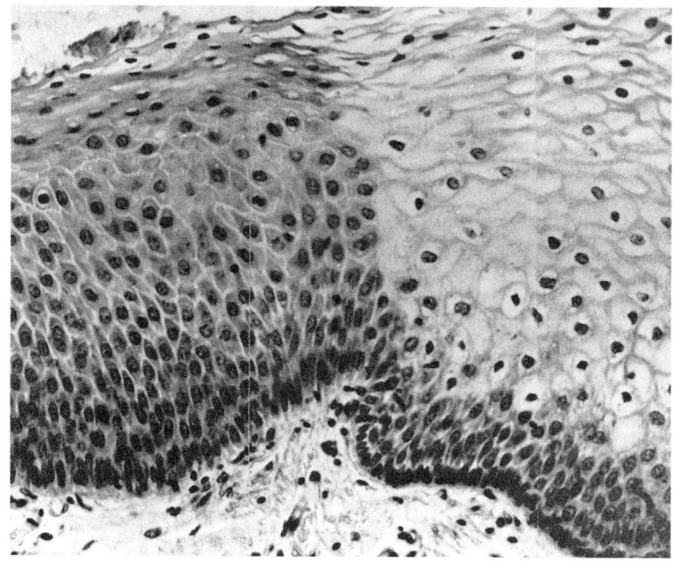

Abb. 3-14   Grenzzone zwischen normalem (rechts) und abnormem (links) Epithel.

Das bereits besprochene (s. S. 65) „**abnorme Epithel**" (Abb. 3-14) ist wahrscheinlich eine absolut gutartige Epithelvariante. Es zeigt keine Veränderungen, die als Atypie im eigentlichen Sinn aufgefaßt werden können. Sein Nachweis ist nur dann häufig, wenn kolposkopische Diagnostik betrieben wird. Aus der Tatsache heraus, daß diese Epithelform auch unter dem Bilde der sog. Matrixbezirke gefunden wird, wurde s. Z. geschlossen, daß das abnorme Epithel in der Karzinogenese eine Rolle spielen könnte. Hinselmann hat dieses Epithel damals als „einfach atypisches Epithel" bezeichnet. Nach der heutigen Auffassung hat das abnorme Epithel nichts mit der Karzinogenese zu tun.

Dysplasie und Carcinoma in situ werden als atypisches (Platten)-Epithel bezeichnet,

neuerdings unter der Vorstellung, daß Dysplasie und Carcinoma in situ sich nicht grundsätzlich unterscheiden auch als

CIN (= zervikale intraepitheliale Neoplasie).

Dabei entspricht CIN I einer leichten, CIN II einer mittelschweren und CIN III einer hochgradigen Dysplasie und dem Carcinoma in situ.

Andere unterteilen in: CIN I = Dysplasie geringeren Grades, CIN II = Dysplasie hohen Grades, CIN III = Carcinoma in situ.

Wo und wie entsteht das atypische Plattenepithel?

1. Im **Zylinderepithelbereich** auf dem Boden der indirekten Epithelmetaplasie (s. auch S. 64) (über 90% der Fälle).
2. Im **Plattenepithelbereich** durch Umbau des Plattenepithels von der Basalzellschicht her (s. auch S. 65) (restliche Fälle).

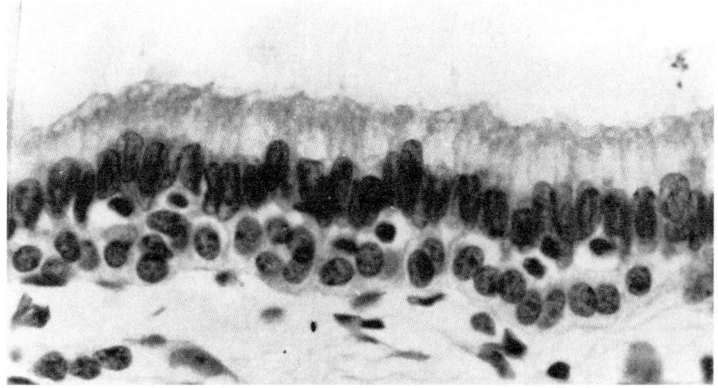

Abb. 3-15   Reservezellen (aus BURGHARDT).

Zu 1.: Die **indirekte Plattenepithelmetaplasie** im Drüsenfeld geht von subzylindrischen **Reservezellen** (Abb. 3-15) aus und führt normalerweise zur Ausbildung eines normalen geschichteten Plattenepithels. Dagegen liegt der Entstehung atypischen Epithels eine **tiefgreifende Störung** der normalen Steuermechanismen zugrunde.

Zu 2.: Im **präexistenten,** bereits **ausdifferenzierten Plattenepithel** geht der Umbau zum atypischen Epithel von der **germinativen Zellschicht** (sog. atypische basale Hyperplasie) aus. Von hier aus werden allmählich die übrigen Zellschichten durch atypisches Epithel ersetzt.

Dementsprechend kann heute als weitgehend gesichert gelten:

> Das atypische Epithel entsteht aus den **Wachstums-(Germinativ-)Schichten des Epithels.**

7.3.1 Frühfälle ohne invasives Wachstum: Die Dysplasie und das Carcinoma in situ (Präkanzerosen)

Die Erscheinungsformen des atypischen Plattenepithels werden vorwiegend nach dem **Ausmaß der epithelialen Atypie,** d. h. dem Gesamtaufbau der aus atypischen Zellen bestehenden Epithelschicht geordnet. Ein atypisches Epithel, das noch eine **gewisse Regelmäßigkeit der Epithelschichtung** bei geringerer Kerndichte der atypischen Zellen aufweist, wird als **Dysplasie** (geringen, mittleren, oder hohen Grades) bezeichnet (Abb. 3-16).

Läßt aber das atypische Plattenepithel die **normale Schichtung** und Abgrenzung der Zellen **völlig** vermissen und besteht ein uniformer Epithelaufbau aus atypischen Zellen mit erhöhter Dichte der Zellkerne, so spricht man von einem **Carcinoma in situ** (Abb. 3-17).

Beide Begriffe lassen sich nicht immer morphologisch scharf voneinander trennen, vor allem in den Grenzbereichen. Längere Zeit bestand die Auffassung, daß die verschiedenen Grade der Dysplasie praeinvasiv bleibende kontinuierlich ineinander übergehende

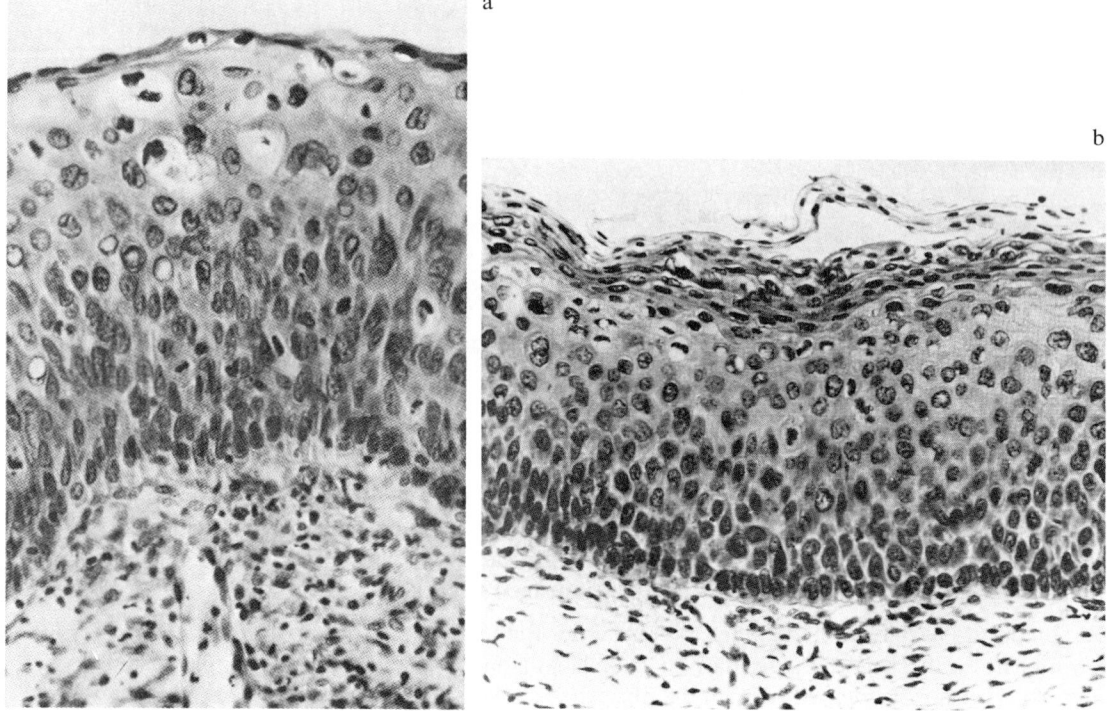

Abb. 3-16 Dysplasie a) leichten Grades b) mittleren Grades.

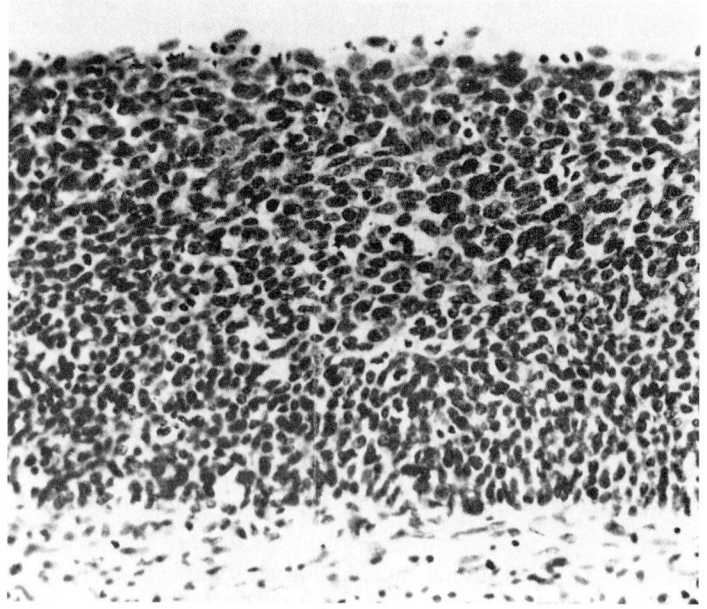

Abb. 3-17 Carcinoma in situ (aus BURGHARDT).

Vorstufen der Karzinogenese darstellen, die sich entweder zurückbilden oder aber zum irreversiblen Carcinoma in situ als endgültiger Karzinomvorstufc wcitcrcntwickeln. Nach derzeitiger Auffassung sind die weniger ausgeprägten Formen in 50—60% der Fälle rückbildungsfähig. Unter der Vorstellung eines eventuellen virusbedingten Kofaktors bei der Karzinogenese, die derzeit diskutiert wird (DALLENBACH 1981; PFLEIDERER 1981), ist es auffallend, daß sich bei ihnen oft Teile anderer Papillomvirusgenome finden (Papillomviren HPV 6 und 11), als bei invasiven Karzinomen und der Mehrzahl der Carcinomata in situ (Papillomvirus HPV 16 und 18) (ZUR HAUSEN). Das könnte bedeuten, daß es sich vielleicht bei einem Teil der weniger ausgeprägten Dysplasiefälle um eine anders zu bewertende Erkrankung handelt.

Ob Dysplasien geringeren Grades in höhergradige Formen epithelialer Atypie überzugehen vermögen, ist nicht zu beweisen, aber auch nicht zu widerlegen.

Dagegen wissen wir heute, daß die Dysplasien **unmittelbar** in invasive Karzinome übergehen **können, ohne den Weg über das Carcinoma in situ nehmen zu müssen.** Die Wahrscheinlichkeit ist um so größer, je stärker die epitheliale (und zelluläre) Atypie ist.

Das läßt sich schematisch etwa so verdeutlichen:

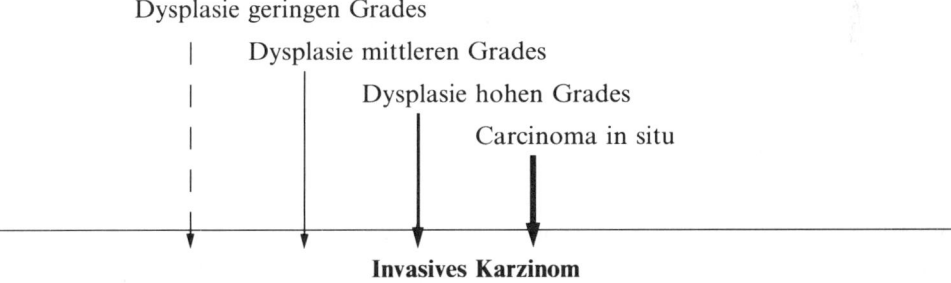

Dysplasie geringen Grades
Dysplasie mittleren Grades
Dysplasie hohen Grades
Carcinoma in situ

Invasives Karzinom

Zur Frage des **weiteren Verhaltens einer Dysplasie,** d. h. ob sie sich zurückbildet, persistiert, infiltriert oder in ein Carcinoma in situ übergeht, sind **Beobachtungen schwierig,** da weder optisch (Kolposkopie), noch durch zytodiagnostische oder histologische Untersuchungen (durch die Biopsie kann nämlich das zu untersuchende Gewebe vollständig entfernt worden und damit der weiteren Beobachtung entzogen sein) sicher möglich. Für die biologische Dignität bei der histologischen Beurteilung atypischen Epithels lassen sich aber ultrastrukturelle, zyto-photometrische Untersuchungen der DNS und die DNS-Hybridisierung heranziehen.

Zusammenfassende Wertung der Epithelatypien an der Cervix uteri

Abnormes Epithel ist für die Krebsentstehung **ohne Bedeutung.**
Das **atypische Plattenepithel** kann als

Dysplasie und als
Carcinoma in situ $\left.\right\}$ = CIN I—III

mit fließenden Übergängen vorkommen. Sein Auftreten im Oberflächenbereich **und** den sog. „Drüsen" ist auch bei Kontinuität des Prozesses eher als multizentrische Entstehung und nicht als Einwachsen in die Drüsen unter Verdrängung des ortsständigen Zylinderepithels aufzufassen (wichtig für die gelegentliche **Fehl**beurteilung des Carcinoma in situ als „fortgeschrittenes Stadium" bei „Drüsen"-befall). — Dysplasien können in Abhängigkeit vom Grad der zellulären und epithelialen Atypie rückbildungsfähig sein, aber in gleicher Abhängigkeit auch **direkt** (unter Umgehung des Carcinoma in situ) in invasives Wachstum übergehen und werden von manchen dann als Vorstufen höher differenzierter Plattenepithelkarzinome aufgefaßt. Reaktive (rückbildungsfähige) Hyperproliferationen des Plattenepithels (z. B. bei Entzündungen und Viruserkrankungen [z. B. flache Kondylome mit sog. „Koilozyten" s. S. 94]) sind von den leichten Dysplasien manchmal schwer zu unterscheiden; starke Zellatypien sprechen eher für den „karzinomatösen" Charakter der Veränderung. — Die kontinuierliche Progression einer epithelialen Atypie in eine höhergradige Form kann weder bewiesen noch sicher ausgeschlossen werden; immerhin liegen Dysplasie und Carcinoma in situ oft in Koinzidenz, aber in unterschiedlicher Lokalisation vor (Burghardt). Das Carcinoma in situ stellt den höchsten Grad epithelialer Atypie dar. Es ist wahrscheinlich (wie möglicherweise auch die hochgradigen Dysplasien) **nicht** rückbildungsfähig.

Ein Carcinoma in situ muß nach heutiger Vorstellung als wahrscheinlich irreversible Präkanzerose angesehen werden.

Es **fehlt aber**

das **infiltrierende und destruierende Wachstum** in das subepitheliale Stroma, d. h. das entscheidende Kriterium für die Benennung als Karzinom.

Deshalb ist lange Zeit dem Carcinoma in situ (synonyme Bezeichnungen: **gesteigert atypisches Epithel, intraepitheliales Karzinom, präinvasives Karzinom, Oberflächenkarzinom, Gruppe 0**) vor allem von Seiten der Pathologen die Zuordnung zu den Karzinomen verweigert worden. Das ist nach strenger pathologisch-anatomischer Auffassung wegen des **fehlenden infiltrierenden Wachstums** auch berechtigt. Doch steht zumindest für das Carcinoma in situ fest, daß seine Zellen nicht nur morphologisch, sondern auch in ihrem biologisch-biochemischen Verhalten mit denen eines invasiven Karzinoms übereinstimmen.

Ein wichtiger Hinweis auf das eigengesetzliche Wachstum des atypischen Epithels besteht darin, daß es im Rahmen eines ansonsten hormonempfindlichen Epithelbelags bei Anwendung von Östrogenen **unverändert bleibt** (RUNGE u. STOLL). Dies macht sich die Zytodiagnostik (s. dort S. 94 u. 100) zunutze.

Man darf heute annehmen, daß das **Carcinoma in situ,** das sich vom echten Karzinom nur durch das **Fehlen des invasiven Wachstums und der Metastasierungsfähigkeit** unterscheidet, das **obligate Anfangsstadium des Plattenepithelkarzinoms ist.**

Allerdings können auch epitheliale Atypien geringeren Grades in invasives Wachstum übergehen, wenn auch nach den leichteren Stadien hin mit sprunghaft abnehmender Häufigkeit.

Im allgemeinen klinischen Sprachgebrauch wird aber als **nichtinvasive Vorstufe des Zervixkarzinoms im engeren Sinne** meist das **Carcinoma in situ** verstanden. — In diese Begriffsbestimmung geht sicher ein Teil der hochgradigen Dysplasien mit ein, die sich morphologisch häufig nicht — und wenn, nur sehr subjektiv — vom Carcinoma in situ trennen lassen.

Lokalisation der Dysplasie und des Carcinoma in situ

Das atypische Epithel **bevorzugt als Sitz das** distale **Drüsenfeld der Zervix,** Dysplasien und höher differenzierte Ca. in situ die Zylinder-Plattenepithel-Grenzzone (Abb. 3-18), niedriger differenzierte Ca. in situ die kanalnahen Anteile und den CK.

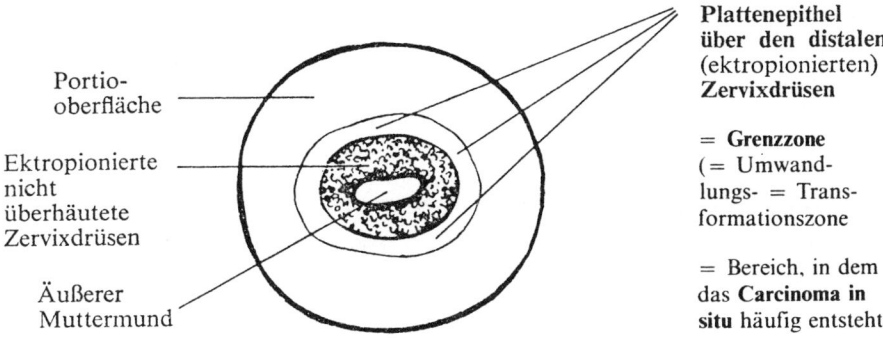

Portio-oberfläche

Ektropionierte nicht überhäutete Zervixdrüsen

Äußerer Muttermund

Plattenepithel über den distalen (ektropionierten) Zervixdrüsen

= **Grenzzone** (= Umwandlungs- = Transformationszone

= Bereich, in dem das **Carcinoma in situ** häufig entsteht

Abb. 3-18 Schematische Darstellung der wichtigen Grenzzone, in der das atypische Wachstum am häufigsten beginnt.

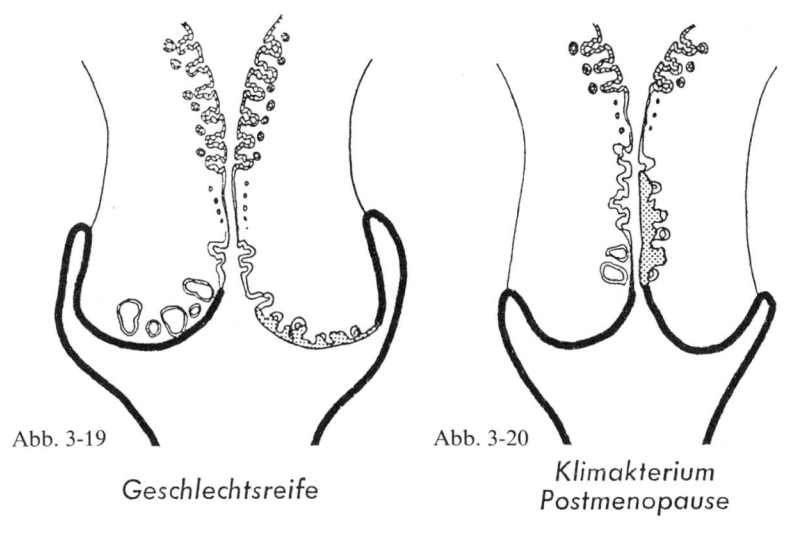

Abb. 3-19

Geschlechtsreife

Abb. 3-20

Klimakterium Postmenopause

━━━ = **gesundes** Plattenepithel   ▨ = **Carcinoma in situ**

Abb. 3-19 Bei der **geschlechtsreifen** Frau findet sich das **Carcinoma in situ** (und die Dysplasien) meist im Bereich der **Oberfläche der Portio**, weil das distale Drüsenfeld in dieser Lebensphase auf der **Oberfläche der Portio** liegt (Abb. verändert nach G. Kern).

Abb. 3-20 Bei der Frau im **Klimakterium** und im **Senium** findet sich das **Carcinoma in situ** meist **innerhalb des Zervikalkanals**, weil das distale Drüsenfeld in dieser Lebensphase **intrazervikal** sitzt! (Abb. verändert nach G. Kern)

Von besonderer klinischer Bedeutung ist die bereits beschriebene Beobachtung (s. S. 63), daß das distale **Drüsenfeld im Verlauf des Lebens der Frau eine Verschiebung durchmacht.** Daraus ergibt sich, daß die Prädilektionsstelle des Carcinoma in situ, das distale Drüsenfeld, in verschiedenen Lebensaltern **an verschiedenen Stellen** anzutreffen ist.

> **Aus dieser Verschiebung des Zylinderepithels aus dem Halskanal auf die Portio und wieder hinein in den Halskanal erklärt sich, daß das Carcinoma in situ bei geschlechtsreifen Frauen bevorzugt auf der Portiooberfläche (Abb. 3-19), bei älteren Frauen intrazervikal (Abb. 3-20) zu finden ist.**

> Die intakte Portiooberfläche schließt also bei einer älteren und alten (aber auch jüngeren) Frau einen Zervixkrebs (im Halskanal) **nicht** aus.

Was wird aus dem Carcinoma in situ?

Carcinomata in situ gehen meist erst nach **mehrjähriger Laufzeit** in invasives Wachstum über. **Das Zervixkarzinom stellt daher im Grunde eine chronisch verlaufende Krankheit dar.**

Zwei Fragen ergeben sich in diesem Zusammenhang:

1. **Muß** ein Carcinoma in situ zwangsläufig in invasives Wachstum übergehen?
2. **Muß** jedes invasive Karzinom von einem nicht invasiven Vorstadium (atypisches Epithel) ausgehen?

Zu 1.: Nach derzeitigen Vorstellungen darf man annehmen, daß die Carcinomata in situ (in strenger Definition), wenn sie lange genug unbehandelt bleiben, in invasives Wachstum übergehen. Ob allerdings **jedes** Carcinoma in situ sich zu einem invasiven Karzinom entwickeln **muß**, oder ob ein gewisser Prozentsatz auch im präinvasiven Zustand verharren kann, ohne invasiv zu werden, läßt sich bei den gegebenen Beobachtungsschwierigkeiten nach heutigem Wissen nicht mit genügender Sicherheit beantworten.

Zu 2.: Es scheint heute festzustehen, daß **jedes Karzinom** über eine intraepitheliale Vorstufe läuft und dementsprechend in **2 Stufen entsteht:**

a) Entstehung atypischen Oberflächenepithels,
b) Übergang in invasives Wachstum.

> **Worin liegt die klinische Bedeutung des Carcinoma in situ und der Dysplasien?**
>
> Es ist das **einzige Stadium des Zervixkarzinoms, für das sicher eine**
>
> **100%ige Heilungsmöglichkeit besteht,**

da bei fehlendem invasiven Wachstum noch keine Metastasierung eintreten kann. Es handelt sich demnach um eine **Früh**diagnose im wahren Sinne des Wortes.

7.3.2 Frühfälle mit Invasion (aber noch ohne klinische Symptome): beginnende Stromainvasion und die meisten Mikrokarzinome

Meist bezeichnet man heute als Frühfälle des Zervixkarzinoms im engeren Sinne weniger die von uns hier aus didaktischen Gründen miteingebrachten Präkanzerosen, sondern die Fälle eben beginnender (Abb. 3-21) oder nur wenig fortgeschrittener Invasion. Sie stellen definitionsgemäß bereits **echte Karzinome** dar, unterscheiden sich aber vom klinischen Karzinom durch das **Fehlen klinischer Symptome.** Mit den Präkanzerosen **gemeinsam** haben sie, daß sie **nur mit besonderen Suchmethoden erkennbar sind,** klinische Symptome fehlen, eine Heilung durch weniger verstümmelnde Maßnahmen möglich und die **Prognose gut** ist.

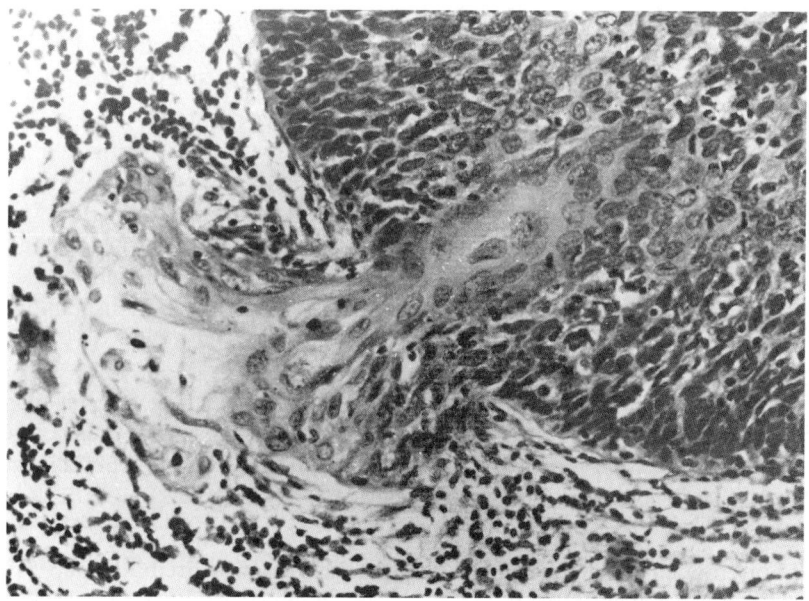

Abb. 3-21 Beginnende Stromainvasion (aus BURGHARDT).

Je nach Ausdehnung der **frühen Invasion** unterscheidet man **zwei Stufen.**

1. Die **beginnende Stromainvasion,** d. h. den **ersten** Einbruch des atypischen Epithels in das Stroma (s. Abb. 3-21 u. 3-24). Nomenklatur: Stadium I a_1.
2. **Kleine invasive Karzinome,** die bereits einen abgrenzbaren Tumor darstellen (s. Abb. 3-25 – 3-26), aber **keine klinischen Symptome** hervorrufen (hierher gehört zumindest **der größere Teil** der sogenannten **Mikrokarzinome,** [solange keine klinischen Zeichen [Blutungen] aufgetreten sind]: Stadium I a_2).

Zu 1.: Die beginnende Stromainvasion:
Die histologische Sicherung eben beginnenden invasiven Krebswachstums kann schwierig sein.

Heute ist es durch die Erkenntnisse vor allem von BAJARDI u. BURGHARDT weitestgehend möglich aus

a) den **histomorphologischen Veränderungen** des Epithels und
b) der **Stromareaktion** (als Reaktion des Wirtsorganismus)
über solche Fälle zu entscheiden.

Zu 2.: Kleine umschriebene Karzinome (sogenannte **Mikrokarzinome**).
Das sogenannte Mikrokarzinom stellt den **Übergang zwischen beginnender nur histologisch faßbarer Invasion und klinisch bereits mit bloßem Auge feststellbarem Karzinom** dar. Solange es noch keine klinischen Erscheinungen macht, gehört es in die Begriffsbestimmung der **präklinischen** Karzinome.

Ein umschriebener Herd eines kleinen, invasiv wachsenden Karzinoms ist in Abbildung a) zu Abb. 3-25 u. 26 in der im Bilde linken Muttermundslippe zu sehen. Es fand sich in einem Konisationspräparat gleichzeitig mit dem Bilde eines Carcinoma in situ an der Außenfläche der Portio und im untersten Teil des Zervikalkanals. Das histologische Bild eines (anderen) Mikrokarzinoms zeigt Abbildung b) zu Abb. 3-25 u. 26.

Der Begriff „Mikrokarzinom" stammt von MESTWERDT (1947). Obwohl er anfangs manchem wegen der karzinomdiminutiven Diktion „Mikro" nicht sehr glücklich erschien, hat sich die Abgrenzung eines solchen Kleinkarzinoms wegen der therapeutischen Konsequenzen (s. S. 123) auch bei der Stadieneinteilung durchgesetzt.
Die **Grenze** für die **Bezeichnung als Mikrokarzinom** wurde ursprünglich mit einer Tiefenausdehnung bis 5 mm definiert. Besser dürfte seine dreidimensionale Größenbeschreibung, also vom Volumen her, sein. Dem entspricht eine Ausdehnung von etwa $5 \times 7 \times 7$ mm, d. h.

etwas größer als eine **Erbse.** Das Mikrokarzinom stellt eine **rein histologische Begriffsbestimmung** dar und ist nicht identisch mit der klinischen Stadieneinteilung I a_1 (die der beginnenden Stromainvasion vorbehalten ist). Stadienmäßig gehört das präklinische Mikrokarzinom zur Gruppe I a_2.

Mikrokarzinome entsprechen in der histologischen Beschreibung der Frühfälle von HAMPERL der netzigen (s. Abb. 3-25) und der plumpen Infiltration (s. Abb. 3-26).

Für Überlegungen einer differenzierenden Therapie ist von großer Bedeutung, daß eine Metastasierung in die regionären Lymphknoten aus dem Stadium I a_1 (= beginnende Stromainvasion) bislang **nicht** beobachtet wurde. Mikrokarzinome dagegen können in einer Häufigkeit, die zwischen $0-5\%$ angegeben wird, Metastasen setzen, insbesondere wenn histologisch Lymphbahn- oder Gefäßeinbrüche zu beobachten sind.

Einteilung der Frühfälle (nach HAMPERL)

KAUFMANN, OBER und HAMPERL haben die Frühfälle von den klinischen Karzinomen abgegrenzt. Die Einteilung der Frühfälle nach HAMPERL schließt daher die obige Betrachtung ab, da sie eine gute Übersicht über die Frühfälle des Zervixkarzinoms vermittelt. Nach HAMPERL lassen sie sich in 5 Gruppen einteilen (Abb. 3-22—3-26).

Einteilung der Frühfälle

Gruppe 1 und 2 = Carcinomata in situ

Abb. 3-22

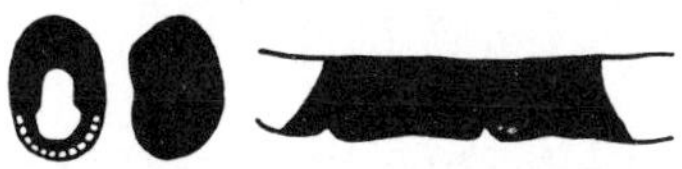

Gruppe 1 = Einfacher Ersatz: Das normale Epithel wird durch atyisches (Platten)epithel ersetzt

I. Nicht invasive Frühfälle

Abb. 3-23

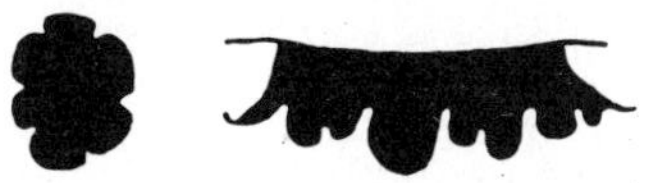

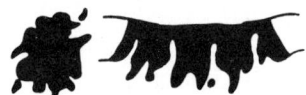

Gruppe 2 = Plumpes Vorwuchern (bedeutet noch keine Invasion)

Gruppe 3 = Carcinomata in situ mit beginnender Stromainvasion

(Stadium I a₁ der Stadieneinteilung

Abb. 3-24

Beispiel für die **Gruppe 3** = Beginnende **Stromainvasion** ist Abb. 3-21

Gruppe 4 und 5 = Kleinste bzw. kleine invasive Karzinome

(gehören zu Stadium I a₂ der Stadieneinteilung

II. Invasive Frühfälle

Abb. 3-25

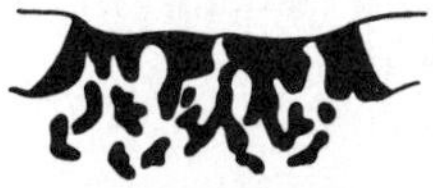

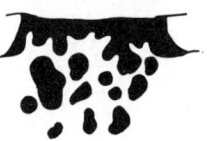

Gruppe 4 = Netzige Infiltration (s. auch Abb. b) zu Abb. 3-25 und 3.26)

Abb. 3-26

Gruppe 5 = Plumpe Infiltration

Abb. 3-22—3-26 Die Einteilung der **Frühfälle** = Carcinoma in situ (und Dysplasien höheren Grades) und (nur histologisch erfaßbare) frühinvasive Fälle.

Gruppe 1 = **Einfacher Ersatz** des normalen durch ein atypisches Epithel (höhergradige Dysplasie, Carcinoma in situ)
an der Oberfläche (Abb. 3-22 rechts) und in den Drüsen (Abb. 3-22 links).
Gruppe 2 = **Plumpes Vorwuchern** (Abb. 3-23) (bedeutet noch keine Invasion).

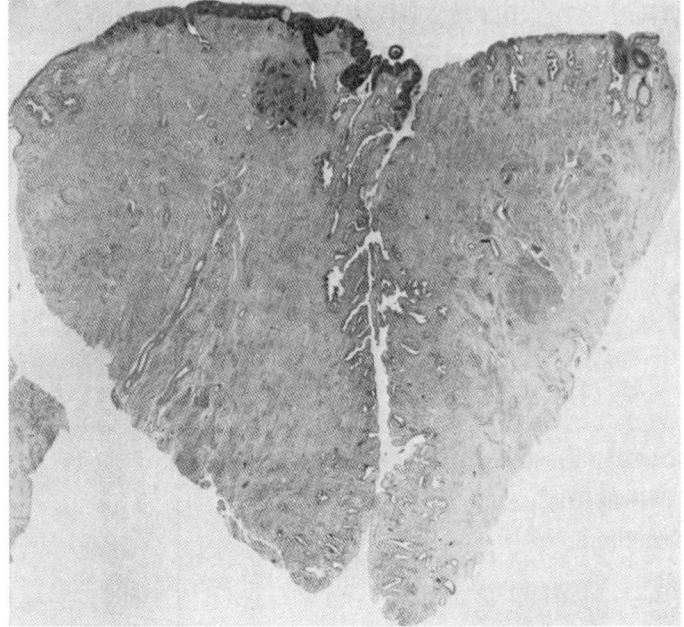

a

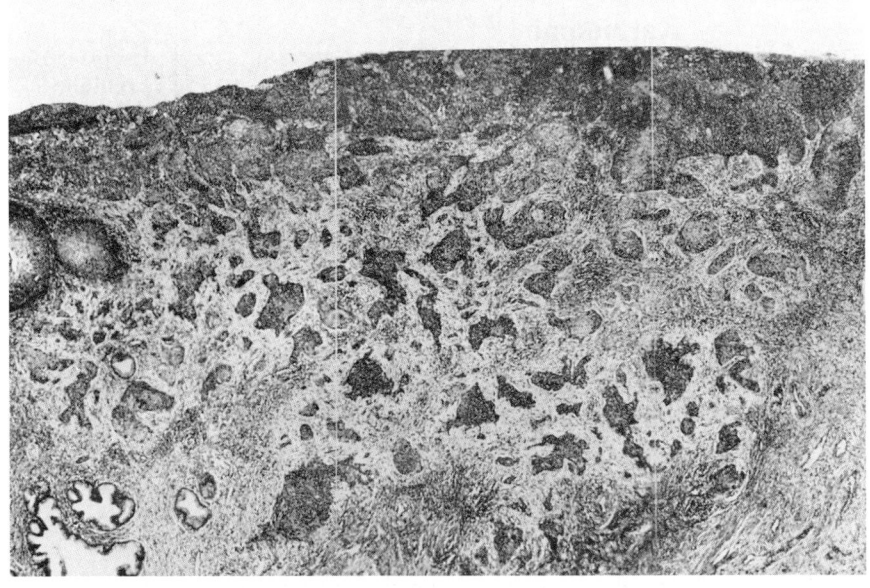

b

Zu Abb. 3-25 und 3-26   Mikrokarzinom: a) in einem Konisationspräparat; b) Histologie eines Mikrokarzinoms (nach E. Burghardt).

Gruppe 3 = **Beginnende Stromainvasion** (Abb. 3-24, 3-21)
Gruppe 4 = **Netzige Infiltration** (Abb. 3-25)
Gruppe 5 = **Plumpe Infiltration** (Abb. 3-26)

Aus dieser Gruppierung ergaben sich bislang einige Probleme für die Stadieneinteilung des Zervixkarzinoms (s. dort), die hier vorweggenommen angedeutet werden sollen. Alle auf die Zervix begrenzten invasiven Karzinome gehören unabhängig von ihrer Größe in das Stadium I. Die FIGO hat 1976 die eben beginnende Stromainvasion (= Gruppe 3 nach HAMPERL) als Stadium Ia von den übrigen als Ib bezeichneten Karzinomen dieses Stadiums abgetrennt. Damit fielen auch die kleinen Karzinome (Gruppe 4 und 5 nach HAMPERL) in das Stadium Ib, wohin sie klinisch ebensowenig gehören wie zur beginnenden Stromainvasion, mit der sie 1985 dem Stadium Ia zugeordnet wurden. Erst die 1988 erfolgte Trennung des Stadiums Ia in Ia$_1$ und Ia$_2$ hat hier mehr Klarheit geschaffen (s. Stadieneinteilung S. 134).

7.3.3 Die Methoden zur Erfassung der Frühfälle des Zervixkarzinoms = Erfassung des präklinischen Karzinoms

Suchmethoden (Vordiagnostik) → Prakt. Arzt, Facharzt
Endgültige diagnostische Methoden (s. S. 117) → Klinik

Die **Suchmethoden** dienen dazu, Fälle mit **Verdacht** auf eine maligne Veränderung aufzufinden.
Dagegen haben die **diagnostischen Methoden** den Zweck, die Gewebsveränderungen, die den Verdachtsfällen zugrunde liegen, histologisch **endgültig zu klären.**

Suchmethoden zur Erfassung der Frühfälle

1. Die **Zytodiagnostik** (PAPANICOLAOU) (meist [begrifflich falsch] als **Zytologie** bezeichnet),
2. die **Kolposkopie** (HINSELMANN),
3. die **informative (Knips-)Biopsie** (mit Zervixkürettage) (NAVRATIL, BURGHARDT),
(4. die **Kolpomikroskopie** [ANTOINE u. GRÜNEBERGER]).

Von diesen Suchmethoden ist die **Zytodiagnostik** als die wesentlichste **auch dem praktischen Arzt** zugängig. Er sollte daher die Entnahmetechnik des Abstriches beherrschen. Die Auswertung des Abstriches **(Smear)** erfolgt meist in Speziallaboratorien. Die **Kolposkopie** und die mit ihr verbundene (in ihrer Bedeutung unterschiedlich beurteilte) informative (Knips)-Biopsie erfordern **spezielle Kenntnisse** und sind daher meist dem darin ausgebildeten **Facharzt** vorbehalten. Die **Kolpomikroskopie** ist für die routinemäßige Anwendung nicht geeignet und dient eher wissenschaftlichen Zwecken.

Die Mehrzahl der Untersucher hält die **Zytodiagnostik** in der Karzinomfrühdiagnose der Kolposkopie für überlegen.

Die Herausgeber sind sich dessen bewußt, daß die nachfolgende ausführlichere Besprechung der Zytodiagnostik und Kolposkopie an sich den Rahmen der übrigen Darstellung des Zervixkarzinoms überschreitet. Wenn ihr trotzdem mehr Raum gegeben wird, so deshalb, weil beide Methoden (besonders die Zytodiagnostik) in der Früherkennung auch anderer (nicht zuletzt gynäkologischer) Karzinome eine Rolle spielen. — Darüber hinaus soll dem gynäkologisch interessierten Nichtfacharzt dadurch die eigene Beurteilung des Stellenwertes ihrer Ergebnisse erleichtert werden.

1. Die Zytodiagnostik (PAPANICOLAOU, 1928, 1943)

geht davon aus, daß bei der Regeneration des Epithels die oberflächlichen Zellen abgestoßen werden und sich durch Abstrich gewinnen lassen („Exfoliativ-Zytologie", Abb. 3-27). Das gilt sowohl für normale Zellen (Anwendung Hormondiagnostik) als auch für atypische Zellen bei Dysplasie, Carcinoma in situ und invasivem Karzinom (Anwendung Krebsdiagnostik). Wegen der leichten Erreichbarkeit des zu untersuchenden Gewebes liegt der Anwendungsbereich vorwiegend auf gynäkologischem Gebiet, erstreckt sich aber auch auf Bronchien, ableitende Harnwege, Prostata, Mamma und Aszites.

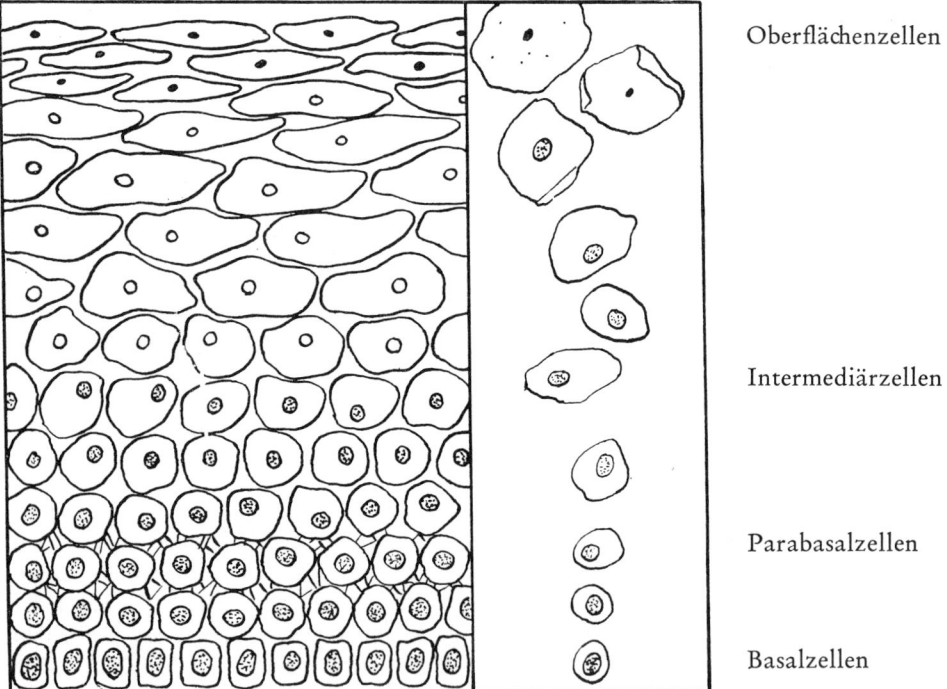

Oberflächenzellen

Intermediärzellen

Parabasalzellen

Basalzellen

Abb. 3-27 Aufbau des normalen Vaginalepithels mit den dazugehörigen abgeschilferten Zellen (Schema); (aus BOSCHANN).

Da es kein einzelnes spezifisches Zeichen gibt, das **nur** bei Zellen bösartiger Tumoren vorkommt, ist an der **Einzelzelle** eine endgültige Karzinomdiagnose nicht möglich.

Dementsprechend gibt es keine spezifische Krebszelle.

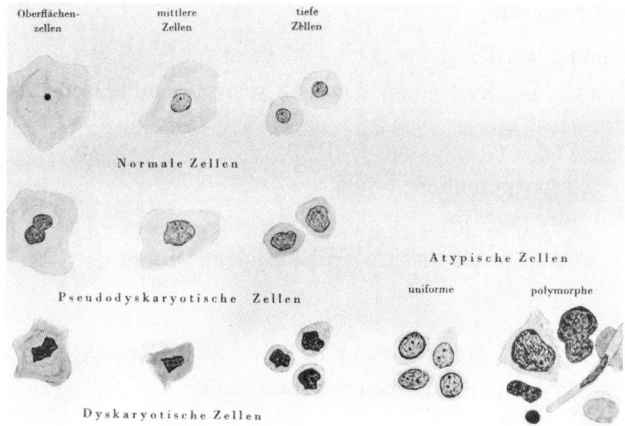

Abb. 3-28 Normale, pseudodyskaryotische (meist entzündliche), dyskaryotische und atypische „Karzinom"-Zellen (aus KERN).

Die Zellen eines Malignoms unterscheiden sich aber in wesentlichen Merkmalen, vor allem in ihrer Kernstruktur, grundlegend von normalen Epithelzellen (Abb. 3-32 und 3-28). Da es sich definitionsgemäß beim Karzinom um eine Auseinandersetzung zwischen Epithel und Stroma handelt und das Zellbild im wesentlichen nur den Epithelaufbau widerspiegelt, erbringt die Zytodiagnostik als Suchmethode eine **Verdachtsdiagnose,** die histologische Abklärung erfordert.

Anwendung in der Gynäkologie:

1. als **Suchmethode** zur Früherkennung der Vor- und Frühstadien des Zervix- und Vaginalkarzinoms,
2. zur **Differenzierung** und **Lokalisation** pathologisch veränderter Zellen,
3. zur **Verlaufskontrolle** nach Operation und/oder Strahlenbehandlung,
4. zur Diagnostik der **Hormonlage** und **Mikrobiologie** (Vaginalflora),
5. zur Diagnostik von **Mammasekreten** und **Mammazysten**-Punktionsflüssigkeit,
6. zur **Aszites**untersuchung auf Tumorzellen.

Die Befunde können entweder am **fixierten und nach** PAPANICOLAOU **gefärbten** Präparat erhoben werden oder auch, wenn nur **Hormonlage** und **Mikrobiologie** (DÖDERLEIN-, Kokkenflora, Clue-Cells („Schlüsselzellen") bei sogenannter (s. S. 46) Aminkolpitis, Trichomonas vaginalis, Candida albicans u. a.) interessieren, durch **Phasenkontrastmikroskopie** (Vitalzytologie).

Die **Treffsicherheit** der Zytodiagnostik ist abhängig von der

- Zellmaterialentnahme vom richtigen Ort mit richtiger Technik,
- sofortigen (Feucht-)Fixierung, bevor Lufttrocknung eintritt,
- guten Färbung,
- Kenntnis der Möglichkeiten und Grenzen der Zytodiagnostik,
- Beurteilung durch **erfahrene Untersucher,**
- sinngemäßen klinischen Nutzanwendung des zytodiagnostischen Befundes.

Materialgewinnung und Fixierung

Für die **Materialgewinnung** werden gebraucht:

1. **Glasobjektträger** (staub- und fettfrei, mit Diamantschreiber numeriert bzw. mit Mattschliff für Bleistiftbeschriftung),
2. **Watteträger, Platinöse oder Holzspatel,**
3. **Hellendahl-Küvette mit gerippter Innenwand,**
4. **Fixierungsflüssigkeit oder -spray.**

Die **Abstrichentnahme** erfolgt unter Sicht nach Spiegeleinstellung **vor** der Tastuntersuchung

● zur Krebsdiagnostik:
  je 1 Abstrich von der Portiooberfläche **und** aus der Endozervix (Abb. 3-29 a u. b),
● zur Hormondiagnostik von der **seitlichen** Scheidenwand.

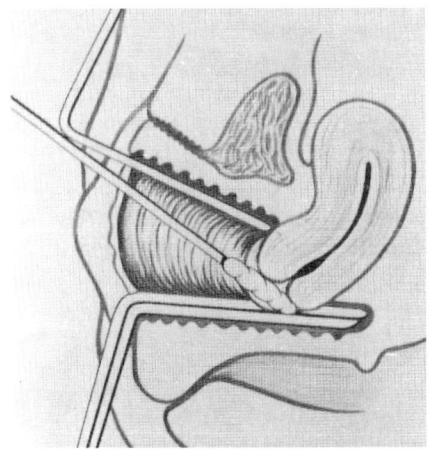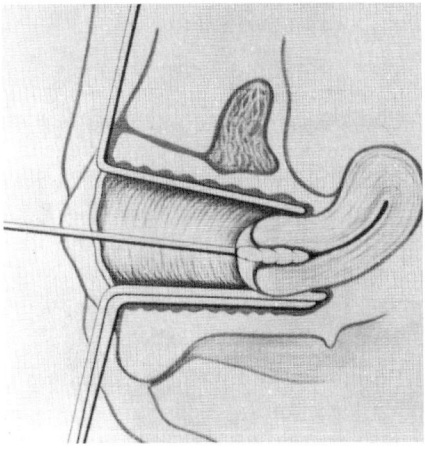

a   b

Abb. 3-29 a   Abstrichentnahme von der Portiooberfläche.

Abb. 3-29 b   Abstrichentnahme aus dem Zervikalkanal.

Besonderheiten der Entnahmetechnik

Enger Hymenalring: lange Öse, Watteträger, weicher Einmalkatheter.

Atrophisches zellarmes **Epithel:** angefeuchteter Watteträger.

Zu enger äußerer Muttermund: nach vorsichtiger geringer Dilatation oder mit WAGNER-Mikrokürette (Cave Verzicht auf Endozervikalentnahme!).

Cavum uteri: eventuell Aspiration mit dünnem Polyvinylschlauch oder Spezialgeräten (Abb. 3-30).

Punktionsflüssigkeit (Mammazysten, Douglasexsudat, Aszites): 5 – 10 Minuten bei 1500 Umdrehungen pro Minute zentrifugieren, Sediment ausstreichen, sofort — noch feucht — fixieren.

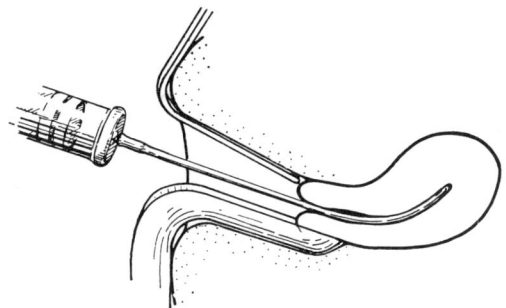

Abb. 3-30   Zur **Diagnose des Endometriumkarzinoms** ist Materialentnahme direkt aus dem Cavum uteri erforderlich: **Intrauterinaspiration** mit dünnem Polyvinylschlauch oder Spezialgeräten (Jet-Wash, Mi-Mark usw.).

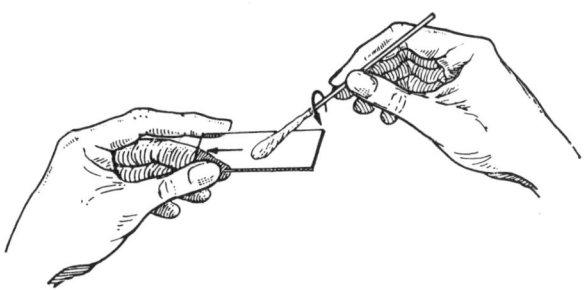

Abb. 3-31   Ausstreichen auf dem Objektträger.

Das Zellmaterial wird gleichmäßig, dünn und ohne Quetschen ausgestrichen (Abb. 3-31). Meist wird nur **ein** Objektträger benutzt, auf den Ekto- und Endozervixabstrich getrennt aufgebracht werden.

Fixierung für die PAPANICOLAOU-Färbung:

Sofort, solange der Abstrich feucht ist! Luftgetrocknete Präparate können nicht mehr beurteilt werden (irreversibler Strukturverlust!).

a) 15 Minuten oder länger in 96%igem beliebigem Alkohol, eventuell $\overline{aa}$ mit Äther (Achtung: verdampft, brennbar, Explosionsgefahr!). Bei blutigem Ausstrich eventuell Zusatz von etwas 3%iger Essigsäure zur Hämolyse.
b) Fixierungsspray (notfalls Haarspray).

Begleitformular: Für die Beurteilung unerläßliche Angaben sind

Alter, Zyklustag, Menopause- oder Amenorrhoedauer,
bisherige Therapie, d. h.

1. Hormontherapie,
2. gynäkologische Operationen, Strahlentherapie, Zytostatika.

Weitere Angaben:

Frühere zytologische Untersuchungen: Datum, Ergebnis, Präparatnummer.
Klinische Diagnose und womöglich **Skizze des Kolposkopiebefundes.**
Fragestellung: Vorsorge? Hormonlage? Mikrobiologie?
Ort der Abstrichentnahme: Vulva, Vagina, Ekto-, Endozervix, Cavum uteri, Mamma usw.

Der **Versand** erfolgt in bruchsicherem Kunststoff-Spezialbehälter mit Begleitformular in reißfestem Umschlag (meist vom Labor erhältlich).

Färbung: Im Speziallabor, meist nach PAPANICOLAOU (beste Darstellung der ausschlaggebenden Kernstruktur sowie des Zytoplasmareifegrades!).

Beurteilung durch erfahrenen Untersucher. Begutachtung durch Arzt! In Entwicklung sind automatische Methoden zur Vormusterung durch elektronische Zellerkennungssysteme, aber derzeit noch nicht praxisreif.

Der regelrechte Abstrich (Gruppe I)

Die zytodiagnostische Nomenklatur weicht zuweilen von der histologischen ab. Gleichlautende histologische und zytologische Begriffe sind daher nicht immer miteinander zu vergleichen.

Der regelrechte (= unverdächtige) Abstrich enthält normale Epithelzellen und nichtepitheliale Bestandteile. Einzelheiten s. Lehrbücher der Zytodiagnostik (1. BOSCHANN, H. W.: Gynäkologische Zytodiagnostik für Klinik und Praxis, 2. Auflage. Walter de Gruyter, Berlin – New York 1973; 2. SOOST, H. J., S. BAUR: Gynäkologische Zytodiagnostik, 4. Auflage. G. Thieme, Stuttgart 1980; 3. JENNY, J.: Gynäkozytologie. Verlag Schweiz. Ges. Klin. Zytol. 1986. 4. Compendium on Diagnostic Cytology, 6th. Edition, Tutorials of Cytology, Chicago, Illinois, 1988 (Hrsg. G. L. WIED, L. G. KOSS, J. W. REAGAN). Hier können zytodiagnostische Befunde und Probleme nur angedeutet werden.

Der Abstrich bei gutartigen Epithelveränderungen (Gruppe II)

Typische Abstrichbilder bei **Entzündung, Degeneration, Regeneration,** indirekter **Epithelmetaplasie** und **Hyperkeratose** (z. B. bei Verhornung infolge Prolaps und bei Leukoplakie) gelten als unverdächtig, sollten aber sicherheitshalber nachkontrolliert werden (gegebenenfalls nach Entzündungsbehandlung oder bei atrophischer Degeneration nach Östrogenaufhellung, z. B. peroral 2 × tgl. 1 Tabl. Progynon C® oder lokal östrogenhaltige Vaginalsalbe bzw. -suppositorien über 1 Woche).

Besondere Aufmerksamkeit und Überwachung erfordern eosinophile „Miniaturoberflächenzellen" bei **Parakeratose** und Zellen, die auf Virusinfektion hinweisen („Milchglas-" und vielkernige Zellen bei Infektion mit **Herpes-Virus-2** (mit besonderer Bedeutung bei Schwangerschaftsausstrichen!).

Sogenannte „Koilozyten" (von griechisch κοιλος = hohl) = Oberflächen- oder Intermediärzellen mit charakteristischem perinukleärem „leerem" Zytoplasmabereich, „Dyskeratozyten" (= keratinisierte Miniaturzellen) und „kondylomatöse Parabasalzellen" als Marker für **Kondylomvirusinfektion** erfordern bereits Zuordnung des Abstrichs zur

Gruppe III D, da eine Abgrenzung zwischen virusbedingter Dysplasie und intraepithe-lialer Neoplasie zytologisch und histologisch ohne molekularbiologische Techniken (Virus-DNS-Hybridisierung und DNS-Klonierung) heutzutage nicht möglich ist (D. WAGNER).

Gruppe III

umfaßt **schwere entzündliche** oder **degenerative** Veränderungen (z. B. Pseudo-Dyskaryo-sen [Abb. 3-28]) und/oder **schlecht erhaltenes Zellmaterial** sowie Abstriche, die keine verbindliche Aussage zur Dignität erlauben, bei denen also der Verdacht auf ein eventuell sogar invasives Karzinom nicht auszuschließen ist. Hierzu gehört auch das Bild der „**Tumordiathese**", bei der Zelldetritus, schlieriges und geronnenes Protein sowie Bakterien und Leukozyten im Präparathintergrund an fortgeschrittenes Karzinom denken lassen, die Zuordnung zur Gruppe V aber wegen nicht auffindbarer Tumorzellen nicht möglich ist.

Abstriche der Gruppe III erfordern kurzfristige Kontrolle (eventuell nach Entzündungs-behandlung oder hormonaler Aufhellung) und bei weiterhin verdächtig-unklarem Be-fund alsbaldige histologische Abklärung.

Auch gutartige **Endometriumzellen** im Endozervixabstrich in der Prä- oder Postmeno-pause werden der Gruppe III zugeordnet, da sie auf ein symptomloses Endometrium-karzinom hinweisen können. Hier ist eine **Abrasio anzuraten.**

Der Abstrich bei Dysplasie, Carcinoma in situ und invasivem Plattenepithelkarzinom
(Differentialzytologie, Gruppen III D, IV, V)

In der Praxis hat sich die Abtrennung der wichtigen und relativ häufigen

Gruppe III D

von der Gruppe III bewährt. Sie umfaßt Abstrichbilder bei **leichter** und **mäßiger Dys-plasie.** Da man aus dem Zellbefund nicht voraussagen kann, ob es sich um reversible oder irreversible Formen handelt, ist zunächst regelmäßige Nachkontrolle und erst bei Persistenz über 1 Jahr oder Progredienz eine therapeutische Konisation mit Zervixrest-Kürettage anzuraten (vgl. Anmerkung zu virusbedingter Dysplasie bei Gruppe II!). Diese abwartende Haltung hilft u. a. voreilige Übertherapie bei reversibler papilloma-virus-assoziierter koilozytotischer Atypie junger Mädchen zu vermeiden, erlaubt aber die Zuordnung derartiger Fälle zur Risikogruppe für ein späteres Zervixkarzinom.

Der Abstrich bei
Dysplasie (Gruppe $III_D - IV_A$)
Carcinoma in situ (Gruppe $IV_A - IV_B$)
Invasivem Karzinom (Gruppe V)

versucht, aus dem qualitativ und quantitativ unterschiedlichen Auftreten **abnormer** (= dysplastischer = dyskaryotischer [Abb. 3-28]) und **atypischer** (= Tumor)-Zellen Rückschlüsse auf das zugrundeliegende histologische Bild zu ziehen (= **prospektive Zytodiagnostik = Differentialzytologie**).

> **Abnorme** (= dysplastische = dyskaryotische) und **atypische** (= Tumor)-Zellen kennzeichnen den „positiven" Abstrich:
>
> **Dysplastische (= dyskaryotische) Zellen** zeigen **Kernatypien** in morphologisch weitgehend **normal ausreifendem Zytoplasma,** so daß man
> dysplastische Parabasal-, Intermediär- und Oberflächenzellen unterscheiden kann.
>
> **Tumorzellen („Krebszellen")** zeigen **sowohl** schwere **Kern-** als auch **Zytoplasmaatypien.**
>
> **Pseudodyskaryotische Zellen** zeigen Kernvergrößerung und geringe -entrundung, aber nicht die chaotische Kernstruktur und Hyperchromasie echter
> dyskaryotischer Zellen, in normal ausreifendem Zytoplasma (s. Gruppe III).

Die wichtigsten Merkmale atypischer (Tumor)-Zellen sind (Abb. 3-32)

1. Atypien am Zellkern (für die Diagnostik ausschlaggebend!):

a) **Anisonukleose** (= Anisokaryose):
   Ungleiche **Größe** der Zellkerne. Verschiebung der Kern-Plasma-Relation zugunsten des Kerns.

b) **Kernpolymorphie:**
   Formveränderungen (Entrundung, Furchungen, Ein- und Ausbuchtungen, Segmentierung, spindelige, bizarre und andere Formen) des Zellkerns.

c) **Kernhyperchromasie** (oder -polychromasie):
   Unterschiedliche Anfärbbarkeit: Hyper- und Hypochromasie, meist Hyperchromasie.
   Z. T. grobe Verklumpung des Chromatins, manchmal mit Kondensation am Kern-

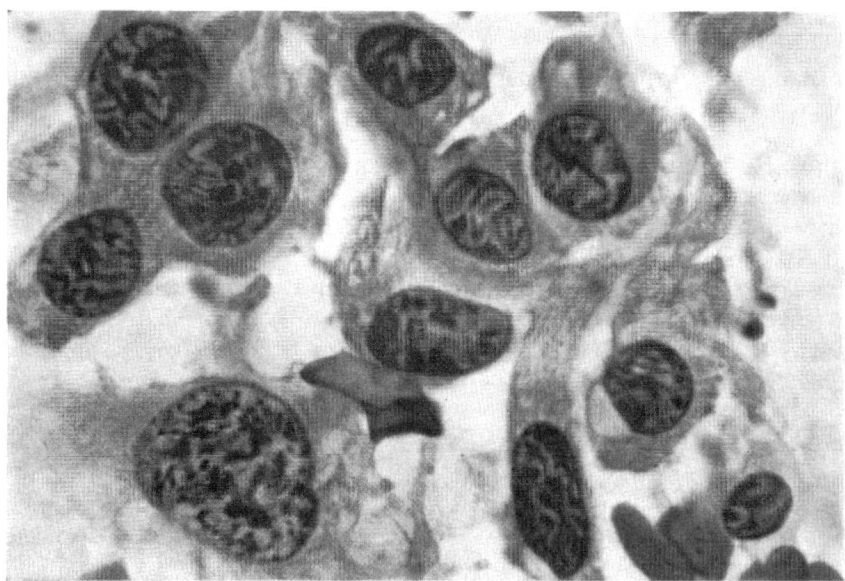

Abb. 3-32   Invasives Plattenepithelkarzinom (zytologischer Abstrich); Krebszellen (800 ×). **Kernatypien**: Anisonukleose (= Anisokaryose), Kernpolymorphie, Hyperchromasie. **Zytoplasmaatypien**: Anisozytose, Zellpolymorphie.

rand **(Kernwand-Hyperchromasie).** Gelegentlich unterschiedliche Größe der Nukleolen (Aniso-Nukleose), besonders bei Adenokarzinomen. **Mitosen** werden selten im Abstrich gesehen.

2. Atypien am Zytoplasma:

a) **Anisozytose** = unterschiedliche Zell**größe.**

b) **Zellpolymorphie** = Vielgestaltigkeit der Zell**form.**

c) **Atypische Differenzierung und Ausreifung, Vakuolisation** (bei Entdifferenzierung und Degeneration oft schwer zu klassifizierende „Nacktkerne". Überlappung spricht für Adenokarzinom).

Obwohl die Zytodiagnostik vor allem eine Suchmethode darstellt, erlaubt das Zellbild in typischen Fällen Rückschlüsse auf die Histologie:

Dysplasie: Ausschließlich dysplastische Zellen,

Carcinoma in situ: Dysplastische Zellen **und** Tumorzellen,

Invasives Karzinom: Tumorzellen.

Der Grad der **Treffsicherheit** dieser **prospektiven Zytodiagnostik (= Differentialzytologie)** wird dadurch **relativiert,** daß es **stufenlose Übergänge** zwischen leichter, mittelschwerer und schwerer Dysplasie sowie zwischen schwerer Dysplasie und Carcinoma in situ gibt. Auch können Zellbilder verschiedener Dignität nebeneinander bestehen, wenn z. B. invasive Karzinome höherer Zervixabschnitte peripher dysplastische Randbezirke aufweisen. In seltenen Fällen ist auch unter oberflächlicher Dysplasie oder oberflächlichem Carcinoma in situ histologisch bereits invasives Tiefenwachstum beobachtet worden (Burghardt), ohne daß für Invasion charakteristische Zellen an die Oberfläche gelangen konnten.

Unter diesen Vorbehalten können folgende Abstrichbilder mit fließenden Übergängen definiert werden.

Dysplasie

1. **Leichte Dysplasie (Gruppe III D):**
   Normale Plattenepithelien **und** dysplastische Intermediär- und Oberflächenzellen. Eventuell Pseudodyskaryosen und Koilozyten.

2. **Mäßige (= mittelschwere) Dysplasie** (ebenfalls Gruppe III D):
   Zusätzlich dysplastische Parabasalzellen. Stärkere Formabweichungen und Verschiebung der Kern-Plasma-Relation.

3. **Schwere Dysplasie** (evtl. bereits Carcinoma in situ) **(Gruppe IV A):**
   Meist einförmige dysplastische Zellen **aller** Schichten mit besonders deutlicher Kernhyperchromasie und -polymorphie. Daneben auch dysplastische Zellen wie bei mittelschwerer Dysplasie und keratinisierende Zellen.

Carcinoma in situ

Gruppe IV A: s. o. schwere Dysplasie.

Gruppe IV B: invasives Wachstum nicht auszuschließen.

Carcinoma in situ mit minimaler Stromainvasion: Der Übergang vom präinvasiven zum invasiven Wachstum ist differentialzytologisch nicht zu erfassen. Das gilt auch für das **Mikrokarzinom:** Kein charakteristisches Zellbild.

Invasives Plattenepithelkarzinom (Gruppe V)

„Tumorzellen" mit Kern- **und** Zytoplasmaatypien (s. o.) erlauben die **Vermutungsdiagnose** auf invasives Wachstum. Der Versuch, aus dem Differenzierungs- und Reifegrad der atypischen Zellen histologische Untergruppen zu erkennen, ist ohne klinische Bedeutung.

Differentialzytologische Überlegungen haben ihren Wert

1. bei **Verlaufskontrolle** zur Frage der eventuellen Rückbildung leichter und mittelschwerer Dysplasien;
2. während der **Schwangerschaft** zur Entscheidung der Frage, ob sofortige Therapie (bei Verdacht auf infiltratives Wachstum) notwendig ist oder ob (bei gleichbleibenden „präinvasiven" Befunden) bis nach Abschluß des Wochenbetts gewartet werden kann.

Der Abstrich bei Adenokarzinom (Zervix, Endometrium, Tube?, Ovar?)

Drüsige Karzinome sind zytodiagnostisch schwieriger zu beurteilen als Plattenepithelkarzinome. **Negative Abstriche erlauben nicht, ein Endometriumkarzinom auszuschließen.** Die Grenze der verläßlichen Treffsicherheit der Zytodiagnostik liegt daher am inneren Muttermund.

Der Abstrich nach ionisierender Bestrahlung

gehört zur Verlaufskontrolle nach Strahlenbehandlung. Vitale „Tumorzellen" sollen bald nach Therapieabschluß verschwunden sein. **Negative** Abstriche von der Oberfläche eines bestrahlten Karzinoms lassen jedoch keine Beurteilung der Invasionszone in der Tiefe des Gewebes zu. Dagegen sprechen eindeutig **positive** Abstriche auch bei klinisch zunächst noch unauffälligem Befund für **Tumorpersistenz oder Lokalrezidiv.** Persistierende **Strahlenveränderungen an normalen Zellen** (z. B. mehrkernige bizarre Riesenzellen) sind trotz aller Monstrosität harmlos und können als Ausdruck der radiogenen Änderung des genetischen Code noch jahrzehntelang gefunden werden. Sie dürfen keinesfalls als Rezidiv oder auf bestrahltem Boden neu entstehende Postradiationsdysplasie bzw. Postradiationskarzinom fehlgedeutet werden und damit überflüssige, technisch zum Teil schwierige Biopsien im schlecht heilenden bestrahlten Gewebe (mit Fistelgefahr!) veranlassen. Daher ist auf dem Einsendeformular jede Vorbestrahlung anzugeben!

Zytodiagnostische Vorhersage der Strahlenempfindlichkeit für die Therapieauswahl (Bestrahlung oder Operation) oder individuelle Prognose ist im Einzelfall **nicht möglich.**

Klassifikation der Befunde und ihre klinischen Konsequenzen

PAPANICOLAOU benutzte 1943 zur Einteilung der Befunde 5 Gruppen:

I. Unverdächtig II. Auffällig, aber unverdächtig	} unverdächtig (= negativ)
III. Krebsverdächtig, aber unsicher	zweifelhaft
IV. Stark krebsverdächtig V. Ausstrich spricht für Krebs	} verdächtig (= positiv)

An diese Gruppeneinteilung lehnt sich die von der Deutschen Gesellschaft für Zytologie empfohlene **Münchener Nomenklatur** (SOOST) an, bei der die seit PAPANICOLAOU erarbeiteten differentialdiagnostischen Möglichkeiten bezüglich der sich daraus ergebenden klinischen Folgerungen berücksichtigt sind (Tab. 3-1).

Tabelle 3-1 Klassifizierung zytologischer Befunde nach der Münchener Nomenklatur (SOOST)
(modifiziert nach den Empfehlungen der Deutschen Gesellschaft für Zytologie)

Gruppe	Zytologische Diagnose	Auf der Basis zytologischer Befunde empfohlene Maßnahmen
I	Regelrechtes Zellbild	Routinekontrolle nach 1 Jahr
II	Normales Zellbild, aber mit leichten entzündlichen, metaplastischen, regenerativen oder degenerativen Veränderungen	Kontrolle, evtl. nach Entzündungstherapie oder hormonaler Aufhellung
III	Unklares Zellbild, offenbar bedingt durch: 1. Schwere entzündliche oder degenerative Veränderungen 2. Schwere regressive Veränderungen, die möglicherweise von einer Präkanzerose oder einem Karzinom stammen; Endometriumzellen in der Prämenopause oder Menopause	Kurzfristige Abstrichkontrolle, bei bleibend unklarem Befund alsbaldige histologische Abklärung Abrasio zum Ausschluß eines Endometriumkarzinoms
III D	Leichte Dysplasie, Mäßige Dysplasie	Kontrolle innerhalb von 3 Monaten; bei Persistenz über 1 Jahr oder Progredienz Konisation und Abrasio*
IV A	Schwere Dysplasie, Ca in situ	Konisation*
IV B	Ca in situ, Verdacht auf invasives Wachstum	Konisation und Abrasio*
V	Invasives Karzinom	Probeexzision bei makroskopisch erkennbarem Tumor, bei makroskopisch und/oder kolposkopisch unverdächtiger Portiooberfläche Konisation mit getrennter Zervix-Korpus-Kürettage*
0	Technisch unbrauchbarer Abstrich	Abstrichwiederholung innerhalb 2 Wochen

* s. hierzu auch: Indikationen zur Konisation (S. 119) (unter zusätzlicher Berücksichtigung der Ergebnisse von Kolposkopie, informativer Knipsbiopsie und Zervixkürettage).

Bei **klinisch erkennbarem Karzinom** wird im allgemeinen **kein Abstrich** entnommen, zumal er bei Nekrosen negativ ausfallen kann. Die Diagnose wird durch Probeexzision oder Bröckelentnahme gestellt, da eine Konisation die spätere Therapie komplizieren könnte.

Die Hauptaufgabe der Zytodiagnostik ist die Früherkennung im präklinischen Stadium, um es nicht zur Entstehung fortgeschrittener Karzinome kommen zu lassen!

Zur Treffsicherheit der Zytodiagnostik

Falsch positive Befunde können durch atrophische und degenerative Veränderungen sowie Verwechslung großer Makrophagen mit „Tumorzellen" entstehen. Nach Östrogenaufhellung (s. Gruppe II) reifen atrophische Zellen aus, während die „hormontauben" Dysplasie- und Karzinomzellen unverändert bleiben und noch deutlicher hervortreten. Die Bedeutung der falsch-positiven Befunde ist gering, da auf den positiven zytodiagnostischen Befund immer die histologische Klärung folgt.

Dagegen stellen **falsch-negative Befunde** eine eventuell folgenschwere Dunkelziffer dar, da bei negativem Abstrich keine histologische Kontrolle folgt. Sie kommen vor allem durch Abstrichentnahme vom falschen Ort, fehlende Endozervikalentnahme bei engem äußeren Muttermund oder Fehlbeurteilung im Labor zustande. Diese Fehlermöglichkeit sucht man dadurch auszuschalten, daß auch der negative Abstrich jährlich wiederholt werden muß.

Weltweit herrscht Übereinstimmung, daß zytodiagnostische Abstriche vom Beginn sexueller Aktivität bzw. vom 18. bis 20. Lebensjahr an entnommen werden sollten. Ob nach jährlich folgenden Abstrichen größere Abstände (mit Ausnahme von Risikogruppen!) toleriert werden können, wird aus Kostenersparnisgründen diskutiert. Zu bedenken ist, daß verschleppte Karzinome gewöhnlich bei Frauen auftreten, die jahrelang nicht oder nie zytodiagnostisch untersucht worden sind (ZINSER).

2. Die Kolposkopie* = Portiobetrachtung mit Lupenvergrößerung
(HINSELMANN 1925)

* Die Ausführungen hierzu können nur eine Einführung in die Grundbegriffe der Kolposkopie sein. Aus Büchern allein kann man die Kolposkopie nicht erlernen, sondern nur praktisch am Kolposkop unter der Anleitung eines erfahrenen Lehrers. Wertvolle Helfer sind dabei folgende Bücher: MESTWERDT, G., H. WESPI: Atlas der Kolposkopie, 3. Aufl. G. Fischer, Stuttgart 1961; BAUER, H. K.: Farbatlas der Kolposkopie. Schattauer, Stuttgart – New York 1981; BURGHARDT, E.: Kolposkopie, spezielle Zervixpathologie. Thieme, Stuttgart – New York 1984; COPPLESON, M., E. PIXLEY, B. REID: Colposcopy. Thomas. Springfield III 1978.

Die Kolposkopie ist im Gegensatz zur Zytodiagnostik **keine** Screening- (engl. to screen = sieben; Siebtest, Suchtest) Methode, sondern dient bei makroskopisch auffälliger Portiooberfläche und positivem Smear der weiteren Lokalisation und Artbestimmung der Veränderung in Verbindung mit Knipsbiopsie und Zervixkürettage.

Prinzip und Grundregeln der kolposkopischen Diagnostik

Das Kolposkop (Abb. 3-33 u. 3-34) ist eine **binokulare Lupe,** die unter optimaler Beleuchtung erlaubt, die Portiooberfläche bei 6 – 40facher Vergrößerung zu betrachten. Dabei lassen sich Veränderungen erkennen, die bedingt sein können durch

1. **Verhornungsvorgänge der obersten Zellschichten,**
2. **Störungen im Aufbau des Epithels,**
3. **Verschiebungen der Epithel-Stroma-Relation** in Abhängigkeit von der Anordnung der Stromapapillen.

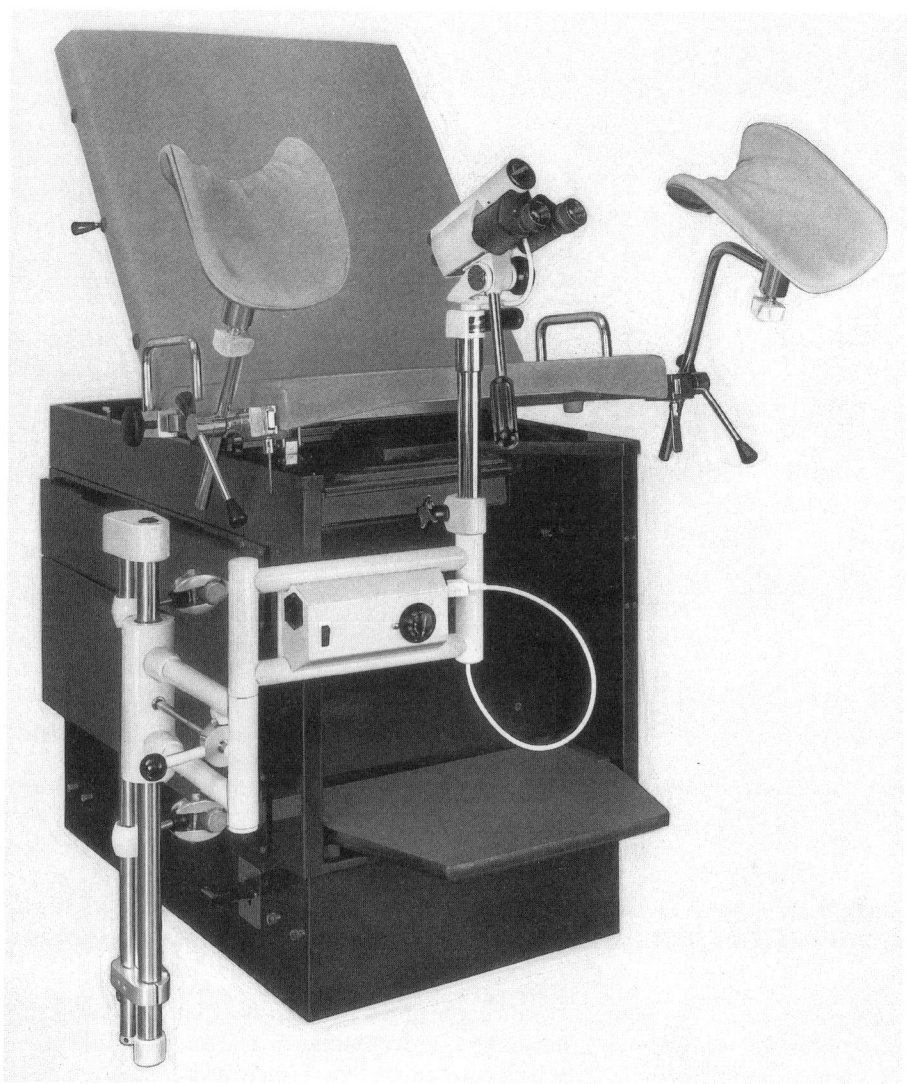

Abb. 3-33   Kolposkop LEISEGANG, ganze Ansicht.

Um das lupenoptische Bild verständlich zu machen, hat BURGHARDT empfohlen, sich das Epithel als **farblosen Filter** vorzustellen. Durch diesen Filter scheint das durchblutete, eventuell hyperämische, oder zellulär infiltrierte, Stroma je nach Filter- (= Epithel-) Dicke in unterschiedlicher Farbe und Intensität durch.

Von **Zylinderepithel** überkleidete Flächen zeigen im Kolposkop intensivere Farbe und grobkörnige Struktur.

Gefäßatypien ist bei der kolposkopischen Untersuchung besondere Aufmerksamkeit zu widmen.

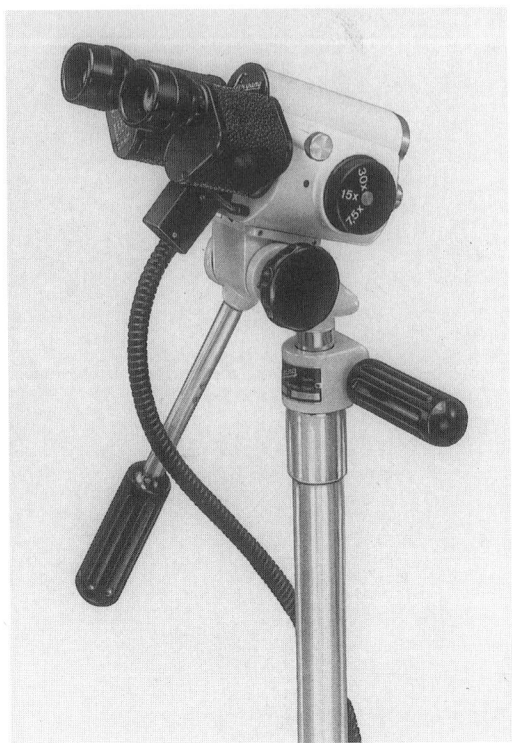

Abb. 3-34 Teilansicht des optischen Teiles Kolposkop LEISEGANG.

Scharf gegen die Umgebung abgegrenzte Bezirke außerhalb der physiologisch scharfen Platten-Zylinderepithelgrenze zeigen Umbauvorgänge im veränderten Epithelbereich an. Sie lassen sich durch die erweiterte Kolposkopie (s. u.) besser sichtbar machen.

Die kolposkopische Untersuchung ist nur dann sinnvoll, wenn die **Plattenepithel-Zylinderepithelgrenze** als bevorzugter Entstehungsort des malignen epithelialen Wachstums **ganz übersehbar ist.** Das ist bei den meisten Frauen im geschlechtsreifen Alter bis in das Klimakterium hinein der Fall. Bei **älteren Frauen wandert diese Grenze aber in den Zervikalkanal hinein** und ist dann der kolposkopischen Untersuchung **nicht** mehr zugängig. Der (auch sonst stets durchzuführende) zytodiagnostische Abstrich aus dem Zervikalkanal ist in diesen Fällen besonders wichtig.

Dabei muß ausdrücklich hervorgehoben werden, daß die Kolposkopie nicht zu entscheiden vermag, ob sich hinter kolposkopisch erkennbaren Umbauvorgängen histologische Fehldifferenzierungen (d. h. abnormes gutartiges Epithel) oder aber atypisches Epithel (als Karzinomvorstufe) verbergen. Sie kann auch keine Differenzierung zwischen den verschiedenen histologischen Varianten des atypischen Epithels (Dysplasie versus Carcinoma in situ) erbringen.

Erweiterte Kolposkopie

Zur Verbesserung der kolposkopischen Untersuchungsergebnisse lassen sich manche Veränderungen oder Details durch bestimmte Chemikalien besser hervorheben und beurteilen.

Diese Erweiterung der Kolposkopie ist möglich durch die

1. **Essigsäureprobe** nach HINSELMANN,
2. **Jodprobe** nach SCHILLER,
(3. **Noradrenalinprobe** nach MAJEWSKI,)
(4. **Toluidin-Blauprobe** nach RICHART.)

Zu 1.: Das Betupfen der Portio mit 3%iger Essigsäure erzielt:

a) **Fällung und Entfernung des Schleims** der Portio und **hellt damit das kolposkopische Bild auf.**

b) **Quellung** bestimmter Epithelarten (volle Reaktion oft erst nach 1 – 3 Minuten; abwarten!). Die Oberflächenstrukturen werden deutlicher und können ihren Farbton von rot nach weißlich bis weiß ändern; „essigweiße" Bezirke gelten als verdächtig auf epithelialen Umbau.

Zu 2.: SCHILLERsche **Jodprobe** = LUGOL-**Probe.** Nach Betupfen der Portiooberfläche mit LUGOLscher Lösung (z. B. Jodi puri 3,0, Kalii jodati 6,0, Aquae dest. ad 100,0) zeigt sich folgendes: Das **gesunde Plattenepithel** der Vagina und Portio färbt sich **tiefbraun = jodpositiv,** da es Glykogen enthält, mit dem sich das Jod verbindet.

Färbt sich ein Epithelbereich der Portio (oder Vagina) **tiefbraun = jodpositiv,** so wird damit angezeigt, daß hier **normales** glykogenhaltiges Plattenepithel vorliegt.

Dagegen zeigen **verändertes Plattenepithel,** aber auch **normales Zylinderepithel** und **epithelfreie Stellen** beim Betupfen mit LUGOLscher Lösung **diese braune Färbung nicht.** Sie bleiben **hell = jodnegativ** (Abb. 3-35).

Die SCHILLERsche Jodprobe sagt daher nur bei **jodpositivem Befund** etwas aus. **Hier liegt keine auffällige Veränderung an der Portiooberfläche vor.**

Jodnegative (oder jodhelle) Bezirke können verschiedene Ursachen haben und sind deshalb keineswegs für atypisches Epithel beweisend. Weitere Informationen lassen sich durch die Kolposkopie gewinnen:

Ektopien, frische Umwandlungszonen und echte Erosionen sind auch im kolposkopischen Bild jodnegativ und behalten ihre rötliche Eigenfarbe. Neugebildetes Plattenepithel im Bereich älterer Umwandlungszonen lagert zunehmend Glykogen ein und färbt sich dann hellbraun, später dunkelbraun, an. Dagegen färben sich **abnormes und meist auch atypisches Epithel intensiv gelblich,** aber nicht braun an. Man sollte im Vergleich zu den jodnegativen diese Bezirke als **jodhell** bezeichnen. Da sich abnormes **und** atypisches Epithel gelblich anfärben, vermag die Probe hier **keine spezifische Differenzierung** zu geben.

Die SCHILLERsche **Jodprobe** kann auch **vor Konisationen** (s. u.) zur groben Abgrenzung jodpositiver, normaler Bezirke von jodnegativen benutzt werden und somit den **Bereich** kennzeichnen, **in dem exzidiert werden muß.**

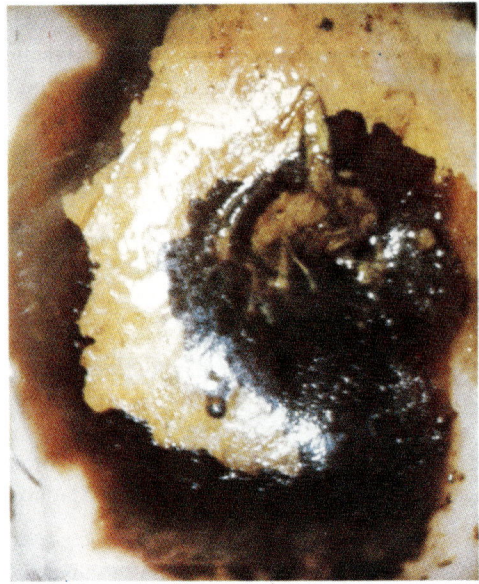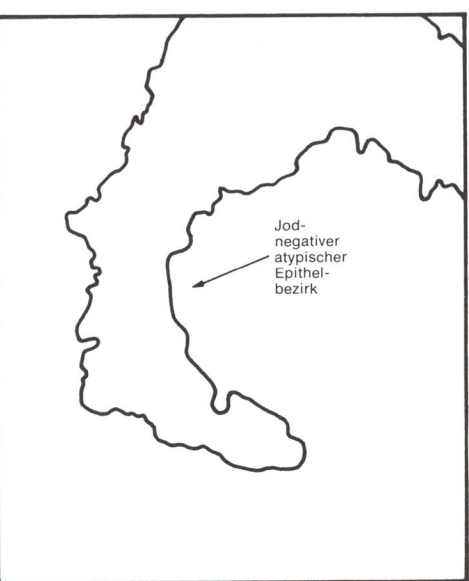

Jod-
negativer
atypischer
Epithel-
bezirk

Abb. 3-35   Jodheller Bezirk (s. Text). In der Umgebung das normale, braun gefärbte, Plattenepithel
(Abb. 3-35 bis 3-40 aus Bauer: Farbatlas der Kolposkopie).

Zu 3.: Bei der **Noradrenalinprobe,** die der speziellen **Gefäßdiagnostik** dient, tritt durch Anwendung
einer 1%igen Lösung die Gefäßzeichnung deutlicher hervor.

Zu 4.: Die **Toluidinblauprobe** hat keine große Bedeutung. Der Farbstoff wird von den Zellkernen
aufgenommen und läßt erhöhten Chromatingehalt durch intensivere Anfärbung erkennen.

Untersuchungstechnik und Untersuchungsgang der Kolposkopie

Die Einstellung der Portio erfolgt zur besseren Übersicht mit möglichst breiten Spekula.
Abtupfen der Portio, orientierende Untersuchung bei etwa 10facher Vergrößerung.
Rotkontraste (Gefäße) werden durch Einschalten eines eingebauten **Grünfilters** hervorgehoben.
Anschließend **Essigsäure-Probe** unter Beachtung der Reaktion von Epithelveränderun-
gen und schließlich SCHILLERsche **Jodprobe** und deren kolposkopische Beurteilung. Eine
etwaige Biopsie erfolgt erst am Ende des Untersuchungsganges.

> **Wann soll während des kolposkopischen Untersuchungsganges der immer durchzuführ-
> rende zytodiagnostische Abstrich entnommen werden?**

Entnahme durch Watteträger, die zu bevorzugen ist, stets **vor** der erweiterten Kolposkopie,
um die Qualität des Zellbildes nicht zu gefährden.

Kolposkopische Befunde

Zum kritischen Verständnis der kolposkopischen Befunde sollte man sich immer die
Grundtatsachen und Möglichkeiten der Kolposkopie vor Augen halten (s. S. 100).

Kolposkopische Befunde sind **Verdachtsbefunde.** Das gilt nicht für bereits makroskopisch erkennbare invasive Karzinome. Von Bedeutung für die Beurteilung der Verdachtsbefunde ist die **Erfahrung des Untersuchers.**

Vergleiche der kolposkopischen Ergebnisse mit der zytodiagnostischen Befundeinteilung (s. S. 99) sind wegen des unterschiedlichen Substrates nicht möglich und nicht zulässig. Gerade daraus ergibt sich aber der **Vorteil der kombinierten Anwendung beider Methoden.**

Zweckmäßige Einteilung der kolposkopischen Befunde
für die Praxis. Allgemein verbindliche Einteilungen liegen noch nicht vor*.

A Normale Befunde
B Abnorme (atypische), aber **unverdächtige** Befunde
C Abnorme (atypische) **verdächtige** Befunde
D Verschiedene Befunde
E Nicht zu entscheidende Befunde

Zu A: Normale Befunde
1. Das **originäre Plattenepithel**
   a) in der **Geschlechtsreife**
   b) im **Alter** (Atrophie)
2. Das **originäre Zylinderepithel (Ektopie)**
3. Die typische **benigne Umwandlungs-(Transformations-)Zone**

Zu B: Abnorme aber **unverdächtige** Befunde
1. **Zarte** Leukoplakie
2. **Feine, zarte** regelmäßige Punktierung (Tüpfelung; „Leukoplakiegrund")
3. **Zartes** Mosaik (Felderung)
4. Unklarer, **kolposkopisch stummer, jodnegativer** Bezirk
Diese Befunde kommen bei entzündlichen Veränderungen häufig vor und sind kolposkopisch **kontrollbedürftig,** aber nicht unbedingt exzisionswürdig.

Zu C: Abnorme verdächtige Befunde
1. **Schollige** Leukoplakie
2. **Grobe** unregelmäßige Punktierung
3. **Grobes** irreguläres Mosaik
4. **Atypische Umwandlungs-(Transformations-)Zone** mit essigweißem Epithel
5. **Erosion**
6. **Essigweißes Epithel**
7. **Gefäßatypien**
8. **Verbreiterte interkapilläre Distanz**
(9. Invasives Karzinom)

Zu D: Verschiedene Befunde
Entzündung, Kondylom-Papillom, Polypen, Endometriose (sehr selten)

Zu E: Nicht entscheidbare Befunde
bei nicht einsehbarer Plattenepithel-Zylinderepithelgrenze Klassifizierung nicht möglich.

---

* Meist werden die kolposkopischen Befunde in: normale, abnorme (atypische), verschiedene und nicht beurteilbare unterteilt. International anerkannt enthält die Gruppe der abnormen Befunde unverdächtige und verdächtige Befunde. Wir haben diese Gruppe aus didaktischen Gründen daher im Text und in Tab. 3-3 entgegen den Gepflogenheiten in B und C getrennt.

Die kolposkopischen Charakteristika der normalen und abnormen Befunde sind in den Tabellen 3-2 und 3-3 übersichtlich dargestellt. Einzelheiten müssen aus entsprechenden Lehrbüchern und Atlanten entnommen werden. Nachfolgend werden die Tabellen ergänzt und besondere, für das Verständnis der Tabellen notwendige, Hinweise gegeben.

Zu A 1b: Die Atrophie ist bei alten Frauen ein Normalzustand und daher im Gegensatz zu der oft üblichen Einteilung unter „verschiedene Befunde" hier angeführt.

Zu A 2: Zylinderepithel-**Ektopie** (Tab. 3-2; Abb. 3-36). Da an der Zylinder-Plattenepithelgrenze die meisten Karzinome entstehen, darf man die scharfe Abgrenzung beider Epithelarten als einen optischen Befund bewerten, der eine Epithelatypie oder ein Karzinom weitgehend ausschließt.

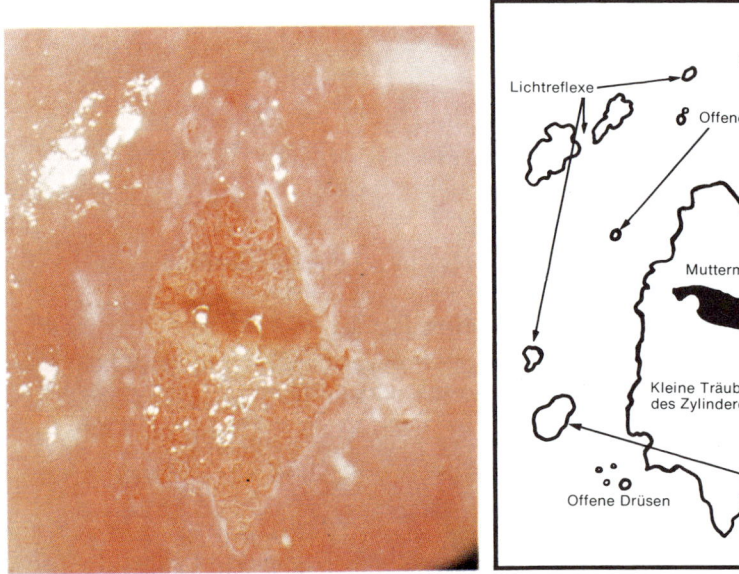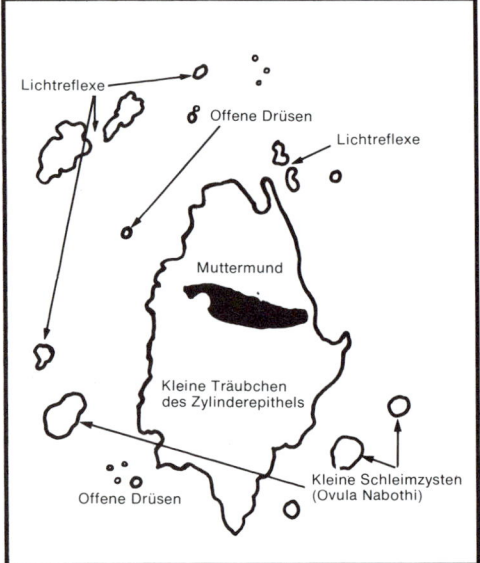

Abb. 3-36 Ektopie.

Zu A 3: Die typische benigne Umwandlungszone entsteht durch Ersatz des Zylinderepithels der Ektopie mittels indirekter Epithelmetaplasie oder aufsteigender Überhäutung (s. S. 64). Ausführungsgänge von Zervixdrüsen können dabei ausgespart werden und sichtbar bleiben. Werden sie überdeckt und verschlossen, so entstehen schleimhaltige, gelb-weißliche Retentionszysten = **Ovula Nabothi** (Abb. 3-37), welche die Portiooberfläche etwas überragen und an der Oberfläche meist schon makroskopisch erkennbare, langgestreckte, baumartige Gefäße aufweisen (Abb. 3-37).

Tabelle 3-2 **Normale Befunde**

Untersuchungsobjekt	Kolposkopischer Übersichtsbefund	Essigsäureprobe	Lugolprobe	Bemerkungen
A_{1a} Originäres Plattenepithel Geschlechtsreife	blaßrosa bis rote Farbe	Farbe tritt deutlich hervor	braun	Platten-Zylinderepithelgrenze meist auf Portio
A_{1b} Atrophisches Epithel (in Postmenopause und Senium)	intensiver rot (Gefäße des Stroma scheinen durch das dünne Epithel besser durch)	Farbe tritt deutlicher hervor	unscharf begrenzt braun-gelb fleckig-bräunlich	Plattenepithel-Zylinderepithelgrenze reicht in den Zervikalkanal
A_2 **Zylinderepithel (Ektopie)** (= auf die Portiooberfläche verlagerte Zervixschleimhaut (Abb. 3-36)	intensiver rot als Plattenepithel; typische **Träubchenstruktur**	weißlich	jodnegativ	Scharfe Plattenepithel-Zylinderepithelgrenze auf der Portio schließt Ca. oder Vorstufe weitgehend aus
A_3 **Umwandlungszone** (typische, benigne)	**frisch:** rot **später:** abblassend, zuletzt wie originäres Plattenepithel	rote Farbe wird durch Essigsäure stärker	zeigt das „Alter" (= Glykogengehalt) an hellbraun dunkelbraun kastanienbraun	„Drüsen"-Ausführungsgänge sichtbar; wenn bedeckt Retentionszysten möglich (= Ovula Nabothi) (Abb. 3-37)

Tabelle 3-3 **Abnorme** (atypische) **unverdächtige** (B) und **verdächtige** (C) Befunde.

Untersuchungsobjekt		Kolposkopischer Übersichtsbefund	Essigsäureprobe	Lugolprobe	Niveauunterschiede	Gefäßatypien	Bemerkungen
Leukoplakie (Abb. 3-38 u. 3-41)	B₁	**zarte** Leukoplakie	keine Veränderung	leicht gelblich	evtl. leichte Niveaudifferenzen	∅	Unverdächtig, weitere kolposkopische Beobachtung; PE nicht notwendig
	C₁	**schollig papilläre,** grobe Leukoplakie	keine Veränderung	leicht gelblich	deutlich	∅ +	In 90% gutartiges oder abnormes Epithel. Malignitätsindex 10%. P.E. notwendig!
Punktierung (Abb. 3-39 u. 3-41)	B₂	**feine zarte** Punktierung	+	jodhell	im Niveau	∅	Unverdächtig, weitere kolposkopische Beobachtung, Ursache oft Entzündung
	C₂	irreguläre **grobe** Punktierung	+ +	jodhell **scharf** abgegrenzt	deutliche Niveaudifferenz	∅ +	Malignitätsindex ca. 10% P.E. notwendig!
Mosaik (Abb. 3-40 u. 3-41)	B₃	**zartes** Mosaik	+	jodhell	im Niveau	∅	Unverdächtig. Weitere kolposkopische Beobachtung
	C₃	**grobes** irreguläres Mosaik (scharf abgegrenzt)	+ +	jodhell **scharf** abgegrenzt	Niveaudifferenz	∅ +	Malignitätsindex ca. 10% P.E. notwendig!
Atypische Umwandlungszone	C₄	Innerhalb einer U-Zone intensiv **lackartig-rote scharf abgegrenzte** Epithelbezirke; opak-glasig	+ +	jodhell gelblicher bis gelber Farbton	(+)	+	Histologisch meist atypisches Epithel in einfacher Schicht wie bei einfachem Ersatz Malignitätsindex ca. 20% P.E. notwendig!
Erosion	C₅	Glanz des Epithelüberzugs fehlt	∅ Reaktion nur bei Veränderung im Randbereich	∅ evtl. Randbereiche jodhell oder gelb	+	+ ∅	Immer auf Veränderungen im Randbereich achten. Ca.? Prüfung mit Chrobak-Sonde P.E. bei Verdacht!
Kolposkopisch stummer jodnegativer Bezirk	B₄	unauffällig	unauffällig	jodgelb	∅	∅	Histologisch meist **abnormes Epithel,** evtl. mit geringer Verhornung

Zu den atypischen verdächtigen Befunden C 6 – 9 s. Text.

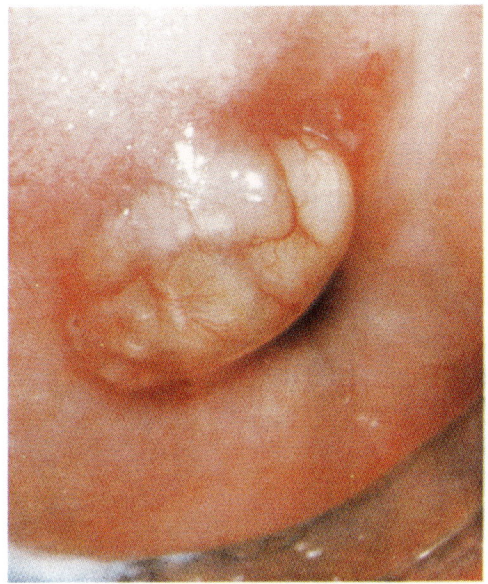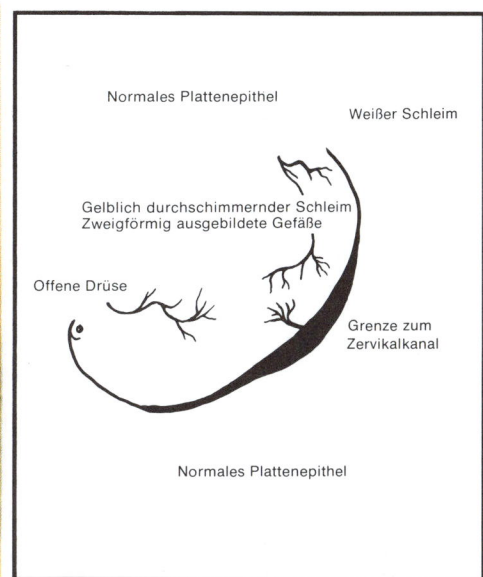

Normales Plattenepithel

Weißer Schleim

Gelblich durchschimmernder Schleim
Zweigförmig ausgebildete Gefäße

Offene Drüse

Grenze zum
Zervikalkanal

Normales Plattenepithel

Abb. 3-37 Ovolum Nabothi.

Zu B und C: Kolposkopisch abnorme unverdächtige/verdächtige Befunde (Tab. 3-3). HINSELMANN bezeichnete **Leukoplakie, „Leukoplakiegrund"** und **„Felderung"** (s. u.) präjudizierend als **„Matrixbezirke",** also als Mutterboden des Karzinoms. Diese Ansicht darf heute als widerlegt angesehen werden, da der **„Malignitätsindex" dieser Veränderungen jeweils nur etwas über 10% liegt** (BURGHARDT). HINSELMANN hat auch nicht zwischen „groben" und „feinen" bzw. „zarten" Veränderungen unterschieden.

Die Begriffe Leukoplakie, Leukoplakiegrund und Felderung wurden in der Zwischenzeit ersetzt durch **Leukoplakie, Punktierung** und **Mosaik.**

Zu B 1 und C 1: Leukoplakie = weißer Fleck (Abb. 3-38). Eine **zarte** Leukoplakie (B 1) stellt kolposkopisch einen weißen Fleck ohne wesentliche Niveaudifferenz dar, dem meist eine harmlose Hyper- oder Parakeratose zugrunde liegt. Eine Probeexzision ist nicht unbedingt erforderlich, aber kolposkopische Beobachtung. Eine **grobe** Leukoplakie (C 1) erhebt sich auffällig über das Niveau der Umgebung und bedarf unbedingt der **histologischen Abklärung** (auch bei negativem Smear).

Zu B 2 und C 2: Punktierung (Tüpfelung). Früher auch als „Leukoplakiegrund" bezeichnet, in der falschen Vorstellung, daß die Punktierung nur nach Abheben der Leukoplakieschollen sichtbar würde. Das Bild kommt dadurch zustande, daß sich zwischen verdickten Epithelzapfen, die nach dem Stroma hin proliferieren, isoliert stehende gefäßhaltige Stromapapillen nach der Oberfläche stark verlängern (Abb. 3-41). Über ihrer Spitze wird das Epithel dünn und läßt die Stromagefäße kolposkopisch als rötliche Pünktchen sichtbar werden = **Punktierung.**

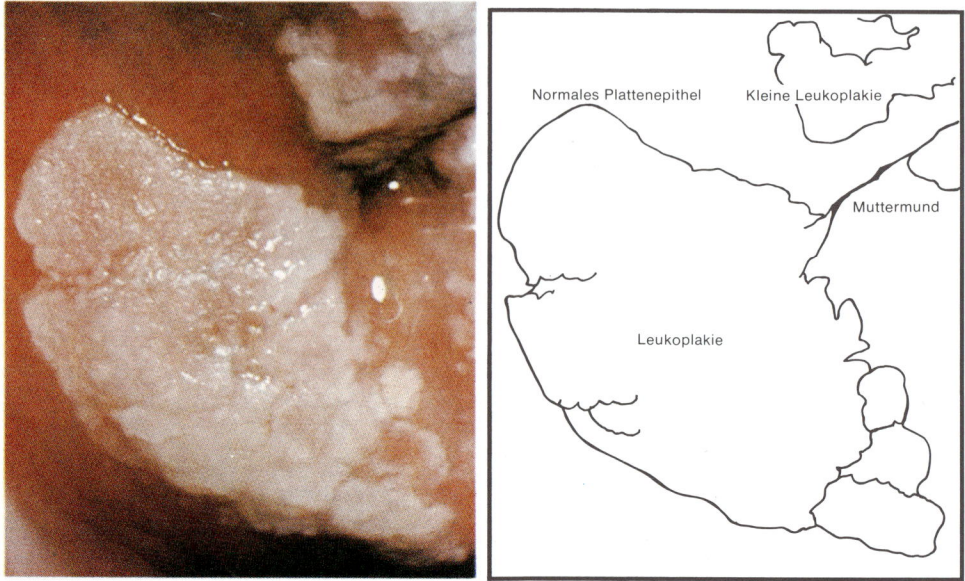

Abb. 3-38   Grobe Leukoplakie.

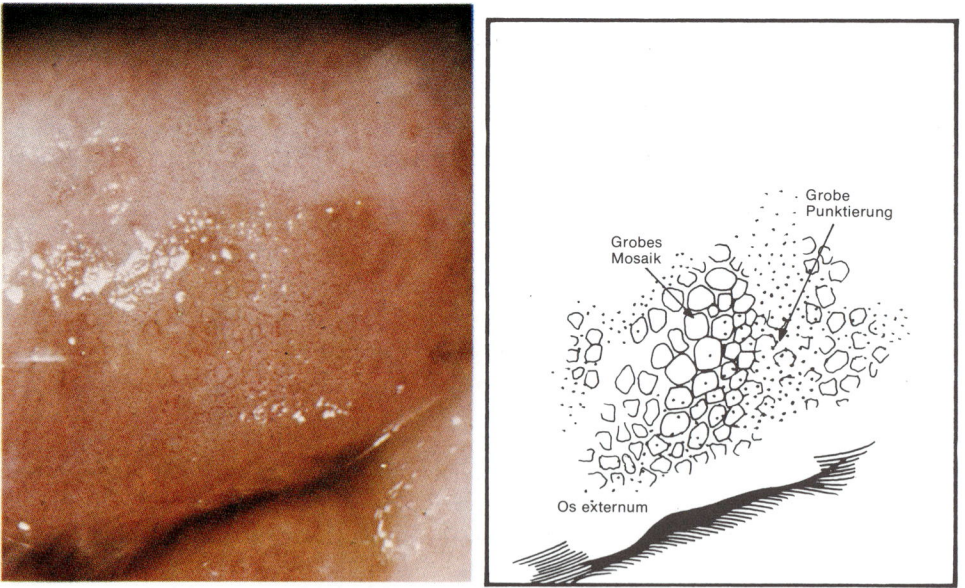

Abb. 3-39   (Z. Tl. grobe) Punktierung und grobes Mosaik.

Zarte Punktierung (B 2) ist unverdächtig und kann (z. B. bei Entzündung) verwaschen gegenüber der Umgebung sein. Kolposkopische Beobachtung notwendig, nicht unbedingt Probeexzision.

Die **grobe** Punktierung (C 2), früher als papillärer Grund bezeichnet, ist gegen die Umgebung **scharf** abgegrenzt und muß immer durch **gezielte Biopsie** geklärt werden (Abb. 3-39).

Zu B 3 und C 3: Mosaik (Abb. 3-40 und 3-41); früher auch als Felderung bezeichnet. Es finden sich wabenartige, gefelderte Bezirke. Man kann sich den Unterschied zwischen der Entstehung einer Punktierung und eines Mosaiks so vorstellen, daß das Bild der **Punktierung** sich dann ergibt, wenn **isoliert** stehende Stromapapillen mit pyramiden- oder kegelartigem Querschnitt durch das Kolposkop von oben betrachtet werden. Wächst das atypische Epithel aber blockartig und sind die Stromapapillen netzartig miteinander verbunden, so kommt es zum Eindruck eines **Mosaiks.**

Das **zarte** Mosaik (B 3) ohne Niveaudifferenz und Gefäßatypie gilt als gutartig, aber kolposkopisch beobachtungswürdig.

Das **grobe** Mosaik (C 3) ist vor allem bei Niveaudifferenz immer **probeexzisionsbedürftig.**

Zu C 4: Atypische Umwandlungs-(Transformations-)Zone. Atypisch im Vergleich zur normalen Umwandlungszone sind kolposkopisch scharf abgegrenzte, intensiv **lackartig** rote oder grau-rötliche, opake oder verwaschene „essigweiße" Bezirke innerhalb der U-Zone. Nach **Jod-Jodkali** bleibt ein gelblich-gelber Farbton. **Atypische Gefäße und Niveaudifferenzen sind besonders verdächtig auf atypisches Epithel!**

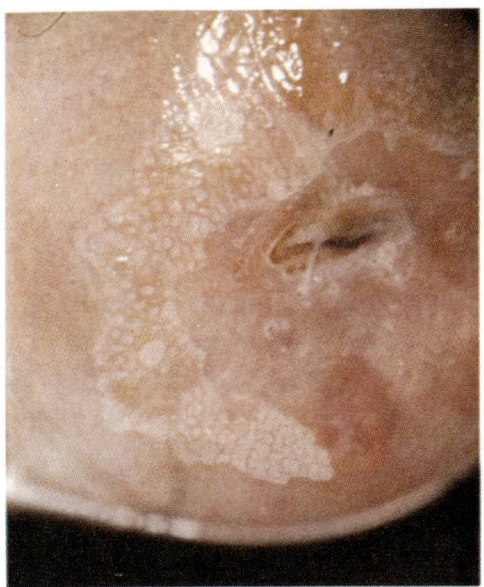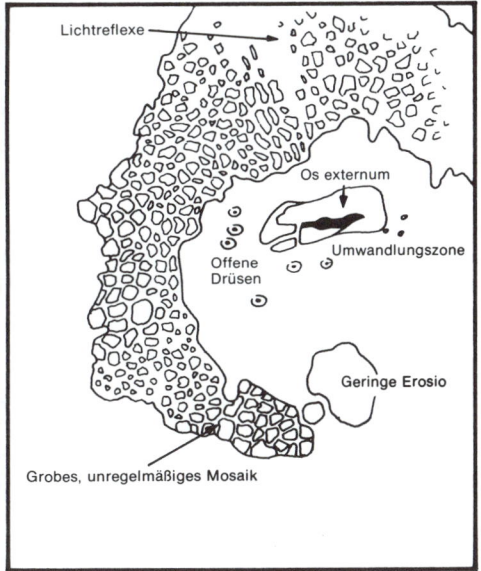

Abb. 3-40 Unregelmäßiges, z. Tl. grobes Mosaik.

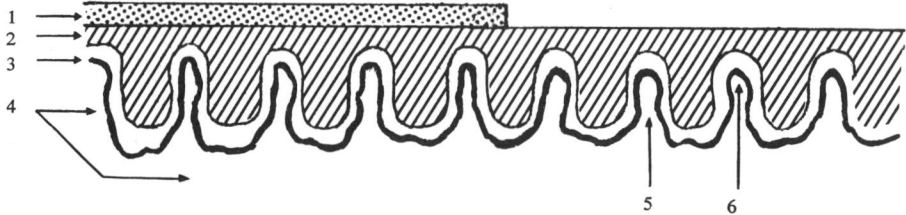

Abb. 3-41   Wachstumsformen des Epithels bei **Punktierung** und **Mosaik** (schematisch) 1 = Horn-schicht = Leukoplakie, 2 = Plattenepithel, 3 = Kapillare, 4 = Bindegewebe = Stroma, 5 = Stromapapille, 6 = Kapillarschlinge in einer Stromapapille. **In der linken** Hälfte der Abbildung ist über der Punktierung, bzw. dem Mosaik ein **leukoplakischer Belag** (1) angenommen. Häufiger kommen sowohl Punktierung als auch Mosaik **ohne** leukoplakischen Belag vor = **rechte Hälfte** der Abbildung. Wichtig für das Verständnis ist, daß sich Punktierung und Mosaik im Querschnitt nicht unterscheiden, denn histologisch liegt sowohl der **Punktierung** als auch dem **Mosaik** die **gleiche** Epithelveränderung zugrunde, nämlich eine auf Proliferation beruhende starke Vergröße-rung der Plattenepithelzapfen (schraffiert). Die Epithelzapfen werden durch hohe **Stromapapillen** (5) unterbrochen. Über den Papillen bleibt nur eine dünne Lage von Epithel stehen. Die Kuppen der Kapillarschlingen in den Stromapapillen (5 und 6) liegen dicht unter der Oberfläche der dünnen Epithelleiste und erscheinen bei kolposkopischer Betrachtung je nach Anordnung und Breite der Papillen als durchschimmernde **Pünktchen** (= Punktierung) oder **Linien** (= Mosaik).

Histologisch liegt dem kolposkopischen Bild der „einfache Ersatz" des normalen durch atypisches Epithel **innerhalb** einer Umwandlungszone zugrunde.

Der „**Malignitätsindex**" einer atypischen Umwandlungszone ist mit **20%** etwa dop-pelt so hoch wie der von Punktierung und Mosaik (jeweils etwa 10%).

Man sollte sich deshalb die **Hinweise auf eine atypische Umwandlungszone** gut merken.

Für den weniger Geübten empfiehlt H. Cramer, schon bei Vorliegen einer **gefäßreichen Umwandlungszone** an eine **bösartige Epithelproliferation zu denken.**

Zu C 5: Erosion. Sie stellt einen Epithel**defekt** dar. Das bindegewebige Stroma liegt scharf begrenzt frei und zeigt bei Anwendung ätzender Substanzen (z. B. Albothyl) weißliche Koagulationen.

Der Epitheldefekt kann bedeuten:

a) eine **mechanische** (Spiegel, Pessar) **oder andere** (chemische, thermische) **Verletzung.**
b) **den Zustand nach Abstoßung eines noch nicht invasiven atypischen Epithels**
c) bei zusätzlichem Stromadefekt (= flaches Ulkus) ein **bereits endophytisch wachsendes Karzinom.**

Die große Bedeutung der Erosion liegt darin, daß sich dahinter immer ein Karzinom verbergen kann.

Im Zweifel daher stets histologische Klärung durch gezielte Biopsie, besonders wenn

— **Gefäßatypien** vorliegen;
— die **freiliegende Fläche** nicht glatt und eben, sondern höckrig, uneben ist und auffallende Niveaudifferenzen („Gebirgslandschaft von oben") zeigt;
— eventuelle **weitere kolposkopische Veränderungen im Randbereich** der Erosion bestehen und bei
— Prüfung des Erosionsgrundes die CHROBAK-Sonde einbricht (s. S. 124).

Zu B 4: Kolposkopisch stummer, jodnegativer Bezirk. Dieser **abnorme** Befund findet sich bei der Anwendung der LUGOL-Probe. Es handelt sich um jeweils scharf abgegrenzte, **gelbe** (jodnegative) **Bezirke** in der dunkelbraunen, jodpositiven Umgebung, außerhalb des Drüsenfeldes und abseits des Muttermundes (evtl. auch in der Vagina). Bei der vorausgegangenen **kolposkopischen Routineuntersuchung ohne LUGOL-Probe, aber auch nach Essigsäure-Anwendung, waren diese Bezirke unauffällig.** Histologisch verbirgt sich dahinter meist abnormes, am ehesten gering verhornendes (gutartiges) Epithel.

Zu C 6: Das Auftreten von „essigweißen" Bezirken nach Anwendung von 3%iger Essigsäure ist in seiner Entstehung noch weitgehend unklar. Eventuell handelt es sich um eine Quellung der Interzellularräume in der verbreiterten Stachelzellschicht (WESPI). Essigweiße Bezirke können ein Hinweis auf atypisches Epithel sein (s. Tab. 3-3).

Zu C 7: Gefäßatypien sind stark verdächtig. Auffallende Unterschiede in Größe, Gestalt und Verlauf der Gefäße; Abgang dilatierter von dünneren Gefäßen, Kaliberschwankungen, Korkziehergefäße usw.

Zu C 8: Eine vergrößerte **interkapilläre Distanz** findet sich bei präinvasiven und invasiven Veränderungen. Sie wird nicht gemessen, sondern durch Vergleich mit normalen Bezirken ermittelt.

Zu C 9: Invasives Karzinom. Je weiter ein invasives Karzinom entwickelt ist, umso weniger leicht ist die kolposkopische Diagnose. Blutungen infolge der leichten Verletzlichkeit des Karzinomgewebes stören sehr. Meist ist die Diagnose makroskopisch leichter als kolposkopisch zu stellen. Am auffälligsten sind Niveaudifferenzen und Gefäßatypien.

Zusammenfassend sind folgende kolposkopische Befunde am ehesten auf ein atypisches Epithel oder ein invasives Karzinom verdächtig:

- Ausgeprägte, **grobe, unregelmäßige Punktierung, grobes,** irreguläres **Mosaik, schollige Leukoplakie.**
- **„Essigweiße"** Bezirke, besonders in Verbindung mit atypischer Umwandlungszone.
- Auffällige **Niveaudifferenzen.**
- Grau-weißer, schmutzig erscheinender **Farbton.**
- **Atypische Gefäße.**
- Auffällig **große interkapilläre Abstände.**
- **Scharf abgesetzte Grenzlinien** zwischen normalem und auffälligem Bereich.

Für spätere Vergleiche sollte man die kolposkopischen Befunde dokumentieren. Das erfolgt auch heute meist noch durch **Skizzen,** die in ein Schema der Portiooberfläche eingetragen werden. Demgegenüber hat bislang die **Kolpophotographie** auch in ihrer stereoskopischen Variante, vielleicht wegen des erhöhten Aufwandes, eher für Lehrzwecke, weniger aber für die Dokumentation, Verbreitung gefunden.

3. Die informative Knipsbiopsie

Als **dritte Suchmethode** (histologische Vordiagnostik) ist die **informative Biopsie** mit (ambulanter) **Zervixkürettage in Verbindung mit der Kolposkopie** in Gebrauch, hat sich aber **nicht** allgemein durchgesetzt. Obwohl hierbei kleine Gewebsentnahmen unter kolposkopischer Sicht mit nachfolgender histologischer Untersuchung erfolgen, **zählt die Methode noch zu den Suchmethoden,** da ihr Ergebnis **nur dann als gesichert** (s. aber unten) angesehen werden darf, wenn sich **ein invasives Karzinom findet.** Meist wird heute bei positivem zytodiagnostischem Befund (IV oder V) oder bei mehrfach verdächtigem Smear (III) konisiert (s. o.). Gegen die sofortige Anwendung der Konisation und für die Einschaltung der informativen Biopsie in bestimmten Fällen wird geltend gemacht, daß die Konisation ein größerer diagnostischer Eingriff mit stationärem Aufenthalt und eventueller Gefahr der Nachblutung und der aszendierenden Infektion ist, der sich darüber hinaus manchmal noch als unnötig erweisen kann. Andererseits könnte bei zytodiagnostisch nicht ganz eindeutigen Ergebnissen der Verzicht auf die sofortige Konisation bedeuten, daß insbesondere intrazervikale Karzinome zeitlich verschleppt werden.

Dem kann man begegnen durch

1. die kleine **informative = Knipsbiopsie** = gezielte Probeexzision **und**
2. die ambulant durchführbare **Zervixkürettage.**

NAVRATIL hat dieses Vorgehen als **erweiterte Krebsfährtensuche** bezeichnet.

Zu 1.:

Die gegebenenfalls an mehreren Stellen durchzuführende **Knipsbiopsie** erfolgt **stets unter kolposkopischer Kontrolle, nie blind,** mittels besonderer Biopsiezangen (Abb. 3-42) **bei:** kolposkopisch verdächtigen Veränderungen der Ektozervix **mit** oder **ohne** zytodiagnostischem Verdachtsbefund.

Zu 2.:

Die (ambulante) **Zervixkürettage** ohne Dilatation der Zervix mit kleinster Kürette hat ihre Indikation in der Situation: **verdächtiger Smear bei kolposkopisch unauffälliger Portiooberfläche.**

Dabei muß **herausgestellt** werden, daß die gezielte Knipsbiopsie und die Kürettage des Zervikalkanals bei positivem Befund **nicht für die endgültige** histologische Klärung ausreichen.

Auch bei Nachweis invasiven Wachstums ist die Konisation notwendig, um die Ausdehnung der Veränderung zu klären.

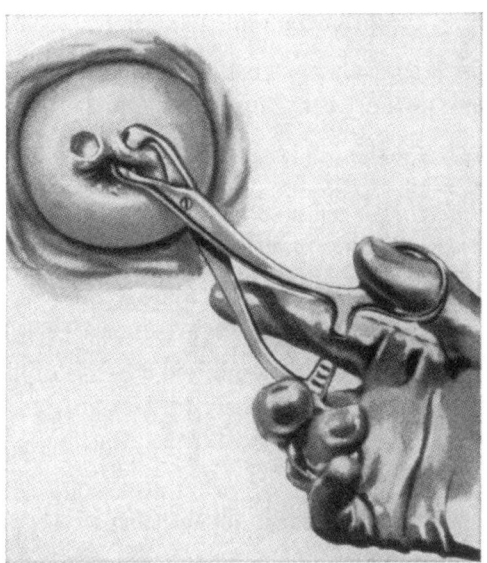

Abb. 3-42 Gezielte Probeexzision (Knipsbiopsie). Unter **kolposkopischer** Kontrolle werden mit einer Spezialzange kleine Gewebsstücke aus dem suspekten Portiobezirk herausgeknipst. (Das Kolposkop ist auf der Abbildung nicht zur Darstellung gebracht.) Dieses Vorgehen hat NAVRATIL als **erweiterte Krebsfährtensuche** bezeichnet.

Findet sich bei der Knipsbiopsie oder Zervixkürettage atypisches Epithel, aber **kein invasives Karzinom,** dann dient die Kombination Kolposkopie/informative Biopsie ebenfalls als Grundlage zur Konisation (s. hierzu S. 119).

4. Als **vierte Suchmethode** ist vollständigkeitshalber die **Kolpomikroskopie** (= Betrachtung der angefärbten Portiooberfläche mit einem in die Scheide eingeführten Mikroskopansatz bei 200facher Vergrößerung) zu erwähnen (ANTOINE u. GRÜNBERGER 1949). **Zur Routine eignet sich die Methode schon wegen ihrer Aufwendigkeit nicht.**

Anwendung und Stellenwert der Suchmethoden

Viele Gynäkologen und fast alle praktischen Ärzte bedienen sich bei der routinemäßigen Fährtensuche nach dem Zervixkarzinom **ausschließlich der Zytodiagnostik.** Die **Kolposkopie** wird als zusätzliches Verfahren meist vom Facharzt, die gezielte Knipsbiopsie (und ambulante Zervixkürettage) leider relativ selten angewandt.

Die **Kolposkopie** hat eine relativ **hohe Quote an verdächtigen Befunden,** deren geringe Malignitätswahrscheinlichkeit (= Malignitätsindex) oben angegeben wurde. Der größte **Nachteil der Kolposkopie** ist aber zweifellos, daß **nur Veränderungen der Ektozervix, nicht aber rein intrazervikal gelegene** zu erfassen sind.

> Wegen dieser Nachteile ist es **nicht erlaubt, die Kolposkopie alleine anzuwenden,** sondern immer nur **in Verbindung mit der zytodiagnostischen Untersuchung.**

Viel **eher** ist die **alleinige** Anwendung der **Zytodiagnostik** zu vertreten, weil

a) der **Zeitaufwand** für die Entnahme des zytodiagnostischen Abstriches **minimal** ist,
b) die **Zytodiagnostik** eine **hohe Sicherheit der Ergebnisse** gewährleistet (Fehlerquote ca. 10%; gefährlich sind hier die falsch-negativen Befunde [s. S. 100]).

Ergibt sich aber ein mehrfach verdächtiger Abstrich (Smear), dann wird von dem **nur** zytodiagnostisch ausgerichteten Untersucher meist sofort der große bioptische Eingriff der Konisation (s. u.) veranlaßt, der sich später manchmal als unnötig erweist.

Um eine Reihe dieser Konisationen, vor allem in Zweifelsfällen, zu vermeiden, ist die zusätzliche Kolposkopie und informative gezielte Knipsbiopsie mit ambulanter Zervixkürettage von Vorteil.

Bei gleichzeitiger Anwendung der beiden Suchmethoden, Zytodiagnostik und Kolposkopie (eventuell mit Knipsbiopsie und Zervixkürettage), nimmt die Zahl der entdeckten Frühfälle zu.

Deshalb sollte für jede **gynäkologische Vorsorgeuntersuchung** des **niedergelassenen Facharztes und in der Klinik** grundsätzlich die Anwendung der **Zytodiagnostik und des Kolposkops** gefordert werden, in der Reihenfolge,

erst zytodiagnostisch, dann kolposkopisch, dann bimanuell untersuchen.

Daneben gelten für **jeden Arzt,** auch den niedergelassenen Nichtfacharzt, der sich mit der Erkennung gynäkologischer Karzinome befaßt und in diesem Rahmen **Vorsorgeuntersuchungen** durchführt, folgende Forderungen:

Er muß
- bei **jeder Frau** eine **Spekulumeinstellung** durchführen und dabei Scheide und Portio genau betrachten;
- **stets an ein Karzinom denken;**
- bei **jeder Frau** (nicht nur bei makroskopisch suspektem Befund) einmal im Jahr einen **Abstrich** entnehmen (auch bei Frauen unter 30 Jahren, soweit kassentechnisch möglich) und der zytodiagnostischen Untersuchung zuführen;
- bei jeder Frau eine **bimanuelle vaginale** und auch eine **rektale** Untersuchung durchführen;
- bei jeder Vorsorgeuntersuchung unbedingt die **Brüste mituntersuchen (Zunahme des Mammakarzinoms! s. dort).**

Von der exakten Erfüllung dieser Forderungen kann das Schicksal der Frau abhängen. Nachlässigkeit kann zum Tode der Patientin führen, da **nur früh erkannte Karzinome sichere Heilungschancen bieten.**

Obwohl bedauerlicherweise nur ein Teil der Frauen von der Möglichkeit der **Vorsorge-untersuchung Gebrauch macht, wissen sie sehr wohl, daß dabei ein „Krebsabstrich" gemacht wird. Leider betrachten manche, aber auch manche Ärzte, dies als alleinige Aufgabe der Vorsorgeuntersuchung.**

Man kann aber nicht häufig genug die Notwendigkeit der gynäkologischen Palpations-untersuchung (Ovarialtumoren!, von denen ungefähr jeder vierte maligne ist oder wird und für die es keine Frühdiagnose gibt), und der **Untersuchung der Brust,** einschließlich der wenigen frühdiagnostischen Möglichkeiten (z. B. Mammographie), die hier zur Verfügung stehen, betonen.

Endgültige Diagnostik der Verdachtsfälle = Zervixkonisation (= Konisation) und histologische Untersuchung des Gewebekegels

Die sicherste Form der Gewebsentnahme stellt die **Konisation der Zervix** (Abb. 3-43) mit zusätzlicher Zervix- und Korpuskürettage dar. Sie dient der **endgültigen** Klärung der mit den Suchmethoden entdeckten Epithelatypien an der Portiooberfläche und im Zervikalkanal.

Die Konisation bei **makroskopisch erkennbarem klinischem Zervixkarzinom** ist **fehlerhaft** und kontraindiziert. Bei klinischem Zervixkarzinom genügt die histologische Sicherung durch Bröckelentnahme.

Die **Ringbiopsie** (Abb. 3-44 a), bei der nur ein schmaler Gewebsstreifen von der Zylinder-Plattenepithelgrenze entfernt wird, kommt heute kaum noch zur Anwendung, da Veränderungen **im** Zervikalkanal nicht miterfaßt werden.

Die flache oder hohe **Portioamputation** (Abb. 3-44 b u. c) liefert zwar gute histologische Ergebnisse, führt aber leicht zur **Verschlußinsuffizienz** des Uterus mit entsprechenden Folgen (Fehlgeburt; Frühgeburt) und stellt einen zu großen diagnostischen Eingriff dar.

Auch die Konisation ist ein relativ großer diagnostischer Eingriff, dessen **Indikation** wegen der möglichen Komplikationen (Zervixstenose; Zervixinsuffizienz) besonders bei jungen Frauen **sehr streng gestellt** werden soll. Manche koagulieren deshalb durch Zytodiagnostik und Knipsbiopsie **gesicherte** und nicht zu ausgedehnte leichtere Dysplasien, die auf die Ektozervix begrenzt sind (z. B. bei flachen Kondylomen) mittels einer der zahlreichen Koagulationsmethoden.

Vorteil: Ambulant durchführbar, keine Komplikationen oder Spätfolgen.

Nachteil: Fehlen des tatsächlichen histologischen Befundes; eventuell nicht vollständige Entfernung der Veränderung in der Tiefe.

Die Koagulationstherapie kann auch zur Behandlung **(gesichert benigner) ausgedehnter** Ektopien oder U-Zonen vorteilhaft sein und gelegentlich sogar als vorbeugende Maßnahme einer Kanzerisierung angesehen werden.

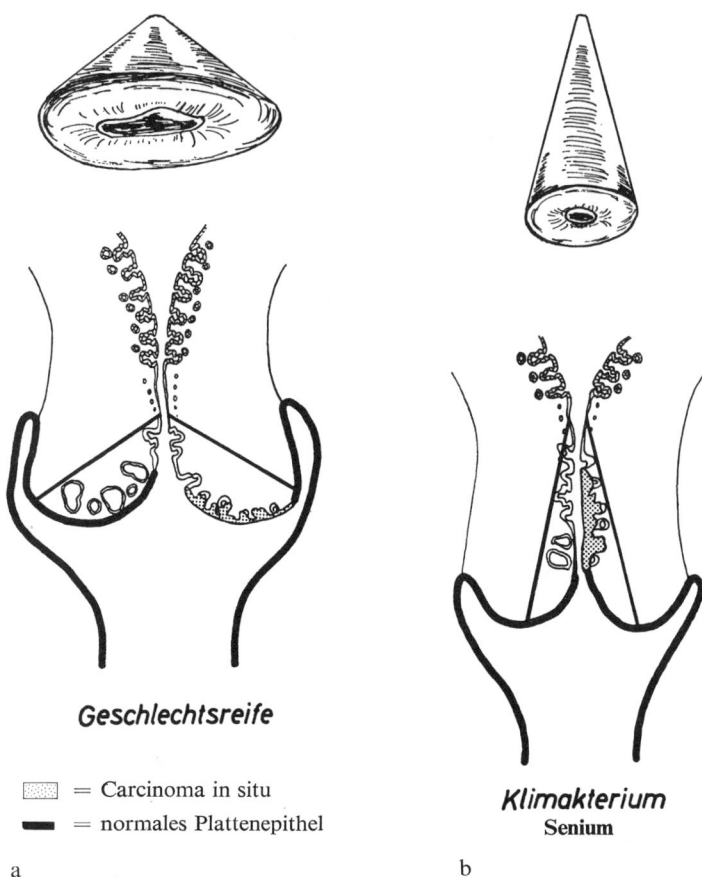

Geschlechtsreife

▒ = Carcinoma in situ

▬ = normales Plattenepithel

Klimakterium
Senium

a   b

Abb. 3-43 Die Schnittführung bei der Konisation muß dem verschiedenen (altersbedingten) Sitz des atypischen Epithels angepaßt sein.

a: Schnittführung und Form des Konus bei Frauen in der **Geschlechtsreife** (Sitz des Plattenepithel-Zervixdrüsenbereiches auf der Portiooberfläche: **Kürzerer** Konus mit **breitem** Basisdurchmesser.

b: Bei Frauen im **Klimakterium** und im **Senium** (**intra**zervikaler Sitz des Plattenepithel-Zervixdrüsenbereiches): **Langer** Konus mit **kleinem** Basisdurchmesser (Abb. nach G. KERN).

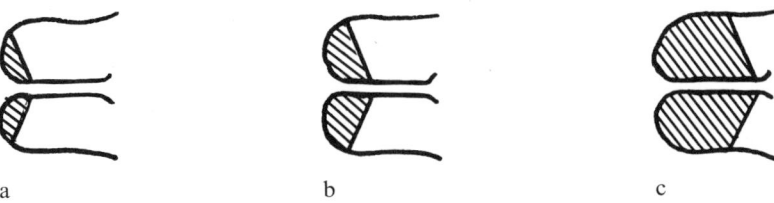

a   b   c

Abb. 3-44 a = Ringbiopsie; b = flache Portioamputation; c = hohe Portioamputation.

Indikationen zur Konisation

Folgende Hinweise auf ein atypisches Epithel ergeben die Indikation zur Konisation:

1. **Zytodiagnostik**

Positive zytodiagnostische Befunde (IV und V) nach kontrollierender Wiederholung, wenn die Portiooberfläche völlig unauffällig ist und eine Zervixabrasio nicht vorliegt, oder nicht beabsichtigt ist. Gleiches gilt auch bei mehrmaligem unklaren Untersuchungsergebnis (III).

2. **Kolposkopie und gezielte Probeexzision/Zervixkürettage**

Eine Konisation ist auszuführen, wenn der histologische Befund der gezielten Probeexzision oder der Kürettage des Halskanals eines der folgenden Ergebnisse zeigt:

● Nachweis einer Dysplasie höheren Grades,
● Nachweis eines Carcinoma in situ,
● Verdacht auf (oder nachgewiesenes) (früh-)invasives Wachstum.

Geringgradige Dysplasien sollten nur dann Anlaß zur Konisation geben, wenn sie über längere Zeit hinaus bestehen.

Kolposkopische Befunde alleine geben, auch wenn sie schwerwiegend sind, **kaum je eine Indikation zur Konisation.** Keineswegs darf jeder „Matrixbezirk" oder jede atypische Umwandlungszone konisiert werden. Oft liegt aber bei schwerwiegenden kolposkopischen Veränderungen gleichzeitig ein auffälliger zytodiagnostischer oder Knipsbiopsiebefund vor, der dann zur Konisation führt.

Die **Konisation** hat als relativ großer operativer Eingriff mit einer meist 10tägigen Liegedauer unter antibiotischer Behandlung (zur Vermeidung der Keimaszension) einer **strengen Indikationsstellung** zu unterliegen.

Manche haben daher versucht, sie durch einfache **Abschabung des Epithels mit dem scharfen Löffel zu ersetzen.** Wir halten das nur in seltenen Fällen für angebracht, da die Mitentfernung des Stroma für die histologische Diagnose entscheidend wichtig ist.

Prinzip und Technik der Konisation

Entscheidend ist die Schnittführung. Die Form des Konus, eines kegelförmigen Gewebsstückes mit Basis an der Portiooberfläche, hat das Lebensalter der Patientin zu berücksichtigen.

Daher muß
bei **großen Ektopien** an der Portiooberfläche **jüngerer Frauen der Konus flach** (Abb. 3-43a),
bei **kleinen Ektopien** und bei **älteren Frauen hoch und spitz sein** (Abb. 3-43b).

Mit der Konisation **ist stets die Zervixkürettage** (+ Korpuskürettage) zu verbinden.

Der Konus muß in seinen Randgebieten gesundes Gewebe einbeziehen, da alle veränderten Epithelbezirke miterfaßt werden sollen. Um die Ausdehnung des veränderten

Epithels an der Portiooberfläche zu erkennen, empfiehlt es sich vor jeder Konisation die

SCHILLERsche Jodprobe (s. S. 103)

(= Anfärbung mit LUGOLscher Lösung) durchzuführen.

Äußere Schnittführung bei der Konisation
- Die Umschneidung hat **außerhalb der jodnegativen Fläche** zu erfolgen.
- **Ovula Nabothi und Drüsenöffnungen müssen auch im jodpositiven Bereich mit umschnitten werden.**

Technik der Konisation (nach SCOTT-BURGHARDT) (verkürzt wiedergegeben)

Für die Diagnostik ist die **Konisation mit dem Skalpell** der Elektrokonisation (s. u.) vorzuziehen, da letztere durch Gewebskoagulation die histologische Untersuchung erschweren oder unmöglich machen kann.

Das **kosmetische Ergebnis ist hervorragend,** obwohl im Anschluß an die Ausschneidung des Konus **keine Naht** zur plastischen Neuformung der Portio gelegt wird.

Ablauf der Konisation

1. **Infiltration des Portiostromas (nicht obligatorisch)** mit physiologischer Kochsalzlösung unter Vasopressinzusatz. Infiltration (insgesamt 30—80 ml) von mehreren peripheren, gleichmäßig verteilten Einstichstellen aus.

2. **Anfärben der Portiooberfläche mit** LUGOLscher Lösung zur Markierung des Schnittrandes, der ca. 5 mm außerhalb des jodnegativen Bezirkes liegen soll. Erfaßt der jodnegative Bezirk auch die Vagina, so müssen hier, da Umschneidungen nicht möglich sind, getrennte Biopsien entnommen werden.

3. **Ausschneiden des Konus:** Kann, muß aber nicht über eingelegtem Hegar-Stift erfolgen. Nicht zu breites und nicht zu kurzes Skalpell benutzen. Die Länge des Konus, der aus dem Zervikalkanal herausgeschnitten werden soll, wird durch den Winkel bestimmt, mit dem das Messer kanalwärts eingestochen wird. Die Umschneidung der Ektozervix und die Bildung des Konus erfolgt nach den beschriebenen Richtlinien. Durchtrennung der Spitze mit Schere unter Sicht. Zur Orientierung für den Histologen sollte eine Markierung am Konus bei „12 Uhr" erfolgen.

Der Konus sollte in einem Stück fixiert werden (z. B. Stieve-Lösung) und an der Oberfläche nicht lädiert sein.

4. Die getrennte Zervixrest-Korpuskürettage sollte **nach** der Konisation durchgeführt werden. Immer zuerst Zervixkürettage, dann Korpuskürettage. Sie soll vermeiden, daß Veränderungen im Restzervikalkanal übersehen werden.

5. **Verschorfung der Wundfläche mit dem Elektrokauter zur Blutstillung. Keine Naht.** Anschließend wird die Scheide nach Einlage eines Antibiotikums (z. B. Fluomycin®) für 24 Stunden mit Jodoformgaze locker tamponiert. Die Wunde formiert sich innerhalb von 6—7 Wochen zu einer neuen Portio.

Nachblutungen in etwa 10% der Fälle. Daher am besten 10 Tage stationäre Behandlung.

Wegen der **Möglichkeit der Keimaszension** sollte man für etwa 10 Tage oral ein Breitbandantibiotikum geben.

Nebenverletzungen von Blase oder Darm sind **selten**. Zervixstenose als Folge der Konisation ist möglich.

Gegenüber der Konisation mit dem Messer ist die

Elektrokonisation der Zervix

weniger im Gebrauch. Dabei wird der Gewebskegel mittels elektrischer Schlinge (dreieckig geformter Drahtbügel) aus der Zervix herausgeschnitten. **Nachteil: Schlechte oder unbrauchbare histologische Ergebnisse** infolge Gewebskoagulation. Die Elektrokonisation wird daher meist nur als sogenannte „kosmetische Konisation" bei großen, stark schleimbildenden, Ektopien und nachgewiesener Benignität angewandt.

Die histologische Aufarbeitung

an möglichst zahlreichen Präparaten hat folgende Fragen zu beantworten:
- **Art und Ausdehnung des atypischen Epithels** (der CIN).
- Wurde der Konus im **Gesunden** exzidiert?
- Ist das atypische Epithel **noch präinvasiv** oder **schon invasiv?**
- Liegt bereits ein kleines, **invasives Karzinom** vor, so sollte seine Größe **in allen Ebenen ausgemessen** werden = Volumenbestimmung in 3 Ebenen (dritte Ebene durch Addition der Stufenabschnitte).

Erbringt die Konisation mit fraktionierter Abrasio **kein** auffälliges Ergebnis und ist oder bleibt der Smear positiv, so wird von einigen die Laparoskopie und Zytodiagnostik an Ausstrichen sedimentierter Peritonealflüssigkeit zum Ausschluß eines Ovarial- oder Tubentumors empfohlen.

Die **Konisation kann auch in der Gravidität durchgeführt** werden, allerdings unter sehr strenger Indikationsstellung. In der zweiten Schwangerschaftshälfte sollte man sie möglichst vermeiden und bis nach der Entbindung warten.

Dringender Verdacht auf invasives Karzinom muß aber auch in der Gravidität immer abgeklärt werden.

7.3.4 Therapie der Frühfälle

Die **derzeitigen Erkenntnisse** über die Wachstums- und Ausbreitungsgesetze der **Frühstadien des Zervixkarzinoms** haben zur **Einschränkung der Operationsradikalität** geführt.

Deshalb wird hier der Besprechung der Frühfälle die Therapie direkt angeschlossen und von der Therapie der klinischen Karzinome abgetrennt.

Die grundlegenden Fragen für die Behandlung der **Frühfälle** sind:
1. Ab wann aufgrund
    a) ihrer **histologischen Struktur** (Oberflächenwachstum, Frühinvasion, Lymphbahneinbrüche),
    b) ihres **Volumens** (Größenausdehnung)
mit **lymphogener Metastasierung gerechnet werden muß,** d. h. die regionären Lymphknoten mitzuentfernen wären.

2. Bis zu welcher **Ausdehnung der Veränderung** das **Parametrium** belassen, d. h. auf die WERTHEIMsche **Radikaloperation** zugunsten der einfachen Hysterektomie **verzichtet werden kann!**

Therapie des Carcinoma in situ, der höhergradigen und der (persistierenden) geringgradigen Dysplasie

1. Das Carcinoma in situ und die Dysplasie **können sicher nicht metastasieren. Wurde das atypische Epithel durch Konisation ganz im Gesunden entfernt,** ist im Grunde **keine weitere Therapie** nötig. Es sollten aber **regelmäßige zytodiagnostische und kolposkopische Kontrollen** in viermonatigen Abständen erfolgen, um neu entstandene Herde atypischen Epithels rechtzeitig zu erkennen. Dieses Vorgehen empfiehlt sich vor allem bei **jungen** Frauen mit noch bestehendem Kinderwunsch. **Jenseits des 40. Lebensjahres** erscheint es aber schon aus psychologischen Gründen besser, den **Uterus zu exstirpieren,** zumal dann, wenn sich eine zusätzliche Indikation (z. B. Descensus) ergibt.

2. Wurde das atypische Epithel **nicht im Gesunden exzidiert,** sollte der **Uterus stets exstirpiert** werden, da sonst immer ein Risiko verbleibt. Es hat sich erwiesen, daß zur Vermeidung postoperativer Infektionen nach Konisationen die Uterusexstirpation entweder bis zu 3 Tagen nach der Konisation oder erst 3—5 Wochen nach dieser erfolgen sollte.

Im Operationspräparat findet sich dann noch bei 20% der Frauen atypisches Epithel, in den übrigen Fällen dürfte es wohl durch Verschorfung oder Wundheilung zugrunde gegangen sein.

> **Nicht alle histologischen Laboratorien können die zeitlich sehr aufwendige histologische Aufarbeitung für eine derartig differenzierende Therapie liefern. Deshalb muß in allen Zweifelsfällen die Uterusexstirpation bevorzugt werden. Die Mitnahme der Parametrien oder der regionären Lymphknoten ist in keinem Fall notwendig.**

Verweigert die Patientin trotz erfolgter Aufklärung **die Uterusexstirpation** bei vermutlich verbliebenen CIN-Resten, dann muß zumindest für regelmäßige zytodiagnostische und kolposkopische Kontrollen in kurzen Zeitabständen, am besten mit gelegentlichen Zervikürettagen, gesorgt sein. Man kann auch eine ein- oder zweimalige Bestrahlung durch Radiumeinlage mit 2000 mgeh oder mit entsprechender After loading-Äquivalenzdosis durchführen. Ergibt die genaue histologische Untersuchung des exstirpierten Uterus trotz allem ein **echtes Karzinom, das über die beginnende Stromainvasion hinausgeht,** werden die Lymphknoten der Beckenwand **nachträglich** entfernt und je nach Untersuchungsergebnis die Beckenwand nachbestrahlt (s. u.).

Die Therapie bei beginnender Stromainvasion

Obwohl nach streng pathologisch-anatomischem Sprachgebrauch auch bei beginnendem Einbruch von Epithelzapfen in das Stroma bereits ein **echtes** Karzinom vorliegt, genügt zur Therapie die einfache Uterusexstirpation. Es kann sogar (aber nur bei vollständiger Entfernung der Veränderung durch Konisation) auf dringlichen Wunsch der Patientin der Uterus erhalten werden, sofern **strenge Beobachtung** der Patientin gesichert ist.

Die Behandlung des Mikrokarzinoms

Die Begriffsbestimmung des Mikrokarzinoms, entsprechend Stad. Ia$_2$ der Stadieneinteilung, erlaubt die therapeutische Abgrenzung dieser Karzinome von denen des Stad. Ib (die radikaloperiert werden) aufgrund folgender Überlegungen:

Diskontinuierliche lymphogene Ausbreitung kleinster Karzinome dieser Größenordnung wird nur selten beobachtet (0 – 5%). Ob zur diskontinuierlichen lymphogenen Metastasierung ein kritisches Zellvolumen, das in einer Größenordnung von 5 × 10 × 10 mm liegt, notwendig ist, ist bislang ungeklärt. Wahrscheinlich dürfte dagegen sein, daß insbesondere Kleinkarzinome mit netziger Infiltration bei **fraglichen** oder **sicheren Lymphbahneinbrüchen** eine größere Gefahr der lymphogenen Metastasierung beinhalten.

Daraus sollte sich für die Therapie folgendes ergeben:

> Auch wenn Mikrokarzinome bis zur genannten Größe selten metastasieren, ist doch damit zu rechnen, so daß man **stets die regionären Lymphknoten mitentfernen sollte.**

Die **zweite Frage** ergibt sich aus der **kontinuierlichen Ausbreitung dieses Kleinkarzinoms.** Muß das Parametrium mitentfernt werden?

Das Mikrokarzinom erreicht die zur Begründung der WERTHEIMschen Radikaloperation wichtige Grenzzone zwischen Zervix und Parametrium (s. operative Therapie des klinischen Karzinoms) definitionsgemäß nicht, sondern bleibt in den Grenzen der Tiefenausdehnung des Drüsenfeldes. Das **Parametrium kann daher belassen werden.** Das hat eine große praktische Bedeutung, da die Radikaloperation gegenüber der einfachen Hysterektomie mit deutlich erhöhter Morbidität belastet ist.

Der eventuelle Einwand, daß die Parametrien wegen der Gefahr einer karzinomatösen Lymphangiose mitzuentfernen seien, ist nicht stichhaltig, da diese eine große Seltenheit darstellt (s. u.). Abgesehen davon wäre damit wohl am ehesten bei Fällen mit positiven Lymphknoten der Beckenwand zu rechnen, die dann sowieso nachbestrahlt würden.

Aus diesen Gründen halten wir es für berechtigt, zur Behandlung des Mikrokarzinoms die

> **Hysterektomie** (eventuell mit kleiner Scheidenmanschette) **ohne Parametrien,** aber **mit Beckenwandlymphknoten**

zu empfehlen.

Der **Verzicht auf jede weitere Therapie nach der Konisation,** d. h. die Konisation als ausreichende Therapie bei Mikrokarzinom zu werten, ist **scharf abzulehnen.** Den Uterus auf Drängen der Patientin in solchen Fällen zu belassen, stellt eine schwere Verantwortung dar, die man kaum je tragen kann und daher stets ablehnen sollte!

Überschreitet nach eingehender histologischer Untersuchung und Ausmessung im Konisationspräparat der Tumor die **Größenordnung des Mikrokarzinoms,** so ist unbedingt die **Radikaloperation** angezeigt. Im Zweifel sollte man sich im Interesse einer Sicherung der Patientin stets für den größeren Eingriff entscheiden.

7.4 Das klinische Zervixkarzinom (= das makroskopisch erkennbare Zervixkarzinom)

Definition und Vorbemerkungen

Unter dem klinischen Zervixkarzinom verstehen wir einen Gebärmutterhalskrebs, den ein einigermaßen erfahrener Untersucher schon bei der **ersten Untersuchung**, gewissermaßen auf den ersten Blick, und **ohne besondere Hilfsmittel**, d. h.

> nur mit dem **Auge** → bei der **Spekulumuntersuchung** (wobei die **kolposkopische Betrachtung** das klinische Bild untermauern kann) und
>
> nur mit den **Fingern** → bei der **Palpation** (vaginale **und** rektale Untersuchung)
>
> und mit der CHROBAK-**Sonde** → (Prüfung der Gewebsfestigkeit) (s.u.) erkennt (Abb. 3-45).

CHROBAK**scher Sondenversuch:** Setzt man eine feine Knopfsonde mit **leichtem Druck** auf eine Erosion und „**bricht**" sie in das Gewebe „**wie in Butter**" ein, so spricht das für ein Karzinom. Andererseits kann aber ein Karzinom auch vorliegen, wenn die aufgesetzte Sonde **nicht** einbricht. Die Methode ist also **nicht spezifisch,** sie ist aber im positiven Fall ein Gewicht auf die Waagschale für ein klinisches Karzinom.

> Auch bei noch so stark begründetem makroskopischem Karzinomverdacht muß die Diagnose ausnahmslos durch
>
> **Bröckelentnahme = Probeexzision (PE) und histologische Untersuchung**
> bestätigt werden.

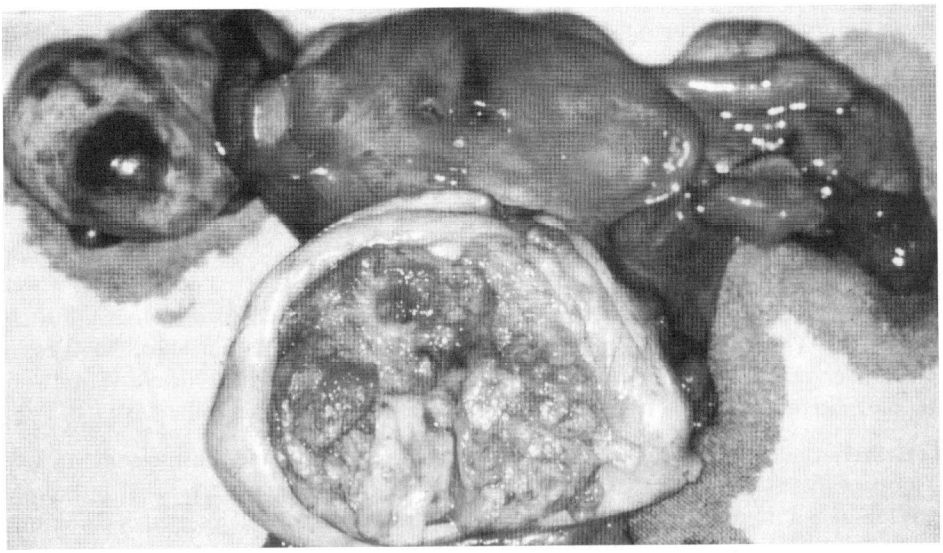

Abb. 3-45 Klinisches Zervixkarzinom.

Die Bröckelentnahme erfolgt mit der **Biopsiezange,** dem **scharfen Löffel** oder durch **kleine Exzision** mit dem Skalpell und ist fast stets ohne Narkose möglich.

> Ergibt die **histologische Untersuchung** überraschenderweise, daß trotz des **klinischen Eindrucks** die Karzinomdiagnose sich **nicht bestätigt,** dann ist (besonders bei histologisch festgestellter plasmazellulärer Infiltration des Gewebes) an eine **Lues** zu denken (Seroreaktionen veranlassen!).

Weitere differentialdiagnostische Überlegungen ergeben sich auch gegenüber: Tbc. ulcera, Zervixpolypen, Kondylomen, Myoma in statu nascendi (s. S. 186), Druckulcera bei Prolaps und Pessar.

> **Zytodiagnostische Befunde können bei klinischen Zervixkarzinomen wegen der Gewebsnekrose negativ sein!**

Nicht alle klinischen Zervixkarzinome sind bei Spiegeleinstellung durch reine Betrachtung auffällig und diagnostizierbar. So kann **die Portiooberfläche völlig glatt und unauffällig** sein, wenn der Tumor im Zervikalkanal als **Zervixhöhlenkarzinom** sitzt (s. dort). Dann ist aber die Zervix meist **palpatorisch aufgetrieben (!)** oder man tastet einen auffälligen parametranen Befund.

Histologisch sind die Karzinome der Zervix zu etwa 92–95% **Plattenepithel-** und nur zu etwa 5–8% **Adenokarzinome.**

Plattenepithelkarzinome kann man, je nach der Ähnlichkeit mit dem Muttergewebe, in **hoch-, weniger differenzierte** und **undifferenzierte** Formen einteilen. Zuweilen werden die verschiedenen Differenzierungsgrade auch als „Reifegrade" bezeichnet. Die Unreife des Karzinoms hat hohe Bedeutung für die Wachstumsintensität. Histologische Sonderformen s. S. 141.

7.4.1 Wachstumsformen des klinischen Zervixkarzinoms

Man unterscheidet zwei wesentliche **Wachstumsformen:**

1. vorwiegend **endo**phytisch }
2. vorwiegend **exo**phytisch   } wachsende Karzinome

Sitz der klinischen Zervixkrebse ist meist die **Ektozervix** und **der untere Zervikalkanal.** Die rein **intrazervikal** gelegenen sogenannten **Zervixhöhlenkarzinome**

> überschreiten den äußeren Muttermund vaginalwärts nicht und treiben die Zervix meist tonnenförmig auf. Sie stellen **keine besondere Wachstumsform** dar, gewinnen aber **wegen ihres Sitzes und der daraus resultierenden erschwerten klinischen Erkennbarkeit** eine **Sonderstellung,** so daß sie hier gesondert beschrieben werden.

Zu 1.: Endophytische Formen

Das Karzinom wuchert von der Oberfläche in das bindegewebig-muskuläre Stroma, d. h. in das **Innere** der Zervix ein (Abb. 3-46a). Dadurch wird die Zervixwand mehr

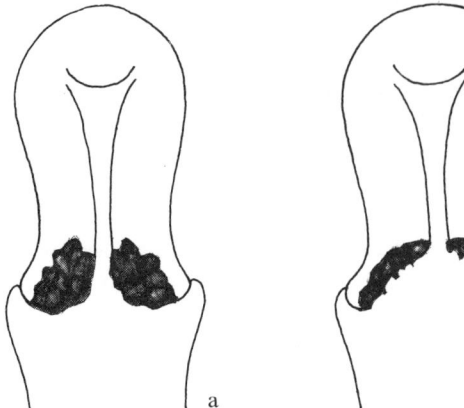

Abb. 3-46 Von der Ektozervix ausgehende **endophytisch** wachsende Zervixkarzinome. **a**: Endophytisches Wachstum; **b**: Der knotig-knollige Tumor ist in einen Krater mit aufgetriebenen, starren Rändern zerfallen.

oder weniger stark aufgetrieben. Das ist bei **Befall der Ektozervix sicht- und tastbar** (bei **Befall der Endozervix** (= Zervixhöhlenkarzinom) aber **nur tastbar**). Die Zervix bekommt eine **unregelmäßig-höckrige und derbe, knotige Beschaffenheit.** Größere Krebse können oberflächlich mit derbem Rand **ulzerieren** (Abb. 3-46b). Bei sehr großen endophytischen Tumoren können sich durch Nekrose und weiteren Gewebszerfall **tiefe Krater mit aufgetriebenen starren Rändern ausbilden.** Schließlich kann die gesamte Zervix in einen großen **Krebskrater** aufgehen. Von solchen superinfizierten und daher schmierig belegten Kratern geht meist ein **süßlich-jauchiger Geruch** aus.

Manche rein endophytische Karzinome verändern die Gestalt der Zervix nicht. Es handelt sich dabei um die mehr szirrhösen Formen mit starker reaktiver Bindegewebsbildung. Hier gilt wegen der oft schwierigen Erkennbarkeit besondere Vorsicht.

> Das endophytisch wachsende, von der Ektozervix ausgehende Karzinom ist die häufigste Form aller Zervixkarzinome.

Zu 2.: Exophytisch wachsende Formen (= „Blumenkohl"-Karzinome)

Hier **wächst der Krebs** unter starker Epithel- und Bindegewebswucherung **nach außen** in die Scheide vor. Er bildet grau-weißliche bis rötliche Knoten an der Ektozervix, die **blumenkohlartig** erscheinen (Abb. 3-47). Die Blumenkohlgewächse können die Scheide breit ausfüllen, so daß ihr Ausgangsort (Zervix oder Vagina) auf den ersten Blick fraglich erscheinen mag. Reine Zervixkarzinome lassen sich aber stets **umgreifen,** wodurch ihr Zusammenhang mit der Zervix erkennbar wird. **Rein exophytisches Wachstum gibt es nicht. Ein Teil des Tumors wächst stets auch endophytisch** in das Zervixstroma ein.

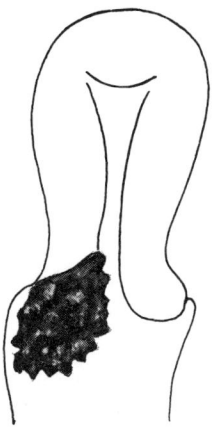

Abb. 3-47   Von der Ektozervix ausgehendes **exophytisch** wachsendes Karzinom, sog. **Blumenkohlkarzinom**.

Für ein **Karzinom** spricht

- jede **verdickte und hart aufgetriebene** Zervix,
- jede **knotig-knollige** oder **höckrige, warzige Auftreibung der Ektozervix,**
- jeder **Gewebsdefekt** in Form eines
  Ulkus der Ektozervix oder eines
  Kraters (mit hartem Grund oder hartem Rand)
- jeder **Blumenkohltumor** der Ektozervix,
- jeder **nekrotische Gewebszerfall** eines Tumors in der Scheide.

Dagegen nicht ohne weiteres und **oft schwierig erkennbar** ist das

Zervixhöhlenkarzinom (= Karzinom der Endozervix).

Es wächst meist endophytisch. Seine **Besonderheit** liegt in seinem **Sitz** innerhalb des Zervikalkanals. Es überschreitet den äußeren Muttermund vaginalwärts nicht. Daher erscheint die Portio im Gegensatz zu den an der **Portiooberfläche** wachsenden Karzinomen **glatt** und **völlig intakt**.

Es **wächst** demnach **im Verborgenen** (darin liegt die Gefahr!) und treibt meist die Zervix **tonnenförmig** auf! Man hat das Zervixhöhlenkarzinom deshalb auch als **Tonnenkarzinom** oder als **Kulissenkarzinom** (da es hinter der Kulisse einer glatten und unauffälligen Portioobberfläche wächst) bezeichnet (Abb. 3-48).

Kommt zu diesem Tastbefund blutiger Ausfluß oder eine Blutung oder Abgang von nekrotischen Gewebsbröckeln aus dem Zervikalkanal hinzu (oft die einzigen Zeichen), ist die Symptomatik dringend verdächtig auf ein Zervixhöhlenkarzinom (oder ohne auffälligen Tastbefund auf ein Korpuskarzinom). Klärung durch fraktionierte Kürettage (S. 206) und histologische Untersuchung ist dringend erforderlich.

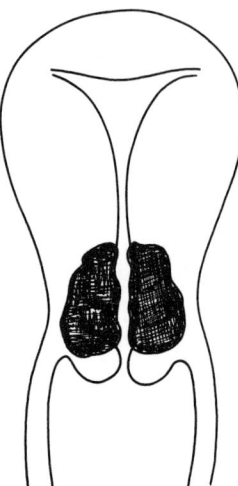

Abb. 3-48   Vom Halskanal (= **Endozervix**) ausgehendes Karzinom = **Zervixhöhlenkarzinom**. Das Zervixhöhlenkarzinom ist vorwiegend das Karzinom der **älteren** und **alten** Frau, deren Platten-epithel-Zylinderepithelbereich in den untersten Teil des Zervixkanals hineingezogen ist. Das Zervixhöhlenkarzinom liegt **versteckt** hinter der glatten, völlig unveränderten Portiooberfläche. Es ist **weder mit dem bloßen Auge, noch mit dem Kolposkop zu erkennen**.

Wegen der Epithelverschiebung an der Zervix in Abhängigkeit vom Lebensalter (s. S. 63) findet sich das Zervixhöhlenkarzinom **bevorzugt bei älteren und alten Frauen**.

Weit fortgeschrittene Zervixhöhlenkarzinome können das kleine Becken durch ihre Ton-nenform weitgehend ausfüllen, so daß eine Aussage über den Karzinombefall der Parametrien durch rektovaginale Palpation sehr schwierig wird. Selbst dann kann die

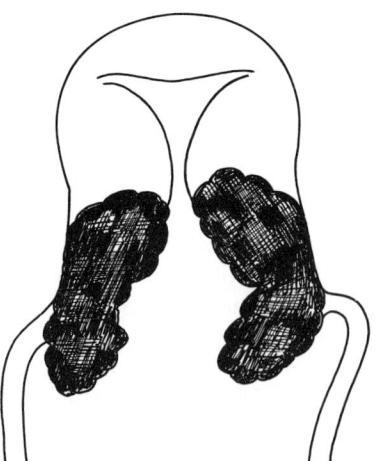

Abb. 3-49   Nach „außen" aufgebrochenes Zervixhöhlenkarzinom.

Portiooberfläche noch als dünne Schicht glatt und intakt erhalten sein. Bricht diese Schicht schließlich, manchmal gewissermaßen über Nacht, ein, findet sich plötzlich anstelle der vorher intakt erscheinenden Portio ein **Riesenkrater** (Abb. 3-49) eines ausgedehnten Karzinoms.

Wenn die **Wucherung des atypischen Epithels von der Basis der Zervix„drüsen" ausgeht, kann ein sogenannter**

tiefer oder zentraler Krebsknoten

entstehen. Solange klinische Symptome fehlen und die Schleimhaut darüber noch erhalten ist, besteht (auch zytodiagnostisch) **keine Möglichkeit der Diagnose.**

Die Häufigkeit der Zervixhöhlenkarzinome wird mit 10−30% aller Zervixkarzinome angegeben (K. H. Zinser, K. G. Ober, C. H. Mayer). Sie finden sich bevorzugt bei **älteren** und **alten** Frauen.

Um die weniger fortgeschrittenen Karzinome der Endozervix nicht zu übersehen, sollte sich der sorgfältige Untersucher stets an die folgenden Grundsätze halten:

● Die **Quelle jeder unregelmäßigen Genitalblutung muß einwandfrei geklärt werden.**
● Wenn Vulva, Vagina und Ektozervix als Blutungsquelle ausscheiden (Spekulumuntersuchung), **muß** das Blut aus dem Halskanal oder der Gebärmutterhöhle stammen. Dabei ist zu berücksichtigen, daß **auch Karzinome nicht kontinuierlich bluten** und man sich bei **zur Zeit fehlender Blutung manchmal auf die Angaben der Patientin** verlassen muß.
● Um die Ursache der Blutung aus dem Uterus zu klären, ist die **fraktionierte Kürettage** (s. auch unter Korpuskarzinom), getrennt in Zervix und Korpus auszuführen.
● **Beginnende** (präklinische) Zervixhöhlenkarzinome können **nur** durch die **zytodiagnostische** Untersuchung mit der routinemäßigen Materialentnahme auch aus dem Zervikalkanal erkannt werden (nicht durch Kolposkopie).

7.4.2 Die Ausbreitungswege des Zervixkarzinoms

Die Ausbreitung des Zervixkarzinoms erfolgt
1. **kontinuierlich** (durch Weiterwachsen in die Umgebung),
2. **diskontinuierlich**
   a) auf dem **Lymphweg** (lymphogen)
   b) auf dem **Blutweg** (hämatogen)

Zu 1.: Kontinuierliche Ausbreitung bedeutet, daß die **Karzinomstränge noch in direkter Verbindung mit dem Primärtumor** stehen.

Das Zervixkarzinom neigt im Gegensatz zum Korpuskarzinom dazu, primär in die Tiefe, weniger aber flächig zu wachsen.

Dementsprechend greift es bald auf das mehr oder weniger lockere **„Paragewebe"** in der Zervixumgebung über und wuchert vor allem entlang dem Gefäßbindegewebe (Leitgewebe)

in das **seitliche Parametrium** = Ligamentum cardinale (Mackenrodt)

und **je nach primärem Sitz** in die lockeren Bindegewebsräume des

Septum vesico-vaginale (und die lgg. vesico-uterina)

und des

Septum rectovaginale (und die lgg. sacro-uterina) ein.

Bevorzugt ist aber das seitliche Parametrium.

Die **kontinuierliche Ausbreitung** des Zervixkarzinoms **im Parametrium** ist die **Grundlage** seiner **Stadieneinteilung** und der Einschätzung seiner **Operabilität**.

Im **seitlichen Parametrium** vermag das Karzinom schließlich „per continuitatem" bis zur Beckenwand vorzudringen. Allerdings kann das kontinuierliche Wachstum durch **diskontinuierliche lymphogene Metastasen** in die Lymphknoten der Beckenwand übersprungen werden.

Bei der **Bedeutung für die Stadieneinteilung** (s. u.) **und Therapie** (s. u.) ist **die Beurteilung, ob das Parametrium krebsig infiltriert ist oder nicht, von eminenter Bedeutung.**

Diese Frage zu beantworten, ist auch für den Erfahrenen nicht immer leicht, **denn:**

Ein **verdicktes,** derbes **Parametrium** kann außer durch ein
— **Karzinom** auch durch
— **Entzündung** oder
— **Narben** (z. B. nach Geburtstrauma)
verursacht werden.

Allerdings sind karzinomatöse Infiltrate meist an ihrer **knotigen** Beschaffenheit zu erkennen. Derbe, knotige, **nicht** schmerzhafte Infiltrate sind als krebsig anzusehen (immer rektovaginale Untersuchung).

Die kontinuierliche Ausbreitung des Zervixkarzinoms auf die Scheide kann **zwei Wege** gehen:
1. Das Karzinom wuchert **unter** dem normalen Scheidenepithel, das schließlich sekundär von der Tiefe her zerstört wird.
2. Das dem Zervixtumor benachbarte **Scheidenepithel** selbst kann krebsig umgewandelt werden und bleibt dann entweder als krebsiger Randbelag bestehen oder beginnt von hier aus ein neues invasives Wachstum in die Scheidenwand.

Oft ist **bei Karzinombefall von Scheide** (vor allem des oberen Scheidendrittels) **und Zervix** schwer zu entscheiden, ob der **Ausgangspunkt** des Karzinoms die Zervix **oder** die Scheide ist, da es sich in beiden Fällen fast immer um Plattenepithelkarzinome handelt.

Die kontinuierliche Ausbreitung der Zervixkarzinome auf das Corpus uteri ist nicht häufig und erfolgt dann meist in die muskuläre Wand. Eine flächenhafte Ausbreitung in der Gebärmutterschleimhaut dürfte wie die gutartige Variante plattenepithelialen Ersatzes des Endometriums (= Ichthyosis uteri) selten sein.

Breitet sich das Zervixkarzinom zusätzlich oder vorwiegend in der sagittalen Richtung aus, dann kann es die **Harnblase** und das **Rektum** erreichen und in deren Hinter-, bzw. Vorderwand einwachsen (Abb. 3-50) oder das Rektum ummauern.

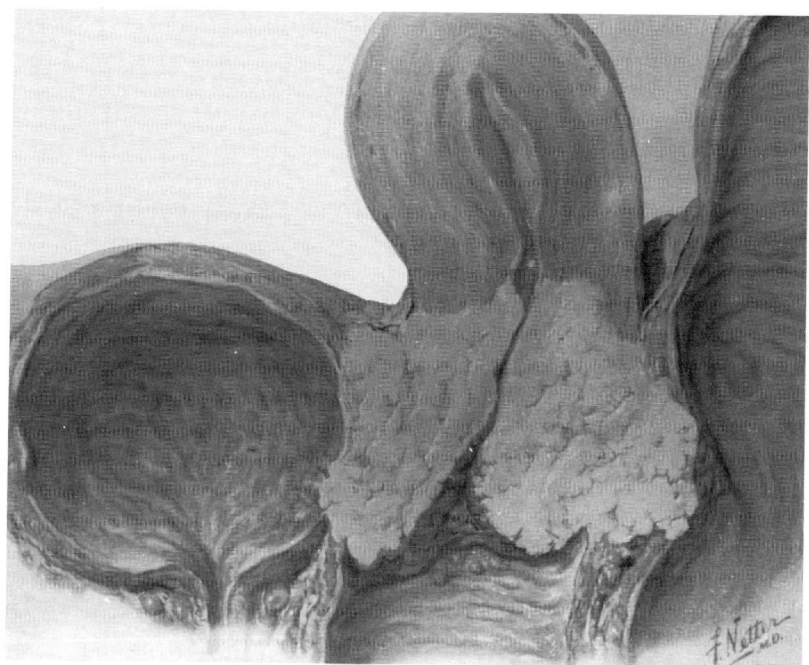

Abb. 3-50 Ausgedehntes Zervixkarzinom. Das Karzinom hat die Grenzen der Zervix überschritten. Vorn bricht es in die Blasenwand und hinten in die Wand des Rektums ein. Die Scheidenwand ist auch bereits vom Karzinom ergriffen.

Die **ersten Zeichen des Blasenbefalls** sind subjektiv zystitisartige **Blasenschmerzen,** objektiv ein **bullöses Ödem** der Blasenwand. Das bullöse Ödem ist aber **nicht pathognomonisch für Karzinomeinbruch** in die Blase, sondern kann auch unter anderen Umständen vorkommen.

> **Für karzinomatösen Befall der Blase sprechen:** weiß-gelbliche **Knötchen oder Knoten** in der Blase sowie **flächig erhabene starre Felder auf unterschiedlichem Niveau, eventuell mit Ulzerationen** und natürlich klinisch die **Blasen-Scheiden-Fistel.** PE!

Der Einbruch des Karzinoms in die Blase mit der Folge einer

Blasen-Scheiden-Fistel

kommt nur bei fortgeschrittenen Karzinomen vor. Wächst das Karzinom in das Septum rectovaginale ein, kann es

entweder das **Rektum ummauern** und eventuell bis zum vollständigen Verschluß einengen. Bei Ileus wird palliativ ein Anus praeternaturalis angelegt;

oder in die **vordere Rektumwand einbrechen,** bei späterem Zerfall des Tumorgewebes unter Bildung einer

Rektum-Scheiden-Fistel.

Liegt gleichzeitig eine Blasen- **und** eine Rektum-Scheiden-Fistel vor, so spricht man von einer

Kloakenbildung,

einem qualvollen Zustand.

Breitet sich das Zervixkarzinom kontinuierlich im lockeren Bindegewebe des **seitlichen Parametrium** aus, so erreicht es schließlich

a) die **Ureteren** (Abb. 3-51)
b) die **iliakalen Gefäße**
c) den **Nervus ischiadicus**

und ummauert diese mit weitreichenden klinischen Folgen.

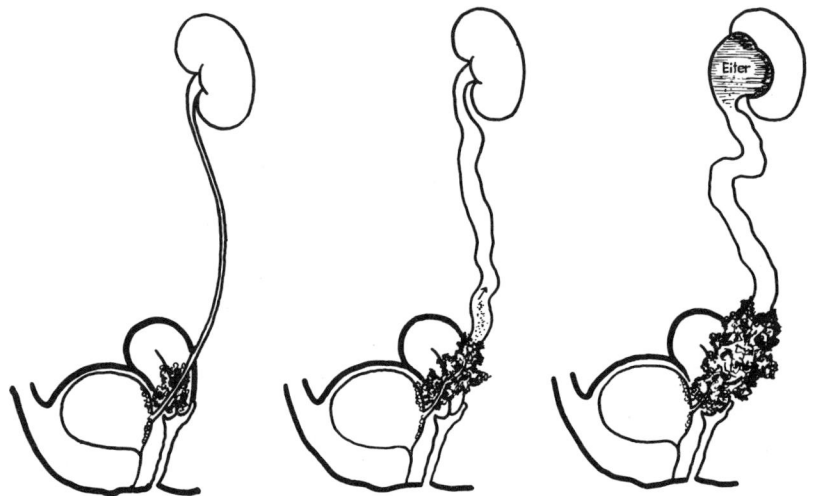

Abb. 3-51   Die Ummauerung des Ureters mit Karzinomgewebe führt zur Kompression des Ureters und dadurch zur Hydroureter- und Hydronephrosebildung. Durch Sekundärinfektion kommt es zur (septischen) Pyelitis und Pyelonephritis.

Zu a): Die **Kompression der Ureteren** (meist als Zeichen dafür, daß Stad. II b oder III b vorliegt) führt zur **Harnstauung** mit Hydroureter und Hydronephrosebildung (Abb. 3-51).

Da gestauter Harn praktisch nie steril bleibt, kommt es über kurz oder lang zur Infektion mit hohem Fieber, d. h. zur

septischen Pyelitis und Pyelonephritis,

die doppelseitig bald zum Tode führen kann.

Die völlige Stenosierung beider Ureteren führt zur
Urämie und zum Tod im urämischen Koma (sofern keine Harnableitung durch Nieren-fistelung erfolgt).

Zu b): Die **Ummauerung der iliakalen Gefäße** hat bei den dünnen Gefäßwänden der Venen eine venöse Blutstauung (= Drosselung des Blutabflusses) mit

Bein
Vulva   } -Ödem
Unterbauch

zur Folge.

Zu c): Kompression des Nervus ischiadicus führt zu quälenden **Ischias- und Rückenschmerzen.**

Durchbruch des Zervixkarzinoms **in die freie Bauchhöhle** mit Peritonitis und Carcinosis peritonei wird heute kaum noch beobachtet, nachdem so weit fortgeschrittene Karzinome selten geworden sind.

Zu 2.: Die diskontinuierliche Ausbreitung des Zervixkarzinoms ist

a) auf dem **Lymphweg,**
b) auf dem **Blutweg**
möglich.

Zu a): Sie kommt auf dem **Lymphweg am häufigsten** vor. Die regionären Lymphknoten (Lnn) sind in Abbildung 3-52 dargestellt. Zu ihnen gehören auch die Lymphknoten und Lymphbahnen des Parametriums, in denen man selten Tumorzellen findet (s. o.). Bei der erweiterten abdominalen Radikaloperation werden die Lnn. iliaci communes (2), die Lnn. iliaci externi (3), die Lnn. interiliaci (u. hypogastrici) (4), ein Teil der Lnn. aortici und die (hier nicht eingezeichneten) Lymphknoten der Fossa obturatoria routinemäßig mitentfernt. Sie sind auch am häufigsten befallen. Andere Lymphknotengruppen (glutaeales, sacrales) sind nicht oder nur teilweise entfernbar oder werden, wie die aortici, nicht routinemäßig reseziert.

Die Vorstellung, daß die Lymphknoten systematisch **etappenweise nacheinander befallen** werden und daß die interiliakalen (mit hypogastrischen und obturatorischen) ein **erstes** Filter darstellen, über das dann die Ausbreitung in die zweite Lymphknotenetappe (iliaca communis) erfolgt, ist **heute nicht mehr aufrecht zu erhalten.**

1. Lnn. aortici
2. **Lnn. iliaci communes**
3. **Lnn. iliaci externi**
4. **Lnn. interiliaci** und hypogastrici
5. Lnn glutaei superiores
6. Lnn. glutaei inferiores
7. Lnn. sacrales
8. Lnn. subaortici (promontorii)

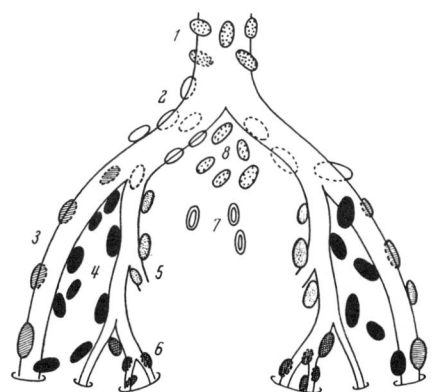

Abb. 3-52 Schematische Darstellung der Beckenlymphknoten (nach REIFFENSTUHL).

> **Nach derzeitigem Wissensstand erfolgt die Lymphknotenmetastasierung des Zervix-karzinoms völlig unregelmäßig.**

Die **Wahrscheinlichkeit des krebsigen Lymphknotenbefalls** an der Beckenwand ist abhängig von **Größe und lokaler Ausbreitung** des Primärtumors und damit vom klinischen Stadium des Zervixkarzinoms.

Sie beträgt nach großen Statistiken im klinischen

Stadium I ca. 13 bis über 20% (zum Mikrokarzinom s. S. 123)
Stadium II ca. 30−33%
Stadium III ca. 40−60%

Die Wahrscheinlichkeit gleichzeitiger paraaortaler L. K.-Metastasen beträgt im Stadium I 4−6%, im Stadium IIb 20−28%, im Stadium IIIb 30−40%.

> **Lymphknotenmetastasen können demnach bereits auftreten, wenn das Karzinom noch sicher auf die Zervix begrenzt ist (Stadium I).**

In den späteren, **fortgeschrittenen Ausbreitungsstadien** (II u. III) steht die **kontinuierliche Ausbreitung** des Zervixkarzinoms im Vordergrund. Von Lymphknotenmetastasen an der Beckenwand kann ein **rückwärts gerichtetes Wachstum** zum kontinuierlich im Parametrium vordringenden Tumor ausgehen und schließlich mit diesem konfluieren.

Zu b): Hämatogene Metastasen entstehen, wenn das Karzinom in eine **Vene** einbricht. Das ist bei Zervixkarzinomen meist erst ziemlich **spät** der Fall. Mit dem Veneneinbruch erfolgt je nach Abflußgebiet (untere Hohlvene, Hämorrhoidalvenen) die Tumorstreuung in

Lunge, Leber, Knochen, seltener in **Niere, Gehirn, Haut.**

Die Prognose wird damit infaust.

7.4.3 Stadieneinteilung des Zervixkarzinoms

Die Stadieneinteilung der FIGO von 1988 entspricht den früheren bis auf die Neudefinition des Stadium Ia. Sie korreliert zur klinischen TNM-Einteilung der UICC wie folgt: Stad. I−IVa = T_1−T_4 (Stad. IVb = M_1). Die bei der TNM-Einteilung übliche prätherapeutische Lymphknotenbeurteilung (N) erfolgt nicht.

Wesentlich unterscheidet sich die neue von den früheren Klassifizierungen durch Unterteilung des früheren Stadium Ia in Ia_1 = beginnende Stromainvasion und Ia_2 = kleine Karzinome in der Größenordnung des Mikrokarzinoms. Früher wurde die Bezeichnung Ia nur für die beginnende Stromainvasion verwendet, alle anderen, vorwiegend klinischen Karzinome des Stadium I wurden als Ib bezeichnet. Darin enthalten waren dann auch die überwiegend **präklinischen** Klein-(Mikro)Karzinome. Dem versuchte man dadurch zu begegnen, daß man diese später als: „Mikroinvasive, nur histologisch diagnostizierbare Karzinome" mit der beginnenden Stromainvasion im Stadium Ia zusammenfaßte. Das wurde aber ihrer klinischen Dignität ebensowenig gerecht wie die bisherige Zuordnung zu den klinischen Karzinomen des Stadium Ib. Die jetzt erfolgte Unterteilung des Stadium Ia ist daher — auch wegen ihrer klinischen Bedeutung — zu begrüßen. — Die etwas breitere Darstellung der Entwicklung dieser Nomenklatur rechtfertigt sich aus ihrer derzeit noch unterschiedlichen Anwendung.

Vorbemerkung:

Sinn der Stadieneinteilung ist, die Behandlungsergebnisse mit verschiedenen Methoden **(Operation, Bestrahlung)** und an verschiedenen Kliniken vergleichbar zu machen. Dazu ist es notwendig,

daß das bei der Erstuntersuchung durch den Tastbefund (einschließlich Narkoseuntersuchung) und zusätzliche Zystoskopie, Rektoskopie, i. v. Pyelographie und Röntgenaufnahme des Thorax festgelegte Ausbreitungsstadium später nicht mehr durch andere Befunde (z. B. Op.-Befund, Histologie) **korrigiert werden darf. (Oder es muß ausdrücklich darauf hingewiesen werden: z. B. durch „p" bei TNM-Klassifizierung.)**

Zum Teil dürfen deshalb die Ergebnisse der auf Seite 140 aufgeführten Untersuchungen laut internationaler Vereinbarung nicht für die prätherapeutisch erstellte Stadieneinteilung verwendet werden.

Anmerkungen zur Stadieneinteilung des Zervixkarzinoms

1. Der Stadieneinteilung des Zervixkarzinoms liegen (mit Ausnahme der präklinischen Formen) **ausschließlich die obigen Untersuchungsbefunde zugrunde.** Sie ist verbindlich für Operateur und Strahlentherapeut. Histologische postoperative Befunde werden nicht gewertet (s. o.).

2. Die Stadieneinteilung **dient der statistischen Auswertung der Heilungsergebnisse,** stellt aber **keine bindende Richtlinie für die Therapie** des Zervixkarzinoms dar.

3. Die Stadieneinteilung berücksichtigt bevorzugt die kontinuierliche, vor allem parametrane, Ausbreitung des Karzinoms. Für den operativen Therapeuten entscheidet sich die Frage der Operabilität immer daran, **ob und wie weit die Parametrien befallen sind, d. h. ob er noch eine „Operationsebene" zur seitlichen Beckenwand findet;** mit anderen Worten, ob es sich noch um Stadium I bzw. II (operabel) oder schon um Stadium III (meist nicht mehr operabel [s. S. 149], aber bestrahlbar) handelt. Hier ist die Stadieneinteilung nicht immer objektiven, sondern oft subjektiven Kriterien wie z. B. der „Operationsfreudigkeit" des Therapeuten überlassen.

Objektive Kriterien dagegen für die Einordnung in das Stadium IV stellen Blasen- und Mastdarmeinbruch des Karzinoms dar. Unsicher und zur Stadieneinteilung nicht verwertbar sind die Ergebnisse der Lymphographie und Computertomographie der Beckenwandlymphknoten. Aber auch die Aussagen zuverlässigerer Zusatzmethoden zur Metastasensuche, obwohl für therapeutische Entscheidungen wichtig, werden für die Stadieneinteilung nicht herangezogen. (Ausnahme: Rö-Thorax).

Stadieneinteilung (Abb. 3-53 — 3-58)

Stadium 0   Carcinoma in situ = Oberflächenkarzinom = intraepitheliales, präin-
(Abb. 3-53)   vasives Karzinom und andere Synonyma.

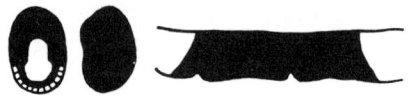

Abb. 3-53

Die Fälle des Stadium 0 sollen in keine Heilungsstatistik aufgenommen werden.

Stadium I   Das Karzinom ist streng auf die Zervix begrenzt, Ausbreitung auf das
(Abb. 3-54   Korpus bleibt unberücksichtigt.
u. 3-55)

Stadium Ia   **Präklinisches** invasives Karzinom; ausschließlich durch **Mikroskopie** er-
                   kennbar.

Ia_1 Beginnende minimale mikroskopische Stromainvasion <1 mm (Abb.
                   3-54 und 3-21).

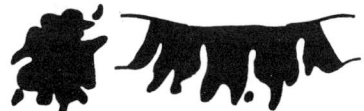

Abb. 3-54

Ia_2 Tumor mit einer invasiven Komponente von 5 mm oder weniger und
                   bis 7 mm horizontaler Ausbreitung. Ein Eindruck der Größe ergibt sich
                   aus der Abb. des Konisationspräparates S. 88.

Stadium Ib   Enthält **alle anderen Fälle des Stadium I.** Die Karzinome der Größen-
                   ordnung Ia_2 müssen dann als Ib klassifiziert werden, wenn sie klinische
                   Erscheinungen machen.

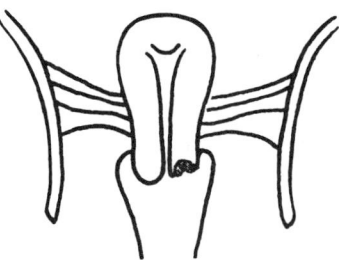

Abb. 3-55

Stadium II   Das Karzinom dehnt sich über die Zervix hinweg aus, erreicht aber noch
(Abb. 3-56)   nicht die Beckenwand. Es befällt die Vagina, aber noch nicht deren
                   unteres Drittel.

Stadium IIa   Kein eindeutiger Befall des Parametriums (aber der Scheide bis maximal
(Abb. 3-56a)   zwei Drittel).

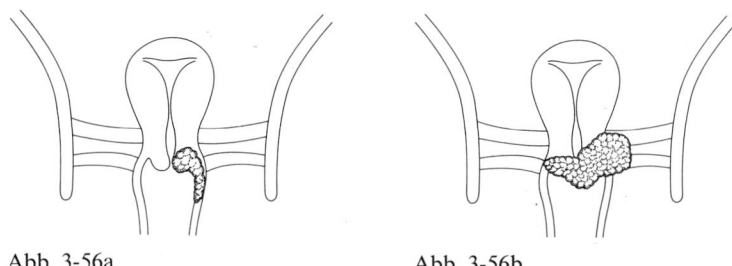

Abb. 3-56a   Abb. 3-56b

Stadium IIb   Parametrium oder Parametrium **und** Vagina (ohne das untere Drittel)
(Abb. 3-56b)   befallen. Der Befall des Parametriums reicht **nicht** bis zur Beckenwand.

Stadium III   Das Karzinom hat die **Beckenwand erreicht.** Bei rektaler Untersuchung
(Abb. 3-57)   wird kein infiltratfreier Raum zwischen dem Tumor und der Beckenwand
gefunden und/oder der **Tumor befällt kontinuierlich auch das untere
Drittel der Vagina.** Nachweis einer Hydronephrose oder funktionslosen
Niere.

Stadium IIIa   Keine Ausbreitung bis zur Beckenwand, aber **Übergreifen auf das untere
(Abb. 3-57a)   Vaginaldrittel.**

Stadium IIIb   **Ausbreitung bis zur Beckenwand** (in der Abbildung 3-57b rechts).
(Abb. 3-57b)

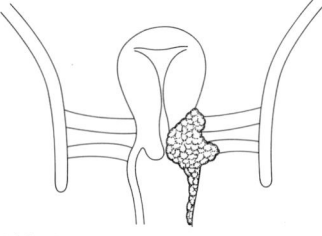

Abb. 3-57a   Abb. 3-57b

Stadium IV   Die Ausbreitung überschreitet das kleine Becken **(Fernmetastasen)** oder
(Abb. 3-58)   hat die Schleimhaut der **Blase und/oder des Rektum befallen.** Ein bullöses
Ödem der Harnblase erlaubt die Zuordnung zu Stadium IV **nicht.**

Stadium IVa   **Ausbreitung in die Nachbarorgane (Blase/Rektum).**

Stadium IVb   **Fernmetastasen**

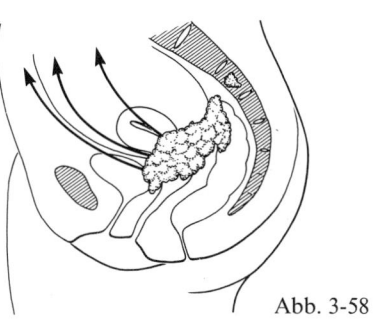

Abb. 3-58

4. Die **Stadienzuordnung der präklinischen Kleinkarzinome (sog. Mikrokarzinome),** lange Zeit zum Stadium Ib, d. h. den klinischen Karzinomen, später als „nur mikroskopisch diagnostizierbar" gemeinsam mit der beginnenden Stromainvasion zum Stadium Ia, war bislang, da auch von praktischer klinischer Bedeutung, eine Quelle ständiger Diskussionen und Mißverständnisse. Es erscheint nämlich durchaus möglich, daß ihre ursprüngliche Klassifizierung als Ib bei manchem Kliniker die Tendenz zu der für diese Fälle nach heutiger Ansicht übertherapierenden Radikaloperation gefördert haben könnte. Andererseits beinhaltete ihre spätere Zusammenfassung mit der beginnenden Stromainvasion im Stadium Ia die Gefahr ihrer Unterschätzung und damit der Untertherapie. Ihre jetzige Klassifizierung als Untergruppe Ia_2 des Stadium Ia grenzt sie auch für therapeutische Gesichtspunkte (s. S. 123) ab, einmal gegen die beginnende Stromainvasion (Ia_1), zum anderen gegen das Stadium Ib, zu dem sie erst dann gehören, wenn sie ihre definierte Größenordnung überschreiten oder wenn sie klinische Symptome machen.

7.4.4 Symptome des klinischen Zervixkarzinoms

Die **ersten Symptome** des Zervixkarzinoms sind **Ausdruck** einer **bereits fortgeschrittenen Erkrankung.**

Es sind daher **keine Früh-,** sondern

Erstsymptome, von denen die

Spätsymptome zu unterscheiden sind.

> Erstsymptome sind meist beschwerdefrei, Spätsymptome beschwerdenreich.

Erstsymptome

● **Atypische Blutungen** verschiedener Art:

Jede **von der Regel unabhängige Blutung (= Metrorrhagie),** ob gering oder stark, sollte als verdächtig betrachtet werden. **Kontaktblutungen** aus der Scheide nach Kohabitation oder Stuhlentleerung beunruhigen die Patienten oft rasch; ebenso **Blutungen in der Postmenopause.** Auch bei **Blutungen in der Schwangerschaft** ist trotz meist anderer Ursachen an ein Zervixkarzinom zu denken.

● **Blutig verfärbter, bräunlicher, manchmal übelriechender Ausfluß = fleischwasserfarbener** oder bräunlich schmieriger Ausfluß, wird oft in älteren Lehrbüchern als erstes Symptom angegeben, tritt aber meist erst später auf.

Daher muß jede Patientin ausdrücklich befragt werden:

> Haben Sie **Blutungen**
> außerhalb der Regel?
> nach dem Verkehr?
> nach dem Stuhlgang?
> Haben Sie **Ausfluß** und ist dieser manchmal rosa, blutig, fleischwasserfarben?

> **Auch in Zeiten des offenbaren statistischen Rückgangs des Zervixkarzinoms sollte man nicht aufhören, die Patientinnen darauf hinzuweisen, daß Erstsymptome keine Frühsymptome sind und daß eine echte Früherkennung und Verbesserung der Prognose nur mit Hilfe der routinemäßig angewandten Suchmethoden möglich ist, für die das Zervixkarzinom ideale Voraussetzungen bietet.**

Spätsymptome

Mit Übergreifen des Zervixkarzinoms auf die Umgebung der Zervix kann es zu einer Vielzahl von Symptomen (= **symptomreiches Stadium**) kommen.

Die wichtigsten dieser (zum Teil schon erwähnten) **Spätsymptome** sind:

Blutungen, meist sehr stark, teils lebensbedrohlich, **infolge Gewebszerfall oder Gefäßarrosion** und aus dem selben Grund **Abgang von Gewebsbröckeln** und **blutig-schmierigem Ausfluß.**

Schmerzen treten bei Kompression von Nerven und Nervenplexus oder bei Befall des Skeletts auf.

Thrombosen mit Ödemen der unteren Extremitäten, aber auch **Ödeme der Vulva und Bauchdecke** finden sich als Folge lymphatischer oder venöser Stauung.

Fieber und eventuell Schüttelfröste können die Folge einer **sekundären Infektion bei Harnstauung** (Pyelonephritis) nach Ureterenkompression sein.

Blasenbeschwerden, vor allem Tenesmen (= quälender Drang zum Wasserlassen) können auf Infiltration der Blasenwand durch das Zervixkarzinom hinweisen. Blutungen aus der Blase gehen einer Perforation oft voraus.

Hartnäckige Verstopfung, der oft heftige Durchfälle vorangehen, kündigt an, daß das Karzinom die Mastdarmwand erreicht hat. Die eintretende Perforation wird durch Darmbluten angezeigt.

Unwillkürlicher Abgang von Urin und Stuhl aus der Scheide deuten auf erfolgten Durchbruch des Karzinoms in die Blase und/oder das Rektum hin.

Die Ummauerung beider Ureteren führt (sofern keine Nierenfistelung erfolgt) durch Retention harnpflichtiger Substanzen zur Urämie und zum „Gnadentod" bei progredientem Zervixkarzinom.

7.4.5 Diagnose des klinischen Zervixkarzinoms

- Die **Inspektion durch Spiegeleinstellung** (= Spekulumuntersuchung),
- die CHROBAK**sche Sondenprobe** (s. S. 124),
- die **Palpation** (vaginal und rektal, zur Beurteilung der Parametrien, **bei Zweifeln unbedingt in Narkose**) und
- die **Gewebsentnahme** (= Bröckelentnahme)

wurden bereits erwähnt.

Sie sollten durch **folgende Untersuchungen ergänzt** werden, mit denen die Ausbreitung weiter fortgeschrittener Krebse besser beurteilt werden kann.

1. Zystoskopie: Bei Verdacht auf Blasenbefall PE und histologische Untersuchung. Ein **bullöses Ödem** bedeutet Übergreifen **auf,** aber noch **nicht Einbruch in die Blase.**

2. Rektoskopie.

3. Die **Infusionspyelographie** und **Sonographie** zur Beurteilung von Abflußbehinderungen im Bereich der ableitenden Harnwege (zusätzlich evtl. **Isotopennephrogramm**).

4. Röntgenuntersuchung des Thorax.

5. Eventuelle **Lymphographie:** Sie stellt einen Teil des regionären Lymphsystems (s. o.) dar und dient der Erkennung von Lymphknotenmetastasen. Die Angaben über die Treffsicherheit der Methode schwanken enorm (zwischen 50−90%), wohl deshalb, weil die Ergebnisse abhängig sind

a) von der **Erfahrung des Untersuchers,**
b) von **der Methode selbst,** da
   − einige Lymphknotengruppen (z. B. glutaeale und präsakrale) **nicht** dargestellt werden und
   − Metastasen unter 2−3 mm nicht zu erfassen sind.

Beurteilt wird die „Füllungs"- und „Speicherphase" (s. hierzu spezielle Literatur). Bei der Lymphographie kann dem Kontrastmittel Chlorophyll zur Erleichterung des Auffindens der Lymphknoten unter der Operation zugegeben werden.

6. Zur Bedeutung der **Computertomographie** für die Beurteilung der Tumorgröße, der parametranen Infiltration und der Lymphknoten müssen noch größere Erfahrungen abgewartet werden. Die bisherigen Ergebnisse sind nicht verläßlich.

Als weitere Untersuchungen sind ratsam:
− **Kolonkontrasteinlauf**
− **Scintigraphie** und eventuell
− **Röntgenaufnahmen von Becken und Wirbelsäule**
− **Sonographie der Leber** (evtl. Computertomographie)
− eventuell **Phlebographie/Arteriographie** (bei besonderen Fragestellungen)
− **Blutuntersuchung** (auch auf harnpflichtige Substanzen)
und zur Operationsvorbereitung
− **internistische Untersuchung**
− **Blutgruppenbestimmung**

Sehr wichtig zur Beurteilung des Ausbreitungsstadiums ist die **rektovaginale Untersuchung der Parametrien in Narkose.**

7.4.6 Das Adenokarzinom der Zervix und Sonderformen der Zervixkarzinome

Nur 5−8% der Zervixkarzinome sind drüsenbildende Krebse. Wegen ihrer geringeren Häufigkeit ist die Kenntnis ihres Entstehungsmodus lückenhafter als bei Plattenepithelkarzinomen. Auch das Adenokarzinom der Zervix entsteht intraepithelial im Bereich des Zylinderepithels der Zervix. Dementsprechend sind auch **Adenocarcinomata in situ** bekannt geworden, meist als Zufallsbefund. Graduelle Unterscheidungen der Epithelatypien wie bei der Dysplasie und dem Carcinoma in situ des Plattenepithels sind nicht möglich.

Histologisch unterscheidet man auch die **Adenokarzinome der Zervix** je nach Differenzierung und Zellreife in **hoch-, weniger-** und völlig **undifferenzierte Formen.** Letztere lassen dann nicht mehr oder höchstens noch in kleinen Bezirken ihre Herkunft vom Zylinderepithel erkennen.

> Für die **Adenokarzinome** der Zervix bestehen, soweit bekannt, gegenüber den Plattenepithelkarzinomen **keine Unterschiede** im **klinischen Erscheinungsbild,** der **Symptomatik,** der **Ausbreitungsart** und auch nicht im **diagnostischen und therapeutischen Vorgehen.** Zur Zytodiagnostik s. S. 98.

Misch- und Sonderformen der Zervixkarzinome

Das Zervixkarzinom leitet sich von einem pluripotenten Epithel her. Neben rein plattenepithelialen und rein drüsigen Karzinomen gibt es daher auch Mischformen beider Epitheldifferenzierungen. Man spricht dann, je nachdem ob nur eine oder beide Differenzierungsvarianten Malignitätszeichen zeigen, von **Adenokankroiden** (bzw. Adenoakanthomen) oder **adenosquamösen Karzinomen. Mukoepidermoide** Karzinome sind Plattenepithelkarzinome mit auffälliger Schleimbildung (DALLENBACH-HELLWEG).

Getrennt nebeneinander entstandene Drüsen- **und** Plattenepithelkarzinome sind selten.

Eine Besonderheit im Bereich der Zervix sind GARTNERgangkarzinome: Sie gehen von Resten des GARTNERschen Ganges in den lateralen Anteilen der Zervix (s. Abb. 2–9) aus und sind selten, relativ am häufigsten im jugendlichen Alter. **Früherkennung im allgemeinen nicht möglich,** da sie sich in der Tiefe entwickeln und erst spät an die Oberfläche, d. h. in den Zervikalkanal, durchbrechen.

7.4.7 Zervixkarzinom und Schwangerschaft

Zervixkarzinome in der Schwangerschaft sind verhältnismäßig selten. Trotzdem muß **jede Schwangere im Zuge der Schwangerenberatung einmal zytodiagnostisch und kolposkopisch untersucht werden,** auch wenn sie sich erst am Schwangerschaftsende zur Erstuntersuchung vorstellt.

> **Blutungen in der Schwangerschaft sind meist durch die Gravidität bedingt, trotzdem sollte man immer an die Möglichkeit eines Karzinoms denken.**

Die Diagnose „Zervixkarzinom in der Schwangerschaft" hat biologisch die gleiche Bedeutung wie außerhalb der Gravidität. Bislang spricht nichts dafür, daß das Zervixkarzinom in der Schwangerschaft anders verliefe oder sich gar schneller als sonst ausbreite. Dagegen wird **nach Beendigung der Schwangerschaft** die **Prognose eher schlechter,** wohl infolge der hormonalen Umstellung post partum (Absinken des hohen Sexualhormonspiegels, Ausschüttung von Prolaktin?).

Zur Abklärung der Frühstadien gelten **in der Schwangerschaft** (zumindest in den ersten zwei Dritteln) die selben Regeln wie außerhalb der Schwangerschaft.

Klinische Karzinome oder präklinische mit Metastasierungsmöglichkeit sind auch in der Schwangerschaft **sofort zu behandeln.**

Dabei wird bei **operablen Karzinomen** auf abdominalem Wege, sofern das Kind **nicht** lebensfähig ist, die Schwangerschaft **unterbrochen,** bei lebensfähigem Kind die **Schnittentbindung** durchgeführt und in beiden Fällen die erweiterte **Radikaloperation** unmittelbar angeschlossen.

Die Notwendigkeit der **möglichst frühzeitigen Behandlung** ist unbestritten. Trotzdem kann man in **Grenzsituationen,** wenn die Lebensfähigkeit der Frucht zur Diskussion steht, auf Wunsch und nach voller Aufklärung der Mutter (!) hier und da bei frühinvasiven Fällen die Operation je nach Sachlage etwas **hinausschieben.**

Bei allen **nicht mehr operablen,** aber noch der Bestrahlung zugängigen Fällen der **Gruppe III,** wird der **Uterus entleert** und möglichst rasch mit der **Strahlentherapie** begonnen.

Bei gesichertem **Stadium IV** wird man gegen die Austragung der Schwangerschaft **ohne Therapie** nichts einwenden können, da eine Hilfe für die Mutter ja nicht mehr möglich ist.

Für die Behandlung des klinischen Zervixkarzinoms in der Schwangerschaft gelten übersichtlich zusammengefaßt dementsprechend folgende Grundsätze:

Zervixkarzinom	Kind	Vorgehen
operabel	nicht lebensfähig	Radikaloperation ohne Rücksicht auf die Schwangerschaft
operabel	lebensfähig	Schnittentbindung, anschließend Radikaloperation
nicht operabel	nicht lebensfähig	Uterus entleeren. Strahlenbehandlung.
nicht operabel	lebensfähig	Schnittentbindung, danach Strahlenbehandlung.
Stad IV	lebensfähig oder nicht lebensfähig	Austragung der Schwangerschaft. Schnittentbindung. Palliative Therapie.

7.4.8 Die Therapie des klinischen Zervixkarzinoms

Sie kann erfolgen durch

1. operative Behandlung = Radikaloperation (bzw. erweiterte Radikaloperation)
2. primäre (alleinige) Strahlenbehandlung
3. Kombination von Radikaloperation und Strahlenbehandlung

Die **zytostatische Behandlung** ist bislang praktisch ohne Erfolg geblieben.

Vorbemerkungen zur Therapie des klinischen Zervixkarzinoms

Nach den Regeln der Chirurgie soll ein **maligner Tumor weit im Gesunden** und möglichst **mit den regionären Lymphknoten** entfernt werden. Von dieser Regel wurde in den letzten drei Dezennien in der Gynäkologie erstmals bei der Behandlung der Frühfälle des Zervixkarzinoms abgewichen (s. S. 122/123). Ein Teil der großen verstümmelnden Radikaloperationen konnte mit besten Erfolgen durch kleinere Eingriffe ersetzt werden.

Größere **klinische Krebse** werden aber selbstverständlich nach wie vor **radikaloperiert** oder **bestrahlt**. Die **Schwierigkeit der individuellen Behandlung** des Zervixkarzinoms **liegt in der Abgrenzung, wann die Radikaloperation notwendig wird.** Hierzu sind ein gut funktionierendes histologisches Labor und ein erfahrener Kliniker notwendig.

Die Erkenntnis, bestimmte Zervixkarzinome durch eingeschränkte, einfachere und damit auch dem weniger Erfahrenen zugängliche Operationen behandeln zu können, beinhaltet aber auch **Risiken.** Vor allem besteht die Gefahr, daß bereits fortgeschrittene Zervixkarzinome infolge Fehleinschätzung durch einfache Uterusexstirpation behandelt werden. Daraus resultieren schwerste Nachteile für die Patientin, da die Nachbestrahlung die Radikaloperation nicht ersetzen kann.

Die Radikaloperation

Der Anfänger verwechselt oft die **einfache** Exstirpation, sogenannte „Totalexstirpation"* des Uterus (Abb. 3-59) mit der **Radikaloperation** (= erweiterte „Total"-Exstirpation (Abb. 3-60). Bei der einfachen Exstirpation wird lediglich der ganze Uterus mit oder ohne Adnexe entfernt, bei der Radikaloperation zusätzlich das **Parametrium,** eine **Scheidenmanschette** (Abb. 3-59 — 3-62) und eventuell die **regionären Lymphknoten** (= erweiterte Radikaloperation).

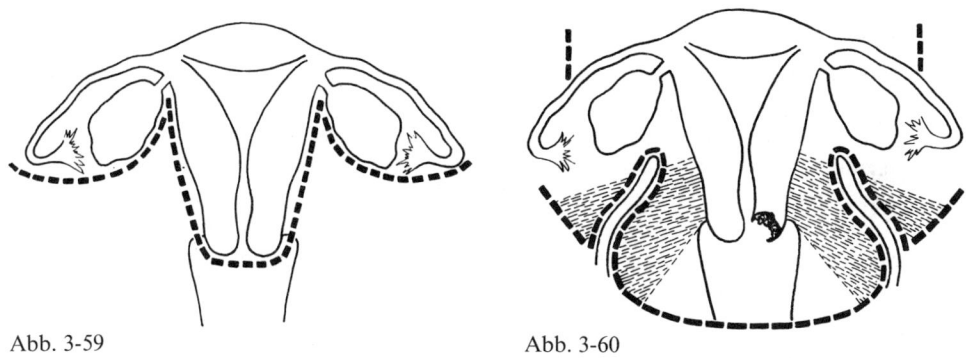

Abb. 3-59   Abb. 3-60

Abb. 3-59   Einfache Uterusexstirpation (unter Mitnahme beider Adenexe).

Abb. 3-60   Erweiterte Uterusexstirpation = **Radikal**operation des Zervixkarzinoms, vaginal (= Schauta-Stoeckelsche Operation) oder abdominal (= Wertheimsche Operation).

Voraussetzung für die Radikaloperation ist

1. die allgemeine Operabilität,
2. die lokale Operabilität.

---

* K. G. Ober weist darauf hin, daß man einen Uterus nur „exstipieren" oder sein Korpus „amputieren" kann. Leider ist der Begriff „Total"-Exstirpation so eingebürgert, daß man ihn nur schwer ausmerzen kann.

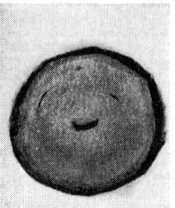

Abb. 3-61   Querschnitt durch die Zervix eines (einfach) exstirpierten Uterus.

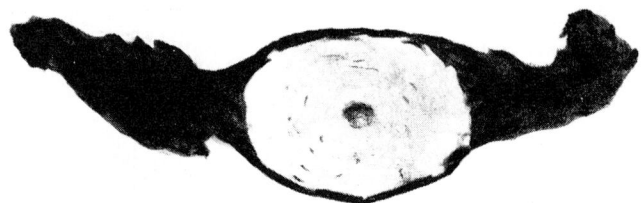

Abb. 3-62   Querschnitt durch die Zervix eines **radikal** operierten Zervixkarzinoms. An beiden Seiten der Zervix hängt das mit herausgenommene parametrane Bindegewebe.

Zu 1.: Die Beurteilung der **allgemeinen Operabilität** obliegt weitgehend dem Internisten und Anästhesisten.

Zu 2.: Lokale Operabilität ist vorhanden, wenn der Uterus mit dem Tumor gegenüber der Beckenwand (und der Scheide) im Gesunden abgesetzt werden kann, d. h. solange noch eine „Operationsebene" insbesondere zur Beckenwand hin besteht. Sind aber Parametrium und Parakolpium bis weit zur Beckenwand infiltriert, so ist die Grenze der lokalen Operabilität erreicht und nur noch die Strahlentherapie möglich. Über den Grad der parametranen Infiltration sicher zu entscheiden, ist manchmal nur durch Laparotomie („staging Laparotomie") möglich. Diese entscheidet dann auch durch entsprechende Probeexzisionen mit Schnellschnitt intra Operationem über die Weiterführung oder den Abbruch der Operation zugunsten der Bestrahlung.

Bei **Einbruch des Karzinoms in Blase und/oder Rektum** (Stadium IV) ist **Operabilität nur noch** in jenen nicht häufigen Fällen gegeben, **wo das seitliche Parametrium nicht bis zur Beckenwand infiltriert** ist und damit operativ entfernt werden kann. Die Blase und/oder das Rektum werden reseziert (= vordere bzw. hintere oder totale **Exenteration** [BRUNSCHWIG]) mit entsprechender Ableitung des Harns entweder in eine neu aus Dünndarm gebildete Blase (BRICKER) oder in das Kolon (Colon conduit). Je nach Lage des Falles wird zusätzlich ein Anus praeternaturalis angelegt.

Zu solchen **ultraradikalen Operationen** eignet sich aber nur ein kleiner Teil der Fälle. Hohes Risiko, erhebliche Mortalität, geringe Heilungschancen.

Ob man bei gegebener lokaler Operabilität auch dann noch (palliativ) operieren soll, **wenn bereits Fernmetastasen** bestehen, ist oft schwer zu entscheiden und von der jeweiligen Lage des Falles abhängig.

> Die Radikaloperation kann auf zwei Wegen durchgeführt werden
>
> 1. abdominal = **abdominale Radikaloperation** (= WERTHEIMsche Radikaloperation [1898])
>   bzw. **erweiterte abdominale Radikaloperation** mit obligater Lymphknotenentfernung nach WERTHEIM/MEIGS
> 2. vaginal = **vaginale Radikaloperation** (= SCHAUTA-STOECKELsche Operation)
>   bzw. **Erweiterung durch Lymphknotenentfernung** nach MITRA/PURANDARE.

Bei der Radikaloperation ist (im Gegensatz zur „Total"-Exstirpation des Uterus) **obligatorisch die möglichst umfangreiche zusätzliche Mitentfernung**

a des **parametranen Gewebes** (Abb. 3-60 u. 3-62): (Ligamenta cardinalia, sacro-uterina und vesicouterina)

b einer **Scheidenmanschette** (etwa oberes Scheidendrittel) mit Parakolpium.

Dagegen sind die Meinungen darüber noch geteilt, ob die **systematische Entfernung der regionären Lymphknoten therapeutisch** (!) unbedingt notwendig und sinnvoll ist. Die **prognostische Aussagekraft ist unumstritten.**

Zu a: Insbesondere durch die **möglichst radikale Entfernung des parametranen Bindegewebes,** des sogenannten Paragewebes, wird die Radikaloperation zu einem großen Eingriff, da Blase und Mastdarm weit abpräpariert und die Ureteren auf eine größere Strecke freigelegt werden.

Die ausgedehnte Entfernung des parametranen Gewebes (und einzelner verhärteter Lymphknoten), **erstmals durch** WERTHEIM, **hat die Operationsergebnisse schlagartig verbessert.** Die früheren Mißerfolge bei der operativen Behandlung der Zervixkarzinome durch **einfache** Uterusexstirpation beruhten darauf, daß die **Grenzzone zwischen Zervix und Parametrium oft** − wenn auch nicht makroskopisch, so doch mikroskopisch − **durch das Karzinom bereits überschritten war.**

Zu b: Die Mitnahme einer **Scheidenmanschette** dient der Entfernung von eventuell bereits auf die Scheide übergreifendem Krebsepithel.

Zur Frage der systematischen Entfernung der regionären Lymphknoten

Auch heute noch wird die **Bedeutung der Lymphonodektomie unterschiedlich eingeschätzt** und ihr Sinn diskutiert. Trotzdem wird sie von den meisten Operateuren durchgeführt unter folgenden Überlegungen:

1. Es entspricht unter **therapeutischen** Gesichtspunkten nicht den Gepflogenheiten und Erfahrungen der allgemeinen Krebschirurgie, die regionären Lymphknoten zu belassen, insbesondere wenn sie karzinomatös befallen sind.

2. Wenn der therapeutische Effekt vielleicht auch gering sein mag, hat die Entfernung (und subtile histologische Untersuchung!) der Lymphknoten große Bedeutung für die Fragen

a) der **Prognose** des Zervixkarzinoms,

b) ob eine **zusätzliche perkutane Bestrahlung** der Beckenwand **notwendig ist.**

Zu 2 a): **Karzinomfreie Lymphknoten** erlauben mit Einschränkungen eine **relativ günstige Vorhersage.** Bei Karzinombefall ist mit einer **schlechten Prognose** zu rechnen.

Zu 2 b): Auf die Nachbestrahlung der Beckenwand kann verzichtet werden, wenn die Lymphknoten der Beckenwand karzinomfrei sind. Das bedeutet für die bereits durch den operativen Eingriff stark belasteten Ureteren eine wesentliche Schonung. Bei „positiven Lymphknoten" wird im allgemeinen perkutan nachbestrahlt.

Ob bei der Radikaloperation beide Adnexe mit entfernt werden, hängt vom Lebensalter der Patientin und von der Frage ab, ob wahrscheinlich eine Nachbestrahlung erfolgen muß. Man wird **bei jüngeren Patientinnen meist eine Adnexe oder beide belassen** (das Ovarialmetastasenrisiko ist praktisch zu vernachlässigen). Erübrigt sich dann die Nachbestrahlung, so bleibt die Ovarialfunktion erhalten. Ein negativer Einfluß der dann weitergebildeten Östrogene auf den Krankheitsverlauf ist nicht anzunehmen.

Abdominale oder vaginale Radikaloperation?

Der **Nachteil** der **vaginalen** Radikaloperation ist, daß die Lymphknoten primär nicht mitentfernt werden und, wenn man sie resezieren will, zusätzlich abdominale Schnittführungen notwendig werden. Hinzu kommt die deutlich höhere Morbidität an Blase und Darm.

Der **Vorteil** des vaginalen Vorgehens liegt neben der rascheren postoperativen Erholung darin, daß meist **mehr Parametrium** als bei der abdominalen Radikaloperation mitgenommen werden kann. Für die Entscheidung über abdominales oder vaginales Vorgehen ergeben sich daraus zwangsläufig folgende Fragen:

1. Wie steht man zum Wert der obligaten Lymphonodektomie?
2. Ist die Möglichkeit der etwas breiteren Mitnahme des Parametriums vor allem für kleinere Karzinome unbedingt notwendig und ein entscheidender Vorteil?

Letzteres (2) muß man verneinen. Die **Notwendigkeit der Lymphknotenentfernung wird dagegen meist bejaht.**

Deshalb wird

> **heute allgemein die abdominale Radikaloperation bevorzugt.** Sie erlaubt von einer einzigen Schnittführung aus neben der Radikaloperation des Zervixkarzinoms die **zusätzliche,** weltweit anerkannte, vom therapeutischen Wert her vielleicht fragliche, **prognostisch aber sicher wichtige systematische Lymphonodektomie.**

Wichtig ist, daß eine der beiden Radikaloperationen von Grund auf beherrscht wird, sonst sollten auch operable Karzinome eher bestrahlt werden. Die Erfahrung lehrt nämlich, daß **ungenügend radikal operierte** oder nur anoperierte und nachbestrahlte Fälle eine **schlechtere Prognose** haben als primär bestrahlte.

Zervixstumpfkarzinome,

nach supravaginaler bzw. suprazervikaler Uterusamputation, beobachtet man heute nur noch selten, da diese Eingriffe erfreulicherweise kaum noch durchgeführt werden. Die **operative Behandlung** der Zervixstumpfkarzinome stellt, entgegen häufig geäußerter Meinung, für den Geübten kein zusätzliches Problem dar. — Anderes jedoch gilt für ihre **Strahlenbehandlung,** da **infolge der anatomisch veränderten Lage der Zervix zu Blase und Rektum die Strahlendosis begrenzt werden muß.**

Letalität und Morbidität bei Radikaloperation des Zervixkarzinoms

Die Letalität liegt an größeren Kliniken heute unter 1%, die Morbiditätsrate (Infektionen, vor allem der ableitenden Harnwege, seltener des Wundgebietes; Entleerungsstörungen der Harnblase; Lymphzysten) sicher deutlich höher (10%?). Dagegen sind postoperative **Fistelbildungen** (Blasen-Scheiden-, Rektum-Scheiden-, Ureter-Scheidenfisteln) mit Verbesserung der Technik selten geworden und sollten heute eigentlich nicht über 1% liegen.

Ist eine Konisation (bei klinischem Zervixkarzinom kontraindiziert!) vorausgegangen, so sollte die Operation zur Vermeidung von Wundinfektionen erst 3 — 4 Wochen danach erfolgen. Die Zwischenzeit bis zur Operation kann durch einmalige Radiumeinlage oder after-loading Behandlung überbrückt werden.

Primäre Strahlentherapie

Die alleinige Bestrahlung des Zervixkarzinoms besteht in einer

1. **lokalen Kontaktbestrahlung** und zusätzlich einer
2. **perkutanen Hochvoltbestrahlung;**
3. (selten alleiniger **homogener** perkutaner Hochvoltbestrahlung).

Die Kontaktbestrahlung dient der Tumorvernichtung „am Orte". Da jedoch die Strahlenintensität mit dem Quadrat der Entfernung abfällt, wird an der Beckenwand keine ausreichend hohe Strahlendosis erreicht (nur etwa 10 — 20 Gy (= Gray): 1 Gy = 100 rad). Für die Tumorvernichtung an der Beckenwand sind aber mindestens 60 Gy notwendig. Das erfordert die zusätzliche Hochvoltbestrahlung der Beckenwand.

Zu 1.: Am wichtigsten ist die **lokale Kontaktbestrahlung,** durch
a) **Radium** oder
b) **die After-loading-Methode** mit Cäsium −137, Iridium −192, oder Kobalt −60.

Zu a): Auch heute noch gilt die **Radiumbestrahlung als optimal.** Dabei wird ein **Stab** und eine mit ihm fest verbundene **Platte,** beide mit Radiumträgern gefüllt, intrazervikal und intrauterin eingeführt, wobei die **Platte vor die Portio** zu liegen kommt. Im Anschluß daran wird die **Scheide austamponiert,** so daß der Uterus mit dem Radiumträger nach kranial und nach vorne verlagert wird. Die Tamponade ist außerordentlich wichtig, weil sie die Verlagerung des Uterus möglich macht, so daß in der Umgebung nur eine geringe Strahlenbelastung der Blase, des Rektums und der Ureteren erfolgt.

Die Angabe der **Strahlendosis** für Radium erfolgt auch heute noch meist in mgeh (= Milligrammelementstunden). Für die Belastung der Umgebung wichtig ist die Betrachtung der sogenannten Isodosen, d. h. „Schalen" gleicher Dosis in der Umgebung des Strahlenträgers. Bei der üblichen Strahlendosis zwischen 6000 und 7500 mgeh Radium wird in direktem Kontakt des Radiums eine Dosis von etwa 150 Gy erzielt. Man hat weitere Bezugspunkte für die Beurteilung der Strahlendosis im Isodosenbereich geschaffen, so **Punkt A** (Abb. 3-63), der etwa der Kreuzungsstelle zwischen Ureter und Arteria uterina entspricht und **Punkt B,** der die Beckenwand bedeutet. An Punkt A wird unter diesen Bedingungen eine Strahlendosis von etwa 60 − 70 Gy, an der Beckenwand aber nur noch von 10 − 20 Gy erreicht.

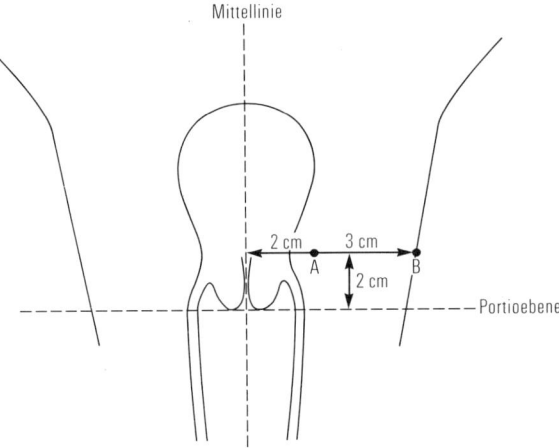

Abb. 3-63 Lage der Bezugspunkte A und B für die Strahlentherapie im kleinen Becken (nach FRISCHBIER).

Bei jeder Radiumbestrahlung (aber auch bei jeder After-loading-Anwendung [s. u.]) wird die erreichte **Strahlendosis in Darm und Blase** gemessen und die Gesamtdosis in verschiedene Einzeldosen je nach Belastung dieser Organe unterteilt (fraktioniert).

Zu b): Die Radiumbestrahlung ist zwar ideal, hat aber den Nachteil, daß zwangsläufig eine **Strahlenbelastung** des Personals erfolgt und lange Liegezeiten notwendig sind. Vorwiegend aus Gründen des Strahlenschutzes wird deshalb heute das sogenannte **After-loading-Verfahren** angewandt. Dabei läßt sich risikolos ein strahlenfreier Träger in den Uterus einführen und durch Tamponade in die richtige Position bringen.

Durch einen Fernsteuerungsmechanismus wird nun der leere Träger mit einem radioaktiven Isotop gefüllt, welches in dieser Röhre oszilliert und die Zervix computergesteuert ausstrahlt. Als radioaktive Isotope werden Kobalt, Radiocäsium und Iridium verwendet.

Vorteil dieses Vorgehens ist der **Schutz des Personals** und die recht **kurze Liegezeit** (beim Radium je nach gewünschter Dosis manchmal bis zu 24 Stunden, bei After-loading dagegen nur 15−60 Minuten).

Zu 2.: Die **perkutane Hochvoltbestrahlung** wird mit **Telekobalt-,** seltener mit Telecäsium-Geräten, mit dem **Betatron** oder **Linearbeschleuniger** durchgeführt. So kann man die Strahlendosis an der Beckenwand über diejenige der Kontaktbestrahlung hinaus „auffüllen", so daß dort etwa 60 Gy erreicht werden, während eine zusätzliche Bestrahlung des Primärtumors vermieden wird. Dazu ist es notwendig, die perkutane Strahlenquelle in einem bestimmten Winkel auf die Beckenwand einwirken zu lassen.

Zu 3.: Homogene = gleichmäßige alleinige perkutane Bestrahlung des kleinen Beckens erfolgt nur, wenn die Kontaktbestrahlung nicht möglich ist oder in ausgesuchten Fällen postoperativ, bzw. bei Rezidiven.

Nachbestrahlung nach Operation

Man sollte jede perkutane Nachbestrahlung sehr wohl wegen der zusätzlichen Schädigung der ohnehin bereits durch die Operation stark beanspruchten Ureteren sehr genau überlegen. Sind die **Lymphknoten** der Beckenwand und das **Parametrium** sowie die **Scheidenmanschette** zuverlässig **karzinomfrei,** so wird man auf die **Nachbestrahlung verzichten** können, anderenfalls natürlich nicht. Nicht verzichten sollte man in jedem Fall auf die **einmalige Einlage von 1200—1500 mgeh Radium (bzw. äquivalente Dosis von Radionukliden mittels After loading) in den Scheidenstumpf zur Vermeidung von Lokalrezidiven.**

Die präoperative Bestrahlung vor einer nach 4—6 Wochen folgenden Operation hat sich nur in besonderen Fällen als vorteilhaft erwiesen.

Operation oder Bestrahlung?

Die Frage, ob operiert **oder** bestrahlt wird, ergibt sich nur für die Stadien I und II, gelegentlich für das Stadium III a, d. h. sofern das Parametrium weitgehend frei und nur die Scheide befallen ist und IV a (Einbruch in die Blase und/oder Rektum bei weitgehend freien Parametrien: Frage der Exenteration).

Mit diesen Ausnahmen gelten

die Stadien I und II als operabel (können aber auch primär bestrahlt werden), **die Stadien III und IV als inoperabel** und **nur** der Bestrahlung zugängig.

Die 5-Jahres-Überlebensraten für die Stadien I und II sind für die operative und die Bestrahlungsbehandlung praktisch gleich.

Entscheidende Vorteile der operativen Behandlung sind

— die **schnellere Erholung** (kein „Strahlenkater"),
— das **Fehlen von Strahlenfolgen** (Hautreaktionen, Strahlenzystitis und -proktitis usw.).

Unbedingte Indikationen zur Operation sind

gleichzeitiges Vorhandensein:

— eines **großen Myoms,**
— eines **Ovarialtumors,**
— einer **Adnexentzündung,**
— einer **Pyosalpinx,**
— einer **Retroflexio uteri fixata.**

Bei der Strahlenbehandlung verschlimmert sich die Adnexentzündung; die Pyosalpinx kann rupturieren → Peritonitis. Ovarialtumoren können maligne sein. Größere Myome und Retroflexio fixata bieten schlechte Voraussetzungen für die Bestrahlung.

Übersicht über die Therapie des klinischen Zervixkarzinoms

Stadium I
und
Stadium II
Abdominale Radikaloperation (mit Lymphonodektomie) nach WERT-HEIM-MEIGS oder **vaginale Radikaloperation** nach SCHAUTA-STOECKEL mit extraperitonealer Lymphonodektomie. Einmalige Radiumeinlage (oder After loading) in den Scheidenstumpf, perkutane Nachbestrahlung bei positiven Lymphknoten oder Tumorbefall von Parametrium bzw. Scheidenmanschette

oder

primäre kombinierte Radium/Hochvolttherapie bzw. After-loading/Hochvolttherapie.

Stadium III
Kombinierte Radium- (bzw. After-loading)/Hochvolttherapie, bzw. bei schwieriger oder unmöglicher Kontaktbestrahlung **homogene Perkutanbestrahlung** (operativ nur evtl. bei alleinigem Scheidenbefall ohne (oder bei nur geringer) Parametriuminfiltration (IIIa) angebar).

Stadium IV
Bei Tumordurchsetzung der Blasen- und/oder Rektumwand sowie der Parametrien wird man meist nicht mehr bestrahlen, da die Patientin nicht mehr heilbar ist und nach Zerstrahlung des Tumorgewebes vorzeitig qualvolle Rektum-Blasen-Scheidenfisteln entstehen. Ultraradikale Operation nur in ausgesuchten Fällen möglich (weitgehend freie Parametrien!)
Palliativ kann bei leichteren Tumorblutungen, wenn Eisblase nichts nützt, tamponiert oder elektrokoaguliert werden
bei schwereren Blutungen Embolisation oder Unterbindung der Arteria hypogastrica.

Rezidive nach Behandlung des klinischen Zervixkarzinoms

Man unterteilt je nach **zeitlichem Auftreten** in

- **Frührezidive** bis zum 5. postoperativen Jahr,
- **Spätrezidive,** die nach einem rezidivfreien Intervall von mindestens 5 Jahren auftreten.

Nach der **Lokalisation** in

1. **Lokalrezidive,**
2. **Beckenwandrezidive,**
3. **(seltenere) Fernmetastasen.**

Das Fortschreiten des Karzinoms nach erfolgter Therapie innerhalb der ersten 6 Monate wird als Progredienz (nicht Rezidiv) bezeichnet.

Zu 1.: Lokalrezidive sind im Scheiden**blindsack,** nach primärer Bestrahlung an der Zervix, durch Probeexzision leicht zu verifizieren.

Zu 2.: Beckenwandrezidive bevorzugen die Gegend der Spina ischiadica (sog. „Spinarezidive"). Meist gehen sie von karzinomatösen Lymphknoten aus, die bei der Operation nicht mitentfernt oder bei der Nachbestrahlung oder Primärbestrahlung nicht zerstört wurden. **Verdacht auf ein Beckenwandrezidiv** ergibt sich aus: dem **Tastbefund,** eventuell ansteigender **BSG, abfallendem Körpergewicht, Urographie** (Hydronephrose) oder der **Lymphographie.**

Histologische Sicherung: Vor jeder eventuellen erneuten risikoreichen Strahlentherapie Versuch der **Nadelbiopsie,** falls erfolglos eventuell sogar Laparotomie und Probeexzision (die Laparotomie dient aber nur der **Diagnostik,** nicht der chirurgischen Therapie).

Zu 3.: Fernmetastasen sind verhälnismäßig selten und entstehen spät, vor allem in **Leber, Lunge, Gehirn** und **Knochen.** Sie werden durch Szintigraphie, Röntgendiagnostik, einschließlich Computertomographie und Sonographie nachgewiesen.

Therapie

Lokalrezidive lassen sich **gelegentlich operativ angehen,** sonst aktinisch.
Beckenwandrezidive lassen sich nicht operativ behandeln. Sie werden entweder **Hochvoltbestrahlt,** können aber auch bei offenem Bauch mit **Radiogold-Seeds** gespickt werden (selten angewandte Methode).

Fernmetastasen sind meist nicht und wenn nur palliativ durch Strahlen oder Zytostaseversuch (?) zu behandeln.

Behandlungsergebnisse

Nach der Statistik beträgt die 5-Jahresüberlebensrate aller Stadien der 1979—1981 Behandelten laut Annual Report Band 20*

im Mittel 53,5%.

In den einzelnen Stadien	prozentuale 5-Jahres-Überlebensrate
Stadium 0	ca. 100%
(wird nicht in Statistiken aufgenommen)	
Stadium I	75,7%
Stadium II	54,6%
Stadium III	30,6%
Stadium IV	7,3%

7.4.9 Die posttherapeutische Betreuung (Nachsorge)

Nachuntersuchungen sollten in den ersten beiden Jahren alle 3 Monate, in den nächsten 2 Jahren in Abständen von 4—5 Monaten durchgeführt werden. Danach weiter halbjährlich.

Zur Nachuntersuchung gehört

— die **vollständige gynäkologische Untersuchung** (bei bestrahlten Fällen mit Zytodiagnostik und Kolposkopie),
— Bestimmung des **Körpergewichtes, BKS, Blutbild, CEA-Werte** (u. a. „Tumormarker").

---

* Annual Report on the results of treatment in carcinoma of the uterus, vagina and ovarium. 20. Bd. Radiumhemmet, Stockholm 1988.

In etwa **jährlichen Abständen** (für 3 — 4 Jahre) oder nach Bedarf

— **Kontrolle der ableitenden Harnwege,**
— eventuell **szintigraphische und, sofern notwendig, röntgenologische Kontrolle des Skelettsystems** und der **Lunge,**
— **Sonographie der Leber,**
— eventuell **Computertomographie,**
— Kontrolle und Behandlung von **Bestrahlungsfolgen der Blase und des Darms.**

Die ausgedehnteren Untersuchungen werden am besten einmal jährlich **stationär** durchgeführt.

Die **soziale Betreuung ist von größter Bedeutung.** Ihr widmen sich einige Organisationen in dankenswerter Weise. Die Patientin soll nicht das Gefühl haben „mit ihrer Krankheit alleingelassen zu sein". **Vorübergehende Invalidisierung (etwa 2 Jahre) kann sich empfehlen; baldige Wiedereingliederung in den Arbeitsprozeß hat sich aber meist als die bessere „Therapie" erwiesen.**

Die Betreuung inkurabler sowie erfolglos behandelter Karzinompatienten

stellt für den Arzt und die Angehörigen eine oft sehr schwere Aufgabe dar. Bei zunehmenden Schmerzen sollte man mit stark wirkenden **Analgetika** und **Opiaten** nicht zurückhaltend sein. Günstig ist auch die Anwendung **anabol** wirkender **Hormonpräparate** (z. B. Durabolin®, Dianabol® etc.) mit nur geringer virilisierender Wirkung. Sie führen oft zu Gewichtszunahme, Besserung des Allgemeinbefindens und sogar zur Schmerzlinderung. Auch **Glykokortikosteroide** (Cortisol®, Prednison® u. a.) lassen sich in der Endphase zur Hebung des Allgemeinbefindens verwenden.

Selbst durch Opiate in steigenden Dosen können die Schmerzen nicht immer beherrscht werden. **Nervendurchschneidungen** werden dann manchmal notwendig (z. B. Durchtrennung des Plexus hypogastricus superior nach COTTE) oder besser die **Chordotomie** (Durchschneidung der Vorderseitenstrangbahnen des Rückenmarks).

Zusätzlich Behandlung mit reichlich **Vitaminen.** Ob man wegen der Tumoranämie **Bluttransfusionen** gibt und das Leiden verlängert, muß von Fall zu Fall entschieden werden. Unter den Todesursachen ist die Urämie (durch Ureterenkompression) als der „Gnadentod" anzusehen. Ansonsten **versterben Patienten mit fortgeschrittenen Karzinomen meist an schweren Genitalblutungen, Tumorkachexie oder den Folgen von Fernmetastasen.**

IV Uteruskörper

1 Endometritis corporis uteri (= Entzündung der Gebärmutter(körper)-Schleimhaut)

Die Endometritis ist die Entzündung des Endometriums nach Besiedelung mit Krankheitserregern. Die Endometritis entsteht stets durch **bakterielle Infektion.** Als **Erreger** kommen die verschiedensten pathogenen Keime in Frage wie Staphylokokken, Streptokokken, Kolibakterien, anaerobe Steptokokken, Bacterioides, Gonokokken, Tuberkelbakterien, Chlamydien u. a. Bei der **Gonorrhoe** spielt die Endometritis corporis uteri nur eine untergeordnete Rolle als **Zwischenstadium** (s. u.).

1.1 Pathogenese

Die Endometritis ist eine **aszendierende** Infektion mit einer Ausnahme: die **Endometrium-tuberkulose** entsteht **hämatogen oder deszendierend** von einer Adnextuberkulose her.

Wichtige **Voraussetzungen** für das Zustandekommen einer Endometritis corporis uteri sind:
- **Offener Muttermund** → Offener Halskanal
- **Keimstraße** = Langsam absickerndes Blut oder Sekret
- **Verwundetes** Endometrium (Menstruation! Wochenbett! Abort!)
- **Nährboden für Keime:** Abgestoßenes Endometrium, Abortreste, Dezidua

Ursachen

1. Infektion bei Fehlgeburt (häufigste aller Ursachen) → Endometritis post abortum.

a) Durch **intrauterine Eingriffe,** besonders beim **artifiziellen** und **kriminellen Abort** können leicht massive Infektionen hervorgerufen werden.

b) Nicht restlos ausgeräumte **Frucht-** und **Plazentaanteile** haben fast immer eine Infektion der Gebärmutterschleimhaut zur Folge.

2. Infektion unter der Geburt und im Wochenbett → **Endometritis puerperalis** (septica), manchmal hochfieberhaft, geht mit reichlichem, stinkendem eitrigen Ausfluß einher.

a) Bei **geburtshilflichen Operationen** sind Erreger mechanisch in das Cavum uteri gebracht worden.

b) **Dezidua-** oder **Plazentateile,** die im Uterus zurückgeblieben sind, bilden einen guten Nährboden für pathogene Keime des Wochenbettes.

c) **Lochialstauungen** begünstigen ebenfalls die Keimbesiedlung und das Keimwachstum in der Gebärmutterschleimhaut.

3. Infektion vom infizierten Zervikalkanal aus. Daß sich aus einer Endometritis cervicis eine vorübergehende Endometritis corporis entwickelt, gilt vor allem für die **Gonorrhoe** (sowie Chlamydien); aber auch **alle anderen pathogenen Keime** können, wenn sie in der

Zervixschleimhaut sitzen, ins Endometrium corporis aszendieren. Der innere Muttermund ist kein sicherer Schutz dagegen.

4. Eine **iatrogene Endometritis** ist eine Entzündung der Gebärmutterschleimhaut, die durch einen intrauterinen (meist diagnostischen) Eingriff entstanden ist.

> **Schon eine Sondierung kann eine Endometritis zur Folge haben,** ebenso eine Strichkürettage zur Zyklusdiagnostik und das Einlegen eines Intrauterinpessars (= IUP).

Auch **Uterusspülungen, intrauterine Tamponaden, Hysterosalpingographien** und **Radiumeinlagen** können eine Gebärmutterschleimhautentzündung nach sich ziehen.

Daher sollten **intrauterine Eingriffe** nur unter **strenger Asepsis** und unter der **Vorbedingung,** daß in der **Umgebung des Uterus keine Entzündung** (Vulvitis, Bartholinitis, Kolpitis, Parametritis, Adnexitis) vorhanden ist, durchgeführt werden.

> **Darüber hinaus sollte man sich vor jeder intrauterinen Maßnahme überlegen, ob der diagnostische oder therapeutische Effekt das Risiko einer Infektion aufwiegt.**

5. Submuköse Myome, Korpuspolypen, besonders das **Korpuskarzinom** bringen häufig eine Endometritis mit sich.
Ihre Entstehung bei submukösen Myomen wird aus Druckerscheinungen des Myoms und dadurch bedingte **Schleimhautulzera** (Dehnungsulzera der Schleimhaut über dem Myom und Druckulzera der übrigen Schleimhaut) verständlich. Diese Endometriumwunde infiziert sich leichter als ein intaktes Endometrium, vor allem, wenn der Uterus auf den „Fremdkörper" im Kavum (das Myom) mit Ausstoßungstendenzen reagiert, wobei sich der Zervikalkanal dann mehr oder weniger weit öffnet.

Histologisch
handelt es sich bei der Endometritis um eine infektbedingte, meist lymphozytär-plasmazelluläre (bei akuter Entzündung auch polymorphkernige leukozytäre) Infiltration der **Funktionalis** des Endometrium. Bei längerem Bestehen der Entzündung oder hoher Keimvirulenz kann auch die **Basalis** beteiligt sein. Dann bleibt die Entzündung auch nach menstrueller Abstoßung des Endometriums (die ja die Basalis nicht mit erfaßt) bestehen. In schweren Fällen können die entzündlichen Veränderungen auch auf die Muskularis (→ Myometritis) und die Lymphbahnen des Parametrium → (Parametritis) übergreifen.

1.2 Symptomatik und Diagnostik

Ein großer Teil der leichteren und mittelschweren unspezifischen Endometritiden verläuft **symptomarm.** Die Schwere des Krankheitsbildes ist von der Ätiologie abhängig. **Leitsymptom sind im allgemeinen lediglich Blutungsanomalien,** da mensuelle Abstoßung und anschließende Wundheilung nicht normal ablaufen. Dabei handelt es sich meist um ein „**Nachschmieren"** nach der Periodenblutung (charakteristisch!, verzögerte Wundheilung), aber auch um **verstärkte und verlängerte Regelblutungen,** gelegentlich auch um **Zwischenblutungen** (Metrorrhagien). Bei erheblichem Befall der Basalis kann der Schleimhautaufbau so gestört sein, daß eine **Dauerblutung** oder **Dauerschmierblutung** die Folge ist.

Der Uterus ist bei isolierter Endometritis weder vergrößert noch druckempfindlich. Ist er bei der Palpation vergrößert oder schmerzhaft, dann hat die Entzündung meist auf das Myometrium übergegriffen. Schmerzen im Unterbauch und Fieber (das bei isolierter Endometritis praktisch nie besteht, höchstens geringe subfebrile Temperaturerhöhung) deuten darauf hin, daß die Entzündung die Grenzen des Endometriums überschritten hat.

Die **Blutungsstörungen** (verstärkte Regelblutungen, Zwischenblutungen und vor allem die **Nachblutung nach der Regel**) sind für Endometritis zwar **charakteristisch,** aber **nicht pathognomonisch.** Ähnliche Blutungsanomalien finden sich auch bei anderen Krankheitserscheinungen (Abortus imminens, Extrauteringravidität, submuköses Myom, hormonal bedingte Zyklusstörungen).

Insbesondere aber ist bei solchen Blutungen, vor allem bei älteren Frauen, **immer an ein Karzinom zu denken,** solange bis eine der obigen Diagnosen oder die Diagnose Endometritis (histologisch) erwiesen ist.

Blutungsanomalien stellen demnach das einzige Symptom der isolierten Endometritis dar. Vergrößerung und Druckschmerz des Uterus fehlen.

Durch **Betasten** ist daher eine Endometritis **nicht** feststellbar. Ist aber der **Uterus** vergrößert und druckschmerzhaft, so deutet das darauf hin, daß bereits eine **Myometritis** evtl. mit **Parametritis** besteht.

Verglichen mit der Häufigkeit der Endometritis sind diese schweren Krankheitsbilder aber selten, d. h. nur selten schreitet die Entzündung auf dem **Lymphweg in das Parametrium** oder (am ehesten noch bei septischen Aborten oder schweren puerperalen Infektionen) **per continuitatem durch die Muskulatur** fort. Im letzteren Fall wird der Serosaüberzug des Uterus **(Perimetritis)** beteiligt, möglicherweise mit dem Bild der Pelveoperitonitis, evtl. auch des Douglasabszesses. Ganz selten ist das Bild der **Myometritis dissecans** bei schwerer (puerperaler) Endometritis, bei der ein Stück der Uteruswand „herauseitern" und als Sequester durch die Scheide nach außen abgestoßen werden kann.

Sehr häufig dagegen ist der frühzeitige Übergang der Endometritis (direkt oder lymphogen) auf die **Eileiter** mit der Folge einer **Salpingitis (Adnexitis)** (vgl. S. 219). Dieses Aufsteigen der Infektion in die Eileiter kommt vor allem **während und direkt im Anschluß an die Regelblutung** vor. Bei genauer Befragung gibt der größte Teil der Patientinnen mit akuter Adnexentzündung an, daß die ersten heftigen **Schmerzen** im Bereich der Adnexe **im Anschluß an eine Regel** aufgetreten seien.

Bei fast allen schwereren Endometritiden steht das Krankheitsbild der Adnexentzündung klinisch im Vordergrund und überdeckt mit seinen Erscheinungen die der Endometritis.

Viel häufiger als bei der (an sich schon seltenen) Metritis und Perimetritis kommt es bei Auftreten der Salpingitis durch Übertritt von Eiter in die freie Bauchhöhle zur **Pelveoperitonitis** (oder Peritonitis) und eventuell zum **Douglasabszeß.**

Die Blutungsstörungen bei Adnexentzündungen erklären sich durch die gleichzeitig bestehende Endometritis.

Diagnostik

Die Diagnose der isolierten Endometritis ist ohne Kürettage und histologische Abklärung schwierig. Eine **isolierte** Endometritis ist selten und ein vorübergehender Zustand, dem meist die Adnexentzündung folgt. Der Erfahrene stellt die Diagnose auch bei **völlig normalem Tastbefund** aus der **Kombination von Anamnese** (z. B. vorausgegangener Abort oder intrauteriner Eingriff) und vorliegenden **Blutungsstörungen.** Diagnostisch beweisend ist natürlich nur das histologische Untersuchungsergebnis des Kürettagematerials.

Die **Kürettage** darf aber, wenn überhaupt, nur durchgeführt werden, wenn alle **akuten** Entzündungserscheinungen (Fieber, Adnexentzündung, Parametritis, eitriger Fluor) abgeklungen sind (oder primär fehlen), da sonst die Infektion in die Lymph- und Blutbahnen verschleppt wird. So kommt die Bestätigung der klinisch angenommenen Diagnose oft sehr spät, oder gar nicht.

Kürettagen bei Endometritis nur nach Abklingen oder bei Fehlen akuter Entzündungserscheinungen!

Eine Ausnahme von dieser Regel darf nur bei **starker** Blutung (selten) gemacht werden.

1.3 Sonderformen der Endometritis und Pyometra

1. Endometritis **gonorrhoica,**
2. Endometritis **tuberculosa,**
3. Endometritis **senilis** = Endometritis vetularum.

(Die Existenz einer Endometritis toxoplasmotica für die LANGER in Form von Toxoplasmosezysten ein morphologisches Substrat gefunden hat, ist noch umstritten.)

Zu 1.: Endometritis gonorrhoica:
Sie ist nur ein **Zwischenstadium** der aus der Zervix in die Eileiter aufsteigenden Infektion. Eine chronische Endometritis gonorrhoica gibt es nicht, da die Schleimhaut mitsamt den Gonokokken und den durch sie gesetzten entzündlichen Veränderungen bei der nächsten Menstruation wieder abgestoßen wird. Vielleicht ähnlich bei Chlamydien.

Zu 2.: Endometritis tuberculosa:
Sie entsteht entweder **deszendierend** als Folgeerscheinung einer Adnextuberkulose, oder, weniger häufig, als isolierte Tuberculosis endometrii auf **hämatogenem** Wege (s. S. 265). Bei der Endometriumtuberkulose kommt es gelegentlich durch Verklebung des inneren Muttermundes zur Stauung käsig-eitriger Massen in der Korpushöhle (= **Pyometra**).

Zu 3.: Endometritis senilis = Endometritis vetularum:
Sie ist die Endometritis der alten Frau und besteht über Monate und Jahre. Sie ist nicht gerade häufig; dafür gibt es in dieser Lebensphase viel zuwenig Infektionsgelegenheiten. Meist handelt es sich um aufsteigende **Anaerobier,** seltener um eine **Koliinfektion.**

Infektionsbegünstigend ist die fehlende oder ungenügende Östrogenbildung in der Post-menopause.

Das Hauptsymptom ist der Abgang eines dünnen, eitrigen Sekrets (auch schubweise). Bei der Endometritis senilis kommt es infolge der Infektion und der senilen Gewebs-schrumpfung leicht zur Stenosierung des Zervikalkanals; Folge: **Pyometra** (Abb. 4-1).

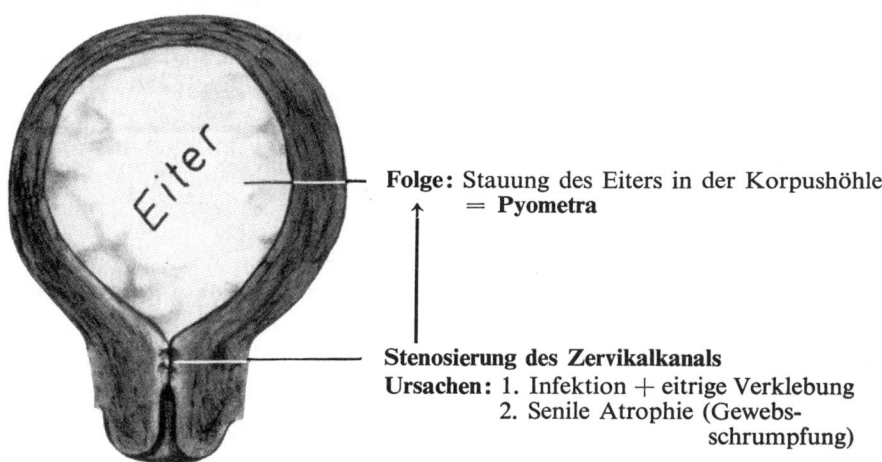

Folge: Stauung des Eiters in der Korpushöhle = **Pyometra**

Stenosierung des Zervikalkanals
Ursachen: 1. Infektion + eitrige Verklebung
2. Senile Atrophie (Gewebs-schrumpfung)

Abb. 4-1   Pyometra.

Ursachen der Pyometra

Sie kann entstehen

- beim **Korpus-** und **Zervixkarzinom** = wichtigste Ursachen (Behandlungsrichtlinien s. Korpuskarzinom S. 208);
- nach intrazervikaler **Radiumbehandlung** (S. 147),
- bei **Endometritis senilis** (s. o.),
- bei **Colpitis senilis** (s. S. 53),
- bei **Endometriumtuberkulose** (s. S. 268),
- nach **Konisation** der Zervix (s. S. 117) oder **Elektrokoagulation** des Zervikalkanals.

Das Auftreten einer Pyometra bei Endometritis senilis ist nicht selten, trotzdem bedeutet

Pyometra bei einer **älteren Frau** stets **Karzinomverdacht!**

Verlauf und Therapie der Pyometra s. S. 208.

Hinter einer Zervixstenose können außer Eiter auch andere Sekrete retiniert werden wie Schleim, Blut oder wäßriges Sekret. Man spricht dann von einer **Muko-, Hämato- oder Hydrometra.** Gelegentlich findet sich auch Gasbildung (= **Physometra**).

(Hämatometra meist bei Korpuskarzinom oder bei kleinen Blutungen aus arterioskle-rotischen Uteringefäßen.)

1.4 Therapie der Endometritis

Akute Endometritis

Die an akuter Endometritis erkrankte Frau braucht vor allem völlige Ruhigstellung, sie gehört ausnahmslos **ins Bett.** Dies vor allem dann, wenn außer den Blutungsanomalien Beschwerden oder gar Fieber bestehen, die anzeigen, daß die Endometritis die Grenzen des Endometriums überschritten hat. **Durch gezielte Maßnahmen muß vor allem das Aufsteigen der Infektion in die Tuben (meist mit nachfolgender Sterilität!) verhindert werden.** Leichtere Fälle von akuter Endometritis klingen unter lokaler Kälteeinwirkung auf den Unterbauch (Eisblase, später Priessnitzumschläge), leichter Kost, Stuhlregulierung und schmerzdämpfenden, spasmolytischen Medikamenten (Spasmo-Cibalgin® u. a.) schnell, manchmal über Nacht, ab.

Bei **schweren Fällen** mit hohen Temperaturen, wie man sie besonders nach artifiziellen Aborten erlebt, muß die bereits erfolgte Aszension angenommen werden. Sie sind dementsprechend zusätzlich mit (möglichst nach bakteriologischer Austestung von Zervixabstrichen und/oder Blutkulturen) **Breitbandantibiotikum** und **Glukokortikosteroiden** (Prednisolon in fallender Dosierung 60; 60; 50; 50 mg usw.) zu behandeln (s. S. 236). **Nie Glukokortikosteroide ohne Antibiotikum geben!** Bei Chlamydien Tetrazyklin.

Bei **septischen Fällen** (z. B. infiziertem Abort), besser aber bei jedem Fall mit Fieber über 38° C, sollte man **heparinisieren** (z. B. mit ca. 20 000 I. E. Liquemin/24 h im Dauertropf zur Prophylaxe des bakteriellen [Endotoxin-]Schocks evtl. mit Blutgerinnungsstörungen [Thrombozytenkontrolle!]).

> **In allen schwer infizierten Fällen außer einer vorsichtig durchgeführten Untersuchung keine weiteren diagnostischen Maßnahmen. Keine Narkoseuntersuchung, Bettruhe, vor allem keine Kürettage → obige Therapie.**

Leichte Formen und chronische Endometritis

Diese lediglich durch **Blutungs**störungen (verstärkte und verlängerte Regelblutung, Schmierblutung, Nachblutungen) gekennzeichneten Formen sprechen oft gut auf Östrogene an.

> **Östrogene fördern die Abheilung der Endometritis und verhindern die Ausbreitung der Infektion.**

Die **Östrogenbehandlung** bewährt sich **vor allem** bei Endometritis **post abortum** und **post partum.**

Die **Östrogene bewirken** am Endometrium eine **schnellere Regeneration** und damit beschleunigte Abheilung des Entzündungsprozesses.

Man gibt entweder oral 3 × täglich 1 Tabl. Progynon C® (à 0,02) (Aethinylöstradiol) oder Progynon B ol.-forte an 2−3 aufeinanderfolgenden Tagen je 1 Ampulle à 5 mg (Östradiolbenzoat) oder mehrmals Progynon Depot® 10 mg. Nach den Östrogengaben kann man das Endometrium sekretorisch transformieren, zum Beispiel durch orale Gaben eines Östrogen-Gestagen-Gemisches (z. B. Primosiston® 3−4 × 1 Tbl. tgl.) und nach 10 Tagen zur Abbruchblutung kommen lassen, wobei dann mit der Schleimhaut die entzündlichen Veränderungen abgestoßen werden.

Hören die Blutungen unter dieser Behandlung (evtl. mit Antibioticum) nicht auf, so handelt es sich entweder **nicht** um eine Endometritis oder nicht um eine Endometritis allein. Es ist dann zu denken an

- **Karzinom,** submuköses Myom, Adenom u. a. oder
- **Plazentareste** (Plazentapolyp) nach Geburt oder Fehlgeburt,
- **Adnexentzündung.**

Eine Endometritis kann nicht zur Abheilung kommen, solange eine Adnexentzündung besteht.

Die beste Behandlung der Endometritis ist daher die Behandlung der (leider meist vorhandenen) Adnexentzündung, (s. S. 236).

Wenn die Blutungen nach der Hormonbehandlung nicht stehen, läßt sich die Kürettage nicht umgehen.

Voraussetzungen für die Kürettage bei Endometritis (die möglichst einzuhalten sind):
Entzündungsfreie Adnexe,
entzündungsfreie Parametrien,
normale oder fast normale Blutkörperchensenkungsgeschwindigkeit,
normale Leukozytenzahl.

Bei Endometritis post partum zögert man die Kürettage wegen erhöhter Gefahr der Infektionsausbreitung möglichst lange hinaus. Nach Möglichkeit nicht vor Ablauf von 3 Wochen kürettieren.

Selbstverständlich muß jedes Geschabsel **histologisch untersucht** werden.

Nach der Kürettage möglichst 5—6 Tage Bettruhe, dazu Hormonbehandlung mit Östrogenen (s. o.), antibiotischer Schutz.

Behandlung der Endometritis gonorrhoica (s. S. 259), der Endometritis tuberculosa (s. S. 277).

2 Korpuspolypen

Man unterscheidet am Uterus Polypen, die von der **Korpus-** oder von der **Zervix**schleimhaut ausgehen. Die Zervixpolypen wurden bereits besprochen (s. S. 72). Die Korpuspolypen (Abb. 4-2a u. b) sind wie die Zervixpolypen meist gutartig. Sie stellen lokale, umschriebene Schleimhauthyperplasien der Basalis des Endometrium dar. Von dort drängen sie sich nach der Uterushöhle vor, bilden einen Stiel (Abb. 4-3), der in seltenen Fällen so lang sein kann, daß der Polyp im äußeren Muttermund erscheint und für einen Zervixpolypen gehalten wird.

Korpuspolypen bauen sich aus einem feinfaserigen Stroma auf, das von mehr oder weniger stark proliferierten und verzweigten oder von atrophischen und zystischen Drüsen (**Matronenpolyp** 4—2 b) durchsetzt ist. Als gutartige Stroma-Drüsenwucherungen des Endometriums stehen sie echten Geschwülsten nahe. ASCHOFF u. SCHROEDER

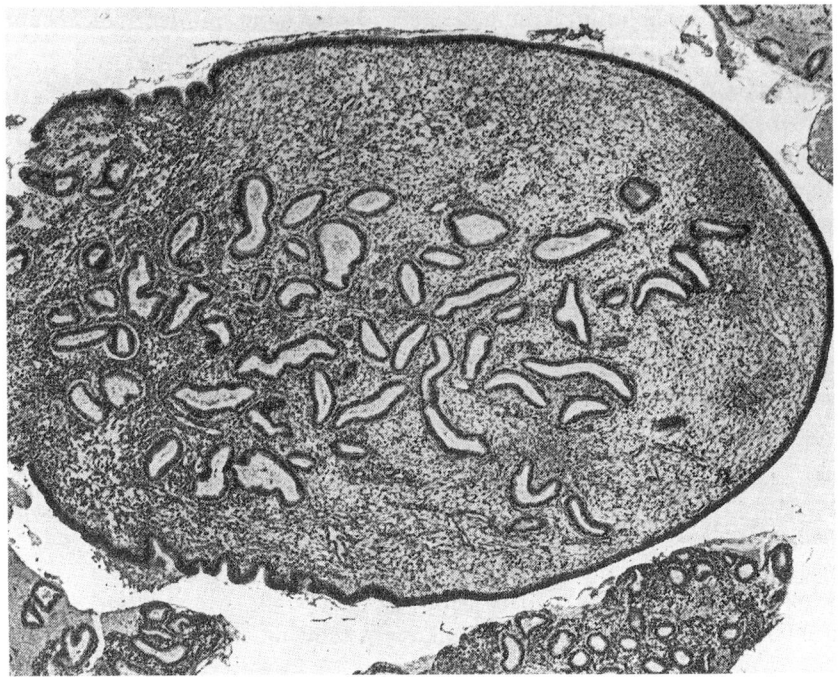

Abb. 4-2 a   Korpuspolyp.

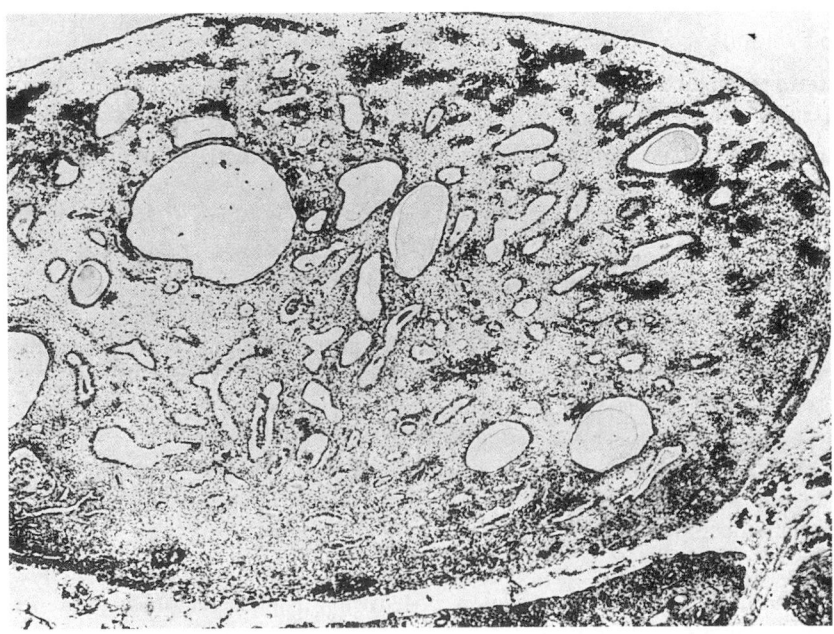

Abb. 4-2 b   Korpuspolyp; sog. „Matronenpolyp".

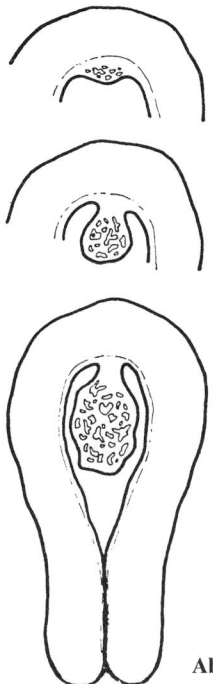

Abb. 4-3   Entwicklung eines Korpuspolypen.

haben sie deshalb als **Adenome** der Gebärmutterschleimhaut bezeichnet. Korpusadenome kommen auch multipel oder in Form einer im ganzen polypösen Schleimhaut vor.

Die **Ursachen für die Entstehung** der Korpuspolypen sind nicht bekannt.

Vorkommen: Korpuspolypen kommen in fast jedem Lebensalter vor, gehäuft im Klimakterium und zu Beginn der Postmenopause (Matronenpolypen).

2.1 Symptome

1. **Abnorme Blutungen**
2. **Fluor**
3. **eventuell Schmerzen**

Zu 1.: Abnorme Blutungen:
Nachbluten nach der Regelblutung als Folge der Wundheilungsverzögerung nach Abstoßen der dem Polypen aufsitzenden Funktionalis. — Ferner Vorblutung, Zwischenblutung, Schmier-Dauerblutungen. — In der Postmenopause nach längerem Sistieren der Menstruation erneut auftretende Blutungen erregen meist am schnellsten die Aufmerksamkeit und führen zur Abrasio.

Zu 2.: Fluor

a) **Blutiger Ausfluß** infolge Zug- oder Druckläsion der Schleimhaut durch den Polypen.
b) **Eitriger Ausfluß** entsteht durch (aszendierende) Infektion lädierter Stellen am Polypen selbst oder als Folge einer begleitenden Endometritis.

Zu 3.: Schmerzen

sind **selten** und treten, wenn überhaupt, **nur bei großen Polypen** auf als

a) **wehenartige, rhythmisch-ziehende Unterleibsschmerzen** infolge Muskelkontraktionen des Uterus, der den großen Polypen als „Fremdkörper" ausstoßen möchte;

b) **dysmenorrhoische Beschwerden** = **Schmerzen bei der Regel** (selten und nur bei großen Polypen), wenn Menstrualblut infolge Ventilverschlusses der Zervix nicht abfließen kann.

2.2 Häufigeres Auftreten von Genitalkarzinomen bei Uteruspolypen? — Systemkarzinome

Es besteht **keine Veranlassung, Korpuspolypen als Präkanzerosen aufzufassen.** Nur selten (in etwa 1% der Fälle) entstehen Endometriumkarzinome in Korpuspolypen. Dagegen fanden vor allem HUBER, ferner ADLER, KREMER, NARIK, daß Uteruspolypen (Korpus- und Zervixpolypen), gehäuft **in Verbindung** mit anderen Tumoren des Genitale auftreten. HUBER beobachtete, daß von 100 Korpuspolypen 30 (!) mit einem malignen Tumor im Bereich des Genitale kombiniert waren. Untersuchungen von A. LAU u. P. STOLL an einem großen Material ergaben allerdings wesentlich niedrigere Zahlen.

HUBER hat darauf hingewiesen, daß sich Korpus- und Zervixpolypen als **proliferative** Veränderungen oft gleichzeitig in Kombination mit solchen Genitalkarzinomen finden, die an mehreren Stellen (z. B. Endometrium und Tube) (= **Multiplizitätstumoren**) innerhalb eines Systems auftreten und die man deshalb als

Systemkarzinome

bezeichnen kann.

Zu diesem System gehören die Genitalabschnitte mit MÜLLERschem Epithel (Endozervix, Corpus uteri und Tuben) sowie auch die Ovarien.

In diesem System treten Karzinome gelegentlich multifokal auf, manchmal in 2 oder 3 Organen gleichzeitig. Zu dem System gehört aber nicht das Plattenepithel der Portio und der Scheide (das entwicklungsgeschichtlich aus dem Sinus urogenitalis entsteht). Dementsprechend finden sich auch Plattenepithelkarzinome der Vulva und der Vagina, die nicht zu diesem System gehören, nicht häufiger in Verbindung mit anderen Genitalkarzinomen, als der statistischen Erwartung entspricht. Demgegenüber könnten Plattenepithelkarzinome der Zervix in dieses System gehören, wenn das Plattenepithel durch indirekte Epithelmetaplasie aus pluripotenten Zellen des MÜLLERschen Epithels entstanden ist (s. S. 64). Wenn die Beobachtungen über die Polypen und Systemkarzinome der Überprüfung standhalten, ergäben sich daraus zwei wichtige Schlüsse:

1. daß innerhalb dieses Systems an **mehreren Stellen zugleich** maligne Tumoren, die dann keine Metastasen darstellen, auftreten können;

2. daß sich die **proliferative Tendenz** innerhalb dieses Systems **außer** auf eine maligne Tumorbildung auch auf ein **vermehrtes Auftreten von Korpus- oder Zervixpolypen** bezieht.

Das Auftreten von Polypen könnte daher zeigen, daß das „System" Endozervix, Korpus-Tube-Ovar einem Proliferationsreiz ausgesetzt ist, der an anderer Stelle desselben Systems ein Karzinom entstehen lassen kann.

Eine Patientin mit nachgewiesenen Polypen sollte daher unter Kontrolle bleiben.

2.3 Diagnostik der Korpuspolypen

Nur selten erscheinen langgestielte Korpuspolypen — makroskopisch von Zervixpolypen nicht unterscheidbar — im äußeren Muttermund. Ansonsten gibt es nur unspezifische Symptome: Prä- und postmenstruelle Blutungen, Zwischenblutungen, Dauer- und Schmierblutungen, blutiger Ausfluß, eventuell Schmerzen. Da solche Blutungen außer Polypen aber auch andere Ursachen, insbesondere Malignome, haben können, muß

> **bei jeder uterinen Blutungsanomalie, die sich nicht durch kurzfristige probatorische Gaben von Östrogen-Gestagen-Gemischen (s. S. 482) als hormonell bedingt zu erkennen gibt,** die Ursache durch **fraktionierte Kürettage** (s. S. 206) geklärt werden. Das gilt nur für Frauen in der Geschlechtsreife. **In der Postmenopause muß bei jeder uterinen Blutung sofort** (ohne Hormonbehandlungsversuch) **kürettiert werden.**

Ob es sich um eine uterine Blutung handelt, ist durch Spiegeleinstellung und Ausschluß von Vulva, Vagina und Portiooberfläche als Blutungsquelle zu entscheiden. Ist hier keine Blutung nachweisbar, so muß die Blutungsquelle höher, d. h. in der Zervix oder im Corpus uteri liegen.

Die **Abrasio** ist immer **getrennt nach Zervix und Korpus,** d. h. fraktioniert, durchzuführen (und das gewonnene Material in getrennten Gefäßen der histologischen Untersuchung zuzuleiten), um einen groben Anhalt für den anatomischen Sitz des Prozesses zu erhalten (s. S. 206 Korpuskarzinom). Auch wenn ein Korpuspolyp so tief sitzt, daß man ihn leicht fassen kann (bei Korpuspolypen selten), sollte man ihn niemals abschneiden, sondern mit der Kornzange fassen, abdrehen und dann die Kürettage anschließen.

Die meisten Korpus- und Zervixpolypen sind gutartig. Trotzdem muß selbstverständlich **jeder, auch der kleinste Polyp,** selbst wenn er makroskopisch gutartig erscheint, **histologisch untersucht** werden.

2.4 Therapie

Bei der histologischen Diagnose „Korpuspolyp" **stellt die diagnostische Abrasio gleichzeitig die Therapie dar.**

> Wegen der klinischen Konsequenzen muß auf eine, wenn auch nur **seltene, Irrtumsmöglichkeit** bei ungenügender gynäkologisch-histologischer Erfahrung des Pathologen hingewiesen werden:
>
> Es handelt sich um die histologische **Verwechslung eines Korpuspolypen** in der Postmenopause mit einer **glandulären** (oder auch **glandulär-zystischen) Hyperplasie.**

Der Irrtum kann für das weitere klinische Verhalten folgenschwer sein, weil für das autonom (von hormonellen Einflüssen unabhängig) wachsende **Adenom (= Polyp)** in der **Postmenopause** wie auch in anderen Lebensaltern die Kürettage als Therapie genügt. Wird aber bei Frauen in der Postmenopause eine glandulär-zystische Hyperplasie festgestellt, muß der Kliniker nach dem Östrogenstimulus suchen, d. h. nach einem **hormonproduzierenden Ovarialtumor,** sofern sich exogene Hormonzufuhr oder Überfunktion der Nebennierenrinde ausschließen lassen. — In Grenzfällen kann man sich mit Hilfe eines zytodiagnostischen Abstrichs darüber orientieren, ob eine gesteigerte Östrogenwirkung vorliegt (s. S. 426). Sicherung durch Östrogenbestimmungen im Blut.

3   Endometriose

3.1 Definition

Unter Endometriose versteht man das Auftreten von **funktionierendem Endometrium** oder endometriumähnlichem (**endometroidem,** eides gr. ähnlich) Gewebe **außerhalb der normalen Schleimhautschicht der Uterushöhle, d. h. in der Uterusmuskulatur,** im **übrigen Genitale** und dessen **Umgebung,** aber auch in **genitalfernen Regionen** des Organismus.

Anders ausgedrückt kann die Endometriose auch als das Vorkommen **heterotopen** oder **ektopen** Endometriums (heterotop = an anderer Stelle vorkommend, ektop = fern vom Ort, ortsfremd) bezeichnet werden. Im Gegensatz dazu wird das am richtigen Ort, also innerhalb der Gebärmutterhöhle, sitzende Endometrium als **eutopes** Endometrium bezeichnet.

Das Einwachsen des Endometrium in das Myometrium und sein „metastasenähnliches" Auftreten entfernt von der Gebärmutterhöhle rücken die Endometriose in die Nähe infiltrierender und metastasierender Geschwülste. Es besteht aber histologisch praktisch immer Benignität. Darin liegt das Rätselhafte für alle diejenigen, die sich seit Jahrzehnten mit der Entstehung und Ausbreitung dieser Krankheit befassen.

Das **Charakteristische des Krankheitsbildes** besteht darin, daß

> **das ektopische Endometrium auf die Impulse der Ovarialhormone ebenso reagiert wie das eutope Endometrium der Gebärmutterhöhle,** d. h. die Endometriose ist ein hormonell gesteuerter Wachstumsprozeß. Eine Ausnahme stellen ektopische Herde ohne Hormonrezeptoren dar, die dann aber auch klinisch stumm bleiben.

Es kommt dementsprechend in dem ektopischen Endometrium zu gleichen oder ähnlichen, durch die Ovarialhormone gesteuerten, zyklischen Proliferations- und Sekretionsveränderungen des Drüsenepithels wie im eutopen Endometrium, zum prämenstruellen Ödem und zum Schleimhautzerfall mit Blutung.

Der Aufbau, das Ödem mit Schleimhautschwellung und der Schleimhautzerfall mit Blutung erfolgen bei normalem Sitz des Endometrium ohne wesentliche Beschwerden, da das Endometrium sich unbehindert entwickelt und die abgestoßene Schleimhaut und das Blut nach „außen" entleert werden können.

Anders bei den ektopischen Herden. Hier kommt es **prämenstruell** durch das Ödem und während der Menstruation durch das Blut, das nicht abfließen kann, zur **Volumenzunahme** mit Druckerscheinungen auf das umliegende Gewebe. Dadurch werden **meist starke Schmerzen (Dysmenorrhoe) ausgelöst,** die prämenstruell und zur Zeit der Menstruation am stärksten sind.

Bei allen **zur Menstruationszeit, also zyklisch auftretenden Schmerzen** und **Beschwerden, gleichgültig wo sie auftreten,** ist an **Endometriose** zu denken.

Zusätzliche anamnestische Hinweise für das „Denken an Endometriose" können verstärkte Regelblutungen, Unterleibsschmerzen auch außerhalb der Periode und Schmerzen im hinteren Scheidengewölbe bei Verkehr und Stuhlentleerung sein.

Wichtig ist, daß es sich hier um eine **sekundäre,** d. h. im Laufe der Geschlechtsreife langsam entstandene **Dysmenorrhoe** handelt (Gegensatz: **primäre Dysmenorrhoe, sofort mit der Menarche,** meist bei infantil-hypoplastischem Uterus).

Bei Aufbrechen von Endometrioseherden kommt es zur entzündlichen, später narbigen Reaktion des umgebenden Gewebes. Je nach Lokalisation können dann durch die oft sehr starken, zum Teil eisenharten **Verwachsungen, Dauerschmerzen** entstehen.

3.2 Entstehung der Endometriose

Die Endometriosis genitalis interna (s. u.) entsteht durch kontinuierliches Tiefenwachstum des Endometriums.

Für die Endometriosis genitalis externa und die Endometriosis extragenitalis (s. u.) werden zwei Entstehungstheorien diskutiert.

1. Das Endometrium entsteht an **fremdem Ort** aus MÜLLERschem Epithel bzw. paramesonephrischem Zölomepithel (R. MEYER, NOVAK u. a.).
2. Das Endometrium wird aus dem Corpus uteri **verschleppt** und implantiert sich an anderer Stelle (SAMPSON).

Heute ist die erste Theorie weitgehend verlassen, nachdem 1950 TE LINDE u. SCOTT den Nachweis erbrachten, daß **retrograd mit Menstrualblut implantationsfähige Endometriumteile** in die Bauchhöhle gelangen können. Von manchen werden aber auch heute noch für bestimmte Fälle beide Theorien nebeneinander diskutiert.

Die Verschleppungs- und Implantationstheorie kann als die heute bevorzugte einheitliche Erklärung für die Entstehung der Endometriosis genitalis externa und extragenitalis angesehen werden.

Die vielfältigen Lokalisationen der Endometriose erklären sich aus den unterschiedlichen **Wegen der Ausbreitung und Verschleppung:**

1. Die **kontinuierliche Ausbreitung** spielt die entscheidende Rolle bei der **Entstehung der Endometriose im Myometrium und Tube.**

2. **Kanalikuläre Verschleppung.** Schon SAMPSON nahm an, daß **während der Menstruation** implantationsfähiges Endometrium durch die Tuben **in die freie Bauchhöhle** gelangt. (Bevorzugter Befall des kleinen Beckens durch die Endometriose.) Ein Rückfluß von Menstrualblut durch die Eileiter ist besonders bei angeborenen Aplasien oder erworbenen Atresien des Genitale (Hymenal-Vaginal-Zervixatresie) zu erwarten.
Das **verschleppte Material** kann auch von einer **Tubenendometriose** stammen.

3. **Lymphogene Verschleppung** ist als seltener Ausbreitungsweg anzusehen, aber durch Nebenbefunde in den Lymphknoten der Beckenwand bei lymphonodektomierten Krebspatienten und für die Nabelendometriose (SCOTT u. Mitarb.) wohl bewiesen.

4. Die **hämatogene Verschleppung** von vitalen Endometriumanteilen über das venöse Gefäßsystem ist bewiesen, aber selten (Lungenendometriose). Durch hämatogene Verschleppung erklären sich auch seltene Lokalisationen der Endometriose, wenn man die Umgehung der Lungenpassage durch ein offenes Foramen ovale annimmt.

5. **Direkte mechanische Verschleppung** von Endometriosegewebe bei Operationen wie Schnittentbindungen, Hysterotomien etc. in Operationswunden ist ein seltenes Ereignis.

Vorkommen und Häufigkeit der Endometriose

Sie kommt **nur** im **geschlechtsreifen Alter** vor, niemals vor der Pubertät. Nach dem 35. Lebensjahr wird das Krankheitsbild häufiger. **Nach der Menopause gibt es keine** typische **Endometriosesymptomatik mehr,** da mit dem Erlöschen der Ovarialfunktion die Endometrioseherde ebenso wie das normale Endometrium atrophisch werden. **Die Endometriose ist keineswegs eine seltene Krankheit.** Ihre **Häufigkeit** im Operationsgut beträgt etwa **10%.** Nicht erkannte Fälle stellen eine Dunkelziffer dar.

3.3 Einteilung der Endometriose

Die Einteilung der Endometriose erfolgt **nach der Lokalisation** (Abb. 4-4). Man unterscheidet im allgemeinen die Fälle mit **reinem Tiefenwachstum in Uterus und Tube** als

1. Endometriosis genitalis interna

von den Manifestationen außerhalb von Uterus und Tube. Diese wiederum werden in die

2. Endometriosis genitalis externa

das heißt alle Lokalisationen, die noch Beziehungen zum Genitale haben, und in die

3. Endometriosis extragenitalis

(= ohne Beziehung zum Genitale) unterteilt.

Zu 1.: Die **Endometriosis genitalis interna** entsteht infolge eines Tiefenwachstums des Endometriums

— in die **Uterusmuskulatur** (Endometriosis uteri interna)
— in die **Tubenmuskulatur** (Endometriosis tubae interna)

Zu 2.: Die **Endometriosis genitalis externa** hat **enge Beziehungen zum Genitale,** zum Beispiel

- Endometriose des **Ovars** (Teer- oder Schokoladenzyste),
- **retrozervikale** (und **rektozervikale**) Endometriose,
- Endometriose der **Sakrouterinligamente,** ganz selten des **seitlichen Parametriums,**
- Endometriose der **Scheide,** der **Portio,** der **Vulva.**

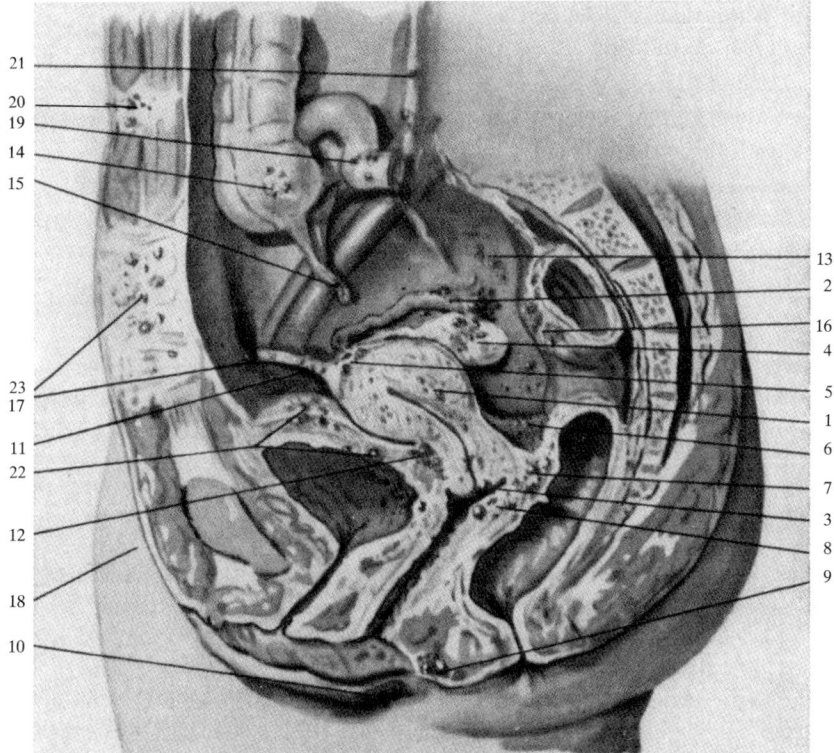

Abb. 4-4   Lokalisation der Endometriose

E. gen. int.
 1 **Myometrium**
 2 **Tube**
 3 Zervix

E. gen. externa
 4 **Ovar**
 5 Uterusaußenfläche
 6 Lig. **sacro-uterinum** (selten **seitl.** Parametrium)
 7 **Septum rectovaginale**
 8 **Scheide**
 9 Damm

10 Vulva und Bartholinsche Drüse
11 Rundes Mutterband
12 Uterus-Blasenfalte
13 Beckenperitoneum einschl. **Douglas-,**
   retrozervikaler und **rektozervikaler**
   Endometriose

E. extragenit.
14 Zökum
15 Appendix
16 Sigmoid
17 Leistenring
18 Leistenbeuge
19 Dünndarm
20 Nabel
21 Ureter
22 **Blase**
23 **Laparotomienarbe**

Zu 3.: Die **Endometriosis extragenitalis** = seltene Lokalisationen ohne Beziehung zum Genitale (ca. 3 – 5%).

Endometriose in

— **Harnblase**
— **Operationsnarben**
— an **Nabel** und **Darm** und sehr selten
— in **Lunge** und an **Extremitäten**

Die 4 wichtigsten Stellen, an denen Endometrioseherde vorkommen (s. Abb. 4-4), sind (geordnet nach ihrer Häufigkeit):

● **Uterusmuskulatur**
● **Ovarien**
● **retrozervikal** = Douglasendometriose
● **Tuben**

3.3.1 Endometriosis genitalis interna

Darunter faßt man zusammen

1. die **direkte Tiefenwucherung des basalen Endometriums in das Myometrium** = **Endometriosis uteri interna**

und

2. das **Einwuchern von Endometrium** in den interstitiellen (und isthmischen) Anteil der **Tube** = **Endometriosis tubae interna.**

Zu 1. Endometriosis uteri interna (= Adenomyosis uteri), (Abb. 4-5 u. 4-6):
Es handelt sich dabei um die **häufgste Form der Endometriose überhaupt.** Das pathologische Einwachsen des Endometriums in die (reaktiv sich verdickende) Uterusmuskulatur (= Adenomyosis uteri) geht von der **Basalschicht** des Endometrium aus. Daher können sich die entstehenden Endometrioseherde in ihrer Reaktion auf Hormone wie die Basalis des Endometriums verhalten, die während des Zyklus keine derartig charakteristischen hormonbedingten Veränderungen zeigt wie die Funktionalis.

Durch die Eigenart, an dem hormonell bedingten zyklischen Schleimhautgeschehen nur partiell teilzunehmen (schwächere Proliferation und Transformation des Endometrium, praktisch keine menstruelle Desquamation), **unterscheidet sich die Endometriosis uteri interna von allen übrigen Formen** der Endometriose, die bevorzugt aus **Funktionalisgewebe** bestehen und dementsprechend der **zyklischen Hormonbeeinflussung voll unterliegen.** Das erklärt auch, daß die **Endometrioseherde außerhalb des Uterus** in hohem Maße **durch eine Hormontherapie beeinflußbar sind,** die **Endometriosis uteri interna weniger oder nicht.** Es erklärt weiter, daß ein **großer Teil** dieser Endometrioseform **klinische keine Symptome** macht, das heißt „stumm" bleibt.

Die Grenzüberschreitung des Basalisendometriums zur Muskulatur geht anfangs meist unregelmäßig vor sich. Die Endometrioseherde liegen dann verstreut vorwiegend in der schleimhaut**nahen** inneren Schicht der Muskulatur, vor allem der Vorder- und Hinterwand des Uterus.

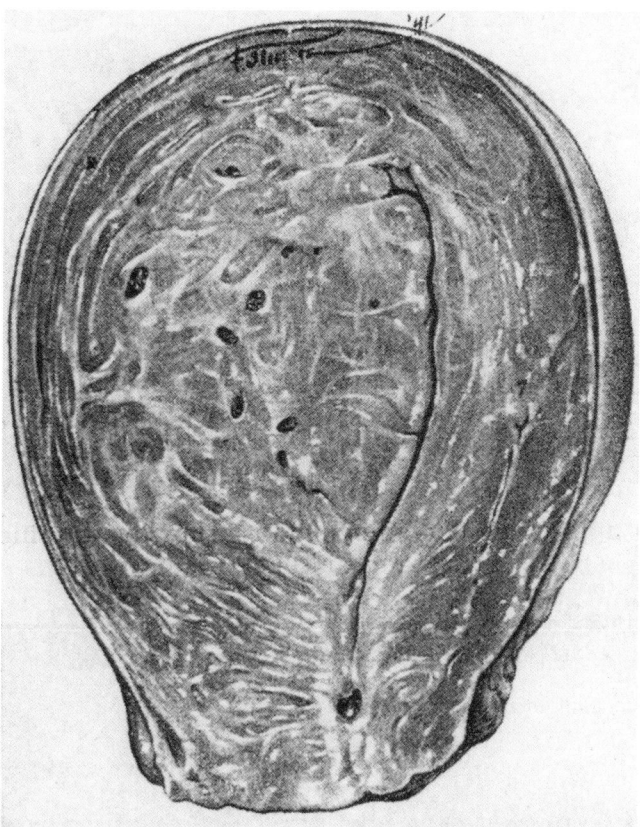

Abb. 4-5 Endometriosis interna uteri, auf die vordere Uteruswand beschränkt.

Meist findet sich die Endometriose **diffus** in der Uteruswand. Es können aber auch **umschriebene,** solitäre oder multiple Endometrioseknoten bis zu Hühnereigröße entstehen. Diese sind dann nicht selten von wallartigen Ansammlungen konzentrischer glatter Muskelfasern, wohl als Reaktion auf den Wachstumsreiz der Endometriose (= reaktive Muskelhypertrophie = Adenomyose), umgeben. Gegenüber dem übrigen Myometrium besteht entweder eine unscharfe oder — wie bei einem Myomknoten — sehr deutliche Abgrenzung. Im letzteren Fall spricht man auch von einem **Adenomyom.** Ob dabei der Endometrioseherd das Wachstum der glatten Muskulatur angeregt hat, oder sich der Endometrioseherd in einem Myomknoten entwickelte, wird nicht immer sicher zu entscheiden sein.

Das in das Myometrium einwuchernde ektopische Endometriumgewebe unterscheidet sich im Aufbau fast nicht oder nur wenig von seinem Muttergewebe, das heißt also von der Basalschicht des Endometriums. Es besteht aus **beiden** Gewebsanteilen des Endometriums, d. h. Drüsen und Stroma. Das Endometrium wuchert daher als eine „Organeinheit" aus Drüsen **und** Stroma in das Myometrium ein. Nur in ganz seltenen Fällen wächst das Stroma alleine (Stromaendometriose, Stromatose) in das Myometrium ein.

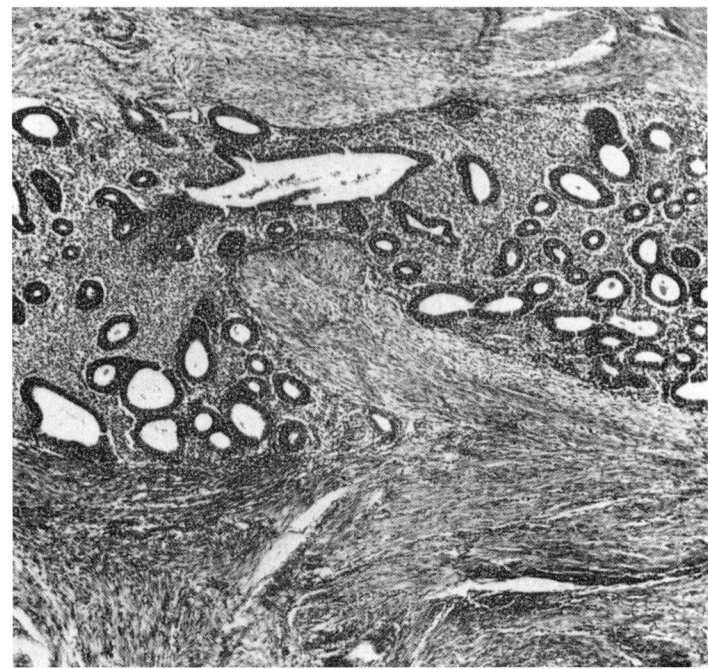

Abb. 4-6   Histologie der Endometriosis uteri interna.

Einige Autoren (HUNTER) sehen darin aber bereits ein echtes (sarkomatöses) Geschwulstwachstum, vor allem bei Ausbreitung in Lymphräumen und Gefäßen = endolymphatische Stromamyose (s. Sarkome des Uterus S. 216).

Symptome der Endometriosis uteri interna

Wahrscheinlich weil die Endometriose des Myometrium von der Basalschicht des Endometriums abstammt, zeigt das heterotope Gewebe keine so weitgehende Reaktionsfähigkeit auf Hormone wie das normale Endometrium. Trotzdem finden sich Proliferation und Transformation, jedoch äußerst selten eine menstruelle Desquamation. Dabei hinken die Veränderungen im heterotopen Gewebe denen des übrigen Endometriums oft hinterher.

Daraus erklärt sich, daß in **zahlreichen Fällen die Endometriosis uteri interna „klinisch stumm"** bleibt.

Allerdings verursachen im größeren Teil der Fälle das Ödem und die Proliferation der Endometrioseherde deutliche klinische Symptome, die wegen der bestehenden Kapselspannung des Uterus dann zuweilen sogar sehr stark werden können als:

● **Dysmenorrhoe = starke Regelschmerzen, die meist schon 2 – 4 Tage vor der erwarteten Periodenblutung** einsetzen. Dann gilt auch hier: das erworbene (sekundäre) perimenstruelle Schmerzsyndrom ist das wichtigste Leitsymptom aller Endometriosen.

Achtung: Anamnese! Die durch Endometriose bedingte Dysmenorrhoe besteht nicht seit der ersten Regelblutung (Menarche). Sie ist meist in den 20iger oder 30iger Lebensjahren **erstmals** aufgetreten.

Jede **starke Dysmenorrhoe** bei Frauen, die **im dritten bis vierten Dezennium** (seltener fünften) **erstmals** auftritt, ist unbedingt **auf Endometriose verdächtig.**

● **Verstärkte, oft auch verlängerte Regelblutung:**

Die **verstärkte Regelblutung** hat ihre Ursache in der **Verminderung der Kontraktionskraft** des Uterus, die durch die störende Einlagerung endometriotischer Herde in die Muskulatur zustandekommt. Die **verlängerte Regelblutung** kann dadurch bedingt sein, daß das Endometrium nach der menstruellen Abstoßung über Unebenheiten der Uteruswand nur verzögert abheilt. Abradiert man nämlich das Uteruskavum bei Endometriose, dann fällt bei Abtasten mit der über die Vorder- und Hinterwand des Kavums schleifenden Kürette nicht selten eine **Rauhigkeit der Wandflächen** auf, gelegentlich sogar eine **Höckerbildung.** Sie ist typisch für die Adenomyose und kommt durch das mehr oder weniger starke Vorbuckeln der kavumnahen Endometrioseherde zustande.

Bei jeder verstärkten und verlängerten Regel ist immer an eine Endometriosis uteri interna zu denken.

● Der **Endometriose-Uterus** ist im typischen Fall leicht **vergrößert bis (höchstens) etwa faustgroß, dabei auffallend derb bis hart.**

Ursache der Vergrößerung und der derberen Konsistenz des Uterus sind die Endometrioseherde und die reaktive Muskelhypertrophie. Allerdings ist **dieser Hinweis** auf eine Endometriose **sehr unsicher.** Leicht vergrößerte und derbe Uteri gibt es auch aus anderen Gründen (z. B. bei diffusem Myomwachstum auch ohne Endometriose) zuweilen mit ähnlichen Blutungsstörungen.

Zusammenfassend sind die

drei Leitsymptome der Endometriose (Adenomyose) im **Corpus uteri**
1. **Dysmenorrhoe** = Schmerzen bei der Regel (seltener als bei anderen Lokalisationen der Endometriose),
2. **verstärkte und verlängerte Regelblutung,**
3. **leicht vergrößerter, sehr derber Uterus.**

Zu 2. Endometriosis tubae interna = Tubenendometriose: Mit der Endometriose des Uterusmuskels hat die **Tubenendometriose die Entstehung durch Wachstum per continuitatem gemeinsam.** Das in der Tube ektopische Endometrium soll unter **Verdrängung und Ersatz der Tubenschleimhaut** in den interstitiellen und isthmischen Tubenanteil eingewachsen sein. PHILIPP u. HUBER, denen wir die Kenntnis darüber verdanken (1937), schätzen dies Ereignis mit ca. 45% als sehr häufig ein. Nachuntersucher (RINTELEN) als

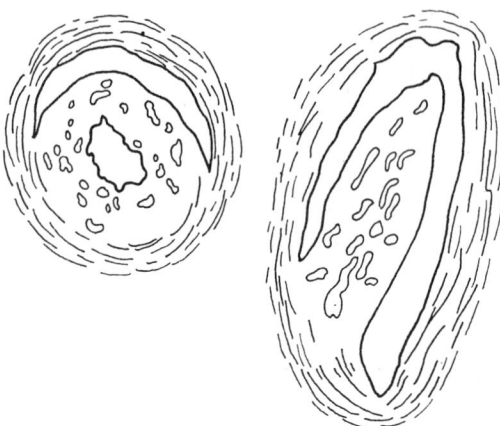

Abb. 4-7 Ektopisches Endometrium in der Tube, rechts mit Polypbildung (nach Philipp und Huber s. Text).

wesentlich seltener (Glatthaar in Gynäkologie und Geburtshilfe, Bd. III, Thieme 1972, nur mit 7%). Das in die Tube eingewachsene ektopische Endometrium kann nun einmal in die Tubenmuskulatur weiterwachsen, zum anderen neigt es aber auch dazu, in das Tubenlumen ragende Polypen zu bilden (Abb. 4-7), die durch Ablösung und Verschleppung bei der Entstehung extrauteriner Endometriosen eine Rolle spielen sollen. Wächst das endometriale Gewebe weiter in die Tubenwand ein, so entstehen:

- **Knotenbildungen,** die wegen ihres typischen Sitzes am Tubenabgang als **Endometriosis tubae isthmica nodosa** bezeichnet werden. Dagegen ist die
- **Polypenbildung** im interstitiellen und isthmischen Tubenanteil seltener.

Die Folgen davon können sein:
Teilweiser oder vollständiger **Verschluß der Tuben** mit

- **Sterilität** (bei doppelseitiger Endometriose).
- **Tubargravidität:** Unbestritten ist die Endometriose für die Entstehung der Tubargravidität bei partiellem Tubenverschluß von Bedeutung, sie ist aber nicht deren dominierende Ursache.
- **Hämatosalpinx:** Ist das Fimbrienende der Tube verschlossen, kann es durch das zyklische Mitbluten des endometrioiden Gewebes **bei jeder Menstruation** nach und nach zu einer **Füllung der Tube mit Blut** kommen. Die entstehende Hämatosalpinx (Schokoladentube) kann zu einer klinisch nachweisbaren „Tumor"-Bildung führen.

3.3.2 Endometriosis genitalis externa

Von den Endometrioselokalisationen, die im Genitalbereich nicht durch Wachstum per continuitatem, sondern durch **Verschleppung** endometrioiden Materials (oder am Ort?) entstehen, sind die klinisch wichtigsten:

1. die **Ovarialendometriose,**
2. die **retrozervikale Endometriose** = Douglasendometriose.

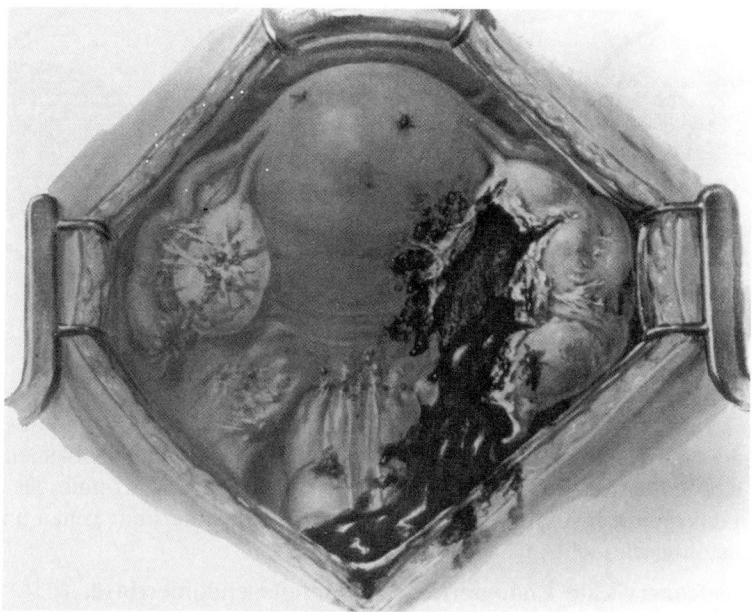

Abb. 4-8 Endometriose der Ovarien. Die endometriotischen Herde finden sich links **auf** und rechts **in** dem Ovarium (aus NETTER).

Zu 1. Ovarialendometriose: Sie stellt nach der Adenomyose des Uterus die **zweithäufigste Form der Endometriose** dar. Die endometriotischen Herde können sich a) **auf** (Abb. 4-8 links) und b) **in** (Abb. 4-8 rechts) den Ovarien finden. Oft sind beide Ovarien befallen.

Zu a) Oberflächlich gewissermaßen **auf** dem Ovar sitzende Herde endometrioiden Gewebes neigen weniger zur Tumorbildung, aber zur Blutung in die Bauchhöhle. Dadurch kann es zu charakteristischen ausgedehnten Verwachsungen mit der Umgebung kommen. **Wesentlich seltenere Form der Ovarialendometriose.** Oberflächliche Herde können auch auf Tubenserosa und Peritoneum auftreten.

Zu b) Die im **Parenchym des Eierstocks** selbst liegenden Endometrioseherde führen zur Ausbildung von

Teer- oder Schokoladenzysten

(die Entwicklung einer solchen Schokoladenzyste zeigt die Abbildung 4-9).

Teerzysten sind die Folge periodischer kleiner Blutungen in das Innere des Ovars und stellen die klassische Manifestation der Endometriose am Ovar dar. Der Zysteninhalt ist **schwarzbraun** oder **schwärzlich, schokoladen-** oder **teerartig eingedickt.** Bei den Teerzysten finden sich häufig Verwachsungen mit den Nachbarorganen (Tube, Netz, Darm). Dann können fast unbewegliche, harte „**Konglomerattumoren**" entstehen.

Die **klinische Bedeutung** der Ovarialendometriose ergibt sich aus dem **meist jugendlichen Alter** der Patienten, der **vielfach (ca. 55%) doppelseitigen Lokalisation,** einem relativ

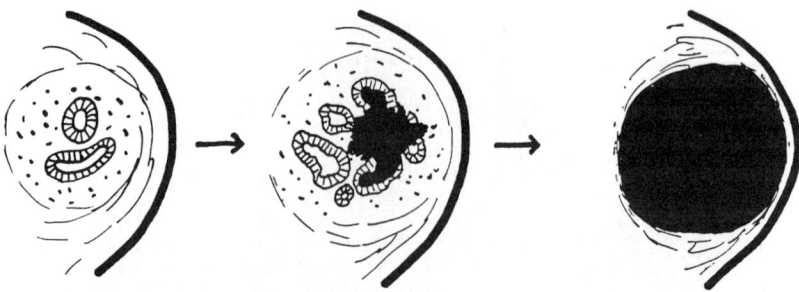

Abb. 4-9   Entwicklung einer Schokoladenzyste im Ovar.

großen Spektrum an **Komplikationsmöglichkeiten (Ileus, Ruptur etc.) und aus der Tast-befunddiagnose „Ovarialtumor"** mit allen differentialdiagnostischen Problemen und chir-urgischen Konsequenzen für diese Geschwülste. Durch Druckatrophie des Zysteninhaltes kann das endometrioide Gewebe in der Zystenwand zugrunde gehen und manchmal auch histologisch nicht mehr nachweisbar sein.

Zu 2. Die retrozervikale Endometriose = Douglasendometriose:

Endometrioseherde sind an verschiedenen Stellen der Bauchhöhlenserosa gefunden worden. Bevorzugt treten sie aber im DOUGLASschen Raum und hier retrozervikal auf. Wegen ihrer klinischen Bedeutung wird

die retrozervikale Endometriose

als selbständiges Krankheitsbild herausgestellt.

Meist ergibt sich ein sehr beeindruckender Befund:

Vom hintercn Scheidengewölbe aus fühlt man in der **Höhe der Zervix** oder etwas tiefer im Douglas eine **knotige Verdickung** von Haselnuß- bis Walnußgröße (s. Abb. 4-10), selten größer. Manchmal setzt sich dieser Knoten auf das eine oder beide Sakrouterin-ligamente fort. Diese als **retrouteriner Tumor** imponierende, retrozervikale Endometriose sitzt unverschieblich fest auf dem Bauchfell oder auch schon in der Scheidenwand und zeigt eine leicht unregelmäßige, knotige bis grobhöckrige Oberfläche.

Differentialdiagnostische Überlegungen zur retrozervikalen Endometriose:

— **retrozervikales Myom?**
— **Tbc-Knötchen?** (meist wesentlich kleiner als Endometrioseherde)
— **im Douglas fixiertes Ovar?**
— **Karzinommetastasen im Douglas?**

Diese differentialdiagnostischen Erwägungen können aber meist entfallen, denn

es gibt praktisch kaum ein retrouterines Gebilde, das bei Betastung von Scheide und Rektum aus so **druckschmerzhaft** ist wie ein retrozervikaler Endometrioseknoten.

aber: auch Karzinomknoten in den Sakrouterinligamenten können schmerzempfindlich sein.

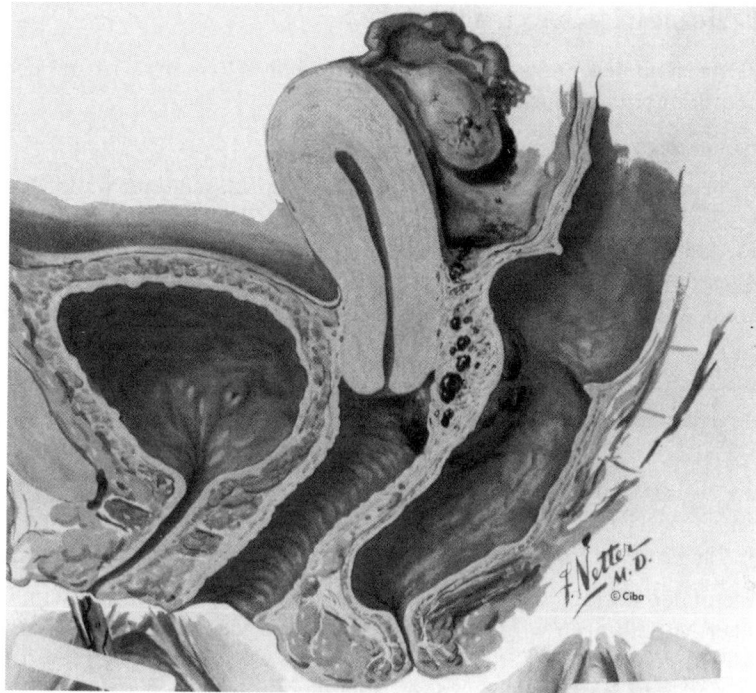

Abb. 4-10   Retrozervikale Endometriose (aus NETTER).

Hauptsymptom der Endometriosis genitalis externa ist die **Dysmenorrhoe.**

Häufigste Folge ist die **Retroflexio uteri fixata.**

Es muß stets auch rektal untersucht werden, um die Beziehung des Knotens zum Rektum zu klären, in das eine Endometriose einwachsen kann (Abb. 4-10). Anfangs ist bei rektaler Untersuchung die Rektumschleimhaut über dem Knoten verschieblich, später nicht mehr: **Verdacht auf Rektumkarzinom.** Bei dem seltenen Durchbruch in das Rektum kommt es zu Blutungen, die aber im Gegensatz zum Rektumkarzinom in zeitlicher Abhängigkeit von der Menstruation auftreten. Stenosierung des Rektums (auch mit Ileus) ist möglich. Die rektovaginale Tastuntersuchung muß auch über das Einwachsen in das seitliche Parametrium (Komplikationsmöglichkeit: Stenosierung der Ureteren) und eventuell über eine fixierte Retroflexio uteri (deren Ursache die Endometriose sein kann: s. bei Lageanomalien des Genitale) entscheiden. – Nach Einwachsen in die Scheidenwand kann man im hinteren, seltener seitlichen, Scheidengewölbe bläuliche bis pfenniggroße Knoten sehen = **Scheidenendometriose.**

Symptome der retrozervikalen endometriotischen Knoten

- **Äußerst druckschmerzhaft** bei Betastung. Typischer **Anhebeschmerz** der Portio! Der Uterus ist oft in seiner Beweglichkeit eingeschränkt.
- **Schmerzen bei und nach der Kohabitation** und der **Stuhlentleerung.** Manchmal besteht auch ein krampfartiger Stuhldrang.
- **Regelschmerzen,** die oft sehr stark sind.

3.3.3 Endometriosis extragenitalis

Von den **extragenitalen Endometriosen,** die alle sehr selten sind, ist die ebenfalls sehr seltene, aber klinisch eindrucksvolle

Harnblasenendometriose

besonders zu erwähnen. Sie sitzt vorwiegend an der Blasenhinterwand. Meist besteht völlige Beschwerdefreiheit im Intermenstruum. **3—7 Tage vor Beginn der Regelblutung** kommt es dann zu quälenden **Harnblasentenesmen** mit **Pollakisurie** (Drang zum gehäuften Wasserlassen), die bis kurz vor Ende der Regel anhalten. Gelegentlich findet sich auch eine **Hämaturie.** — Diagnose durch Zystoskopie: blau-rötliche Knoten in der Blase.

Alle **Schmerzen und Beschwerden,** die in Zusammenhang mit der Regel, d. h.

zyklisch

auftreten, weisen auf einen **endometriotischen** Prozeß hin, ganz gleichgültig **wo** sie auftreten.

Die extragenitalen Endometriosen sind so selten, daß ihre Beobachtung zum Gegenstand kasuistischer Mitteilungen wird. Unter ihnen kommt vielleicht noch der **Darmendometriose** als Passagehindernis, der **Nabelendometriose** wegen ihrer charakteristischen Lokalisation und der **Narbenendometriose** (in Operationsnarben nach gynäkologischen Operationen, am ehesten nach Sectio caesarea) eine gewisse Bedeutung zu.

3.4 Diagnose und Differentialdiagnose der Endometriose

Die typische Symptomatologie erlaubt dem erfahrenen Kliniker meist die **Vermutungsdiagnose.** Für die einzuschlagende Therapie gesichert ist sie erst nach **histologischem Beweis.** Wichtig ist die Laparoskopie (evtl. mit PE).

Differentialdiagnostisch stehen bei den Endometriosen im Beckenraum einerseits die **Adnexitis** und die **chronische Parametritis,** andererseits **echte gut- oder bösartige Neubildungen** (vor allem der Ovarien) im Vordergrund.

Bei retro-rektozervikaler Endometriose können **differentialdiagnostische Schwierigkeiten zum Rektumkarzinom** entstehen. Weitere differentialdiagnostische Überlegungen s. o.

3.5 Endometriose und Malignität

Theoretisch kann in einem Endometrioseherd eine maligne Erkrankung vom Drüsenepithel (Karzinom) oder vom Stroma (Sarkom) ausgehen. Doch ist **maligne Entartung in Endometrioseherden selten.**

Eine Besonderheit stellt die **Stromatose** (= Stromaendometriose) in der Uteruswand dar (HUNTER u. Mitarb.), die man (vor allem bei intravasalem Wachstum) auch als endometriales Stromasarkom auffassen kann (s. S. 125).

3.6 Therapie der Endometriose

Die Behandlung ist grundsätzlich möglich
— durch **Operation**
— durch **Hormonbehandlung**
— durch **Strahlentherapie** (Kastration)

Operative Therapie

Meist ist die sichere, d. h. die histologische Diagnose der Endometriose nur durch Laparotomie oder Laparoskopie/Pelviskopie möglich. Wie weit der Operateur organerhaltend konservativ oder radikaler vorgeht, hängt ab vom Lebensalter, dem Fertilitätswunsch, der sozialen, aber auch der psychischen Situation der Patientin und schließlich auch von der lokalen Operabilität des Prozesses. Solche Eingriffe werden zunehmend auch durch das Laparoskop vorgenommen (SEMM). **Auf jeden Fall durch Laparotomie anzugehen sind Teerzysten der Ovarien,** da Ovarialtumoren ausnahmslos operiert werden müssen (s. S. 394). Kleinere Endometrioseherde auf dem Peritoneum können (ebenso wie kleine Herde in der Harnblase bei Zystoskopie) im Rahmen der Pelviskopie elektrokoaguliert werden. Sehr große risikoreiche Eingriffe (z. B. am Darm) sollten eher, im Vertrauen auf die Möglichkeiten der Hormonbehandlung, vermieden werden, sind aber manchmal nicht zu umgehen. — Bei sehr konservativem operativem Vorgehen im Interesse der Erhaltung der Konzeptionsfähigkeit oder von funktionstüchtigem Ovarialgewebe, muß man mögliche Rezidive in Kauf nehmen, die dann, prophylaktisch oder erst bei ihrem Auftreten, der Hormonbehandlung zugeführt werden (s. u.).

> Als optimale Therapie für junge Frauen mit Kinderwunsch gilt heute die umfassende, aber möglichst konservative (soweit möglich auch laparoskopische/pelviskopische) Operation in Verbindung mit der Hormontherapie.

Hormonale Behandlung

Anwendungsbereich: Wichtigstes Anwendungsgebiet sind die **nicht radikaloperierten** und **nicht operablen Endometriosen** sowie die **Rezidivfälle.**

Grundlage der hormonellen Behandlung ist das Ansprechen der Endometrioseherde auf Sexualhormone. Dazu müssen Hormonrezeptoren im ektopischen Gewebe vorhanden sein. Fehlen diese, dann sollte es aber auch nicht zu klinischen Erscheinungen kommen und sich eine hormonelle Therapie erübrigen. Vor der Hormonbehandlung sollte die Diagnose histologisch gesichert oder zumindest durch Laparoskopie wahrscheinlich gemacht werden. In Einzelfällen mag bei sehr jungen Frauen gelegentlich aber auch die Therapie „ex juvantibus" die Diagnose bestätigen.

Ziel der Hormontherapie ist im Idealfall, das **heterotope Endometrium zur Atrophie,** eventuell sogar zur **Resorption** zu bringen. Angewandt werden heute im wesentlichen **Gestagene** bzw. **Progestagene** und **Danazol** (Winobanin®).

Der **Wirkungsmechanismus** besteht bei Progestagenen

1. **lokal** in einer direkten Hemmung der Proliferation des Drüsenepithels und Dezidualisierung des Stroma sowohl am Uterusendometrium als auch in den Endometrioseherden;

2. **zentral** in einer **Bremsung der gonadotropen Funktion des Hypophysenvorderlappens,** wodurch die Östrogenbildung in den Ovarien und damit auch die Endometriumproliferation gehemmt wird, sodaß eine **reversible Amenorrhoe** entsteht.
Die **alleinige Hemmung** der FSH- und LH-Abgabe der Hypophyse **ohne** direkte **lokale Wirksamkeit** liegt dem Danazol (Winobanin®) zugrunde.

Ein gleicher Effekt wäre auch durch **Androgenbehandlung** möglich. Wegen der Virilisierungserscheinungen wird diese Therapie aber kaum angewandt.

Endometriosebeschwerden werden während der **Schwangerschaft** und einige Zeit danach geringer oder hören ganz auf. Manche halten daher auch die Gravidität für die beste Therapie der Endometriose. – Die hormonelle Situation bei medikamentös induzierter „**Pseudogravidität**" (die eher eine Gestagenlangzeitbehandlung mit Östrogenzusatz darstellt) ist der Schwangerschaft zwar nicht gleich, doch sind die Erfolge unzweifelhaft.

Mit dem Sistieren der zyklischen Veränderungen an den Endometrioseherden unter Progestagen- oder Danazol-Behandlung bleibt auch die prämenstruelle Anschwellung des endometrioiden Gewebes sowie die „menstruelle" Blutung in diesem und damit auch die Dysmenorrhoe aus.

Die Progestagene lassen sich **alleine** oder in **Kombination mit Östrogenen** (was die Endometriumatrohpie mindert) anwenden, entweder als

– **zyklische** Behandlung oder
– **kontinuierliche** Behandlung (= Langzeitbehandlung).

Progestagentherapie*

Zyklisch werden **Progestagene** (Dosierung wie bei Langzeitbehandlung) vom 5.–24. Zyklustag gegeben.
Häufiger aber ist die **Langzeitbehandlung.** Sie erzeugt eine hypoöstrogene Amenorrhoe. Es werden im allgemeinen täglich 5–10 mg eines Progestagens (z. B. Clinovir®, Gestafortin®, Orgametril®, Primolut-Nor®) verordnet. Bei Durchbruchsblutungen wird die Dosis vorübergehend verdoppelt. Bei fehlendem Erfolg kann man anfangs auch kleine Mengen von Östrogenen (z. B. Progynon C® 1–3 Tabl. tägl.) zusätzlich geben. Wegen möglicher Östrogendefizite an der Schleimhaut sollte die Behandlung mit Progestagenen, (die ja nur an dem proliferierten Endometrium wirksam werden können), erst nach der Östrogenphase des Endometriums, d. h. am 12.–14. Zyklustag, beginnen.

Behandlungsdauer: Mindestens 6 Monate.

Die **kombinierte Gestagen-Östrogentherapie** erfolgt am besten (meist nur für kürzere Zeit) mit fertigen Östrogen-Gestagengemischen wie Primosiston®, Duoluton® oder mit Einphasenovulationshemmern (Noracyclin®, Lyndiol® u. a.). Zyklische Behandlung erfolgt vom 5.–24. Zyklustag. Danach Eintreten einer oft schmerzlosen Abbruchblutung.

In manchen, allerdings seltenen Fällen wird die Erzeugung einer **hormonellen Scheinschwangerschaft** (= Pseudogravidität s. S. 538) für 3–6 Monate, aber auch länger, erwogen.

Die Therapie mit Danazol

Danazol (Winobanin®) stellt einen Wirkstoff dar, der nur die Abgabe von FSH und LH durch die Hypophyse und damit die Östrogenbildung im Ovar und so die Endometrium-

---

* Siehe Anhang S. 449: Zur Benennung der künstlichen Gestagene im klinischen Sprachgebrauch.

proliferation hemmt, aber weder eine eigene östrogene noch gestagene Wirkung hat. Die **Dosierung von Danazol** bei Endmetriose sollte 600 mg täglich (3 × 1 Kapsel à 200 mg) nicht unterschreiten. Behandlungsdauer nicht unter 6 Monaten. In jüngster Zeit werden auch Erfahrungen durch Behandlung mit GnRH-Agonisten gesammelt.

Strahlentherapie

durch **Kastrationsbestrahlung** (nicht Bestrahlung der Endometrioseherde!).

Die **Strahlenmenolyse** (durch **Radiumeinlage** 2000 mgeh in das Cavum uteri oder Äquivalenzdosis mit dem After-loading-Verfahren) oder die **perkutane Röntgenbestrahlung** der Ovarien ist (ebenso wie die **operative Kastration**) eine **Kausaltherapie** der Endometriose. Sie ist aber bei jüngeren Frauen wegen der schweren hormonellen Ausfallerscheinungen **im allgemeinen nicht diskutabel.** Daher sollte sie nur bei Frauen nahe der Menopause oder dann, wenn bei operativ schwer zugänglichen hormonresistenten Fällen die Blockierung des Darmes oder der ableitenden Harnwege durch die Endometriose droht, angewandt werden.

4   Gutartige Geschwülste des Uterus

4.1 Myoma uteri = Gebärmuttermyom

Myome (Muskelgeschwülste der Gebärmutter) sind Gewächse aus glatter **Muskulatur** (= Leiomyome) mit einem mehr oder weniger stark entwickelten **Bindegewebsanteil.**

Häufigkeit: Die Myome sind die **häufigsten gutartigen** Geschwülste der Gebärmutter (Abb. 4-11).

95% aller gutartigen Tumoren des Genitale der Frau sind Myome des Corpus uteri.

Rund 80% aller Myome findet man zwischen dem 35. und 55. Lebensjahr. Behandlungsbedürftige Myompatientinnen machen etwa 10% des gynäkologischen Krankengutes aus.

Das **Wachstum der Myome** wird durch Östrogene unterhalten, sie sind also von der **Funktion der Ovarien** abhängig.

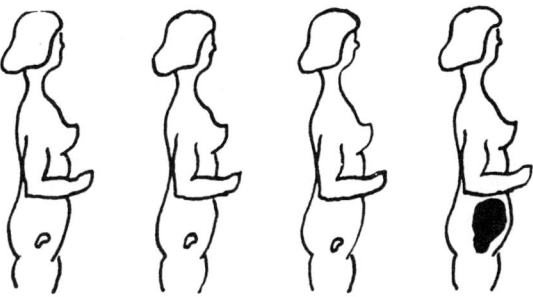

Abb. 4-11   Nach dem 30. Lebensjahr haben etwa 20–25% aller Frauen, das heißt jede 4.–5. Frau, Uterusmyome (wenn man kleine Myome mit einbezieht).

Deshalb ist das **Vorkommen** der Myome **an die Geschlechtsreife gebunden.** Uterusmyome gibt es bei Kindern vor der Menarche nicht. Ebensowenig entstehen Myome **neu** in der Postmenopause; bereits bestehende schrumpfen meist; nur in ganz seltenen Fällen können sie aus unbekannter Ursache weiter wachsen. Myome vor dem 25. Lebensjahr sind selten.

Man merke sich:

Bei Frauen nach der Menopause gibt es praktisch keine Neuentstehung von Myomen mehr!

> Geschwülste des Uterus, die nach der Menopause neu entstehen oder wachsen, sind praktisch nie Myome, sondern meist bösartige Geschwülste.

4.1.1 Einteilung der Myome

Die Myome werden zum einen eingeteilt nach ihrem **Sitz** in

Korpusmyome und
Zervixmyome

zum anderen nach ihrer **Wachstumsrichtung** in

1. **intramurale**
2. **subseröse**
3. **submuköse**
4. **intraligamentäre Myome**

Korpusmyome (Abb. 4-12)

1. Intramurale Myome (Abb. 4-12, 1): Die Myomknoten entwickeln sich innerhalb der Uteruswand, ohne die Schleimhaut oder die Serosa vorzuwölben. **Alle Myome beginnen zunächst als intramurale Myome** (Abb. 4-13).

2. Subseröse Myome (Abb. 4-12, 2): Die Myomknoten entwickeln sich in Richtung auf den Serosaüberzug und buckeln diesen vor. Bei weiterem Wachstum können sie aus der Uteruswand heraustreten (Abb. 4-14). Wenn ihre Verbindung mit dem Uterus dünner wird als das eigentliche Myom, spricht man von gestielten subserösen Myomen (Abb. 4-12, 2a).

3. Submuköse Myome (Abb. 4-12, 3): Wachstumsrichtung in das Cavum uteri mit Knoten- und Buckelbildung und dadurch Vorwölbung der Schleimhaut (Endometrium) (Abb. 4-15). Die Uteruslichtung kann völlig verlegt werden. Bei polypartig gestieltem Wachstum (Abb. 4-12, 3a) können submuköse Myome sich länglich verformen und aus dem Zervikalkanal herauswachsen. Man spricht dann von einem Myoma „in statu nascendi" (Abb. 4-12, 3b). **Diagnostischer Hinweis:** Das noch nicht sichtbare submuköse Myom meldet sein Kommen zuweilen durch eine **Weitstellung des äußeren Muttermundes** an.

4. Intraligamentäre Myome (Abb. 4-12, 5): Sie gehen von den Seitenkanten des Uterus aus und entwickeln sich zwischen den beiden Blättern der Plica lata, also extraperitoneal.

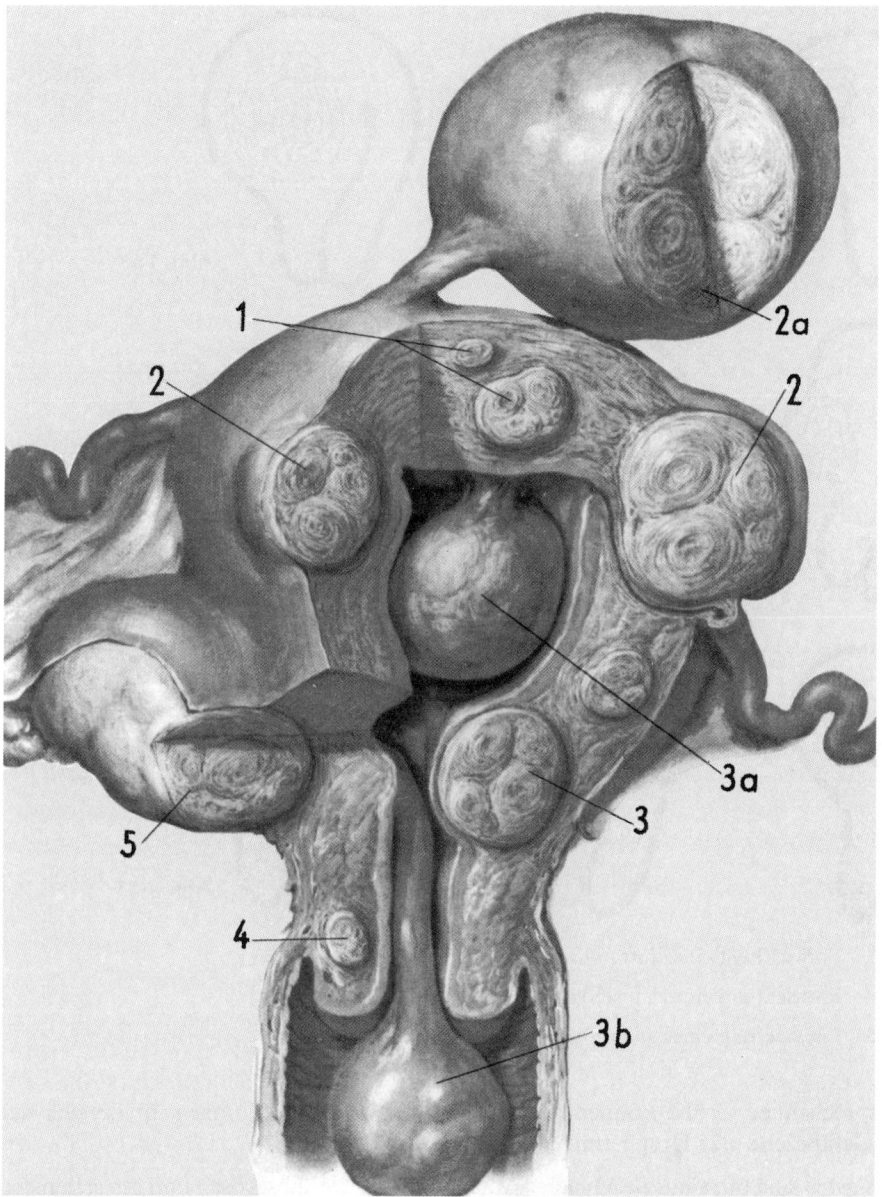

Abb. 4-12 Einteilung der Myome nach ihrem Sitz (aus NETTER)

1   Intramurale Myone
2   Subseröse Myome
2 a Gestieltes subseröses Myom
3   Submuköses Myom
3 a Gestieltes, submuköses Myom
3 b = 3 a, in die Scheide geboren
4   Kleines zervikales Myom
5   Intraligamentäres Myom

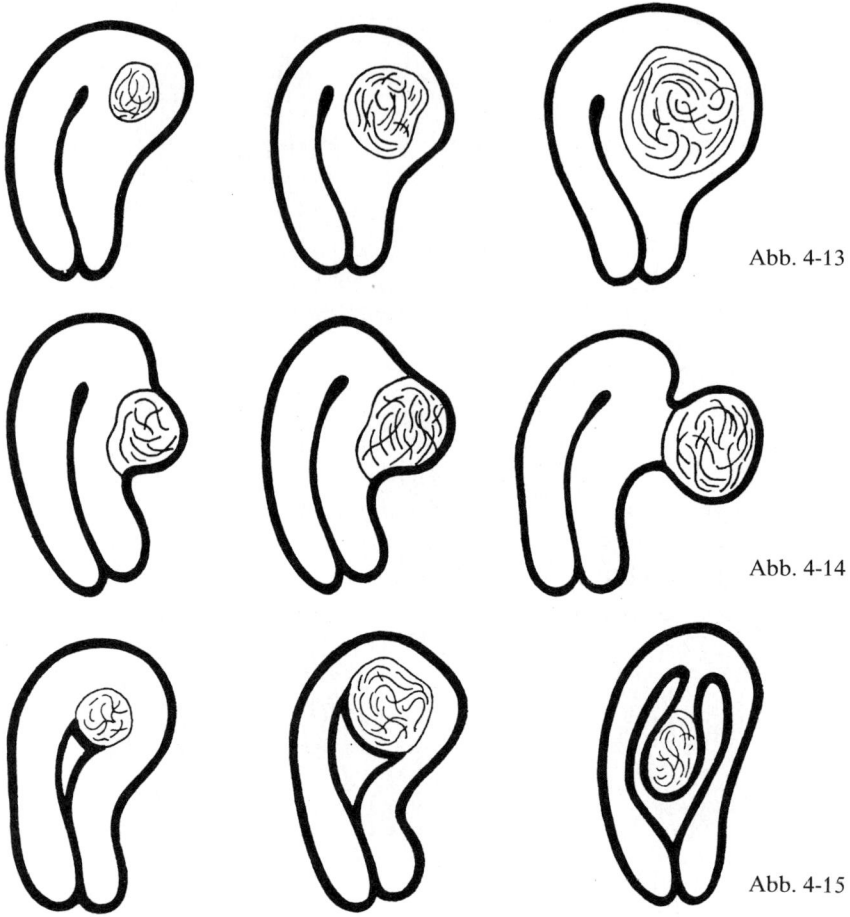

Abb. 4-13

Abb. 4-14

Abb. 4-15

Abb. 4-13   Entwicklung eines intramuralen Myoms.

Abb. 4-14   Entwicklung eines subserösen Myoms.

Abb. 4-15   Entwicklung eines submukösen Myoms (nach MARTIUS).

Bei entsprechender Größe können sie zu Kompressionserscheinungen im Bereich der großen Gefäße und des Ureter (mit Hydronephrose) führen.

Am **häufigsten sind intramurale Myome.** Weniger häufig die subserösen und am seltensten die submukösen Myome.

Zervikale Myome (Abb. 4-12, 4)
Hier sitzen die Myomknoten in der Zervixwand. Sie sind viel seltener als Korpusmyome (etwa 7—8% aller Myome).

Das Wachstum der Uterusmyome kann erhebliches Ausmaß annehmen. Der Uterus kann dann bis zum Rippenbogen reichen. Bei multiplen Myomen erweckt er dann den Eindruck eines Sackes, der gefüllt ist mit verschieden großen Kartoffeln **(Kartoffelsack- uterus).**

4.1.2 Pathologie der Myome

Histologie

Myome bestehen aus glatter Muskulatur (= Leiomyome) und Bindegewebe. Der Bindegewebsanteil ist unterschiedlich groß. Bei sehr bindegewebsreichen Myomen spricht man von **Fibro(leio)myomen.** Im angloamerikanischen Schrifttum von „Fibroids".

Eine eigentliche echte **Myomkapsel existiert nicht.** Doch ist das Myomgewebe in seinen äußeren Anteilen ebenso wie das umgebende Gewebe der Uterusmuskulatur schalenartig angeordnet. Deshalb lassen sich Myome bei der Operation sehr häufig leicht ausschälen. Uterusmyome mit endometriotischem Gewebe werden als **Adenomyome** bezeichnet (s. Endometriose).

Genese der Myome

Trotz zahlreicher Untersuchungen ist über die Ursache der Myome nichts Sicheres bekannt. Bessere Vorstellungen als die von R. MEYER u. H. ALBRECHT (1928), wonach die Myome histogenetisch auf einzelne im Gewebsverband liegende normale Muskelzellen mit erhöhter Wachstumspotenz zurückgehen, und daß das Myomwachstum in trophischer Abhängigkeit von der Eierstockfunktion steht, liegen bislang nicht vor.

Da für das **Myomwachstum** die **Östrogene** eine entscheidende Rolle spielen, kann es durch Antiöstrogene und Progestagene gehemmt werden.

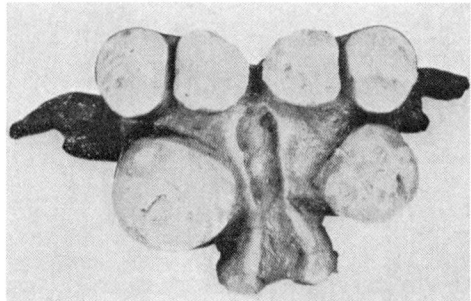

Abb. 4-16 In der Mittellinie aufgeschnittener Uterus. Myome und Cavum sind in zwei spiegelbildlich gleiche Hälften auseinandergeklappt.

Einen neuen Gedanken hinsichtlich der Genese der Myome brachte G. HÖRMANN (1960), indem er auf die Symmetrie der Myomentwicklung hinwies. Nach HÖRMANN besteht eine **Gesetzmäßigkeit im topographischen Verhalten der Uterusmyome:** Klappt man den Uterus durch Sagittalschnitt genau in der Mittellinie (= Rhaphe) auf, so erkennt man die **spiegelbildliche Anordnung** der Myome (Abb. 4-16). Nach der Ansicht von HÖRMANN kann man daher das Uterusmyom als eine Form von **„dysrhaphischer" Störung** auffassen.

Sekundäre Veränderungen der Myome

1. Erweichung:
Die Erweichung ist die **häufigste** sekundäre Veränderung der Myome (Abb. 4-17). Sie kann folgende **Ursachen** haben:

a) Häufigste Ursache ist die **mangelhafte Ernährung mit nachfolgender Nekrose,** meist nach Stieldrehung eines subserösen Myoms oder nach Verlegung der zuführenden Gefäße bei Gefäßthrombosen usw. Es kann sogar zur aseptischen Totalnekrose des Myoms kommen.

Bei der Erweichung des Myoms kommt es durch Zerfall der betroffenen Gewebspartien zur Verflüssigung mit der Bildung **kleinerer und größerer Höhlen** (Abb. 4-17).

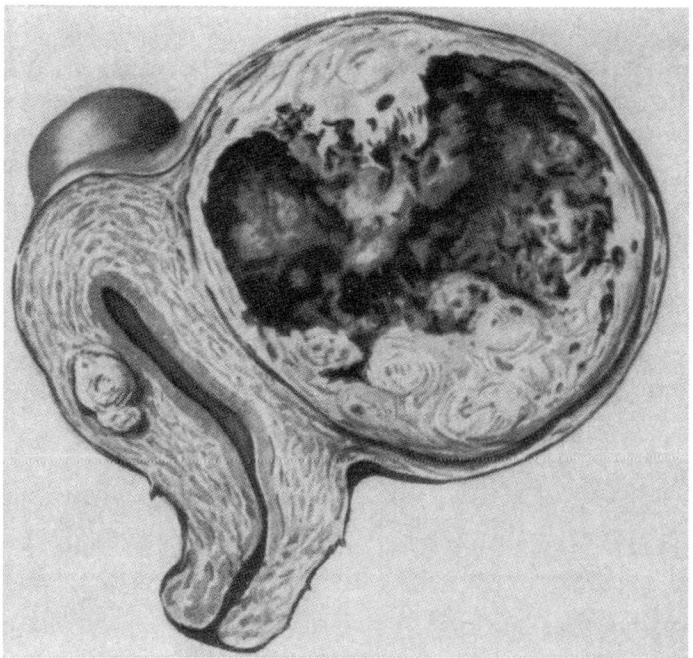

Abb. 4-17   Erweichtes Myom mit Höhlenbildung.

b) Durchsetzung des Myoms mit **kavernösen Bluträumen** (Myoma cavernosum).

c) **Ödematöse Auflockerung** des Myoms.

d) **Myxomatöse Veränderung** des Myoms in Gestalt kleinerer schleimig-verflüssigter Anteile.

e) **Fettige Degeneration des Myoms** (besonders im Wochenbett).

f) **Vereiterung des Myoms** durch Keime, die aus der Uterushöhle oder vom Darm her in das Myom einwandern, seltener über den Lymph- oder Blutweg in das Myom gelangen.

g) **Verjauchung des Myoms,** wenn Fäulniskeime in dieses auf den für die Vereiterung bereits genannten Wegen gelangen.

> **Erweichte Myome mit Flüssigkeitsbildung in Höhlen zeigen auffallend rasches „Wachstum", ferner,** wenn sie gestielt sind, **einen Tastbefund wie eine Ovarialzyste!**

2. Verhärtung

a) **Durch bindegewebige Umwandlung:** Mit zunehmendem Lebensalter nimmt der Bindegewebsanteil der „Fibroleiomyome" zu, der Anteil an Muskelgewebe ab.

b) **Verkalkung:** In seltenen Fällen findet man in den Myomen Kalkablagerungen. Diese können dann auf Röntgenaufnahmen sichtbar werden. Achtung: Auch bei Dermoidkystom und Teratomen können Kalkablagerungen (und daneben Knochen und Zähne) röntgenologisch darstellbar sein.

4.1.3 Symptome der Myome und Myome bei Gravidität

Etwa 15—20% aller Myomträgerinnen sind beschwerdefrei. Ein hoher Prozentsatz hat dementsprechend (in Abhängigkeit vom Myomsitz) **Beschwerden,** und zwar:

> 1. **Abnorme Blutungen,** vor allem verstärkte (und verlängerte) Regelblutungen
> 2. **Druck- und Verdrängungsbeschwerden,** ⎫
>   Fremdkörpergefühl   ⎬ **seltener**
> 3. **Schmerzen**   ⎪
> 4. **Allgemeinerscheinungen**   ⎭

Zu 1.: Abnorme Blutungen.
Etwa 40—50% aller Myomträgerinnen klagen über Blutungsstörungen.

Die Blutungen sind bedingt

— **mechanisch** durch das Myom. Die Myomknoten in der Uteruswand behindern die gleichmäßige Uteruskontraktion; Folge ist eine mangelhafte Blutstillung;
— **funktionell** durch häufig gleichzeitig gestörte generative Ovarialfunktion mit Follikelpersistenz und glandulär-zystischer Hyperplasie des Endometriums.

> **Die charakteristische Blutung beim Myom ist die verstärkte (und verlängerte) Regelblutung!**

> Die Blutung ist abhängig vom **Sitz** des Myoms, nicht von seiner Größe.

Subseröse Myome pflegen im allgemeinen **keine** Blutungsstörungen zu machen.

Intramurale Myome gehen oft mit **Hypermenorrhoen** (= verstärkte Regelblutungen) wegen mangelhafter Uteruswandkontraktion und daher unzureichendem Gefäßverschluß einher.

Submuköse Myome verursachen **verstärkte und verlängerte** Regelblutungen (verzögerte Heilung der menstruellen Wunde des Endometriums). Gelegentlich auch **Zwischenblutungen** (Metrorrhagien) oder Dauerblutungen.

Zu 2.: Druck- und Verdrängungsbeschwerden
sind ebenfalls vom Sitz und von der Wachstumsrichtung des Myoms abhängig. So machen subseröse Myome, die sich in die freie Bauchhöhle entwickeln, wenn sie nicht ein erhebliches Ausmaß annehmen, oder im kleinen Becken eingekeilt sind, in den meisten Fällen keine Beschwerden.

— **Zervikale Myome** können zur **Verlegung der Urethra** und **Druck auf die Blase** führen. Dadurch ist die Blasenentleerung behindert und als Folge der Harnretention entwickelt sich eine **Zystitis,** eventuell besteht durch Druck auf die Urethra eine sogenannte **Ischuria paradoxa** (Harnträufeln aus überfüllter Blase; die gleiche Symptomatik kann sich auch bei Retroflexio uteri gravidi incarcerata in der Schwangerschaft finden). Durch Druck eines großen Tumors auf den Mastdarm kommt es gelegentlich zur **Obstipation** und **selten zu Ileussymptomen.**
— Bei einem Myom im **retroflektierten fixierten** Uterus kann es zu denselben Erscheinungen wie bei einem zervikalen Myom kommen (s. o.). Daneben kann Druck auf die sensiblen Rezeptoren des zerebrospinalen Nervensystems in der Kreuzbeinhöhle Kreuzschmerzen auslösen.
— **Intraligamentär entwickelte Myome** können den Ureter soweit nach der Seite verdrängen, daß schließlich ein **Harnrückstau mit Hydronephrose** entsteht.
— **Fremdkörpergefühl,** wobei die Frau zuweilen angibt, daß in ihrem „Bauch etwas hin- und herkullere".
— Gelegentlich kommt es auch durch **Druck im Bereich der Beckenwand zu ischialgiformen Beschwerden.** Gefäßkompressionen werden dagegen kaum beobachtet.

Zu 3.: Schmerzen beim Myom
— Ein **submuköses gestieltes Myom** (Abb. 4-12, 3b) kann **wehenartige Kontraktionen** des Uterus verursachen und schließlich im Zervikalkanal sichtbar werden **(Myoma in statu nascendi).**
— Durch **Stieldrehung** (s. S. 187) eines subserösen Myoms wird wie bei stielgedrehten Ovarialtumoren zuerst der venöse Abfluß aus dem Tumor behindert und es kommt zur **hämorrhagischen Infarzierung** mit typischen **peritonealen Reizsymptomen.** Ähnliche Beschwerden machen plötzliche Blutungen unter die Myom-„Kapsel" oder auch „Kapsel"-Rupturen der Myome.

Beschwerden entstehen auch:
— wenn **aseptische Nekrosen** in einem Myom auftreten (aseptische Totalnekrosen sind selten, aber möglich);
— wenn das **Peritoneum** durch **nekrotische Veränderungen** des Myoms gereizt wird;
— wenn das Myom rasch wächst (z. B. in der Schwangerschaft) und es zu einem **„Kapsel"-Spannungsschmerz** kommt.

Zu 4.: Allgemeinerscheinungen
— **Anämie:** Oft sehr ausgeprägt nach lang anhaltenden starken Blutungen. Ausdruck einer hochgradigen Anämie kann eine ausgeprägte gelbliche Blässe und Gedunsenheit des Gesichtes sein, was zuweilen als **„Myomgesicht"** bezeichnet wird.

— **Herz- und Kreislauferscheinungen**

Diese sind meist **Folge der Anämie. Symptome:** Atemnot, Pulsbeschleunigung, Schwindel, Kopfschmerzen, Zyanose, Ödeme, eventuell sogar Dekompensationserscheinungen des Kreislaufs. Ein spezifisches „Myomherz", von dem früher oft gesprochen wurde, gibt es nicht.

Myome bei Gravidität

Störungen der Fertilität durch Gebärmuttermyome (und oft gleichzeitige generative Ovarialinsuffizienz) sind nicht selten. Myome können die **Konzeption erschweren,** können aber auch zu **Fehl- und Frühgeburten** Anlaß geben. In der **Schwangerschaft** besteht Neigung zu **schnellerem Wachstum** eventuell mit regressiven Veränderungen. Sehr große Myome können zur Raumbeengung und starken **Beschwerden** führen, bei entsprechendem Sitz (z. B. intraligamentär) auch ein **Geburtshindernis** darstellen. Im Wochenbett sind Infektionen von Myomen durch Lochialkeime möglich.

4.1.4 Komplikationen bei Myomen

1. Stieldrehung

kommt bei gestielten subserösen Myomen vor, jedoch wesentlich **seltener als bei Ovarialtumoren,** da der Myomstiel meist dicker und derber ist.

Sehr selten dreht sich bei Kugelmyomen der gesamte Uterus um die Achse des Halskanals. Durch diese seltene **Torsion** (= Achsendrehung) kommt es zu lebensgefährlichen Schockzuständen.

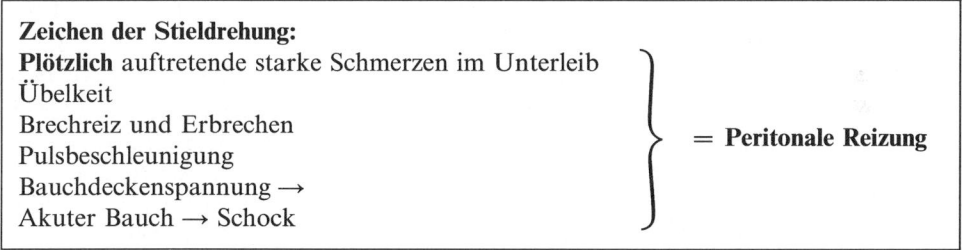

Zeichen der Stieldrehung:
Plötzlich auftretende starke Schmerzen im Unterleib
Übelkeit
Brechreiz und Erbrechen
Pulsbeschleunigung
Bauchdeckenspannung →
Akuter Bauch → Schock

= Peritonale Reizung

Ähnliche Symptomatik findet sich auch bei **„Kapsel"ruptur** eines Myoms.

2. Myom und bösartige Neubildungen

a) **Sarkome** entwickeln sich in einem Myom in einer Häufigkeit von etwa 0,2 – 0,5%. Die histologische Beurteilung der Malignität kann schwierig sein. Sehr **zellreiche Myome** können sich gelegentlich wie Sarkome verhalten und metastasieren (daher auch bei zellreichen Myomen immer Röntgenaufnahme der Lunge; Metastasen?).

b) **Korpuskarzinom:** Bei Korpuskarzinomträgerinnen sind Myome mit 25 – 35% etwas häufiger als bei einem Vergleichskollektiv gesunder Frauen über 30 Jahren (etwa 20%). Myome finden sich etwa achtmal häufiger in Verbindung mit Korpus- als mit Zervixkarzinomen infolge ihres bemerkenswert seltenen Auftretens bei letzteren.

3. Schnelles „Wachstum" eines Myoms

Kommt vor
a) bei gleichzeitigem Vorhandensein eines **Sarkoms**
b) bei **Erweichung eines Myoms**
c) **in der Schwangerschaft**

4. Fieber
kommt bei Myomen vor:

a) bei **Zerfall des Myomgewebes** durch Nekrose, **Vereiterung** oder **Verjauchung.** Die Infektion erfolgt vornehmlich bei intramuralen oder submukösen Myomen vom Uteruskavum her (z. B. durch Lochialkeime). Folge: Eitriger, korporaler Fluor. Die Infektion eines subserösen Myoms ist von adhärenten Darmschlingen aus möglich;

b) Bei Stauung und Entzündung der ableitenden Harnwege infolge Harnleiterkompression durch das Myom.

4.1.5 Differentialdiagnose

Die Diagnose der Myome durch den Tastbefund ist meist leicht. Verwechslungen des vergrößerten Uterus einer Vielgebärenden oder einer gestauten Gebärmutter (z. B. bei Retroflexio fixata) mit einem Myomuterus sind möglich.

Die Hauptschwierigkeiten bei der Differentialdiagnose machen manchmal bei subserösen Myomen **Ovarialtumoren** und bei intraligamentär entwickelten Myomen **Adnexprozesse, parametrane Infiltrate bzw. Exsudate.** Von der Konsistenz her können zystisch erweichte Myome sich anfühlen wie Ovarialzysten. Umgekehrt können Ovarialtumoren fest und derb wie Myome sein.

Vor allem die Differentialdiagnose zwischen einem **gestieltem Myom** und einem **Ovarialtumor** kann tastmäßig schwierig sein. Da Ovarialtumoren von einer gewissen Größe an unbedingt zu operieren sind, Myome aber nicht unter allen Umständen operiert werden müssen, ist die Differentialdiagnose von großer Bedeutung. Sie ist durch das Laparoskop meist rasch zu klären. Intraligamentär gelegene Ovarialzysten und intraligamentär gewachsene Myome lassen sich evtl. durch Ultraschall unterscheiden.

Der Versuch, bei der bimanuellen Untersuchung zu entscheiden, ob sich der Druck auf den Tumor unmittelbar auf die Portio fortsetzt und damit eine Zugehörigkeit der Geschwulst zum Uterus gegeben ist oder nicht, kann in seiner Aussagekraft manchmal fragwürdig sein (s. Kap. XII – Ovarialtumoren).

Submuköse Myome lassen sich höchstens aufgrund von Blutungsstörungen und manchmal einer geringen Erweiterung des äußeren Muttermundes vermuten, solange sie noch nicht in die Zervix oder die Scheide hineingeboren sind. Sie können bei der Abrasio, die wegen der Blutungsstörung durchgeführt wird, mit der Sonde oder Kürette getastet werden. Hysterographie (Röntgenkontrastdarstellung der Uterushöhle) und Hysteroskopie können in der Diagnostik weiterhelfen.

In den äußeren **Muttermund hinein geborene submuköse Myome** können leicht – insbesondere wenn sie an ihrer Oberfläche nekrotisch sind – **Verdacht auf ein Karzinom** erwecken. Die Differentialdiagnose ist meist einfach: Man hakt sie mit einer Kugelzange an. Sie lassen sich dann leicht drehen, was bei Karzinomen nicht der Fall ist.

Schwierigkeiten der Differentialdiagnose: Uterus myomatosus — Gravidität sind durch Ultraschalluntersuchung und Schwangerschaftstest leicht zu klären.

4.1.6 Therapie der Myome

Oberster Grundsatz: Ein Myom wird — abgesehen von Ausnahmen — **nur dann behandelt, wenn es Beschwerden macht.**

Beschwerden in diesem Sinne sind eines (oder mehrere) der auf S. 185—187 angegebenen Symptome: (Nicht stillbare abnorme) **Blutungen, Druck- und Verdrängungsbeschwerden, Stieldrehung mit Peritonealzeichen, Blutungen und Infektion im Myom** (soweit letztere nicht antibiotisch zu beherrschen ist), **Schmerzen, Allgemeinerscheinungen; Druck** auf **Blase, Darm** oder **Ureter.**

Myome, die keine Beschwerden machen, werden nur weiter beobachtet, gewöhnlich im Abstand vom 4—6 Monaten.
Von dieser wichtigen Regel, daß nur von Beschwerden begleitete Myome der Behandlung bedürfen, gibt es folgende

Ausnahmen:

Auch wenn keine Beschwerden bestehen, muß ein Myom operiert werden
1. wenn es **schnell wächst** = Verdacht auf **Malignom;**
2. wenn es (sehr) **groß** ist (erhöhte Komplikationsmöglichkeit);
3. wenn es **nicht möglich** ist, durch Untersuchung einen **Ovarialtumor auszuschließen** (evtl. **Laparoskopie**);
4. wenn das Myom **erweicht;**
5. wenn es sich um ein sehr **bewegliches, gestieltes subseröses Myom** handelt (Gefahr der Stieldrehung → Nekrose → Erweichung); evtl. ein **submukäses** Myom;
6. **Sterilität bzw. Infertilität bei Uterus myomatosus;**
(7. Entfernung des myomatösen Uterus im Rahmen anderer Operationen z. B. bei Descensus oder alten Adnexprozessen).

Die Behandlung des Myoms ist in der Regel die **Operation.** Daneben kommt in besonderen Fällen eine Behandlung durch **Hormonverabreichung** oder ausnahmsweise durch **Strahlenkastration** in Frage.
Maßgeblich für die Wahl der Behandlungsmethode sind

— **Art und Stärke der Beschwerden**
— **Größe und Sitz des Myoms**
— **Alter und Zustand der Patientin = Allgemeinzustand = allgemeine Operabilität.**

Unter allgemeiner Operabilität versteht man eine ausreichende Kreislauffunktion und das Fehlen von Erkrankungen an den übrigen inneren Organen.

Operation

1. Vaginaler Weg

Die vaginale Exstirpation des Uterus sollte nur dann erfolgen, wenn er nicht größer als etwa faust- oder säuglingskopfgroß ist und mutmaßlich keine Veränderungen an den Adnexen bestehen. Von einer gewissen Größe an ist die Zerstückelung (Morcellement) des Uterus notwendig.

Submuköse Myome, die in den Zervikalkanal oder in die Scheide geboren sind, werden mit einer Kugel- oder Krallenzange gefaßt und **abgedreht.** Eine sofortige nachfolgende **Abrasio** ist **nicht** anzuraten, da der Stiel dadurch abgerissen werden kann und es zu einer heftigen Blutung kommt, die dann doch noch die Exstirpation des Uterus notwendig macht. Wenn Abrasio, dann erst nach 3 – 4 Wochen. Bei submukösen Myomen, die sich nicht abdrehen lassen, oder die noch nicht in die Zervix oder die Scheide geboren sind, sollte der Uterus schon wegen der Blutungsstörungen exstirpiert werden.

2. Abdominaler Weg

Möglichkeiten:

a) Enukleation (Abb. 4-18) des (der) Myomknoten = **konservative Myomoperation;**

b) supravaginale Amputation des myomatösen Uterus. Heute die ganz seltene Ausnahme);

c) Exstirpation (Abb. 4-19) **des myomatösen Uterus.**

Alle großen Myome müssen abdominal operiert werden.

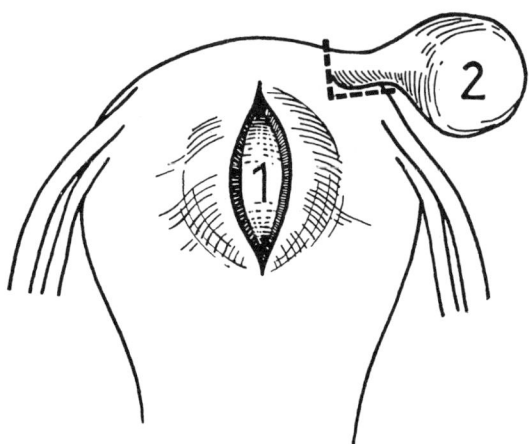

Abb. 4-18   Enukleation eines Myomknotens.

Zu 2a): Enukleation: Bei **jüngeren Frauen mit Kinderwunsch** (Abb. 4-18; 1 u. 2)).

Vorteil: Erhaltung der Konzeptionsfähigkeit.

> Konservative Myomoperationen sind nur dann indiziert, wenn die Erhaltung der Fertilität möglich erscheint.

Bei Schwangerschaften nach **konservativen Myomoperationen** sind die Frauen ausdrücklich darauf hinzuweisen, daß sie (wegen der **Gefahr der Uterusruptur**) unbedingt in einer **Klinik entbunden** werden müssen!

Zu 2b): Die **supravaginale Amputation** des Uterus ist technisch einfach und daher auch für weniger erfahrene Operateure durchführbar, wird aber heute zugunsten der „Total"-Exstirpation des Uterus abgelehnt, da der verbleibende **Zervixstumpf karzinomgefährdet** ist.

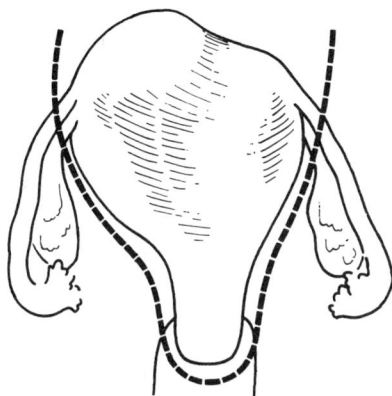

Abb. 4-19   Exstirpation des Uterus unter Zurücklassung beider Adnexe.

Zu 2c): Exstirpation des Uterus (Abb. 4-19) ist heute die Methode der Wahl zur gleichzeitigen Prophylaxe möglicherweise später auftretender Zervixkarzinome. Zusätzlich kann man je nach Lebensalter ein Ovar oder beide (vor allem bei Veränderungen an diesen), zur Prophylaxe von Ovarialtumoren entfernen.

Hormonbehandlung der Myome

Obwohl die Behandlungsmethode der Wahl bei Myomen die Operation ist, kann es in bestimmten Fällen notwendig oder zweckmäßig sein, die **Operation zeitweilig zu verschieben oder ganz zu umgehen.**

1. Bei **älteren Patientinnen,** bei denen der Eintritt der Menopause bald zu erwarten ist.
2. Bei Patientinnen, die wegen einer starken Anämie aufgrund von Myomblutungen **vorübergehend** nicht operabel sind.
3. Bei Patientinnen, die **eingeschränkt oder nicht operabel** sind, z. B. wegen Adipositas, Hypertonie, Herzfehlern usw.

Die **hormonale Behandlung begleitender funktioneller Blutungsstörungen** beim Uterus myomatosus, d. h. im wesentlichen der **glandulär-zystischen Schleimhauthyperplasie,** läßt sich mit Östrogen-Progestagen-Mischpräparaten (Primosiston®, Sistometril®, Prosiston® u. a.) durchführen. Vorausgehen muß natürlich unbedingt eine Abrasio zum Ausschluß eines submukösen Myoms oder eines Karzinoms.

Zur **Wachstumshemmung** der Myome und **Beeinflussung der Hypermenorrhoe** wird dagegen ausschließlich mit **Progestagenen** behandelt. Die Behandlung mit Antiöstrogenen wird selten geübt.

Effekt der Progestagen-Therapie:

1. Die Stärke der Regelblutung wird vermindert bis normalisiert
   und
2. das Myom wächst meist nicht weiter.

Es gibt zwei Möglichkeiten der Gestagenbehandlung:

a) **Zyklisch** vom 6.–26. Zyklustag täglich 1–2 × 1 Tablette eines Progestagens wie Primolut-Nor® oder Orgametril® oder andere, oder

b) **Dauerbehandlung** mit Progestagenen, z. B. Orgametril® oder Primolut-Nor® 5 mg täglich über Monate. Treten dennoch Blutungen auf, wird die Dosis um 1–2 Tabletten täglich erhöht.

Neuerdings wird über eine erstaunliche Rückbildung von Myomen unter Anwendung von LH-RH-Analoga (z. B. Buserelin = Suprefact®) s. c. oder nasal berichtet (Breck-woldt).

Strahlenkastration

Die Strahlenbehandlung zur **Ausschaltung der Ovarialfunktion** hat zwei Möglichkeiten

a) **perkutane** Ovarialbestrahlung;

b) **intrauterine** Radiumbestrahlung oder After-loading-Bestrahlung.

Beide Methoden sind heute weitestgehend in den Hintergrund getreten, da das Operationsrisiko geringer als früher ist und eine notwendig werdende Blutstillung meist auch durch Hormonbehandlung möglich ist.

Zu a): Ovarialbestrahlung perkutan: Nur bei absoluter Kontraindikation zur Operation und wenn in dieser Situation mit der Hormontherapie nichts erreicht wird. Herddosis: 3 gy (= Gray; 1 Gray = 100 rad) an jedem Ovar.

Zu b): Die Wirkung der intrakavitären **Radium- oder After-loading-Bestrahlung** beruht einmal auf einer **Verschorfung der Uterusschleimhaut,** zum anderen auf der **Stillegung der Ovarialtätigkeit.** Geeignet sind Frauen, die zwischen dem 45. und 50. Lebensjahr erstmalig wegen Myomblutungen zur Behandlung kommen und denen man die Operation ersparen möchte, da die Blutungen bei diesen Frauen in relativ kurzer Zeit aus natürlichen Gründen (Menopause) sowieso aufhören. (Gilt auch für a).

Die Dosis beträgt 2000 mgeh (= Milligrammelementstunden) Radium; (z. B. 100 mg Radium für 20 Stunden intrauterin). Bei der heute meist erfolgenden intrakavitären Bestrahlung mit Iridium oder Cäsium mittels des „After-loading-Verfahrens" wird eine vergleichbare Strahlendosis gegeben.

Gegenindikationen für die Strahlenkastration sind: Submuköse Myome, sehr große Uteri myomatosi mit Verziehungen des Kavum und starker Dislokation der Ovarien, Entzündungen an den Adnexen oder im Parametrium.

Vor jeder Bestrahlungsbehandlung muß eine sorgfältige fraktionierte Kürettage vorgenommen werden.

---

5   Bösartige Geschwülste des Uteruskörpers

5.1 Carcinoma corporis uteri = Gebärmutterkörperkarzinom = Korpuskarzinom = Endometriumkarzinom

Definition:

Von der Schleimhaut des Gebärmutterkörpers ausgehender und daher fast immer drüsenbildender Krebs = **Adenokarzinom**. Die Entstehung **primärer** Plattenepithelkarzinome im Corpus uteri ist zumindest fraglich.

Das Korpuskarzinom unterscheidet sich in Ätiologie, Ausbreitungsart, klinischem Verlauf, Diagnostik und Behandlung wesentlich vom Zervixkarzinom.

5.1.1 Altersverteilung und Häufigkeit

Altersverteilung:

Das Korpuskarzinom ist das Karzinom der älteren und **alten** Frauen. Der Häufigkeitsgipfel (früher 57 − 58 Jahre) scheint sich nach dem 7. Lebensjahrzehnt hin zu verschieben.

> Über 80% aller Frauen mit Korpuskarzinom befinden sich in der Postmenopause.

10 − 15% der Erkrankungen beginnen zwischen dem 40. und 50. Lebensjahr, weniger als 2% vor dem 5. Lebensjahrzehnt (in letzteren Fällen Diagnose immer überprüfen!), der Rest nach dem 50. Lebensjahr.

Häufigkeit:

Das Korpuskarzinom nimmt offenbar, vielleicht wegen der steigenden Lebenserwartung der Frauen, zu. Die Inzidenz (= Zahl der Neuerkrankungen auf 100 000 Frauen/Jahr) lag (soweit Angaben bei der meist fehlenden Meldepflicht der Erkrankung vorliegen) früher in einem Schwankungsbereich von 11 − 17, 1983 betrug sie um 24, neuerdings werden noch höhere Zahlen angegeben.

In den asiatischen Ländern ist die Inzidenz auffallend niedrig, in Japan allerdings derzeit auch mit steigender Tendenz.

Das Verhalten der Korpuskarzinome in ihrer Abhängigkeit von **sozialen, sexuellen, rassischen** und **geographischen Einflüssen** ist in manchem entgegengesetzt demjenigen des Zervixkarzinoms.

Dementsprechend tritt das Korpuskarzinom **häufiger bei günstigen sozialen Bedingungen** („Karzinom der industrialisierten Welt") und bei **virginellen, unverheirateten** und **nulliparen** Frauen auf.

Eine auffallende Relation zwischen Korpus- und Zervixkarzinom von 1:0,3 findet sich bei Jüdinnen. Sie erklärt sich aus der ungewöhnlich niedrigen Zervixkarzinominzidenz bei diesen Frauen.

5.1.2 Zur Frage der Entstehungsursachen (kausale Genese)

Im Gegensatz zum Zervixkarzinom haben „Reizfaktoren" (Entzündungsprozesse, mangelnde Genitalhygiene, Frühsexualität) **keine Bedeutung**. Ernährungseinflüsse (fleisch- und fettreiche Kost) werden diskutiert.

Endogen-konstitutionelle Faktoren scheinen begünstigend zu wirken. Welcher Art sie sind, ist aber noch umstritten. So leiden korpuskarzinomkranke Frauen auffallend häufig gleichzeitig an

- **Adipositas** (meist eher vom **androiden** Typ)
- **Hochdruck**
- **Diabetes mellitus**

(Von diesen hat allerdings nur die Adipositas eine statistisch gesicherte Beziehung zum Korpuskarzinom [WYNDER]). Sie werden neben dem ganz im Vordergrund stehenden **Altersrisiko** als typische Risikofaktoren angesehen.

Diese Beziehungen könnten auf ein gestörtes hypophysär-dienzephales Gleichgewicht bei der Entstehung des Korpuskarzinoms hinweisen. Beweise dafür stehen aber aus. KAISER vermutet Störungen der Nebennierenrindenfunktion bei Korpuskarzinomträgerinnen, was den androiden Typ der Fettsucht und die Hypertonie (?) erklären könnte.

Im Mittelpunkt der Diskussion um die Entstehung des Korpuskarzinoms stehen auch heute noch die **Östrogene.**

Sie werden vor allem im nordamerikanischen Schrifttum immer wieder als auslösende Ursache des Endometriumkarzinoms angesprochen, wohl nach folgender Überlegung:

Das Korpuskarzinom entsteht in der Funktionalis des Endometriums, das über Östrogen- und Progesteronrezeptoren in seiner Funktion von den Sexualsteroiden abhängig ist. Diese Rezeptoren sind auch, vor allem in den hochdifferenzierten Formen des Endometriumkarzinoms (Östrogenrezeptoren bei 60−80% der Karzinome, Progesteronrezeptoren bei 30−50%) und den Präkanzerosen nachweisbar.

Da angenommen werden darf, daß die wachstumsfördernden Östrogene auch das **Wachstum** des Korpuskarzinoms anregen, glaubte man, sie auch für die **Entstehung** dieses Karzinoms verantwortlich machen zu können. Solche hypothetischen Vorstellungen gehen davon aus, daß ein verstärkter und/oder lang anhaltender Östrogeneinfluß vor allem bei fehlender „Bremswirkung" durch Progesteron am Endometrium (z. B. bei fehlender Corpus-luteum-Bildung infolge anovulatorischer Zyklen, östrogenbildenden Tumoren, langdauernder Östrogenmedikation u. a.) zur ständigen Proliferation und schließlich zum eigengesetzlichen Wachstum führen soll. In diesem Rahmen werden für eine verstärkte Östrogenwirkung auch die frühe Menarche, die späte Menopause und Leberschäden (mit verzögertem Östrogenabbau) geltend gemacht. Es ist auch die Meinung vertreten worden, daß in der Postmenopause aus Androstendion im Fettgewebe transformiertes Östron als unphysiologisches Östrogen zum unphysiologischen Wachstum und damit zum Karzinom führe. Diese Hypothese kann heute als sicher falsch abgelehnt werden.

Studien aus den USA (1976) wollten zeigen, daß Frauen mit perimenopausaler Östrogentherapie ein höheres Risiko haben, an einem Korpuskarzinom zu erkranken. Dem steht entgegen, daß auch in den USA das Korpuskarzinom nicht entscheidend häufiger ist als in zahlreichen europäischen Ländern, wo man mit der perimenopausalen Anwendung von Östrogenen wesentlich zurückhaltender ist. Darüber hinaus hat die Überprüfung von solchen Untersuchungen, die einen **direkten** Zusammenhang zwischen Östrogeneinnahme und Entstehung eines Korpuskarzinoms beweisen wollten, gezeigt, daß solche Schlußfolgerungen aufgrund der bisherigen Daten nicht haltbar sind.

Gegen die Annahme einer Östrogenindukation des Endometriumkarzinoms spricht auch, daß in der Anamnese von Korpuskarzinompatienten sich nicht häufiger östrogenbildende Tumoren, Hormonstörungen, Lebererkrankungen und vorausgegangene Östrogentherapie finden, als bei Vergleichsgruppen. Bei kastrierten Frauen tritt das Korpuskarzinom keineswegs seltener auf. Im Tierversuch konnte kein sicherer Zusammenhang zwischen Östrogenbehandlung und Korpuskarzinomentstehung erbracht werden.

Auffallend ist in diesem Zusammenhang, daß Frauen, die perimenopausal langfristig Östrogene erhalten haben, in Vergleichsstatistiken großer Kollektive zu unbehandelten Frauen eher eine günstigere Prognose hinsichtlich eines Korpuskarzinoms haben, das unter der Östrogenbehandlung entstanden ist, da solche Karzinome meist hochdifferenziert und hormonrezeptorpositiv sind.

Die Frage, ob die Östrogene die Ursache für die Entstehung des Korpuskarzinoms darstellen, gewinnt bei ihrer weltweiten therapeutischen Anwendung eine besondere Bedeutung. Die Möglichkeit einer gewissen Rolle bei der Pathogenese des Korpuskarzinoms ist im Licht der bisherigen Untersuchungsergebnisse nicht vollständig zu leugnen. **Daß Östrogene aber alleine direkt ein Korpuskarzinom auslösen können, wird eher immer unwahrscheinlicher.** Daran ändern wohl auch neuere Beobachtungen von DNS-Veränderungen, die durch Epoxydbildung unter Diaethylstilböstrol (aber auch bei Gabe natürlicher Östrogene) auftreten können, wahrscheinlich nichts. Die Entstehung der Korpuskarzinome ist sicher **ein sehr komplexes Geschehen,** dessen vielfältige Hintergründe bislang nicht bekannt sind. Daß Östrogene allerdings „**Terrainbildner**" im Sinne der Vorbereitung auf die Einwirkung einer noch unbekannten Noxe bei entsprechender Disposition darstellen können, erscheint (wie auch beim Mammakarzinom) möglich.

Ob **endokrine Dysregulationen** ein Cofaktor für die Entstehung oder **Folge** des Korpuskarzinoms sind, läßt sich zur Zeit noch nicht beantworten. Somit bleibt vorerst die **Frage nach der Kausalgenese des Korpuskarzinoms offen.**

Eines kann aber als sicher gelten:

Hauptrisikofaktor des Korpuskarzinoms ist das Lebensalter.

5.1.3 Makroskopisches und mikroskopisches Erscheinungsbild des Korpuskarzinoms

Makroskopisch
erscheint es

1. in **umschriebener** Form (meist im Fundus, Abb. 4-20), seltener im Isthmusbereich
   a) endophytisch (Abb. 4-22c)
   b) exophytisch (Abb. 4-22b)

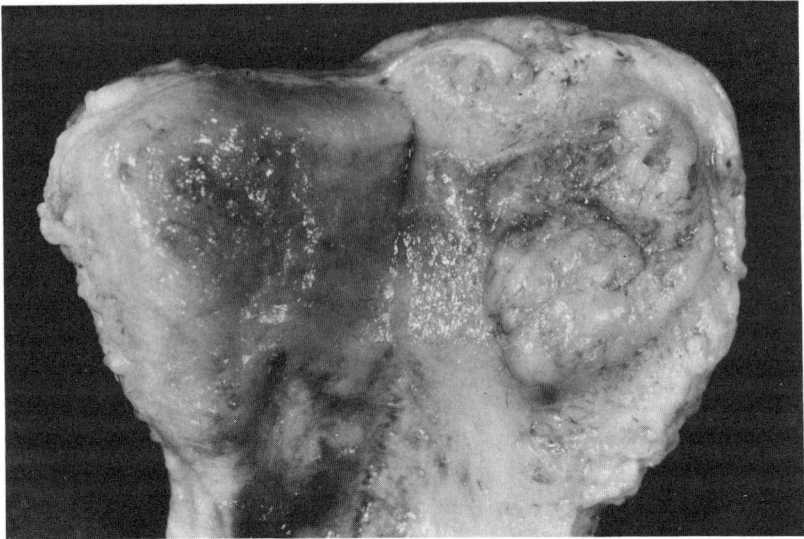

Abb. 4-20   Umschriebene Form eines Korpuskarzinoms.

Oder aus b) hervorgehend
2. diffus wachsend und schließlich das ganze Cavum uteri auskleidend (Abb. 4-21).

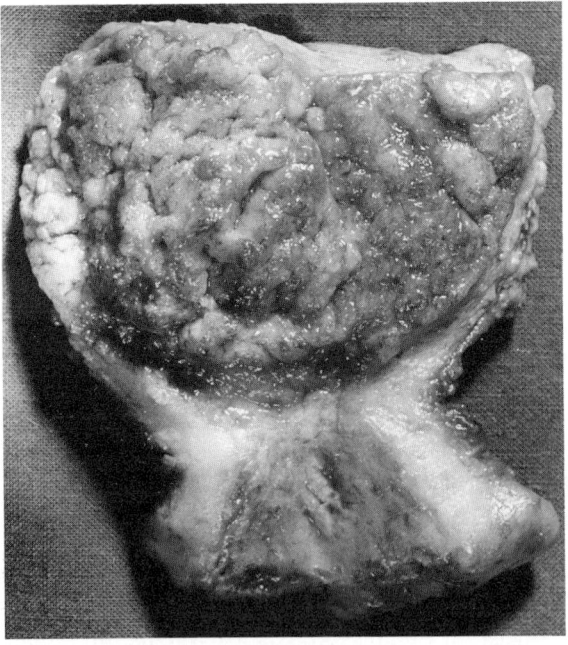

Abb. 4-21   Diffus wachsendes, das ganze Corpus uteri ausfüllendes, Korpuskarzinom. Man beachte die scharfe Abgrenzung zur Zervix.

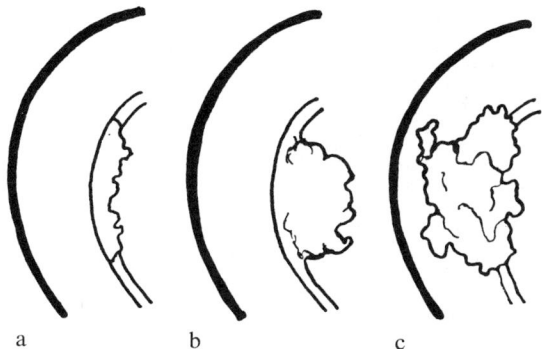

a   b   c

Abb. 4-22 a—c Entwicklung des Korpuskarzinoms; **a** = das Karzinom ist noch auf die Schleimhaut begrenzt, **b** = beginnend exophytisch, **c** = endophytisches Wachstum.

> Zur Beachtung:
> Das Korpuskarzinom **neigt dazu, lange Zeit oberflächlich und auf die Grenzen des Endometriums beschränkt zu wachsen.** Daher ist es bei der Diagnose meist noch auf das Korpus begrenzt und operabel.

Deshalb läßt sich aber auch nach vorausgegangener diagnostischer karzinompositiver Abrasio zuweilen im Operationspräparat **kein** Karzinomgewebe mehr nachweisen.

Länger bestehende exophytisch wachsende Krebsmassen füllen das Uteruskavum schließlich völlig aus, wodurch der Uterus **vergrößert** und relativ **weich** (graviditätsähnlich) tastbar wird.

Mikroskopisch
handelt es sich entsprechend dem Ursprungsgewebe um **Adenokarzinome.** Primäre Plattenepithelkarzinome gelten als Raritäten. Soweit Plattenepithelkarzinome trotzdem im Corpus uteri auftreten, sind sie im allgemeinen als aus der Zervix eingewachsen anzusehen.

Die **höchstdifferenzierten Formen** sind **rein drüsig** (Abb. 4-23) oder **papillär** (Abb. 4-24) oder **Mischformen** von beiden. In manchen Fällen (sog. Adenoma malignum) sind die Zeichen histologischer Malignität so gering, daß die Malignitätseinstufung am Abrasionsmaterial oft großer Erfahrung bedarf. Nach neueren Untersuchungen sollen serös-papilläre Karzinome einen höheren Malignitätsgrad als die anderen hochdifferenzierten Formen haben.

Am **häufigsten** (ca. 60%) sind **drüsig-solide Mischformen,** d. h. solche mit teils drüsig differenzierten, teils undifferenzierten (soliden) Anteilen (Abb. 4-25).

Vollständig undifferenzierte Formen = Carcinoma solidum simplex, solidum medullare und solidum scirrhosum sind am seltensten, von ihnen sind szirrhöse Karzinome kaum je zu beobachten.

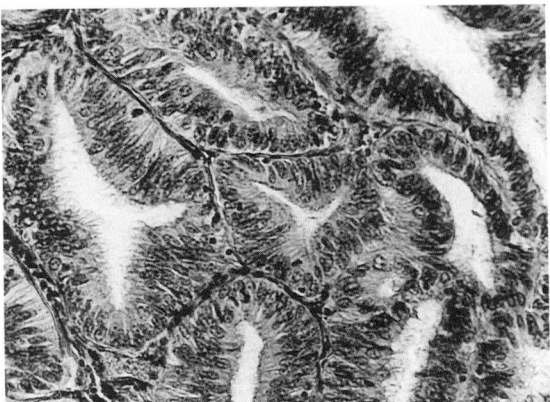

Abb. 4-23 Histologisches Bild eines Adenokarzinoms des Corpus uteri.

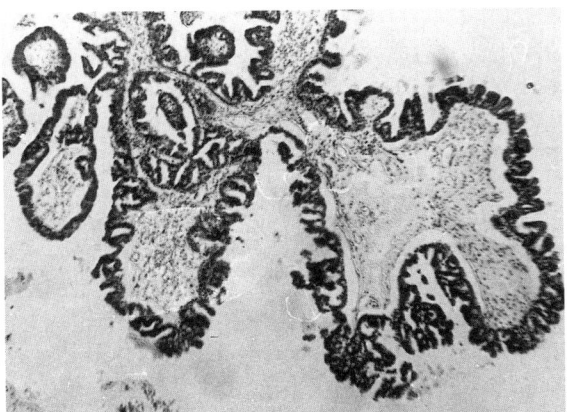

Abb. 4-24 Histologisches Bild eines (adeno-)papillären Karzinoms des Corpus uteri.

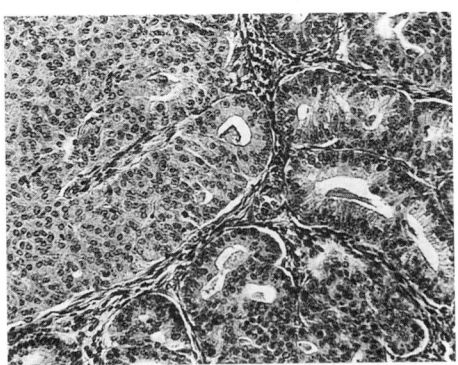

Abb. 4-25 Histologie: Drüsig solide Mischform eines Korpuskarzinoms.

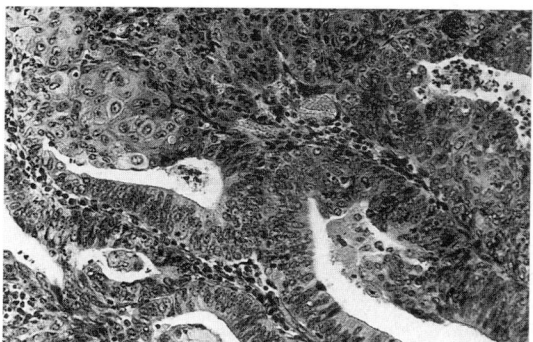

Abb. 4-26   Adenokankroid des Corpus uteri.

Histologische **Sonderformen** sind: Das hellzellige sogenannte „**clear cell Carcinoma**" mit besonderer Transparenz des Epithelzytoplasma sowie das **Adenokankroid** (Abb. 4-26) (angelsächsisch Adenoakanthom). Häufigkeit der Adenokankroide 10–20% der Endometriumkarzinome. Es treten innerhalb der Drüsen plattenepithelartige Knötchen auf. Zeigen auch diese die histologischen Zeichen der Malignität, so spricht man von **adenosquamösen** Karzinomen.

Zur Frage der malignen Mischgeschwülste und der Sarkome s. S. 214.

Wie bei fast allen Karzinomen sind auch bei denen des Endometriums die hochdifferenzierten und rezeptorpositiven (oft nach vorausgegangener Östrogenmedikation zu beobachten) prognostisch eher günstig, die undifferenzierten, rezeptorarmen, destruierenden und metastasierenden prognostisch ungünstig. Daraus ergibt sich aber unseres Erachtens kein Grund, von zwei grundsätzlich verschiedenen Formen des Endometriumkarzinoms zu sprechen, wie dies manchmal geschieht.

5.1.4 Präkanzeröse Veränderungen des Endometriums

Über Art, Wertigkeit und Benennung dieser Veränderungen sind die Ansichten noch nicht einheitlich. Diskutiert werden

1. die glandulär-zystische Hyperplasie des Endometriums (Abb. 4-27);
2. die adenomatöse bzw. atypische Hyperplasie verschiedener Schweregrade (Abb. 4-28);
3. das Adenocarcinoma in situ.

Zu 1.: Die **glandulär-zystische Hyperplasie des Endometriums** hat als Substrat für den **direkten** morphologischen Übergang in ein Endometriumkarzinom kaum eine Bedeutung (R. MEYER; WITT) und ist daher **als Präkanzerose abzulehnen.**

Zu 2.: Die **adenomatöse** (GUSBERG) bzw. **atypische** (CAMPBELL u. BARTER) **Hyperplasie** ist weitestgehend als **Präkanzerose** gesichert. Man unterscheidet: **leichte, mäßige** und **schwere** Formen. 6–12% der leichten und mäßigen Formen gehen nach 1–10 Jahren, 50% der schweren (bzw. das Adenocarcinoma in situ) nach 1–3 Jahren in ein Adenokarzinom über. Während die glandulär-zystische Hyperplasie die Folge eines Überangebotes an Östrogenen ist, wird die **adenomatöse Hyperplasie nicht hormonell** gesteuert, sondern stellt ein **autonomes Wachstum** dar.

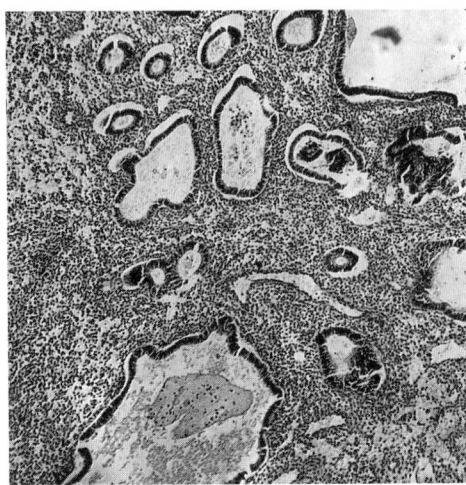

Abb. 4-27   Glandulär zystische Hyperplasie des Endometrium.

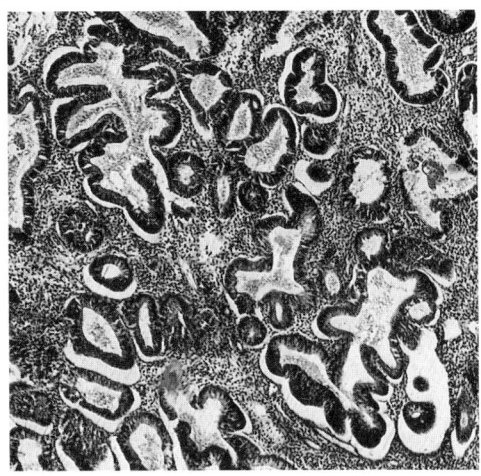

Abb. 4-28   Adenomatöse (atypische) Hyperplasie des Endometrium.

Zu 3.: Das **Adenocarcinoma in situ**. Die Benennung entstammt der angelsächsischen Literatur und dürfte der schweren Form der adenomatösen Hyperplasie gleichzusetzen sein.

Als Therapie der Präkanzerosen wird meist die Hysterektomie empfohlen und durchgeführt. Mit größerem Risiko ist aber auch bei der leichten adenomatösen (atypischen) Hyperplasie eine Gestagenbehandlung (s. u.) unter häufigeren Kontrollabrasionen möglich.

5.1.5 Ausbreitungswege des Korpuskarzinoms

1. Durchsetzen der Uteruswand; Einbruch in die freie Bauchhöhle oder adhärente benachbarte Hohlorgane ist wegen der **bevorzugten flächenhaften Ausdehnung selten.**

Aus demselben Grunde ist das

2. intrakanalikuläre Wachstum (= Übergreifen auf die Zervix- und die Tubenschleimhaut) **mit je 10%** schon **häufiger.**

3. Die **hämatogene** Ausbreitung erfolgt im allgemeinen in **Lunge, Knochen, Haut, Niere** usw., selten über Hämorrhoidalgefäße und Pfortader in die **Leber.** Hämatogene Ausbreitung ist selten, aber eher häufiger als bei Zervixkarzinomen.

4. Ausbreitung auf dem Lymphweg (Abb. 4-29). Früher galten die **paraaortalen** Lymphknoten als **die** primäre Lymphknotenstation aller Endometriumkarzinome. Heute weiß man, daß die lymphogene Metastasierungs**richtung** abhängig vom **jeweiligen Sitz** des Karzinoms im Uterus ist. Die Metastasierungs**richtung** geht nur bei den

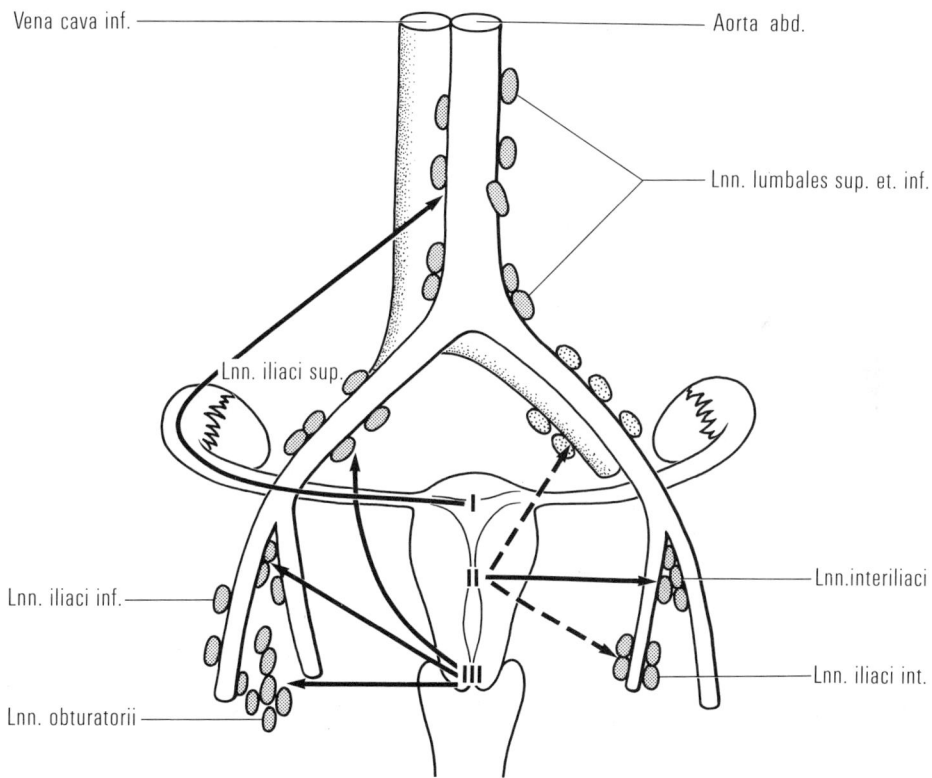

Vena cava inf. ——————— Aorta abd.

Lnn. lumbales sup. et. inf.

Lnn. iliaci sup.

Lnn.interiliaci

Lnn. iliaci inf.

Lnn. iliaci int.

Lnn. obturatorii

Abb. 4-29 Lymphabfluß des Korpuskarzinoms; I = bei Sitz im Fundus uteri bevorzugte lymphogene Ausbreitung entlang den Vasa ovarica zu den paraaortalen (lumbalen) Lymphknoten; II = aus den mittleren Anteilen des Uterus vor allem über Lymphgefäße der Plica lata zu den Lk. der Beckenwand; 1. Station meist Lnn. interiliaci; III = bei Übergreifen auf die Zervix lymphogene Ausbreitung wie beim Zervixkarzinom.

a) Karzinomen des Fundus uteri

primär **vorwiegend** zu den **paraaortalen Lymphknoten** entlang den Lymphbahnen der Tuben, des Plexus ovaricus und der Ovarialgefäße. Daraus erklärt sich die mit ca. **6%** (frühere Angaben 13%) recht hohe Quote an Ovarialmetastasen. Zu bedenken ist aber auch die Möglichkeit von Systemkarzinomen (s. S. 162).

b) Ist dagegen das Karzinom im **übrigen Corpus uteri** lokalisiert, kann es über Lymphbahnen der Plica lata zu den **interiliakalen Lymphknoten** der Beckenwand (= Teilungsstelle der V. und A. iliaca communis in die V. und A. iliaca externa und interna [= hypogastrica]) und von dort zu den anderen Lymphknotengruppen gelangen.

Die Angaben über die Metastasenhäufigkeit in den Beckenwandlymphknoten operierter Fälle schwanken zwischen 14 und 20%. Sie sind sehr unterschiedlich, da die Lymphonodektomie beim Korpuskarzinom nicht obligat durchgeführt wird. Das gilt noch ausgeprägter für die Angaben über paraaortale Lymphknotenmetastasen, da diese Lymphknotengruppe nur selten in ausgesuchten Fällen mitentfernt wird.

Die **Wahrscheinlichkeit der Lymphknotenmetastasierung** hängt vorwiegend von der **Invasionstiefe** des Karzinoms ab (z. B. inneres Drittel der Uteruswand = 3,5%; äußeres Drittel der Uteruswand 25%). Daneben spielt auch der **Differenzierungsgrad** des Karzinoms eine Rolle.

c) Ist das Korpuskarzinom schließlich **in die Zervix eingewachsen,** so kann es sich **wie ein Zervixkarzinom** verhalten.

Die **Richtung** der lymphogenen Metastasierung des Endometriumkarzinoms ist von seiner jeweiligen intrauterinen **Lokalisation,** die **Wahrscheinlichkeit,** ob eine solche Metastasierung bereits erfolgt ist, von der **Invasionstiefe** des Karzinoms in der Uteruswand, aber auch **vom histologischen Typ** (!) abhängig.

Korpuskarzinome entstehen meist im Fundus uteri. Man müßte daher die bevorzugte lymphogene Ausbreitung in die paraaortalen Lymphknoten erwarten. Die klinische Erfahrung zeigt aber, daß die pelvinen Lymphknoten eher häufiger befallen sind, als die paraaortalen. Reine paraaortale Lymphknotenmetastasen **ohne** Beteiligung der pelvinen Lymphknoten finden sich nach Obduktionsbefunden nur in 13,8% der Fälle, nach Operationsbefunden eher seltener. Das könnte nach obigen Vorstellungen darauf hindeuten, daß sich der größere Teil der Endometriumkarzinome zum Zeitpunkt der Operation bereits über den Fundusbereich hinaus in das übrige Corpus uteri ausgedehnt hat, oder zum Teil primär dort entstanden ist.

Solche Aussagen sind aber bislang nur mit größter Zurückhaltung möglich, da die paraaortalen Lymphknoten bei der Operation zur Zeit noch ganz selten, die pelvinen auch nicht obligatorisch mitentfernt werden und somit verläßliche Zahlenangaben, vor allem über den paraaortalen Lymphknotenbefall, vorerst noch fehlen.

Vaginalmetastasen

finden sich (meist nach Abrasio und Operation) nicht selten, nach postoperativer Bestrahlung des oberen Scheidendrittels nur noch in 0,5% der Fälle. Sie entstehen wahrscheinlich durch Implantation von Tumorzellen (z. B. bei Abrasio oder Hysterektomie) in die leicht verletzliche Scheidenhaut der meist alten Frauen.

5.1.6 Stadieneinteilung

Stadium 0   Histologisch verdächtige, aber nicht sicher maligne Befunde (adeno-matöse Hyperplasie und „Carcinoma in situ" des Endometriums). Stadium 0 soll nicht in therapeutische Statistiken aufgenommen werden.

Stadium I   Das Karzinom ist auf das **Corpus uteri begrenzt.**

Stadium Ia   Länge des Uteruskavum 8 cm und weniger.

Stadium Ib   Länge des Uteruskavum mehr als 8 cm.
(Die Fälle aller Stadien sollen zusätzlich auch nach dem **histologischen** Typ je nach **Differenzierungsgrad** in G1, G2, G3 untergruppiert werden; es bedeuten:
G_1 = rein drüsige Formen
G_2 = drüsig solide Formen
G_3 = rein solide [undifferenzierte] Formen).

Stadium II   Das Karzinom **greift** vom Korpus **auf die Zervix über,** d. h. Korpus **und** Zervix sind befallen. Bei histologischen Zuordnungsschwierigkeiten (Korpus- **oder** Zervixkarzinom) gelten für die Statistik **Plattenepithel-karzinome immer als primäre Zervixkarzinome,** nicht sicher differenzier-bare **Adenokarzinome als solche des Corpus uteri.**

Stadium III   Das Karzinom **breitet sich über den Uterus hinaus aus,** bleibt aber **innerhalb des kleinen Beckens** (Übergreifen auf Ovar, Scheide, Lymph-knoten der Beckenwand, Tube, Parametrium, Douglasperitoneum).

Stadium IV   Das Karzinom **gelangt über das kleine Becken hinaus** (= Fernmetasta-sen), oder befällt Blase und/oder Rektum bis zur Schleimhaut (ein bullöses Ödem der Blase alleine genügt nicht zur Gruppierung IV).

Stadium IVa   Bedeutet **Übergreifen auf Blase und/oder Rektum.**

Stadium IVb   **Fernmetastasen.**

Die Stadieneinteilung entspricht der Klassifikation der FIGO und der klinischen TNM Einteilung der UICC von 1988 bezüglich T (das Stadium IVb entspricht M 1 der TNM Einteilung). Die Lymphknotenbeurteilung (N 0; N 1) ist erst postoperativ mit ausrei-chender Sicherheit möglich. Die unter und nach der Operation sich ergebende Situation ist genau zu dokumentieren, aber:

die präoperative Stadieneinteilung sollte auch postoperativ verbindlich sein, damit Karzinome, die **nur** bestrahlt wurden, statistisch vergleichbar bleiben.

5.1.7 Symptome des Korpuskarzinoms

Hauptsymptom ist die durch Tumorzerfall bedingte **irreguläre uterine Blutung.**

> **Jede irreguläre Blutung,** vor allem jede Blutung in der **Postmenopause,** ist dringend **krebsverdächtig** und ihre Ursache muß schnellstens geklärt werden.

Dabei nimmt mit dem Abstand von der Menopause die Korpuskarzinomwahrschein-lichkeit zu.

Auch **Fluor** (gleich welcher Art) in der Postmenopause kann ein wichtiges Hinweiszeichen auf (Korpus-)Karzinom sein.

Der Fluor kann eine hartnäckige Kolpitis senilis erzeugen.

Dagegen sind
- **Schmerz**
- **Gewichtsverlust** } niemals **Früh-** sondern **Spät-**Symptome
- **Anämie**

Ursache der Schmerzen sind:

Einbruch des Karzinoms in Blase und/oder Rektum (selten in die freie Bauchhöhle), oder **Kompression von Nerven, Gefäßen oder der Ureteren.**

Wehenartige Schmerzen als Ausstoßungsbestrebung des Uterusinhaltes sind sehr selten.

5.1.8 Untersuchungsmethoden und Diagnose

Die **Spiegeleinstellung** stellt die Blutungsquelle fest: Vagina, Urethra, Portiooberfläche, uterine Blutung.

Achtung: Korpuskarzinome müssen nicht dauernd bluten.

Findet sich dann bei anamnestischer Angabe einer Blutung eine **Colpitis senilis,** so wird diese bei der leicht verletzlichen Schleimhaut der meist alten Frauen gelegentlich als vermeintliche Ursache der Genitalblutung angesehen und die notwendige Abrasio unterlassen.

Das ist ein Fehler, zumal senile Kolpitiden oft Begleitkrankheit eines Korpuskarzinoms sind.

Differentialdiagnose der **genitalen Blutungen** in der **Postmenopause:**
- **Am häufigsten** Vulva-, Vagina-, Korpus-, Zervixkarzinome; Korpus- oder Zervixpolypen, eventuell Colpitis senilis.
- **Seltener** Gefäßschäden im Uterus bei Hypertonie und Diabetes, Portioerosion, Urethralpolypen, Druckulcera bei Prolaps, Kratzeffekte bei Pruritus.
- **Ganz selten** Sarkome oder Uterusmetastasen extragenitaler Tumoren.

Eine **Klärung** der differentialdiagnostischen Möglichkeiten bei uteriner (oder nur **anamnestischer,** zur Zeit aber fehlender,) Blutung, hat stets durch **Abrasio** zu erfolgen.

Ergibt die histologische Untersuchung des Abradates in der Postmenopause oder im Senium die Diagnose: **glandulär-zystische Hyperplasie,** so ist stets an einen **möglichen hormonproduzierenden Ovarialtumor** (Granulosa- oder Thekazelltumor) zu denken, sofern sich exogene Hormonzufuhr ausschließen läßt.

Differentialdiagnose der uterinen **Zwischenblutungen** in der **Geschlechtsreife** und im **Klimakterium:**

Hier sind die Ursachen eher dysfunktionell (z. B. glandulär-zystische Hyperplasie) oder es liegt ein Abort, Polypen oder ein Zervixkarzinom vor.

Zur Abgrenzung dysfunktioneller Blutungen läßt sich im Gegensatz zur Postmenopause die diagnostische Klärung durch Abrasio manchmal vermeiden. Als wertvolle diagnostische Hilfe zur **Unterscheidung funktioneller von organischen Blutungsursachen** bietet sich die Anwendung von Östrogen-Gestagen-Gemischen an (z. B. Primosiston® oder Duoluton® 3 × 1 Tabl. tgl. für die Dauer von 6–10 Tagen). Wenn daraufhin die Blutung innerhalb von 24–72 Stunden sistiert, und nach Hormonentzug eine auf etwa 5 Tage befristete Abbruchblutung eintritt, darf man von einer **dysfunktionellen** Blutung ausgehen und auf die Abrasio verzichten. **Steht die Blutung aber nicht, ist die Klärung durch Abrasio und histologische Untersuchung unbedingt erforderlich.**

Ein solches Vorgehen ist natürlich **nur** in der **Geschlechtsreife** bis zur Menopause, **nicht** aber in der **Postmenopause** sinnvoll.

In der Postmenopause muß bei jeder uterinen Blutung sofort abradiert werden.

Die Ergebnisse der **Zytodiagnostik** zur „Früherkennung" von Korpuskarzinomen sind bei Entnahme des Abstriches von der Portio, Zervix oder dem hinteren Scheidengewölbe absolut unsicher. Die Fehlerquote liegt über 50%. **Endometriumzellen im Abstrich einer Patientin in der Prä- und Postmenopause sollten jedoch immer Anlaß zur Abrasio sein.**

In jüngerer Zeit haben Versuche, das Material zur **Exfoliativzytologie direkt aus dem Cavum uteri** zu gewinnen, um die Fehlerquote der Zytodiagnostik herabzusetzen, von sich reden gemacht. Es handelt sich dabei um Spül-, „Kratz"- und Aspirations-Techniken, womit die Treffsicherheit der Zytodiagnostik angeblich auf 80–90% erhöht werden kann. Das Material sollte bei Anwendung solcher Methoden immer zytodiagnostisch **und** histologisch (nach Einbettung) untersucht werden. Die Anwendung dieser Methoden hat sich in der Routine nicht durchgesetzt (Schmerzhaftigkeit!), ist aber für selektive Risikofälle (Alter, Adipositas, Hormonbehandlung, auffälliger Smear) empfehlenswert.

Die **Kolposkopie** hat für die Diagnose oder gar Frühdiagnose des Korpuskarzinoms keinerlei Bedeutung.

Hysterographie und Hysteroskopie

Die röntgenologische Darstellung des Uteruskavum mit Kontrastmitteln (Hysterographie) und seine direkte Betrachtung mit entsprechenden, dem Zystoskop oder Laparoskop nahestehenden Instrumenten **(Hysteroskopie),** haben für die eigentliche Krebsdiagnose nur geringe Bedeutung. Zur Frage von Tumorsitz und intrauteriner Ausdehnung können sie aber wichtig sein. **Gefahr:** Durch Druckerhöhung im Uteruskavum können Tumorzellen und infektiöses Material in die freie Bauchhöhle verschleppt werden.

Die **bimanuelle** (vaginale und rektovaginale) **Palpation** gibt Aufschluß über die **Konsistenz des Uterus** (ein mit Tumorgewebe angefüllter Uterus kann sich weich, graviditätsähnlich, antasten), die **Beteiligung der Adnexe** und eine eventuelle **parametrane Infiltration.**

Der Tastbefund von „Myomen" bei einer älteren Frau erklärt eine uterine Blutung nicht. Er kann auch nicht „beruhigen", weil

der gleiche Tastbefund auch vorliegen kann bei

a) Durchsetzung der Uteruswand mit Karzinomgewebe,

b) **vom Uterus nicht zu trennenden Adnextumoren.**

Merke: **Adnextumoren bei älteren und alten Frauen stellen meist entweder eine karzinombedingte Sekundärinfektion (Pyosalpinx) oder eine Karzinommetastase im Ovar oder aber einen anderen Ovarialtumor dar.**

Die **Palpation** ist eine **wesentliche Grundlage für die Stadieneinteilung,** nicht aber für die eigentliche Karzinomdiagnose.

Die endgültige Diagnose des Korpuskarzinoms ist nur durch die **Abrasio** mit nachfolgender histologischer Untersuchung möglich.

Eine **Strichabrasio** ist (auch als Screening-Verfahren) **abzulehnen.**

Die **Abrasio**
muß stets als **fraktionierte Abrasio,** d. h. getrennt nach **Zervix** und **Korpus** durchgeführt und das Material histologisch untersucht werden.

Die **Gefahren einer Abrasio** bei Korpuskarzinom können erheblich sein und bestehen in

1. der Möglichkeit von **Einrissen** der bei alten Frauen rigiden Zervix während des Dilatierungsvorganges und
2. der nicht geringen **Perforationsmöglichkeit** bei ausgedehnter Karzinomdurchsetzung der Uteruswand.

Achtung: Die Kürettage muß sofort abgebrochen werden, wenn bröckliges Material gewonnen wird: Perforationsgefahr!

Warum grundsätzlich **getrennte** Zervix-Korpusabrasio? (Zuerst Zervix [ohne Dilatation], dann Korpus).

Die bei der fraktionierten Abrasio aus dem jeweiligen Uterusanteil (Zervix-Korpus) gewonnene Gewebs**menge** erlaubt Rückschlüsse auf die Tumorlokalisation in den Grenzen folgender Möglichkeiten.

Ausgangssituation: Es wird reichlich Tumorgewebe gewonnen

1. aus Zervix **oder** Corpus uteri;
2. aus Zervix **und** Corpus uteri.

Das kann bedeuten:

Zu 1.: Reichlich Gewebe **in nur einem** der beiden Uterusanteile (Zervix/Korpus) spricht für die Lokalisation des Tumors in diesem bei Tumorfreiheit des anderen. Das kann bei Zweifeln die nachfolgende histologische Entscheidung erleichtern.

Zu 2.: Reichlich Gewebe in Zervix **und** Korpusabradat läßt dagegen **keine makroskopische Vermutungsdiagnose** über die primäre Lokalisation des Tumors zu.

Eine Entscheidung hierzu ist nur durch die histologische Untersuchung möglich. Dabei dürfen **Plattenepithelkarzinome stets als primäre Zervixkarzinome angesehen werden.** **Adenokarzinome** stammen mit 92 – 95% Wahrscheinlichkeit aus dem Corpus uteri, da nur 5 – 8% aller Zervixkarzinome drüsenbildend sind. Bei diagnostischen Schwierigkeiten können **histochemische Methoden** wertvolle Hilfe leisten (STRAUSS u. HIERSCHE).

Nach der Festlegung des histologischen Tumortyps ist jetzt die Beurteilung der Primär- und Sekundärlokalisation des Karzinoms in den beiden getrennt kürettierten Uterusabschnitten meist möglich.

Zusätzliche Untersuchungsmethoden, um den Ausbreitungsgrad eines Endometriumkarzinoms zu beurteilen, sind:

die **Zystoskopie,** die **Rektoskopie,** die **Röntgenkontrastdarstellung** der ableitenden **Harnwege** (evtl. Isotopennephrogramm) und des **Dickdarms,** die **Lymphographie** zur Darstellung eventueller Lymphknotenmetastasen (diagnostische Sicherheit ca. 80%) (s. bei Zervixkarzinom), die **szintigraphische** und/oder **Röntgenuntersuchung** von **Thorax, Leber** und **Skelettsystem,** sowie die **Sonographie** der Leber. Die **BSG** stellt **keinen** Maßstab für die Ausdehnung des Tumors dar. Ihr fehlendes Abfallen oder erneutes Ansteigen nach der Therapie kann aber ein Hinweis auf eventuelle Progredienz oder Rezidiv des Tumors sein.

5.1.9 Begleiterkrankungen und Komplikationen des Korpuskarzinoms

Myome
sind mit 25 – 35% bei Korpuskarzinomträgerinnen nur unwesentlich häufiger als bei gesunden Frauen, aber **achtmal häufiger als bei Zervixkarzinomträgerinnen,** bei denen Myome auffallend selten sind.

Schwangerschaften
sind schon wegen des meist höheren Lebensalters der an Korpuskarzinom erkrankten Patienten **größte Seltenheiten;** bei jungen gebärfähigen Frauen sind Korpuskarzinome infolge der monatlichen Abstoßung des Endometrium Raritäten und damit auch die Kombination: Korpuskarzinom – Schwangerschaft.

Sekundäre (ortsfremde) Karzinome
im Endometrium sind nicht sehr häufig und stammen als:

— **hämatogene Fernmetastasen** noch am häufigsten von Karzinomen des Magen-Darm-kanals oder der Mamma ab, als

— **lymphogene Metastasen** gelangen sie von Ovarialkarzinomen auf demselben Weg in den Uterus wie umgekehrt das Endometriumkarzinom in die Ovarien.

- **Intrakanalikulär** können Karzinome von Tube, Ovar und Zervix in das Cavum uteri einwachsen.

- **Direkte Penetration** von Tumoren der umgebenden Organe (Blase, Darm) ist möglich.

Bei großen Tumorkonglomeraten mit Einbeziehung von Uterus, Tuben, Ovarien, Darm usw. kann bisweilen auch histologisch eine Entscheidung über den Primärtumor nicht mehr möglich sein.

Pyometra (und Pyosalpinx)

Die wichtigste Komplikation ist die **Pyometra** = die mit Eiter gefüllte Uterushöhle. Zuweilen steigt die Entzündung mit Eiterbildung auch in die Eileiter auf = **Pyosalpinx**.

Da oft zu wenig beachtet, sei nochmals betont, daß **entzündliche Adnextumoren bei älteren** und **alten Frauen selten** sind. Sie sollten deshalb immer an eine Pyosalpinx bei karzinombedingter Pyometra denken lassen.

Die **Entstehung der Pyometra** hat folgende Ursachen (s. auch S. 157):

1. Keime aus der Vagina wandern in das zerfallende Tumorgewebe des Uterus ein.

2. Kommt es zu eitriger Einschmelzung des Gewebes, dann kann der Eiter oft infolge einer **Stenose des inneren Muttermundes** nicht abfließen.

Infolge der Retention von Eiter (und Tumorgewebe) tastet man dann einen vergrößerten, weichen und graviditätsähnlichen Uterus. Bei Aufsteigen der Infektion in die Eileiter **können entzündliche Adnextumoren entstehen.**

Nimmt der Eiterinhalt und damit der Innendruck des Uterus zu, kann die Zervixstenose überwunden werden und intermittierend

eitriger oder jauchender, **stinkender korporaler Ausfluß** abgehen, der bei älteren Frauen stets den **Verdacht auf ein Korpuskarzinom** erwecken sollte.

Eine **Pyometra** kann außer bei Korpus- und Zervixkarzinomen aber **auch entstehen**

- nach **intrazervikaler Radiumbehandlung,**
- nach **Konisation** der Zervix oder **Elektrokoagulation des Zervikalkanals,**
- bei unspezifischer **Endometritis senilis,**
- bei **Endometriumtuberkulose,**
- bei **Kolpitis senilis.**

Vorgehen bei Pyometra

Vorsichtige Dilatation des Zervikalkanals mit Hegarstiften. Bei **Eiterabgang nicht abradieren.** Einlage eines Drains (Fehling- oder Gummiröhrchen), das mit einer Seidennaht an der Zervix befestigt wird. Täglich Spülung mit Kamillosan-, Braunol- oder Rivanol-Lösung ohne wesentliche Druckanwendung für etwa 14 Tage.
Kürettage mit histologischer Untersuchung des Materials **erst wenn entzündliche Erscheinungen** und eventuelles Fieber **abgeklungen** sind.

Achtung: Nach Pyometra besonders vorsichtig kürettieren!

Die Uteruswand kann durch das Karzinom und die Entzündung besonders brüchig und morsch sein (Perforationsgefahr!).

5.1.10 Therapie des Korpuskarzinoms

Es bestehen folgende Behandlungsmöglichkeiten:

1. Die **Operation** mit oder ohne **Vor-** oder **Nachbestrahlung**
   a) vaginal
   b) abdominal

2. Die **primäre**, ausschließliche **Bestrahlung.**

Ob operiert oder bestrahlt wird ist abhängig

— von der **allgemeinen Operabilität** (= Allgemeinzustand: Alter, Herz- und Kreislauf-erkrankungen, Adipositas, Diabetes usw.);
— von der **lokalen Operabilität** (Tumorstadium).

Lokale Operabilität ist im Stadium I und II, in dem die meisten Frauen wegen des langsamen Tumorwachstums zur Behandlung kommen, gegeben, mit Einschränkungen noch im Stadium III (z. B. bei Karzinomausbreitung in die Ovarien oder Tuben). Ultraradikale Operationen im Stadium IVa (bei freien Parametrien) werden hierzulande selten durchgeführt.

> **Primär operiert und** (lokal am Scheidenstumpf, eventuell auch perkutan) **nachbestrahlt werden demnach alle lokal und allgemein günstigen Fälle (80%), die ungünstigeren, also die „schlechteren" Fälle, werden** ausschließlich **bestrahlt.**

> Heute gilt die **Operation in Verbindung mit strahlentherapeutischen Maßnahmen** als **die optimale Therapie** des Korpuskarzinoms.

Die Operation

Als „Standardoperation des Korpuskarzinoms" gilt die Exstirpation des Uterus unter Mitnahme **beider Adnexe** (wegen möglicher Ovarialmetastasen) und eventuell einer Scheidenmanschette (Abb. 4-30).

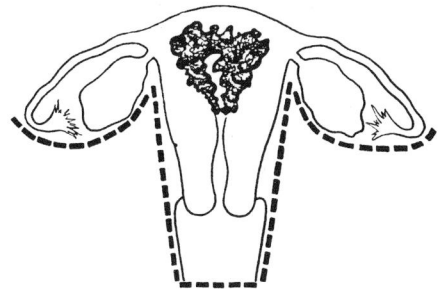

Abb. 4-30 Abdominale (oder vaginale) Exstirpation des Uterus unter **Mitnahme beider Adnexe** und eventuell eines **Teiles der Scheide.**

Dabei beinhaltet das

vaginale Vorgehen
von der Operationstechnik her eher die Möglichkeit einer Traumatisierung des Uterus mit der **Gefahr von Tumorzellaussaat und Implantationsmetastasen.**

Das Korpuskarzinom wird heute deshalb meist nur dann, wenn **eingeschränkte allgemeine Operabilität** (vor allem erhebliche Adipositas) besteht, vaginal operiert.

Im Vordergrund steht

die **abdominale Operation,**
d. h. die extrafasciale Uterusexstirpation mit beiden Adnexen und eventuell einer Scheidenmanschette. Damit sollte eine Ausspülung des Peritonealraums (Lavage) mit anschließender zytodiagnostischer Untersuchung der Spülflüssigkeit zur zusätzlichen Entscheidungsfindung über das weitere therapeutische Vorgehen verbunden werden (s. auch Kap. XII S. 395).

Diese **Standardoperation** wird heute in vielen Fällen je nach Sitz, Eindringungstiefe und histologischer Form des Karzinoms **durch die Lymphonodektomie erweitert.** Sitz und Invasionstiefe des Karzinoms sind aber präoperativ meist unbekannt und mit Hilfe der verschiedenen diagnostischen Maßnahmen oft nur schwer oder nicht zu bestimmen. Auch die Computertomographie hat sich hierzu bislang als ungeeignet erwiesen.

Daher empfiehlt sich **bei palpatorisch freien Parametrien folgendes Vorgehen:**

Der Uterus wird mit Adnexen entsprechend der Standardoperation exstirpiert, eröffnet und die Lokalisation und Eindringtiefe des Tumors **makroskopisch** und durch **histologischen Schnellschnitt** geklärt.

Bei Karzinomen mit geringer Eindringtiefe und hoher histologischer Differenzierung wird in dieser Situation der operative Eingriff mit der angegebenen Standardoperation beendet. — Bei größerer Eindringtiefe und/oder geringerer histologischer Differenzierung muß vor allem bei intrauteriner Ausbreitung des Karzinoms über den Fundus hinaus, die systematische Entfernung der Beckenwandlymphknoten angestrebt werden. Zunehmend werden dabei auch die paraaortalen Lymphknoten mitentfernt; der therapeutische Wert ist aber zumindest fraglich. Nicht selten setzt die reduzierte Allgemeinoperabilität der Lymphonodektomie Grenzen.

Findet sich beim Aufschneiden des Präparates unter der Operation trotz entsprechender Voruntersuchungen **überraschenderweise** ein **bereits in die Zervix eingewachsenes Korpuskarzinom,** so bedeutet bei oberflächlichem Befall der Verzicht auf die Mitnahme des Parametriums keinen wesentlichen Nachteil. Es folgt in dieser Situation dann die systematische Lymphonodektomie. Bei stärkerer Tumordurchsetzung der Zervix muß zusätzlich, auch bei palpatorisch freien Parametrien, nachbestrahlt werden, da das verbliebene Parametrium „mikroskopisch" befallen sein könnte (s. hierzu auch Zervixkarzinom S. 145).

Bei rechtzeitiger (präoperativer) Erkennung eines **in die Zervix eingewachsenen Korpuskarzinoms** erfolgt natürlich die **Radikaloperation wie für ein Zervixkarzinom,** d. h. unter Mitnahme der Parametrien.

Korpuskarzinome bei stark herabgesetzter Allgemeinoperabilität werden bestrahlt.

Für die Bestrahlung ungeeignet und daher **auch bei erhöhtem Risiko** möglichst **zu operieren** sind Korpuskarzinome bei

1. Verdacht auf **weitgehende Durchsetzung der Uteruswand** (Perforationsgefahr bei Radium oder After-loading-Therapie → Peritonitis);
2. **sehr großem Uterus** (schlechte Bedingungen für die Strahlenbehandlung);
3. großen **Myomuteri mit Kavumunregelmäßigkeiten** (Auslastung des Cavum uteri mit Radium oder After-loading-Bestrahlung erschwert);
4. tastbaren **Ovarialtumoren,** die durch die Bestrahlung unbeeinflußt bleiben oder Metastasen darstellen.

Bestrahlungstherapie der Endometriumkarzinome

1. Die post- und präoperative Bestrahlung
Die **post**operative Radiumbestrahlung des
Scheidenblindsackes
oder eine entsprechende Auslastung desselben mit der After-loading-Methode **vermindert die Rezidiv- und Metastasenhäufigkeit in der Scheide wesentlich.** Dosis: 1500–2000 mgeh Radium bzw. eine After-loading-Äquivalenzdosis. Bei zusätzlicher perkutaner Nachbestrahlung der Beckenwand sollte sie verringert werden, um Überdosen durch Strahlenüberschneidung in einzelnen Regionen zu vermeiden.

Postoperative perkutane Bestrahlung

Wurden die **Lymphknoten mitentfernt** und sind sie und das kleine Becken sicher tumorfrei, verzichten die meisten auf die perkutane Nachbestrahlung. Bei Lymphknotenbefall entweder: Beckenwandbestrahlung (möglichst auch paraaortale) und Scheidenauslastung (s. o.), oder: Homogenbestrahlung mit 50 Gy ohne Scheidenauslastung.

Sind die pelvinen **Lymphknoten in situ verblieben,** entscheiden Lokalisation und Invasionstiefe sowie histologische Form des Karzinoms (s. S. 213) über die perkutane Nachbestrahlung. Nur die **Begrenzung des Karzinoms auf das Endometrium** erlaubt es, **sicher darauf zu verzichten.** Immer aber Scheidenblindsackbestrahlung.

Die **prä**operative Bestrahlung dient
1. der Devitalisierung der Tumorzellen,
2. der Verödung der Lymphbahnen,
3. der Verkleinerung des Uterus, um die nachfolgende Operation zu erleichtern.

Sie wird in den USA häufig geübt, hat in Europa aber wenig Anhänger gefunden.

2. Die primäre (ausschließliche) Strahlenbehandlung
Sie erfolgt bevorzugt mit intrakavitärer Einlage (= Kontaktbestrahlung) von **Radium** oder ^{60}Kobalt, meist in Form der sogenannten **Packmethode.** Zylindrische (KEPP) oder eiförmige (RIES) Radiumträger bzw. Kobaltperlen werden mit Spezialapplikatoren in das cavum uteri eingebracht. Rö-Kontrolle. Dosisangabe erfolgt in mgeh Radium (s. S. 147). Auslastung des oberen Scheidenanteils (Grund s. o.) durch Radium im Stab oder in einer Platte. Als ausreichende Gesamtdosis gelten 6000–8000 mgeh verteilt auf 3 Sitzungen in einem zeitlichen Abstand von jeweils 2–3 Wochen.

Heute wird aus Strahlenschutzgründen zunehmend statt des Radiums die intrakavitäre Bestrahlung in ca. 6 Sitzungen nach der After-loading-Methode angewandt. Die dabei notwendigen Äquivalenzdosen liegen bei etwa 8000 – 9000 rad. (= 80 – 90 Gray) in 1 cm Tiefe der Uteruswand.

Bei primärer Bestrahlung des Korpuskarzinoms fehlt es im Gegensatz zur Situation nach erfolgter Operation an Informationen über die Lokalisation und Ausdehnung des Tumors im Uterus (Teilinformationen evtl. durch Hysteroskopie oder -graphie) und den Befall der Beckenwandlymphknoten. Daher kann nicht entschieden werden, ob eine gleichzeitige **perkutane Bestrahlung der Beckenwandlymphknoten** notwendig ist.

Das rechtfertigt die:

> **generelle** perkutane **Nachbestrahlung** der **Beckenwand** bei **primär bestrahlten** Korpus-karzinomen.

Angestrebt wird die Einstrahlung einer zu errechnenden Dosis an der Beckenwand, die dort zusammen mit dem intrakavitär gegebenen Radium, Kobalt-60 oder Caesium-137 5000 rad = 50 Gy wirksam werden läßt.

Die Bestrahlung lymphographisch „nachgewiesener" paraaortaler Lymphknotenmeta-stasen ist, soweit überhaupt sinnvoll, wegen der Nähe des Rückenmarks jedem Fall individuell anzupassen.

Der **Therapieerfolg** der primären Bestrahlung des Korpuskarzinoms muß nach 3 und 12 Monaten **durch Abrasio kontrolliert werden.** Bei Persistenz oder Rezidiv des Karzi-noms muß man eine nachträgliche operative Behandlung trotz erhöhten Risikos erwä-gen.

5.1.11 Diagnose und Therapie von Rezidiven und Metastasen

Als **Rezidiv** wird der erneute lokale Karzinomnachweis nach einem **symptomfreien Intervall von 5 – 6 Monaten** bezeichnet. Ansonsten spricht man von Progredienz des Karzinoms. **Lokalrezidive** treten am häufigsten in der **Scheide,** den **Parametrien** und (nach alleiniger Bestrahlung) im **Uterus** und den **Ovarien** auf. – **Fernmetastasen lym-phogen** meist in den **paraaortalen-** oder **Beckenwand-Lymphknoten, hämatogen** am ehe-sten in der **Lunge,** selten in Knochen, Nebennieren, Haut, Nieren, Pankreas und Leber.

Diagnose durch **Tastbefund,** (Abrasio nach primärer Bestrahlung), **Probeexzision, Punk-tion mit der Silverman-Nadel, zytodiagnostische Untersuchung von Punktaten, Urographie, Lymphographie, Szintigraphie** (Skelett, Leber), **Röntgen** (Computertomographie), **So-nographie.**

Erste Hinweise auf ein Rezidiv oder eine Metastase können **Gewichtsverlust,** bleibende oder erneute **BSG-Erhöhung** geben.

Rezidivtumoren oder Metastasen werden **nur in sehr seltenen Fällen operativ behandelt,** am ehesten **Lokalrezidive nach erfolgloser alleiniger Bestrahlung.**

Die Frage der **Strahlentherapie eines** (histologisch bewiesenen) **Rezidivs** oder einer Metastase hängt von der Lokalisation, der Ausdehnung und dem zeitlichen Abstand zu einer eventuellen Erstbestrahlung sowie der dabei gegebenen Dosis ab.

Vaginale Rezidive reagieren meist gut auf die Strahlenbehandlung. Zur Therapie mit Zytostatika und Gestagenen s. nachfolgend.

5.1.12 Therapie mit Zytostatika und Gestagenen

Die zytostatische Chemotherapie hat bei den Endometriumkarzinomen bislang keine überzeugenden Erfolge gebracht. Eine Wirkung darf man am ehesten noch von Adriblastin® oder Cisplatin erwarten. Dagegen lassen sich mit **Gestagenen** in hoher Dosierung bei 30–40% der **progredienten, lokalrezidivierenden** und **metastasierenden Korpuskarzinome** zuweilen **auffällige Remissionen** erzielen. Dies gilt besonders bei **jüngeren Frauen,** hochdifferenzierten progesteronrezeptor-positiven Karzinomen und langen Intervallen zwischen Erstbehandlung und Metastasierung. Bei Therapieunmöglichkeit kann die Hormonbehandlung eine Alternative zur Operation und Strahlenbehandlung darstellen. Die Gestagen- bzw. Progestagen-Behandlung muß über Jahre weitergeführt werden. Trotz meist guter Verträglichkeit kann dies zu Herz- und Gefäßkomplikationen führen. Selbst wenn der Tumor nicht auf die Behandlung anspricht, kann sich das subjektive Befinden bessern.

Auch Präkanzerosen des Endometriumkarzinoms lassen sich mit (Pro-)Gestagenen behandeln. Besser ist die Exstirpation des Uterus.

Behandlungsprinzip: Hochdosiert beginnen, mit geringerer Erhaltungsdosis fortfahren (Therapie bevorzugt erfolgreich bei positiven Rezeptoren).

Präparatebeispiele: Bevorzugt wird

Depo-Clinovir®, Clinovir® oder **Farlutal®** (= Medroxyprogesteronacetat). Dosierung: Beginn mit hohen Dosen, d. h. 1–2 Wochen lang täglich bis zu 1000 mg i. m., später als Erhaltungsdosis Clinovir® oder Farlutal® drei- bis fünfmal 100 mg/Tag oral.

Seltener kommen zur Anwendung:

Primolut Nor® (= Norethisteronazetat): Dosierung 30–60 mg täglich oral.

Orgametril® (= Lynestrenol): Dosierung 30–60 mg täglich oral.

Prothil® 25 (= Medrogeston) oder **Niagestin® 15** (= Megestrolazetat) in entsprechender Dosierung.

Neuerdings werden auch **Anti-Östrogene** (Tamoxifen) zur Bremsung wachstumsfördernder Östrogenwirkung eingesetzt, wenn Progestagene versagen.

5.1.13 Prognose und Behandlungsergebnisse

Die häufig das Korpuskarzinom begleitenden Stoffwechsel- und Kreislauferkrankungen sowie das meist höhere Lebensalter beeinflussen die Prognose ungünstig, so daß ein Teil der Patientinnen die 5-Jahresgrenze aus nicht tumorbedingten Gründen nicht überlebt.

Für die **direkte Abhängigkeit der Prognose vom Tumorgeschehen** selbst sind zahlreiche, gemeinsam wirkende Faktoren, verantwortlich.

Nachfolgend die wichtigsten:

1. Die **histologische Struktur des Korpuskarzinoms:** Mit abnehmender Differenzierung und Zellreife des Tumors gehen verstärkte Wachstumsintensität und zunehmende Malignität einher und umgekehrt. Die prozentuale Beurteilung der Relation zwischen differenzierten und undifferenzierten Anteilen des Tumors stellt die Grundlage des

„Grading" der Tumoren nach BRODERS dar. Hellzellige, serös-papilläre und adenosqua-möse Endometriumkarzinome haben primär eine schlechtere Prognose als andere.

2. Der **Hormonrezeptorstatus:** Die Hormonrezeptoren nehmen mit der Entdifferenzierung des Tumors ab. Hormonrezeptor-positive Karzinome haben eine bessere Prognose.

3. Die **Invasionstiefe** des Endometriumkarzinoms in der Uteruswand bestimmt wie bei anderen Karzinomen wesentlich die lymphogene und hämatogene **Metastasenerwartung,** d. h. die Metastasierungwahrscheinlichkeit. Dazu steht die **„Heilungs"-Wahrscheinlichkeit** (= 5-Jahres-Überlebensrate) in einem festen Verhältnis. Sie beträgt bei alleinigem Schleimhautbefall fast 100%, nach Überschreiten der Wandmitte aber nur noch 38%.

4. Der **histologische Befund der Beckenwandlymphknoten:** Bei tumorpositivem Befund überleben nur 36%, bei negativem aber 74% der Patienten die 5-Jahresgrenze.

5. Am wichtigsten für die Prognose ist das **Ausbreitungsstadium des Karzinoms zu Therapiebeginn.** Der größte Anteil der Patientinnen (77,6%) kommt im Stadium I, der kleinere in den Stadien II (13,5%), III (6,2%) und IV (2,7%) zur Behandlung.

Dementsprechend besteht eine deutliche **Verknüpfung zwischen**

histologischer Struktur, myometraner **Invasionstiefe, Rezeptor-Status, Lymphknotenbefall, Tumorstadium** und

der **Prognose des Endometriumkarzinoms.**

Die „Tumormarker" (vor allem CEA und Sial-Transferase) spielen für die Prognose eine geringe Rolle.

Die **5-Jahres-Überlebensrate** beträgt nach der großen Sammelstatistik des „Annual report"* derzeit für das Stadium I 72,3%, II 56,4%, III 31,5%, IV 10,6%.

Die mittlere 5-Jahres-Überlebensrate **aller** Stadien liegt zur Zeit bei
65,1%.

Die Ergebnisse der operativen Therapie sind im allgemeinen besser als die der (negativ selektierten) alleinigen Strahlenbehandlung. Von den operierten Patientinnen im Stadium I und II lebten nach 5 Jahren noch 82%, von den bestrahlten nur 53%.

Bessere Ergebnisse sind am ehesten von einer intensivierten Frühdiagnose zu erwarten.

5.2 Sarkome des Uterus

Sarkome der Gebärmutter sind verhältnismäßig **selten** (ca. 2 bis 4% der Uterusmalignome).

Man kann die Sarkome einteilen

— nach **histogenetischen Gesichtspunkten,**
— nach der **Lokalisation** innerhalb des Uterus (Zervix oder Korpus).

---

* „Annual report on the results of treatment in carcinoma of the uterus, vagina and ovary" Bd. 20, 1988.

5.2.1 Einteilung nach der Histogenese

Man unterscheidet

— **reine** Sarkome
— **gemischte** (mesenchymale) Sarkome und
— **(mesodermale) Mischtumoren** (aus sarkomatösen und karzinomatösen Anteilen).

Ein Tumor aus organspezifischem Gewebe wird als **homolog**, ein solcher aus organfremdem Gewebe (z. B. Skelettmuskulatur, Knorpel, Knochen usw.) als **heterolog** bezeichnet.

Am häufigsten sind die reinen homologen Sarkome: das Leiomyosarkom und das endometriale Stromasarkom (s. u.).

Die einzelnen Formen:

1. **Leiomyosarkome:** vom Muskelgewebe ausgehende reine homologe Sarkome
a. **im Myometrium**
b. **in Myomen**

2. **Endometriale Stromasarkome** (Schleimhautsarkome)
   (vom Stroma des Endometrium ausgehend)
a. **reine (homologe) endometriale Stromasarkome**
b. **maligne mesenchymale Mischtumoren** = Stromasarkome, die aus zwei oder mehr **heterologen Sarkomarten** bestehen und auch als heterologe Sarkome bezeichnet werden
c. Die **endolymphatische Stromamyose** (homolog) bzw. Stromasarkome niedrigeren Malignitätsgrades

3. **Maligne mesodermale Mischtumoren**
   (mit karzinomatösen und sarkomatösen Anteilen)
   in der homologen Form als
   — Karzinosarkom
   in der heterologen als
   — **maligner MÜLLERscher Mischtumor** bezeichnet.

(4. Gefäßgeschwülste)

(5. Lympho- und Retikulosarkome)

Bei der Seltenheit der Sarkome sind von dem noch relativ größten **klinischen Interesse** die **Leiomyosarkome** und die **endometrialen Stromasarkome.**

Zu 1: Leiomyosarkome

1a): Leiomyosarkome der Uteruswand sind etwa **zehnmal so häufig** wie Schleimhautsarkome. Sie gehen vom Muskelgewebe der Gebärmutterwand aus und bilden umschriebene, knotige Geschwülste, seltener eine diffuse Auftreibung der Gebärmutter.

Histologische Formen: Rundzell-, Spindelzell- und polymorphzellige Sarkome. Histologische **Verwechslung mit zellreichen Myomen** (auf Mitoserate achten!) ist möglich.

1b): Leiomyosarkome in Myomen: Nur in 0,2 – 0,5% der Myome, d. h. gemessen an der Häufigkeit der Myome sehr selten.

Zu 2: Endometriale Stromasarkome

2a): Reine **homologe endometriale Stromasarkome** gehen vom Stroma des Endometriums aus. Bevorzugter Sitz ist die Hinterwand des Corpus uteri. Rasches Wachstum.

2b): Maligne **mesenchymale** Mischtumoren, die sogenannten **heterologen Stromasarkome** (mit verschiedenen sarkomatösen Gewebsanteilen) werden für eher noch bösartiger als die homologen Schleimhautsarkome gehalten.

2c): Als **endolymphatische Stromatose** oder Stromasarkom geringeren Malignitätsgrades bezeichnet man das Einwachsen von endometrialem sarkomatös gewordenem Stroma in präformierte Lymphräume und Gefäße der Uteruswand. Ihr Malignitätsgrad läßt sich in etwa an der Mitoserate ermessen. Man kann sie als die benignere Form eines homologen Schleimhautsarkoms auffassen.

Zu 3: Maligne mesodermale Mischtumoren
enthalten karzinomatöse und sarkomatöse Anteile.

Die homologen Formen werden als
— **Karzinosarkome**
die heterologen (aus organfremdem Gewebe) als
— sog. **maligne MÜLLERsche Mischtumoren**
bezeichnet.

Die malignen MÜLLERschen Mischtumoren sollen ihre Entstehung aus einem entwicklungsgeschichtlichen Zellaustausch zwischen WOLFF- und MÜLLERepithel, d. h. aus Zellverbänden mit vielfältiger Differenzierungsmöglichkiet, herleiten. Gleiches gilt wohl auch für die heterologen Schleimhautsarkome (2b).

Klinisch findet sich meist ein träubchenförmiges Wachstum, das manchmal bis in den Zervikalkanal und darüber hinaus reicht. Meist sind diese Tumoren bei der Diagnose schon weit ausgebreitet. Sie gelten als sehr maligne.

(Zu 4 und 5: Maligne Gefäßgeschwülste sowie Lympho- und Retikulosarkome sind im Genitalbereich selten, fast Raritäten, und ohne spezielle klinische Bedeutung.)

5.2.2 Nach der Lokalisation unterscheidet man:

Korpussarkome und
Zervixsarkome.

Sind die Korpussarkome schon sehr selten, so sind die Zervixsarkome noch viel seltener. Von ihnen am ehesten bekannt ist das sogenannte **Sarcoma botryoides (Abb. 4-31),** das meist im Kindesalter auftritt und einen malignen MÜLLERschen Mischtumor darstellt. Kleinere polypöse Zervixsarkome können für gutartige Zervixpolypen gehalten werden.

5.2.3 Klinik der Uterussarkome

Die **Symptomatik** der Uterussarkome ist **nicht charakteristisch** und ähnelt nicht selten derjenigen des Endometriumkarzinoms. **Leiomyosarkome,** besonders in Myomen, werden **oft rein zufällig** nach Hysterektomie entdeckt.

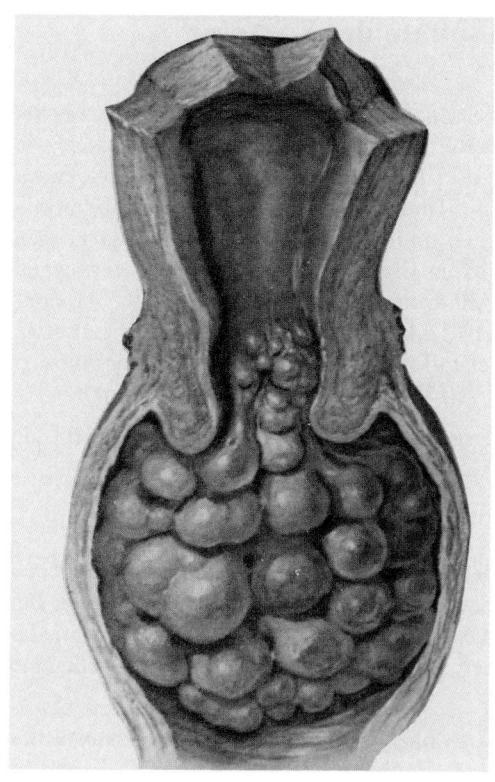

Abb. 4-31 Zervixsarkom; Sarcoma botryoides.

Unregelmäßige **Genitalblutungen** sind am häufigsten **bei endometrialen Stromasarkomen** und fallen besonders bei Jugendlichen und in der Postmenopause rasch auf. Alle übrigen Symptome sind spärlich. Deswegen wird die **Diagnose** auch meist sehr **spät,** im allgemeinen **zu** spät, gestellt, am häufigsten noch durch Abrasio bei Blutungen.

Man denke daher stets daran, daß

1. jeder **schnell wachsende** Uterus oder jedes **schnell wachsende Myom,** besonders nach der Menopause, auf Sarkom verdächtig sein kann

2. wegen ihres raschen Wachstums Sarkome — wenn überhaupt — eher und plötzlicher Beschwerden, (am ehesten Unterleibsschmerzen), verursachen können, als die langsam wachsenden Myome.

Aber: Erweichung mit Flüssigkeitsbildung oder Blutung in einem Myom kann ebenfalls zu plötzlicher auffallender Größenzunahme eines Myoms oder des Uterus führen (s. Myome).

Starke Beschwerden, Ascites und kachektischer Verfall der Patienten sind Spätsymptome, aber nicht pathognomonisch.

5.2.4 Therapie und Behandlungsresultate der Sarkome

Die **operative Therapie**
steht im Vordergrund (Hysterektomie mit beiden Adnexen). Wenn der Tumor bereits auf die Umgebung des Uterus übergreift, ist die Radikalität der Operation soweit wie möglich auszudehnen. Statistische Angaben zur 5-Jahresüberlebensrate sind meist kaum zu verwerten, da in den Begriff „Uterussarkom" Tumoren unterschiedlichen Malignitäts- und Häufigkeitsgrades eingehen. Bei den reinen und gemischten Schleimhautsarkomen sowie den mesodermalen Mischtumoren dürften die Heilungschancen am geringsten sein. Die Überlebensdauer von Patienten mit homologen oder heterologen Schleim- hautsarkomen liegt meist nur zwischen 6 und 12 Monaten. Besser dagegen ist mit etwa 50% 5-Jahresüberlebensrate die Prognose der auf den Uterus begrenzten Leiomyosar- kome, mit 75% am günstigsten die Vorhersage für Leiomyosarkome in Myomen.

Bei der Metastasensuche ist wegen der bevorzugten hämatogenen Streuung der Sarkome zuerst an die **Lunge,** aber auch an die Leber, zu denken.

Wenn postoperative, oder bei inoperablen Fällen primäre,
Strahlenbehandlung
häufig empfohlen wird, so geschieht dies bei den hochmalignen Fällen meist eher aus dem Wunsch heraus, überhaupt etwas zu tun, als aus therapeutischer Überzeugung. Bei der geringen Strahlensensibilität der meisten Sarkome hat die zusätzliche, oder gar die alleinige Bestrahlung, bislang keine besseren Ergebnisse gebracht, als die alleinige Operation.

Hormonbehandlung (Gestagene und Testoviron) blieben ohne Erfolg. Über **Zytostatika** fehlen ausreichende Erfahrungsberichte.

Dementsprechend scheinen für die Therapie der Uterussarkome **chirurgische Maß- nahmen,** notfalls so radikal wie möglich, noch am aussichtsreichsten zu sein, neben der Hoffnung auf die Frühdiagnose.

V Adnexitis

Unter **Adnexitis** versteht man

- die **Entzündung der Tube** = **Salpingitis**
  und
- die **Entzündung des Ovars** = **Oophoritis**

$\left.\begin{array}{l} \\ \\ \\ \end{array}\right\}$ = **Salpingo-Oophoritis**

Anatomie

Tube und Ovar liegen eng beieinander. Die **Tube** ist in ihrer ganzen Länge vom Bauchfell überzogen (Abb. 5-1), sie liegt also genau genommen extraperitoneal. Nur das Fimbrienende ragt durch eine Öffnung im Bauchfell in die freie Bauchhöhle hinein, liegt also intraperitoneal. Beim Ovar ist es so, daß der größte Teil des Organes durch eine Öffnung im Bauchfell in die freie Bauchhöhle hineinhängt (Abb. 5-1), während ein kleiner Teil und das Lig. ovarii proprium (= Chorda utero-ovarica) ganz extraperitoneal liegen und wie die Tuben vom Bauchfell umgeben sind. Diese beiden Organe, Tube und Ovar, liegen so dicht beieinander, daß sie sich teilweise berühren. **Bei Entzündung des einen Organs wird so gut wie immer auch das andere Organ mitergriffen.** Da die meisten Entzündungen der Adnexe durch **aufsteigende Infektion** zustandekommen, wird zuerst die Tube und danach das Ovar befallen. Dabei kommt es in den meisten Fällen nicht zu einem entzündlichen Prozeß des Ovars selbst, sondern zu perioophoritischen Verwachsungen (s. u.).

Die **Häufigkeit** ausgedehnter Adnexitiden ist in den letzten Jahren unter dem Einfluß intensiver Antibiotikabehandlung (s. S. 236) zurückgegangen. Betroffen sind überwiegend **Frauen in der Geschlechtsreife**, Patientinnen vor der Menarche und nach der Menopause selten.

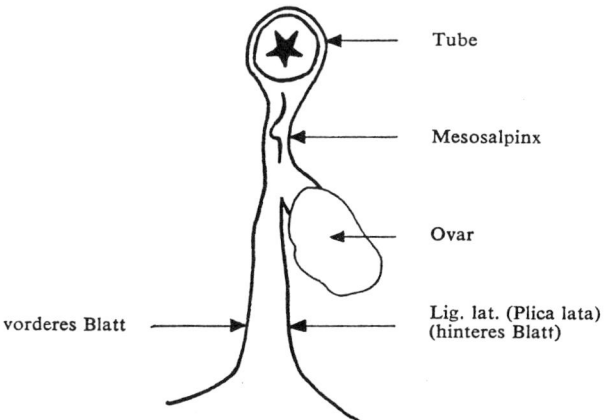

Abb. 5-1 Lagebeziehung zwischen Tube und Ovar zum Ligamentum latum.

1 Pathologisch-anatomischer Verlauf der Adnexitis

Die Adnexitis beginnt, abgesehen von Ausnahmen, als Entzündung der Eileiter. In den weitaus meisten Fällen handelt es sich um eine **Aszension** von unten, seltener um eine **deszendierende** oder postoperative Infektion. Bei der typischsten Form, der Aszension, geht der Infektionsweg von der entzündeten **Zervix**schleimhaut aus über das **Endometrium** in das Ostium uterinum tubae = intrakanalikuläre Aszension (Abb. 5-2). Die Eileiterentzündung beginnt in diesem Fall als Entzündung der innersten Schicht der Tubenschleimhaut, ist also eine

Endosalpingitis (Abb. 5-2).

Sie kann klinisch unbemerkt als **Tubenkatarrh** ohne Schäden ausheilen, kann aber auch durch Tubenverklebungen zu entsprechenden Folgen (s. u.) führen.

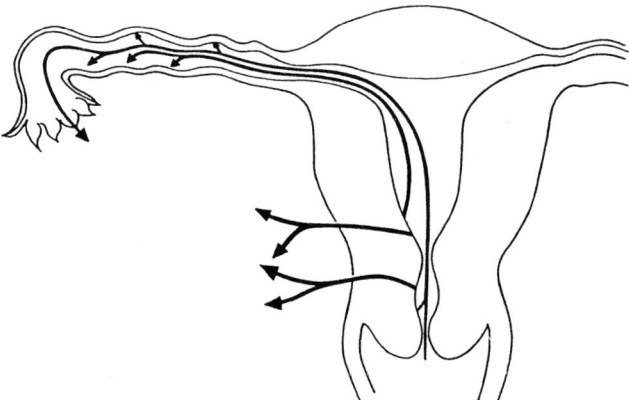

Abb. 5-2   Intrakanalikulärer und lymphogener aszendierender Infektionsweg.

Infektionswege zur Adnexitis

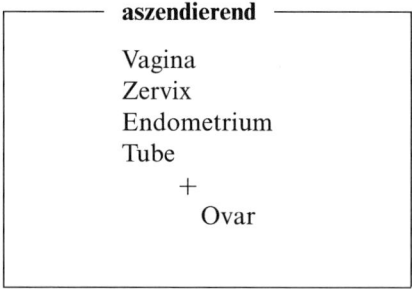

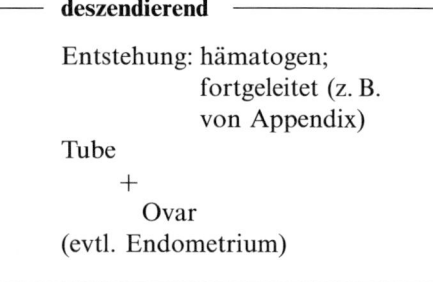

aszendierend	deszendierend
Vagina Zervix Endometrium Tube + Ovar	Entstehung: hämatogen; fortgeleitet (z. B. von Appendix) Tube + Ovar (evtl. Endometrium)

postoperative Infektion

Der zweite, nicht seltene, Aszensionsweg in die Tuben ist der über die **Lymphbahnen** (Abb. 5-2). Die **hämatogene** und **fortgeleitete Deszension** sind viel seltener, ebenso die **postoperative Infektion.**

Das von der entzündeten Schleimhaut reichlich abgesonderte Sekret der Tube enthält massenhaft Entzündungszellen (Leukozyten, Lymphozyten und Plasmazellen). Es fließt aus dem vorerst noch offenen Ende der Tube heraus und gelangt so auf das Bauchfell des Beckens (= pelvines Peritoneum = Pelviperitoneum oder Pelveoperitoneum) und das Ovar.

Wird dieser Prozeß nicht **schnellstens** und sehr energisch **abgestoppt,** so kommt es durch die immer stärker werdende Eiterung im Tubenlumen in ganz kurzer Zeit zur Läsion der Falten. Die unausbleibliche Folge ist eine Verklebung der epithelentblößten Faltenteile und die spätere **Verwachsung** dieser Schleimhautfalten zu einem **Netz-** oder **Gitterwerk** (Abb. 5-3). Eine solche Tube ist zur **Weiterleitung eines Eies untauglich.**

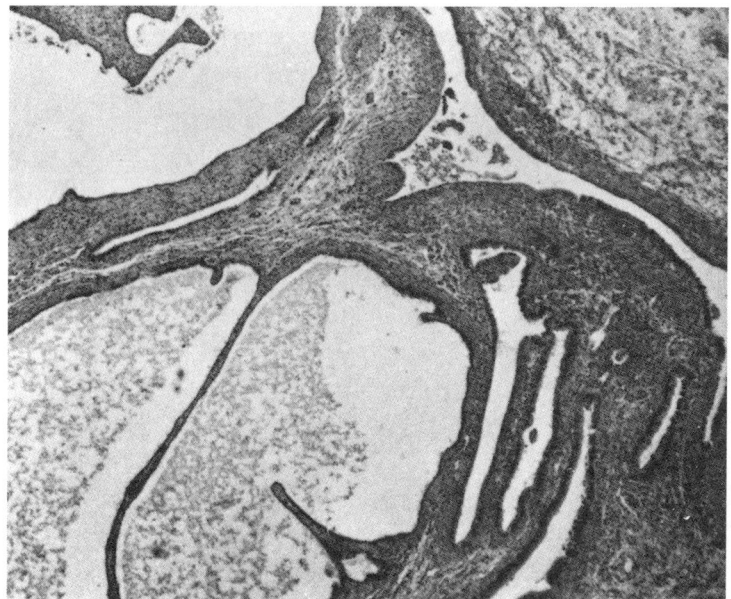

Abb. 5-3   Verwachsungen von Schleimhautfalten der Tube nach Salpingitis.

Die innerhalb der Tubenwand von innen, also von der Schleimhaut nach außen fortschreitende Entzündung (Abb. 5-4) erfaßt schnell die dünne **Muskelwand** der Tube und danach auch ihren Bauchfellüberzug, die Serosa. Nach der Infiltrierung aller Wandschichten spricht man von einer

Salpingitis (Abb. 5-5).

In der infiltrierten und dadurch verdickten Muskelwand kommt es zur Ausbildung kleiner **Abszesse**, die Anschluß an das Tubenlumen bekommen und aus denen nach Abheilung oft kurze Gänge entstehen (Abb. 5-6).

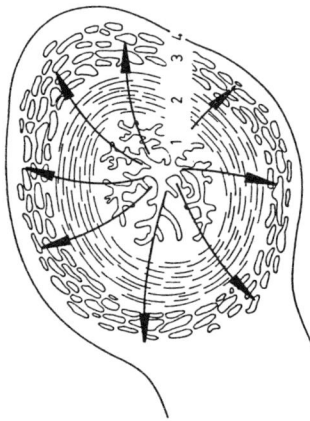

Abb. 5-4   Fortschreitende Salpingitis (von innen nach außen).

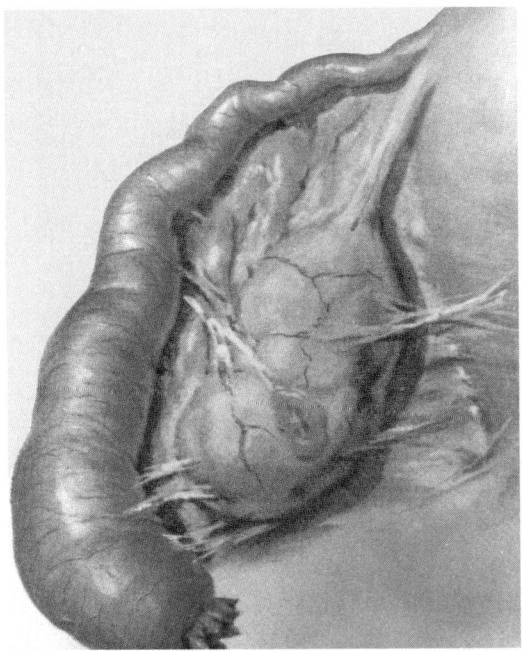

Abb. 5-5   Akute Salpingitis (nach NETTER).

In der Phase der Abheilung entwickelt sich in der Muskelwand der Tube **Bindegewebe**: Das **Tubenrohr wird starr und dick**, ein Zustand, der **niemals mehr rückbildungsfähig** ist. Die Tube, die normalerweise einen Durchmesser von 5 mm hat, wird auf das Doppelte und Dreifache verdickt.

Es kommt mit fortschreitender Tubenentzündung zu den genannten schweren Veränderungen der Tubenschleimhaut. Diese gitterartige Faltenverschmelzung und die eben

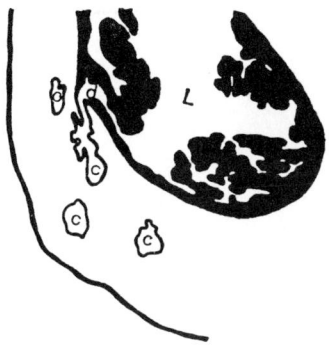

Abb. 5-6   Gangbildung in der Tubenwand (L = Tubenlumen).

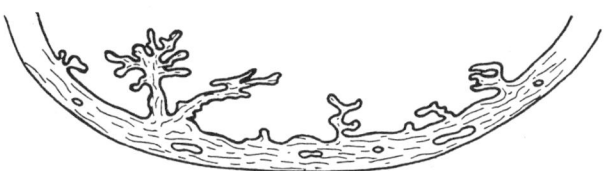

Abb. 5-7   Zerstörung der Schleimhaut bis auf wenige plumpe Reste (Wandausschnitt).

beschriebene intramuskuläre Gangbildung gehören zu den **Hauptursachen einer Tubargravidität.**

Bei einer ganz schweren eitrigen Entzündung wird der größte Teil der Schleimhautfalten bis auf wenige klobige Reste zerstört, die dann einsam in das Tubenlumen hineinragen (Abb. 5-7).

Bei jeder fortschreitenden Tubenentzündung, die nicht durch eine Behandlung aufgehalten wird, kommt es früher oder später zu zwei wichtigen Vorgängen, nämlich

1. zur **Verklebung und Verwachsung** (= Bildung von Adhäsionen) der Tube mit ihrer Umgebung, wobei das Ovar mit in die Adhäsionen einbezogen wird;
2. zum **Verschluß des abdominalen Tubenendes.**

Zu 1.: Verklebung und Verwachsung der Tube mit ihrer Umgebung (Abb. 5-8)

Dazu kommt es einmal durch die Entzündung der Tubenserosa, also des Beckenbauchfells, das der Tube als Überzug eng anliegt

= **Perisalpingitis.**

Diese greift schnell auf das naheliegende Ovar über, zieht es an die Tube heran und verklebt es mit ihr.

Sobald das mit pathogenen Keimen beladene eitrige Exsudat der entzündeten Tubenschleimhaut in stärkerer Menge auftritt, fließt es aus der abdominalen Tubenöffnung heraus auf das Beckenbauchfell oder Pelveoperitoneum und erzeugt dort eine

Beckenbauchfellentzündung = Pelveo-(Pelvi-)Peritonitis.

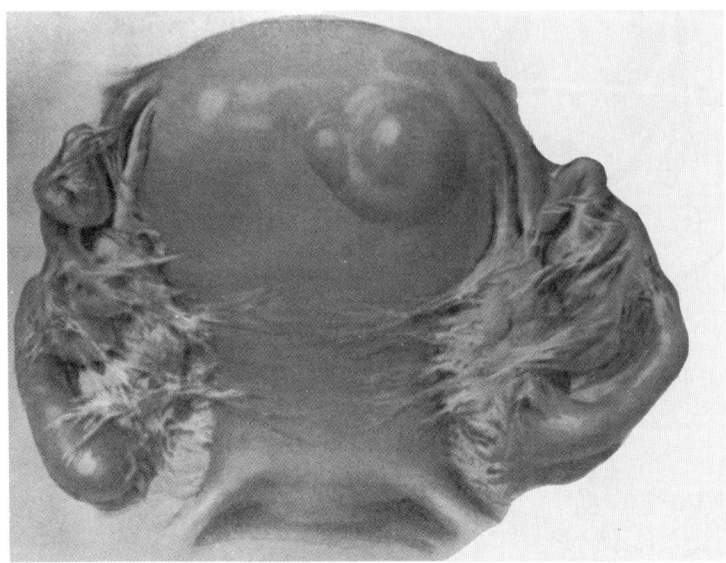

Abb. 5-8   Verwachsungen der Adnexe mit der Umgebung (aus NETTER).

Die Beckenbauchfellentzündung macht die **charakteristischen stürmischen peritonealen Erscheinungen** des akuten Stadiums, vor allem die heftigen Schmerzen und die Druckempfindlichkeit des Unterbauches.

Zu einer **allgemeinen Bauchfellentzündung**, d. h. einer akuten eitrigen diffusen Peritonitis mit Lebensgefahr, kommt es im Initialstadium **relativ selten** (bei gonorrhoischer Entzündung praktisch nie!), am ehesten noch bei sehr virulenten Keimen, die sich auf das Bauchfell ausbreiten, ehe sich die Tube geschlossen hat und ehe als wichtiger Schutzmechanismus das kleine Becken gegen den freien Bauchraum durch Netz und Darmschlingen abgedeckt und separiert worden ist. Klingt die diffuse Peritonitis unter Antibiotika nicht sehr rasch ab, muß laparotomiert werden (s. S. 338).

Die Einbeziehung des Bauchfells in den Entzündungsprozeß hat weitere, meist **ausgedehnte Verklebungen und Verwachsungen** zwischen Tube, Ovar und den Nachbarorganen zur Folge, die dann als Konglomerattumor tastbar werden. Sind die Ovarien mit dünnen oder dickeren Membranen überzogen, so spricht man von

Perioophoritis.

Meist kann man bei evtl. Operation das Ovar mit Hilfe einer Pinzette leicht von den feinen Adhäsionen befreien, oder sie sind so fest und breit, daß man einige Mühe aufwenden muß, um das Ovar herauszulösen.

Es wird angenommen, daß es die entzündlich bedingten Verwachsungen des Ovars mit der Umgebung (Perisalpingitis, Perioophoritis) sind, die den Follikelsprung verhindern. Man findet diese Ovarien häufig mit zahlreichen kleineren und größeren Bläschen, also Follikelzysten, durchsetzt und spricht dann von der

klein- oder polyzystischen Umwandlung des Ovars (Abb. 5-9).

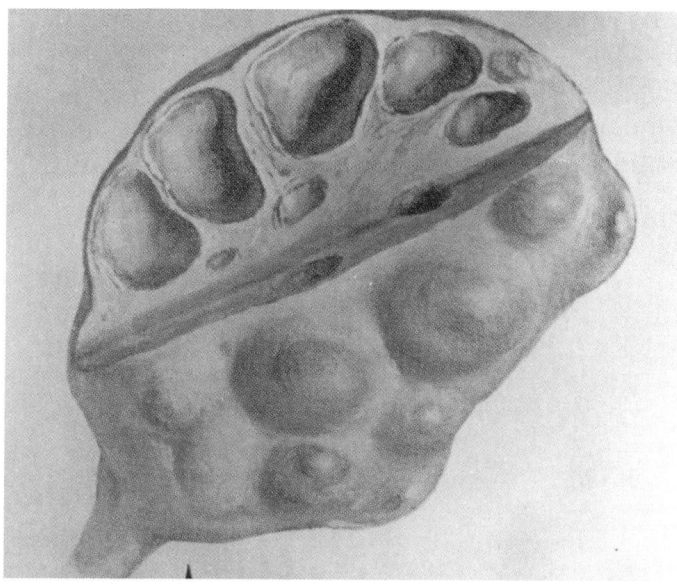

Abb. 5-9 Polyzystisches Ovar.

Durch diese Veränderungen, die wir bei einem großen Teil von Adnexentzündungen finden, wird das Ovar nur wenig vergrößert, höchstens in seiner Größe verdoppelt.

Die Bildung dieser Follikelzysten = **Retentionszysten** des Ovars ist charakteristisch für die Adnexentzündung.

Was man seltener zu sehen bekommt, ist eine Entzündung des Ovars selbst (Oophoritis).

Wenn ein

Ovarialabszeß = Pyovarium

entsteht, dann dadurch, daß der mit pathogenen Keimen beladene Eiter durch die Öffnung eines gesprungenen Follikel in das Ovar gelangt. Durch entzündliche Gewebseinschmelzung entsteht dann im Ovar eine mit Eiter gefüllte Höhle. Ovarialabszesse sind bei **hämatogener** und **absteigender** Infektion häufiger als bei der aszendierenden.

Zu 2.: Verschluß des abdominalen Tubenendes

Er entsteht durch Einrollen der Fimbrien nach innen und Verklebung und Verwachsung ihrer Serosaflächen. Der Verschluß des **uterinen** (intramuralen) Tubenendes mit seinem sehr engen Lumen tritt infolge der entzündlichen Schwellung meist schon vorher ein.

Dieser Verschluß des abdominalen Tubenendes ist zweifach bedeutungsvoll:

a) Er ist eine **Schutzmaßnahme des Organismus.** Das mit pathogenen Keimen beladene entzündliche Sekret der Tube kann nicht mehr in die Bauchhöhle abfließen = **Abriegelungsvorgang!**

b) Dieses **Sekret**, das nicht mehr aus der Tube abfließen kann, **staut sich in der Tube**. Hält die Sekretion weiter an, so wird die Tube aufgetrieben. Es entsteht ein „Tubensack"

= **Saktosalpinx** (gr.: saktas = Sack).

Nach dem Inhalt des Tubensackes spricht man von

Pyosalpinx, wenn der Inhalt eitrig ist (Abb. 5-10);

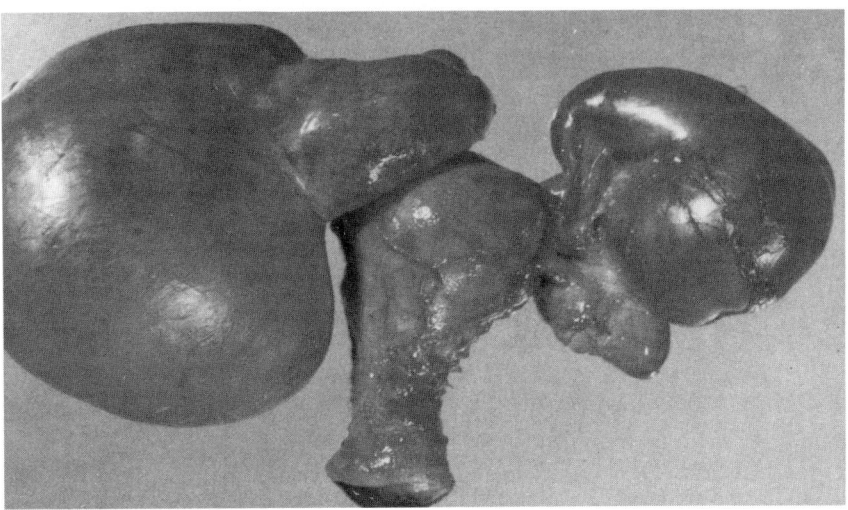

Abb. 5-10   Beiderseitige Pyosalpinx.

Hydrosalpinx, wenn der Inhalt serös ist (entweder nach Auflösung der Leukozyten oder durch **primär** seröses entzündliches Exsudat). Bleibt der intramurale Anteil der Tube partiell offen, so kann sich der Tubeninhalt in den Uterus und von dort nach außen ergießen (= **Hydrops tubae profluens);**

Hämatosalpinx, wenn der Inhalt blutig ist, dabei manchmal bläulich durchschimmernd.

Durch Entzündung infolge Gefäßusuren entstandene Hämatosalpingen sind selten.

Die **Hämatosalpinx** = mit Blut gefüllte Tube kommt vor (nach **Häufigkeit** geordnet)

- bei der **Tubargravidität** (Extrauteringravidität, s. Pschyrembel/Dudenhausen, „Praktische Geburtshilfe", 15. Aufl. Walter de Gruyter, Berlin · New York 1986, S. 551).
- bei der **Tubenendometriose** (S. 166),
- bei der **Adnexitis,**
- bei der **Atresie oder Agenesie der unteren Genitalabschnitte** (Verhinderung des Blutabflusses aus dem Uterus infolge eines hymenalen, vaginalen oder zervikalen Verschlusses). Folge ist die Rückstauung des Blutes über den Uterus in die Tuben.

Die **Pyosalpinx**

ist oft posthornförmig und von Pfeifenkopf- bis Faustgröße. Noch größere Pyosalpingen sieht man selten. Die Pyosalpingen, die eine derbe verdickte Wand haben, sinken oft der Schwere nach in den Douglasschen Raum. Ähnliches gilt für die meist aus der Pyosalpinx nach Eiterresorption, (seltener durch primär-seröses Exsudat), entstehende **Hydrosalpinx.**

Eine Pyosalpinx bei **älteren oder alten Frauen** muß immer auch an ein **Korpuskarzinom denken** lassen.

Durch die Perisalpingitis und die Pelveoperitonitis in der näheren Umgebung der entzündeten Tube kommt es zu Verklebungen und Verwachsungen zwischen Tube, Ovar, Peritoneum und Darm und damit zur Ausbildung eines sogenannten

entzündlichen Adnextumors

also eines „Pseudotumors". Entzündliche Adnextumoren können weit über Faustgröße erreichen. Oft werden **Netz**teile, **Darmschlingen** und die **Harnblase** in die Verwachsungen einbezogen.

Bei den häufigen und innigen Verwachsungen zwischen Tube und Ovar, wie wir sie als charakteristisch für die Adnexentzündungen immer wieder sehen, ist eine Pyo- oder Hydrosalpinx manchmal so breitflächig und fest mit einer entzündlichen oder zystischen Veränderung des Ovars verbacken, daß ein einheitlich aussehender, kugeliger Tumor entsteht. Da man die beiden Anteile nur noch mit Mühe oder gar nicht mehr erkennen kann, spricht man im akuten Stadium bei Einbrechen der trennenden Wandschichten zwischen einer Pyosalpinx und einem Ovarialabszeß von einem

Tuboovarialabszeß (Abb. 5-11)

bzw. nach Resorption des Eiters von einer

Tuboovarialzyste.

Douglasabszeß bedeutet die Ansammlung von Eiter im Douglasschen Raum als Folge einer Adnexitis oder anderer entzündlicher Erkrankungen im Bauchraum.

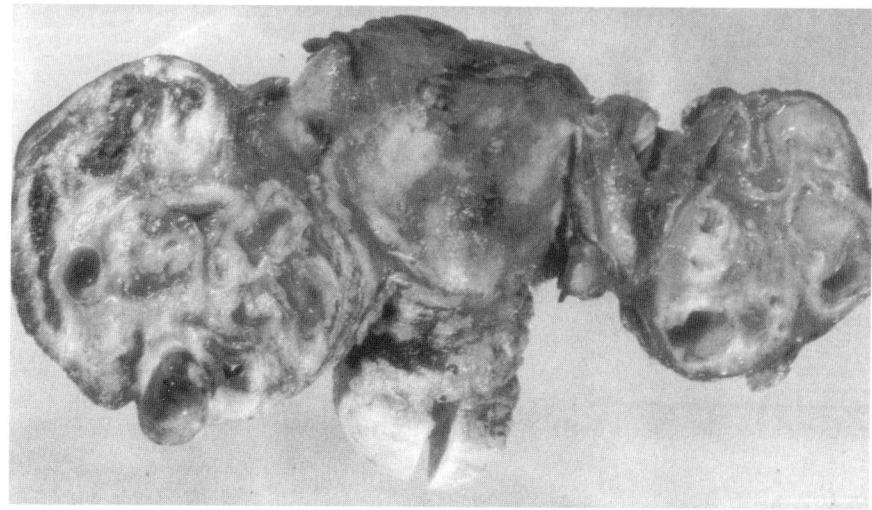

Abb. 5-11 Tuboovarialabszesse beiderseits mit zahlreichen kleinen Abszeßhöhlen.

2 Ätiologie der Adnexitis

Die Infektion der Adnexe kommt sowohl

● auf **aufsteigendem Wege** = **aszendierende Infektion**

als auch

● auf **absteigendem Wege** — **deszendierende Infektion**

aber auch **postoperativ** zustande (s. S. 230).

Die wichtigsten Erreger der **aszendierenden Infektion** sind:

Gonokokken und Anaerobier, Kolibakterien, Streptokokken, Staphylokokken (in erster Linie bei puerperaler Infektion), Chlamydien u. a. Die **Gonokokken**, früher für sehr häufig gehalten, später als selten angesehen, gewinnen in letzter Zeit wieder **erheblich an Bedeutung. Chlamydien** zählen heute zu den häufigsten Erregern (sexuell übertragbar). Nachweis: kulturell (sog. Mc. Coy-Zellkulturen); direkt: (fluoreszierende monoklonale Antikörper); Enzymimmunoassay.*

Die **deszendierende Infektion** erfolgt **hämatogen**, meist durch Tuberkelbakterien, selten in der Folge von Typhus, Paratyphus, Angina, Diphtherie und anderen Infektionskrankheiten,

oder auf die Tube **fortgeleitete** Infektionen des Darms (Appendix, Divertikel, M. Crohn) bzw. des Peritoneum.

Postoperative Entzündungen können nach abdominalen und vaginalen Eingriffen, vorwiegend nach letzteren, entstehen.

2.1 Aszendierende Infektion

a) Schleimhautweg = **intrakanalikulärer Weg** = Vagina → Zervix → Endometrium → Tube (s. Abb. 5-2): Der Schleimhautweg ist der klassische Infektionsweg für die Gonokokken und wohl auch Chlamydien. Er wird aber auch von allen Wundeiterkeimen, also den Staphylokokken, Streptokokken, Kolibakterien usw. neben dem Lymphweg besonders dann benutzt, wenn sie schon ins **Endometrium** gelangt sind, bzw. iatrogen dahin gebracht wurden. **Sicher ist, daß jede durch hochvirulente Keime verursachte Endometritis so gut wie immer zu einer Salpingitis führt.**

b) Lymphweg (s. Abb. 5-2): Die bis in die Zervixschleimhaut gelangten banalen **Wundeiterkeime** können auch den Weg über die Lymphbahnen in die Tuben nehmen und dabei das Endometrium umgehen.

Aus **a)** ergibt sich die wichtige Erkenntnis, daß die Ursache der aufsteigenden Adnexitiden zum großen Teil die gleichen sein müssen wie die der Endometritis corporis uteri. Die günstigsten „**Gelegenheiten**" für das Zustandekommen einer Endometritis corporis

---

* Neuerdings durch Test auf spezialpräpariertem Objektträger (Syva/Mikro Trak; Fa. Syva, Palo Alto Calif. USA). Fixierung mit Aceton; der Test benötigt einige Stunden.

uteri und damit einer aszendierenden Infektion in die Tuben, sind vor allem diejenigen Zustände, bei denen

pathogene Keime durch einen
offenen Muttermund und **offenen Halskanal** über die
„**Keimstraße**" eines ganz langsam sickernden
Blut- oder **Sekretstroms** auf und in eine
verwundete Schleimhaut wandern können,

nämlich

1. **Menstruation**
2. **Fehlgeburt**
3. **Geburt und Wochenbett**
4. **Kürettage**, vor allem bei Interruptio

oder auch ohne Blutung bei

5. **Intrauterinpessar**
6. **Pertubation, Hydropertubation** und **Hysterosalpingographie**

Bei den Vorgängen 1, 2, 3 und 4 wird die Schleimhaut des Uterus abgestoßen, bzw. entfernt, es entsteht also eine **Wunde** und es kommt zu **Blutungen** aus der Gebärmutter (Menstrualblut und Lochien sind Keimstraßen!).

Die Frage, **woher** die zur Infektion notwendigen **pathogenen Keime** kommen, ist leicht zu beantworten. Sehr oft sitzen sie schon im **Bakteriendepot** der Falten und Buchten der **Zervix**schleimhaut und steigen bei einer der genannten Gelegenheiten auf. Es genügt das **Einsetzen** eines Blut- oder Sekretabganges, denn eine Sekretstraße mit nekrotischem Gewebe ist ein idealer Nährboden für Erreger, um diese auf das Endometrium und weiter in die Tube hinauf passieren zu lassen. Merke für die Praxis:

In den allermeisten Fällen entwickeln sich die **aufsteigenden Adnexitiden während einer Menstruation** oder einer **Fehlgeburt** und machen ihre ersten klinischen Erscheinungen direkt im Anschluß daran.

Zudem verändert das alkalisierende Menstrualblut oder der ebenso wirkende Lochialfluß das saure Milieu (pH = um 4) der Scheide und damit den **Säureschutz** (s. S. 35), so daß jetzt pathogene Keime günstige Wachstumsbedingungen vorfinden und intrakanalikulär aszendieren können.

Auch sind es **infizierte Instrumente**, wie Sonden, Küretten, Adapter, Pessare, welche Wunden mit nachfolgenden Infektionen am Endometrium setzen können.

Die schwere Endometritis des Uteruskavum hat so gut wie immer eine Adnexitis zur Folge. Der Infektion virulenter Keime kann die zarte Mukosa der Tube keinen wirksamen Widerstand entgegensetzen.

Es gehört zu den **traurigen Erkenntnissen** eines jeden Gynäkologen, zu sehen, **wie leicht und schnell durch einen nicht exakt ausgeführten intrauterinen Eingriff eine Adnexitis erzeugt werden kann**, eine Krankheit, an der die betroffene Frau unter Umständen **ihr ganzes Leben zu leiden** hat.

2.2 Deszendierende Infektion

a) Die **tuberkulöse Infektion** der Adnexe: die **Tuben** sind die am häufigsten (90%!) von der Tuberkulose befallenen Genitalorgane. Sie werden meist von einem Primärkomplex (z. B. der Lunge) **hämatogen** infiziert. Das Fortschreiten der Infektion **innerhalb** des Genitales, erfolgt nach heutiger Ansicht vorwiegend **intrakanalikulär** deszendierend (s. S. 265). Andere hämatogen entstandene Adnexentzündungen haben demgegenüber kaum eine Bedeutung.

b) Die **Infektion der Adnexe vom Darm oder vom Bauchfell** her: Die **Appendizitis**, Perityphlitis, M. Crohn, Divertikulitis, allgemeine Peritonitis u. a. haben für die Entstehung einer Adnexitis geringere Bedeutung, am ehesten noch die Appendizitis. Liegt eine Bauchfelltuberkulose vor, so kommt es fast immer zu einer spezifischen Adnexitis.

2.3 Adnexentzündungen nach Operation

können nach abdominalen, bevorzugt aber nach vaginalen gynäkologischen, aber auch urologischen Eingriffen entstehen, meist ausgehend von einem infizierten Hämatom oder infizierten Scheidenstumpf.

3 Symptome, Verlauf und Komplikationen der Adnexitis

1. Akutes Stadium

Schmerzen	
Fieber	Symptomen**trias**
peritoneale Reizung	der **akuten** Adnexitis

auffallend oft im Anschluß an eine **Menstruation** oder eine **Fehlgeburt**. Die Diagnose der akuten Adnexitis ist aus der Symptomatik im allgemeinen nicht schwierig.

Die Entzündung der Schleimhaut des Zervikalkanals, ebenso wie die Entzündung des Endometrium corporis, machen so gut wie nie Schmerzen! **Sobald aber bei einer aufsteigenden Infektion die Tuben (meist beide) ergriffen werden, kommt es meist zu stürmischen Erscheinungen**, die sehr charakteristisch sind. Schlagartig treten heftige, wehenartige **Schmerzen** im Unterleib auf, so daß die Frauen sich oft vor Schmerzen krümmen. Stets bestehen im akuten Stadium **Fieber** oder zumindest subfebrile Temperaturen mit starker **Beeinträchtigung des Allgemeinbefindens**.

Die Schmerzen sind oft so hochgradig und der Unterleib der Patientin ist so gespannt, daß eine Palpation überhaupt nicht möglich ist. In anderen Fällen kann man, wenn man vorsichtig vorgeht, eine ganz auffallende Druckempfindlichkeit, vielleicht auch schon eine leichte und sehr empfindliche Infiltration der Adnexgegend feststellen. Auch die Betastung oder Bewegung des Uterus („Schiebeschmerz") sind schmerzhaft. Besonders charakteristisch ist die

Druckschmerzhaftigkeit des hinteren Scheidengewölbes

bei der Betastung (als Zeichen der Pelveoperitonitis!).

Unter diesen Umständen sollte man **keineswegs ein Untersuchungsergebnis erzwingen,** insbesondere nicht durch Narkoseuntersuchung. Ein abszedierender Prozeß kann dabei rupturieren und zur diffusen eitrigen Entzündung des Peritoneums führen. Anfangs besteht manchmal kein wesentlicher Tastbefund, sondern nur Druckschmerz. Aber auch das normale Ovar ist druckempfindlich und daher nicht selten die Quelle von Fehldiagnosen! „Tumoren" von festweicher Konsistenz lassen sich erst nach Ausbildung entzündlicher Konglomerate tasten.

Jeder **stärkere Schmerz** im **Unterleib** kann auf eine **Adnexitis** hinweisen, besonders dann, wenn er im Anschluß an eine **Menstruation**, eine **Fehlgeburt** oder **Geburt** sowie **intrauterine Manipulationen**, wie Einlegen eines Intrauterinpessars oder Ausführen einer Kürettage, auftritt.

Weitere klinische Meßwerte sind neben den mehr oder weniger hohen Temperaturen der Anstieg der Leukozyten und (verzögert) der Blutkörpersenkungsgeschwindigkeit (BSG).

Daneben bestehen manchmal Symptome von seiten der Nachbarorgane: Obstipation, Diarrhoen, Darmkoliken, Subileus und Blasenbeschwerden. Eiterabgang aus der Zervix und **Blutungsstörungen** (Menorrhagien, Metrorrhagien) erklären sich als Folge der bei jeder aszendierenden Infektion bestehenden **Endometritis**.

Bei starkem Eiterabgang aus der Scheide muß an die **Spontanperforation** eines Adnex- oder eines Douglasabszesses (s. u.) gedacht werden, die aber auch in den Darm erfolgen kann. Fisteln mit intermittierenden Fieberschüben (wegen passagerer Sekretverhaltung) können die Folge sein. Meist heilen Fisteln nicht spontan und müssen später operiert werden.

Die wesentlichen Komplikationen der Adnexitis sind demnach

- die **Pyosalpinx**,
- der isolierte **Ovarialabszeß**,
- der **Tuboovarialabszeß**,
- die **Ruptur** einer Pyosalpinx, eines Ovarial- oder Tuboovarialabszesses,
- **Fistelbildungen** bei Abszessen,
- ein **Douglasabszeß**,
- eine **Parametritis** oder ein **parametraner Abszeß** infolge Übergreifens der Adnexitis auf das Parametrium,
- **Menstruationsanomalien infolge der Endometritis**,
- Sekundärerscheinungen am Darm evtl. mit **Subileus** oder **Ileus**.

2. Subakutes Stadium

Kein Fieber, sondern höchstens subfebrile Temperaturen bis 38 °C, keine peritoneale Reizung, Nachlassen der Druckempfindlichkeit und der Schmerzen, wobei aber noch über ein- oder doppelseitige ziehende, stechende Schmerzen im Unterleib geklagt werden kann.

Faustregel: Das subakute Stadium dauert gewöhnlich so viele Wochen, wie das akute Stadium Tage gedauert hat.

Mit dem Nachlassen der heftigen akuten Erscheinungen läßt sich jetzt ein detaillierter Befund erheben. Man tastet die Tuben als höchst druckempfindliche und unterschiedlich dicke Gebilde, wenig beweglich, da in ausgedehnten Verwachsungen und dicken Schwarten liegend. Oder man fühlt ein- oder beidseitig einen wenig beweglichen und noch sehr druckschmerzhaften Adnextumor, der faustgroß sein kann und oft in den Douglasschen Raum abgesunken ist. Palpatorisch ergeben sich nicht selten für entzündliche Adnextumoren Probleme hinsichtlich der Unterscheidung von parametranen Infiltraten (s. S. 250). Wenn das Parametrium mitbefallen ist, besteht palpatorisch natürlich keine Entscheidungsmöglichkeit über den Sitz der Primärinfektion (Adnexe oder Parametrium?).

Die Befunde sind von Fall zu Fall wechselnd. Es kommt auch vor, daß nach der Entfieberung eine nur sehr geringe strangartige Verdickung zu tasten ist, oder (selten) überhaupt kein greifbarer Befund an den Adnexen erhoben werden kann und die Patientin nur über einen Druckschmerz in der Adnexgegend klagt.

3. Chronisches Stadium

Temperaturfreiheit und eine nur noch geringe Druckempfindlichkeit der Adnexe oder „Resttumoren".

Kennzeichnend für das chronische Stadium ist die Bereitschaft des entzündlichen Prozesses zum **Wiederaufflackern**, nachdem die Frau über kürzere oder längere Zeit beschwerdefrei war.

Die Adnexitis ist ein klassisches Beispiel einer rezidivierenden Erkrankung.

Man könnte den chronisch entzündlichen Zustand der Adnexitis mit einem „Schwelbrand" vergleichen. Der geringste „Luftzug", d. h. ein geringer äußerer Reiz, bringt den Prozeß zum Wiederaufflackern und alle Beschwerden sind plötzlich wieder da bis hin zum akuten Stadium. Ein einziger **Hygienefehler** kann schon einen solchen Reiz bedeuten (z. B. im nassen Badeanzug zu liegen, anstatt sich umgehend abzutrocknen und umzukleiden). Eine forsch ausgeführte Untersuchung, besonders im Anschluß an die Menstruation, kann denselben Effekt haben. Die Menstruation mit ihrer Hyperämie aller Beckenorgane ist überhaupt eine Zeit besonderer Gefährdung der Adnexitispatientinnen.

So bedeutet jede Menstruation für eine Adnexitis die Gefahr des Wiederaufflackerns,

dasselbe bringt jede **körperliche Überanstrengung** mit sich; für das Wohlbefinden dieser Frauen ist daher die **Lebensführung entscheidend**.

Für das chronische Stadium ist weiterhin kennzeichnend, daß die Patientinnen manchmal über sehr erhebliche **Zerr- und Dehnungsbeschwerden** aufgrund der zahlreichen

Adhäsionen im Adnex-, Darm- und Douglasbereich zu klagen haben. Daneben treten **Kohabitationsbeschwerden, Fluor, Menstruationsstörungen** und **Dysmenorrhoe** auf. Große Probleme kann wegen des langwierigen Krankheitsverlaufs, der sexuellen Schwierigkeiten mit dem Partner, der häufigen Rezidive mit immer neuen Krankenhausaufenthalten und Arbeitsunfähigkeit, und der Kinderlosigkeit die **psychische Situation** der Patientin bereiten.

Folgeerscheinungen der Adnexitis

1. **Sterilität**: Bei Verschluß **beider** Tuben, entweder am abdominalen Ende, oder am uterinen Abgang, oder an anderer Stelle im Tubenverlauf.

2. **Tubargravidität**: Sie ist die häufigste Form der Extrauteringravidität, denn von 100 ektopen Schwangerschaften haben etwa 99 ihren Sitz in der Tube; häufigste Ursache ist eine abgelaufene Salpingitis. Dabei wird das befruchtete Ei auf seinem Weg zum Uterus durch die zu einem Netz- oder Gitterwerk verwachsenen Schleimhautfalten in der Tube verhalten und erreicht hier seine Implantationsfähigkeit, oder das Ei verfängt sich in einer der tief in der Muskelwand entzündlich entstandenen, taschenartigen Gewebsdefekte, wird befruchtet und implantiert (s. a. Pschyrembel/Dudenhausen „Praktische Geburtshilfe").

3. **Retroflexio uteri fixata**: = der im Douglasschen Raum nach einer Entzündung mit der Umgebung verwachsene Uterus (S. 292).

Ausfluß, Menstruationsstörungen und psychosoziale Faktoren wurden bereits erwähnt.

4 Differentialdiagnose zur Adnexitis

1. **Appendizitis** und
2. **Tubargravidität**

sind die häufigsten Differentialdiagnosen, aber auch denken an

3. **Adnextuberkulose**
4. **Adnexendometriose**
5. **Ovarialkarzinom**
6. **stielgedrehten Ovarialtumor** oder stielgedrehtes subseröses Myom
7. **Ovar-Follikel-Blutung**
8. **Divertikulitis**
9. **Cholezystitis**
10. **Zysto-Pyelonephritis; Ureterstein**
11. **Beckenvenenthrombose/-thrombophlebitis**
12. **Parametrane Prozesse**

Zu 1.: Abgrenzung der akuten Adnexitis gegen die Appendizitis. Diese Unterscheidung ist manchmal äußerst schwierig, dabei aber äußerst wichtig, weil man bei der akuten **Adnexitis** meist **konservativ behandelt,**

bei **Appendizitis** aber möglichst bald **operiert.**

Übelkeit und Erbrechen sprechen eher für Appendizitis.

Die entscheidenden Gesichtspunkte sind bei

äußerer Untersuchung:

a) Die **Bauchdeckenspannung** ist im allgemeinen bei der Adnexitis weniger ausgeprägt als bei der Appendizitis.

b) Die **Stelle der stärksten Druckempfindlichkeit** liegt bei der **Adnexitis** tief im kleinen Becken, tiefer als der McBurney, bei der Appendizitis aber am McBurneyschen Punkt oder höher.

Bei vaginaler und rektaler Untersuchung:

a) Die **Druckempfindlichkeit des hinteren Scheidengewölbes** und **Schiebeschmerz der Portio** sprechen für Adnexitis. Ein appendizitisches Exsudat bildet sich gewöhnlich erst spät im Douglasschen Raum.

b) Gelingt es, die rechten Adnexe deutlich und ohne Druckschmerz abzutasten und ist das schmerzhafte „Zentrum" deutlich höher, so liegt sehr wahrscheinlich eine Appendizitis vor.

c) Bei der **rektalen Untersuchung** spricht die Druckschmerzhaftigkeit gleich nach Einführen des Fingers für Adnexitis. Beginnt die Druckschmerzhaftigkeit erst, nachdem der Finger ganz eingeführt worden ist und er mit einigem Nachdruck weiter nach oben geschoben wird, so spricht das eher für Appendizitis.

Diagnostisch lassen **Blutkörperchensenkungsgeschwindigkeit** und **Leukozytenzahl keine hinreichende Differenzierung** zu. Die Punktion des Douglasschen Raumes ist anfangs uneffektiv. Die Anwendung der **Laparoskopie** bei akutem Krankheitsbild kann technisch schwierig und wenig ergiebig sein und ist darüber hinaus wegen der erhöhten Verletzungsmöglichkeit nicht ganz ungefährlich. Wichtig ist immer die Bestätigung oder der **Ausschluß einer akuten diffusen Peritonitis**, da die diffuse Peritonitis bei Appendizitis wesentlich häufiger als bei Adnexitis ist.

Die Differentialdiagnose

Adnexitis — Appendizitis

ist häufig nicht möglich; dann sollte ein chirurgisches Konsilium genutzt und im Zweifelsfall laparoskopiert oder laparotomiert werden.

Eine Adnexitis kann auch auf die Appendix übergreifen (und umgekehrt) und damit die Differentialdiagnose weiter erschweren.

Zu 2.: Abgrenzung der Adnexitis gegen die Tubargravidität. Kommt meist erst in Frage bei entzündlichen Adnex„tumoren" und nicht mehr intakter Tubargravidität.

Der **Tastbefund** an den Adnexen gibt meist wenig Aufschluß. Entzündliche Adnex„tumoren" und peritubare Hämatome bei Tubargravidität unterscheiden sich nur wenig oder gar nicht. Auch **beidseitige** „Tumoren" sprechen **nicht gegen** eine Extrauteringravidität, da auf der einen Seite eine Tubargravidität und auf der anderen ein (entzündlicher) Adnextumor bestehen kann. Sehr schwierig kann wegen der sehr ähnlichen Symptomatik auch die Differentialdiagnose: gestörte **Extra-** zur gestörten **Intrauterin**gravidität mit Adnexitis sein. — Bei intakter Tubargravidität besteht oft (außer Druckschmerz) kein auffälliger Tastbefund.

Vom Tastbefund her gibt es nur eine Möglichkeit, mit einer gewissen Wahrscheinlichkeit eine gestörte Tubargravidität (Tubarabort) festzustellen:

Vergrößert sich der „Tumor" kontinuierlich in kurzer Zeit, ohne daß akute Entzündungserscheinungen vorliegen, so spricht das sehr für eine Tubargravidität, meist Tubarabort.

Doch sollte bei der Differentialdiagnose entzündlicher „Adnextumor"/Tubargravidität sehr die **Anamnese** beachtet werden, da sie für die frühe Erfassung der ektopen Schwangerschaft aufschlußreich ist, besonders was die **Regelblutung** angeht. Die **Anamnese bei Tubargravidität ist in typischer Weise meist anders als die bei einem entzündlichen Adnextumor.** Für die Tubargravidität sprechen vor allem das Ausbleiben der Regelblutung und beim **Tubarabort** eine verspätet auftretende (Abbruch-)Blutung, meist als **Schmierblutung.** Die **Tubarruptur** erfolgt unter den Zeichen des **akuten Bauches,** ohne daß eine Schmierblutung ex utero oder ein „Adnextumor" besteht.

Weitere diagnostische Hilfen: Basaltemperaturmessung, wiederholte Schwangerschaftstests (auch β-HCG), gegebenenfalls quantitativ (können bei Tubar**abort** auch negativ sein), **Sonographie, Douglaspunktion,** Kolpozöliotomie, **Laparoskopie,** Kürettage zur Suche nach chorialen Zellelementen. Die Diagnose wird leichter, wenn bei Douglaspunktion, Kolpozöliotomie oder Laparoskopie intraabdominell Blut nachweisbar ist.

Beachte: Bei einer Frau in der Geschlechtsreife mit intakter Genitalfunktion, deren Regelblutung ausgeblieben ist und bei der nun 6—8 Wochen nach der letzten Regelblutung (d. h. 2—4 Wochen **nach** der **erwarteten** nächsten Regelblutung) Blutungen, meist als **Schmierblutungen,** auftreten, besteht dringender **Verdacht** auf eine **Extrauteringravidität** (Tubarabort).

Zu 3.: Adnextuberkulose. Schleichender Verlauf, harte, kleine Knötchen im Douglas. Laparoskopie. Bakteriologische Untersuchung von Menstrualblut.

Zu 4.: Adnexendometriose. D. D. oft schwierig. Dysmenorrhoische Beschwerden bei beiden Bildern möglich, sprechen aber eher für Endometriose. Knötchen im Douglas? Laparoskopie.

Zu 5.: Ovarialkarzinom. Die Differentialdiagnose kann extrem schwierig sein. Bei jungen Frauen sind Ovarialkarzinome selten. Jenseits des 40. Lebensjahres sollte man aber immer daran denken; Sonographie und Laparoskopie oder Laparotomie bei Zweifeln.

Zu 6.: Stielgedrehter Ovarialtumor (s. S. 383), **stielgedrehtes subseröses Myom** (s. S. 187).

Zu 7.: Die **Follikelblutung** des Ovars zeigt eine ovulationsabhängige, nicht entzündliche Symptomatik unter den Zeichen des **akuten Bauches** und kann der Tubarruptur sehr ähneln (**Schwangerschaftstest** aber immer **negativ**).

Die Differentialdiagnose **zu 8.—12.:**

Die **Divertikulitis** (auch MECKELsches Divertikel) kann sich ähnlich wie eine Adnexitis verhalten. Beim MECKELschen Divertikel zu beachten ist das Lageverhältnis, betonte **Schmerzen im mittleren Unterbauch.**

Die **Cholezystitis** zeigt mehr **Mittel-** und **Oberbauchsymptomatik,** betont rechts, aber auch mit Schulterschmerz.

Die **Zysto-Pyelonephritis** und Harntraktsteine zeigen eine typische Symptomatik; bei Steinen meist einseitige **Koliken**; Urinuntersuchung.

Die **Beckenvenenthrombose** ist charakterisiert durch eine anfangs nicht entzündliche tiefe Beckensymptomatik mit venösen Stauungserscheinungen.

Zur Differentialdiagnose gegenüber **parametranen Prozessen** s. Kap. VI Parametritis. Hier ist der **Tastbefund** entscheidend. Ein Adnexbefund läßt sich meist von der Beckenwand abgrenzen.

5 Therapie der Adnexitis

Ziel der Therapie
- **Symptomatische allgemeine Maßnahmen**
- **Therapie der Infektion**
- **Verhinderung bzw. Wiederauflösung von entzündlichen Verklebungen**

1. Akutes Stadium

Die hochakute Adnexitis muß ausnahmslos möglichst umgehend **hospitalisiert** werden.

Allgemeine Maßnahmen: Strikte Bettruhe, schonende Stuhlregulierung, Überwachung von Flüssigkeitsein- und -ausfuhr, leichte Kost, Eisblase, später feucht-warme Wickel. Schmerzmittel per os oder als Suppositorien: Cibalgin®, Gelonida®, Optalidon®. **Achtung**: Bei unklarer Differentialdiagnose Adnexitis — Appendizitis das Bild nicht durch (zu hohe) Schmerzmittelgaben und/oder fiebersenkende Mittel verschleiern.

Spezielle Maßnahmen: Bei Bestehen eines **Subileus** oder **Ileus** orale Nahrungskarenz bei parenteraler Ernährung, Flüssigkeitsbilanzierung bei liegendem Harnblasenkatheter (möglichst suprapubische Ableitung zur Prophylaxe weiterer Infektionen). Bei Zeichen eines akuten Abdomens ist auch ein Magenschlauch zu legen; **chirurgisches Konsilium** zur Frage der Laparotomie.

Bei **septischen Temperaturen Heparinisierung** wegen Gefahr des Endotoxinschocks (s. S. 158).

Medikamentöse Behandlung: Da der Erregernachweis selten exakt (am ehesten noch bei Go) gelingt, wird ein **Breitbandantibiotikum**, anfangs **parenteral** (3–4 Tage), später **oral** über 8–12 Tage, doch zumindest 3 Tage über die akute Symptomatik hinaus, angewandt. Zusätzlich kann man ein **Glukokortikosteroid** als „Mesenchymbremse" geben: 50–80 mg täglich über 8–10 Tage, zweitägig reduzierend.

Die Wirkung ist aber fraglich (s. u.).

Zur Antibiotika-Medikation: Der Nachweis der Erreger liegt nur im Idealfall, ansonsten zu Behandlungsbeginn meist noch nicht vor. Bei erwiesener **Gonorrhoe** (Abstrich immer aus Zervix, nicht aus Vagina. Go-Nachweis durch Kultur!) kann man zuerst Penicillin G 20 Mio. i.v./tägl. bis zur Besserung, später oral Ampicillin 2–3 g/tägl. in 4 Dosen geben. Bei Chlamydienbegleitinfektion: Tetracyclin/Doxycyclin (Dosierung s. S. 260).

Für den **„blinden" Behandlungsbeginn** eignet sich an erster Stelle ein Breitspektrumantibiotikum, am besten **Ampicillin** (Präparate: Binotal®, Pembrock®, Amblosin®). Es soll anfangs **parenteral** verabfolgt werden (z. B. 3 × 2 g Binotal® i. v. tgl.; später 3 × 2 g oral tgl.). Evtl. Kombinationspräparate wie z. B. Totocillin®. Da durch diese Antibiotika Chlamydien nicht miterfaßt werden, gibt man am besten zusätzlich Tetracyclin oder Doxycyclin (Dosierung s. S. 260).

Bei **schweren, nicht gonorrhoischen- oder Chlamydieninfektionen** oder Verdacht auf Abszedierung ist eine parenterale Behandlung mit einer **2er oder 3er Kombination** erforderlich: z. B. Ampicillin (in obiger Dosis) + Gentamicin (3 − 5 mg/kg/24 h in 3 Dosen) oder anderem Aminoglykosid. Diese Präparate erfassen Anaerobier nicht oder unvollständig. Daher muß bis zum Erregernachweis zusätzlich unbedingt Metronidazol (Clont®) oder ein anderes anaerobier-wirksames Präparat zu dem Antibiotikum gegeben werden.

Das erübrigt sich bei der Anwendung von **Cephalosporinen** der 3. Generation, die auch anaerob wirksam sind (z. B. Cefoxitin [Mefoxitin®] 6 − 8 g i.v. oder i.m./24 h in 3 − 4 Dosen).

Ein Wechsel des Antibiotikums ist angezeigt, wenn der Erregernachweis mit Antibiogramm nach Exsudatgewinnung durch Douglaspunktion (s. hierzu S. 240) oder Sekretgewinnung bei Laparoskopie bzw. die Blutkultur (Abnahme von Blut im Fieberschub bei Septikämie) die Unwirksamkeit des gegebenen Präparates beweist.

Zur ambulanten Behandlung (sehr) leichter Fälle kann **per os** Ampicillin (2 − 3 g tägl.) evtl. mit Tetrazyklin (Chlamydien) (2 g tägl. in 4 Dosen über 10 Tage) gegeben werden.

Zur Kortikosteroid-Medikation: Man schreibt den Glukokortikoiden eine Verminderung der Kapillardurchlässigkeit, der Exsudation, der Leukozytenemigration (der Eiterung) und eine Hemmung der proliferativen Gewebsreaktion (d. h. der bindegewebigen Induration) zu. − Sie werden deshalb in der Vorstellung angewandt, daß sich Verwachsungen, Verklebungen und spätere Sterilität vermeiden ließen. Es ist aber nicht bewiesen, daß sie auf das Endergebnis der Behandlung wesentlichen Einfluß haben.

Kortikoide ohne gleichzeitige Antibiotika-Medikation zu verabreichen, ist äußerst gefährlich und daher zu unterlassen, da die Erregerinvasion aufgrund der Immunsuppression eher gefördert wird. Ebenfalls **kontraindiziert** ist ihre Anwendung bei **aktiver Tuberkulose,** bei **Diabetes** mellitus und bei einer **Ulkusanamnese** von Magen und Darm.

Zur Anwendung kommen Präparate des Kortisols (Ficortril®, Hydrocortison „Hoechst"®) und seiner Derivate; Dexamethason (Dexascheroson® u. a.), Prednison (Ultracorten®, Hostacortin®), Prednisolon (Deltacortril®, Ultracorten H®), Triamcinolon (Volon®) u. a.

Die Dosierung sollte anfangs hoch sein (z. B. Prednison oder Prednisolon 50 − 80 mg tägl., je nach Schwere des Falles auch höher) und danach ausschleichend abfallen. − Antibiotika erst 3 Tage später absetzen.

Intensität und Zeitdauer der medikamentösen Behandlung richten sich im wesentlichen nach dem klinischen Bild und der vorsichtigen (!) (zur Vermeidung von Exazerbationen und Abszeßrupturen) lokalen Befundung.

Zu beachten ist außerdem:

Ein liegendes Intrauterinpessar sollte wegen möglicher Unterhaltung der Infektion und der eventuellen Therapieerschwernis entfernt werden. Bei einer **uterinen Blutung** darf, auch bei Verdacht auf Abort, im akuten Stadium der Adnexitis wegen Gefahr der eventuellen hämatogenen Streuung von Bakterien **nicht kürettiert** werden; einzige **Ausnahme** ist der dringende **Verdacht auf Malignom.**

Zur Frage der operativen Therapie im akuten Stadium

Jede Adnexitis wird **primär konservativ** behandelt. Fast alle **nicht abszedierenden** Fälle lassen sich so beherrschen. Eine Frühoperation der nicht abszedierenden Fälle, die bei Appendizitis streng indiziert ist, kommt bei der **nicht** komplizierten akuten Adnexitis nicht in Frage. Seltene **Ausnahme** ist eine **akute eitrige Peritonitis,** die sich bei hochvirulenter Infektion sehr rasch (noch vor Abdeckung des kleinen Beckens durch Netz und Darmschlingen) ausbildet und auf massive antibiotische Therapie nicht anspricht.

Gegenüber der früher aber auch bei **Abszeßbildungen im Adnexbereich** eher konservativen Einstellung wird in jüngerer Zeit zunehmend die **frühzeitige operative Behandlung von Abszedierungen (Ovarial-/Tuboovarialabszessen und der Pyosalpinx)** empfohlen, vor allem wenn:

— die **konservative Therapie wirkungslos** ist, d. h. die Körpertemperatur nicht innerhalb weniger Tage zurückgeht,

— eventuell **septische Temperaturen** bestehen,

— die **Peritonitiszeichen bleiben,** oder sogar zunehmen,

— **keine Verkleinerung,** sondern eher eine Zunahme **des Adnexbefundes** (palpatorisch und Ultraschall) eintritt,

— das **Allgemeinbefinden** sich deutlich **verschlechtert.**

Die Grenze zwischen konservativem und operativem Vorgehen ist oft schwer zu ziehen, da die Diagnose des Ovarial- oder Tuboovarialabszesses manchmal nicht einfach ist. Gelegentlich entscheidet dann das ärztliche Temperament.

Von manchen wird daher heute eine **aggressivere Diagnostik** durch frühzeitige **Laparoskopie** (evtl. mit Punktion) gefordert. Bei Unergiebigkeit läßt sich auch die frühzeitige Douglaspunktion erwägen.

Ergibt sich trotz auffälligen Tastbefundes im kleinen Becken kein krankhafter laparoskopischer Adnexbefund, so ist an einen parametranen Prozeß zu denken (s. Kap. VI).

> Bei nachweisbarem **Ovarial-, Tuboovarialabszeß oder Pyosalpinx** wird heute meist die **Operation** empfohlen und in 40–80% der Fälle durchgeführt.

Die operative Therapie wird zum einen gerechtfertigt durch die in 15–18% der Fälle gegebene **Rupturgefahr** der Abszesse, zum anderen durch die bei etwas älteren Frauen nicht zu vernachlässigende Gefahr, ein Malignom zu übersehen.

Früher war das operative Vorgehen in dieser Situation wegen der Gefahr einer Durchbrechung der schützenden Abdeckung des kleinen Beckens durch Netz und Darmschlingen und damit der Propagierung der Infektion in die übrige Bauchhöhle sehr gefürchtet.

Die Möglichkeit antibiotischer Behandlung hat aber das Risiko erheblich herabgesetzt und angesichts der möglichen Gefahr einer Spontanruptur mit dann lebensgefährlicher Peritonitis zum operativen Vorgehen ermutigt.

Die **Operation** im Frühstadium eines abszedierenden Adnexprozesses strebt die **Entfernung des gesamten inneren Genitale** (Uterus und beide Adnexe) an. (Achtung: Präoperative Aufklärung!). Bei jüngeren Frauen kann ein Ovar, möglichst aber nicht ein Teilovar (Rezidivgefahr) belassen werden. Besteht **Kinderwunsch**, so kann in Anbetracht späterer mikrochirurgischer Refertilisierungsmöglichkeiten (die aber bei Pyosalpinx gering sind), entweder, je nach Allgemeinzustand, rein **konservativ** weiterbehandelt, oder bei der Operation nur der Eiter abgesaugt werden; dies besonders dann, **wenn eine isolierte Pyosalpinx** vorliegt. Es besteht dann aber immer **Rezidivgefahr. Unabdingbar** ist in jedem Fall eine ausreichende vaginale und abdominale **Drainage.**

Man bedenke immer, daß die Entfernung des gesamten inneren Genitale für junge Frauen eine schwere Verstümmelung darstellt.

Konservativ (ohne Laparotomie) weiterbehandelt wird eine Adnexitis, auch bei eventuellem Verdacht auf Abszedierung im allgemeinen dann, wenn die stürmischen Anfangserscheinungen unter antibiotischer Behandlung rasch abklingen, die **Temperatur abfällt, peritoneale Reizerscheinungen geringer** werden, der **Lokalbefund** nicht zu-, sondern eher **abnimmt**, und das **Allgemeinbefinden** sich **bessert**. Verbleibende „**Resttumoren**" können dann etwas später bei günstigem Sitz vom hinteren Scheidengewölbe aus **punktiert** und bei (jetzt häufig sterilem) Eiterinhalt (meist unvollständig) entleert werden. Die eventuell wegen Beschwerden notwendig werdende **Operation** erfolgt **sehr viel später.**

Dagegen sollte bei Adnexitis **im hochakuten Stadium** möglichst **nicht vaginal punktiert werden.** Nur bei absolut unklarer Diagnose (z. B. DD Extrauteringravidität, die auch mit Fieber verlaufen kann), oder dringend notwendigem Erregernachweis, ist dies angebracht, wenn man nicht die Laparoskopie bevorzugt, die aber durch unübersichtliche Situationen manchmal auch unergiebig sein kann.

Durchführung der Punktion

Wie beim Douglasabszeß (s. u.) wird die Punktionskanüle vom hinteren Scheidengewölbe aus in der Mittellinie in den Douglasschen Raum eingestochen, bis beim Ansaugen mit der aufgesetzten Spritze Flüssigkeit in diese eintritt. Enthält ein „Resttumor" Eiter, so stellen sich nach Absaugen des ersten „Tumors" manchmal ein zweiter und dritter, bzw. andere Kammern des Abszesses der Adnexe zur Punktion.

Im Gegensatz zum Douglasabszeß soll bei Adnexprozessen aber

immer **nur punktiert, nicht inzidiert oder gar drainiert** werden,

da die Epithelisierung des Drainagekanals so rasch vor sich geht, daß es mit großer Wahrscheinlichkeit zur Ausbildung einer **Fistel** zwischen Abszeß und Scheide kommt, die infolge der ständigen Reinfektion mit Scheidenbakterien nicht ausheilen kann.

Daher müssen

fistelnde Abszeßhöhlen stets operiert werden, da sie nur selten spontan heilen.

Da die Unterscheidung eines freien Douglasabszesses von einem im Douglas fixierten Tuboovarialabszeß nicht immer sicher möglich ist, unterlasse man **im Zweifelsfall** die Inzision und Drainage und führe **nur die absaugende Punktion** aus.

Selbstverständlich sollten solche Punktionen **nur in der Klinik** durchgeführt werden.

Der Douglasabszeß,

d. h. eine abgekapselte Eiteransammlung im Douglasschen Raum, ist keine eigenständige Krankheit, sondern die Folge einer eitrigen Adnexitis, einer infizierten retrouterinen Hämatozele bei Tubargravidität, oder von Entzündungen benachbarter Organe (z. B. perityphlitischer Abszeß). Am häufigsten ist die Ursache allerdings eine vereiterte Adnexitis.

Douglasabszesse sind wesentlich seltener geworden wegen der heute meist **früh** und **intensiv** einsetzenden **antibiotischen Therapie der Adnexitis**.

Symptome und Diagnose des Douglasabszesses

Wenn nach den stürmischen Anfangssymptomen der Adnexitis, meist unter Besserung des Allgemeinbefindens und Absinken der Pulsfrequenz, die Körpertemperatur hoch (evtl. sogar kontinuaähnlich wie bei Typhus) bleibt, muß unter anderem auch an einen Douglasabszeß gedacht werden.

Sehr auffällige, aber nicht immer vorhandene Symptome sind

— **schleimige Durchfälle,**
— eventuell **Lähmungen der Schließmuskulatur von Darm und Harnblase** (die sich nach Entleerung des Eiters wieder normalisieren).

Anfangs unscharf begrenzt, wird der Befund bald umschriebener und ist bei **rektovaginaler** Untersuchung stets **deutlich von der Beckenwand zu trennen**.

Meist tastet man den unteren vorgewölbten Pol des Douglasabszesses zwischen den beiden Ligg. sacrouterina, die bei größeren Exsudaten auseinandergedrängt sind.

Man beachte daher die Merkmale des charakteristischen Tastbefundes bei Douglasabszeß:

1. **Vorwölbung** und teigige Schwellung bzw. **Fluktuation** im **hinteren Scheidengewölbe**.
2. **Trennung zwischen Exsudat und Beckenwand** mit dem untersuchenden Finger möglich.
(**3.** Exsudat liegt zwischen den beiden Ligg. sacrouterina.)

Therapie des Douglasabszesses

Grundsätze:

1. Jeder Douglasabszeß gehört **ausnahmslos in die Klinik**.
2. Jeder Douglasabszeß **muß chirurgisch angegangen** werden, im allgemeinen durch den vaginalen Eingriff der **Kuldotomie** (Kolpotomie) **mit Drainage**.

Von manchen wird heute auch der Douglasabszeß primär mit dem Adnexprozeß abdominal (mit ausreichender Drainage) behandelt unter der Vorstellung, daß die verursachende Adnexerkrankung später doch operativ saniert werden muß.

Jede vaginale Douglaseröffnung **beginnt mit einer Douglaspunktion**. Erst wenn diese Eiter ergibt, darf die Eröffnung des Douglas und die Drainage angeschlossen werden.

Ausführung der Punktion/Inzision (nur in Allgemeinnarkose) (Abb. 5-12 u. 5-13)

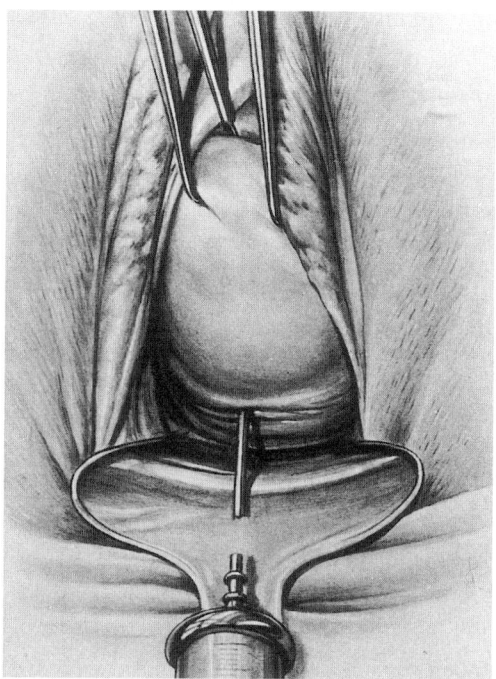

Abb. 5-12   Douglaspunktion. Die hintere Muttermundslippe ist mit Kugelzangen angehakt. Man beachte: Einstich im Fältelungsbereich (bei Bewegen der Zervix) der Scheidenhaut in der Mittellinie des hinteren Scheidengewölbes.

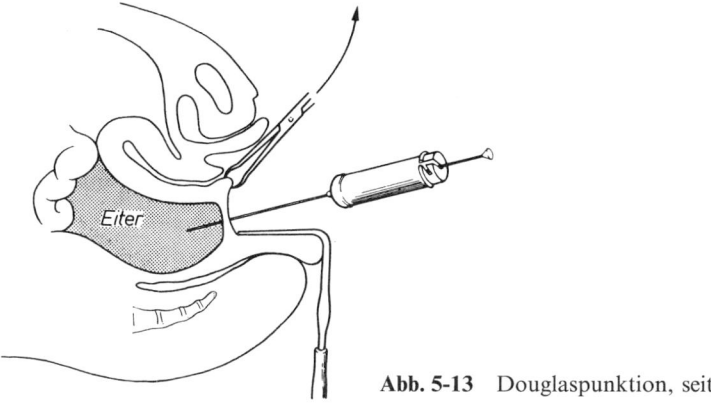

Abb. 5-13   Douglaspunktion, seitliche Ansicht.

Desinfektion von Vulva, Vagina und Portio. Einstellen der Portio mit Spekula. Anhaken der **hinteren** Muttermundslippe mit einer Kugelzange und Anheben der Zervix (Abb. 5-12). Damit ist der Douglassche Raum eingestellt, deutlich erkennbar auch daran, daß bei Bewegen der Zervix sich die Vaginalwand hier fältelt, was sie über der Zervix selbst nicht kann. Einstechen mit einer etwa 15—20 cm langen, dicken Punktionskanüle, die mit einer 20 ml Spritze armiert ist (Abb. 5-13). Einstichstelle: **Mittellinie**, etwa 1 cm unterhalb der Portio im Fältelungsbereich der Scheidenhaut. Die Punktion ist **ungefährlich**, wenn nicht seitlich und nicht tiefer als 2—3 cm eingestochen wird. Ob man eine gerade oder gebogene Kanüle nimmt, ist unerheblich. Nach Einstechen mit der Nadel wird mit der Spritze aspiriert:

Ist Flüssigkeit im Douglasschen Raum, so füllt sich die Spritze sofort;

kann man **nichts** aspirieren, so gibt es folgende Möglichkeiten:

1. Entweder befindet sich die Nadel nicht im Douglasschen Raum, sondern in der Uterushinterwand oder im Retroperitonealraum, oder
2. der Inhalt im Douglasschen Raum ist eingedickt, bzw. so zäh, daß zwar ein Teil in die Kanüle eingedrungen ist, aber nicht in der Spritze erscheinen kann,
3. oder der Douglassche Raum ist leer.

Die Punktion darf nur in **Operationsbereitschaft** erfolgen. Läßt sich nämlich (zum Teil koaguliertes) **Blut** aspirieren, so muß wegen des dringenden Verdachtes auf eine Extrauteringravidität oder auch eine Follikelblutung des Ovars (andere Blutungsquellen des inneren Genitale sind selten) laparoskopiert oder gleich laparotomiert werden. Das dürfte aber bei richtiger Deutung der Symptome und Befunde nur selten vorkommen.

Ergibt die Punktion **seröse Flüssigkeit**, so handelt es sich um eine Hydrosalpinx, eine Ovarialzyste oder freie Peritonealflüssigkeit (Aszites); der Eingriff wird beendet, das Punktat bakteriologisch und zytodiagnostisch untersucht.

Bei dickflüssigem, **teerartigem Punktat** ist an eine **Endometriose** zu denken.

Ergibt die Punktion **Eiter**, so handelt es sich um einen Douglasabszeß, wenn auch die übrigen Zeichen einen solchen wahrscheinlich machen. Der Eiter muß stets auf aerobe und anaerobe Keime untersucht werden.

Ist man sich der Diagnose **Douglasabszeß sicher**, so wird der Douglasraum im Bereich der Punktionsstelle **eröffnet**, eventuell mit einer spitz endenden Zange mit nach außen geschärften Branchen (nach Rotter), oder mit dem Skalpell. Die Öffnung wird durch Spreizen erweitert, die Abszeßhöhle eventuell vorsichtig mit dem Finger ausgetastet und ein passendes T-Drain eingelegt (durch das auch Spülungen erfolgen können) und fixiert. Das T-Drain sollte spätestens nach 8—10 Tagen wieder entfernt werden. Die Öffnung verschließt sich nach wenigen Tagen von selbst. Tut sie das nicht, so hat man mit größter Wahrscheinlichkeit nicht einen Douglasabszeß, sondern eine Pyosalpinx, ein Pyovar oder einen Tuboovarialabszeß eröffnet. Die Öffnung ist zur Fistel geworden und muß operativ angegangen werden.

Nach Abklingen des Douglasabszesses wird später oft die operative Sanierung der Ursache am inneren Genitale notwendig.

Eine nicht häufige Komplikation der Adnexitis ist die **Parametritis oder der parametrane Abszeß**, wobei die Infektion des Parametriums transperitoneal erfolgt.

Blutungsstörungen aufgrund einer Endometritis normalisieren sich nach Abklingen der Entzündung meist.

„Akuter Bauch" bei Ruptur eines Abszesses der Adnexe

Während man bei Frühabszessen der Adnexe **ohne** Ruptur mit gewissem Risiko die Wahl hat, zu operieren oder konservativ zu behandeln, ist bei

eingetretener Ruptur eines Ovarial/Tuboovarialabszesses oder einer Pyosalpinx **immer eine Operationsindikation** gegeben.

Hier handelt es sich um eine

---
vitale Indikation (Notoperation) bei der trotz bestehenden Fiebers oder gar septischer Temperaturen stets zu laparotomieren ist.

Die eingetretene Ruptur hat ohne entsprechende operative Behandlung eine Letalität bis zu 90%. Sie macht die Erscheinungen des **„akuten Bauchs"**: Erhebliche, plötzliche, zunehmende Schmerzen, häufig Kollaps, Zeichen der generalisierten Peritonitis.

Sofort einsetzen muß eine massive **antibiotische Therapie**, Heparinisierung und **Schockbehandlung**; umgehende **Laparotomie**.

Bei der **Laparotomie** stets Längsschnitt zur zusätzlichen Kontrolle des Oberbauchs auf subphrenische oder perihepatische Abszesse. — Es wird derzeit meist die **Entfernung des Uterus mit beiden Adnexen unter Antibiotikaschutz, hochdosierter Heparinisierung** und ausreichender vaginaler und abdominaler **Drainage** (auch des Oberbauchs) als das quoad vitam sicherste Vorgehen empfohlen. Letalität ca. 5,4%.

Andere, jedoch sehr umstrittene Erfahrungen wollen gezeigt haben, daß auch bei Erhaltung, zumindest eines Teiles des Genitale unter antibiotischem Schutz und entsprechender Drainage sowie **Spülung** des Bauchraumes (**Lavage**) mit Gentamicin ähnliche Erfolge zu erzielen seien. Die Letalität unterscheide sich mit 7,1% nicht wesentlich von der bei radikalerem Vorgehen.

2. Subakutes und chronisches Stadium

Eine subakute oder chronische Adnexitis ist **meist das Resultat einer unvollkommenen konservativen Therapie**, entweder durch einen zu späten Beginn, oder durch mangelnde Intensität. Auch im subakuten Stadium sollte stets unter klinischen Bedingungen behandelt werden (auch wenn die Patientin dies manchmal nicht einsieht), damit der schwelende Prozeß nicht exazerbiert.

Ziel der Behandlung im subakuten Stadium

ist die **Erzeugung einer Hyperämie** durch intensivierte ansteigende Wärmezufuhr, die zur Auflösung fibrinöser Verklebungen, Rückbildung von Ergüssen und möglichst einer weitgehenden Heilung führen soll = **resorptive Wärmebehandlung**. Adnexverdickungen können so verkleinert und Schmerzen gelindert werden.

Allgemeine Maßnahmen: Weitgehende Bettruhe, wobei die **konstante Bettwärme** ein wesentlicher Faktor ist, Stuhlregulierung, leichte Kost, **zunehmende Wärmeapplikation** in Form von feucht-warmen Wickeln, später Kurzwelle. Die resorptive Wärmebehandlung kann ergänzt werden durch Fangopackungen, Sand- und Moorbäder. Der „**Licht-bogentest**", d. h. die Temperaturmessung nach Wärmebelastung, kann bei fehlendem Anstieg der Körpertemperatur ein Hinweis auf das Abklingen entzündlicher Veränderungen sein.

Besondere Maßnahmen: Bei Auftreten einer **Menstruation wird die lokale Therapie abgesetzt**, bei **Tuberkuloseverdacht** (Therapieresistenz!) **Menstrualblut** durch Portioadapter zur bakteriologischen Untersuchung gewonnen (s. S. 271). Eventuell durch die Endometritis verlängerte Periodenblutungen können durch Hormongaben (zuerst 10 Tage Östrogene, dann 10 Tage Östrogen/Progestagenkombination) zur Vermeidung von zu großen Behandlungspausen abgekürzt werden.

Medikamentöse Behandlung: Bei erneutem Fieber werden wieder Antibiotika notwendig. Ansonsten Gaben von **Antiphlogistika** bzw. Analgetika mit antiphlogistischer Wirkung wie: Butazolidin®, Amuno®, Voltaren®. **Achtung,** Nebenwirkungen; Gegenanzeige: Magendarmulzera.

Eventuell **Reizkörpertherapie** (z. B. Eigenblutinjektionen u. a.).

Dauer der konservativen Behandlung etwa 3—4 Wochen, in schweren Fällen manchmal aber auch wesentlich länger. Indikatoren der Besserung des Zustandes sind vor allem die rückläufige BSG und der sich rückbildende Lokalbefund.

Im **chronischen Stadium**

erfordert die Behandlung viel Geduld und ist auch für den Kostenträger sehr belastend. Es kann, soweit die konservative Linie weiter verfolgt wird, das therapeutische Vorgehen insofern gelockert werden, als die notwendige resorptive und antiphlogistische Behandlung nun **ambulant** durchführbar ist. Die jetzt auftretenden Beschwerden sind meist mechanisch (durch Verwachsungen) bedingt.

Allgemeine Maßnahmen: Ambulant, aber unter kurmäßigen Bedingungen: Langsame Steigerung lokaler Wärmeapplikation in Form von Packungen, Lichtbogen, Kurzwelle, Sole- und Moorbädern. Kein abrupter Temperaturwechsel!

Spezielle Maßnahmen: 4—6 Wochen Kur in einem Moorbadeort wie Aibling, Kohlgrub, Pyrmont, Schwalbach, Zwischenahn u. v. a. (s. speziellen Bäderkalender).

Medikamentöse Behandlung: Weiterhin Gaben von Antiphlogistika und zur Unterstützung der Hyperämie Schieferölpräparate (z. B. Adnexol®) i.m., gegebenenfalls auch Spasmolytika.

Beim Auftreten von akuten Reizerscheinungen mit Fieber, erneutem Leukozyten- und BSG-Anstieg vorübergehend wieder Maßnahmen wie bei akuter Adnexitis.

Dringlichste **Gegenindikation** jeder Bäder- und Resorptionstherapie ist das **akute Stadium** jeder Adnexitis sowie die **Genitaltuberkulose**. Die Genitaltuberkulose kann durch falsche Maßnahmen einen foudroyanten Verlauf nehmen; entsprechende Diagnostik ist daher sehr wichtig (s. Kapitel Genital-Tbc).

Chronisch entzündliche Adnexprozesse lassen sich weder durch Antibiotika noch durch Sulfonamide entscheidend beeinflussen,

denn die schwartige, bindegewebige Wand verbliebener entzündlicher abszedierender Prozesse ist schlecht durchblutet. Daher besteht keine Möglichkeit, wesentliche Mengen von Chemotherapeutika an den Infektionsherd heranzubringen. Außerdem ist der Eiter bei chronischen Adnextumoren meist bakterienarm oder steril.

Deshalb neigt man heute viel eher als früher zur operativen Behandlung im chronischen Stadium, d. h.

— bei mittelgroßen oder großen verbleibenden **Resttumoren**
— **wechselndem objektivem Tastbefund**
— **wiederholten Rezidiven**
— **ständigen Schmerzzuständen**

wird die Operationsindikation recht großzügig gestellt.

Manche bevorzugen das subakute Stadium zur Operation unter dem Gesichtspunkt der leichteren Trennungsmöglichkeit der Organe.

Operatives Vorgehen: Ausnahmslos abdominal unter antibiotischem Schutz. Ob man radikal oder konservativ operiert, läßt sich nur von Fall zu Fall entscheiden. Für die Art des Vorgehens sind vor allem das **Lebensalter** und der **Umfang des krankhaften Befundes** maßgebend. Den besten Operationserfolg quoad sanationem verspricht die Entfernung des Uterus und beider Adnexe, was von älteren Frauen psychologisch meist problemlos akzeptiert wird. Jüngere Frauen kann man bei entsprechendem Befund weniger eingreifend operieren mit dem Ziel, die Fertilität durch mikrochirurgische Maßnahmen wiederherzustellen. Die Erfolgsaussichten sind aber bei schwerer Schädigung der Tubenschleimhaut gering (S. 612). Muß das innere Genitale aber entfernt werden, so kann man versuchen, wenigstens **ein** funktionstüchtiges Ovar zu belassen, um ständige hormonelle Substitutionstherapie zu vermeiden. Die Belassung eines **Rest-ovars** ist aber von zweifelhaftem Wert, da sie häufig zur Quelle von Rezidiven oder zystischen Ovarialveränderungen werden kann.

Die Patienten sollten vor der Operation über die möglicherweise vollständige Entfernung des inneren Genitale aufgeklärt werden.

Prognose der Adnexitis

Das **Ergebnis** einer Adnexitisbehandlung hängt entscheidend vom **Zeitpunkt der Diagnose** und damit des **Therapiebeginns** ab und von der **Konsequenz**, mit der die Therapie durchgeführt wird.

Die Prognose quoad vitam ist, bis auf rupturierte Abszesse mit eitriger Peritonitis, gut, quoad sanationem, wenn nur konservativ behandelt wurde, dubiös.

Alarmierend ist, daß

60—80% aller Frauen nach Adnexitis steril sind.

Selbst bei einem exakt und lege artis in der Klinik durchgeführten Schwangerschaftsabbruch verbleibt in bis zu 20% der Fälle eine entzündungsbedingte Tubensterilität.

Die Häufung von **Extrauteringraviditäten** und **intermittierenden „unklaren" Unterbauchbeschwerden** nach Adnexitis ist signifikant!

Die **Problematik** liegt in der **Vermeidung des chronischen (rezidivierenden) Stadiums** der Adnexitis durch frühzeitige intensive antibiotische Behandlung und eventuelle Operation, da es sonst mit zunehmender Dauer der Erkrankung bei der Patientin auch zu mehr oder weniger ausgeprägten Verhaltensänderungen und sozialen Schwierigkeiten kommen kann wie

psychischer Anfälligkeit, Lebensunlust, Dyspareunie, Verlust der Arbeitsmoral und Frühinvalidität.

VI Parametritis

Unter **Parametritis** versteht man die **Entzündung des allseits die Zervix umgebenden Beckenbindegewebes**.

Anatomie:

Als Parametrium im **engeren Sinne** werden die Räume **seitlich neben** der Gebärmutter bezeichnet, nach vorn und nach hinten und kranial begrenzt durch die Blätter der Ligg. lata (Plicae latae). Die Räume enthalten Bindegewebe, Fett, Muskeln, Gefäße, Nerven und die beiden Harnleiter. Der Begriff „Parametritis", der demnach die Entzündung des Inhalts dieser Räume bedeuten würde, wird praktisch aber umfassender gebraucht. Man bezeichnet damit die entzündlichen Vorgänge im Bereich des **gesamten Beckenbindegewebes**, das eine zusammengehörige Einheit darstellt. Unter Parametritis versteht man also nicht nur die Entzündung des Beckenbindegewebes seitlich der Gebärmutter, sondern auch des nach vorn zur Harnblase und nach hinten zum Mastdarm liegenden Beckenbindegewebes.

Merke:

Entzündungen des Beckenbindegewebes liegen **außerhalb** des Bauchfellraumes, Entzündungen der Adnexe (Tube und/oder Ovar) **innerhalb** des Bauchfellraumes (Abb. 6-1).

Einteilung der Parametritis entsprechend ihrer Ausbreitung (Abb. 6-2a – c)

● **Parametritis anterior**: Entzündung des Beckenbindegewebes im vorderen Anteil, also am Harnblasenboden und seitlich der Harnblase (= Para-/Perizystitis) (Abb. 6-2a).

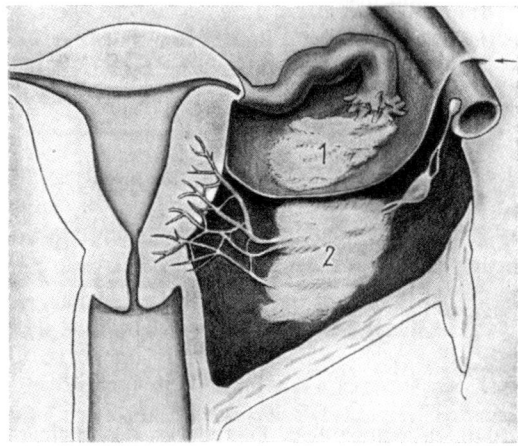

Abb. 6-1 Beziehungen der Unterleibsentzündungen zum Bauchfellraum
1 = Adnexitis: **intra**peritoneal 2 = Parametritis: **extra**peritoneal

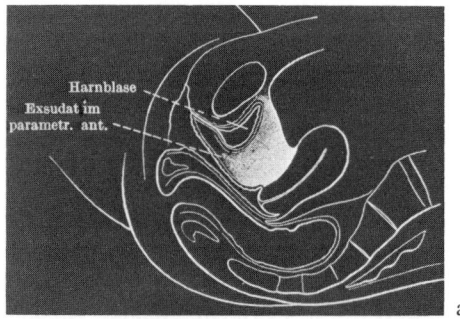
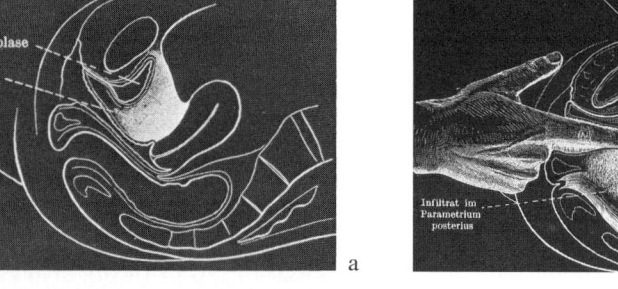
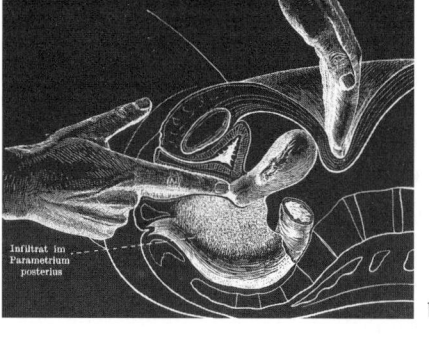

a

b

Abb. 6-2 a Ausbreitung der Parametritis
nach vorn (aus WEIBEL).

Abb. 6-2 b Ausbreitung der Parametritis
nach hinten (aus WEIBEL).

c

Abb. 6-2 c Ausbreitung der Parametritis nach der Seite (aus WEIBEL).
Meist geht die Entzündung zuerst in das seitliche Parametrium, dann nach vorne und hinten. Das
Peritoneum liegt den (extraperitonealen) Entzündungsräumen direkt an und kann mitentzündet
werden.

- **Parametritis posterior**: Entzündung des Beckenbindegewebes im hinteren Anteil, mit
  dem es den Mastdarm gabelförmig umfaßt (Abb. 6-2b).
- **Parametritis lateralis**: Entzündung des Beckenbindegewebes im seitlich von der Gebärmutter liegenden Anteil (= **Parametritis im engeren Sinn**) (Abb. 6-2c).

1 Ätiologie der Parametritis

Ursache der Parametritis ist meist eine aus der Gebärmutter, vorwiegend dem Gebärmutterhals, fortgeleitete Entzündung.

Hauptursachen:
- **Infektion bei Geburten**, insbesondere bei **Geburtsverletzungen**, vor allem bei solchen
  der Zervix, aber auch der Vagina und nach Pudendusanästhesie.
- **Infektion bei Fehlgeburten**, insbesondere bei febrilen, häufig artifiziellen, Fehlgebur-
  ten. Auch hier spielen Verletzungen, vor allem durch Dilatation der Zervix, die
  Hauptrolle.

- **Infektion durch unsteriles Vorgehen** oder Verletzungen bei Eingriffen an der oberen Vagina, Portio, Zervix oder Korpus wie Einlegen von Intrauterinpessaren, Biopsien, Konisation und/oder Koagulationen der Portio und des Zervikalkanals, Parazervikalanästhesie u. ä.
- Selten geht eine Entzündung von Harnblase, Darm oder Adnexe auf das Parametrium über.

Erreger:

Streptokokken, Staphylokokken und Anaerobier, dagegen so gut wie nie Gonokokken, Chlamydien oder Tuberkelbakterien.

Ausbreitung

Vorwiegend über die Lymphbahnen kommt es zur fortschreitenden Infektion vom Uterus aus in das lockere Beckenbindegewebe hinein, entweder (meist) in eines der beiden Parametrien lateral (= Parametritis lateralis), oder nach hinten in das periproktale Bindegewebe (= Parametritis posterior) oder nach vorn in das perivesikale Gewebe (= Parametritis anterior). Das **Peritoneum** der Excavatio recto-uterina (= Douglasraum) und der Excavatio vesico-uterina liegt dem entzündeten Beckenbindegewebe direkt an und kann entzündlich mitbeteiligt sein.

Es bildet sich entweder ein

Exsudat = seröse oder blutig-seröse Flüssigkeit oder eine

Phlegmone = sulzig-ödematöse Schwellung und Infiltration des Bindegewebes. Sie kann auch zur eitrigen Einschmelzung und somit zur Abszeßbildung führen, gegebenenfalls (selten) mit Durchbruch in die freie Bauchhöhle, in ein benachbartes Organ wie Scheide, Harnblase und Mastdarm oder durch die Haut (Leistengegend) nach außen, eventuell auch durch das Foramen ischiadicum oder obturatum in die Adduktorenmuskulatur oder den Schenkelkanal.

Die größte **(aber seltene)** Gefahr der akuten Parametritis ist der Übergang der Entzündung auf das Bauchfell = **akutes Abdomen**.

2 Symptome und Diagnose der Parametritis

1. Akutes Stadium:
Schweres Krankheitsbild mit allen Zeichen einer **akuten Entzündung** wie Fieber, Schüttelfrösten, septischen Temperaturen, besonders bei puerperaler Infektion, schlechtem Allgemeinbefinden mit „dumpfen" Schmerzen tief im Unterbauch, die in Hüfte und Oberschenkel ausstrahlen können. Schmerzen bei Harnblasen- und Darmentleerung sowie **Harnleiterkompression** (mit meist fieberhafter Harnabflußstauung; Diagnose: Sonographie und/oder Urographie) sind möglich. Die Symptomatik der Parametritis unterscheidet sich von derjenigen der Adnexitis durch die im allgemeinen fehlenden, bzw. nur selten anzutreffenden, Zeichen der Pelveoperitonitis!

Einzige **klinische Meßwerte**: Temperaturerhöhung, Anstieg der Leukozyten und der Blutkörpersenkungsgeschwindigkeit (letztere mit etwas Verzögerung).

Entscheidend für die Diagnose **Parametritis** ist der vaginale und rektale (besser **rektovaginale) Tastbefund**. Das parametrane Infiltrat ist **keilförmig** mit Spitze im Zervixbereich und **breiter Basis auf der Beckenwand**. Dagegen zeigt eine Pyosalpinx oder ein Ovarial- bzw. Tuboovarialabszeß oder Ovarialtumor meist eine **freie Zone zur Beckenwand**.

Akut entsteht, meist einseitig, ein **Exsudat**, das sehr groß werden kann und dann den Uterus nach der gesunden Seite hin verdrängt. Das erkrankte Gebiet fühlt sich **teigig geschwollen** an und ist **druckempfindlich**. Der Befund ist von der Scheide aus gut zu tasten, besser aber rektovaginal.

Im Verlauf der Parametritis kann es zur **Abszeß**bildung kommen. Die rektovaginale Untersuchung ergibt dann eine deutliche **Fluktuation** an umschriebener Stelle (s. u.).

Leichte Formen der Parametritis können aber auch in Kürze spurlos abklingen.

2. Chronisches Stadium:

Die chronische Parametritis ist gekennzeichnet durch **Bindegewebsneubildung** beim Abklingen der Entzündung. Es entstehen schwielige Verdickungen und Verhärtungen, durch die der Uterus vor allem nach hinten und zur Seite verlagert wird. Wie bei einer chronischen Adnexitis wird oft ein „unbestimmter" Schmerz bei längerem Laufen und beschwerlicher Arbeit, bei Stuhlgang und bei Kohabitation angegeben. Zu diesem Zeitpunkt haben die Laborwerte sich weitgehend normalisiert.

Der rektovaginale Tastbefund ist auch hier für die Diagnose entscheidend.

Differentialdiagnose zur Parametritis

Die Differentialdiagnose **zu Adnexitis** oder **Ovarialtumor**, (seltener zu intraligamentärem Myom), ergibt sich aus dem Tastbefund (s. o.). Schwierigkeiten können dann auftreten, wenn eine Adnexitis transperitoneal auf das Parametrium — oder umgekehrt vom Parametrium auf die Adnexe — übergegriffen hat.

Von großer differentialdiagnostischer Bedeutung ist vor allem im chronischen Stadium **das karzinomatöse Infiltrat**.

Dieses tastet sich aber **höckrig-derber** an und ist **nicht druckempfindlich**. Noch schwieriger wird die Unterscheidung einer chronischen Parametritis von einem karzinomatösen parametranen Infiltrat nach vorausgegangener Strahlentherapie. Hier kann die Punktion des Infiltrates mit histologischer oder zytodiagnostischer Untersuchung weiterhelfen.

Neuerdings werden auch Sonographie und Computertomographie zu dieser wichtigen Differenzierung herangezogen, allerdings meistens (noch) mit mäßigem Erfolg.

In Fällen „therapieresistenter chronischer Parametritiden" kann sich die Notwendigkeit der **Abgrenzung zur Endometriose** im Parametrium (s. Kap. IV) durch Gewebsentnahme (Silverman-Punktion) und histologische Untersuchung ergeben. Dies kann dann gegebenenfalls neue Therapiemöglichkeiten gegenüber der meist therapieresistenten chronischen Parametritis eröffnen.

Schmerzhafte Verdickungen der Sakrouterinligamente (hinteres Parametrium) sind häufiger **spastisch** (Parametropathia spastica) bedingt, es sei denn, daß in der Anamnese eine sichere vorausgegangene Parametritis oder Endometriose nachweisbar ist.

3 Therapie der Parametritis

1. Akutes Stadium

Ziel: Verhütung der eitrigen Einschmelzung

Die akute Parametritis muß — wie die akute Adnexitis — ausnahmslos und möglichst umgehend **hospitalisiert** werden, soll das Ziel, die eitrige Einschmelzung des entzündeten Gewebes zu verhüten, erreicht werden.

Allgemeine Maßnahmen: Strikte Bettruhe, Stuhlregulierung, Überwachung der Flüssigkeitsein-/ausfuhr, leichte Kost, Auflegen feucht-kalter Wickel oder einer Eisblase.

Spezielle Maßnahmen: Bei Bestehen eines Subileus oder gar Ileus Vorgehen entsprechend den Behandlungsrichtlinien dieser Komplikation.

Medikamentöse Behandlung: Da ein Erregernachweis nur nach Exsudatpunktion gelingt, werden intravenös und/oder oral 3—6 g eines Breitspektrumantibiotikums (z. B. Binotal®, Totocillin® u. a.) zunächst über 5—7 Tage gegeben.

> Wenn trotz intensiver antibiotischer Therapie nach 5—7 Tagen noch keine Entfieberung eingetreten ist, besteht Verdacht auf
> **Abszeßbildung**.

Bahnt sich ein Abszeß an, so sollte der streng konservative Grundsatz, eine lokale Befundung nicht häufiger als einmal wöchentlich zu erheben, verlassen werden: jetzt palpiert man behutsam von rektal her in ein- bis zweitägigen Abständen, um den günstigen Zeitpunkt für die Inzision eines Abszesses „zu erfühlen".

Nach Behandlung einer akuten Parametritis ohne Einschmelzung sollte man nach Entfieberung nicht sofort die Kurzwellendiathermie, d. h. resorptive Behandlung, anschließen, es könnte sonst der Prozeß erneut aufflackern; 2—3 fieberfreie Wochen abwarten.

2. Parametraner Abszeß

Grundsätze:

a) Jeder parametrane Abszeß gehört — wie der Douglasabszeß — ausnahmslos **in die Klinik**.

b) Nie punktieren/inzidieren bis **eine deutliche Fluktuation** tastbar ist. Jetzt gilt der Abszeß als gut abgegrenzt, als „reif".

c) Den Abszeß dort eröffnen, wo er sich „anbietet", d. h. an der Stelle der deutlichsten Fluktuation.

Ausführung der Punktion/Inzision (nur in Allgemeinnarkose): Desinfektion von Vulva und Vagina, Einstellen des Bereiches der deutlich tastbaren Fluktuation mit Spekula, z. B. an der oberen seitlichen Scheidenwand, Einstechen mit einer 10—15 cm langen, dicken Punktionskanüle, die mit einer 20-ml-Spritze armiert ist; läßt sich Eiter aspirieren, so wird mit dem Skalpell an der Punktionsstelle breit inzidiert entsprechend einer seitlichen Kolpotomie. **Keine zu kleine Inzision machen**, sie schließt sich zu schnell wieder. Ein passendes T-Drain einführen und fixieren.

Zuweilen kommt es schon vor der Eröffnung zum **spontanen Durchbruch des Abszesses in die Scheide, die Harnblase oder den Mastdarm als „Spontanheilung"**.

3. Chronisches Stadium

Die chronische Parametritis ist **häufig therapieresistent**. Die Bindegewebsneubildungen beim Abklingen der Entzündung in Form von Schwarten und Schwielen sind praktisch nicht mehr beeinflußbar.

Allgemeine Maßnahmen: wie bei chronischer Adnexitis lokal sorgsam dosierte Wärmeapplikation in Form von Packungen, Lichtbogen, Kurzwelle, Sole- und Moorbädern, möglichst unter Kurbedingungen, gegebenenfalls Spasmolytika/Analgetika.

Antibiotische Maßnahmen dürften aufgrund des gegebenen Status kaum noch etwas ausrichten.

4 Prognose der Parametritis

Der Ausgang einer Parametritis wird ähnlich dem einer Adnexitis vom Zeitpunkt der Diagnose und der konsequenten Durchführung der Therapie bestimmt.

Die Prognose quoad vitam ist gut, quoad sanationem je nach Ausdehnung gehäuft mit „bleibendem Dauerschmerz" belastet. Auch hier geht es um die Vermeidung des chronisch (rezidivierenden) Stadiums der Parametritis, das aufgrund ständiger Schmerzattacken zu einem der chronischen Adnexitis ähnlichen „Siechtum" führen kann.

VII Geschlechtskrankheiten

Die „klassischen Geschlechtskrankheiten" sind die **Gonorrhoe**, die **Lues** und die in unseren Breiten seltenen **Ulcus molle** und Lymphopathia venerea (= **Lymphogranuloma inguinale**).

Große Bedeutung haben aber auch infolge **sexueller Kontakte übertragene** Erkrankungen durch unspezifische Erreger: Chlamydien, Mykoplasmen, Herpes- und Papillomviren, Trichomonaden, evtl. Hefepilze, Filzläuse und Scabies erlangt. Die Krankheitsbilder, die sie verursachen, meist Vulvitis und/oder Kolpitis, seltener Zervizitis und Adnexitis sind in den entsprechenden Kapiteln abgehandelt. Nachfolgend werden daher zum einen nur die „klassischen" Geschlechtskrankheiten **Gonorrhoe** und **Lues** (Ulcus molle und Lymphogranuloma inguinale s. Kap. I), zum anderen das erst in jüngerer Zeit als neue Geschlechtskrankheit aufgetretene Immunmangelsyndrom **AIDS** besprochen.

AIDS greift immer weiter um sich und stellt ein derzeit noch unbewältigtes Problem dar. — Die Gonorrhoe ist, wohl auch unter Wandel des Erregertyps, in erheblicher Zunahme begriffen.

1 Gonorrhoe = Tripper

Erreger ist der Gonokokkus (Abb. 7-1), ein intrazellulärer, paarweise semmelförmig angeordneter, Diplokokkus, der zur Gruppe der gramnegativen Kokken gehört (NEISSER, 1879). Die Gonokokken befallen meist zunächst die **Urethra** (Urethritis gonorrhoica acuta) und dann die **Zervix**. Der Gonokokkus ist ein **Oberflächenschmarotzer**, der als Eintrittspforte keine Wunde benötigt, sondern das intakte Epithel mittels Toxinwirkung durchdringen kann.

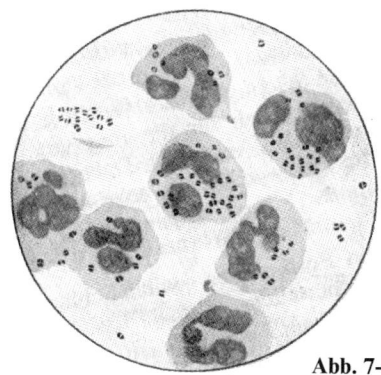

Abb. 7-1 Gonokokken.

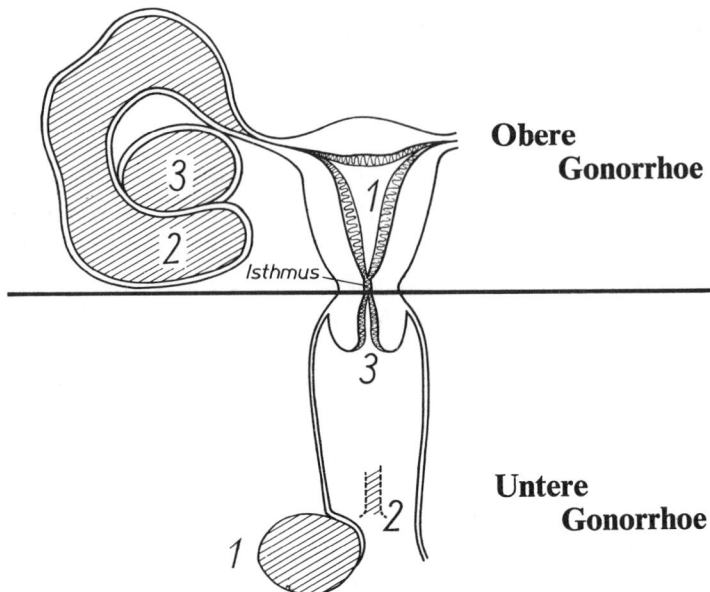

Abb. 7-2 Untere Gonorrhoe: 1 gonorrhoische Bartholinitis. (Nicht eingezeichnet Urethritis und Proctitis gonorrhoica). 2 kurzfristige (wenn überhaupt) Colpitis gonrrhoica. 3 Zervixgonorrhoe. **Obere Gonorrhoe**: 1 Endometritis gonorrhoica, 2 und 3 gonorrhoische Adnexitis. Pelveoperitonitis hier nicht eingezeichnet.

Das **Platten**epithel läßt eine Ansiedlung nicht zu. Ausnahmen sind Vulva und Scheide bei **Kindern** (Vulvo-vaginitis infantum) und **Schwangeren** (lockere und saftreiche Haut) sowie bei **Greisinnen** (atrophische, dünne Scheidenhaut).

Übertragung des Gonokokkeneiters geschieht fast nur durch **Geschlechtsverkehr**. Übertragungen im ärztlichen Untersuchungszimmer durch touchierenden Finger, schlecht gereinigte Spekula, ferner durch Benutzung desselben Bettes von Mutter und Tochter, Verwendung gleicher Wäsche, Schwämme, Trockentücher und dergleichen sind möglich, aber wegen der hohen Empfindlichkeit der Erreger **sehr selten**.

Man unterscheidet (Abb. 7-2) eine

1. „Untere" Gonorrhoe und eine
2. „Obere" Gonorrhoe.

Die Grenze und Barriere ist der innere Muttermund.

1.1 Untere Gonorrhoe

Zuerst befallen werden die Urethra (90%) und die Zervix (80%). **Eine Vulvitis oder Colpitis gonorrhoica gibt es bei der gesunden geschlechtsreifen Frau** wegen des Plattenepithels und des normalen Säureschutzes der Scheide (pH 4,0–4,5) **so gut wie nie**. Die

Gonokokken benötigen für ihr optimales Wachstum ein pH von 7,2. Vulva und Scheide erkranken nur dann, wenn dieser Säureschutz fehlt und das Plattenepithel sehr dünn ist (Kinder, Frauen in der Schwangerschaft und im Puerperium, Greisinnen). Die **Urethra**, aber auch das **Rektum** sind ebenso wie die **Zervix** wichtige Lokalisationen der Gonorrhoe zur diagnostischen Sekretentnahme. Die Gonorrhoe der Urethra ruft manchmal **Brennen beim Wasserlassen** hervor; eine gonorrhoische Zystitis oder Zystopyelitis ist aber äußerst selten, wenn, dann meist „ankatheterisiert". Die Gonorrhoe des Rektums macht kaum Beschwerden, sie wird zuweilen sichtbar durch Eiterbeimengung zum Stuhl, eventuell entstehen Fissuren und paraproktitische Abszesse.

Die Infektion des BARTHOLINschen Ganges wurde auf S. 11 besprochen. Die paraurethralen (Skene-)Gänge werden selten infiziert.

Spitze Kondylome haben ein Papillomvirus als Ursache, das mit der Gonorrhoe übertragen werden kann. Ursache der bei Go häufigen spitzen Kondylome ist also nicht — wie früher oft angenommen — das durch die Go verursachte „Reiz"sekret, sondern das mitübertragene Papillomvirus.

Bei der unteren Gonorrhoe dreht sich zunächst alles um die **Zervixgonorrhoe**.

Einmal weil die Schleimhaut der Zervix das

Gonokokkendepot

darstellt und zweitens, weil die

Zervix die Grenze und Barriere

für die gefährliche und daher auch gefürchtete Aszension der Gonokokken über das Endometrium in die Tuben ist. Genau genommen stellt der Isthmus uteri diesen „Grenzstreifen" dar.

Das Ziel der Behandlung der unteren Gonorrhoe muß daher allein darauf ausgerichtet sein, daß dieser Grenzstreifen nicht von Gonokokken überschritten wird.

Die Besiedelung der Zervixschleimhaut mit Gonokokken kommt am häufigsten dadurch zustande, daß Gonokokken

a) auf die **Portio** im Bereich des äußeren Muttermundes oder
b) im **hinteren Scheidengewölbe** zusammen mit Sperma abgelagert werden.

Die Scheide kann zwar nicht (für lange Zeit) mit Gonokokken besiedelt werden. Die klinische Erfahrung hat aber gezeigt, daß Gonokokken durchaus eine gewisse (kurze) Zeit in der Scheide leben können, um so eher, je näher sie dem alkalischen Bereich der Scheide, der sich in der Nähe der Zervix befindet, liegen.

Wenn die Gonokokken die Zervixschleimhaut einmal erobert haben, beschränken sie sich nicht auf die Besiedelung der Oberfläche, sondern durchdringen das intakte „Drüsen"-epithel und bilden subepithelial Gonokokkennester. Dadurch wird die Zervix zu einem **Depot** für Gonokokken, aus dem sie nur **sehr schwer zu entfernen sind, von dem aus sie aber jeden Augenblick auf das Endometrium corporis und damit in die Tuben gelangen können.**

Symptome:

Die Symptome der unteren Gonorrhoe sind sehr **spärlich**. Im Vordergrund steht eine zunächst sehr starke **gelbliche**, oft auch **gelb-grünliche Sekretabsonderung** aus der Zervix. Dieser oft sehr charakteristisch aussehende Fluor kann über Wochen anhalten, wenn die Frau nicht behandelt wird. Er kann aber auch schon bald abgelöst werden durch eine reichliche Absonderung glasigen Schleimes. Dieser glasige Schleimfluß ist nicht etwa ein Zeichen der Heilung! Er fließt auch, wenn unterhalb des Epithels noch massenhaft Gonokokkennester sitzen. **Daraus folgt, daß man es einem Ausfluß niemals ansehen kann, ob er gonorrhoisch oder nicht gonorrhoisch ist**, ferner, daß der Fluor bei Gonorrhoe durchaus nicht ein „charakteristischer" gelber oder gelb-grüner Ausfluß sein muß, sondern daß er ganz harmlos, rein schleimig aussehen kann.

Und daraus ergibt sich schließlich die Forderung, daß **bei jeder gynäkologischen Erstuntersuchung** ein **Abstrich** aus der **Urethra** und aus der **Zervix** gemacht werden sollte(!), zumindest bei Sekretabgang aus der Zervix.

Es gibt im Grunde keinen unverdächtigen Ausfluß!
Auch hinter einem glasigen Schleimfluß kann eine

Gonorrhoe

stecken!

Mit Nachdruck wird darauf hingewiesen, daß der **Ausfluß** fast immer das **einzige Symptom der Zervixgonorrhoe** ist. Insbesondere ist zu bemerken, daß die Frauen über **keinerlei Schmerzen** klagen und sich körperlich durchaus wohl fühlen. Gelegentlich wird **Brennen beim Wasserlassen** angegeben.

Dabei hat dies **einzige Symptom** der Zervixgonorrhoe, der Fluor, als Hinweissymptom praktisch nur eine geringe Bedeutung, weil die meisten dieser Frauen schon vor ihrer Gonorrhoeinfektion Ausfluß hatten.

Aus diesem Grunde kann man die untere Gonorrhoe als das **symptomarme Stadium** der Gonorrhoe bezeichnen.

Die Prognose ist gut, solange die Gonorrhoe die Zervix nicht überschreitet.

1.2 Die obere Gonorrhoe = aszendierende Gonorrhoe

Die Grenze für die weitere Ausbreitung der Gonorrhoe nach oben auf das Endometrium und in die Tuben (= **Aszension**) ist der **Isthmus**. Wird diese Grenze überschritten und kommt es somit zur Aszension (Abb. 7-2), so haben wir sofort ein in jeder Beziehung anderes Krankheitsbild vor uns.

Klinisches Bild: Aus einem symptomarmen, oft kaum zu bemerkenden Zustand wird ein Krankheitsbild mit **stürmischsten** und **schwersten Krankheitserscheinungen**.

> Mit dem Aufsteigen in die Tuben wird die Gonorrhoe der Frau zu einem **sehr schweren, die Gesundheit in hohem Maße gefährdenden Krankheitsbild.**

Welches sind die vier wichtigsten Gelegenheiten zur Überwindung der Grenze des Isthmus uteri = Gelegenheit zur Aszension?

1. Die **Menstruation**
2. Der Zustand **post abortum**
3. Das **Wochenbett**, also die ersten Tage und Wochen **post partum**

Beste Infektionsgelegenheiten!
Keimstraße des langsam sickernden Blut- oder Sekretstroms! **Endometrium = große Wundfläche!**
Guter **Nährboden für Keime** (abgestoßenes Endometrium, Abortreste, Dezidua)!

4. **Intrauterine Manipulationen**: Mechanisches Hinaufschieben von Gonokokken durch Dilatatoren, Sonden, Platinösen, u. a.

Erscheinungsformen der oberen Gonorrhoe

1. Endometritis corporis gonorrhoica

Die Aszension der Gonokokken von der Zervixschleimhaut auf die Uterusschleimhaut fällt meist mit der Menstruation zusammen. **Die Menstruation bedeutet eine Mobilmachung der Gonokokken in der Zervix!** Natürlich kann eine Gonorrhoe auch außerhalb von Menstruation oder Wochenbett aszendieren, insbesondere bei ärztlichen intrazervikalen Eingriffen.

R. SCHRÖDER konnte zeigen, daß die gonorrhoische Endometritis corporis fast immer in relativ kurzer Zeit spontan abheilt und zwar spätestens im zweiten oder dritten Zyklus nach der Infektion.

Das infizierte Endometrium **vermittelt** also nur die Infektion in die Tuben. Seine eigene spezifische Entzündung klingt sehr bald ab.

> Die **Endometritis gonorrhoica corporis** ist somit meist eine **vorübergehende Erkrankung**, ein Zwischenstadium.

Die **Spontanheilung** ist die Folge der andauernden **hormonellen Impulse** auf das kranke Endometrium. Vor allem ist es die Schleimhautabstoßung während der Menstruation, bei der die meist oberflächlich sitzenden Gonokokken zusammen mit Blut und Gewebstrümmern aus dem Uterus herausgespült werden.

2. Salpingitis gonorrhoica

Ist einmal das Endometrium infiziert, so läßt die Infektion der Tuben niemals lange auf sich warten. Im Gegenteil, sie erfolgt gewöhnlich so schnell, daß man fast von einer **gleichzeitigen Infektion** des **Endometrium** und der **Tuben** sprechen kann. Die Salpingitis gonorrhoica kann bei schnellem Handeln noch als einfacher „Tubenkatarrh" abklingen.

Wird aber nicht sofort energisch therapeutisch vorgegangen, so kommt es schnell zu schwersten salpingitischen Prozessen, zur Perisalpingitis, Perioophoritis, ausgedehnten

Adhäsionsbildungen infolge Pelveoperitonitis und ziemlich schnell auch zum Verschluß der Tuben und damit zur Ausbildung einer Pyosalpinx gonorrhoica, Ovarialabszessen, Tuboovarialabszessen und durch Verwachsungen mit Netz, Darm und Blase zur Ausbildung von „Adnextumoren" (s. auch Adnexitis S. 227). **Eine diffuse Peritonitis tritt bei der Gonorrhoe fast nie auf.** Vorübergehende allgemeine peritoneale Reizerscheinungen sind aber nicht selten. Eine Parametritis gonorrhoica ist nicht bekannt, da die Gonokokken keine Neigung zur Tiefeninfiltration zeigen. Kommt es im Laufe der Gonorrhoe zu einer Infektion des Parametriums, so liegt eine Sekundärinfektion mit Erregern vor, die die Gonokokken meist sehr rasch überwuchern. Eine Gonokokkensepsis ist extrem selten.

Differentialdiagnose: wie bei unspezifischer Adnexitis.

Symptome:
Charakteristisch für die obere Gonorrhoe ist, daß es mit der gonorrhoischen Infektion der Tuben zu einer Unterleibsentzündung mit **stürmischem Verlauf** unter heftigen, **kolikartigen Schmerzen** im Bauch, schweren, **pelveoperitonitischen** Erscheinungen, evtl. vorübergehend auch **allgemeinen** peritonealen „Reiz"-erscheinungen (aufgetriebenem, druckempfindlichem Leib, Übelkeit, Brechreiz, Aufstoßen) und mit **hohem Fieber** kommt. In einer für die Gonorrhoe typischen Weise verschwinden allerdings diese schweren Erscheinungen bei Penizillinbehandlung meist innerhalb 1−2 Tagen, manchmal sogar in 6−8 Stunden. Danach beherrschen die **lokalen** Symptome der Salpingitis das Krankheitsbild. Was als Dauerzustand zurückbleibt, ist meist die doppelseitige chronische Adnexitis. Dieser Zustand bedeutet lange Krankheitsdauer und **Sterilität**.

Bei der Salpingitis gonorrhoica wird nicht selten unter der Fehldiagnose Appendizitis operiert. — Perihepatitis bei Go. = **Fitz-Hugh-Curtis-Syndrom**. Ist aber auch bei anderen Erregern (Chlamydien) zu beobachten. Ebenso Periappendizitis.

Symptomenskala der Gonorrhoe

Eine Krankheit — zwei Krankheitsbilder

Untere Gonorrhoe	Obere Gonorrhoe	
Infektion	→ Aszension	
↓	Menstruation	
Symptomarme Phase: Ausfluß, Brennen beim Wasserlassen	**Symptomreiche** Phase: Plötzliches Auftreten stürmischer und schwerster Erscheinungen: Kolikartige Schmerzen, hohes Fieber, pelveoperitonitische Erscheinungen (gespannter Unterbauch, Übelkeit usw. = akute **Becken**bauchfellentzündung)	**Schnelles Abklingen** dieser Symptome in 1−2 Tagen unter antibiotischer Therapie!

1.3 Diagnose der weiblichen Gonorrhoe

Der Nachweis der Gonokokken als Erreger der Gonorrhoe hat Bedeutung
1. bei der Ersterkrankung (Erregernachweis),
2. zum Nachweis des Behandlungserfolges (Erregerausschluß).

Der **Gonokokkennachweis** erfolgt durch
Materialentnahme mit Platinöse von **Urethra, Zervix** und **Rektum**. Methylenblau- bzw.
Gramfärbung. Gonokokken (GK) (Abb. 7-1) sind gramnegativ und färben sich rot.
Mikroskopisch sind die GK nicht von Pseudogonokokken und Keimen der Mimea-
Gruppe zu unterscheiden. Deshalb ist eine

sichere Diagnose nur kulturell möglich.

Entnahme hierzu mit speziellen Wattestäbchen. Impfung auf besondere Nährböden
(z. B. Thayer-Martin-Medium). Als weitere Untersuchungsmethoden ergeben die Oxy-
dase Reaktion (GK sind oxydasepositiv), Vergärungsproben (GK vergären Dextrose),
eventuell eine Prüfung der Pigmentbildung (GK bilden kein Pigment) dann eine zuverlässige Diagnose. Mit Hilfe der konsequenten Anwendung dieser Methoden ist der
Gonokokkennachweis erheblich häufiger geworden.

Wird außer dem Kulturverfahren noch eine direkte Immunfluoreszenz durchgeführt, so
kann man die Infektion meist einwandfrei feststellen.

Da die Gonokokken sich gerne in Buchten der Schleimhaut verbergen, hat man früher
oft
Provokationsmethoden (vorwiegend zum Nachweis des Therapieerfolges) durch Reizung
der Endozervix mit Lugol-Lösung, Injektion fiebererzeugender Mittel, Kurzwellendiathermie u. a. angewandt. Sie sind heute wegen der besseren Nachweismethoden nur
noch selten üblich.

Die beste Provokation ist die Menstruation!
Am aussichtsreichsten ist eine Zervixuntersuchung (Kultur) am 2. Tag der Regel.

Einen sicheren **serologischen Test zum Nachweis der Gonorrhoe gibt es** (noch?) **nicht.**

1.4 Therapie der weiblichen Gonorrhoe

1. Behandlung der unteren Gonorrhoe

Einsetzen der Therapie so früh wie möglich!

Penicillin ist immer noch Mittel der Wahl.

Man kann 4—6 Mio. I.E. Penicillin i.m. (Megacillin forte®, Hormocillin forte®, Hydra-
cillin forte®) und gleichzeitig Probenecid (Benemid®) 1 g per os in einer einzigen Dosis
geben. Probenecid verzögert die Penicillin-Ausscheidung und erhöht den Penicillin-
Serumspiegel. Man kann aber auch Einzeldosen Penicillin von mindestens 2 Mio. I.E.
für 6—10 Tage anwenden, eine Dosierung, die wegen der zunehmenden Resistenz einiger
Stämme besser erscheint.

Bevorzugt man eine **orale Behandlung**, so gibt man z. B. Ampicillin (Binotal®, Amblosin®) 3 g per os tägl. und gleichzeitig 1 g Probenecid; danach Kontrollabstriche.

Wegen des möglichen Übersehens einer „maskierten" seronegativen Lues (Stad. I) wird heute empfohlen, die Penicillin-Therapie bis 15 Mio. I.E. fortzusetzen, was auch zur sicheren Ausheilung einer Lues I ausreicht.

Bei **Penicillin-Allergie** oder penicillinasebildenden Stämmen verabreicht man Spectinomycin (Stanilo®) 2 g i.m. oder Thiamphenicol (Urfamycine®) 1,5 g i.m. oder 2,5 g per os. Behandlung auch mit Tetrazyklin-Hydrochlorid (4 × 0,5 g/die per os 5 Tage lang). Keinesfalls in der Gravidität geben! In der Gravidität sind Erythromycin® (3 g/die für 7 Tage) oder Cephalosporine möglich.

Um die Heilung festzustellen, sind 2–3 Kontrolluntersuchungen (Kulturen) in Wochenabständen durchzuführen.

Zur Frage der Behandlung ohne Gonokokkennachweis

Grundsätzlich sollte gelten: Keine Behandlung, d. h. Antibiotika-Therapie, ohne Diagnose = Gonokokkennachweis. Nun ist es aber eine bekannte Erfahrung, daß der Gonokokkennachweis bei der akuten weiblichen Gonorrhoe im allgemeinen zwar leicht, bei der subakuten und chronischen dagegen zuweilen sehr schwer ist und trotz aller Bemühungen oft nicht gelingt.

Ob man bei einem starken klinischen Gonorrhoeverdacht, bei dem der Gonokokkennachweis **nicht** geführt werden konnte, behandeln soll oder nicht, dürfte bei der Gefahr der Aszension mit ihren schweren Folgen (und bei der meist guten Penicillinverträglichkeit) **im Sinne der Behandlung zu beantworten** sein.

2. Behandlung der oberen Gonorrhoe

Das dringlichst Wünschenswerte (wegen der Gefahr der Sterilität) ist natürlich, daß jede Gonorrhoe als **untere** Gonorrhoe zur Behandlung kommt. Muß man aber schon bei der ersten Untersuchung der Patientin feststellen, daß eine **obere** Gonorrhoe vorliegt, so gilt für das **akute** Stadium:

1. **Klinikaufnahme,**
2. **strengste Bettruhe für 2–3 Wochen,**
3. **Penicillinbehandlung!**
   4 Mio. I.E. Penicillin i.m. zusammen mit 1 g Probenecid, dann Ampicillin (z. B. Binotal®) oder Amoxicillin (Clamoxyl®, Amoxypen®) 4 × 0,5 g täglich per os 10 Tage lang.
   Bei schweren Verlaufsformen 100 000 I.E. Penicillin G® pro Kilogramm Körpergewicht i.v. aufgeteilt in 2–3 Dosen täglich über 7–10 Tage.

Unter dieser Behandlung klingen die stürmischen Krankheitserscheinungen mit heftigen Schmerzen und hohem Fieber sehr schnell, oft sogar schlagartig ab. (Wenn nicht, Frage: Chlamydienbegleitinfektion? Th: Tetracyclin (4 × 500 mg tgl. oral) oder Doxycyclin (2 × 100 mg tgl. oral initial, danach 100 mg tgl.) jeweils für ca. 10 Tage).

Ist man in der Lage, die ersten Injektionen sehr schnell nach erfolgter Aszension zu verabreichen, dann besteht **vielleicht** noch die Möglichkeit, einen Adnextumor oder sogar Tubenverschluß zu verhindern!

Im übrigen wird die gonorrhoische Adnexitis wie jede andere akute Entzündung der Adnexe mit Bettruhe, Eisblase, Analgetika usw. behandelt (s. S. 236).

Im **chronischen Stadium** hat die Antibiotika-Behandlung keinen Zweck mehr. Die Therapie erfolgt jetzt wie bei jeder anderen chronischen Adnexentzündung, d. h. resorptiv, Bäderbehandlung, wenn notwendig später operativ (s. S. 243).

2 Lues = Syphilis

Erreger der Syphilis ist das 1905 von **Schaudinn** und **Hoffmann** entdeckte **Treponema pallidum.** Übertragung vorwiegend durch Geschlechtsverkehr. Infektion aber auch ohne diesen durch die hochinfektiösen Papeln und Ulzera z. B. bei Untersuchung mit unbehandschuhten Fingern möglich! Voraussetzung für die Übertragung sind der **Primäraffekt** bzw. nässende **Syphiliseffloreszenzen** bei der erkrankten Person und **Epitheldefekte** (auch geringsten Ausmaßes) bei dem Infizierten. Bei **intakter Haut** ist eine Infektion **nicht** möglich.

Wichtig ist, daß die Lues auch **intrauterin** von der erkrankten Mutter auf das Kind diaplazentar übertragen werden kann (s. Pschyrembel/Dudenhausen, Praktische Geburtshilfe, 15. A. Walter de Gruyter, Berlin — New York 1986).

Man unterscheidet drei Stadien der Lues:

I. Das Primärstadium:
An der Treponemen-Eintrittspforte, die sich meist im Genitalbereich (Vagina und Portio), aber auch in anderen Lokalisationen (Lippe, Zunge u. a.), findet, entsteht etwa 3 Wochen nach der Infektion (p.i.) der **Primäraffekt**, eine bis pfenniggroße, selten größere, rundlich-ovale, in der Regel schmerzlose Erosion oder ein Ulkus mit derber Infiltration (Ulcus durum). Etwa fünf Wochen p.i. kommt es zu einer starken, **indolenten Schwellung der regionären Lymphknoten.**

II. Das Sekundärstadium
beginnt etwa in der 9. Woche p.i. als Folge einer hämatogenen Ausbreitung des Erregers. Es tritt gewöhnlich unter dem Bilde symmetrisch angeordneter, hellroter bis pfenniggroßer Flecken (Roseola syphilitica) oder rötlich-brauner Papeln auf. Besonders im Genitalbereich bilden sich wuchernde, nässende, **hochinfektiöse Papeln (Condylomata lata)** (s. S. 8).

III. Das Tertiärstadium
beginnt 3—5 Jahre p.i. Es ist gekennzeichnet durch wenige, kaum infektiöse, tiefgreifende, unter Narbenbildung abheilende Herde (tubero-serpiginöses Syphilid, Gummen). Bei zentralem Zerfall kommt **differential-diagnostisch** auch ein **Karzinom** in Frage. — Das Tertiärstadium ist heute selten geworden.

2.1 Diagnose

Am einfachsten und sichersten ist der Treponemennachweis im **Dunkelfeld**mikroskop. Er gelingt leicht im Reizserum vom Primäraffekt oder von den Condylomata lata (d. h. im Stadium I und II; beide hochinfektiös!).

Serologische Untersuchung:
In hohem Maße spezifisch und relativ leicht durchführbar ist der **Treponema-pallidum-Hämagglutinationstest** (**TPHA**), der etwa in der 3. Woche post infectionem reaktiv wird und **oft** auch **nach erfolgreicher Behandlung** bis ans Lebensende **reaktiv** bleibt. Somit beweist ein reaktiver TPHA-Test z. B. nicht, daß eine Hautveränderung eine syphilitische Genese hat.

Ein reaktiver TPHA-Test wird gewöhnlich durch den FTA-Test (**Fluorescence-Treponema-Antibody**) bzw. besser den FTA-Abs-Test (zusätzliche Absorption gattungsspezifischer Antikörper, die falsch positive Reaktionen ergeben können) ergänzt.

Zur **Befundabsicherung** dient der Nachweis treponemenspezifischer Antikörper (IgM = Immunglobulin der Klasse M [M für Makroglobulin]). Dafür gilt als sicherstes Verfahren der sehr aufwendige und teure IgM-spezifische Fluoreszenz-Treponema-Antikörper-Absorptionstest nach Auftrennung der IgM-Serumfraktion (**19 S(IgM)-FTA-Abs-Test**).

Ältere Verfahren wie der (auch weitgehend spezifische, aber aufwendige [lebende Treponemen notwendig!]) Treponema-**p**allidum-**I**mmobilisationstest (= TPI = Nelson Test) und weniger spezifische klassische Reaktionen wie Wassermann (WaR), Meinicke u. a. werden heute kaum noch angewandt.

Zur Beurteilung der **aktuellen Situation** und des Therapieerfolges dienen außer dem IgM-Nachweis unspezifische Reaktionen in quantitativer Auswertung, wie der **V**enereal-**d**isease-**r**esearch-**l**aboratory(**VDRL**)-**Test**. Er ist identisch mit dem Cardiolipin-Mikroflockungstest (Antigen: Mischung aus Cardiolipin, Cholesterin und Lecithin). Unspezifisch ist die Komplementbindungsreaktion (KBR).

Nach erfolgreicher Therapie sinkt der Titer der unspezifischen Reaktionen rasch ab.

Befundbeurteilung nach den serologischen Reaktionen*

Befund		Beurteilung
TPHA	nicht reaktiv	keine Syphilis (frühes Primärstadium wird nicht erfaßt)
TPHA, FTA-Abs VDRL, KBR	reaktiv nicht reaktiv	Syphilis, wahrscheinlich nicht aktiv, weitere Abklärung notwendig
TPHA, FTA-Abs VDRL, KBR	reaktiv reaktiv	Syphilis, möglicherweise noch aktiv; weitere Abklärung
19 S(IgM)-FTA-Abs TPHA, FTA-Abs VDRL, KBR	nicht reaktiv reaktiv nicht reaktiv	ausreichend behandelte bzw. spontan ausgeheilte Syphilis

* [nach VOGT, aus: Der Gynäkologe **18** (1985) 149]

Befund		Beurteilung
19 S(IgM)-FTA-Abs VDRL, KBR	reaktiv nicht reaktiv	**behandlungsbedürftige** Syphilis im Sekundär- oder Tertiärstadium
19 S(IgM)-FTA-Abs VDRL, KBR	reaktiv reaktiv	**behandlungsbedürftige** Syphilis im Primär- oder im frühen Sekundärstadium

2.2 Therapie

Das Mittel der Wahl ist Penicillin

Es kann auch in der Schwangerschaft eingesetzt werden.

Man verabreicht z. B. 1 Mill. I.E. Clemicol-Penicillin (Megacillin®) täglich 2–3 Wochen lang oder Procain-Penicillin (Omnacillin®) 1,2 Mega täglich über 2–3 Wochen. – Bei Urlaubern und unzuverlässigen Patientinnen ist Benzathin-Penicillin (Tardocillin®) geeignet. Man gibt 2,4 Mill. I.E. in jede Gesäßhälfte (insgesamt also 4,8 Mill. I.E.) in einer **einzigen** Sitzung. Diese Injektionen sind oft etwas schmerzhaft.

Bei **Penicillin-Unverträglichkeit**: Doxycyclin (z. B. Vibramycin®) $2 \times$ 100 mg täglich für die Dauer von 2–4 Wochen. In der Gravidität und bis zum 8. Lebensjahr sollen Tetrazykline nicht gegeben werden (Gelbfärbung der Zähne, Knochenwachstumsverzögerung).

Erythromycin (z. B. Erycinum®) kann auch in der Schwangerschaft verabreicht werden und zwar 2 g täglich (gleichmäßig über den Tag verteilt, z. B. 500 mg um 6, 12, 18 und 24 Uhr) über 3–4 Wochen.

3 Erworbenes Immunmangelsyndrom (= AIDS)

Das erworbene Immunmangelsyndrom (Acquired Immune Deficiency Syndrome = AIDS) hat seit seiner Erstbeobachtung 1975 in den USA mittlerweile eine weltweite Verbreitung gefunden. Nachdem AIDS zunächst bei **männlichen Homosexuellen** und dann bei **Abhängigen von i.v.-Drogen** gesehen wurde, mehren sich jetzt Erkrankungen bei Empfängern von Blut und/oder Blutprodukten, bei Kindern erkrankter oder infizierter Mütter und bei heterosexuellen Intimpartnern von AIDS-Patienten oder infizierten Personen.

Ätiologie:
Regelmäßig mit AIDS assoziiert ist ein erstmals 1983 beschriebenes lymphotropes Retrovirus, das als „Lymphadenopathie – assoziiertes Virus" (LAV) und als „humanes T-Zell-lymphotropes Retrovirus Typ III" (HTLV III), heute HIV (= **h**uman **i**mmune deficiency **v**irus) bezeichnet wird. Um wirksam zu werden, bedarf es aber offenbar zusätzlicher genetischer und immunsuppressiver Faktoren. Sero-epidemiologische Untersuchungen aus den USA zeigen, daß dieses Virus Ende der 70er Jahre in die genannte Risikogruppe eingebrochen ist und sich dort schnell ausbreitete.

Risikogruppen:

Neben der bekannten Gruppe männlicher Homosexueller mit häufig wechselnden Intimpartnern, die nach wie vor den größten Anteil der Erkrankten darstellen, sind für die Gynäkologie zu beachten:

1. heterosexuelle Intimpartner von Infizierten, besonders bei hoher Promiskuität,
2. Neugeborene von HIV-infizierten Müttern,
3. Empfänger von HIV-haltigem Blut,
4. Abhängige von i.v. verabfolgten Suchtmitteln (Fixer).

Klinik und Prognose:

Das Virus kann bevorzugt durch homo-, aber auch durch heterosexuelle Kontakte **(Sperma)**, aber auch durch Speichel, Blut, kontaminierte Injektionskanülen u. a. übertragen werden.

Die Zeit von der Infektion bis zum Auftreten von AIDS kann bei Erwachsenen einige Monate, aber auch 2 – 5 Jahre oder länger betragen. An AIDS erkrankte Frauen können ihre Kinder **intrauterin oder peripartal infizieren**. Bei prä- oder perinataler Infektion ist die Inkubationszeit geringer, manchmal nur Wochen bis Monate.

Nach jetzigen Beobachtungen endet nur ein Teil der Infektionen im Vollbild von AIDS (5 – 19%). Der Tropismus der Viren richtet sich gegen die T-Helfer-Lymphozyten. Dadurch kommt es in Verbindung mit weiteren Faktoren zu einer schweren Störung und zum **Zusammenbruch der Abwehrkräfte des Organismus**, wodurch das Angehen **opportunistischer Infektionen** (= Krankheiten, die unter bestimmten Bedingungen durch ansonsten nicht pathogene Erreger hervorgerufen werden, z. B. Pneumocystis carinii) und/oder **Tumoren** (Kaposisarkome = multizentrische periphere Angiosarkome) gefördert wird. Patienten mit manifestem AIDS versterben innerhalb von 36 Monaten zu über 80% an diesen Komplikationen. Kaposisarkome ohne zusätzliche Komplikationen haben eine günstigere Prognose, wogegen Infektionen mit Pneumocystis carinii, Toxoplasmen, atypischen Mykobakterien und Zytomegalieviren vor allem bei Generalisation nur begrenzt beherrschbar sind. Die **Prognose** ist dementsprechend für das Vollbild **sehr schlecht**.

Der direkte Nachweis des Erregers ist prinzipiell möglich, aber sehr aufwendig. Daher wird der erfolgte Kontakt mit dem Erreger durch den Nachweis von Antikörpern im ELISA-Test (Suchtest) oder mit dem Immunoblot-Test (Bestätigungstest) festgestellt.

Therapie

Eine gegen das Virus gerichtete spezifische Therapie steht im Augenblick noch nicht zur Verfügung. Erprobt werden Behandlungen mit virustatisch wirksamen Substanzen. Im wesentlichen wird sich vorerst die Therapie auf eine Behandlung der opportunistischen Infekte und/oder Neoplasien beschränken, d. h. **rein symptomatisch** bleiben müssen.

VIII Genitaltuberkulose (GT)

Erreger: Tuberkelbakterium (= Mycobacterium tuberculosis [KOCH]).

Häufigkeit:
Der Anteil der tuberkulösen Adnexitiden an der Zahl der entzündlichen Adnexprozesse ist **erheblich zurückgegangen** (ca. 1%). Mit dem Zustrom von Menschen aus Entwicklungsländern könnte die Tbc. und damit auch die DD der Genitaltuberkulose zu anderen entzündlichen Adnexerkrankungen wieder zunehmen. Die GT wird daher etwas ausführlicher behandelt, als ihrer derzeitigen Bedeutung entspricht.

Lebensalter:
Die GT kann in jedem Lebensalter auftreten. In den letzten 20 Jahren wurde die größte Häufigkeit im dritten bis vierten Lebensjahrzehnt beobachtet, also später als in früheren Zeiten. – Die GT im Kindesalter existiert praktisch nicht mehr. In der Postmenopause ist sie sehr selten.

1 Pathogenese der Genitaltuberkulose

Die Infektion der weiblichen Genitalorgane mit Tuberkelbakterien geschieht in der Hauptsache auf drei Wegen:

1. Hämatogener Weg
= Entstehung der GT auf dem Blutweg. Ursprungsort sind meist die **Lunge und die Hiluslymphknoten**, seltener die **Mesenteriallymphknoten**. Bei den **primären** Herden handelt es sich meist nicht um frische, sondern um mehr oder weniger alte, oft kaum noch nachweisbare Herde.

Die GT entsteht also genau so durch **hämatogene Streuung** von einem **Primärherd** aus wie die tuberkulösen Prozesse in den Gelenken, den Meningen, dem Bauchfell, der Niere u. a. Alle diese durch hämatogene Übertragung entstandenen sekundären tuberkulösen Erkrankungen bezeichnen wir als **Organtuberkulosen**. Somit gilt auch für die GT:

Die Genitaltuberkulose ist eine Organtuberkulose!

Das gilt vor allem für die am häufigsten (90%) und meist zuerst befallenen **Tuben**. Mitbefallen ist fast immer das Endometrium; Infektion der Ovarien (Ovarialstroma), der Zervix oder der Vulva sind große Seltenheiten. PODLESCHKA (1956) hat nachgewiesen, daß eine Endometritis corporis tuberculosa hämatogen auch ohne Beteiligung der Tuben entstehen kann.

2. Deszendierender = intrakanalikulärer Weg.
Wahrscheinlich ist es am häufigsten so, daß die Tuben **primär hämatogen** infiziert werden und von da aus vor allem das Endometrium auf dem **Schleimhautweg** = deszendierend = intrakanalikulär befallen wird.

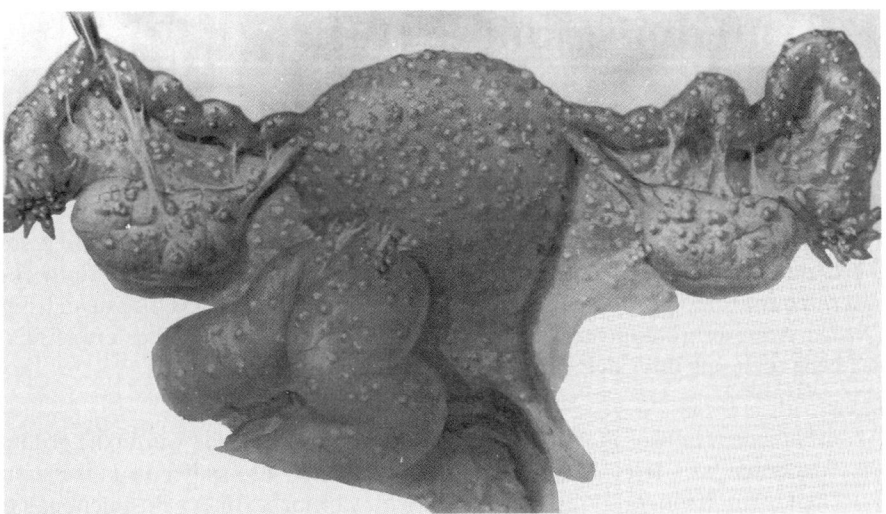

Abb. 8-1   Tbc-Knötchen auf Tuben, Ovarien, Perimetrium und Darm (aus NETTER).

3. Infektion per continuitatem.

Von einer primären **Peritoneal-Tbc** = Bauchfell-Tbc aus können die Genitalorgane per continuitatem infiziert werden (Abb. 8-1). Über die Tuben kann es dann zur **deszendierenden** Infektion des Endometriums kommen. Liegt eine sekundäre **Bauchfelltuberkulose** vor, so kommt es in etwa **50%** der Fälle **auch zu einer Genital-Tbc**.

2 Die Manifestation der Genitaltuberkulose in den verschiedenen Genitalabschnitten

Die einzelnen Genitalabschnitte der Frau sind für die tuberkulöse Erkrankung sehr verschieden empfindlich. Die in der Literatur zu findenden Angaben sind allerdings sehr unterschiedlich. Durchschnittlich gelten etwa folgende Werte:

Tube	**90%***	
Korpusschleimhaut	60 – 70%**	
Ovar (Stroma selten, oberflächliche		Die **höher** gelegenen Organe,
Knötchen häufiger)	rd. 10 – 20%	Tube und Uterus, erkranken
Zervix	2%	**wesentlich häufiger** als die
Scheide	5 – 10%	**vulvawärts gelegenen**!
Portio-Oberfläche	1%	
Vulva	1%	

  * So gut wie immer **doppelseitig**.

** Heute wird angenommen, daß die Infektion der Tuben **fast immer** eine Infektion des Endometrium corporis zur Folge hat.

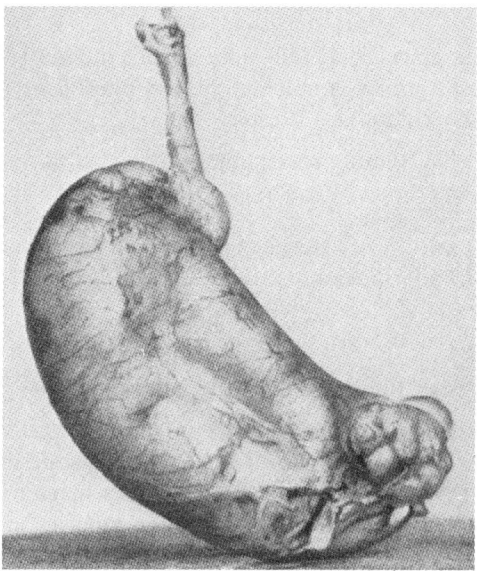

Abb. 8-2   Tuberkulöse Tube (Operationspräparat).

Das am **häufigsten** von der Tuberkulose infizierte Genitalorgan ist die **Tube** (etwa 90%). Die weibliche Genitaltuberkulose ist also in erster Linie eine **Tubentuberkulose**.

Die einzelnen Formen der Genitaltuberkulose
1. Tuberkulose der Tuben = Salpingitis tuberculosa (Abb. 8-2)

Die hämatogen infizierten Tuben zeigen, vor allem bei den mehr produktiven Formen der Tbc, eine verdickte Wand, deren Schleimhaut stellenweise geschwürig zerfallen, mit Eiter oder Käsemassen bedeckt und von kleinen grauen Knötchen durchsetzt ist. Das sieht man natürlich erst an der aufgeschnittenen Tube. Die äußere anatomische Form der tuberkulösen Tube unterscheidet sich wenig von der bei der gonorrhoischen oder der purulenten Salpingitis durch sonstige Eiterkeime. Allerdings gibt es drei Hinweiszeichen auf die tuberkulöse Natur der Salpingitis, die man bei Operationen beachten sollte.

Drei äußere Hinweiszeichen auf die **tuberkulöse** Natur der **Tuben**:

1. Die **isthmischen**, also die uterusnahen Abschnitte der Tuben, sind oft ganz **schlank** (Abb. 8-2) geblieben im Gegensatz zum peripheren Teil der Tube, der stark angeschwollen ist.
2. Der **Serosaüberzug** der befallenen Tuben ist oft, jedoch nicht immer, mit **Knötchen** übersät (Abb. 8-1), (die man bei der äußeren Palpation jedoch nicht fühlen kann).
3. Besonders **große Pyosalpingen** sind immer verdächtig auf Tuberkulose. Die Käsemassen im Inneren der tbc. Pyosalpinx können die Tube faustgroß, in Ausnahmefällen sogar bis zur Mannskopfgröße auftreiben! (Pyosalpingen treten bevorzugt bei exsudativen Formen der Tbc auf.)

2. Die Tuberkulose der Ovarien

ist relativ selten. Durch Übergreifen einer Bauchfell- oder Eileitertuberkulose kommt es zu einer **Perioophoritis tuberculosa** (miliare Knötchen an der Oberfläche); selten ist eine verkäsende oder kavernöse Tuberkulose des Stroma.

Typisch ist, wie bei der Gonorrhoe, die Bildung sogenannter

Konglomerattumoren der Adnexe,

die aus der dicken Pyosalpinx, dem mit ihr verbackenen Ovar, dem Beckenperitoneum und den Nachbarorganen (Netz, Dünndarm, Zökum, Blase usw.) bestehen. Sie sind oft auffallend wenig druckempfindlich.

3. Die Tuberkulose des Endometriums = Endometritis corporis tuberculosa

Das Endometrium erkrankt meist gemeinsam mit den Tuben. Nach Nogales liegen die Tuberkel hauptsächlich in der Zona functionalis nahe dem Epithelüberzug im Stroma. Das Myometrium wird selten ergriffen. Bei Ausbildung von Käsemassen kann der Uteruskörper kugelig aufgetrieben werden, bei Mischinfektionen kann es zur Verflüssigung des Inhaltes = Pyometra kommen, sofern der innere Muttermund verlegt ist. — Die Endometrium-Tbc kann vorübergehend durch menstruelle Abstoßung der Schleimhaut „ausheilen". Reinfektion von der Tube her ist aber die Regel.

Cervix uteri,
Portio vaginalis,   } erkranken **selten** an Tuberkulose.
Scheide und
Vulva

Zur **Portio**: Bei Knötchenbildung und Ulzerationen muß man auch an Tbc denken. Differentialdiagnose: **Karzinom**, Endometriose, Lues.
Zur **Scheide**: Die Tbc tritt meist in Form von Geschwüren auf.
Zur **Vulva**: Am häufigsten finden sich kleine Knötchen oder oberflächliche Geschwüre. Jedoch kommt auch tiefgehende Geschwürsbildung vor.

3 Symptome der Genitaltuberkulose

Eine Genitaltuberkulose beginnt schleichend manchmal mit Abgeschlagenheit, nicht selten mit meist subfebriler Temperaturerhöhung und erhöhter BSG. Im weiteren Verlauf treten oft auch Menstruationsstörungen (40%, s. u.) und später auch Unterleibsschmerzen auf. Das alles sind derart **uncharakteristische Symptome**, daß sie kaum einen Hinweis auf eine Genitaltuberkulose bedeuten. In 30 — 50% aller Fälle bestehen keine Symptome.

Gar nicht selten wird eine Genitaltuberkulose **rein zufällig** bei einer Hysterosalpingographie, Laparoskopie oder Operation oder auch bei einer **Kürettage** im Rahmen der **Sterilitätsdiagnostik**, bzw. bei Kürettage wegen Blutungen entdeckt. Sonst entsteht ein allererster Verdacht frühestens beim Auftreten eines **Adnexprozesses**, besonders dann, wenn es sich um Adnextumoren von **nicht Deflorierten** handelt.

Ganz besonders merke man sich:

> Alle **Adnexprozesse, die bei oder kurz nach einer Lungen-Tbc (Lungeninfiltrat), Hilus-Tbc** oder **bei bzw. nach einer Pleuritis exsudativa** auftreten, sind **äußerst verdächtig.** Alle diese Fälle sieht man am besten als **Genitaltuberkulose** an, solange bis das Gegenteil bewiesen ist. **Besonders häufig kommen durch Genitaltuberkulose bedingte Unterleibsbeschwerden und verdickte Tuben im Verlauf und nach einer Pleuritis vor.**

Es ist durchaus nicht so, daß die klinischen Erscheinungen einer tuberkulösen Adnexentzündung auf den ersten Blick von denen einer nicht spezifischen Salpingitis unterschieden werden können. Es gibt aber gerade bei den Adnexprozessen eine ganze Reihe von charakteristischen **Besonderheiten**, die mehr oder weniger deutlich auf eine Genitaltuberkulose hinweisen.

Adnexprozesse bzw. Adnextumoren sind auf Genitaltuberkulose verdächtig:

● wenn sie auf **Resorptionsbehandlung**, insbesondere auf **Wärmebehandlung** überhaupt **nicht ansprechen** oder sich unter der Behandlung sogar verschlechtern,

● wenn sie auffallend **wenig Beschwerden** machen, wenig druckempfindlich und wenig beweglich sind,

● wenn sie **wochen- und monatelang** mit meist **subfebrilen Temperaturen** einhergehen,

● wenn sie sehr **hoch sitzen,**

● wenn es sich um Tumoren handelt, deren **Größe** über Monate, ja sogar über Jahre **unverändert bleibt,**

ferner auch Adnextumoren

● bei **Virgines,**

● bei **jungen** Frauen mit **Aszites** und

● bei **Hypoplasia** uteri.

> **Unterentwickelte** Genitalorgane werden besonders gern von **Tuberkulose** befallen: **Doppelseitige Adnextumoren bei Hypoplasia uteri = Hinweis auf Genitaltuberkulose. „Ovarialinsuffizienz als Schrittmacher der Genitaltuberkulose"** (KIRCHHOFF)

Einseitige Adnextumoren sprechen im allgemeinen **gegen** eine tuberkulöse Ätiologie.

Derartige Hinweise, wie sie sich aus der Betastung von Adnexprozessen ergeben, sind praktisch sehr bedeutungsvoll. Es ist aber leider niemals möglich, aufgrund dieser Befunde die Diagnose Genitaltuberkulose auch nur mit einiger Sicherheit zu stellen.

Bei jeder gynäkologischen Untersuchung achte man ferner auf **multiple, kleine, oft schwer tastbare Knötchen im** DOUGLASschen Raum, die man vaginal, viel besser aber **rektal** fühlen kann. Diese Knötchen entstehen durch Absinken von tuberkulösem Material in den DOUGLAS'schen Raum.

Man beachte die

Differentialdiagnose zum Tastbefund
Knötchen-, bzw. Knotenbildung im Douglas:

1. Metastasen beim **Ovarialkarzinom**,
2. **Karzinom des Bauchfells**
   = Bauchfellkarzinose,   gut tastbare, meist
3. **Endometriosis retrocervicalis**,   **grob**knotige Gebilde.
4. Knötchenbildung bei **Genitaltuberkulose**
   (eher feinknotig),
5. kleines zervikales Myom.

Menstruationsstörungen kommen bei Genitaltuberkulose in etwa 40% der Fälle vor. Am häufigsten sind **verstärkte Regelblutungen** und **Dysmenorrhoe**, danach Tempoanomalien (zu seltene oder zu häufige Regeln). Amenorrhoe ist selten. Es gibt keine Blutungsanomalie, die für Genitaltuberkulose typisch ist.

Allgemein kann man sagen, daß die weibliche Genitaltuberkulose auch heute noch in sehr vielen Fällen zu spät erkannt wird.

Der Grund für das **späte Erkennen** der Genitaltuberkulose ist
ihr **symptomarmer Verlauf** und das
Fehlen spezifischer Symptome!

Andererseits kommt es aber gerade heute bei den guten therapeutischen Möglichkeiten darauf an, jeden Verdachtsfall auf Genitaltuberkulose möglichst frühzeitig zu klären, um jeden Genitaltuberkulose-Fall so früh wie möglich der Behandlung zuzuführen.

4 Diagnostik der Genitaltuberkulose

Verdachtsdiagnose

Das Ergebnis der **klinischen** Diagnostik der Genitaltuberkulose kann **immer** nur eine **Verdachtsdiagnose** sein, da es leider kein einziges beweisfähiges, typisches klinisches Zeichen der Genitaltuberkulose gibt. Diese **Verdachtszeichen** sind:

1. Verdächtige Anamnese: Lungentuberkulose und sonstige Tuberkuloseerkrankungen in der Vorgeschichte (Aszites, Gelenkversteifungen, „Drüsenerkrankungen" u. a.). Eine ganz besondere Rolle in der Genitaltuberkuloseanamnese spielt die

Pleuritis!

Bei 50—60% aller Frauen mit **Genitaltuberkulose** findet sich eine **Pleuritis** in der **Anamnese!**

Ferner **prämenstruelle Temperaturen**, Menstruationsstörungen, **Sterilität!**

60 – 90% der Frauen mit Genitaltuberkulose sind steril!
Bei jeder jungen Frau mit primärer **Sterilität** muß man an **Genitaltuberkulose denken!**

Die Genitaltuberkulose kann völlig symptomlos verlaufen und wird dann erst **bei der Sterilitätsdiagnostik entdeckt**. Auch als **Ursache der sekundären Sterilität** kommt sie in Frage. Etwa ein Drittel der Frauen mit gesicherter Genitaltuberkulose hat vorher eine oder zwei Schwangerschaften ausgetragen.

Gewiß führt die Tubentuberkulose durchaus nicht immer zur Sterilität. Wenn sich aber **keine anderen Gründe für die Unfruchtbarkeit** finden, so ist es praktisch doch sehr zu empfehlen, an Genitaltuberkulose zu denken und das **Menstrualblut** zu untersuchen (s. u.).

2. Verdächtiger Verlauf, vor allem einer Adnexerkrankung (s. S. 269).

3. Verdächtiger Palpationsbefund ebenfalls an den Adnexen (s. S. 269).

Die Erkennung der Genitaltuberkulose, insbesondere eines tuberkulösen Adnexprozesses aus dem Verlauf und dem Palpationsbefund ist und bleibt sehr schwierig oder unmöglich. Das geht schon daraus hervor, daß die Mehrzahl der tuberkulösen Adnextumoren erst bei der Operation oder sogar erst nach histologischer Untersuchung des Operationspräparates erkannt wird. Daher ist für die Praxis festzuhalten:

Die **klinische Diagnostik**, nämlich
— verdächtige Anamnese,
— verdächtiger Verlauf,   } ergeben bestenfalls eine
— verdächtiger Palpationsbefund   } **Verdachtsdiagnose!**

Tuberkulintests haben sich als diagnostisch wertlos erwiesen.

Für die

exakte Diagnostik der Genitaltuberkulose

gibt es nur **zwei** Wege:

1. Bakterielle Diagnostik = Nachweis von Tuberkelbakterien im Menstrualblut (bzw. im Punktions- oder Fisteleiter oder Gewebe).

2. Histologische Diagnostik = Nachweis von Tuberkeln im Gewebe.

1. Bakterielle Diagnostik:
H. KIRCHHOFF (1946/47) hat als erster versucht, Tuberkelbakterien aus dem **Menstrualblut** zu gewinnen. Er ging von der Überlegung aus, daß „zum Zeitpunkt des Zerfalls und der Ausstoßung der Schleimhaut mit Freiwerden der Tuberkelbakterien der günstigste Augenblick zur Materialgewinnung" vorläge.

Die bakterielle Diagnostik durch **Menstrualblutuntersuchung** steht in der **Diagnostik der Genitaltuberkulose** heute an **allererster** Stelle.

Die bakterielle Menstruationsblutuntersuchung ist aber nicht nur für die Diagnostik, sondern auch für die **fortlaufende Überprüfung des Therapieerfolges** wichtig.

Das Menstrualblut wird heute meist mit dem Portioadapter nach FIKENTSCHER und SEMM (Abb. 8-3 bis Abb. 8-5) aufgefangen (6 – 8 ml genügen). Das Instrument erlaubt

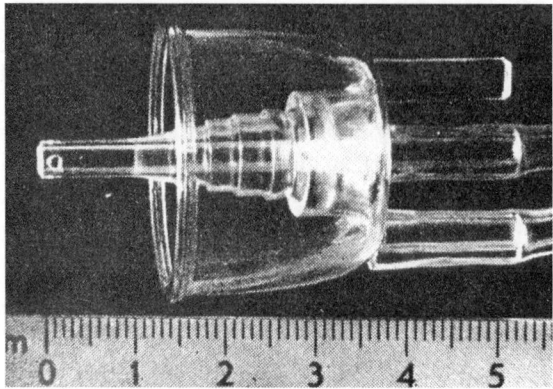

Abb. 8-3   Portioadapter nach FIKENTSCHER und SEMM.

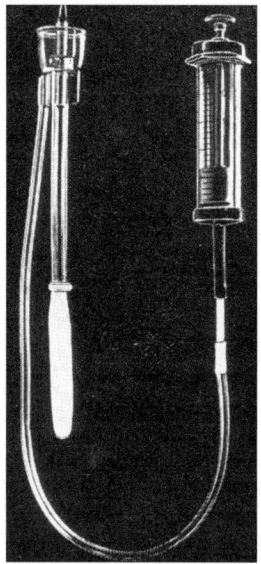

Abb. 8-4   Menstrualblutadapter nach FIKENTSCHER und SEMM. Komplettes Instrumentarium.

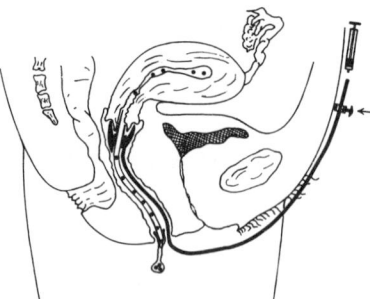

Abb. 8-5   Menstrualblutadapter nach FIKENTSCHER und SEMM in situ.
● = Menstrualblut (steril entnommen).

die sterile Entnahme des Menstrualblutes ohne Gehbehinderung der Patientin. Durch Ansaugen des Portioadapters an die Portio mittels Unterdruck schiebt sich ein konisches, großlumiges Rohr 1—2 cm in den Zervikalkanal. Das Menstrualblut wird durch einen flexiblen Schlauch in einen vor der Vulva hängenden Gummifingerling geleitet. Die einfache Handhabung erlaubt eine ambulante Menstrualblutentnahme. Das gewonnene Menstrualblut wird (ebenso wie Punktate und Gewebsproben) in der **Kultur und im Tierversuch** untersucht.

Am günstigsten ist das Auffangen des Menstruationsblutes am 1. Tage der Menstruation.

Nachteile der Methode: Bis zum Erhalt des Ergebnisses vergehen beim **Kulturverfahren etwa 3—4 Wochen**, beim **Tierversuch bis zu 8 und 10 Wochen**.

Da nach Ansicht von KIRCHHOFF eine isolierte Endometritis tuberculosa so gut wie niemals vorkommt, ist bei positivem Ausfall der Menstrualblutuntersuchung auch die tuberkulöse Ätiologie eines bestehenden Adnexprozesses geklärt.

Es muß dringend angeraten werden, bei jeder über längere Zeit bestehenden unklaren Adnexerkrankung die Menstruationsblutuntersuchung auszuführen.
Und zwar niemals nur bei einer, sondern stets bei drei aufeinanderfolgenden Menstruationen!
Allerdings spricht ein **negativer** Ausfall der Menstruationsblutuntersuchung zwar **gegen eine Tbc**, ist aber nicht beweisend.

Auch **Kürettage-** und **Probeexzisionsmaterial** soll man bei Verdacht auf Genitaltuberkulose **immer bakteriologisch** (Tierversuch und Kultur) **untersuchen lassen**. Durch Empfindlichkeitsprüfungen an den kulturell gezüchteten Tuberkelbakterien lassen sich die optimalen Tuberkulostatika für die Behandlung ermitteln.

2. Histologische Diagnostik:
Das Material dazu kann gewonnen werden
a) durch **Kürettage**,
b) aus **Operationspräparaten**,
c) durch **Probeexzision** aus erkranktem Gewebe (Portioknötchen, Scheidenulkus, Vulvaknötchen),
d) durch **Douglaspunktion** (= Bröckeldiagnose): Punktion von Adnextumoren, die breit und fest verklebt im Douglas liegen,
e) durch **Laparoskopie** und Knipsbiopsie (dabei aber intraabdominale Blutungsgefahr).

Nachteile der Materialgewinnung durch die **Kürettage**:
1. Der histologische Aufwand. Um zu einem positiven Ergebnis zu kommen, sind oft 20 oder mehr histologische Schnitte erforderlich. Verwechselungen mit unspezifischen Fremdkörpergranulomen sind möglich. Daher immer zusätzlich bakteriologische Untersuchung eines Teils des Abrasionsmaterials.
2. Die Gefahr der Exazerbation.

Diagnostische **Kürettagen** bei Genitaltuberkulosen können zum **akuten Aufflammen des Prozesses führen**!

Allerdings lassen sich solche Exazerbationen durch gezielte tuberkulostatische Therapie meist so rechtzeitig behandeln, daß eine Miliartuberkulose vermieden wird. Nur bei dringendem Verdacht auf Genitaltuberkulose ist zu empfehlen, die Kürettage unter tuberkulostatischem Schutz (z. B. Streptomycin) vorzunehmen. Dabei kann aber eventuell die Aussagekraft der Resistenzprüfung vermindert werden.

Viele Autoren lehnten früher die Probekürettage bei Verdacht auf Genitaltuberkulose ab. Heute wird die Gefahr der Exazerbation zwar nicht mehr so hoch eingeschätzt, es bleibt aber bestehen, daß die Probekürettage bei Genitaltuberkulose **niemals ganz ungefährlich** ist.

Zusätzliche Diagnostik der Genitaltuberkulose durch Hysterosalpingographie (HSG) oder Laparoskopie?

Früher wurde die HSG im Rahmen der Sterilitätsdiagnostik sehr häufig angewandt. Da ein Teil der Tubenverschlüsse auf einer vorausgegangenen Tuberkuloseerkrankung beruht, ergaben sich bei diesem Vorgehen immer wieder für Tuberkulose verdächtige Röntgenbilder. Heute hat in der Sterilitätsdiagnostik die Laparoskopie/Pelviskopie die HSG weitestgehend verdrängt.

Doch wird auch heute noch die HSG immer wieder zu diesem Zweck angewandt, meist bei fehlendem laparoskopischem Instrumentarium oder fehlender laparoskopischer Erfahrung des Untersuchers. Deshalb kann man immer wieder mit röntgenologischen Bildern konfrontiert werden, die für eine Adnextuberkulose sprechen und die man deshalb kennen sollte.

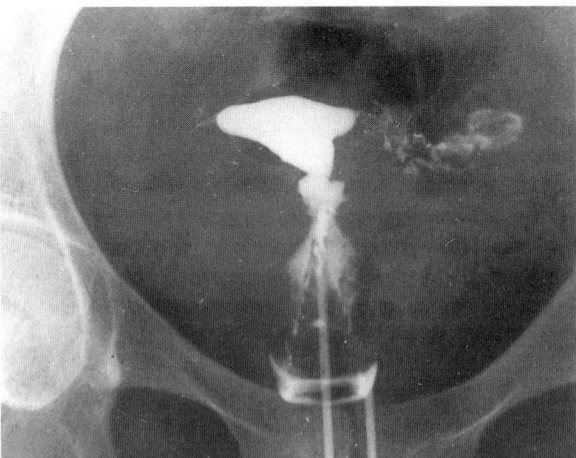

Abb. 8-6   Inhomogene Kontrastmittelansammlung in der linken Tube. Rechte Tube nicht dargestellt. Röntgenologische Diagnose: Verdacht auf Genital-Tbc. Sicherung durch positiven Ausfall der bakteriologischen Untersuchung des Menstrualblutes.

Als **wahrscheinliche** Zeichen für Tubentuberkulose sprechen im Röntgenbild

a) leicht erweiterte, **keulenförmige**, im Ampullenbeginn verklebte, verschlossene Tuben. Eine deutliche Auftreibung der Ampulle, die **gleichzeitig durchgängig** ist, spricht sehr für GT.

b) **Starrer** Verlauf der Tuben. Die Kontrastmittelfüllung ist manchmal unregelmäßig: Eine sackartig erweiterte Ampulle kann dann einem **Wollknäuel** ähneln (Abb. 8-6).

c) **Perlschnur-** oder **rosenkranz**ähnliche Bilder infolge multipler Strikturen im Isthmus- bzw. Ampullenbereich der Tuben.

Diese relativ charakteristischen Bilder sind aber selten. Ihr Fehlen spricht **nicht** gegen GT.

Die HSG bringt daher als weiterführende Tubendiagnostik bei Tbc wenig. Darüber hinaus beinhaltet sie die Gefahr der Streuung von Erregern, hämatogen und in die freie Bauchhöhle (das ampulläre Tubenende kann bei Tbc-Infektionen offen bleiben!) (s. o.). Deshalb sollte man bei durch Abrasio **bekannter Tbc-Diagnose die HSG unter allen Umständen vermeiden.**

> Die HSG bei Tbc dürfte (ganz abgesehen von ihrem meist geringen informativen Wert) eher gefährlicher als die Kürettage sein und sicher gefährlicher als die Laparoskopie (ohne Blaudurchspülung der Tuben).

Daher sollte man bei der Sterilitätsdiagnostik, sofern man überhaupt eine HSG plant (s. Kap. XVI Sterilität), zum Ausschluß oder Nachweis einer Endometriumtuberkulose zuerst eine Kürettage durchführen. Sie ist gleichermaßen wichtig für die Diagnostik der GT wie für die Funktionsdiagnostik des Endometrium. Liegt eine Endometritis tuberculosa vor, ist die GT gesichert. Eine Genitaltuberkulose ohne Endometritis tuberculosa ist selten (s. o.).

Man setzt nun sofort mit der tuberkulostatischen Therapie ein. Auf die HSG muß auf jeden Fall verzichtet werden.

> Dagegen ist die **Laparoskopie/Pelviskopie** sicher ein wesentlich ungefährlicherer Eingriff für die gezielte, aber auch zufällige Diagnose der Genitaltuberkulose, wenn **Knötchenbildungen an der Serosa auf die Tbc hinweisen.** Bei diesem Befund wird man natürlich auf die **Blaudurchspülung der Tuben zur Durchgängigkeitsprüfung verzichten.**

Probeexzisionen durch das Laparoskop können zur histologischen Sicherung, eventuell sogar zum Bakteriennachweis führen. Bei laparoskopischer Probeexzision besteht allerdings die Gefahr der intraabdominalen Blutung.

Schließlich noch ein **wichtiger diagnostischer Hinweis:**

Bei jeder Behandlung einer Genitaltuberkulose muß man auch an

Nierentuberkulose (bzw. Urotuberkulose)

denken. Bei jeder Genitaltuberkulose sollte man daher gleichzeitig eine

Urinkultur und Tierversuche

ansetzen. Allerdings ist die Genitaltuberkulose der Frau seltener als beim Mann mit einer **Uro-**Tuberkulose verbunden.

Bei jeder Genitaltuberkulose muß auch die

Lunge

untersucht werden! Die Feststellung einer Genitaltuberkulose ist oft der Anlaß zur Aufdeckung einer seit langer Zeit bestehenden und nicht bemerkten Lungentuberkulose.

5 Genitaltuberkulose und Schwangerschaft

Früher meinte man, daß eine Frau mit Genitaltuberkulose nicht schwanger werden könne. Heute wissen wir, daß es

> **nach erfolgreicher Behandlung mit Tuberkulostatika in günstig gelagerten Fällen durchaus zu einer Schwangerschaft kommen kann.**

Bei Genitaltuberkulose sollte das Eintreten einer Gravidität zur Durchführung einer Sicherheitskur veranlassen.

Nach KRÄUBIG wurden von 78 Frauen in einer Beobachtungszeit von 8 Jahren 13 Frauen = 17% **gravide**.

Wie nach jeder Adnexitis muß mit **Tubargravidität** gerechnet werden.

6 Meldepflicht, Infektiosität, Belehrung der Patientin

Meldepflicht:
Ist die Diagnose der Genitaltuberkulose gesichert, so ist die Genitaltuberkulose als „aktive" (offene) Tuberkulose **meldepflichtig!**

„Gesicherte Diagnose": Die Diagnose darf nur dann als gesichert angesehen werden, wenn entweder ein **bakteriologisch** (Menstrualblut!) oder ein **histologisch** positiver Befund, am besten beides, vorliegt.

Infektiosität:
Eine an **Genitaltuberkulose** erkrankte Frau ist zumindest **zur Zeit der Menstruation als infektiös anzusehen**. Gefahr besteht in allererster Linie für **Säuglinge!** Eine **Penistuberkulose** des Mannes aufgrund der Genitaltuberkulose der Frau wurde bislang nicht beobachtet.

Wohnungsdesinfektion ist nicht unbedingt erforderlich (ihre Durchführung ist in das Ermessen des Tuberkulose-Fürsorgearztes gestellt).

Belehrung:
Der behandelnde Arzt ist zur Belehrung der an Genitaltuberkulose erkrankten Frau über ihr hygienisches Verhalten verpflichtet. Vor allem:

Verbrennen der Menstruationsbinden!
Hände sauber halten!
Nicht mit Kleinkindern in einem Bett schlafen!

Nachkontrolle:
Die Patientin ist ferner nachdrücklich darüber zu belehren, daß sie nach der Therapie über die Dauer von **drei** Jahren in regelmäßigen Abständen **mindestens halbjährig**, später alle Jahre einmal, zur Nachkontrolle gehen muß, es sei denn, daß der Uterus und die Tuben exstirpiert worden sind.

7 Therapie der Genitaltuberkulose

Die Chemotherapie hat einen erheblichen Wandel in der Behandlung der Genitaltuberkulose mit sich gebracht. Sie hat vor allem die Aussicht auf konservative Heilung frischer, beginnender Fälle erheblich vergrößert.

Gerade aus diesem Grund ist die **Frühdiagnose** besonders wichtig. Bei geringstem Verdacht muß die **Menstrualblutuntersuchung** ausgeführt werden!

Konservative Therapie

Allgemein ist heute anerkannt:

Am Anfang der Behandlung der **frischen, beginnenden Fälle** von Genitaltuberkulose steht eine **3—4 Monate** dauernde **stationäre Behandlung** (= Heilverfahren) in einer **Frauenklinik mit Spezialabteilung** oder in einer Heilstätte für **extrapulmonale** Tuberkulose mit ständiger **frauenärztlicher** Betreuung.

Dabei ist zu beachten, daß konservative Behandlung nicht nur Behandlung mit Tuberkulostatika bedeutet. Die Tuberkulostatika sind nur ein Teil, allerdings der wichtigste, der konservativen Behandlung. Optimale Erfolge werden nur dann erzielt, wenn gleichzeitig alle anderen altbewährten physikalisch-diätetischen Mittel zur Unterstützung und Verbesserung der körpereigenen Abwehrmaßnahmen eingesetzt werden: Resorptive Behandlung (s. Kap. V S. 243), Körperliche und seelische Ruhigstellung, Freiluftkuren, Liegekuren, später natürliche Sonne und Höhensonne, vitamin- und eiweißreiche Kost, Kalzium usw.

Gleichzeitig wird die

spezifische tuberkulostatische Therapie

durchgeführt.

Die **Auswahl der Präparate** sollte möglichst nach dem Ergebnis der **Resistenzprüfung** (Kulturen aus dem Menstrualblut oder von Gewebsentnahmen) erfolgen; sonst gibt man zunächst gleichzeitig:

1. **Isonikotinsäurehydrazid** (INH) (Neoteben®).
2. **Rifampicin** (Rifa®, Rimactan®)
3. **Ethambutol** (Myambutol®)

Diese Mittel werden in Kombination angewandt.

Dosierung:

1. **INH** (Neoteben®): einschleichend bis 5 mg/kg Körpergewicht täglich.
2. **Rifampicin** (Rifa®, Rimactan®): einschleichend bis 10 mg/kg Körpergewicht täglich.
3. **Ethambutol** (Myambutol®): einschleichend bis 25 mg/kg Körpergewicht täglich.

Unter Rifampicin kommen irreguläre Blutungen und **Versagen oraler Kontrazeptiva** durch beschleunigten Abbau (Enzyminduktion) der Sexualsteroide vor (Gefahr [einer zwar unwahrscheinlichen] unerwünschten Gravidität).

In der Reihenfolge ihrer Wertigkeit kommen für die Behandlung außerdem in Frage: **Protionamid, Streptomycin, Pyrazinamid.**

Dosierung:

Protionamid (ektebin®) einschleichend bis 3 – 4mal 0,25 g tägl.

Streptomycin (z. B. Streptothenat®) 1 g tägl. i.m. (bei über 40 Jahre alten Patientinnen weniger). **Kontrollen der Funktion des VIII. Hirnnerven durch den Otologen unerläßlich.**

Pyrazinamid (Pyrafat®): einschleichend 40 mg/kg Körpergewicht täglich.

Unter INH, Ethambutol, Protionamid und Pyrazinamid Herabsetzung des Reaktionsvermögens (Straßenverkehr!). Bei INH und Protionamid Alkoholabstinenz geboten.

Die **Therapie** erfolgt zuerst stationär, später ambulant in der Regel **in 3 Phasen.**

In der **Initialphase** steht im Vordergrund die stationäre Behandlung mit der **Dreierkombination**: INH – Rifampicin – Ethambutol. Sie sollte mindestens für drei Monate, je nach Schwere des Falles länger, durchgeführt werden (vor allem Rifampicinanwendung nicht unter drei Monaten). Danach kann als **Stabilisierungsphase** ambulant für 4 – 5 Monate auf 2 Medikamente (z. B. INH + Ethylambutol) zurückgegangen werden. Dem schließt sich eine **Sicherungsphase** durch Monotherapie mit einem anderen Tuberkulostatikum (z. B. Protionamid oder Pyrazinamid), eventuell auch unter Beibehaltung der INH-Medikation für etwa 6 Monate an. Nach Abschluß der Behandlung Kontrollen für 3 Jahre im Abstand von 6 Monaten (s. o.). Die Heilungsraten liegen bei konservativer Therapie zwischen 70 – 90% Menstrualblutkontrollen.

Während der Behandlung und 2 Jahre danach sollte eine Schwangerschaft, soweit sie bei der Lage der Dinge überhaupt möglich erscheint, tunlichst durch Anwendung von Ovulationshemmern vermieden werden (s. hierzu aber mögliches Versagen von OH unter Rifampicin!).

Operative Therapie der Genitaltuberkulose

Die operative Therapie steht **niemals am Anfang der Therapie** bei Genitaltuberkulose, sondern wird erst dann erwogen, wenn eine genügend lange und unter sachkundiger Leitung durchgeführte konservative Therapie nicht zum Erfolg führt. Heute gelten folgende **Indikationen:**

1. **Mehrmonatige, vergebliche konservative Therapie** ohne Rückgang des Palpationsbefundes.

2. **Erhebliche Beschwerden und Schmerzen** (Druck auf Blase oder Darm), bei denen **trotz konservativer Behandlung** keine Besserung zu erzielen ist.

3. **Völlige Unverträglichkeit der physikalischen oder medikamentösen Maßnahmen.**

4. **Akute Pyosalpingen** mit peritonealen Reizerscheinungen oder Ileus oder mit septischen Erscheinungen bei Mischinfektionen.

5. **Chronische Pyosalpingen** oder chronisches Pyovar mit Verfall der Patientin.

Pyosalpingen heilen niemals spontan ad integrum ab!

6. **Fisteleiterungen**, die nach längerem konservativem Versuch nicht versiegen.

7. Eventuell zusätzlicher **Aszites bei Bauchfelltuberkulose**, die durch die operationsbedingte Hyperämie günstig beeinflußt wird.

Vor, während und nach jeder Operation muß tuberkulostatisch behandelt werden.

Die „Radikalität" der Operation hängt vom Befund ab.

IX Lageveränderungen der Genitalorgane

1 Definition und Grundbegriffe

Man versteht unter **Lageveränderungen bleibende Dislozierungen der Genitalorgane aus der Mittellage.** Als **Senkungszustand** sind die Lageveränderungen definiert, bei denen sich die Genitalorgane bei der stehenden Frau **in der Senkrechten zum Introitus vaginae hin verschieben.**

Besonders das Austragen von Schwangerschaften führt zur Dekompensation des Stütz- und Halteapparates des weiblichen Beckens und damit zu Senkungszuständen.

Dennoch gilt:

Nicht jede Lageveränderung hat Krankheitswert

Die Lageveränderungen betreffen einzeln oder in mehreren Kombinationen folgende Organe:
1. die Gebärmutter,
2. die Scheidenvorderwand,
3. die Scheidenhinterwand,
4. die mobilen Nachbarorgane Blase, Rektum und den Douglasschen Raum,
5. die Ovarien.

Die Gebärmutter ist das am häufigsten von Lageveränderungen betroffene Organ. Eine Senkung der Gebärmutter hat zwangsläufig Lageveränderungen anderer Genitalorgane zur Folge.

Für die Beurteilung einer Lageanomalie der Gebärmutter sind bei der gynäkologischen Untersuchung zu prüfen:
1. **die Stellung der Gebärmutter im Becken** (Positio),
2. **die Kippung der Gebärmutter als Ganzes** (Versio),
3. **die Knickung der Gebärmutterkörperachse gegen die Längsachse der Zervix** (Flexio),
(4. **die Drehung des Uterus um seine Längsachse [= Torsio uteri]**).

Zu 1.: Die **Stellung (Positio)** (Abb. 9-1) beschreibt, wo der Uterus im ganzen innerhalb des kleinen Beckens gelegen ist. Im Normalfall steht die Portio uteri etwa in Höhe der Interspinallinie. Der Fundus uteri erreicht die Beckeneingangsebene (Terminalebene).

Zu 2.: Die **Kippung (Versio)** (Abb. 9-2) beschreibt die Neigung des Uterus nach irgendeiner Seite. Bei der häufigsten Kippung des **ganzen** Uterus nach vorn (Anteversio) wird die Kippung bei **gestrecktem** Uterus (Abb. 9-2a) durch den Winkel zwischen Uterus- und Scheidenachse, bei **geknicktem** Uterus (Abb. 9-2b) durch den Winkel zwischen **Zervix-** und Scheidenachse ausgedrückt.

Zu 3.: Die **Knickung (Flexio)** (Abb. 9-3) ist definiert als Winkel der Zervixachse gegen die Längsachse des Gebärmutterkörpers. Dieser Winkel ist im Normalfall ein nach vorn offener (stumpfer) Winkel von etwa 135°. Besteht keine Knickung zwischen Zervix- und Korpusachse, so spricht man von Streckstellung des Uterus.

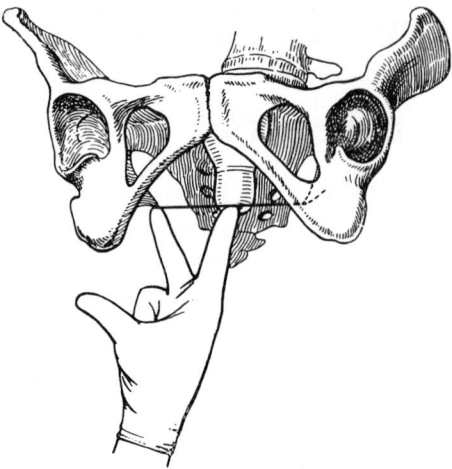

Abb. 9-1   Positio = Stellung des Uterus. In der **typischen** Stellung oder **Grund**stellung des Uterus steht die Portio etwa in der Interspinallinie (ausgezogene Linie), der Fundus erreicht die Terminalebene oder überschreitet sie etwas (nach SELLHEIM).

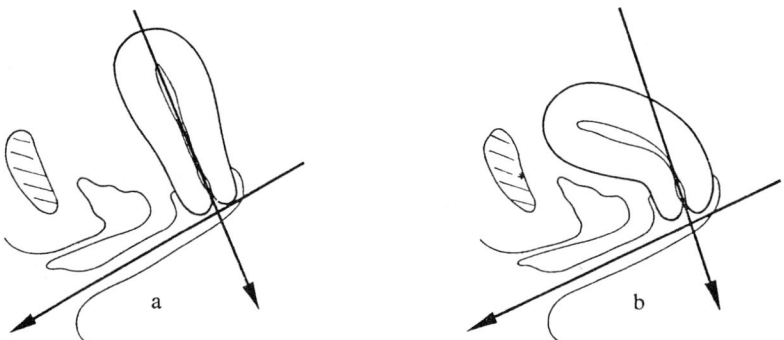

Abb. 9-2   Beispiel für Versio: Die Anteversio. Sie ist die Kippung des **ganzen** Uterus nach vorn zur Symphyse hin. Die Anteversio findet ihren Ausdruck bei gestrecktem Uterus (a) durch den Winkel zwischen Uterusachse und Scheidenachse, bei geknicktem Uterus (b) durch den Winkel zwischen Zervixachse und Scheidenachse.

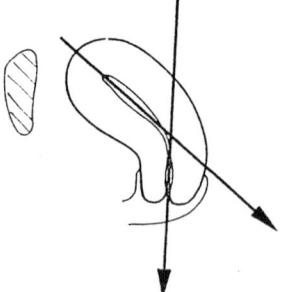

Abb. 9-3   Flexio = Knickung des Uteruskörpers gegen die Zervix. In der Abbildung ist das Korpus nach vorn gegen die Zervix abgeknickt = Anteflexio.

Zu 4.: Eine Drehung der Gebärmutter um die Längsachse (Torsio) ist ein seltenes Ereignis und entsteht entweder langsam (durch Tumorzug oder -druck) oder noch seltener hochakut mit stürmischen klinischen Zeichen (wie bei Stieldrehung eines Ovarialtumors).

> **Die normale Lage des Uterus ist die Anteversio und Anteflexio** (Abb. 9-4).

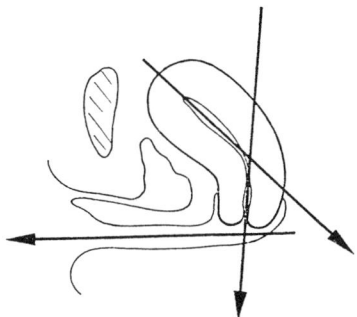

Abb. 9-4   Der Uterus findet sich am häufigsten in leichter Anteversio-Anteflexio.

> Es ist eine der wichtigsten Eigenschaften des **Uterus, in weiten Grenzen beweglich** zu sein und nach Abdrängung in seine typische Lage **zurückzukehren**.
> Beispiel: Unterschiedliche Füllung der Nachbarorgane Blase und Rektum.

Welche Gewebsanteile sichern die Lage des Genitale?

Man unterscheidet
1. Bänder (Abb. 9-5),
2. Parametranen Halteapparat (Abb. 9-5),
3. Beckenboden = Stützapparat (Abb. 9-6).

Zu 1. Bänder (Abb. 9-5):

Chordae utero-inguinales (= Ligg. rotunda = Lgg. teretia),
die vom Funduswinkel des Corpus uteri beidseits nach vorn zum Leistenkanal ziehen.

Chordae utero-ovaricae (= Ligg. ovarii propria),
welche die Ovarien an der Hinterkante des Corpus uteri fixieren.

Ligg. infundibulo pelvica (= Ligg. suspensoria ovarii),
die die Ovarien und Tuben zur Beckenwand hin nach seitlich oben locker fixieren (in Abb. 9-5 nicht eingezeichnet).

Zu 2. Parametraner Halteapparat (Abb. 9-5):

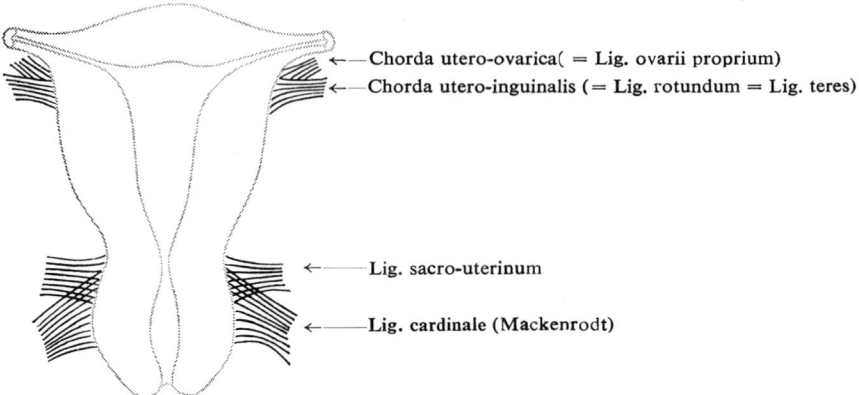

←—Chorda utero-ovarica(= Lig. ovarii proprium)
←—Chorda utero-inguinalis (= Lig. rotundum = Lig. teres)

←——Lig. sacro-uterinum

←——Lig. cardinale (Mackenrodt)

Abb. 9-5 Band- und Haftapparat.

Der parametrane Halteapparat ist überwiegend bindegewebig und besteht in der Hauptsache aus den

Ligamenta cardinalia (= seitliches Parametrium), die kollagene und in geringem Ausmaß Muskelfasern enthalten. Nach dem Kreuzbein hin ziehen Gewebsbündel, die als

Ligamenta sacro-uterina bezeichnet werden und das Rektum umfassen.

Schließlich unterscheidet man noch beiderseits vom Uterus abgehende Bindegewebsstränge, die neben die Blase ausstrahlen = **Ligamenta vesico-uterina** (in Abb. 9-5 nicht dargestellt).

Das Parametrium hat große Bedeutung für den Halt des Uterus.

Zu 3. Beckenboden (= **Stützapparat**) (Abb. 9-6):

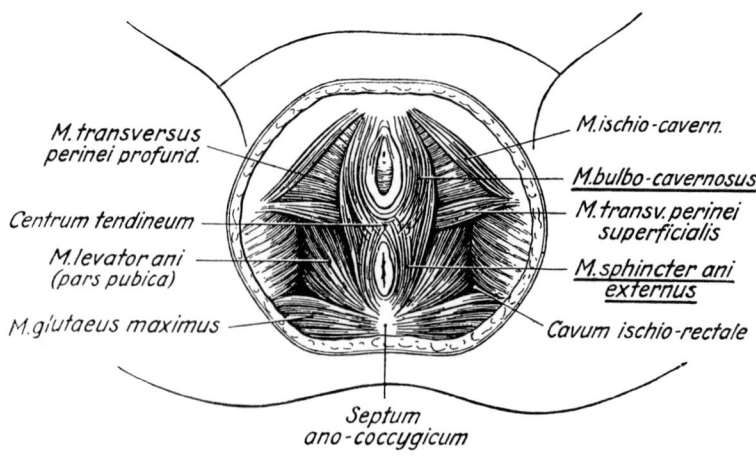

M. transversus perinei profund.

Centrum tendineum

M. levator ani (pars pubica)

M. glutaeus maximus

M. ischio-cavern.

M. bulbo-cavernosus

M. transv. perinei superficialis

M. sphincter ani externus

Cavum ischio-rectale

Septum ano-coccygicum

Abb. 9-6 Beckenboden.

Der Beckenboden besteht aus Muskeln und straff bindegewebigen Faszien.

Von außen nach innen betrachtet:

a) **äußere Schicht** aus dem
   M. bulbo-cavernosus,
   dem **Sphinkter ani** und den unbedeutenderen paarigen
   Mm. ischiocavernosus und transversus perinei superficialis.
b) Nach innen schließt sich das querverlaufende **Diaphragma urogenitale** an, das in der
   Hauptsache aus dem **M. transversus perinei profundus** besteht.
c) Zum Abdomen hin bildet der **M. levator ani** (= **Diaphragma pelvis**) mit seiner Pars
   ischiadica und pubica den muskelstärksten und ausgedehntesten Abschluß des weiblichen Beckens.

Die Gesamtheit der unter 3. beschriebenen Beckenbodenmuskeln bildet eine elastische
Platte. Von besonderer Bedeutung ist, daß der M. levator ani symphysenwärts einen
Spalt läßt, den

Levatorspalt = Hiatus genitalis (Abb. 9-7),

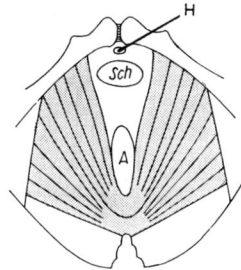

Abb. 9-7 Levatorspalt: H = Harnröhre, Sch = Scheide, A = After

dessen vorderer Teil durch die zweite (quer verlaufende) Muskelplatte, den M. transversus perinei profundus (= Diaphragma urogenitale) abgedeckt wird (in Abb. 9-7 nicht
eingezeichnet).

Durch diese elastische Platte treten

Harnröhre
Scheide und
Enddarm nach außen.

> Die diametral entgegengesetzten Aufgaben des Beckenbodens, einerseits Verschluß
> des Bauchraums nach unten, andererseits Durchlaßfunktion für verschiedene Organe
> und die Frucht unter der Geburt, erklären seine häufige Insuffizienz mit Lageveränderungen.

Die Scheide verfügt über keinen ähnlichen funktionsfähigen eigenen Halte- und Stützapparat wie der Uterus. Sie ist in ihrer gesamten Ausdehnung von lockerem Bindegewebe
(Parakolpium) umgeben und durch dieses mit den umgebenden Organen verbunden.

Bei physiologischen oder pathologischen Lageveränderungen der Gebärmutter werden die Scheide und zwangsläufig die benachbarten Harnorgane und der Enddarm **passiv** mitverlagert.

Für die Lagesicherung der Genitalorgane spielen auch die **intraabdominalen Druckverhältnisse** eine bedeutende Rolle.

2 Änderungen der Lage des Uterus

1. Positioänderungen

Aus seiner Stellung im Beckenraum (Positio) kann der Uterus seitwärts, symphysenwärts, kreuzbeinwärts und nach oben und unten entlang der Mittellinie der Beckenebenen (geburtshilflich = „Führungslinie") verlagert sein (Abb. 9-8 u. 9-9).

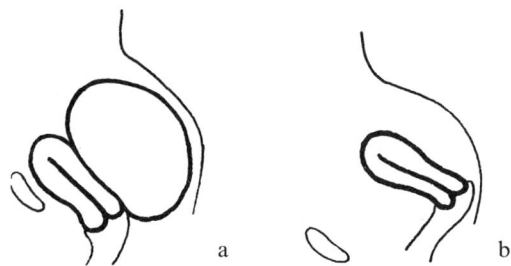

a   b

Abb. 9-8
a Anteposito = Uterus steht **vorn** hinter der Symphyse. Ein retrouteriner Tumor drängt ihn in diese Stellung.
b Retroposito = Uterus **hinten** in der Kreuzbeinhöhle.

Verlagerungen symphysen- oder kreuzbeinwärts (Ante- oder Retropositio [Abb. 9-8a u. b]), oder zur Seite (Dextropositio und Sinistropositio [Abb. 9-9a u. b]) bzw. nach oben (Elevatio [Abb. 9-9c]) sind ohne eigenen Krankheitswert, aber oft symptomatisch für Verdrängungen durch raumfordernde Prozesse im kleinen Becken.

Der Uterus kann auch durch **intraabdominale Verwachsungen** (z. B. postentzündliche Konglomerattumoren) bleibend außerhalb der Führungslinie **fixiert werden**. Bei dextroponiertem oder sinistroponiertem Uterus ohne Hypermobilität muß differentialdiagnostisch **auch an angeborene Fehlbildungen des Genitale (s. dort) gedacht werden**, oder aber an Deformierungen durch intramurale Verformung.

Beachte: Bei **Mißbildungen Ausschluß von kombinierten Harnwegsmißbildungen** (z. B. Einnierigkeit, Doppelanlagen) durch Ausscheidungsurographie und Zystoskopie. Zusätzlich Ausschluß von kombinierten **Fehlbildungen der Wirbelsäule**.

Von den Änderungen der Positio uteri hat nur die **Senkung** des Uterus (**Descensus uteri) eigenen Krankheitswert** (Abb. 9-9d).

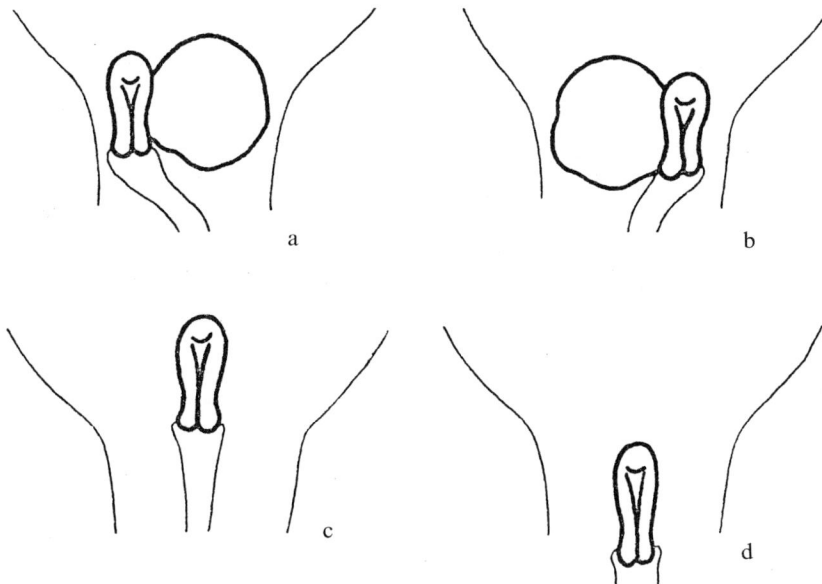

Abb. 9-9

a Dextroposito = Uterus nach **rechts** verlagert.
b Sinistroposito = Uterus nach **links** verlagert.
c Elevatio uteri = Uterus **kopfwärts** verlagert.
d Descensus uteri = **Senkung** des Uterus.

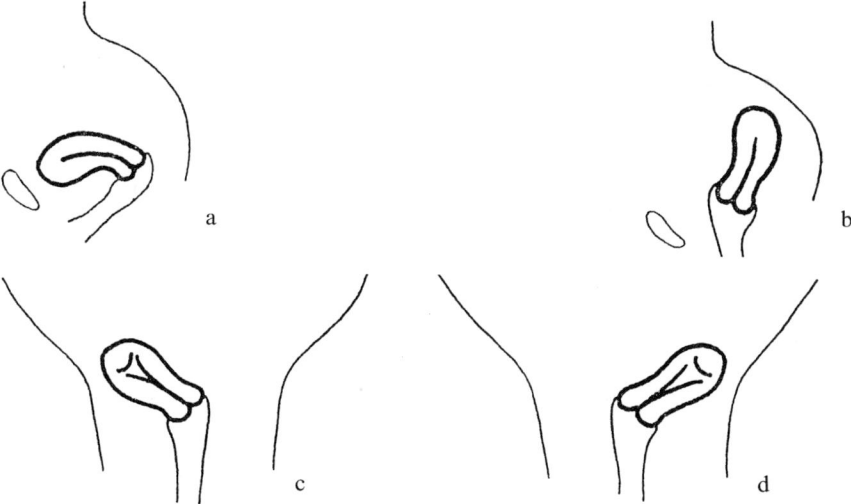

Abb. 9-10

a Anteversio uteri = Abkippung nach **vorn**.
b Retroversio uteri = Abkippung nach **hinten**.
c Dextroversio uteri = Abkippung nach **rechts**.
d Sinistroversio uteri = Abkippung nach **links**.

2. Änderungen der Versio (Abb. 9-10)

Übermäßige Kippungen des Uterus (Versio). Meist Teilsymptom einer Hypermobilität des Organs bei insuffizientem Halteapparat (Abb. 9-10a — d). Hat keinen eigenen Krankheitswert.

3. Änderungen der Flexio
(= **Knickung** = Änderung des Winkels, den Korpus- und Zervixachse zueinander bilden)

Die Knickung des Uterus (Flexio) gegen die Achse der Zervix kann zur Symphyse hin über die Norm hinaus erheblich verstärkt sein

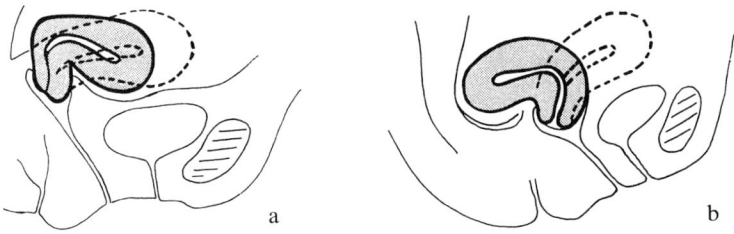

a   b

Abb. 9-11   Hyperanteflexio uteri (a); Retroflexio uteri (b).

= **Hyperanteflexio uteri** (Abb. 9-11 a). Dabei können Korpus- und Zervixachse einen sehr spitzen Winkel miteinander bilden.

Häufiger wird eine **Retroflexio uteri** diagnostiziert (Abb. 9-11 b), bei der der Winkel zwischen Korpus- und Zervixachse zur Kreuzbeinhöhle hin offen ist. Die Retroflexio uteri ist meist **kombiniert mit einer Retroversio uteri.**

Die wichtigsten Lageveränderungen des Uterus

In der Praxis kommen Lageveränderungen meist kombiniert vor. Nur drei der Lageveränderungen bedürfen einer besonderen Betrachtung, es sind dies

● die **Retroflexio uteri,**
● die **Hyperanteflexio uteri,**
● der **Descensus und der Prolapsus uteri.**

Retroflexio und Hyperanteflexio uteri werden von manchen als intraperitoneale Lageveränderung vom Descensus als extraperitonealer Lageveränderung unterschieden, eine Differenzierung, die unseres Erachtens ohne praktischen Wert ist.

3 Retroflexio uteri

Die Achsenknickung der Gebärmutter nach hinten ist die **bei Laien bekannteste Lageveränderung** der weiblichen Genitalorgane — die „Knickung". Der Arzt prüft bei der Feststellung dieses Befundes, ob der nach hinten abgeknickte Uterus gut beweglich

(**Retroflexio uteri mobilis**), also aufrichtbar ist, oder ob der Uterus in dieser Lage fixiert ist (**Retroflexio uteri fixata**) und eventuell durch schmerzhafte Verwachsungen in dieser Position gehalten wird.

3.1 Retroflexio uteri mobilis

(= Rückwärtsknickung bei gut beweglichem Uterus)

Die mobile Rückwärtsknickung des Gebärmutterkörpers (Abb. 9-12a) ist eine **häufige Lageanomalie** und **an sich nichts Krankhaftes**. Dasselbe gilt für die Retroversio uteri mobilis (Abb. 9-12b), also für jede Art von mobiler Rückwärtsverlagerung des Uterus.

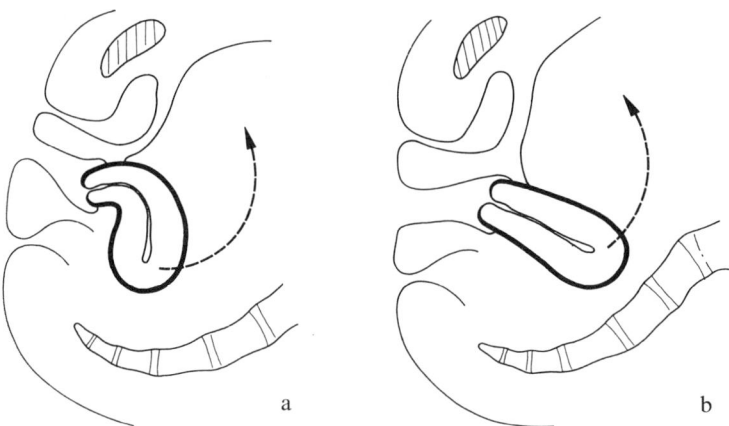

a   b

Abb. 9-12 Retroflexio mobilis (a); Retroversio mobilis (b). Die Pfeile sollen anzeigen, daß die Uteri frei beweglich und somit aufrichtbar sind.

Die Retroflexio uteri mobilis wird entweder (selten) als **Primärbefund** bei jungen Frauen oder Mädchen ohne geburtshilfliche Anamnese gefunden, oder tritt **sekundär (am häufigsten nach Entbindungen)** infolge Erschlaffung des Halteapparates, meist bei zu früher Belastung im Wochenbett, auf. Die mobile Retroflexio uteri hat nur dann Krankheitswert, wenn sie **Beschwerden** verursacht, die **eindeutig** mit der Knickung in Verbindung stehen und durch Aufhebung der Retroflexio verschwinden. Beschwerden sind nicht häufig.

Bestehen aber **Beschwerden**, so sind sie in den **meisten Fällen nicht durch die Retroflexio uteri mobilis**, sondern durch **andere Ursachen** (z. B. statische Insuffizienzerscheinungen, **Wirbelsäulenveränderungen**[!]) bedingt.

Eine primäre Retroflexio uteri findet sich manchmal bei jungen Mädchen konstitutionell im Rahmen einer allgemeinen Gewebsasthenie in Verbindung mit statischen Beschwerden oder bei einer Ovarialinsuffizienz mit Hypoplasie des Genitale. Diese müssen behandelt werden, nicht die Retroflexio.

Die Erschwerung der Konzeption durch eine Retroflexio wird häufiger behauptet als sie wirklich bewiesen ist.

Der Befund einer symptomlosen Retroflexio mobilis sollte der Patientin mitgeteilt und klar erläutert werden dahingehend, daß keine Krankheit besteht und daß es sich bei der „Knickung" nur um eine Rückwärtsverlagerung der Gebärmutter im Rahmen einer anatomischen Variante handelt.

Eine symptomlose Retroflexio uteri ist keine Krankheit und keine Operationsindikation.

Diagnostik der Retroflexio uteri mobilis:

Die **bimanuelle Palpation** klärt sehr rasch ab, ob bei bestehenden **Kreuzschmerzen** ein retroflektierter **großer gestauter** Uterus eventuell als Ursache in Frage kommt, oder diese Möglichkeit bei kleinem Uterus weitgehend ausscheidet. Gleichzeitig dient die Palpation dem Versuch der **Differentialdiagnose** zu Ovarialtumor, Myom, entzündlichem Adnextumor, retrouteriner Hämatozele bei Extrauteringravidität.

Ein beweglicher retroflektierter **Uterus muß sich aufrichten lassen** (s. Abb. 9-12a; 9-13 u. 9-14). Häufige Versuche, den mobilen, retroflektierten Uterus **ohne** daß Beschwerden bestehen, aufzurichten, sind überflüssig und sinnlos. Die Aufrichtung des retroflektierten Uterus ist keine therapeutische, sondern eine diagnostische Maßnahme bei Beschwerden der Patientin.

Die **Aufrichtung** des Uterus wird **bimanuell** durchgeführt. Die in die Scheide und/oder das Rektum eingeführten Finger drängen den Uterus nach vorne, so daß er von der

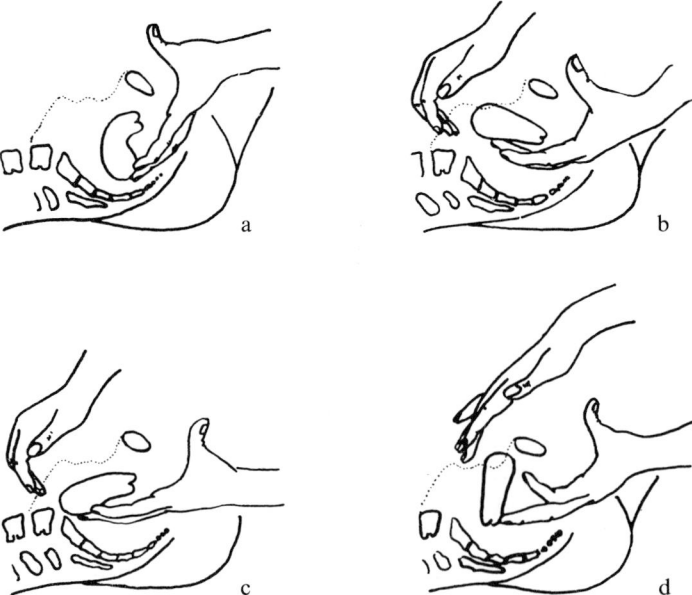

Abb. 9-13 a—d Aufrichtung des rückwärts gelagerten Uterus nach B. S. Schultze — Jena (Originalzeichnungen nach B. S. SCHULTZE).

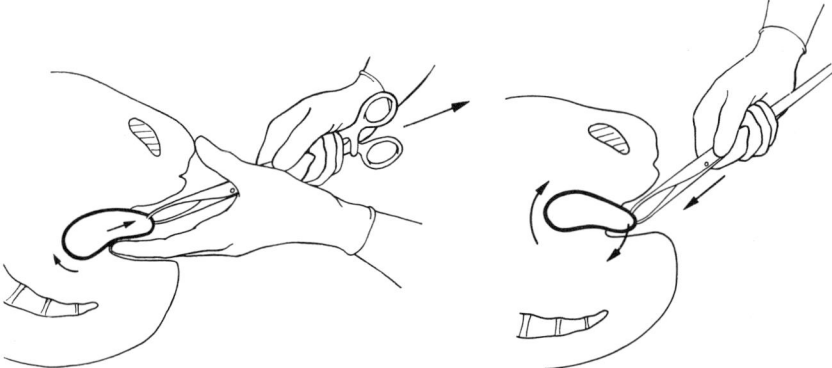

Abb. 9-14   Aufrichtung des Uterus nach O. KÜSTNER mit der Kugelzange.

äußeren Hand „aufgefangen" werden kann (Abb. 9-13 a—d). Die Bemühungen können durch das Anhaken der vorderen Muttermundslippe mit einer Kugelzange unterstützt werden (Abb. 9-14). Nie sollte man zum Aufrichtungsversuch eine Sonde in den Uterus einführen (Perforationsgefahr!).

Zur Beantwortung der Frage, ob die von der Patientin geklagten Beschwerden (Kreuzschmerzen, Druck auf das Rektum, Hypermenorrhoe u. a.) tatsächlich in Ausnahmefällen (!) durch die Retroflexio uteri bedingt sind, oder eine andere Ursache haben, läßt sich der

Pessartest

durchführen (auf den die meisten heute allerdings verzichten).

Nach Aufrichtung des mobilen Uterus wird für 2—3 Wochen ein Hodge-Pessar (Abb. 9-15 u. 9-16) eingelegt. Ist die Patientin dann beschwerdefrei und kehren die Beschwerden nach Pessarentfernung in kurzer Zeit wieder, so besteht Aussicht, sie durch eine Operation zu beheben.

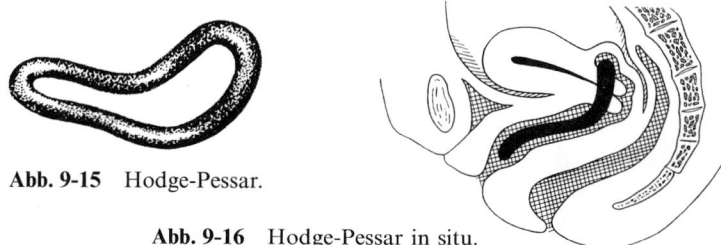

Abb. 9-15   Hodge-Pessar.

Abb. 9-16   Hodge-Pessar in situ.

Nicht eindeutige und fraglich durch Retroflexio bedingte persistierende Beschwerden sollten durch **Unterbauchlaparoskopie** sicher abgeklärt werden.

Therapie:
In der Regel ist eine Behandlung nicht notwendig. Sind aber bei bestehenden Beschwerden **alle** anderen Ursachen (auch ziehende Beschwerden bei Descensus, der meist mit Re-

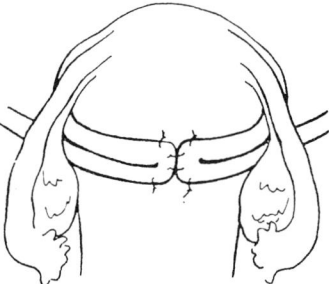

Abb. 9-17   Webster-Baldy-Frankesche Operation.

troflexio einhergeht) ausgeschlossen, so kann in **Ausnahmefällen** eine Antefixationsoperation (am besten durch Vereinigung der Lgg. rotunda auf der Uterushinterwand
nach WEBSTER-BALDY-FRANKE, Abb. 9-17), oder die Uterusexstirpation (der Erfolg
beruht meist auf psychologischer Basis) versucht werden.

3.2 Retroflexio uteri fixata (Abb. 9-18)

Läßt sich ein retroflektierter Uterus bei der bimanuellen Untersuchung **nicht** aufrichten
oder treten beim mißglückten **Aufrichtungsversuch erhebliche Schmerzen** auf, so kann es
sich um eine fixierte Retroflexio uteri handeln, bei der das Organ durch Verwachsungen
am Bauchfell des DOUGLASschen Raumes oder am Peritonealüberzug der Nachbarorgane fixiert ist.

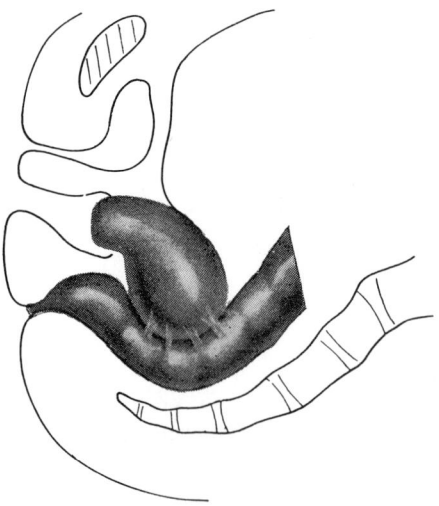

Abb. 9-18   Retroflexioversio uteri fixata nach **Entzündung**.

Ursachen der Retroflexio uteri fixata

Entweder

1. **Vorausgegangene Entzündung** = narbiges Endstadium einer früheren Entzündung nach Adnexitiden, Douglasabszessen, Pelveoperitonitiden, auch nach Extrauteringravidität;

oder

2. **Endometriose:** Vor allem an der Hinterwand der Zervix und im Douglas befindliche Endometrioseherde können durch die nach Blutungen entstandenen Narbenstränge oder breite Verwachsungen den retroflektierten Uterus nach hinten fixieren.

Symptome

Auch die Retroflexio uteri fixata verursacht oft keine Beschwerden. Sind solche vorhanden, so erklären sie sich zum Teil aus der Vergrößerung des Uterus durch Blutfülle (besonders prämenstruell) und menstruelle Abflußstauung infolge seiner fixierten Abknickung nach hinten. Häufig sind: **Kreuzschmerzen, (sekundäre) Dysmenorrhoe, Kohabitationsbeschwerden, Menstruationsstörungen** (z. B. Hypermenorrhoen), **Blasenbeschwerden** (Pollakisurie) und **Druck auf das Rektum.**

> Die an sich bereits nicht seltenen Dysmenorrhoen bei Retroflexio uteri fixata sind besonders stark, wenn eine **Endometriose** die Ursache der Retroflexio ist.

DD: Ovarialtumor, Myom, Haematocele retrouterina, entzündliche Adnextumoren.

Diagnose

1. Uterus in Retroflexio-(versio-)Haltung. Manchmal sind Narbenplatten, narbige Stränge, retrozervikale Knoten als Ursache der Fixation tastbar.
2. **Der Aufrichtungsversuch mißlingt.**
3. **Positiver Aufrichtungsschmerz!** Bei Anheben des Uterus mit zwei Fingern vom hinteren Scheidengewölbe her entsteht durch die Anspannung der fixierten Adhäsionen ein erheblicher Schmerz.
4. Weitere Klärung durch **Laparoskopie.**

> Häufige **laparoskopische Befunde** bei schmerzhafter Retroflexio uteri
>
> 1. **Varicosis pelvis**
>   (Varizenbildung im Bereich der Ovarialgefäße, der Harnblasengefäße oder der Hinterwand der Plica lata)
> 2. **Allen-Masters-Syndrom**
>   (Narbenzustände nach Zerreißung des parazervikalen Bindegewebes bei Gravidität und Geburt, häufig mit Gefäßveränderungen kombiniert; besser tast- als sichtbar)
> 3. **Peritoneale Verwachsungsstränge**
>   (mobile, meist postentzündliche Verwachsungsstränge in Form von Netzbriden, verwachsenen Appendices epiploicae des Sigma oder der Mesosalpinx)
> 4. **Endometriosis genitalis externa**

Therapie

Nur bei **entsprechenden Beschwerden** besteht eine Operationsindikation.

> Die **Diagnose** einer Retroflexio uteri fixata ist an sich noch **keine Indikation zu einer operativen Korrektur.** Die **Operationsindikation** hängt ausschließlich von den **Beschwerden ab.** Viele Frauen mit Retroflexio uteri fixata sind beschwerdefrei, oder die Beschwerden haben andere (z. B. statische) Ursachen (s. bei Retroflexio uteri mobilis).

Wenn operiert wird, so stets **abdominal**, nie vaginal. Das kleine Becken muß revidiert werden. Meist wird man den **Uterus exstirpieren.** Nur bei bestehendem Kinderwunsch wird eine **Antefixationsoperation** (s. S. 292) durchgeführt. Achtung, Rezidivgefahr! Bei präoperativ nachgewiesener Endometriose zusätzlicher Behandlungsversuch mit Danazol (Winobanin®) oder Progestagenen (z. B. Oragametril®) postoperativ, sofern die Endometriose nicht vollständig zu entfernen war (s. bei Endometriose S. 177).

4 Hyperanteflexio uteri

Bei der Hyperanteflexio uteri (= spitzwinklige Anteflexio uteri) ist der Winkel zwischen Zervix- und Korpusachse gegenüber der Norm verkleinert (Abb. 9-19). Daneben bestehen (im Tastbefund) folgende weitere Abweichungen von der Norm:

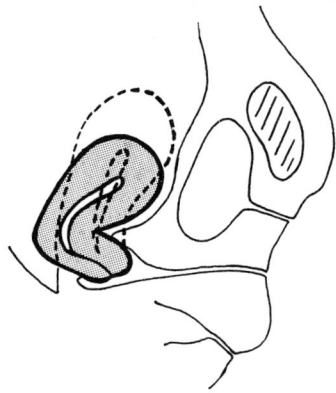

Abb. 9-19 Hyperanteflexio.

1. Der **Uterus** ist gegenüber der Norm **viel kleiner,** er ist unterentwickelt und wird deshalb meist verallgemeinernd als **hypoplastisch** bezeichnet, was im engeren Sinne dann auch richtig ist, wenn er praktisch eine verkleinerte Form des Uterus der erwachsenen Frau („Uterus en miniature") mit einem Korpus/Zervix-Größenverhältnis von etwa 2 : 1 darstellt (= **Hypoplasie des Uterus mit normalen Proportionen).** Geübte Untersucher tasten aber häufig gegenüber der auffallend langen Zervix ein sehr kleines Corpus uteri. Hier verharrt der Uterus auf der präpuberalen Entwicklungsstufe (= kleines Korpus, lange Zervix; Größenverhältnis ca. 1 : 2 = **infantil-hypoplastischer Uterus**). Die Unterscheidung zwischen beiden Formen ist durch Hysterographie möglich. Lange Zervix, manchmal auffallend dreizipfliges Kavum, kennzeichnen den infantil-hypoplastischen Uterus. Die Unterscheidung zwischen infantil-hypoplastischem und hypoplastischem Uterus mit normalen Proportionen kann einen Hinweis auf die zeitliche Entstehung eines allgemeinen Hypogenitalismus geben.

2. Vor allem der infantil-hypoplastische Uterus ist auffallend **derb**.

3. Seine **Haltung** ist oft **starr**, da das Bindegewebe in Uterusnähe rigide ist und der Uterus dadurch fast fixiert erscheinen kann.

4. Oft wird behauptet, daß der unterentwickelte, hyperanteflektierte (ganz selten aber auch retroflektierte) Uterus meist in **Sinistropositio** im Becken stehe, und daß das Ausmaß der Verschiebung sogar ein Maßstab für den Grad der Unterentwicklung sei. Das trifft aber offenbar nur für den kleineren Teil der Fälle zu.

Der **hyperanteflektierte**, derbe, manchmal sinistroponierte infantile (selten der normal proportionierte) hypoplastische **Uterus** ist **ein** kennzeichnendes **Teilsymptom** einer oft gleichzeitig bestehenden allgemeinen **genitalen Hypoplasie**.

Die genitale Hypoplasie hat ihre Ursache in einem **Östrogenmangel** (wie weit Östrogenrezeptorstörungen dabei eine Rolle spielen, ist noch nicht ausreichend geklärt). Tritt dieser bereits in der Entwicklungsphase ein, dann reift der Uterus — meist im Rahmen einer allgemeinen konstitutionellen Unterentwicklung (aber auch bei ansonsten völlig normal entwickelten Frauen) — nicht aus und verharrt auf der infantilen Stufe. Bei späterem Auftreten des Östrogenmangels (nach normaler Ausbildung des Uterus) liegt als (sekundäre) Unterentwicklungsvariante des Uterus eher eine Hypoplasie im Sinne eines verkleinerten Normaluterus vor, manchmal mit Rückbildung auch der übrigen Zielgewebe der Östrogene, d. h. mit genitaler Hypoplasie.

Auf die **genitale Hypoplasie (Hypogenitalismus)** weisen neben der Unterentwicklung des Uterus auch andere Symptome hin.

Der **muldenförmige Damm; Unterentwicklung** der **Vulva**, der **Schambehaarung**, des **subkutanen Fettgewebes** von Vulva und Mons pubis, enger Introitus, abgeflachtes Scheidengewölbe; der meist **leptosom-asthenische Konstitutionstyp** der vorwiegend mageren Mädchen.

Fast immer bestehen auch **Zyklusstörungen**.

Eine isolierte Hypoplasie des Uterus der geschlechtsreifen Frau ohne allgemeinen Hypogenitalismus findet man oft nach langdauernder Gestagenbehandlung (z. B. bei Endometriose).

Die drei **Hauptsymptome** des unterentwickelten **infantilen Uterus** sind

1. **Dysmenorrhoe,**
2. **eventuelle Sterilität oder Infertilität(?),**
3. **verstärkte oder schwache** (bis hin zur Amenorrhoe) **Regelblutungen.**

Zu 1.: Dysmenorrhoe: Typisch für die Dysmenorrhoe bei infantilem Uterus ist, daß

a) es sich um eine **primäre** Dysmenorrhoe handelt, die von Anfang an, d. h. seit der ersten Periode, besteht (im Gegensatz zur Dysmenorrhoe bei Endometriose, bei der eine **sekundäre** Dysmenorrhoe auftritt [s. S. 549]. Sie ist außerordentlich schmerzhaft;
b) die Regelbeschwerden ihr Maximum prämenstruell haben und mit Beginn der Blutung geringer werden oder enden.

Als Ursache dieser Regelschmerzen wird einmal die **gestörte Kontraktilität des Uterus** angesehen, zum anderen ist der **Halskanal** des unterentwickelten Uterus übermäßig **eng**, der innere Muttermund rigide und daher die Ausstoßung des abgebluteten Endometriums besonders schmerzhaft.

Zu 2.: Sterilität: Das Symptom eventueller Sterilität hat seine Ursache weniger im Organbefund des unterentwickelten Uterus, sondern vielmehr in der zugrundeliegenden ovariellen Insuffizienz. Bei Behebungsmöglichkeit einer sekundären Ovarialinsuffizienz sind Empfängnis und Schwangerschaft durchaus denkbar, nicht dagegen bei schweren Formen primärer Ovarialinsuffizienz. Ob nicht ausgetragene Graviditäten (Infertilität) bei Uterushypoplasie häufiger sind, ist umstritten.

Zu 3.: Verstärkte Regelblutungen dürften ihre Ursache in einer veränderten Korrelation zwischen Muskel- und Bindegewebe des Uterus haben, wodurch die Kompression menstruell blutender Gefäße erschwert ist. **Schwache Regelblutungen** werden als Folge einer Mangeldurchblutung des stärker bindegewebigen Corpus uteri angesehen, **Amenorrhoen** meist als zentral oder ovariell bedingt.

Zur **Differentialdiagnose der Ursache: Gonadotropinbestimmung!** Niedrige Gonadotropinwerte sprechen für eine prognostisch meist günstige zentrale Ursache, hohe für einen prognostisch ungünstigen **primären** Ovarialschaden.

Therapie:
Die Therapie ist **niemals operativ.** Die früher vielfach empfohlene Dehnungsbehandlung der Zervix bei Dysmenorrhoe ist heute wegen der Gefahr bleibender Störungen des Verschlußapparates der Zervix mit Risiken bei späteren Schwangerschaften verlassen.

Allgemeinbehandlungen: Hydrotherapie, Massage, Sport usw. sind von **fraglichem Wert.**

Die **Hormonbehandlung** im Sinne einer Pseudogravidität (s. S. 538) ist nicht allgemein akzeptiert. Sie ist noch am ehesten im Rahmen einer **ovulationsauslösenden Behandlung bei sekundärer Ovarialinsuffizienz** (mit Kinderwunsch) anzuraten, jedoch sicher sinnlos bei primären Ovarialschäden.

Die beste „Therapie" ist eine Schwangerschaft.

Nachtrag: Zuweilen werden auch heute noch Fälle beobachtet, bei denen eine „iatrogene" Hyperanteflexio uteri vorliegt. Hier wurde wegen Lageveränderungen des Genitale oder Harninkontinenz der Uterus zwischen Blase und Scheide interponiert (Interpositio uteri). Die Kenntnis dieses selten gewordenen Befundes ist bei abklärungsbedürftigen uterinen Blutungen wichtig, da wegen der steilen Anteflexio-versio die Sondierung oder Abrasio des Corpus uteri hochgradig erschwert oder technisch unmöglich ist.

5 Descensus und Prolaps des Uterus und der Vagina; Harninkontinenz

Begriffsbestimmungen

Descensus uteri (et vaginae)

= Tiefertreten des Uterus (und/oder der Scheide), ohne daß Teile davon aus der Vulva heraustreten. Beim höchsten Grad hat die Portio die Vulvagrenze erreicht und wird in ihr sichtbar (Abb. 9-20).

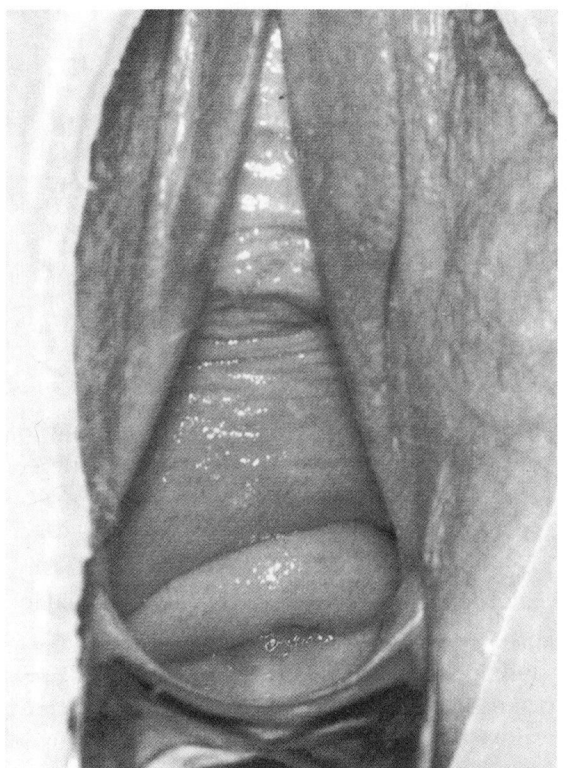

Abb. 9-20   Descensus uteri et vaginae. Stärkster Grad: Die Portio hat die Vulvagrenze erreicht.

Prolapsus uteri (et vaginae)

= Vorfall: Stärkerer bzw. stärkster Grad der Senkung des Uterus und der Scheide. Die Genitalorgane oder ein Teil von ihnen fallen vor die Vulva, daher der Begriff **Vorfall** (Abb. 9-21 u. 9-22).

Je nach dem Grad des Vorfalls unterscheidet man in

a) **Partialprolaps** = Nur ein Teil des Uterus (z. B. nur die Portio) bzw. des Uterus und der Scheide liegt außerhalb der Vulva (Abb. 9-21).

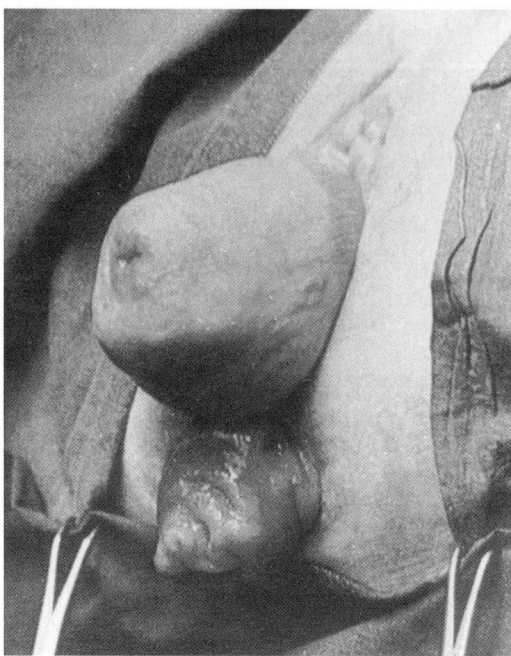

Abb. 9-21 Partialprolaps. Nur ein Teil des Uterus ist vorgefallen. Zusätzlich besteht (als Neben-befund) ein Vorfall der Darmschleimhaut.

b) **Totalprolaps**: Das ganze Scheidenrohr ist nach außen herausgestülpt und liegt vor der Vulva (Abb. 9-22). In ihm fühlt man den ganzen Gebärmutterkörper wie in einem Sack.

Die Senkungszustände der Gebärmutter und/oder der Scheide sind die häufigsten krankhaften Befunde bei Frauen jenseits des 30. Lebensjahres. Dabei verhalten sich Befund und subjektive Beschwerden nicht immer proportional zueinander.

Für die **Diagnostik**, insbesondere aber für eine **erfolgreiche Therapie**, ist die ausreichende Einsicht in die anatomisch funktionellen Verhältnisse notwendig, die den Senkungsvor-gängen zugrunde liegen. Hierzu ist Vieles, zum Teil auch Gegensätzliches geschrieben und gesagt worden; die derzeitige Ansicht läßt sich etwa wie folgt darstellen:

5.1 Ursachen der Uterus-Scheiden-Senkung

Uterovaginale Senkungszustände werden im wesentlichen durch **drei Faktoren (Wir-kungsmechanismen)** einzeln oder gemeinsam verursacht,

1. die **Beckenbodeninsuffizienz**,
2. die **Erschlaffung des Band- und Haftapparates**,
3. die **Störung der intraabdominalen Druckverhältnisse** mit Enteroptose durch **Becken-bodeninsuffizienz, Hängeleib (Senkleib), Rektusdiastase** (und eventuell bei leptosom-asthenischer Konstitution).

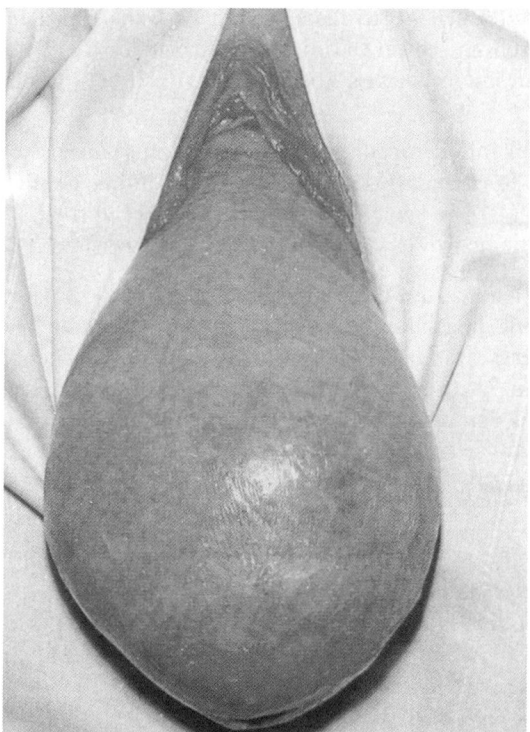

Abb. 9-22 Totalprolaps. Das ganze Scheidenrohr ist herausgestülpt und liegt vor der Vulva. Darin tastet man die Gebärmutter wie in einem Sack.

Zu 1.: Wirkungsmechanismus 1 = Beckenbodeninsuffizienz (= Schlußunfähigkeit des (stützenden) Beckenbodens = **Bruchpforte**).

Die häufigsten Ursachen:

a) Die **Zerreißung**, meist Ein- oder Abriß des M. levator ani (vom Schambein) am ehesten bei operativen Entbindungen oder langanhaltendem Druck des vorangehenden Teils (z. B. übertriebener Dammschutz). Die **bindegewebige Heilung** garantiert die Stützfunktion des stärksten Beckenbodenmuskels nicht mehr → Beckenbodeninsuffizienz.

b) Für **Überdehnungserscheinungen** der Beckenbodenmuskulatur **ohne** Levatorein- oder -abriß, spielen besonders gehäufte Geburten in sehr kurzen Abständen eine Rolle → Beckenbodeninsuffizienz.

Die rechtzeitige Entlastung des Beckenbodens unter der Geburt kann daher eventuellen späteren Senkungszuständen vorbeugen, da hierdurch der Geburtskanal begradigt wird und die Muskulatur ohne extreme Überdehnung vor dem tiefertretenden Kopf zurückweichen kann. Deshalb:

Ein **Dammschnitt** (Episiotomie) bei der Geburt kann (!) eine **Senkungsprophylaxe** sein.

Gegenüber den geburtstraumatischen Vorgängen hat die zu **frühe Belastung des Bekkenbodens im Wochenbett** durch zu schwere körperliche Arbeit für die Entstehung der Beckenbodeninsuffizienz zwar eine geringere, aber doch deutlich hervorzuhebende Bedeutung.

Eine seltene Ursache der Beckenbodeninsuffizienz können Innervationsstörungen der Beckenbodenmuskulatur bei **Rückenmarkskrankheiten, Spina bifida occulta** u. a. sein. Daran ist besonders bei Genitalsenkungen von **Neugeborenen** (Totalprolaps) oder **Nulliparen** zu denken. Fachärztliche neurologische Untersuchung herbeiführen!

Daß es bei Beckenbodeninsuffizienz zum Descensus des Uterus und der Vagina kommt, ist nicht zuletzt daraus zu verstehen, daß die **Schwebelage des gesamten Eingeweidepaketes und damit auch des Uterus** durch den Defekt („Hernie") des Beckenbodens und/ oder zusätzlicher Faktoren (s. Wirkungsmechanismus 3) **verlorengeht.** Daraus ergibt sich ein verstärkter Druck auf den defekten Beckenboden, der die Genitalorgane nach unten herauspreßt.

Normalerweise lastet der Eingeweideblock, d. h. die Gesamtheit der Eingeweide im Bauchraum, also Magen, Därme usw. und innere Genitalien als unterster Pol, nicht auf dem Beckenboden, da seine Organe sich in einer Art **Schwebehaltung** befinden

a) durch **Adhäsionskräfte untereinander;**

b) durch einen **Unterdruck in der Bauchhöhle,** der eine gewisse Sogwirkung nach oben (= zwerchfellwärts) ausübt. Dieser Unterdruck ist davon abhängig, daß die drei großen Muskelplatten: Zwerchfell, Bauchmuskulatur, Beckenbodenmuskulatur intakt sind. Man kann sich dies nach K. RICHTER (Gynäkologie und Geburtshilfe, Band III, Thieme, Stuttgart 1972, S. 791, zitiert nach SCIPIADES) so vorstellen:

Die (für die Schwebelage des Uterus) wirksam werdenden Kräfte werden durch den Versuch mit einem vollen, von einem dünnen Blatt Papier gedeckten Wasserglas vor Augen geführt, das umgestülpt nicht ausläuft. Das Papierblatt entspricht dem Beckenboden, der Inhalt dem Eingeweidepaket, der umgestülpte Becher der Wandung der gemeinsamen pelvinen und abdominalen Viszeralhöhle und sein nach oben gekehrter Boden dem Zwerchfell. Der Becherinhalt bleibt in seiner Lage, solange die Wand des Bechers und das Papierblatt intakt sind. Andernfalls fließt das Wasser aus und reißt das Blatt mit.

Damit wird demonstriert, daß die Schwebelage des Genitale durch ein „Tonus-Turgorspiel" verschiedener Muskelplatten garantiert wird. Geht dieses abgestimmte Muskelspiel verloren (z. B. durch Beckenbodeninsuffizienz; s. hierzu aber auch Wirkungsmechanismus 3), dann wird der Schwebezustand der Eingeweide aufgehoben und das Eingeweidepaket lastet nun mit hohem Druck auf dem defekten Beckenboden (Abb. 9-23 u. 9-24). Es kommt zum Descensus und Prolaps.

Schematisiert ließe sich das etwa so verdeutlichen:

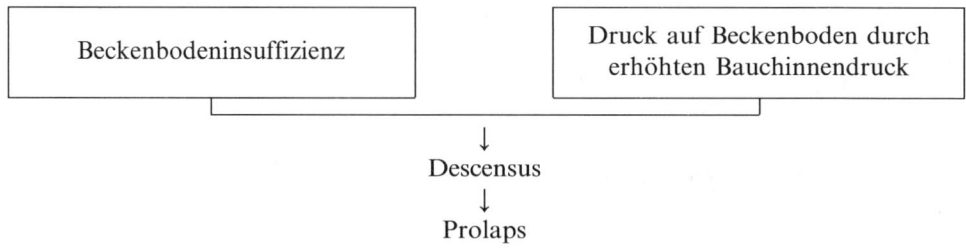

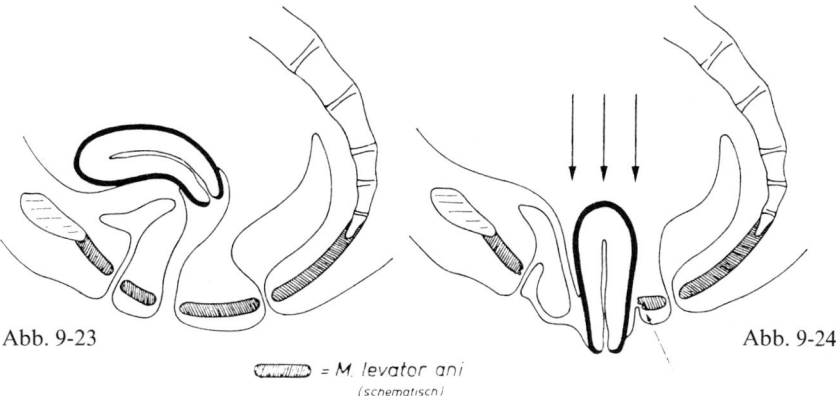

Abb. 9-23   ▭▭▭ = M. levator ani   Abb. 9-24
                                    (schematisch)

Abb. 9-23 Lage des Uterus bei intaktem Beckenboden. Der Druck des Eingeweideblocks mit den Genitalien als unterstem Pol lastet nicht auf dem Beckenboden, da sich die Organe in „Schwebe-haltung" befinden.

Abb. 9-24 Liegt eine Beckenbodeninsuffizienz vor (hier handelt es sich um einen unter der Geburt angerissenen Levatorschenkel, s. Pfeil ····>), so wird der Schwebezustand der Eingeweide aufge-hoben: Die Därme lasten jetzt mit hohem Druck ↓↓↓ auf den Genitalorganen und pressen sie nach unten heraus.

Zu 2.: Wirkungsmechanismus 2 = **Erschlaffung des Band- und Haftapparates.** (s. hierzu Band- und Halteapparat S. 284)

Die Erschlaffung des bindegewebigen Halteapparates kann a) **angeboren** oder b) **erwor-ben** sein. Sie ist nur **sehr selten die einzige** Ursache für die Genitalsenkung.

Zu a) Als alleinige Ursache für die Senkung des Genitale kommt vorwiegend die **angeborene Schlaffheit des Aufhängeapparates** als **Teilsymptom einer allgemeinen Bindegewebs- und Muskelschwäche** (mit Enteroptose) in Frage. Es handelt sich meist um Frauen mit leptosom-asthenischem Körperbau, welche die gleiche Bindegewebsinsuffizienz auch in anderen Organbereichen zeigen.

> **Genitalsenkungen** bei Frauen, die **nicht geboren haben**, sind so gut wie immer die **Folge einer angeborenen Gewebsschwäche = Asthenie.**

Zu b) Wenn sekundär erworben der Halteapparat (z. B. nach Geburten) versagt, ent-steht meist zuerst eine Retroversio oder **Retroflexio** uteri, die für die Entstehung des Descensus eine zusätzliche Rolle spielt (s. u.). Nur bei nulliparen Frauen ist (selten) die Erschlaffung des Halteapparates die **alleinige** Ursache für eine Ge-nitalsenkung (s. auch unter a). Meist sind **sowohl** der **Stütz-** (Beckenboden) **als auch** der **Halteapparat** gemeinsam an dem Senkungsvorgang beteiligt.

Zu 3.: Wirkungsmechanismus 3 = **Störung der intraabdominalen Druckverhältnisse mit Enteroptose** durch: Hängeleib (Senkleib), Rektusdiastase, Beckenbodeninsuffizienz (und eventuell bei leptosom-asthenischer Konstitution).

Jeder Hängeleib (und wohl auch die Diastase des M. rectus abdominis) stellt eine Erschlaffung der Bauchdecken und damit eine erhebliche Störung im Wechselspiel der Muskulatur (s. zu 1.), die den Schwebezustand des Eingeweideblocks aufrechterhält, dar; der Druck des Eingeweideblocks lastet voll auf dem Beckenboden.

Solange die Beckenbodenmuskulatur intakt ist, fängt sie den Druck auf und leistet ihm Widerstand. Zu einem Tiefertreten des inneren Genitale (Scheide, Uterus, Adnexe) kann es solange nicht kommen, wie der Uterus sich in normaler Anteflexio-versio-Stellung befindet (Abb. 9-25 mit Erklärung).

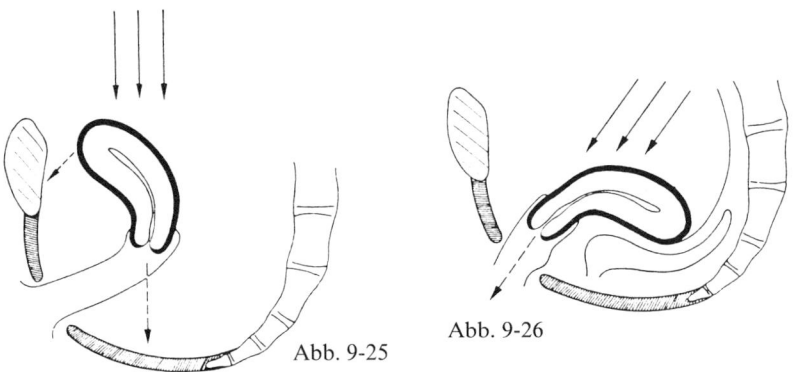

Abb. 9-26

Abb. 9-25

Abb. 9-25   Bei einem Uterus in **Anteflexionshaltung** kann es **nicht** zum Deszensus kommen, solange der Beckenboden intakt ist. Kommt es zu einem erhöhten intraabdominalen Druck, so wird der Fundusteil des Uterus gegen die Symphysenhinterwand gedrückt, sein Halsteil setzt sich auf den muskulären Damm (M. transversus perinei profundus) ab, die **Last der Därme wird also immer abgefangen**.

Abb. 9-26   Liegt der Uterus **retro**flektiert, so wird bei **erhöhtem intraabdominalen Druck** das Korpus zunächst gegen die Levatorplatte gedrückt, der **Halsteil** liegt jetzt aber **innerhalb der Bruchpforte** des Levatorspaltes und wird als erster Teil der Gebärmutter nach unten herausgepreßt.

Liegt aber durch Erschlaffung des Bandapparates eine **Retroflexio** uteri vor, so kann der durch den **Hängebauch** verursachte Verlust des intraabdominalen Unterdrucks zu einem Descensus oder Prolaps des inneren Genitale **auch bei intaktem Beckenboden** führen (Abb. 9-26 mit Text).

Daher kann in Fällen eines Hängebauchs eine **gutsitzende Leibbinde** ein wesentlicher Bestandteil der Behandlung des Descensus sein.

Gleichgültig für das Zustandekommen des obigen Mechanismus dürfte es sein, um welche Art von Hängebauch (bzw. Bauchdeckeninsuffizienz) es sich handelt, ob durch **Adipositas** oder durch **Diastase des M. rectus abdominis** verursacht, oder ob die Enteroptose durch Steigerung des Bauchinnendrucks Folge eines **leptosom-asthenischen Konstitutionstyps** ist.

Vorgang der Senkung und des Vorfalls

Die genannten Faktoren für die Entstehung des Descensus treten meist in **Kombination** auf. Dadurch wird nun zuerst der meist retroflektierte Uterus mit seinen Anhängen nach unten, d. h. vulvawärts gepreßt. Reaktiv wird die Scheide verkürzt, ziehharmonikaähnlich zusammengeschoben und ausgestülpt. Es kommt zum Descensus der vorderen und hinteren Scheidenwand

= Descensus vaginae anterior et posterior.

Da die vordere Scheidenwand durch das perivesikuläre Gewebe (Septum vesico-vaginale) mit der Blase relativ fest verbunden ist, hat jede Senkung der vorderen Scheidenwand eine

Zystozele = Senkung des Blasenbodens

zur Folge (Abb. 9-27 u. 9-28).

Man kann manchmal auch eine **Urethrozele**, d. h. einen Vorfall des untersten Teils der Scheidenwand, sanduhrförmig abgegrenzt gegen die eigentliche Zystozele, feststellen. Für die Praxis ist dies weniger von Bedeutung als für die operative Therapie.

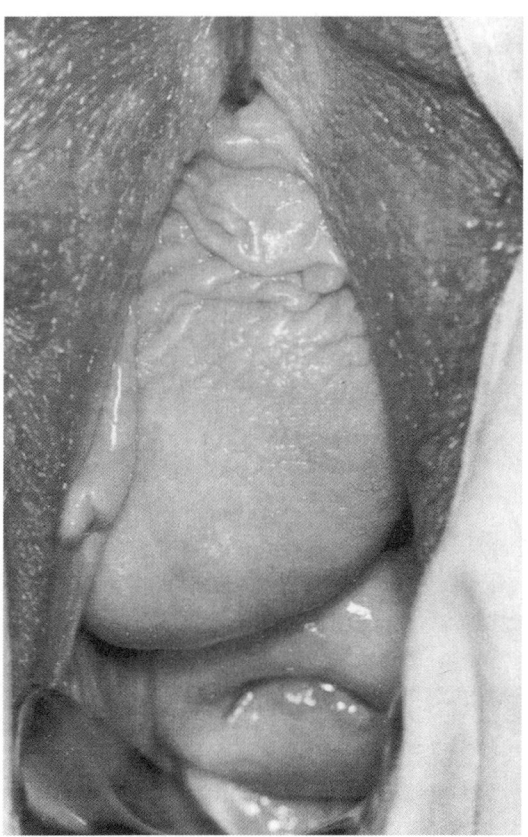

Abb. 9-27   Ausgeprägte Zystozele bei erheblichem Deszensus (Portio hat die Vulvagrenze erreicht).

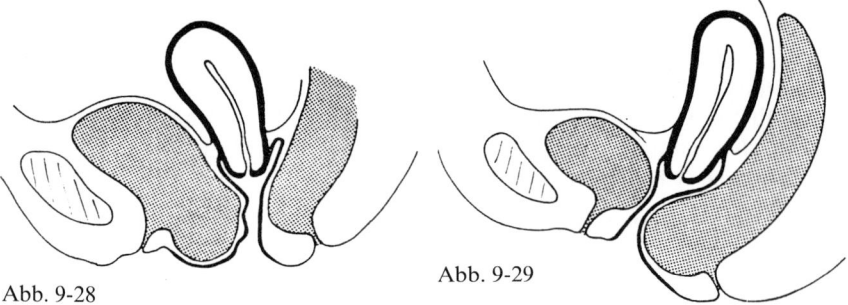

Abb. 9-29

Abb. 9-28

Abb. 9-28   Leichter Deszensus des Uterus mit Senkung der vorderen Scheidenwand = Zystozele.

Abb. 9-29   Leichter Deszensus des Uterus mit Senkung der hinteren Scheidenwand = Rektozele.

Das Bindegewebe zwischen Rektum und Scheide ist lockerer, so daß die bei Senkung der hinteren Scheidenwand auftretende

Rektozele = Senkung der Rektum-Vorderwand (Abb. 9-29)

manchmal weniger stark ausgebildet ist.

Isolierte Rektozelen ohne allgemeinen Descensus können gelegentlich dann entstehen, wenn der Uterus straff und hoch an der vorderen Bauchwand entweder **operativ** (z. B. Exohysteropexie nach KOCHER, Rotundumfixation nach GILLIAM-DOLÉRIS) oder **narbig** (z. B. nach Sekundärheilung einer Sectio caesarea, schweren Adnexitiden, oder bei Endometriose) fixiert ist. Durch die Antefixation des Uterus wird die an sich schon tiefe Excavatio rectouterina verstärkt und stärker belastet.

Eine Sonderform der Senkung der Scheidenhinterwand stellt die

Douglasozele = Enterozele (Abb. 9-30)

dar. Dabei enthält der Prolaps der hinteren Scheidenwand nicht nur Anteile des Rektum, sondern höhergelegener Dick- oder Dünndarmabschnitte. Es handelt sich also um eine echte, vom Douglasschen Raum ausgehende, **Hernie**.

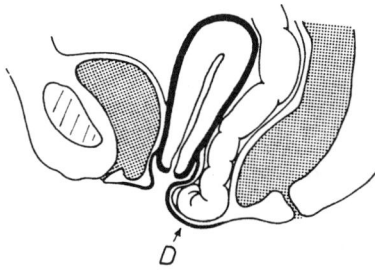

D

Abb. 9-30   Deszensus des Uterus mit Senkung der vorderen und hinteren Scheidenwand. Es besteht eine Enterozele (= Douglasozele [D]) sowie eine leichte Zysto- und Rektozele.

Häufig ist bei Descensus uteri et vaginae der Halsteil der Gebärmutter mehr oder weniger stark ausgezogen

= Elongatio colli (sichtbar in Abb. 9-21).

Sie kommt dadurch zustande, daß der Fundus uteri, der noch von dem Bandapparat gehalten wird, unter hohem abdominalem Druck steht und dementsprechend in seinem vaginalen Anteil ein **relativer** Unterdruck besteht. Das führt zu einer **Lymphstauung** (ähnlich wie bei dem Caput succedaneum unter der Geburt) und bei langem Bestehen des Zustandes zur Bindegewebsvermehrung mit Verdickung und Ausziehung der Zervix.

5.2 Symptome des Descensus und Prolapsus

Geringe Senkungserscheinungen finden sich bei fast allen Frauen, die geboren haben, ohne daß sie dadurch belästigt werden, zumindest solange sie jung sind. Mit zunehmendem Lebensalter nimmt aber meist das Ausmaß der Senkung zu. Damit treten dann im allgemeinen, wenn auch nicht immer, charakteristische Beschwerden auf. Die Beschwerden werden von den Patienten, je nach ihrer Empfindlichkeit, sehr unterschiedlich bewertet.

1. Drängen und Druck nach abwärts, als ob „etwas da unten herausfiele" = **Senkungsgefühl**.

2. Schmerzen werden seltener angegeben, entweder als **Kreuzschmerzen** oder als **Schmerzen, die in die Leisten ausstrahlen**. Sie kommen durch Zug des nach unten absackenden Genitale am Bandapparat und am Peritoneum (besonders stark bei parametranen Narben oder intraabdominalen Verwachsungen als sog. „schwebende Pein") zustande (Achtung: Bei Rückenschmerzen immer Röntgenaufnahme der Lendenwirbelsäule zum Ausschluß von Wirbelsäulenschäden (!), wobei durch die Therapie des Descensus die Beschwerden natürlich nicht gebessert werden können). Differentialdiagnostischer Hinweis: Schmerzen, besonders Rückenschmerzen, die durch Senkung bedingt sind, bessern sich im Liegen oder sind morgens geringer.

3. Blasenerscheinungen

a) **Pollakisurie** = gehäuftes Wasserlassen in kleinen Portionen. Kann ein Frühsymptom sein. Auftreten besonders bei größeren Zystozelen. Die Zystozele liegt unter dem Niveau der inneren Harnröhrenöffnung. Die Blase wird bei der Miktion nicht vollständig entleert; es verbleibt Restharn, daher nach kurzer Zeit erneuter Harndrang.

b) **Zystitiden und Zystopyelitiden: durch Restharnbildung und Infektion. Rezidivierende Blasenentzündungen sind immer eine Indikation zur frauenärztlichen Untersuchung!** (anstelle wiederholter erfolgloser Chemotherapie).

c) **Streßinkontinenz** = relative Harninkontinenz = unwillkürlicher Harnabgang beim **Niesen, Husten, Lachen, Heben**, d. h. bei jeder Betätigung der Bauchpresse und damit verbundener Erhöhung des intraabdominalen Druckes.

Mit Ausbildung extremer Grade der Zystozele kann eine **scheinbare Besserung** der Harninkontinenz auftreten. Durch die Änderung der Mechanik knickt der Blasenhals und Urethralbereich so stark ab, daß anstelle der funktionellen Inkontinenz ein Harnverhalt mit erschwerter Miktion auftritt (= **Quetschhahnmechanismus**). Die Patienten erleichtern manchmal selbst die Miktion durch Anheben der Harnblase mit den in die Scheide eingeführten Fingern.

Differentialdiagnostisch ist bei den Symptomen der Harninkontinenz oder bei Miktionsbeschwerden auch daran zu denken, daß

psychische oder neurologische Störungen einer Harninkontinenz zugrunde liegen können (z. B. Hirntumoren, schwere Arteriosklerose, diabetische Polyneuropathie, multiple Sklerose, Zustand nach Apoplexie oder Enzephalomalazie) oder eine Urge-Inkontinenz (s. S. 335). Hierbei kann ein pathogenetischer Zusammenhang mit gleichzeitig festgestellten Lageveränderungen nur vorgetäuscht sein. **Auch die bestdurchgeführte Senkungsoperation hat dann auf diese Beschwerden keinen Einfluß**.

4. **Obstipation oder Erschwerung der Defäkation** bei hochgradiger Rektozelenbildung. Ein Teil der Ampulla recti wird oft nicht entleert, da bei Bauchpresse der Darm vaginalwärts ausweicht. Manche Frauen drängen deshalb bei der Stuhlentleerung die Darmvorwölbung mit der Hand zurück. Meist besteht bei diesen Frauen bereits ein Laxantienabusus, gelegentlich mit Elektrolytstörungen.

Angaben über **Stuhlinkontinenz** sind selten und deuten eher auf eine funktionell nicht ausreichende Heilung des Sphinkterapparates nach meist geburtshilflich bedingten Läsionen hin.

5. Gelegentlich klagen Frauen bei Descensus auch über unkontrollierte Flatulenz. Soweit nicht durch Abgang von Darmgasen erklärlich, kann es sich auch um eine sogenannte **Vaginalflatulenz** handeln. Sie entsteht, wenn sich bei zu locker schließender Scheidenwand Luft im Scheidenrohr ansammelt (z. B. beim Bücken), die dann plötzlich wieder geräuschvoll entweicht.

6. Der ungenügende Scheidenverschluß begünstigt Scheidenentzündungen mit **Fluor**.

7. **Blutungen oder blutiger Fluor**: Senkungszustände können bei geschlechtsreifen Frauen zu Blutungsanomalien (Hypermenorrhoe, Menorrhagie, Zusatzblutungen) führen, wohl durch Abflußstörungen der Lymphe und des venösen Blutes.

8. Bei hochgradigen Senkungszuständen (Prolaps) können **Dekubitalulzera** an Portio und Scheide auftreten. Die Karzinomentstehung auf dem Boden solcher Ulzera ist nicht sicher zu beweisen.

> Trotzdem erfordern solche **Ulzera dringend die Probeexzision und histologische Abklärung**, ebenso wie die genannten Zyklusstörungen die Abrasio mit Histologie, da ihnen auch ein Genitalkarzinom zugrunde liegen kann.

5.3 Diagnostik des Descensus und Prolaps

1. Äußere Betrachtung
mit der Frage, ob die Vulva klafft oder geschlossen ist und wie der Damm beschaffen ist (niedrig?, narbig?).

2. Weitere Prüfung:
Eine hochgradige Senkung und einen Prolaps erkennt man auf den ersten Blick. Bei höhergelagertem Becken kann das Genitale kreuzbeinwärts zurückfallen und dadurch ein Descensus, ja sogar ein subtotaler Prolaps, durchaus übersehen werden. Man fordert daher die Patientin zum Betätigen der Bauchpresse, d. h. dazu auf, „nach unten zu drücken". Dabei wird man fast bei jeder Frau, die geboren hat, einen leichten Descensus feststellen. Zur Prüfung der Senkung der **vorderen** Scheidenwand untersucht man bei

eingelegtem hinterem Spekulum, zur Prüfung des Ausmaßes der **Rektozele** umgekehrt. Über den Grad des Descensus **uteri** orientiert man sich durch die in die Scheide eingelegten Finger, indem man den Stand der Portio vor und nach dem Pressen feststellt. Man kann in Ausnahmefällen die Patientin auch **im Stehen pressen** lassen. Eine weitere Hilfe stellt das **Anhaken der Portio** mit einer Kugelzange (nur wenig schmerzhaft) und Herabziehen des Organs zum Scheidenausgang hin dar.

Eine **Zystozele** läßt sich zusätzlich durch Einführen eines Metallkatheters in die Harnröhre darstellen. Differentialdiagnostisch ist die Verwechslung einer Scheidenzyste mit einer Zystozele möglich.

Zur **Prüfung einer Rektozele** wird über dem rektal eingeführten Finger die hintere Scheidenwand vulvawärts ausgestülpt (Abb. 9-31). Durch die rektale Untersuchung läßt sich eine **Rektozele von einer Douglasozele unterscheiden**: Eine Rektozele läßt sich durch den Finger vorstülpen, eine Douglasozele nicht. Zudem prallt die Douglasozele beim Husten der Patientin, mit dem eingeführten Finger tastbar, gegen die Rektumwand.

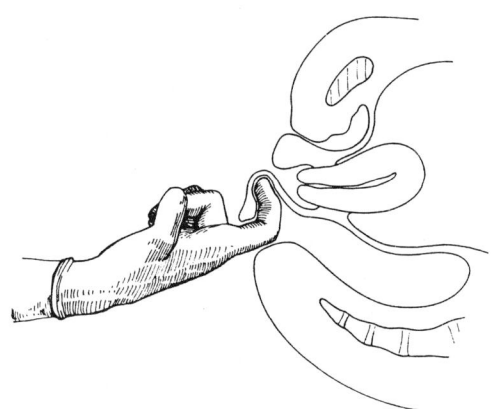

Abb. 9-31   Untersuchung der Rektozele.

3. Prüfung des Beckenbodens:
Man fordert bei der vaginalen Untersuchung die Patientin auf, den After kräftig zusammenzukneifen und wieder loszulassen. Dabei wird der Musculus levator ani angespannt und wieder entspannt. Man kann dann an der Grenze vom mittleren zum unteren Drittel der Scheide den medialen Schenkel des Levator mit 2 Fingern gut abtasten. Dabei läßt sich — für die Operation wichtig — der **Grad des Auseinanderweichens der Levatorenschenkel** und die Frage, ob eine ausreichende Willkürinnervation möglich ist, beurteilen (Abb. 9-32 a — c). Handelt es sich **nicht** um größere **Defekte** der Levatormuskulatur mit **bindegewebiger Insuffizienz**, sondern nur um **rein muskuläre Insuffizienz** mit fehlender Willkürkontraktion, so wird die Patientin meist in der Lage sein, die fehlende Innervation wieder kontrolliert zu erlernen. Ein **Beckenbodentraining** ist **sinnvoll** (s. konservative Therapie S. 315).

Man kann die Willkürinnervation durch einen kleinen Kunstgriff fördern: Man fordert die Patientin auf, die beiden in die Scheide eingeführten Finger des Untersuchers durch

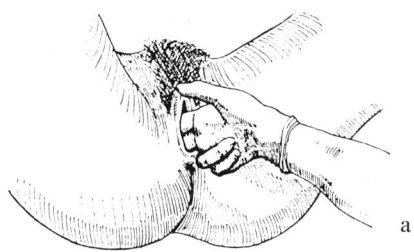
a

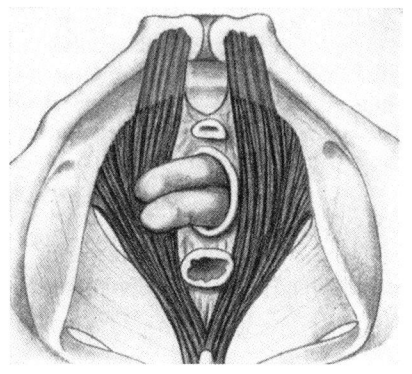
b

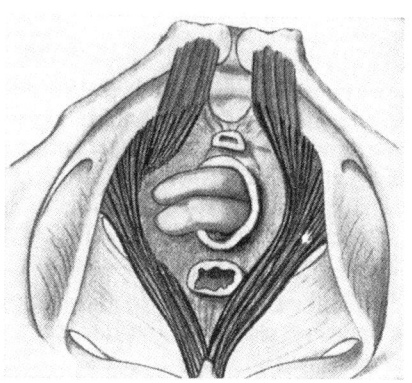
c

Abb. 9-32 a—c   Prüfung des Beckenbodens.

Muskelkontraktion festzuhalten, was ihr meist nicht gelingt. Der Untersucher kann nun mit seiner freien Hand zwei Finger der Patientin umschließen und ihr durch variierten Druck den gewünschten Kompressionseffekt verdeutlichen. So kann der muskuläre Reflex bei der Patientin als Grundlage eines Beckenbodentrainings gebahnt werden.

Die **Abgrenzung zwischen muskulärer und bindegewebiger** (nach Geburtstrauma) **Insuffizienz** ist apparativ durch **Kolpotonometrie** (Semm und Penning) möglich. Dabei wird das Scheidenvolumen gleichzeitig mit den am Beckenboden wirksamen Muskelkräften registriert. Bei rein muskulärer Insuffizienz (ohne Zerreißungen) ist **Gymnastikbehandlung** indiziert. Bei bindegewebiger Insuffizienz (großes Scheidenvolumen) hilft nur die **operative Wiedervereinigung der auseinandergewichenen Bauelemente des Beckenbodens**.

4. Prüfung der Harninkontinenz
(s. auch Kap. X Gynäkologische Urologie)

Besteht eine **absolute** Harninkontinenz, die durchaus auch auf schweren Defekten des Beckenbodens beruhen kann, aber für Senkungszustände nicht üblich ist, so muß vor allem an **Fisteln** oder **Innervationsstörungen** gedacht werden.

Es sind dann die üblichen Fistelproben

a) **Prüfung auf Blasen-Scheidenfistel**
b) **Prüfung auf Ureter-Scheidenfistel**

vorzunehmen (Durchführung s. Kap. X).

Findet sich **bei absoluter Harninkontinenz keine Fistel**, sollte unbedingt die **neurologische Untersuchung** veranlaßt werden.

Die bei Senkungszuständen übliche Harninkontinenz ist die **Streßinkontinenz**. Für die Entstehung der Streßinkontinenz ist die **Position der Blasenhalsregion** von entscheidender Bedeutung (s. Kap. X Gynäkologische Urologie).

Bleibt die Position der Blasenhalsregion bei Senkung der vorderen Scheidenwand im wesentlichen durch die Funktionserhaltung der paarigen Ligg. pubo-urethralia **unverändert**, so entsteht (in selteneren Fällen) zwar eine Zystozele, aber **ohne** Streßinkontinenz.

Tritt aber eine Lockerung der Bandverbindungen und damit eine **Dislokation der Blasenhalsregion** gleichzeitig **mit** dem **Absinken des Blasenbodens** (= rotatorischer Descensus) ein, so kommt es zur **Streßinkontinenz**. Umgekehrt kann eine Streßinkontinenz auch entstehen, wenn allein die Verankerung des Blasenhalses (ohne Scheidensenkung) versagt (= vertikaler Descensus mit Trichterbildung) (s. S. 333, mit Abb.).

Diese Unterscheidungen sind für die Therapie der Streßinkontinenz von großer Bedeutung (s. Kap. X Gynäkologische Urologie).

Man unterscheidet **3 Grade der Streßinkontinenz**:

Grad 1: Geringer Harnabgang beim Husten, Niesen, Lachen oder bei schwerer körperlicher Arbeit.

Grad 2: Unwillkürlicher Harnabgang auch bei leichter Arbeit und beim Laufen, Gehen, Treppensteigen.

Grad 3: Ständiger Harnabgang auch in Ruhe unabhängig von der Belastung.

Für die Diagnose wichtig ist die **eingehende Anamnese**, die **Zystoskopie**, in manchen Fällen **die röntgenologische Darstellung des Harnröhrenblasenwinkels** durch Kontrastmittelfüllung oder mit der Hodgkinsonkette. Die sogenannte **Blauprobe** beweist die Existenz der Harninkontinenz. Man füllt die Harnblase mit ca. 250 ml Indigokarminlösung. Beim anschließenden Husten, Gehen oder Treppensteigen Blaufärbung der Vorlage.

Der auch heute noch angewandte **Bonney-Test** (auch als Marshall-Probe bezeichnet), soll eine Streßinkontinenz nachweisen, wenn der Harnabgang beim Husten nach Elevation des Blasenhalses mit den Fingern oder Kocher-Klemmen verhindert werden kann. Es hat sich aber gezeigt, daß der „Test" in dieser Form **nicht brauchbar** ist, da die Harnröhre dabei meist komprimiert wird.

Bedeutungsvoll für die Therapie ist auch die Unterscheidung **zwischen Streß- und Urge-(Drang-)Inkontinenz**, bzw. **Mischformen** beider. Hinweise auf eine blasenbedingte Dranginkontinenz (gesteigerte Detrusoraktivität) ergeben sich meist bereits aus der Anamnese. In solchen Fällen und zur Erkennung von **Mischformen** sind dann **spezielle urodynamische Untersuchungen** notwendig. Dies vor allem deshalb, weil eine Urge-Inkontinenz nicht operativ, sondern nur medikamentös zu bessern oder zu beheben ist (s. Kap. X Gynäkologische Urologie).

5.4 Therapie des Descensus, des Prolaps (und der Streßinkontinenz)

> Ein **Descensus** wird dann **behandlungsbedürftig**, wenn **Beschwerden** bestehen. Ein **Prolaps bedarf immer der Behandlung.**

Die **aussichtsreichste Behandlung sind operative Maßnahmen.**

> Bei einem Descensus **geringeren Grades ohne Beschwerden** ist eine Operation nicht indiziert.

Häufigste Beschwerden sind Inkontinenz, Pollakisurie, mechanische Senkungsbeschwerden, Schmerzen (s. S. 305).

Die große Zahl der bekanntgewordenen Operationsverfahren und ihrer Varianten zeigt, daß die **Rezidivgefahr groß** ist, besonders dann, wenn uteruserhaltende Operationsverfahren gewählt werden. Die früher übliche **alleinige** vordere und hintere Scheiden- mit Blasenboden- und Dammplastik **ohne** Uterusentfernung ist daher verlassen worden. Selbst vorerst brauchbare Ergebnisse werden durch eine nachfolgende Schwangerschaft und Geburt zunichte gemacht. Unter dieser Vorstellung und bei der heutigen Tendenz, den **Uterus möglichst zu entfernen**, sollten

> **Operationen zur Behebung einer Senkung möglichst nicht ausgeführt werden, solange noch Kinderwunsch besteht.**

Die Patientin muß unbedingt vor der Operation über die Entfernung der Gebärmutter aufgeklärt werden.

Da bei Descensus häufig eine Harninkontinenz besteht, hat das operative Vorgehen auch deren Behandlung zu berücksichtigen.

Nachfolgend werden die Prinzipien der Operation anhand der derzeitigen Standardoperation des Descensus kurz erläutert.

1. Teil der Operation: Vaginale Hysterektomie (s. O. Käser, F. A. Iklé: Atlas der Gynäkologischen Operationen, Thieme, Stuttgart 1983)
meist unter Belassung beider Adnexe.

Als besonders wichtig ist der **hohe Peritonealverschluß** (Abb. 9-33 u. 9-34) zu beachten. Er soll u. a. Enterozelen verhindern. Nach Exstirpation des Uterus wird die Scheide an die parametranen Stümpfe genäht und diese in der Mitte miteinander verbunden. So entsteht ein **tragfähiger „Querriegel"** für die Scheide, der diese streckt und mobil fixiert (Abb. 9-35).

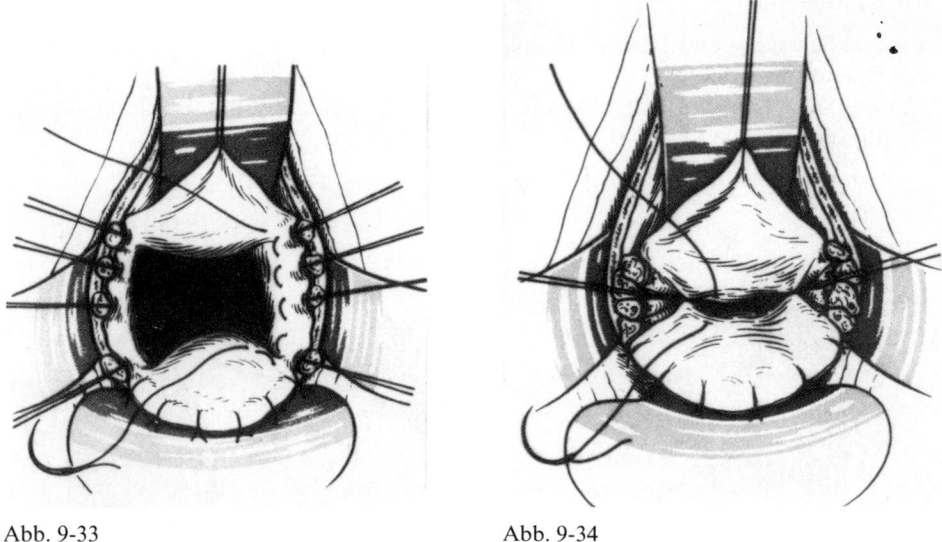

Abb. 9-33   Abb. 9-34

Abb. 9-33   Hohe Peritonisierung nach vaginaler Hysterektomie; Halbzirkelnähte („Ecknähte")
raffen die Ligamentstümpfe und schließen ihre kaudalen Anteile aus der offenen Bauchhöhle aus
(Enterozelenprophylaxe).

Abb. 9-34   Verschluß der Lücke zwischen den Ecknähten durch Einzelnähte.

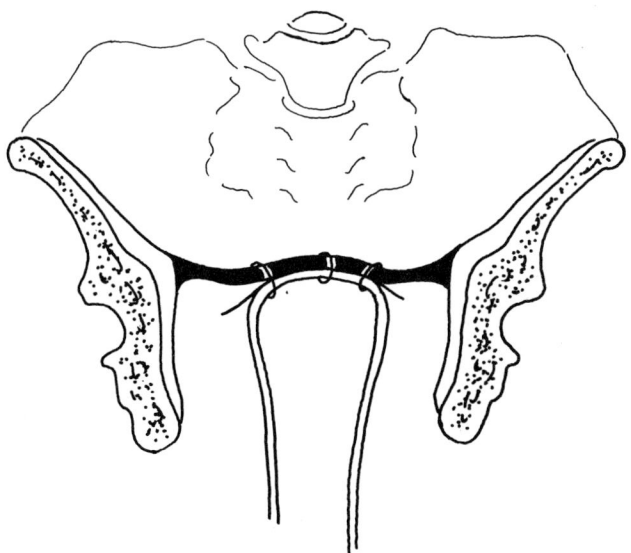

Abb. 9-35   Topographie des kleinen Beckens nach Hysterektomie: Scheidenrohr und Abdomen
sind vollständig voneinander getrennt. Der Scheidenstumpf wird durch den verbleibenden und
gerafften Halteapparat gestreckt und mobil fixiert (nach SCHMIDT).

2. Teil der Operation

a) Vordere Scheiden- und Blasenbodenplastik (s. Abb. 9-36 und 9-37 mit Beschreibung des Operationsverlaufs).

b) Hintere Scheiden- und Dammplastik (s. Abb. 9-38 und 9-39 mit Beschreibung des Operationsverlaufs).

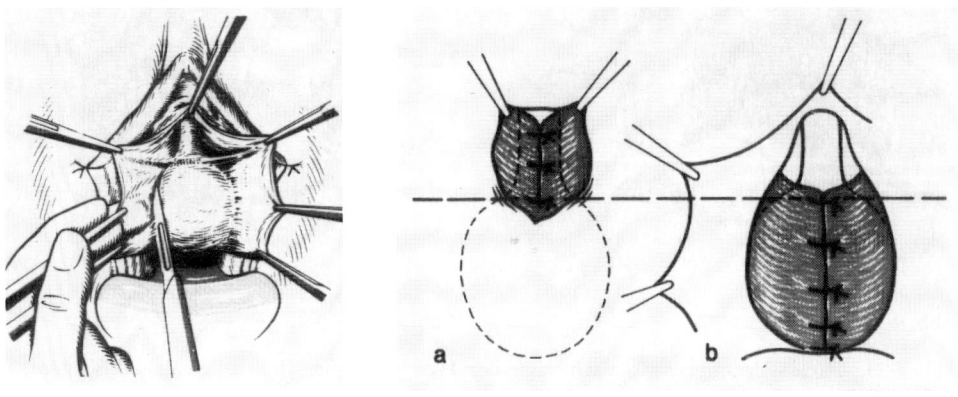

Abb. 9-36   Abb. 9-37

Abb. 9-36 und **9-37   Vordere Plastik**: Umschneiden eines ovalären Scheidenlappens aus der vorderen Scheidenwand, weites Abpräparieren der noch aufsitzenden Scheidenhaut nach seitlich und oben. Nach scharfem Ablösen und Abschieben der Blase liegt diese frei (Abb. 9-36). Je nach dem Grad der Harninkontinenz muß das Gewebe unterhalb des Blasenhalses (Orificium urethrae internum) **mehr oder weniger straff** gerafft werden, um den Blasenhals anzuheben. Danach wird das **perivesikale Stützgewebe** (Fascia pubo-vesico-cervicalis) beiderseits **möglichst weit seitlich aufgesucht**, hervorgeholt und durch Einzelnähte **in der Mittellinie unter dem Blasenhals** (Abb. 9-37 a) **und der Blase** (Abb. 9-37 b) **vereinigt**. Dadurch entsteht ein **neues Septum** supravaginale. Anschließend Verschluß der Scheide mit Einzelknopfnähten.

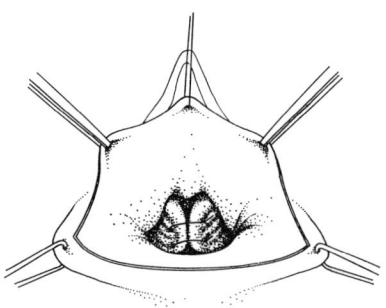

Abb. 9-38   Hintere Plastik: Levatornaht: Nach Ausschneiden eines dreieckigen Scheidenlappens aus der Hinterwand der Scheide und weitem Ablösen der stehengebliebenen Scheidenhaut von der Umgebung werden rechts und links seitlich in der Tiefe die **Levatorenschenkel** aufgesucht und **in der Mittellinie** durch zwei bis drei Nähte **vereinigt**. Den Effekt dieses Teiles der Operation zeigt die Abbildung 9-39 a — c. Vereinigung des übrigen Dammgewebes. Scheiden- und Hautnaht.

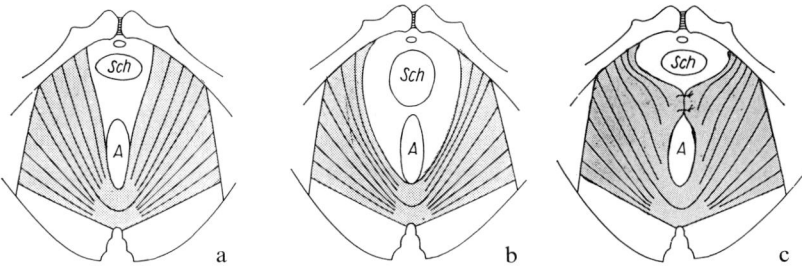

Abb. 9-39   a) Normale Weite des Hiatus genitalis. b) Die auseinandergewichenen Schenkel des Hiatus genitalis beim Descensus. c) Der Effekt der Levatornaht bei der Dammplastik: Ein kräftiger tragfähiger Beckenboden ist wiederhergestellt (nach MARTIUS). Sch = Scheide, A = After.

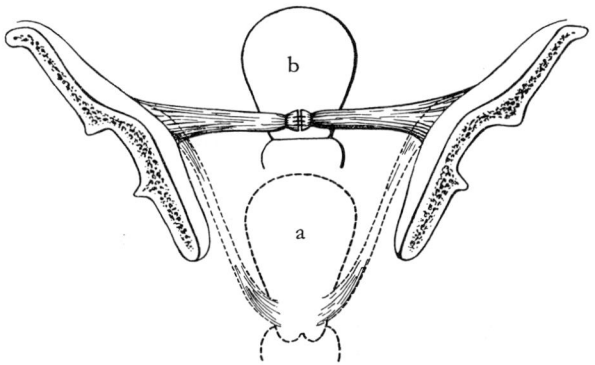

Abb. 9-40   Fothergill-Operation. (a) Descensus. Man sieht die überdehnten Kardinaliabänder. (b) Effekt der Fothergill-Op.: Kürzung und Vernähung der Ligg. cardinalia vor dem Uterus; dadurch Elevation des Uterus. Zusätzlich erfolgt Portioamputation. (nach KÄSER u. ÍLKE, verändert nach W. SCHULZ).

Besteht eine Enterozele, so wird der Bruchsack freigelegt, eröffnet, reseziert und vernäht. Wünscht eine Frau, daß der Uterus unbedingt erhalten werden soll (z. B. bei Kinderwunsch), so läßt sich die **Manchester-Operation** nach DONALD und FOTHERGILL durchführen. Das Prinzip ist aus der Abbildung 9-40 und deren Begleittext zu ersehen. Durch eine erneute Schwangerschaft und Geburt ist der Erfolg der Operation gefährdet. Eventuell muß man sogar die Schnittentbindung erwägen.

Im allgemeinen genügt für die operative **Behebung der den Descensus häufig begleitenden Harninkontinenz** die vaginale Hysterektomie (oder Manchester-Operation) mit vorderer und hinterer Scheiden- und Beckenbodenplastik, wobei darauf zu achten ist, daß der Vesikourethralwinkel sorgfältig durch einige Raffnähte unterpolstert und angehoben wird. Ist dies bei stärkerer Streßinkontinenz nicht möglich, dann lassen sich ebenso wie bei **Inkontinenzrezidiven** oder bei **fehlender Zystozele** Blasenhals und Urethra durch weitergehende operative Maßnahmen anheben:

Eine Möglichkeit besteht in der Freilegung des Cavum Retzii und **Fixierung des para-urethralen Gewebes der Vagina an die Hinterwand der Symphyse** (nach MARSHALL-MARCHETTI-KRANTZ), bzw. besser durch die Kolposuspension nach BURCH mit Befestigung der Scheide an den Lgg. ileopectinea. Eine andere Möglichkeit sind sogenannte „Schlingenoperationen", welche die Urethra im Bereich des Blasenhalses durch eine Schlinge anheben und nach „oben" fixieren (s. Kap. X Gynäkologische Urologie).

Alle Verfahren können nur Erfolg bei reiner Streßinkontinenz (nicht bei Urge- oder gemischter Inkontinenz) haben!

Zur zusätzlichen medikamentösen und hormonellen Behandlung der Streß- und zur Behandlung der Urge-Inkontinenz s. Kap. X „Gynäkologische Urologie".

Die Behandlung des Totalprolaps

Der Totalprolaps ist auch dann, wenn es durch die abnorme Lage des Genitale zur Stauung und starker ödematöser Schwellung der mit Uterus und Darmschlingen prolabierten Scheide gekommen ist, meist in Rückenlage reponierbar, was auch von den Patienten oft geübt wird. Die Reposition ist aber gewöhnlich nur von kurzer Dauer, da sich der Prolaps beim Aufstehen sofort neu ausbildet. **Jeder Prolaps ist operationsbedürftig**, da eine konservative Therapie nicht möglich ist. Man kann palliativ versuchen, bis zum geeigneten Operationszeitpunkt den Prolaps durch dehnbare Würfelpessare (s. Abb. 9-42,3) reponiert zu halten.

Vor jeder Prolapsoperation müssen eventuell vorhandene Druckgeschwüre abgeheilt sein (durch Reposition und Einlage von Tampons mit östrogenhaltiger Salbe).

> Das **operative Vorgehen ist abhängig** von der Entscheidung der Patientin, **ob die Kohabitationsfähigkeit erhalten bleiben soll oder nicht**.

Wird **kein Wert auf weitere Kohabitationen** gelegt, so werden Gebärmutter und Scheide vaginal entfernt (**Kolphysterektomie nach WILLIAMS oder PERCY**), anschließend die Levatorenschenkel und Ligamentreste gerafft, so daß ein dichter Gewebsabschluß der Restscheide mit Ausbildung einer kleinen Mulde entsteht.

Früher häufig geübte Operationsmethoden des Scheidenverschlusses unter **Belassung** des Uterus (z. B. Kolpoperineokleisis nach LABHARDT oder Kolpokleisis nach NEUGEBAUER-LE FORT) sind nur **Behelfsoperationen** und daher nicht von dauerhaftem Erfolg. Sie werden deshalb nur noch selten ausgeführt und haben darüber hinaus den Nachteil, daß bei eventuellen späteren uterinen Blutungen die Portio operativ zugängig gemacht werden muß.

Während nach solchen Operationen keine Kohabitationsfähigkeit mehr gegeben ist, kann diese bei der **Exohysteropexie nach KOCHER** oder der **Operation nach GILLIAM-DOLÉRIS** (wird kaum noch durchgeführt) erhalten bleiben. Dabei wird der Uterus an der vorderen Bauchwand fixiert. Danach entstehen aber später häufig erhebliche Beschwerden und große Rektozelen (s. S. 304).

Eine Sonderform des Totalprolapses ist der **Prolaps eines Scheidenstumpfes nach Hysterektomie**. Bei der Spekulumuntersuchung ist zu prüfen, ob es sich tatsächlich um einen Scheidenprolaps (wobei die meist gut erkennbare Hysterektomienarbe vor der Vulva sichtbar wird) oder aber um eine oft ähnlich aussehende Enterozele handelt. Die operative Therapie des Scheidenprolaps besteht entweder in der **vaginalen** Kolpektomie oder wenn weitere Kohabitationsfähigkeit verlangt wird, in der abdominalen Fixierung des reponierten Scheidenstumpfes am vorderen Längsband der Wirbelsäule in Promontoriumhöhe, bzw. am Lg. sacrospinosum. Die Befestigung kann auch analog zur Kolposuspension nach BURCH (s. S. 335) an den Lgg. ileopectinea erfolgen.

Bei allen mit einer Enterozele einhergehenden Lageveränderungen muß eine **Obliteration** oder zumindest eine Verengung **des Douglasschen Raumes** zwecks Vermeidung von Rezidiven angestrebt werden, entweder vaginal durch hohen Peritonealverschluß oder abdominal durch Douglasverödung (MOSZKOWICZ).

Konservative Therapie

1. Beckenbodengymnastik
2. Pessarbehandlung

Zu 1.: Die **Beckenbodengymnastik** als **alleinige** Therapie hat nur bei **rein muskulärer** (Überdehnungs-)Insuffizienz (s. S. 307) Aussicht auf Erfolg. Die kontinuierliche Ausführung solcher Übungen über lange Zeit kann die Muskulatur im Scheiden-Damm-Bereich erstaunlich kräftigen. Sie ist auch zur **Prophylaxe** der Genitalsenkungen geeignet. Über die rein muskuläre Insuffizienz hinaus läßt sich vor allem bei jüngeren Frauen auch bei **leichter** bindegewebiger Insuffizienz (nach Traumen) eine gewisse Kompensation durch Verbesserung der muskulären Beckenbodenfunktion erreichen.

Besondere Bedeutung hat die Beckenbodengymnastik auch **nach Senkungsoperationen**, die wegen starker anatomischer Läsionen und auseinandergewichener, ausgedünnter Muskulatur durchgeführt wurden.

Die wichtigste einfache **Grundübung** stammt aus dem Programm sachgerechter Wochenbettgymnastik. Es werden bewußt und wiederholt — am besten in Rückenlage (Abb. 9-41a) — die Gesäßmuskeln angespannt, wobei ein Fuß über den anderen gekreuzt und das Gesäß angehoben wird (Abb. 9-41b). Diese Anspannung soll immer mehr

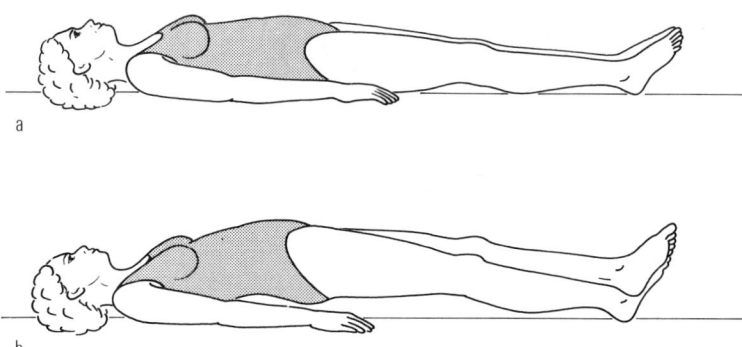

Abb. 9-41 Gymnastische Übung zur Kräftigung der Beckenbodenmuskulatur durch Anheben des Gesäßes aus der Rückenlage. Der Körper ruht hierbei nur auf Fersen und Schulter-Arm-Region (nach U. HERBST).

intensiviert werden, bis das ganze Becken bei gestreckten Knien vom Boden abgehoben werden kann und der Körper nur noch auf dem Schultergürtel und einer Ferse ruht. Ausführliche Darstellungen zur Beckenbodengymnastik finden sich bei SEMM und PEN-NING (SEMM, K. und W. PENNING: Arch. Gynäk. 194 (1960) 165; PENNING, W., K. SEMM und W. VOGEL: Zeitschr. f. Geburtsh. u. Gynäk. 161 (1963) 157).

Zu 2.: Die auch heute noch vielfach geübte „**Pessar-Behandlung**" ist **keine Therapie**, sondern eine nur gelegentlich indizierte **palliative Prothetik** mit Begleitkomplikationen und Spätgefahren.

> Grundsätzlich soll ein behandlungsbedürftiger Descensus (bis auf Einzelfälle rein muskulärer Insuffizienz, die sich durch Beckenbodengymnastik bessern lassen), ein Prolaps immer, operiert werden. Das gilt bei dem heute stark verminderten Operationsrisiko auch für ältere und alte Frauen.

Eine **Pessarbehandlung kommt nur dann in Frage,**

a) wenn das **Risiko einer Operation zu groß** ist oder
b) wenn die **Operation** abgelehnt wird.

Pessare gibt es in den verschiedensten Ausführungen und Größen (Abb. 9-42). Sie sind meist ringförmig und bestehen aus Kunststoff (selten aus Porzellan) (Abb. 9-42$_1$). Die verschiedenen Größen werden in Zahlen (= Durchmesser in mm) angegeben. Schalenpessare werden als Siebpessare (Abb. 9-42$_2$) und als zusammenklappbare Falk-Pessare (Abb. 9-42$_{2a}$) geliefert. Falk-Pessare und Würfelpessare (Abb. 9-42$_3$), die oft beträchtliche Dimensionen haben, werden in zusammengedrücktem Zustand bei subtotalen oder totalen Prolapszuständen in die Scheide eingeschoben und entfalten sich dort.

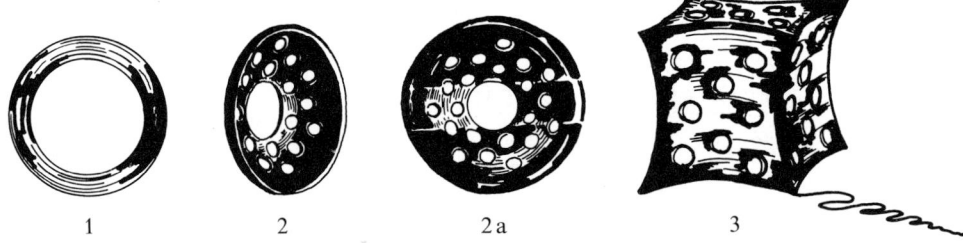

   1   2   2 a   3

Abb. 9-42 Häufig verwendete Pessartypen: 1 = Ringpessar; 2 = Siebpessar; 2 a = Falk-Pessar; 3 = Würfelpessar.

Vorbedingung für die Pessartherapie ist, daß **das Pessar auf den Levatorrändern eine Auflage findet** (Abb. 9-43). Je weiter die Levatorenschenkel auseinanderstehen, umso größer muß das einzuführende Pessar sein.

Anpassen des Pessars: Am wichtigsten ist die Wahl der richtigen Pessargröße.

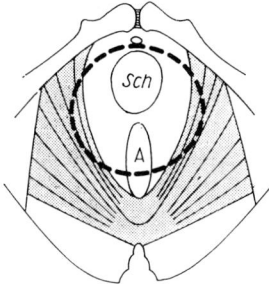

Abb. 9-43 Pessartherapie: Das Pessar muß so groß sein, daß es sich auf den Rändern der auseinandergewichenen Levatorenschenkel abstützen kann.

Je kleiner das Pessar, **umso besser** für die Trägerin, da zu große Pessare eine weitere **Überdehnung** und damit Verschlechterung des Zustandes sowie **Druckulzera** bewirken.

Das kleinste Pessar, das den in seine normale Lage gebrachten Uterus in dieser Lage hält, ist das beste.

Das **Einführen des Pessars** erfolgt im **schrägen Durchmesser** der Vulva, wobei Druck des Pessarrandes auf den hochempfindlichen Harnröhrenwulst vermieden werden soll. **Dammwärts** darf die Scheide kräftig und ohne wesentliche Beschwerden gedehnt werden, um so das Pessar in die Scheide hineingleiten zu lassen. Nach Einlegen des Pessars darf die Patientin dieses beim Herumlaufen und Sitzen nicht spüren. Ist das Pessar zu klein, so fällt es leicht heraus und muß durch ein größeres ersetzt werden.

Begleitkomplikationen der Palliativbehandlung von Senkungszuständen **mit Pessaren** sind

a) **Fremdkörperkolpitiden,** manchmal von erheblichem Ausmaß;
b) **Überdehnung des Gewebes,** so daß dann mit der Zeit die Pessare, um noch einen Effekt zu erzielen, immer größer gewählt werden müssen;
c) **Druckulzera,** im schlimmsten Fall **Ulkuskarzinome.**

Pessarträgerinnen müssen daher alle 4—6 Wochen untersucht werden.

Dabei wird das herausgenommene **Pessar gereinigt, die Scheide kontrolliert.** Bestehen Druckgeschwüre, so müssen diese mit östrogenhaltigen Salben, Scheidenbädern mit verdünnter Albothyllösung, Einlage von östrogenhaltigen Vaginalsuppositorien oder Bepanthen®-Salbentampons behandelt werden. Während dieser Behandlung darf das Pessar nicht getragen werden.

Manchmal werden Pessare von indolenten Frauen jahrelang ohne Wechsel belassen. Sie können dann einwachsen und müssen operativ durch Zerstückelung entfernt werden.

Zusätzlich zur Pessartherapie kann manchmal (Indikation s. S. 302) eine Leibbinde von Nutzen sein.

6 Ovarialprolaps

Eine besondere, meist aber nicht besonders gewürdigte, Form der Lageveränderungen des Genitale ist der **Ovarialprolaps**. Es handelt sich um einen schmerzhaften Zustand, der bei äußerer Untersuchung und Spekulumeinstellung nicht ohne weiteres erkennbar wird. **Anatomisch** tritt ein **hypermobiles Ovar** im kleinen Becken tiefer und liegt bei der stehenden Frau dann etwa in Höhe der Grenze zwischen Corpus und Cervix uteri (Abb. 9-44). Der Zustand ist oft mit einer Varikosis der V. ovarica verbunden und ähnelt daher der Varikozele des Mannes.

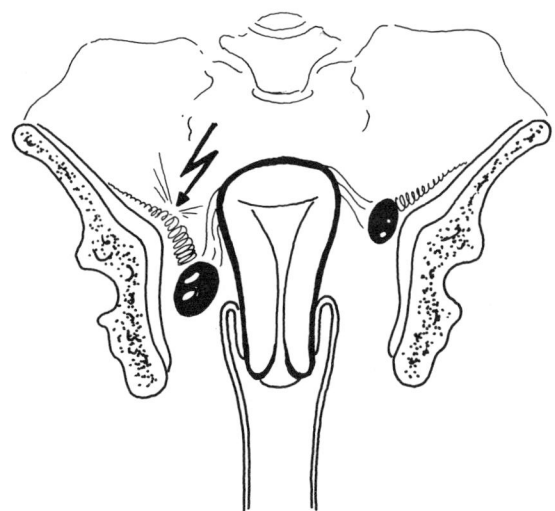

Abb. 9-44 Rechtsseitiger **Ovarialprolaps**. Das Ovar wird zwischen Uterus und Beckenwand schmerzhaft eingeklemmt.

Symptome:
Diffuse zyklusunabhängige Schmerzen ein- oder doppelseitig, suprasymphysär, manchmal zum Rücken oder Oberschenkel ausstrahlend. Zunehmend bei Belastung, Hyperperistaltik des Darmes oder bei Kohabitation.

Der Schmerz erklärt sich aus dem außerordentlichen Nervenreichtum des dislozierten Ovars (ähnlich dem Hoden); tritt er plötzlich nach Aufrichten aus Ruhehaltung ein, erklärt er sich eher aus der Varikosis durch das Einschießen des Blutes bei Insuffizienz der Venenklappen.

Diagnose:
Die Verdachtsdiagnose ergibt sich aus der Lage des Ovars bei der bimanuellen Untersuchung. Typische Schmerzauslösung durch Verschiebung des Ovars zur Beckenwand hin. Klärung durch **Laparoskopie**.

Häufige Fehldiagnose: „Chronische Adnexitis", sofern nicht laparoskopisch abgeklärt wird.

Folge der **Fehldiagnose Adnexitis**: Medikamentöse (natürlich meist nutzlose) Therapie der vermeintlichen „chronischen Adnexitis" mit Antibiotika, physikalischer Therapie, Kuraufenthalten, eventuell Psychotherapie. Hier, wie bei manchen anderen Unterbauchbeschwerden der Frau, sollte man immer bedenken:

> **Die häufigste Fehldiagnose in der Gynäkologie ist die „chronische Adnexitis".**

Um langdauernde falsche Behandlungen und erhebliche Kosten zu vermeiden, ist daher **in Zweifelsfällen immer die Entscheidung in der Laparoskopie zu suchen.**

Therapie:
Aufklärung über die Harmlosigkeit der Beschwerden. Bei laparoskopisch zusätzlich festgestellter Fixation des Ovars durch **Verwachsungen** besteht **Operationsindikation.** Durchtrennung von **Verwachsungen**, eventuell **Ovarektomie** (wobei gleichzeitig auch die varikösen Ovarikavenen kollabieren und veröden), oder **Ovaripexie**: dabei wird das Ovar am parietalen Peritoneum der seitlichen Beckenwand fixiert.

X Gynäkologische Urologie

Die engen anatomischen und funktionellen Beziehungen zwischen Harntrakt und Genitalsystem sind in der gemeinsamen embryologischen Entwicklung begründet. Aus der engen Nachbarschaft resultieren pathologisch-anatomische und patho-physiologische Wechselbeziehungen. Entzündliche oder neoplastische, vom Genitale ausgehende Prozesse können auf das harnableitende System übergreifen und umgekehrt.

1 Urologische Folgeerscheinungen bei gynäkologischen Eingriffen und nach Bestrahlungen

Urologische Folgeerscheinungen in Form von **Harnfisteln** können entstehen

— bei gynäkologischen Operationen,
— durch Übergreifen eines Karzinoms auf die ableitenden Harnwege,
— nach Bestrahlung,
— bei schweren Verletzungen (z. B. Pfählungsverletzungen).

Tabelle 10-1 Inzidenz von Verletzungen des Harntraktes bei Operationen in der Frauenheilkunde — Erhebung an 85 Frauenkliniken mit 57 362 operativen Eingriffen*

Eingriff (Auswahl)	Blasenläsion n =	%	Ureterläsion n =	%	Fistel n =	%
vaginale Hysterektomie n = 4407	40	0,9	3	0,1	3	0,1
vag. Hyst. u. Plastik n = 5635	34	0,6	7	0,1	10	0,2
abdominale Hysterektomie n = 3105	20	0,6	9	0,3	9	0,3
abd. Hyst. u. Adnexektomie n = 4484	33	0,7	13	0,3	15	0,3
Adnexoperationen n = 2766	7	0,3	—	—	—	—
Sectio caesarea n = 4630	21	0,5	1	0,02	2	0,04
Sterilisation (laparoskopisch) n = 5702	1	0,02	1	0,02	—	—
Interruptio n = 4656	—	—	2	0,04	—	—

* Bei 57 362 Eingriffen kam es zu 1989 Komplikationen (3,58%), davon Blasenläsionen an 4. Stelle (0,3%), Ureterläsionen an 11. Stelle (0,08%), Fisteln 15. Stelle (0,05%)

(aus H. SCHMIDT, G. STARK: Ergebnisse der Erhebungen postoperativer Komplikationen. In: G. STARK: Problematik der Qualitätssicherung in der Gynäkologie. Demeter, Gräfelfing 1981)

Geburtshilflich bedingte Fisteln sind selten.

Als **iatrogene Schäden** sind urologische Komplikationen während und nach **gynäkologischen Operationen** und **Strahlentherapie** wegen eines gynäkologischen Karzinoms aufgrund der engen topographischen Beziehungen im kleinen Becken möglich. Die Frequenz iatrogener Harntraktsverletzungen bei Operationen liegt heute in der Regel unter 1% und erreicht nur parallel zur Radikalität des Eingriffes bis zu 2%.

1.1   Harnleiterverletzungen

1.1.1 Intraoperativ erkannte Harnleiterverletzungen

- Tangentiale Eröffnung des Harnleiterlumens
- Durchtrennung des Ureters
- Versehentliche Quetschung oder Unterbindung des Ureters

Drei typische **Prädilektionsstellen** für derartige Verletzungen (Abb. 10-1):

1. **Überkreuzungsstelle der Ovarialgefäße** (im Ligamentum infundibulo pelvicum) mit dem Ureter (beim Absetzen der Adnexe).

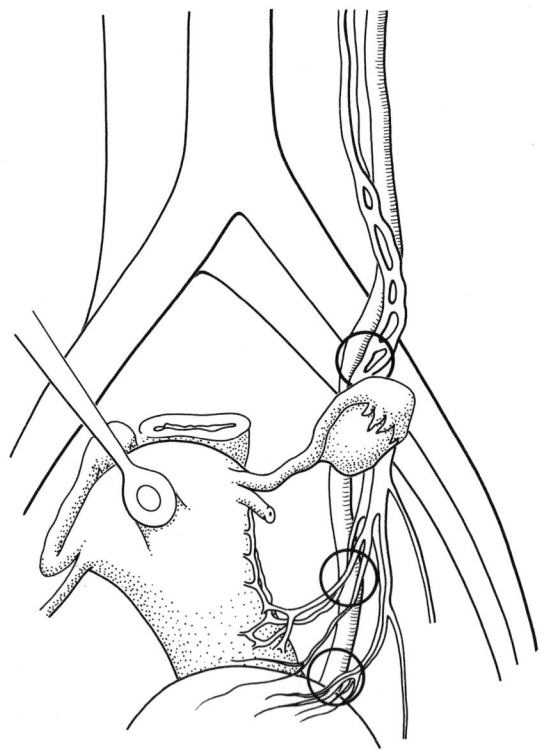

Abb. 10-1   Prädilektionsstellen für Ureterläsionen bei der abdominalen Hysterektomie.

2. **Absetzungsstelle der Arteria uterina**, die vom Ureter **unter**kreuzt wird. Bei unübersichtlichen Operationsverhältnissen und ungezieltem Setzen von Klemmen oder Umstechungen kann der Ureter mitgefaßt werden.

3. Der **unmittelbar prävesikale Ureterabschnitt** kann vor allem bei Radikaloperationen unter Mitnahme einer Scheidenmanschette miterfaßt werden.

1.1.2 Intraoperativ nicht erkannte Schädigungen der Harnleiter

Verletzung des Ureters oder ausgedehnte **Denudierung** (Nekrosefistel) führen

1. bei fehlender Abflußmöglichkeit durch die Scheide zu Urinphlegmonen (Urinomen), seltener zu Urinaszites;

2. bei Möglichkeit des Harnabgangs durch die Scheide zur **Fistelbildung**.

3. Die **Unterbindung** eines Harnleiters wird postoperativ meist erkannt, ehe an der Unterbindungsstelle eine Nekrose mit nachfolgender Fistelbildung eintritt (s. postoperative Harnabflußstörungen).

Treten die Komplikationen unter 1. und 2. erst zwischen dem 8. und 12. postoperativen Tag auf, so sind sie durch eine trophische Störung im Bereich des distalen Harnleiters (Ureternekrose, „Posthysterektomiefistel") verursacht. Bis zu 70% der Ureterfisteln treten postoperativ auf, 20% nach Strahlentherapie.

Symptome:
Subfebrile bis febrile Temperaturen meist unter Angabe von Flankenschmerzen auf der betroffenen Seite. Oft aber auch weitgehend uncharakteristisches Beschwerdebild. **Urinabgang aus der Scheide**. Muß aufgrund des Operationsverlaufes bzw. der postoperativen Beschwerden an eine **Harntraktsverletzung** gedacht werden, so ist stets neben der **Urinkultur** (zum Ausschluß eines Harnwegsinfektes) eine **Sonographie** bzw. **Urographie** durchzuführen.

Nach ausgedehnten Operationen und Präparationen am Harntrakt und bei jeder unklaren postoperativen Temperaturerhöhung:

Sonographie und/oder Urogramm zum Nachweis eines glatten Abflusses aus den ableitenden Harnwegen!

1.2 Blasenverletzungen

Blasenverletzungen unter der Operation sind **häufiger als Harnleiterläsionen**. Als postoperative Blasenscheidenfisteln sind sie die häufigste Kommunikation zwischen ableitenden Harnwegen und Genitaltrakt (Abb. 10-2).

Auch sie entstehen durch direkte Öffnung bzw. Verletzung der Blasenwand oder durch postoperativ eingetretene Nekrosen. Die Diagnosestellung erfolgt durch die Urethrozystoskopie, die nicht nur die Größe der Fistel, sondern auch ihre anatomische Beziehung zu den Ureterostien klärt.

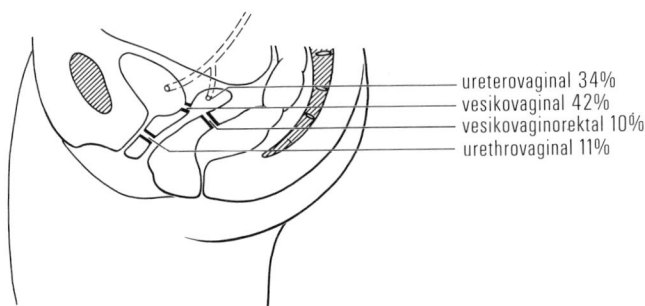

Abb. 10-2 Fistellokalisationen und Häufigkeit (Frauenklinik und Urologische Klinik der Universität Mainz 1969—1980) n = 177.

Differentialdiagnose Ureter-Scheidenfistel, Blasen-Scheidenfistel, Streßinkontinenz:
In die Scheide werden 3 Tupfer hintereinander eingelegt. Anschließend Auffüllen der Blase mit Blaulösung. Man fordert die Patientin zum Husten oder Pressen auf. Ablassen der Blaulösung aus der Blase. Entfernung der Tupfer: Ist der vorderste (harnröhrennahe) Tupfer blau gefärbt, so handelt es sich wahrscheinlich um eine Streßinkontinenz. Ist lediglich der letzte Tupfer im Scheidengrund blau gefärbt, so liegt eine Blasen-Scheidenfistel vor. Im Anschluß daran kann man Indigokarmin intravenös geben, nachdem vorher erneut 3 Tupfer hintereinander in die Scheide eingelegt wurden. Ist der letzte Tupfer blau verfärbt, so liegt eine Ureter-Scheidenfistel vor, wenn die vorherige Blaufüllung der Blase keine Blasen-Scheidenfistel ergeben hat. Die **Seite** muß durch ein Urogramm geklärt werden.

1.3 Therapie

Therapie der unter der Operation erkannten Ureter- und Blasenverletzungen:
Unter der Operation erkannte Verletzungen werden sofort versorgt: Ureterverletzungen durch Implantation des Harnleiters in die Blase oder bei sehr hohem Sitz der Läsion durch End-zu-End-Anastomose. Bei versehentlich unterbundenem Ureter wird die Unterbindung gelöst und je nach Zustand des Ureters entweder abgewartet oder der Harnleiter in die Blase implantiert oder anastomosiert.

Die versehentlich eröffnete Harnblase wird durch zweischichtige Naht wieder verschlossen.

Therapie der unter der Operation nicht erkannten Ureter- und Blasenverletzungen mit postoperativer Fistelbildung:
Sehr kleine Blasen- aber auch Ureter-Scheidenfisteln können **in seltenen Fällen spontan abheilen.** (Bei Blasenscheidenfisteln hierzu permanente Blasendrainage zu empfehlen.)

Als Sofortmaßnahme und vorbereitend für den späteren reparativen Eingriff bei Ureter-Scheidenfisteln bietet die perkutane **Nephrostomie** (= Ableitung des Harns direkt aus dem Nierenbecken) eine Entlastung des Harntraktes. Die operative Behandlung einer Ureter-Scheidenfistel erfolgt bei unauffälliger Klinik entweder bei sehr rascher postoperativer Evidenz am günstigsten innerhalb der ersten **12 bis 24 Stunden** oder bei erst späterer Erkennung nach **4 bis 6 Wochen** unter dem Schutz der perkutanen Nephrostomie.

Der Grund für die abwartende Haltung liegt darin, daß bis dahin Entzündungserscheinungen abgeklungen sind und operable anatomische Verhältnisse bestehen, zudem hat die Patientin sich bis dahin von der ersten Operation zumeist erholt.

Operatives Vorgehen

Wiedereinpflanzung des Harnleiters in die Blase, am besten mit Antirefluxplastik. Bei höher sitzenden Läsionen Einpflanzung des Ureters in einen zu einem Rohr geformten Blasenlappen nach BOARI oder Bildung einer sogenannten Hörnerblase (Psoas-Hitch). Bei noch höher gelegenen Verletzungen eventuell End-zu-End-Anastomose über einem Ureterenkatheter unter sorgfältiger Drainage des Wundbettes.

Therapie der Blasen-Scheidenfisteln entweder transvaginal oder transperitoneal.

Die Entscheidung über den bestmöglichen Zugang ergibt sich aus der **Größe** der Fistel, den lokalen **Gewebsverhältnissen** (vorausgegangene Operation oder Bestrahlung) und dem **Sitz** der Fistel in der Blase (Beziehung zu den Ureterenostien).

Kleine Fisteln bei guter Gewebsdurchblutung und günstigem Sitz lassen sich problemlos von vaginal verschließen.

Größere Fisteln in der Nachbarschaft von Uretermündungen oder nach Strahlentherapie sind abdominal anzugehen. Dabei ergibt die Interposition von gestielten Peritoneal- oder Netzlappen die besten Ergebnisse.

Geburtshilflich entstandene Fisteln stellen in hoch entwickelten Ländern heute eine Rarität dar. Die sehr seltenen **Blasen-Zervixfisteln** sind aber fast ausschließlich geburtshilflich bedingt. **Häufigste Ursache** ist die Läsion der Blase bei einer isthmischen Sectio caesarea, selten andere geburtshilfliche oder geburtsmechanische Traumen. **Hauptsymptom** ist Urinabgang aus der Scheide; kann aber auch fehlen bei klappenartigem Verschluß der Zervix. Sehr auffallend kann eine „Menstruation durch die Blase" (sog. Youssef-Syndrom) sein.

Blasen-Scheidenfisteln mit zusätzlichen Rektumfisteln („Kloaken") sind überwiegend **Bestrahlungsfolge**. Es gibt Fälle, bei denen das Karzinomgewebe in die Blasenwand und/ oder in das Rektum soweit eingewachsen ist, daß bei jeder Bestrahlung der Zerfall des Tumorgewebes unweigerlich zur Fistelbildung führen muß. Wenn in solchen Fällen noch eine Heilungschance besteht, muß man diese Fisteln dann bewußt in Kauf nehmen.

Die Behandlung solcher Fisteln bietet meist wegen der Vorbestrahlung erhebliche Schwierigkeiten. Die Grundkrankheit entscheidet über eine plastische Rekonstruktion oder die Durchführung eines Palliativeingriffes. Bei günstiger Prognose und Abklingen aller durch die Bestrahlung verursachten Entzündungserscheinungen an der Blase bietet sich nach Anlegen eines Anus praeternaturalis unter Verzicht auf die spätere Kohabitationsmöglichkeit die Plombierung des Scheidenstumpfes durch einen gestielten Gewebslappen an.

1.4 Postoperative Harnabflußstörungen

Postoperative Koliken, Oligurie oder **Anurie**, bedeuten

Verdacht auf eine Harnleiterligatur.

Die Sicherung der Diagnose erfolgt durch die **Sonographie** und die **Sondierung** des Ureters.

Die **Sonographie** ermöglicht eine Seitenlokalisation und die Beurteilung des Grades der Dilatation der ableitenden Harnwege. Die **Sondierung der ableitenden Harnwege** kann antegrad von einer perkutanen Nephrostomie aus erfolgen. Die Nephrostomie dient daneben der akuten Entlastung des oberen Harntraktes. Eine Sondierung des Ureters ist auch von der Blase her retrograd mittels des Zystoskops mit einem Ureterenkatheter möglich.

Ist der Ureter nicht sondierbar, so ist die sofortige Relaparotomie mit Entfernung der Ligatur, meist unter Neueinpflanzung des Ureters in die Blase, die Methode der Wahl.

Erfolgt die Diagnose verzögert oder sind sofortige Maßnahmen nicht möglich, so erfolgt unter **Nephrostomieschutz** das gleiche **Vorgehen wie bei Ureterfisteln.**

Atone reflexlose Blase nach radikalen gynäkologischen Operationen

Vor allem bei der WERTHEIM-MEIGSschen Radikaloperation des Zervixkarzinoms kann postoperativ infolge der partiellen Resektion des Ganglion pelvicum der Zustand einer atonen reflexlosen Blase mit Harnretention bestehen. Die Ausdehnung der Operation und zusätzliche Exstirpation der Lymphknoten stört zusätzlich den Lymphabfluß im periurethralen und perivesikalen Bereich mit der Bildung von Ödemen.

Derartige postoperative Störungen sind durch ausreichende Blasendrainage, am besten auf suprapubischem Wege, zu behandeln. Die Veränderungen bilden sich später weitgehend zurück. Gewisse Restsymptome bleiben aber (vor allem das fehlende Blasenfüllungsgefühl) und sind der Therapie nur schwer zugänglich.

Nach **Strahlentherapie von Genitalkarzinomen** kommt es in bis zu 12% der Fälle zu Ureterstenosen. Sie treten frühestens nach 3 bis 4 Monaten auf, 70% innerhalb der ersten beiden Jahre.

Die Behandlung radiogener Stenosen stellt immer ein gewisses Heilungsrisiko dar. Bei bestehender Rezidivfreiheit von seiten des Karzinoms ist die Neueinpflanzung des Ureters in die Blase indiziert.

Ist aber bei einseitiger Stenose die Nierenfunktion durch eine chronisch-rezidivierende Pyelonephritis erheblich eingeschränkt, wird man die Nephrektomie erwägen.

2 Störung der Harnkontinenz

Eine Harn**in**kontinenz ist nicht als **eigenes Krankheitsbild** anzusehen, sondern stellt ein **Symptom**, verursacht durch verschiedene Störungen, dar. Auch jüngere Frauen geben zu etwa 50% einen gelegentlichen, nicht störenden, unwillkürlichen Urinabgang an; diese Angaben steigen bei Mehrgebärenden auf etwa 80%.

2.1 Anatomie und Neurophysiologie der Blase und der Harnröhre

Die Harnblase ist von einem Übergangsepithel ausgekleidet. Die Blasenwand besteht aus glatter Muskulatur, die ein Maschenwerk bildet und als **Detrusor** bezeichnet wird.

Nach dem Blasenhals hin formiert sich die Harnblasenmuskulatur in 3 Schichten, einer inneren und einer äußeren Längsschicht, sowie einer mittleren Zirkulärschicht.

Die beiden Längsschichten, nicht aber die mittlere Zirkulärschicht setzen sich zur Urethra hin in einer inneren **longitudinalen** (Abb. 10-3$_1$) und einer äußeren **zirkulären** (Abb. 10-3$_2$) Anordnung fort. Sie bilden, entgegen häufigen Behauptungen in zahlreichen Lehrbüchern, im Bereich der proximalen Harnröhre **keinen echten ringförmigen Sphinkter internus**. Die Muskulatur setzt sich bei der Frau bis kurz vor den **Meatus** (= äußere Harnröhrenmündung) hin fort, wobei im Bereich des mittleren Harnröhrendrittels die quergestreifte (willkürlich innervierte) Beckenbodenmuskulatur in diese Strukturen einstrahlt (Abb. 10-3$_3$) (= quergestreifter Sphinkter). Die Harnröhre einer erwachsenen Frau ist 3 bis 4 cm lang. Die Epithelauskleidung besteht proximal aus Übergangsepithel, peripher aus Plattenepithel und ist **östrogensensibel**. In der Submucosa finden sich **venöse Netzwerke** und **elastische Fasern**.

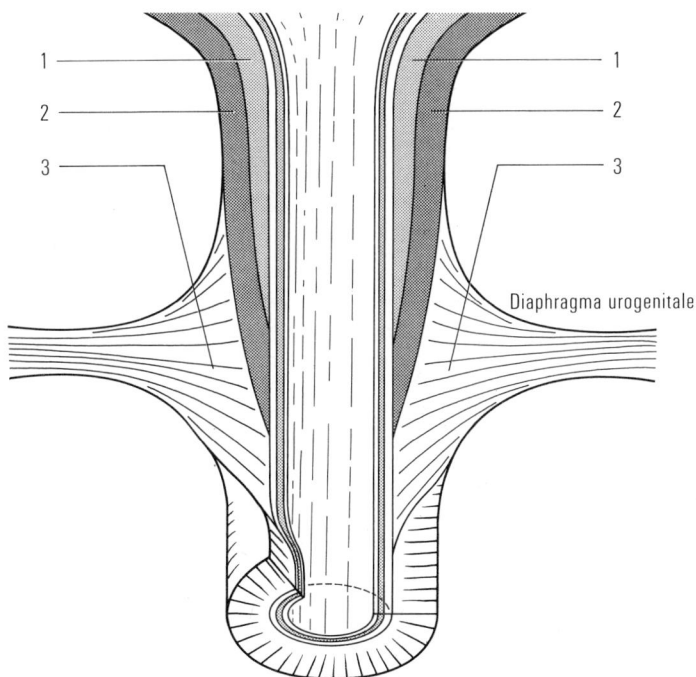

Abb. 10-3 Anatomie der Harnröhre: 3$_1$ = innere longitudinale Schicht der Muskulatur, 3$_2$ = äußere zirkuläre Schicht der Muskulatur, 3$_3$ = Einstrahlen der willkürlich innervierten Beckenbodenmuskulatur.

An der Innervation des unteren Harntraktes (= Harnblase und Harnröhre) sind das **vegetative** und das **somatische** Nervensystem mit einer großen Anzahl von Reflexen über folgende Nerven beteiligt:

1. der **sympathische Nervus hypogastricus** aus dem thoraco-lumbalen Grenzstrang Th10 bis L2 (Abb. 10-4),
2. der **parasympathische Nervus pelvicus** aus dem sakralen Miktionszentrum (S2 bis 4) (Abb. 10-4),
3. der **somatische Nervus pudendus** aus den motorischen Vorderhörnern S2 bis 4 (Abb. 10-5).

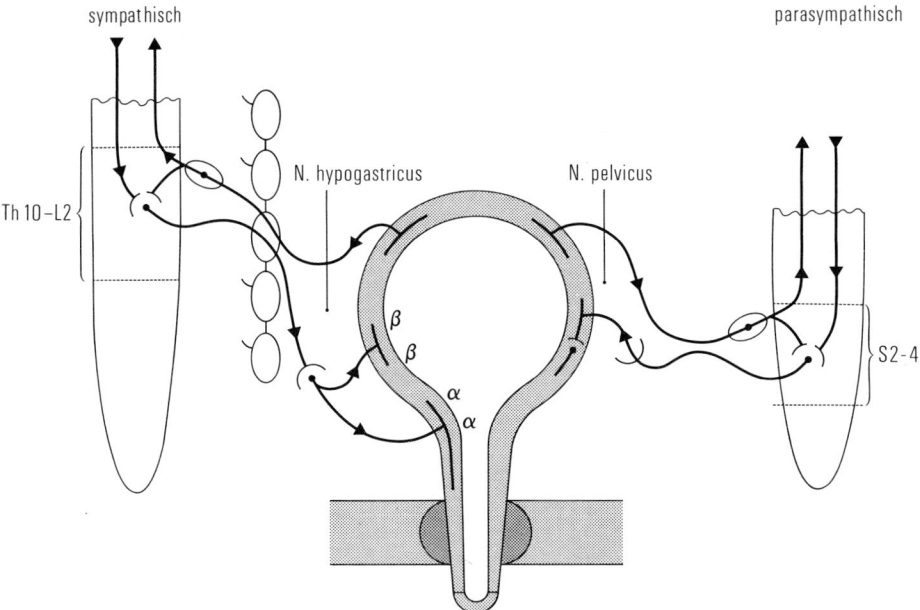

Abb. 10-4 Nervale Versorgung des Detrusors. Der Detrusor wird motorisch vom Parasympathikus innerviert. Der Sympathikus innerviert Trigonum, Blasenhals und glattmuskuläre Urethra alphaadrenerg, im Detrusor werden Beta-Rezeptoren (motorische Inhibition) nachgewiesen.

Unter normalen Verhältnissen ist der **intravesikale Druck** vom Füllungsvolumen der Blase, vom Tonus der Blasenwand und vom Grad der außen auf die Blase einwirkenden Druckverhältnisse abhängig.

Gegen diesen intravesikalen Druck wirkt der intraurethrale Druck. Er hängt von der Anspannung der glatten und quergestreiften Muskulatur, dem Grad der Füllung der Venenplexus und der Menge des elastischen Gewebes, vor allem aber auch von der jeweiligen **Lage der Harnröhre in Beziehung zum Beckenboden** (!) ab.

Der **Urethralverschluß** steht unter einer zweifachen Innervation: In der Nähe des Blasenhalses hauptsächlich unter Einflüssen des **Sympathikus**. Im Bereich des Beckenbodens, d. h. im Bereich der quergestreiften externen Sphinktermuskulatur, erfolgt die Innervation durch den **somatischen** Nervus pudendus.

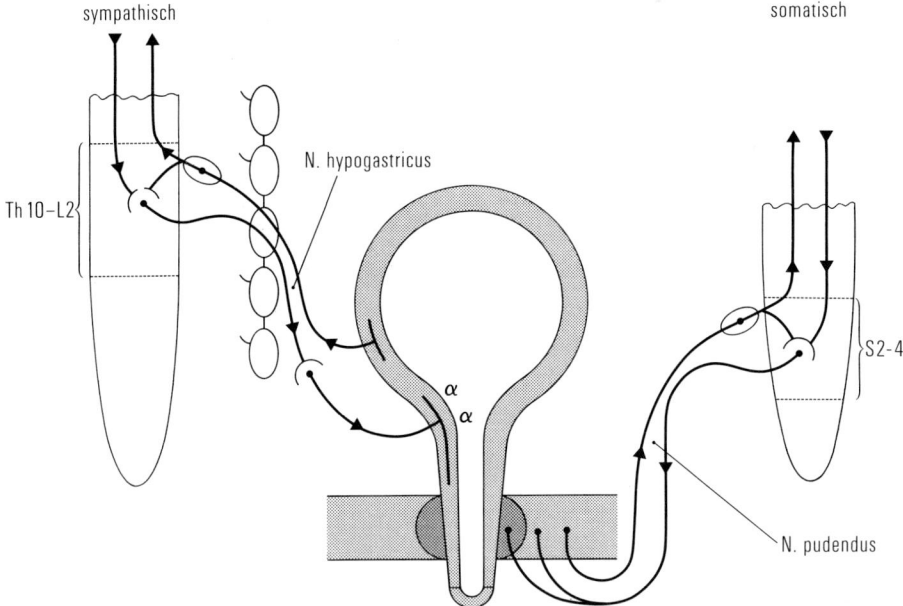

Abb. 10-5 Nervale Versorgung des Sphincter vesicae. Der glattmuskuläre Sphinkter (Blasenhals/ proximale Urethra) steht unter sympathischer Kontrolle, der quergestreifte Sphinkter wird vom somatischen N. pudendus innerviert.

Die nervöse Versorgung der Harnblase, d. h. des Detrusors, erfolgt **parasympathisch** durch den Nervus pelvicus, dessen Neurone aus dem sakralen „Miktionszentrum" zwischen S2 und S4 kommen. Die Gabe von Cholinergika führt zur Kontraktion der Harnblasenmuskulatur, Anticholinergika reduzieren den Blasendruck und erhöhen damit die Blasen**kapazität**.

Das „Miktionszentrum" steht unter der übergeordneten zentralen (zerebralen) Kontrolle.

Aus der Betrachtung der Muskulatur von Blase und Urethra und ihrer Beeinflussung durch verschiedene Nervensysteme zeigt sich, daß Blase und Urethra nicht getrennt betrachtet werden können, sondern, daß der **gesamte untere Harntrakt funktionell eine Einheit** darstellt, die eine solche Trennung unmöglich macht. Die **glatte und quergestreifte Muskulatur** leistet letztendlich aber auch nur einen Teilbeitrag zur Kontinenzerhaltung. Daneben spielt die **Füllung der periurethralen Venenplexus**, sowie die **Elastizität der Urethra** eine ebenso wichtige Rolle.

Darüber hinaus ist auch der Hormonstatus (vor allem der **Östrogenspiegel**) von Bedeutung. So erklärt sich die bei postmenopausalen Frauen häufiger werdende Streßinkontinenz (die man funktionell besser als Sphinkter„inkompetenz" bezeichnen sollte) unter anderen Faktoren durch hormonelle Ausfallserscheinungen (mangelnde Proliferation des Epithels der Urethra, mangelhafte Füllung der periurethralen Venenplexus).

Der **entscheidende Faktor** für die Erhaltung der Kontinenz ist jedoch die

---

Drucktransmission (= Druckübertragung) auf die Harnröhre unter Belastungsbedingungen (Abb. 10-6).

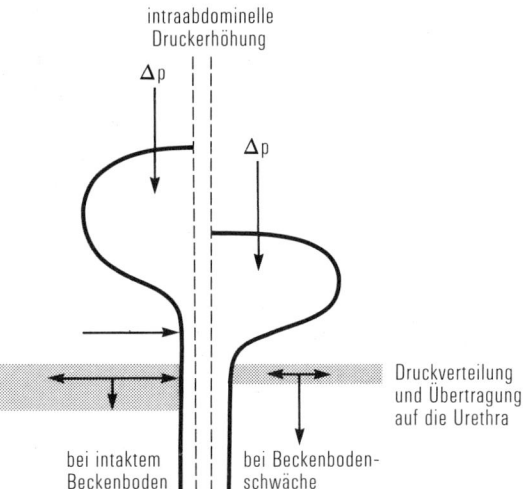

intraabdominelle
Druckerhöhung

Δp

Δp

Druckverteilung
und Übertragung
auf die Urethra

bei intaktem
Beckenboden

bei Beckenboden-
schwäche

Abb. 10-6 Dynamische Drucktransmission auf die Urethra unter Streßbedingungen. Bei intaktem Beckenboden erfolgt bei intraabdominaler Druckerhöhung eine gleichzeitige urethrale Druckerhöhung (horizontaler Vektor) — liegt eine Beckenbodenschwäche vor, so überwiegt der vertikale Vektor, es resultiert eine reduzierte Drucktransmission auf die Urethra. Gleichzeitig entfällt die direkte Druckübertragung auf den proximalen, normalerweise intraabdominal gelegenen Abschnitt der Harnröhre. (→).

Hierzu ist es wichtig zu wissen, daß das **obere Drittel der Urethra innerhalb** der **Bauchhöhle** liegt und damit dem intraabdominalen Druck mitunterworfen ist.

Erhöht sich der intraabdominale Druck zum Beispiel beim Husten, Niesen und Pressen, dann übersteigt der Blaseninnendruck den Harnröhrenverschlußdruck in Ruhe meist beträchtlich. Trotzdem besteht bei **gesunden** Frauen Kontinenz, da die **intraabdominale Druckerhöhung** nicht nur auf die Blase, sondern **gleichzeitig** auf den proximalen **intraabdominal gelegenen Anteil der Harnröhre** übertragen wird (!).

Diese **Verhältnisse ändern sich beim Descensus**, was für das Verständnis der dann entstehenden Harninkontinenz und deren Therapie von Bedeutung ist.

Durch die intraabdominale Lage des oberen Urethraldrittels übersteigt normalerweise bei Erhöhung des Bauchinnendruckes der intravesikale Druck den intraurethralen Verschlußdruck **nicht**. Darüber hinaus kommt es unter Belastung zu einer aktiven

Kontraktion von quergestreifter Sphinkter- und Beckenbodenmuskulatur. Diese Mechanismen gewährleisten die **Kontinenz der gesunden Frau bei Erhöhung des intraabdominalen Druckes.** Ist es aber nach

— **mehreren Entbindungen,**
— **Voroperationen,**
— bei allgemeiner **Bindegewebsschwäche,**
— eventuellem **Hormondefizit**

zu einer **Relaxation des Beckenbodens** gekommen und tritt eine **Verlagerung des proximalen Anteils der Harnröhre** hinzu, so kann eine

Streßinkontinenz

entstehen.

Aus der Relaxation des Beckenbodens, verbunden mit der Absenkung des urethralen Verschlußdruckes und der insbesondere bei Descensus eintretenden Verlagerung des proximalen Harnröhrenabschnittes, kommt es im Moment der intraabdominellen Druckbelastung zu einer **intravesikalen Drucksteigerung,** die vom **Verschlußmechanismus nur mangelhaft** kompensiert werden kann.

2.2 Blasenfunktionen (Füllung und Entleerung der Harnblase)

Die normale Blasenfunktion ist durch ein Gleichgewicht stimulierender und hemmender Impulse gekennzeichnet. Während der Blasenfüllung strömen ständig von der Blase zum Plexus sacralis afferente Impulse in die Bahn des Miktionsreflexes ein, die teils intraspinal, teils zentral gehemmt werden und erst ab einem bestimmten Schwellenwert efferent eine Detrusorkontraktion auslösen.

Das heißt, daß praktisch die gesamte **Füllphase,** die „**Reservoirfunktion**" der Harnblase **nicht willkürlich wahrgenommen** wird. Erst nachdem die Kapazität erreicht wird, kommt es zum Auftreten von **Harndrang,** der beim gesunden Patienten willkürlich soweit gehemmt werden kann, daß es zu keiner Detrusorkontraktion kommt, bis äußere Bedingungen eine Harnblasenentleerung erlauben. Nach Erreichen der **Harnblasenkapazität** zeigt der **Harndrang** den Wunsch zur **Blasenentleerung** an. Die Verhältnisse der stimulierenden und hemmenden Impulse kehren sich nun um, d. h. der **Detrusor verliert seine Hemmimpulse,** es kommt durch parasympathische Reize zur Kontraktion mit intravesikalem Druckanstieg (der durch Bauchpresse noch gesteigert werden kann), während gleichzeitig die **Motorik** von Blasenhals, Urethra und Beckenboden, d. h. **des Verschlußmechanismus,** gehemmt wird und durch **Tonusminderung** eine **Druckreduzierung** erfährt.

Nur dieses „synerge" Verhalten von Blase und Verschlußmechanismus führt zu einer restharnfreien Entleerung mit einem guten Harnfluß.

Der Harnstrahl kann durch willkürliche Kontraktion des externen Schließmuskels unterbrochen werden.

2.3 Funktionsstörungen des unteren Harntraktes

Die gestörte Funktion des unteren Harntraktes beinhaltet sowohl
- die **Störung der Reservoirfunktion** als auch
- die Störung der **Entleerungsfunktion**.

2.3.1 Störung der Reservoirfunktion

Trotz widersprüchlicher Ansichten und Definitionen zu Teilproblemen hat sich heute weitgehend die Klassifikation der „International Continence Society" (ICS) durchgesetzt, die **5 Störungen** der **Reservoirfunktion** unterscheidet:

1. **Streßinkontinenz** = die **passive** Blasendruckerhöhung übersteigt den Harnröhrendruck **ohne** Detrusorkontraktion.
2. **Urge-Inkontinenz** (= Dranginkontinenz) = Urinabgang bei imperativem Harndrang (= kann willkürlich nicht unterdrückt werden):
   a) **motorisch** − nicht beeinflußbare **Detrusorkontraktion** als Ursache;
   b) **sensorisch** − ohne unkontrollierte Detrusorkontraktion.
3. **Reflexinkontinenz** = Folge anormaler spinaler Reflexaktivität (z. B. bei angeborenen und erworbenen Erkrankungen im Spinalkanal).
4. **Überlaufinkontinenz** = Blasendruck übersteigt den Harnröhrendruck bei Blasenwandüberdehnung **ohne** Detrusorkontraktionen (z. B. chronische Obstruktionen bei Prostataadenomen).
5. **Extraurethrale Inkontinenz** = Urinabgang durch andere Kanäle als die Urethra (Fisteln, **Ureterektopien**).

Für die Gynäkologie stellt die **Streßinkontinenz** die weitaus wichtigste Form des Urinverlustes dar (bis zu 80%; alleine oder in Kombination mit anderen Inkontinenzformen).

Daneben spielt auch die **Urge-Inkontinenz** = Dranginkontinenz eine nicht unbedeutende Rolle.

Die Reflex- und Überlaufinkontinenz sind primär urologische Krankheitsbilder. Näheres hierzu sollte den entsprechenden urologischen Abhandlungen entnommen werden. Von der extraurethralen Inkontinenz wurden die Fistelbildungen bereits besprochen.

Deshalb werden hier

nur die Streß-(1) und die Urge-(2)Inkontinenz

eingehend behandelt.

Zu 1.: Streßinkontinenz

Ursachen der Streßinkontinenz

Die Streßinkontinenz bedeutet den **unwillkürlichen Urinabgang unter Belastung**, die mit einer **Erhöhung des intraabdominalen Druckes** einhergeht (z. B. Niesen, Lachen, Husten).

Die bedeutsame Rolle der **quergestreifen Muskulatur des Beckenbodens** bei der Erhaltung der Kontinenz erklärt die häufigen Inkontinenzen bei der Frau im Vergleich zum Mann. Die Beckenbodenmuskulatur der Frau unterliegt durch Entbindungen außergewöhnlichen Belastungen mit Verletzungen und Ersatz des Muskelgewebes durch funktionell unwirksames **Narbengewebe**. Dadurch kann es zu einem Ausfall dieses Anteils der Kontinenzerhaltung kommen.

Daneben unterliegt vor allem die vaskuläre Komponente (periurethrale Venenplexus) einem ausgeprägten **hormonellen Einfluß**. Unter physiologischen Bedingungen sinkt im Alter der urethrale Verschlußdruck ab, was durch Minderdurchblutung infolge Östrogenmangel erklärt werden kann. Andererseits zeigt sich, daß eine alleinige Substitutionstherapie mit Östrogenen hier nicht zwangsläufig erfolgreich sein muß, da die zum Teil verlorengegangenen strukturellen Veränderungen dadurch natürlich nicht beeinflußt werden.

Neben der **intakten Beckenbodenplatte** sind für eine korrekte anatomische Position und damit Funktion des unteren Harntraktes vor allem die **Verankerungen des Blasenhalses** durch überwiegend paarig ausgebildete Bindegewebsstränge und Ligamente von Bedeutung. Die **Position** der **Blasenhalsregion** im Beckenraum wird wesentlich durch die **Ligamenta pubourethralia** bestimmt. Da gerade die **Blasenhalsregion funktionell die wichtigste Rolle** spielt, ist die Erkennung ihrer Position, bzw. Dislokation, vor allem für die Therapieplanung von entscheidender Bedeutung. So sind die Formen des **rotatorischen Descensus**, bei dem Blasenboden **und** Blasenhalsregion (Abb. 10-7 c) unter Belastungsbedingungen absinken, einem **vaginalen** Vorgehen gut zugänglich. Bei einem alleinigen Versagen der Verankerung des Blasenhalses ohne Zystozele und der Ausbildung eines **vertikalen Descensus** mit ausgeprägter **Trichterbildung** (Abb. 10-7 b), vermag nur ein **abdominales Vorgehen** mit neuer Verankerung dieser kritischen Region einen therapeutischen Erfolg zu erreichen.

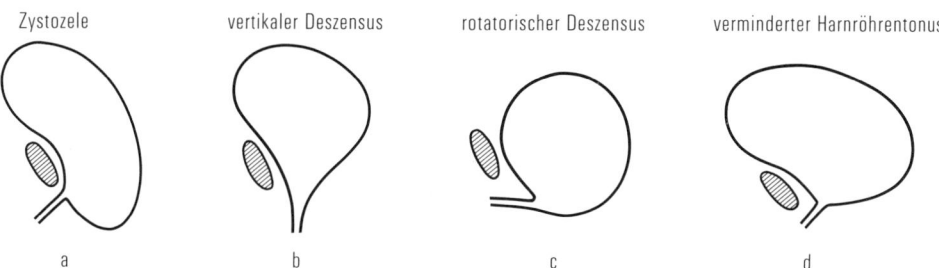

Zystozele   vertikaler Deszensus   rotatorischer Deszensus   verminderter Harnröhrentonus

a   b   c   d

Abb. 10-7 a—d   (s. Text); (aus U. Jonas, H. Heidler, J. Thüroff).

Bei alleiniger Beckenbodeninsuffizienz **ohne** Dislokation des Blasenhalses kann es als Descensusfolge zur **isolierten** Ausbildung einer **reinen Zystozele**, dann meist ohne Harninkontinenz, kommen (Abb. 10-7 a).

Schließlich ist durch eine Sympathikushypotonie oder durch eine intraoperative Plexusschädigung (Plexus hypogastricus) ein verminderter Tonus der Harnröhre bei ansonsten unauffälligem Situs möglich (Abb. 10-7 d).

Bei der Streßinkontinenz mit ausgeprägter Zystozelenbildung besteht häufig **Restharn**. Dieser kann sich infizieren und Anlaß zur aufsteigenden **Harnwegsinfektion** geben. Harnblasenentzündungen, oft ohne Symptome, finden sich bei Streßinkontinenzpatienten relativ häufig.

Therapeutischer Ansatz zur Behandlung der Streßinkontinenz:
Die vielgestaltige Pathophysiologie der Streßinkontinenz macht verständlich, daß eine erfolgreiche Behandlung nur unter Berücksichtigung **aller** ätiologisch wichtigen Faktoren durchgeführt werden kann.

Für das Erreichen von Kontinenz ist damit **nicht nur**

— die korrekte **operative Wiederherstellung** der **anatomischen Lage** der Harnröhre und vor allem **der Blasenhalsregion** Voraussetzung, **sondern auch**

— eine **gute Östrogenisierung** und damit Vaskularisierung der Periurethralregion,

aber auch

— ein optimaler **Trainingszustand** der **Beckenbodenmuskulatur**, was durch Operation alleine nicht immer zu erreichen ist (s. auch Kap. IX).

Bei **leichteren Graden einer Harninkontinenz**, insbesondere bei jungen Frauen mit noch nicht abgeschlossener Familienplanung, aber auch bei extrem alten Patientinnen, die nicht operationswillig sind, läßt sich durch gezielte **Beckenbodengymnastik** (s. Lageanomalien des Genitale), **lokale** oder **systemische Östrogenisierung** (vor allem in der Postmenopause) und die Gabe von α-Sympathikomimetika (z. B. Gutron®) zur Stimulation der glatten Muskulatur eine deutliche Verbesserung des Beschwerdebildes erreichen. Diese Therapieformen sind auch als postoperative Begleitmaßnahmen im Rahmen einer operativen Behandlung sinnvoll und empfehlenswert.

Die Beseitigung der Streßinkontinenz erfolgt ansonsten grundsätzlich **operativ**. Da aber die Ätiologie der Streßinkontinenz vielgestaltig ist, wird verständlich, daß es nicht nur **ein** Operationsverfahren zur Behandlung der Streßinkontinenz gibt.

Ob **vaginal** oder **abdominal** operiert wird, hängt von der pathologisch-anatomischen Situation und hier wieder vor allem von derjenigen der **Harnröhren-** und **Blasenhalsregion** ab, aber auch davon, ob eventuelle Voroperationen vorausgegangen sind und begleitende pathologische Veränderungen bestehen.

So erfordert ein bestehender **Descensus uteri et vaginae mit Zystozele** immer neben einer Hysterektomie eine **vordere und hintere Scheidenplastik** (mit Anhebung des Blasenhalses bei bestehender Harninkontinenz), sowie **Levator-Dammplastik** (Kolpoperineoplastik), um erfolgreich sein zu können (s. Lageveränderungen der Genitalorgane S. 312).

Ist aber bei bestehender Streßinkontinenz ein weitgehend **unauffälliger vaginaler Befund** (d. h. **ohne** Descensus = **ohne** Zystozele) zu erheben, so liegt die Störung in der **mangelnden Fixierung der Blasenhalsregion** hinter der Symphyse; ein vaginales Vorgehen ist völlig sinnlos, da es hier nichts weiter verbessern kann. Hier sind abdominale Operationsverfahren, vor allem die **Schlingenplastik** und die **Kolposuspension**, welche den Blasenhals hinter der Symphyse elevieren, angebracht.

Operative Prinzipien

a) Die **vaginalen Operationsverfahren**

bei Descensus zielen (nach weitestgehend obligater Hysterektomie) auf eine Raffung des paraurethralen und pararektalen Beckenbodengewebes hin, die, als vordere und hintere Plastik, Kolpoperineoplastik, Diaphragmaplastik bezeichnet, in verschiedenen Modifikationen durchgeführt werden. Ziel dieser Eingriffe ist neben der **Reposition der Blasenhalsregion** nach **kranial**, die Schaffung eines kräftigen narbigen **Widerlagers**, gegen das Blasenhals und Harnröhre unter Belastungsbedingungen angepreßt werden. Gleichzeitig soll eine Einengung des Hiatus genitalis erfolgen (s. auch Lageveränderungen des Genitale).

b) Bei den **abdominalen Operationsverfahren**
müssen die

Schlingenplastiken von den verschiedenen Formen der

Kolposuspension
getrennt werden.

Bei den **Schlingenplastiken** wird unter Verwendung von körpereigenem (Faszie) oder anderem biologischem (Lyodura, Perikard) oder alloplastischem Material (Nylon, Marlex, Vicryl) ein **Band unter den Blasenhals** gelegt, das an der Bauchfaszie befestigt wird und die Blasenhalsregion nach **kranial** anhebt.

Bei der **Kolposuspension** erfolgt die **Elevation der Harnröhre** und **Blasenhalsregion** auf **indirektem Wege** über eine **Anhebung der Scheide**, indem diese mit entsprechenden Nähten entweder am Periost der Hinterwand der Symphyse (Operation nach MARSHALL-MARCHETTI-KRANTZ), der Faszie des Musculus obturatorius (Modifikation nach HIRSCH) oder dem Ligamentum ileopectineum (BURCH) fixiert wird.

Einen **Kompromiß** zwischen den Schlingenoperationen und der Kolposuspension stellt die Befestigung des **Parakolpiums**, bzw. der **Scheidenwand** mit je einer Naht rechts und links an der **Rektusfaszie** in den verschiedenen Modifikationen nach STAMEY und PEREYRA dar.

In Einzelfällen, vor allem bei Rezidivoperationen, müssen gegebenenfalls mehrere Operationsverfahren miteinander kombiniert werden. Die abdominalen Verfahren stellen dabei sicher die etwas aufwendigeren und etwas risikoreicheren Eingriffe, vor allem hinsichtlich der operativen Morbidität dar, haben jedoch die günstigsten Langzeitbehandlungserfolge (etwa 80 bis 85%).

Zu 2.: Urge-Inkontinenz (Dranginkontinenz):

Unter Dranginkontinenz versteht man einen unwillkürlichen Harnabgang bei gleichzeitigem starkem **imperativen** Harndrang. Die **Ursache ist eine Detrusorüberaktivität oder übersteigerte Sensibilität.**

Physiologisch strömen ununterbrochen sensible Reize über die afferenten Bahnen in das sakrale Miktionszentrum ein. Sie werden dort durch intraspinale und zentrale Hemmimpulse blockiert. Das Gefühl des Harndrangs erreicht dadurch das Bewußtsein erst ab einer gewissen Reizüberflutung (= Blasenfüllung), was bei voller Blase eintritt und eine willkürliche Miktion auslöst. Ein Ungleichgewicht zwischen afferenten und efferenten Impulsen einerseits und hemmenden Impulsen andererseits muß als Ursache der Urge-Inkontinenz angesehen werden.

Durch insuffiziente Hemmungen kommt es zu **unwillkürlichen Detrusorkontraktionen,** die zu Harnabgang führen können. Diese überaktive Detrusorreaktion mit Inkontinenz wird nach **Ausschluß von**

Entzündungen, Fremdkörpern, Tumoren oder infravesikalen **Obstruktionen** als

primäre Urge-Inkontinenz

bezeichnet.

Bei einer Vielzahl der Patientinnen ohne faßbare Ursache des Beschwerdebildes dürften vor allem **psychosomatische Probleme** eine entscheidende Rolle spielen.

Klinisch bestehen **imperativer Harndrang, Pollakisurie** und **Nykturie** sowie **prämiktionelle Harnabgänge** in Zusammenhang mit **Harndrang.**

> Die **häufige Kombination** der **Urge-Inkontinenz** mit einer **Streßinkontinenz** macht die Diagnose allein auf dem Boden der Anamnese oft schwierig.

Die **diagnostische Klärung,**
insbesondere der Fälle von **gemischten** Streß- und Urge-Inkontinenzen ist nur durch eine **urodynamische Untersuchung** möglich (s. u. und Abb. 10-8). Sie ist aber von besonderer Bedeutung, da bei gemischter oder überwiegender Urge-Inkontinenz die operative Behandlung des Descensus nicht zur Beseitigung der Beschwerden führen kann, was der Patient vorher wissen muß.

Die **Therapie der Urge-Inkontinenz**
stellt ein noch weitgehend ungelöstes Problem dar. Die Erfolge der pharmakologischen Harnblasenbeeinflussung mit **Parasympathikolytika** (z. B. Vagantin®, Uro-Ripirin®), **Spasmo-Analgetika** (Spasuret®), **Psychopharmaka** (Tofranil®), **Neuroleptica** (Melleril®, Haloperidol®, Lyogen®), **Tranquilizern** (Valium®, Librium®, Nobrium®, Demetrin®) und mit **Hormonpräparaten** (Ovestin®, Presomen®, Trisequens®) oder auch mit **sakralen Nervenblockaden** dürften bei objektiven Erfolgsziffern um höchstens 50% zu wesentlichen Teilen auch auf einen Plazebo-Effekt zurückzuführen sein.

Die zum Teil deutlich besseren Erfolge eines **gezielten Blasentrainings** unter Selbstkontrolle der Patientin und der **Psychotherapie** unterstützen die Meinung, daß hier **überwiegend psychosomatische Probleme** zugrundeliegen.

In der Praxis hat sich ein Blasen-Re-Training bewährt, wobei exakte Miktionsprotokolle geführt und bestimmte Blasenentleerungsintervalle, unterstützt durch eines der vorgenannten Pharmaka, eingehalten werden.

Zu 3.: Neben diesen beiden gynäkologisch bedeutsamsten Formen der Harninkontinenz, der Streß- und Urge-Inkontinenz, soll die **Reflexinkontinenz** kurz erwähnt werden. Ihre Ursachen sind meist **Verletzungen oder Erkrankungen des Rückenmarkes** oberhalb des sakralen Miktionszentrums.

Zu 4.: Ebenfalls kurz erwähnt sei die **Überlaufinkontinenz**. Dabei ist die Harnblase überfüllt und überdehnt, kann aber aus unten genannten Gründen nicht entleert werden. Tröpfelnder Urinabgang, der von der Patientin als Inkontinenz angesehen wird (Ischuria paradoxa).

Ursachen: Infravesikale Obstruktion entweder

mechanisch (Myom, Tumor, Narbe nach gynäkologischer Operation, inkarzerierter retroflektierter Uterus)

oder funktionell (z. B. nach WERTHEIMscher Radikaloperation).

Therapie: Suprapubischer Dauerkatheter zur Blasenentleerung. Beseitigung mechanischer Ursachen. Eventuell zusätzlich Parasympathikomimetika (Doryl®, Mestinon® oder Ubretid®) bzw. Alpha-Sympathikolytika (Dibenzyran®).

2.3.2 Störungen der Harnblasenentleerung

Obwohl hier keine Inkontinenz vorliegt, sollen diese Störungen kurz erwähnt werden, da sie immer wieder einmal nach **Operationen** (s. o.) oder **bei Descensus** beobachtet werden.

Ursachen können sein

- Eine **Detrusorschwäche** nach **radikalen Krebsoperationen** mit Denervierung der Harnblase und nachfolgender Entleerungsstörung (s. o.).
- Die **Abknickung der Urethra** bei **erheblichem** Descensus der vorderen Scheidenwand = **Quetschhahnphänomen** (s. bei Lageanomalien der Genitalorgane).
- Die **Blasenhalssklerose** (manchmal nach WERTHEIM-MEIGSscher Radikaloperation auftretend) sowie
- **Harnröhrenstrikturen.**
- **Detrusor-Sphinkter-Dyssynergie**. Man versteht darunter funktionelle Entleerungsstörungen dahingehend, daß bei der Detrusorkontraktion die Entspannung der glatten Muskulatur des Blasenhalses oder der quergestreiften Muskulatur des Beckenbodens ausbleibt. Ursache dürfte ein gestörtes Gleichgewicht im Bereich der afferenten und efferenten Impulse sein.

Bei **Störungen** der Harnblasen**entleerung** ist immer eine Klärung durch **urodynamische Untersuchung (mit Elektromyographie** des Beckenbodens) notwendig.

3 Untersuchungsgang bei der Harninkontinenz

Grundlage ist eine ausführliche

Anamnese:

Kongenitale Blasenentleerungsstörungen (z. B. Spina bifida) oder anatomische Fehlbildungen (Hypospadie, Ekstrophie der Blase, ektoper Ureter) lassen sich von

sekundären Erkrankungen abgrenzen.

Neben der allgemeinen Anamnese (kardial, pulmonal) interessieren vor allem

— **vorausgegangene Schwangerschaften** und **gynäkologische Operationen**
— **Miktionsfrequenz** (Pollakisurie, Nykturie)
— sowie **imperativer Harndrang** (als eventueller Hinweis auf Urge-Inkontinenz)
— **unkontrollierter Harnabgang** beim Husten oder Pressen?, im Gehen?, im Liegen?
— **Medikamentenabusus**
— **Schmerzen beim Wasserlassen** (als Hinweis auf Zystitis)
— orientierende Fragen zum **Psychostatus** (Arbeitsplatz, Familie, Sexualleben)

Zur Definition des **Schweregrades** einer subjektiv geklagten Streßinkontinenz hat sich die Einteilung von INGELMAN-SUNDBERG bewährt (s. auch S. 309):

Stadium 1   Harnabgang beim Husten, Niesen, Lachen.
Stadium 2   Harnabgang beim Gehen, Treppensteigen.
Stadium 3   Harnabgang in Ruhe.

Untersuchungsmethoden

Der Erhebung der Anamnese folgt die

gynäkologische Untersuchung

mit dem Spekulum, die meist einen **Descensus** beim Pressen sofort erkennen läßt, und wobei sich bei einem Hustenstoß die **Streßinkontinenz** zeigt. Die Tastuntersuchung der Harnröhre und die bimanuelle Untersuchung zum Ausschluß von Tumoren im kleinen Becken wird angeschlossen. Eventuelle neurologische Überprüfung der Anal- und Bulbo-cavernosus-Reflexe.

Radiologische und endoskopische Untersuchungen

Vor allem bei **Rezidivinkontinenz** muß eine **morphologische Abklärung** des oberen und unteren Harntraktes gefordert werden. Kongenitale Fehlbildungen (Ureterektopie, Doppelungen) lassen sich im **Ausscheidungsurogramm** ebenso erkennen wie Dislokationen der ableitenden Harnwege.

Im **seitlichen Zystogramm** in Ruhe und unter Belastungsbedingungen läßt sich die topographische Zuordnung der Harnröhre, des Blasenhalses und Blasenbodens zu den übrigen Beckenorganen nachweisen und ein **rotatorischer** von einem **vertikalen** Descensus oder einer **reinen Zystozele** unterscheiden.

Dazu wird die Blase mit Kontrastmittel gefüllt und im seitlichen Röntgenbild vor und nach Pressen untersucht, eventuell unter Markierung des Urethraverlaufes mit einer röntgenschattengebenden Methode (z. B. Hodgkinson-Kette).

Bei der **Urethrozystoskopie** ist neben der Beurteilung des Harnröhrenkalibers, der Weite des Meatus (= äußere Harnröhrenmündung) und des Blasenhalses die direkte Beurteilung der Blasenschleimhaut möglich. Weitere eventuelle Befunde bei der Zystoskopie sind Divertikel, Steine, Entzündung, ektopische Harnleitermündungen, Fisteln, Tumoren.

Insbesondere bei **älteren Patientinnen** muß bei Drangsymptomatik ein **Blasentumor** als Ursache einer Pollakisurie oder **Urge**-Komponente **ausgeschlossen werden**.

Manchmal ergeben sich erhebliche **Diskrepanzen** zwischen den **anamnestischen** Angaben der Patientin und dem **objektiven** Befund. So behaupten manche Patientinnen trocken zu sein, wenn tatsächlich aber eine Inkontinenz vorliegt. Umgekehrt wird manchmal eine Inkontinenz behauptet, die nicht nachweisbar ist.

Urodynamische Untersuchung

Die eigentliche differentialdiagnostische Klärung der Art der Harninkontinenz, insbesondere diejenige zwischen **Streßinkontinenz und Urge-Inkontinenz** (Abb. 10-8), ist nur durch eine gezielte urodynamische Exploration möglich. Die **Basisuntersuchungen** sind

1. **Zystometrie,**
2. **Urethrometrie** und
3. **Uroflowmetrie.**

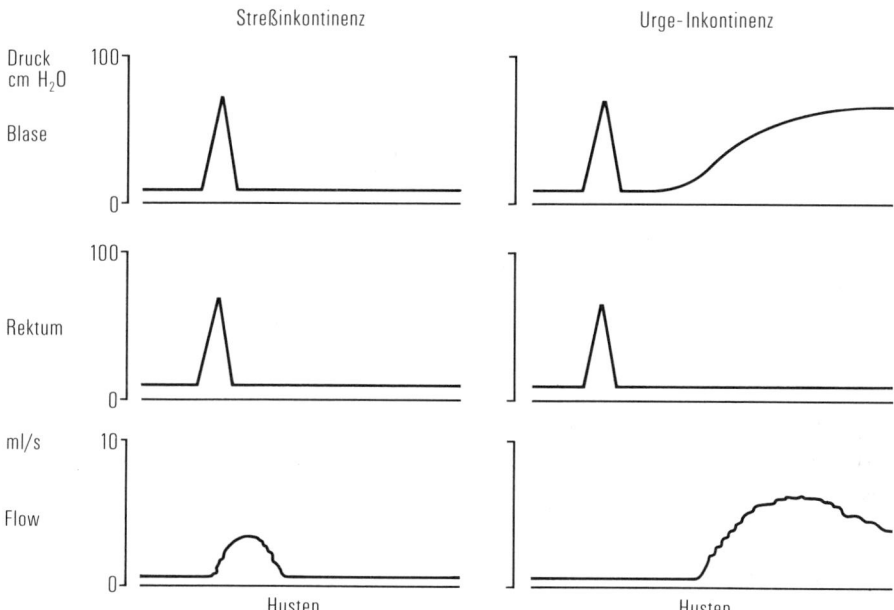

Abb. 10-8 Differentialdiagnose: Streßinkontinenz — Urge-Inkontinenz. Bei der Streßinkontinenz passiver, unwillkürlicher Harnabgang bei intraabdominaler Druckerhöhung (Husten); bei der Urge-Inkontinenz im Anschluß an die passive intravesikale Druckerhöhung (Husten) Provokation einer aktiven Detrusorkontraktion (Abb. 10-8 rechts oben) mit unwillkürlichem Harnverlust (Abb. 10-8 rechts unten) (aus U. JONAS, H. HEIDLER, J. THÜROFF).

Die **Elektromyographie des Beckenbodens** (= Registrierung von Muskelaktionspotentialen der Beckenbodenmuskulatur)

und die **röntgenologische Darstellung des unteren Harntraktes** (s. o.)

liefern zusätzlich Informationen bei speziellen Fragestellungen. Der Anzahl der zu erreichenden Meßdaten sind jedoch aus praktischen, personellen und finanziellen Überlegungen und nicht zuletzt durch die Zusammensetzung des Patientengutes Grenzen gesetzt.

Urodynamische Untersuchungen sind auch bei Blasen**entleerungs**störungen indiziert.

Zu 1.: Zystometrie: Die **Druckmessung in der Harnblase** während der Füllungsphase stellt eine der einfachsten Basisuntersuchungen in der modernen Urodynamik dar und bestimmt die **Abhängigkeit des Blaseninnendruckes vom Füllungsvolumen.** Es wird eine Druckmeßsonde in die Harnblase eingelegt und die Blase mit Kochsalzlösung gefüllt. Neben der Messung der **maximalen Blasenkapazität,** der **effektiven Blasenkapazität** (= maximale Kapazität abzüglich des Restharns) und dem **ersten Harndrang,** lassen sich mit der Zystometrie ungehemmte Detrusorkontraktionen nachweisen (Abb. 10-8). Um die Detrusorkontraktionen von einem intraabdominalen Druckanstieg unterscheiden zu können, sollte der Druckanstieg in der Bauchhöhle durch eine **Rektalsonde** gemessen und die Druckdifferenz bestimmt werden.

Zu 2.: Die **Urethrometrie** (Bestimmung des Urethradruckprofiles) dient der Bestimmung des **Urethralverschlußdruckes** und der **Urethralänge.** Verwendet wird eine Druckmeßsonde mit 2 hintereinanderliegenden Druckfühlern, wobei die Sonde während der Messung mit konstanter Geschwindigkeit zurückgezogen wird. Der proximale Druckfühler verbleibt in der Blase, der zweite passiert die Urethra. Die gleichzeitige Registrierung des intravesikalen Druckes mit dem Urethraldruck erlaubt, den Urethraverschlußdruck zu errechnen. Die urethrale Druckregistrierung erfolgt dann unter Belastungsbedingungen, z. B. regelmäßigen Hustenstößen. Die Meßwerte der **funktionellen Urethralänge,** des **Urethraverschlußdruckes** und der **urethralen Druckübertragung unter Streß** lassen eine Einschätzung der **Sphinkterfunktion** zu.

Zu 3.: Die **Uroflowmetrie** mißt die in der Zeiteinheit durch die Urethra **entleerte Harnmenge** während der gesamten Dauer der Miktion. Die Harnflußrate wird in ml/ sec angegeben. Die Stärke des Harnflusses ist **abhängig** vom **urethralen Widerstand,** vom **Miktionsdruck** (= intravesikalem Druck bei der Miktion) und nicht zuletzt vom **Miktionsvolumen** (= Grad der Blasenfüllung). Die Methode erlaubt allerdings keine Unterscheidungen zwischen zu niedrigem Blasendruck und zu hohem Widerstand in der Urethra.

Jede **augenfällige Diskrepanz** zwischen **subjektiven Beschwerden** der Patientin und dem **klinischen Befund** und zusätzlich

jede **Rezidivinkontinenz**

sollten der subtilen Diagnostik eines **urodynamischen** Meßplatzes zugeführt werden, um einen korrekten Therapieplan erstellen zu können. Bei Korrelation der urodynamischen Meßdaten, der Röntgenmorphologie und des klinischen Befundes ist es möglich, das den anatomischen und funktionellen Gegebenheiten angepaßte **Therapieverfahren auszuwählen** und damit gleichzeitig die **Behandlungsergebnisse zu verbessern.**

XI Harnwegsinfektion in der Gynäkologie

1 Häufigkeit und Ursachen

Harnwegsinfektionen sind neben dem infektiösen Fluor die häufigsten Infektionen bei gynäkologischen Patienten.

Vor dem Eintritt der Pubertät liegt die Häufigkeit der Harnwegsinfekte bei ca. 1%. Bei geschlechtsreifen Frauen erfolgt ein Anstieg auf etwa 5%, wobei die Inzidenz abhängig ist von

- der Zahl vorausgegangener **Schwangerschaften** und **Geburten**
- **sozialen Faktoren**
- **Harnabflußstörungen** (Descensus, Tumoren usw.)
- **Katheterismus** vor allem bei postoperativem Verweilkatheter
- dem **Lebensalter** (im höheren Lebensalter beobachtet man einen Anstieg der Harnwegsinfektionen, wohl durch Östrogenmangel)
- **sexueller Aktivität** (sie scheint die größte Bedeutung für die Pathogenese zu haben)
- **Genitalkarzinomen**
- vorausgegangener **Bestrahlung**

2 Definitionen der Harnwegsinfektionen

1. Bakteriurie = Anwesenheit von Bakterien im Urin

2. Signifikante Bakteriurie = Mehr als 100 000 Bakterien/ml Urin

a) mit Symptomen (typischerweise Algurie, Dysurie, Pollakisurie)
b) ohne Symptome (subjektiv völlig beschwerdefrei)

Eine Harnwegsinfektion kann aszendierend (meist) und deszendierend (selten) erfolgen.

Meist wird eine **Urethritis** von der **Zystitis-(Zystopyelitis)** unterschieden. Eine **isolierte** Urethritis ist aber selten, am häufigsten noch als sogenannte **Flitterwochen-Urethritis** infolge gesteigerten Sexualverkehrs oder bei **Gonorrhoe** und Chlamydieninfektion.

Die Diagnose der Urethritis stützt sich auf die auffallende Druckempfindlichkeit der Harnröhre, Urethralabstriche und (nicht im akuten Stadium!) Urethroskopie.

Symptomatik und Therapie sind die gleichen wie bei den übrigen Harnwegsinfektionen, so daß sich die Abgrenzung der Urethritis von den übrigen Harnwegsinfektionen im Grunde erübrigt.

Wenn man von Harnwegsinfektionen spricht, steht im Vordergrund die

Zystitis (Zystopyelitis).

1. Die erste Infektion wird durch Bakterien hervorgerufen, die auf die gängigen Antibiotika ansprechen.

2. Sogenannte **rezidivierende** Infektionen

a) Das **Rezidiv** wird definiert als erneute Infektion durch **denselben** Erreger nach unvollständiger Therapie. Es tritt frühzeitig, meist nach 1 bis 3 Wochen, auf. Ursächlich lassen sich häufig operativ korrigierbare urologische Erkrankungen nachweisen: Kongenitale Anomalien, Konkremente, Fremdkörper, Urethraldivertikel usw.

b) Die **Re-Infektion** bedeutet eine Erkrankung mit einem **anderen** Erreger. Sie stellt die überwiegende Zahl dieser Erkrankungsformen dar.

3 Ätiologie

Gramnegative, seltener grampositive Erreger sind die häufigste Ursache bakterieller Entzündungen des unteren Harntraktes, oft als Mischinfektionen.

Wesentlich seltener sind es **Trichomonaden, Hefen, Mykoplasmen, Chlamydien** oder **Viren**, wobei die Bedeutung einiger dieser Erreger zur Zeit noch diskutiert wird.

Auch **chemische Substanzen** können durch hohe Urinkonzentrationen zu einer zystitischen Reizung führen. Als physikalische Ursachen sind **Röntgen-** oder **Radium**applikationen zu erwähnen.

Das **Erregerspektrum** bei Harnwegsinfektionen variiert bei ambulanten und hospitalisierten Patienten und im Verlauf chronischer Infektionen.

Beim **ambulanten Kollektiv** dominiert E. coli, gefolgt von Proteus mirabilis (Tab. 11-1).

Tabelle 11-1   Erregerspektrum ambulanter Patienten bei akuten Harnwegsinfektionen

	Allgemeinmedizin	Gynäkologie	Urologie
E. coli	70,3%	75,5%	58,2%
Klebsiella	5,8%	6,1%	11,2%
Prot. mirabilis	17,1%	12,2%	9,7%
Indolpos. Prot. Spez.	2,2%	0,7%	10,4%
Ps. aeruginosa	2,1%	2,0%	6,7%
Sonstige	2,6%	3,2%	3,8%

(nach KNOTHE und SIETZEN, 1976)

Beim **stationären Patienten** findet sich eine Abnahme der Häufigkeit von E. coli und ein Anstieg von Klebsiellen, indol-positiven Proteusarten und Pseudomonas aeruginosa.

Das **wichtigste Erregerreservoir** stellt der **Darm** (E. coli; Enterokokken) dar. Über die Besiedlung des Introitus vaginae erfolgt dann die **aszendierende Infektion** durch die Harnröhre (Abb. 11-1). **Hämatogene** (deszendierende) und **lymphogene** Infektionsmodi werden zahlenmäßig als unbedeutend angesehen.

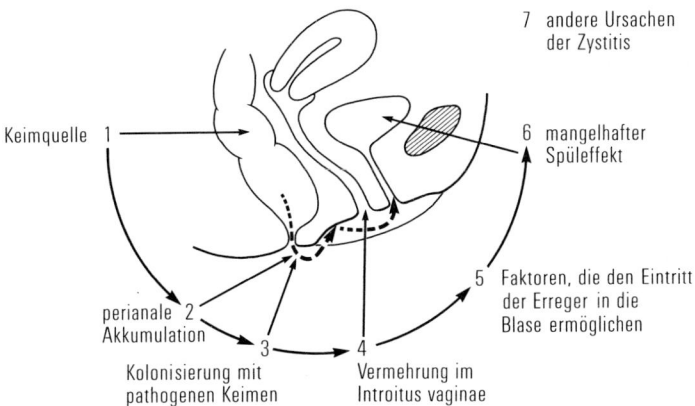

Abb. 11-1   Ursachen der Zystitis; Infektionsgang.

Der Nachweis erfolgt durch **Kulturen** von fraktioniert gewonnenem Urin, wobei die erste miktionierte Portion (sog. **Urethralharn**) und der **Mittelstrahlurin** zur Untersuchung gelangen. Gleichzeitig werden Vaginalabstriche durchgeführt.

Mit dieser Technik läßt sich nachweisen, daß vor einer Bakteriurie die Vagina stets mit dem Erreger kolonisiert wird, der später für den Harnwegsinfekt verantwortlich ist. Die Gewinnung des Urins zur mikrobiologischen Untersuchung mittels **Katheterismus** ist als Routinemaßnahme **abzulehnen**. Sie kann jedoch bei starkem Fluor oder vaginalen Blutungen notwendig werden.

4 Lokalisation und Klinik der Infektion
(Blase-Nierenbecken/Niere)

Die Differenzierung in isolierte **Zystitis** und Zystitis mit **Pyelonephritis** ist aufgrund der Symptomatik alleine oft nicht möglich. Nachdem aufwendige Methoden (Ureterenkatheterismus mit seitengetrennter Uringewinnung, Blasenauswaschverfahren, immunologische Methoden) sich in der klinischen Routine nicht durchsetzen konnten, wird als praktikables Unterscheidungskriterium neben der **klinischen Symptomatik** (unter anderem Klopfschmerz der Nierenlager, der aber auch bei Harnstauung vorhanden sein kann) ein **Ansprechen** auf eine **Einmaltherapie** angesehen.

> Auf die einmalige Gabe eines Antibiotikums spricht nur die Infektion der Blase, **nicht** die der oberen Harnwege an.

Bei Reizblasensymptomatik ohne objektiven Blasenbefund muß auch an das Vorliegen einer **Urethritis**, entweder unspezifisch (z. B. „Flitterwochenurethritis") oder spezifisch (meist Gonorrhoe), aber auch Chlamydieninfektion, gedacht werden. Klärung durch Urethralabstriche und Kultur.

Klinik

Die **akute** Verlaufsform zeigt:

- Algurie (= Schmerzen beim Wasserlassen)
- Pollakisurie (= gehäuftes Wasserlassen)
- Dysurie (= erschwertes Wasserlassen; Sprachgebrauch fälschlich: Schmerzen beim Wasserlassen)
- imperativen Harndrang (= nicht unterdrückbarer Harndrang)
- Schmerzen im Unterbauch, evtl. Tenesmen
- evtl. Hämaturie (= Blut im Urin) oder Pyurie (= eitriger Urin)
- leicht reduziertes Allgemeinbefinden
- selten Fieber

> **Fieber** und **schmerzhafte Nierenlager** sind ein Hinweis für eine **Mitbeteiligung des oberen Harntraktes.**

5 Diagnostik

Blutuntersuchungen (BSG, Leukozyten, harnpflichtige Substanzen) zeigen sehr variable Befunde. Die **Urethrozystoskopie verbietet sich im akuten Stadium** (Schmerzhaftigkeit; Gefahr der Aszension)! Die Untersuchung des Urins durch **Teststäbchen** (z. B. Multi-stix®) und durch mikroskopische Untersuchung des **Sediments** kann orientierende Hinweise geben: pH, Nitritreaktion, Leukozyten, Erythrozyten und Bakterien.

Die Hauptsäule in der Erkennung der Harnwegsinfektionen ist die **bakterielle Diagnostik.**

Neben der Bestimmung von **Keimart** und **Keimzahl** ist die Erstellung eines **Antibiogramms** erforderlich.

Gewinnung des Urins im Regelfall durch **Mittelstrahltechnik**, am besten vom ersten Morgenurin. Kontrolluntersuchung, wenn sich Diskrepanzen zwischen mikrobiologischem und klinischem Befund ergeben.

Weitere Möglichkeiten der Uringewinnung sind steriler **Einmalkatheterismus** oder suprapubische **Blasenpunktion.**

Der Urin soll möglichst innerhalb von 2 Stunden auf **Nährböden** aufgebracht werden. Zur Vorfelddiagnostik bietet die Industrie einfache und preiswerte Eintauchnährböden an (z. B. Urikult®).

Differentialdiagnose:
Reizblase, nicht bakteriell verursacht, hat meist einen neurovegetativen oder psychosomatischen Hintergrund; kann im Klimakterium und in der Postmenopause auch durch Östrogenmangel bedingt sein.

6 Therapie

Die Behandlung der akuten Zystitis erfordert

- reichliche Flüssigkeitszufuhr
- lokale Wärmeapplikation
- eventuell Spasmolytika
- antibiotische Therapie

Die antibiotische Therapie erfolgt natürlich am besten selektiv nach Vorliegen eines **Antibiogrammes**, dessen Anfertigung aber mehrere Tage dauert. Daher muß oft „blind" mit der Therapie begonnen werden.

Bei der unkomplizierten ersten Infektion hat sich eine **Einmaltherapie (Single Shot)** bewährt, nachdem bei Langzeitbehandlungen häufig Störungen der Vaginalflora (Soorinfektion) auftreten. Das Nichtansprechen auf die Einmaltherapie (sog. „Non-Responder") ergibt wegen Verdachtes auf Infektion auch des oberen Harntraktes die Notwendigkeit einer weiterführenden Harnwegdiagnostik (Sonographie, Urographie).

Ausschlußkriterien für eine Einmaltherapie sind

- bekannte **urologische Erkrankungen**
- fieberhafte **Pyelonephritis**
- **Niereninsuffizienz** (z. B. Kreatininerhöhung)
- begleitende **Stoffwechselerkrankungen**
- **vorausgegangene urologische Eingriffe** (Endoskopie, Katheterismus)
- **Schwangerschaft**

Mittel der Wahl sind Co-Trimoxazol (z. B. Eusaprim®) und Amoxycillin (z. B. Amoxypen®). Randomisierte Vergleichsuntersuchungen zeigen keinen statistischen Unterschied in der Wirksamkeit der verschiedenen Antibiotika.

Dosierung (Einmaldosis): Eusaprim® 1 × 800 mg; Amoxypen® 1 × 750 bis 1000 mg.

Ein Versagen dieser Therapie spricht für eine Beteiligung des oberen Harntraktes (Cystopyelitis, Pyelonephritis, interstitielle Nephritis).

Diese muß entsprechend dem **Antibiogramm antibiotisch** behandelt werden.

Sterile Pyurie

Die Patientinnen bieten klinisch die Symptome einer Harnwegsinfektion. Bei der Harndiagnostik zeigen sich neben einer **Leukozyturie** jedoch **sterile Kulturen**. Tabelle 11-2 gibt einen Überblick über die häufigsten Ursachen.

Therapie rezidivierender Harnwegsinfekte

Bei jenen Frauen, die bei fehlenden mechanisch obstruktiven Veränderungen, oder nach deren Korrektur, kurzfristig Re-Infektionen aufweisen, ist eine **Langzeitprophylaxe** indiziert. Dabei haben sich vor allem Co-Trimoxazol, z. B. Eusaprim forte® 1 × 1 Tabl. über 8 – 10 Tage oder Cephadroxil, z. B. Bidocef® 1 × 1 Tabl. 8 – 10 Tage oder Nitrofurantoin, z. B. Furadantin retard® 1 × 1 Tabl. für 8 – 10 Tage bewährt.

Tabelle 11-2   Ursachen der „sterilen" Pyurie

Vorkommen	spezifische Merkmale
Anaerobier	1–2% aller Harnwegsinfektionen
TBC	Urindiagnostik: Kultur, Tierversuch. Typische radiologische Veränderungen
Urethritis	Gonorrhoe, Chlamydien, Mykoplasmen
Nierenabszesse	klinischer Verdacht, radiologische Diagnostik
chronische Pyelonephritis	Anamnese, Klinik
abakterielle Urethritis	Kollagenosen

Bei sexuell aktiven Frauen kann zusätzlich eine Einzeldosis, quasi als „Pille danach" eingenommen werden. Es läßt sich mit einer solchen Prophylaxe die Häufigkeit der Re-Infektionen erheblich senken.

Kontrolle des Behandlungserfolges

Alle Harnwegsinfektionen müssen durch **Urinkulturen** kontrolliert werden. Sowohl nach Einmaldosis als auch bei längerfristiger Therapie ist **nach 48 Stunden** ein **steriler Harn zu fordern.** Fortdauer einer Bakteriurie spricht für eine **Resistenz, Mischinfektion** oder **Erregerwechsel.** Auch orientierende Tests auf eine Bakteriurie, z. B. Nitrit-Test, müssen unter Antibiose negativ werden. Eine persistierende signifikante Bakteriurie ist ein Zeichen für eine ungenügende Therapie und/oder das Vorliegen einer urologischen Erkrankung (z. B. **Urolithiasis**). Nach Erhalt des bakteriologischen Befundes muß die Behandlung gelegentlich entsprechend dem Antibiogramm modifiziert werden.

XII Geschwülste und geschwulstähnliche Bildungen der Ovarien

1 Geschwülste der Ovarien = Ovarialtumoren

Definition:

Unter einer **Ovarialgeschwulst** versteht man eine ein- oder doppelseitige Vergrößerung des Eierstockes, die durch **autonomes Wachstum** entsteht. Im allgemeinen Sprachgebrauch werden solche Gewächse als **Ovarialtumoren** bezeichnet.

Echte Ovarialgeschwülste sind von den **geschwulstähnlichen Bildungen des Eierstockes** scharf zu trennen. Letztere entwickeln sich **infolge passiver Dehnungsvorgänge in vorgebildeten Strukturen des Organs** und werden deshalb **auch als Retentions- oder funktionelle Zysten** bezeichnet. Ihre gemeinsame Besprechung mit den Ovarialtumoren ist aber sinnvoll, da sie von diesen klinisch meist schwer oder nicht zu unterscheiden sind.

Bei den **gutartigen** Tumoren liegt die größte Häufigkeit im 2. und 3., bei den **bösartigen** im 4. und 5. Dezennium.

Die große Bedeutung der Eierstockgeschwülste beruht vor allem auf 2 Tatsachen:
1. **15% aller Geschwülste der Frau gehen von den Ovarien aus.**
2. **Etwa jeder 4. Eierstocktumor ist eine bösartige Neubildung.**

1.1 Einteilung nach der Histogenese

Die Eierstocktumoren zeigen einen sehr unterschiedlichen Aufbau. Um diese verschiedenartigen Formen überblicken zu können, ist es vorteilhaft, sie nach einem Prinzip zu ordnen. — Von den zahlreichen Einteilungsprinzipien erscheint uns die nachfolgende Einteilung nach der **Histogenese** (JANOVSKI u. Mtb. 1973) die logischste, auch gegenüber der Übersichtseinteilung der WHO (1973), die diesem Prinzip nicht konsequent folgt.

Die einzelnen Gruppen der Ovarialtumoren
1. **Geschwülste aus Derivaten des paramesonephrischen Zölomepithels**
2. **Geschwülste des sexuell nicht differenzierten Gonadenmesenchyms**
3. **Geschwülste des sexuell differenzierten Gonadenmesenchyms**
4. **Geschwülste der Keimzellen**
5. **Geschwülste aus Organheterotopien**
6. **Metastatische Geschwülste**
7. **Geschwülste durch maligne Entartung gutartiger Formen**

Die Begriffsbestimmungen werden bei der Besprechung der einzelnen Geschwulstformen erklärt.

Aus dieser Klassifizierung ist zu ersehen, daß sich die Ovarialgeschwülste aus verschiedenen Gewebskomponenten (Matrices) entwickeln können. Sicherlich wäre es für den praktisch tätigen Gynäkologen vorteilhaft, wenn dabei auch die **klinische Dignität** der Geschwülste Berücksichtigung fände, da er damit Richtlinien zur Behandlung und zur Auswertung der Behandlungsergebnisse bekommen könnte. Doch ist eine solche Klassifizierung in leicht übersehbarer Form nur bei einzelnen kleinen Gruppen der Ovarialgeschwülste möglich, wie das auch die WHO* bei den **epithelialen** Neubildungen des Eierstocks durchzuführen versucht (1973).

Deshalb ist es zweckmäßiger, die klinische Dignität der jeweiligen Geschwulstart getrennt zu betrachten. Dabei unterscheiden wir **gutartige, fakultativ bösartige** und **bösartige Neubildungen** des Ovars.

Als **gutartige Geschwülste** werden diejenigen bezeichnet, deren feingeweblicher Aufbau und klinische Eigenschaften die Kriterien der Gutartigkeit unverkennbar innehaben.

Die **fakultativ bösartigen** Neubildungen umfassen Tumortypen, die **primär ebenso als gutartige wie auch als bösartige Geschwülste auftreten können.** Zwischen den offenkundig gutartigen und sicher bösartigen Erscheinungsformen können **Übergänge** (Grenzfälle zur Malignität; borderline cases) vorkommen.

Die **bösartigen Geschwülste** zeigen alle histologischen und klinischen Eigenschaften der Malignität.

2   Pathologische Anatomie der Ovarialtumoren

2.1 Geschwülste aus Derivaten des paramesonephrischen Zölomepithels

Aus der Entwicklungsgeschichte ist bekannt, daß das Zölomepithel in der Nachbarschaft der Urniere im Gegensatz zu den übrigen Zölomepithelgebieten besondere Potenzen besitzt. So vermag dieses „paramesonephrische Zölomepithel" bei der Entwicklung bzw. Ausbildung der MÜLLERschen Gänge seröse, muzinöse, endometrioide, aber durch indirekte Epithelmetaplasie auch plattenepitheliale Zellen auszubilden.

Zahlreiche Beobachtungen haben gezeigt, daß die **serösen und muzinösen Eierstockgeschwülste** sowie der BRENNER-**Tumor** aus Epithelstrukturen stammen, die letztlich Abkömmlinge des paramesonephrischen Zölomepithels sind.

Die einzelnen Glieder dieser Geschwulstgruppe
1. Gutartige Formen
  a) **seröses Kystadenom**
  b) **muzinöses Kystadenom**
  c) **endometrioide Tumoren** (s. auch endometrioide Retentionszysten)

---

* World Health Organization

d) **Oberflächenpapillom**
e) **Kystadenofibrom**
f) **BRENNER-Tumor**
g) **Adenomatoid-Tumor**

2. Bösartige Formen

a) **zystisches, primäres und sekundäres Ovarialkarzinom**
b) **solides, primäres und sekundäres Ovarialkarzinom**
c) **Klarzelltumoren**

3. Formen mit besonderer klinischer Dignität

Die Einteilung der **epithelialen Tumoren** berücksichtigt folgende Eigenschaften:

1. Den **Zelltyp**: Serös, muzinös, endometrioid, hellzellig, urothelial (BRENNER).
2. Die bevorzugte **Lokalisation** des epithelialen Tumoranteils: Oberfläche (Papillom); zystisch (Kystom).
3. Das **Mengenverhältnis Epithel — Bindegewebe** (z. B. Kystadenom — Kystadenofibrom).
4. Den **Malignitätsgrad**.

Der Versuch, den Malignitätsgrad in die Gruppierung der Ovarialtumoren einzubeziehen, insbesondere aber die Herausstellung einer **Zwischenstufe** zwischen gut- und bösartigen Tumoren (sog. Borderline-Fälle oder Karzinome geringeren Malignitätsgrades: LMP [low malignant potential]), hat zuerst die FIGO, später die WHO zu einer gesonderten Einteilung der **epithelialen** Ovarialtumoren und **nur** dieser, da für die übrigen nicht möglich, veranlaßt.

Diese Einteilung wird nachstehend aus Gründen der Vollständigkeit erwähnt. Die Besprechung dieser Tumorgruppe erfolgt aber **mit den übrigen** Ovarialtumoren entsprechend der Einteilung aller Ovarialtumoren nach histogenetischen Gesichtspunkten.

Histologische Klassifizierung der epithelialen Ovarialtumoren entsprechend der Empfehlung der WHO 1973 (gekürzt)

A. Seröse Tumoren

1. Gutartig:
a) Kystadenom und papilläres Kystadenom
b) Oberflächenpapillom
c) Adenofibrom und Kystadenofibrom
2. Borderline-Fälle (Karzinome geringeren Malignitätsgrades) = proliferierende Formen von 1 a, b, c
3. Karzinome = maligne Formen von 1 a, b, c

B. Muzinöse Tumoren

1. Gutartig:
a) Kystadenom
b) Adenofibrom und Kystadenofibrom
2. Borderline-Fälle = proliferierende Formen von 1 a und b (geringerer Malignitätsgrad)
3. Karzinome = maligne Formen von 1 a und b (Adenokarzinom, Kystadenokarzinom, malignes Adenofibrom und Kystadenofibrom)

C. **Endometrioide Tumoren**

1. **Gutartig:**
   a) Adenom; Kystadenom
   b) Adenofibrom und Kystadenofibrom
2. **Borderline-Fälle** von 1 a und b (geringerer Malignitätsgrad)
3. **Karzinome und Sarkome** von 1 a und b
   Karzinome: Adenokarzinom, Adenoakanthom, malignes Adenofibrom
   Sarkome: Endometrioides Stromasarkom
   mesodermale Mischtumoren (MÜLLER)

D. **Klarzell** (mesonephroide)-**Tumoren**

1. Benigne (s. hierzu aber S. 359)
2. Borderline-Fälle (s. hierzu aber S. 359)
3. Maligne Tumoren

E. **BRENNER-Tumoren:** benigne; proliferierend; maligne.

F. **Gemischte epitheliale Tumoren:** benigne; Grenzfälle; maligne.

G. **Undifferenzierte Karzinome**

H. **Unklassifizierbare epitheliale Tumoren**

Die Zuordnung der endometrioiden Geschwülste (ohne zytogenes Stroma) zu den echten Ovarialtumoren beinhaltet die Frage, ob ihre Entwicklung direkt aus ortseigenem Zölomepithel des Ovars erfolgt oder aus Endometrium, das im Sinne der Endometriose dorthin verschleppt wurde. Man nimmt heute überwiegend an, daß es sich bei diesen Tumoren um direkte Abkömmlinge des Zölomepithels handelt. Ob das auch für die zystischen Bildungen (endometrioide Teerzysten) gilt, ist noch nicht entschieden. Die endometrioiden Neubildungen werden daher sowohl bei den Ovarialtumoren als auch bei den geschwulstähnlichen Bildungen (und bei der Endometriose) erwähnt.

Die **bösartigen** zystischen und soliden **epithelialen Ovarialtumoren** werden von uns als **primäre** und **sekundäre zystische und solide Ovarialkarzinome** zusammengefaßt, um das Problem des Ovarialkarzinoms nicht durch die getrennte wiederholte Besprechung in jeder einzelnen Gruppe zu zersplittern. – Zur Frage der Klarzell-Tumoren s. S. 359.

Die Einteilung der WHO bringt außer der besonderen Betonung der Grenz-(= border-line)Fälle keine wesentlich neuen Gesichtspunkte, so daß keine Veranlassung besteht, die didaktisch logische Ordnung der Ovarialtumoren nach der Histogenese zu verlassen. Dabei werden von uns die Borderline-Fälle unter **„Formen mit besonderer klinischer Dignität"** gesondert besprochen.

2.1.1 Gutartige Formen der Geschwülste aus Derivaten des paramesonephrischen Zölomepithels (= epitheliale Ovarialtumoren)

Seröses Kystadenom

Oft doppelseitig, manchmal intraligamentär entwickelt, tritt das seröse Kystadenom vorwiegend in der zweiten Hälfte der Geschlechtsreife auf. Es macht etwa 30–35% aller Ovarialtumoren aus.

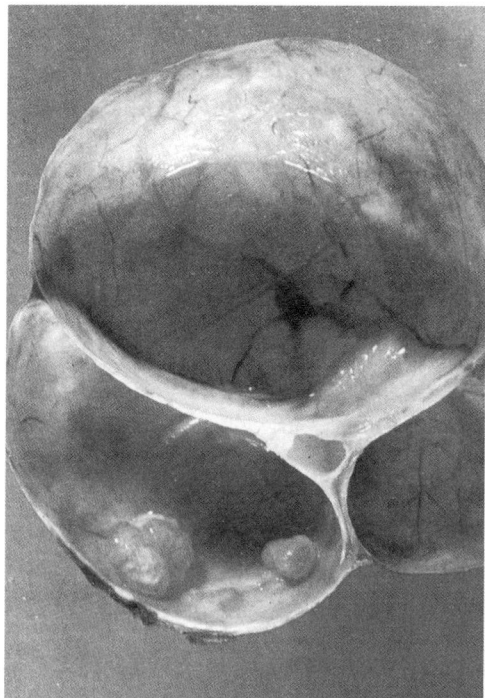

Abb. 12-1   Benignes seröses Kystadenom des Ovars.

Makroskopisch (Abb. 12-1): mittelgroße, ballonförmige oder unregelmäßig konfigurierte Gebilde mit glattem Serosaüberzug. Seröse Kystadenome können zuweilen sehr groß werden und den ganzen Bauchraum ausfüllen. Die Neubildung kann **ein- und mehrkammerig** sein = **Cystadenoma serosum uniloculare und multiloculare.** Die Innenfläche, bzw. die Trennwände des Tumors sind **glatt** (= Cystadenoma serosum simplex) oder mit **zottig-papillären** Wucherungen bedeckt (= Cystadenoma serosum papillare). Der Zysteninhalt besteht aus klarer, eiweißreicher Flüssigkeit.

Histologisch tragen die Geschwulsthohlräume, aber auch die Papillen, ein meist hohes, einschichtiges, seröses, zilientragendes Zylinderepithel (Abb. 12-2).

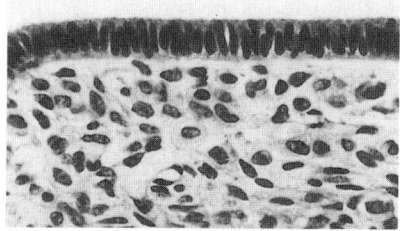

Abb. 12-2   Epithel eines **serösen** Ovarialkystadenoms.

> Dignität: Die **potentielle Malignität** der serösen Kystadenome ist **besonders hoch** bei den **papillomatösen Formen**, die ohne Operation in etwa **50% der Fälle** früher oder später **karzinomatös** werden.

Nach Ruptur eines papillären Kystadenoms kann auf dem Peritoneum eine Aussaat (mit Aszites) entstehen. Sie ist für sich alleine kein sicheres Zeichen für die Bösartigkeit des Tumors.

Muzinöses Kystadenom

Das gutartige, muzinöse Kystadenom, auch **Pseudomuzinkystom** genannt, ist keine seltene Geschwulst (ca. 15% aller Ovarialtumoren). **Meistens einseitig.** Nicht selten **Riesengeschwülste.**

Makroskopisch: Glatte oder unregelmäßig konfigurierte, meist einseitige Geschwulst mit Serosaüberzug. **Meist einkammerig,** aber auch multilokulär. Innenflächen der Geschwulsthohlräume sind meist glatt, nur selten sieht man an ihnen **warzenähnliche papilläre Wucherungen.** Der Tumorinhalt ist schleimig, von dünn- oder zähflüssigem, gallertigem oder geleeartigem Charakter und wird als **Pseudomuzin** bezeichnet. Es handelt sich um ein Glykoproteid, das sich vom Muzin durch die fehlende Fällbarkeit mit Essigsäure unterscheidet.

Histologisch tragen die Innenflächen der Tumorkammern ein einreihiges, zylindrisches Schleimepithel mit basal liegendem Kern (Abb. 12-3).

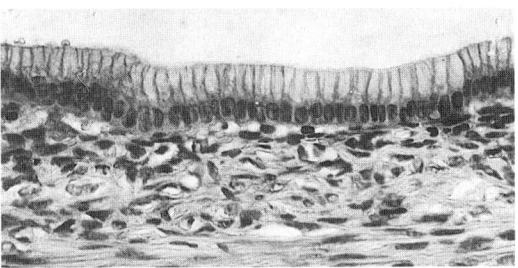

Abb. 12-3   Epithel eines **muzinösen** Ovarialkystadenoms.

> Dignität: **Muzinöse Kystadenome,** besonders die glattwandigen, nicht papillären Formen, sind **im allgemeinen harmlosere Geschwülste als die serösen.** Die maligne Entartungsquote übersteigt 10% nicht.

Wenn **muzinöse Kystadenome** rupturieren, gelangen auch losgerissene Tumorpartikel, also lebensfähige, schleimbildende Epithelzellen in den Bauchraum und können sich am Peritoneum implantieren. Die Folge ist eine chronische abakterielle „Peritonitis" mit Bildung von „froschlaichähnlichem" Granulationsgewebe. Dieser Zustand wird als **Gallertbauch (Pseudomyxoma peritonei)** bezeichnet. Obwohl histologisch nicht maligne, führt der Zustand nach jahrelangem Siechtum schließlich zum Tod in der Kachexie.

Deshalb: Cave Tumorruptur bei Operation!

In dieser Situation soll unbedingt die

Appendix als ein ebenso möglicher Ausgangspunkt des Leidens

kontrolliert werden.

Endometrioide Tumoren

Einteilung und Bemerkungen s. S. 350. Diese Tumoren werden heute von den meisten vom ortseigenen Zölomepithel und nicht von einer Ovarialendometriose hergeleitet. Dafür spricht u. a., daß trotz der Häufigkeit der Endometriose nur etwa 20% der Ovarialkarzinome endometrioid sind. Es fällt auf, daß endometrioide Ovarial-Karzinome häufiger mit Endometriumkarzinomen auftreten (Systemkarzinome?).

Oberflächenpapillom

Diese Tumorart ist **verhältnismäßig selten**.

Makroskopisch (Abb. 12-4) handelt es sich um kleinere und mittelgroße, meist bilaterale, warzige oder zottige Gewächse. Sie enthalten in ihren zentralen Partien oft einen zystadenofibromartigen Kern.

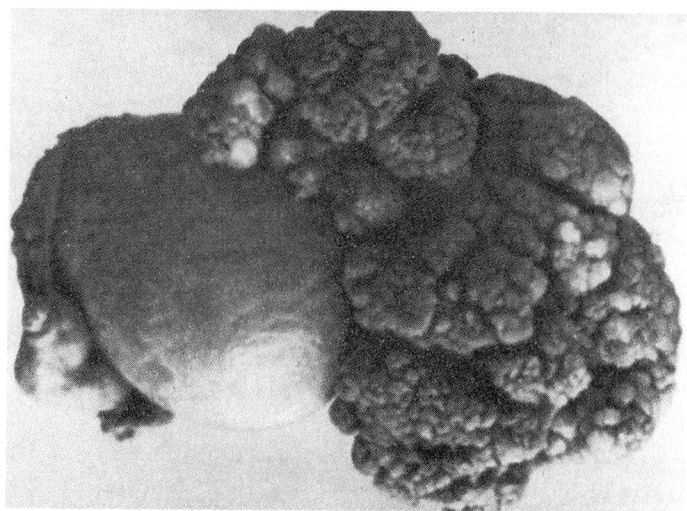

Abb. 12-4 Oberflächenpapillon.

Das Ovarialpapillom geht meistens **mit Aszites** einher. **Gutartige Implantate am Peritoneum sind möglich** (s. auch peritoneale Aussaat bei serösen-papillären Kystomen, S. 352).

Dignität: Die **potentielle Malignität** des serösen Oberflächenpapilloms ist **groß** und beläuft sich auf 50%.

Kystadenofibrom

Es liegt hier eine nicht allzu **seltene Form der Kystadenome** vor, bei denen eine stärkere Mitbeteiligung des Bindegewebes vorhanden ist (Abb. 12-5).

Dignität: Die **maligne Entartungsquote** ist beim Kystadenofibrom **äußerst gering**.

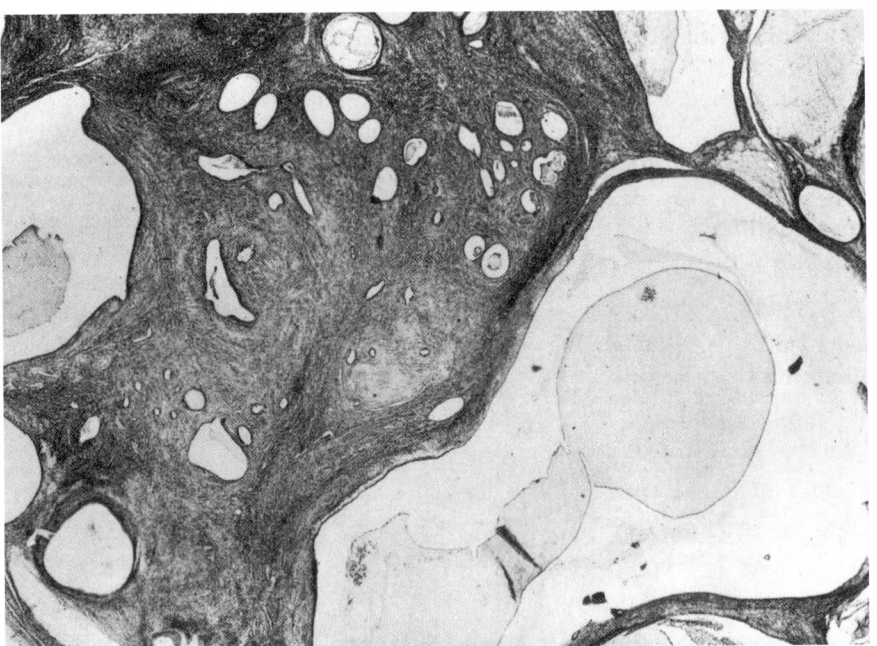

Abb. 12-5   Kystadenofibrom.

BRENNER-Tumor (FRITZ BRENNER, 1907)

Der BRENNER-Tumor ist eine verhältnismäßig seltene, vorwiegend einseitige Geschwulst, besonders des 5. Dezennium.

Histologisch (Abb. 12-6): Fibröses Grundgewebe mit Epithelinseln von Urothel-Charakter. Bei den zystischen Tumorvarianten sind die Hohlräume mit den gleichen Epithelien ausgekleidet, wobei die inneren Zellschichten nicht selten aus zylindrischen Schleimzellen bestehen.

Dignität: Die BRENNER-Tumoren sind fast ohne Ausnahme **gutartige Gewächse. Maligne Umwandlung ist eine Rarität.**

Adenomatoid-Tumor

Diese seltene, gutartige Neubildung, die auch an anderen Stellen der inneren Genitalorgane vorkommt, entdeckt man meistens als Zufallsbefund bei einer Operation. Lymphangiomähnliches Bild.

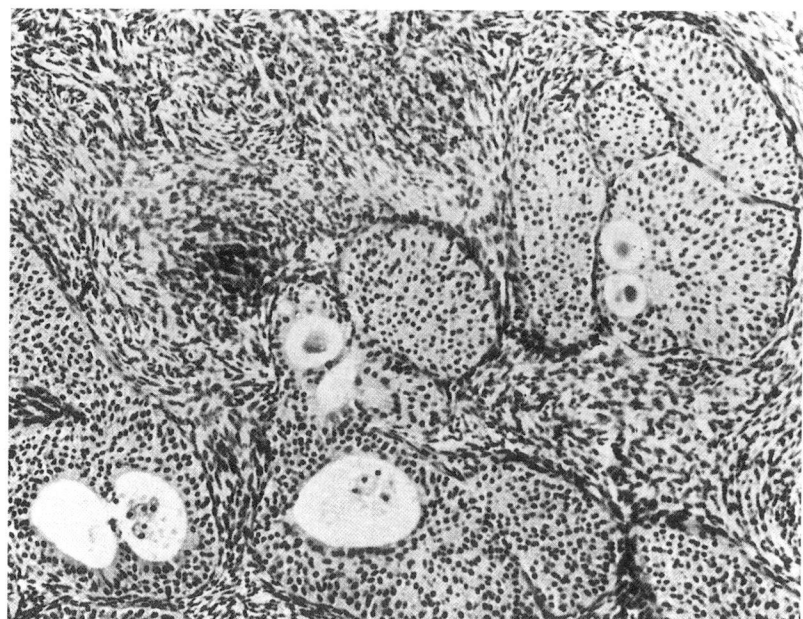

Abb. 12-6   Brenner-Tumor.

Mischformen der gutartigen epithelialen Ovarialtumoren kommen vor, sind aber nicht sehr häufig.

2.1.2 Bösartige Formen: Das Ovarialkarzinom

Das Ovarialkarzinom ist die bösartige Form der vom paramesonephrischen Zölom-epithel abzuleitenden epithelialen Ovarialtumoren. (Nur die bösartigen Formen der **epithelialen** Ovarialtumoren werden als Karzinome bezeichnet, nicht die der übrigen.) Es gilt, besonders wegen seiner meist späten Entdeckung, als besonders gefährlich. Sein Anteil an den Genitalkrebsen beträgt etwa 28%, sein Anteil an den Todesfällen durch Genitalkarzinome aber ca. 47%. Die **schlechte Prognose** ist sicher mit eine Folge der **schlechten Früherkennbarkeit.** Die Inzidenzrate (Erkrankungsrate auf 100 000 Frauen pro Jahr) liegt bei etwa 14–16. Im epidemiologischen Verhalten ähnelt es eher dem Endometrium- als dem Zervixkarzinom. So erkranken unverheiratete Frauen und Frauen mit weniger Kindern und ohne oder seltenem Ovulationshemmergebrauch häufiger an Ovarialkarzinom. Deshalb könnte eventuell das generative Verhalten der Frau (Ovulation?) eine mögliche Mitursache dieses Karzinoms sein. Erbliche Belastung ist nicht gesichert, wenn Ovarialkarzinome auch in einzelnen Familien häufiger vor-kommen. Ob Umweltbelastung und Ernährungsgewohnheiten (fett- und eiweißreiche Ernährung) ursächlich eine Rolle spielen, ist ungeklärt. Vorausgegangene Strahlenka-stration scheint für spätere Karzinomentstehung keine Rolle zu spielen.

Die Ovarialkrebse können sich **primär** entwickeln oder sie entstehen durch maligne Entartung eines gutartigen Tumors (**sekundär**). Die zweite Möglichkeit ist häufiger als die erste. Eine Unterscheidung zwischen den beiden Gruppen ist oft nicht möglich.

Zystisches Ovarialkarzinom

Unter den zystischen Eierstockkrebsen findet man am häufigsten den **serösen Typ (Cystadenocarcinoma serosum)**. Das Gewächs tritt bevorzugt im 4. bis 7. Dezennium auf und ist in der Hälfte der Fälle doppelseitig.

Makroskopie: (Abb. 12-7). Solange die Tumorkapsel intakt ist ähnliches Aussehen wie bei der gutartigen Variante (Kystadenom). Später beobachtet man jedoch die Zerstörung der Kapsel durch markige, zottige Gewebsmassen. Auf der Schnittfläche finden sich

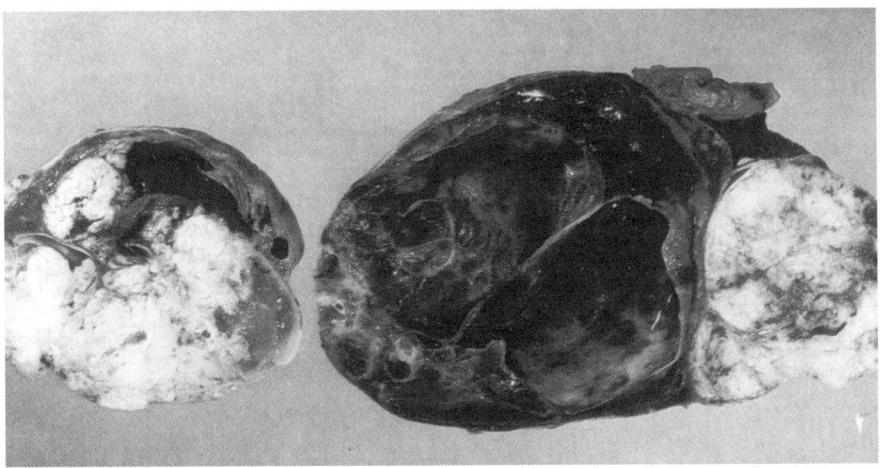

Abb. 12-7   Seröses Kystadenokarzinom der Ovarien.

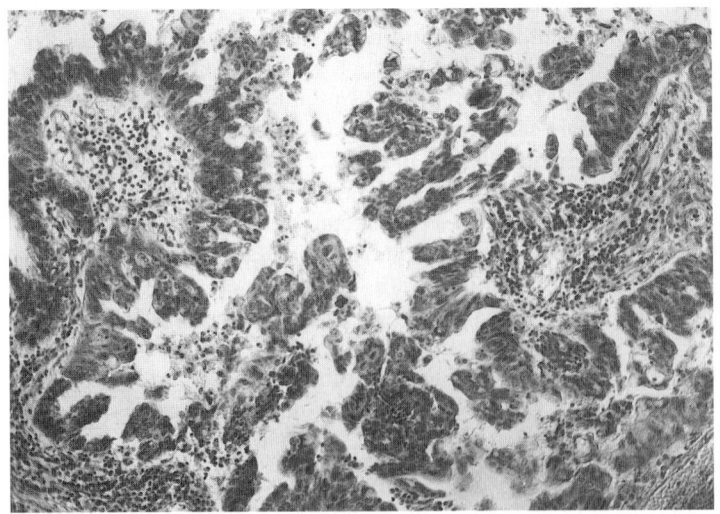

Abb. 12-8   Histologie eines serösen Kystadenokarzinoms des Ovars.

zystische Hohlräume von wechselnder Größe. Sie sind mit soliden, bzw. zottigen Gewebsmassen ausgekleidet oder ausgefüllt.

Histologisch (Abb. 12-8) sieht man vorwiegend papillomatöse Gewebsstrukturen, die in drüsige oder solide Wucherungen übergehen können. Nicht selten finden sich **Psammomkörperchen** (= zwiebelschalenartige Kalkeinschlüsse).

Dignität: Die serösen Kystadenokarzinome sind **sehr bösartige Geschwülste**. Sie wachsen rasch, befallen schnell die Umgebung und das Peritoneum mit Bildung von blutigem Aszites.

Eine weitere Form der zystischen Ovarialkrebse ist der **muzinöse Typ (Cystadenocarcinoma mucinosum)**. Diese Krebsart ist seltener als der seröse Typ (etwa 10–15% aller Ovarialkarzinome). Doppelseitigkeit in etwa 30% der Fälle.

Makroskopie (Abb. 12-9): Die **muzinösen Kystadenokarzinome** entstehen fast ausnahmslos infolge maligner Entartung gutartiger Varianten, also **sekundär**. In fortgeschrittenen Stadien kann ein gallertbauchähnliches Bild entstehen.

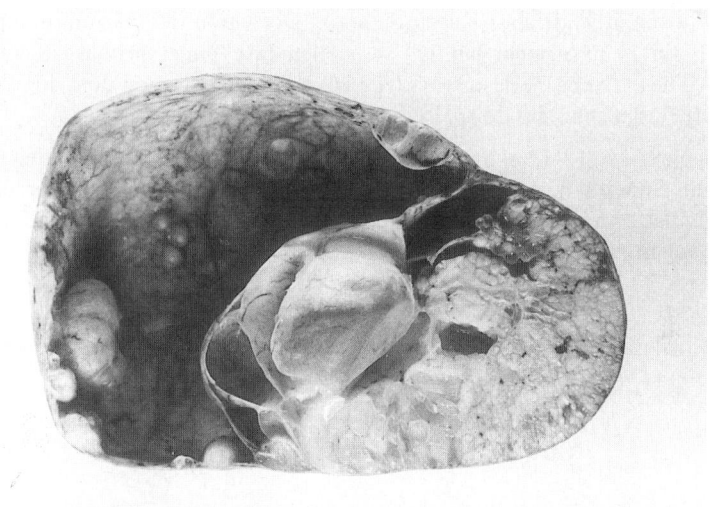

Abb. 12-9 **Muzinöses** Kystadenokarzinom des Ovars.

Histologisch (Abb. 12-10) vorwiegend drüsige Strukturen; papillomatöse und undifferenzierte Geschwulstformationen sind selten.

Dignität: Die muzinösen Kystadenokarzinome sind im großen und ganzen **nicht so bösartig wie die serösen Typen**

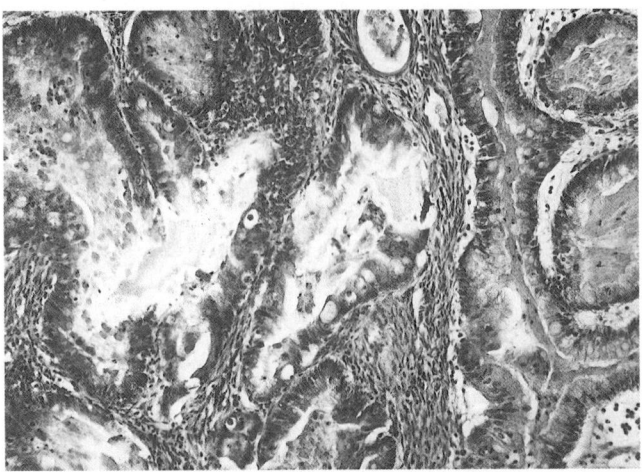

Abb. 12-10   Histologie eines muzinösen Kystadenokarzinoms des Ovars.

Solides Ovarialkarzinom

Solide (= nicht zystische) Karzinome aus Derivaten des paramesonephrischen Zölom-epithels findet man **nicht häufig**. Sie stellen **fast immer primäre** Karzinome dar (Abb. 12-11). Diese Krebsart des Ovars tritt vorwiegend zwischen dem 40. und 60. Lebensjahr auf. Oft findet man sie doppelseitig.

Histologie (Abb. 12-12 a, b, c): Die feingewebliche Struktur des soliden Ovarialkarzinoms ist nicht einheitlich. Man kann **drüsige** (a), **papillomatöse** (b) oder **undifferenzierte** (c) Geschwulstformen beobachten. Die **undifferenzierten** Formen sind meist doppelseitig und machen etwa 10% aller Ovarialkarzinome aus. Sehr bösartig.

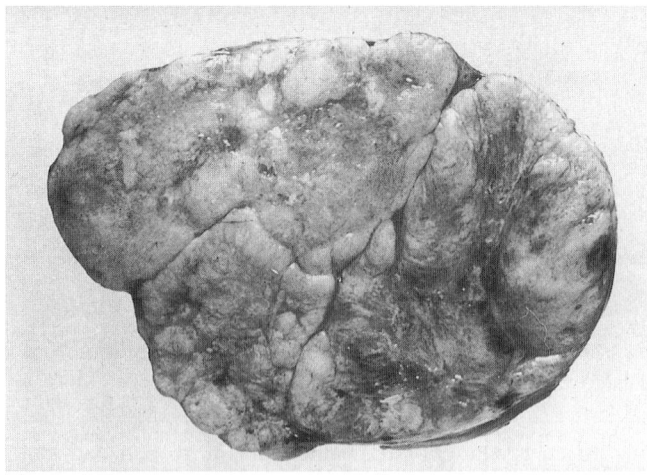

Abb. 12-11   Solides Ovarialkarzinom.

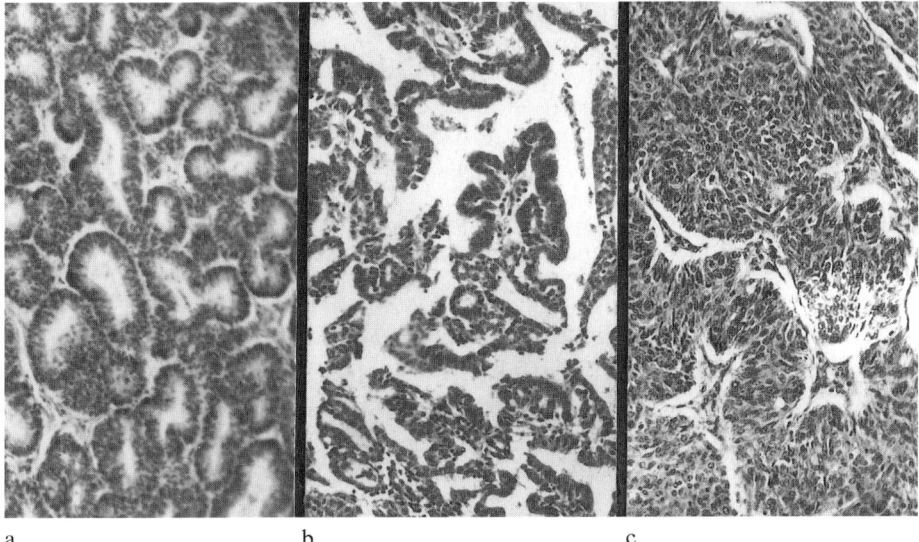

a   b   c

Abb. 12-12   Histologie bei solidem Ovarialkarzinom.
a = drüsig; b = papillär; c = undifferenziert.

Dignität: Die soliden Ovarialkarzinome **wachsen schnell, befallen früh die Umgebung**
und das Peritoneum und setzen relativ **häufig Fernmetastasen**. Lediglich die **Karzinome vom endometrioiden Typ** scheinen eine **relativ günstigere Prognose** zu haben als
die anderen Varianten.

Klarzelltumoren

Ihre Namensgebung rührt daher, daß ihr Epithel aus großen, hellen Zellen besteht, die
reichlich Glykogen enthalten. Da das Epithel oft glomerulusähnlich in die Drüsenlumina
wuchert, hat man diese Tumoren früher meist als mesonephrischen Ursprungs angesehen
und sie als mesonephroide Karzinome oder „Mesonephrome" bezeichnet. Es handelt
sich um makroskopisch mittelgroße, meist einseitige Geschwülste, oft mit soliden oder
papillomatösen Bezirken auf der Schnittfläche. Sie werden heute den Adenokarzinomen
des Ovars, die aus dem paramesonephrischen Zölomepithel entstehen, zugeordnet.

Hellzellige Karzinome gelten als **sehr bösartig**, wachsen und metastasieren schnell. Sie
kommen überwiegend zwischen dem 40. und 70. Lebensjahr vor.

Gutartige Klarzelltumoren sind nicht bekannt geworden.

Fast alle Ovarialkarzinome, auch sehr kleine, haben die **Neigung, sich früh und ausgedehnt
im Bauchraum unter Aszitesbildung auszubreiten** (Peritoneum → **Peritonealkarzinose** [bei
der Untersuchung achten auf grobe Knoten im Douglas]; Leber, Netz); meist mit
reichlich leicht blutigem Aszites. **Lymphknotenausbreitung** bevorzugt **paraaortal**, aber
auch in die Lymphknoten der Leisten und der Beckenwand. **Außerhalb der Bauchhöhle**
— meist relativ spät — setzt das Ovarialkarzinom noch am ehesten in der Pleura, der

Lunge, seltener in Knochen oder Gehirn Metastasen. **Direkter Einbruch in den Uterus und die Scheide** kann erfolgen. Verwechslung mit primärem Korpus-, Zervix- oder Vaginalkarzinom ist dann möglich. Schwierig kann die **Differentialdiagnose zu kolorektalen Karzinomen** sein, die bevorzugt zu Lebermetastasen, Lymphknotenmetastasen, Netz- und Peritonealmetastasen, weniger zu Aszites, neigen.

Metastatische Ovarialkarzinome s. 2.6 (S. 376).

Schließlich finden sich zuweilen nicht definierbare Ovarial(?)-Karzinome, die nach Histo- und Organogenese pathologisch-anatomisch und klinisch schwer einzuordnen sind.

2.1.3 Formen mit besonderer klinischer Dignität = Zwischenstufen zur Malignität = Borderline-Fälle = Karzinome geringeren Malignitätsgrades*
(etwa 5% aller vom Zölomepithel ausgehenden epithelialen Tumoren)

Es ist bekannt, daß zwischen den offenkundig gutartigen und sicher bösartigen Geschwülsten aus den paramesonephrischen Zölomepithelderivaten auch solche existieren, bei denen sogar ein erfahrener Pathologe nicht immer entscheiden kann, ob die Geschwulst noch gutartig ist oder bereits die Grenze zur Bösartigkeit überschritten hat

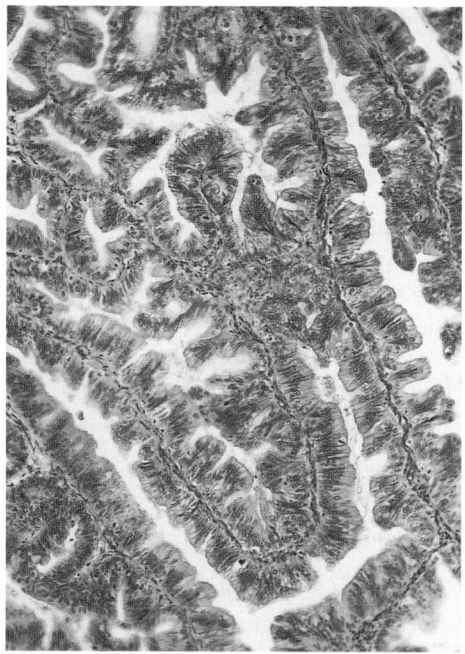

Abb. 12-13 Histologie bei „proliferierendem" Kystom, sog. „borderline" Fall.

---

* (= LMP = low malignant potential)

(Abb. 12–13). Eine solche Tumorgruppe wurde von der FIGO als **proliferierende Kystadenome ohne Stromainvasion** (möglicherweise maligne) bezeichnet. Geschwülste, die solchen Kriterien (**auch Borderline-Typen genannt**) entsprechen, zeigen eine verstärkte Proliferationstendenz des Geschwulstparenchyms. Man vermißt aber **ein wichtiges Zeichen der Malignität**, nämlich **die Stromainvasion**.

Klinische Beobachtungen sprechen dafür, daß diese Übergangsformen **einen geringeren (wenn überhaupt) Malignitätsgrad** besitzen als die sicher bösartigen Formen. Hieraus könnte man die Folgerung ziehen, daß sie eine geringere Radikalität in der Behandlung verlangen als die Kystadenokarzinome. Diese Auffassung ist jedoch falsch. **Man muß auch bei diesen Übergangsformen ebenso vorgehen wie bei den typischen Ovarialkarzinomen.** In solchen Fällen wird jedoch meist auf die **postoperative Strahlen- und zytostatische Behandlung verzichtet.**

2.2 Geschwülste des sexuell nicht differenzierten Gonadenmesenchyms
(ca. 5% aller Ovarialgeschwülste)

Zu den **gutartigen Typen** gehören neben dem **Fibrom** z. B. auch das **Leiomyom, Osteom** und **Angiom** u. a. Als **fakultativ bösartige Form** sei das **Perizytom** erwähnt.

Bösartige sind schließlich das **klassische Sarkom** und mehrere spezielle Sarkomformen wie z. B. **Rhabdomyosarkom, Neurofibrosarkom** oder das **Endotheliom**.

Im folgenden sollen lediglich das **Fibrom** und das **klassische Sarkom** besprochen werden. Andere Tumorformen des sexuell nicht differenzierten Gonadenmesenchyms kommen sehr selten vor.

2.2.1 Häufigste gutartige Form

Fibrom: Das Ovarialfibrom ist keine seltene Geschwulst und kann in jedem Lebensalter auftreten. In etwa 10% der Fälle beobachtet man Doppelseitigkeit.

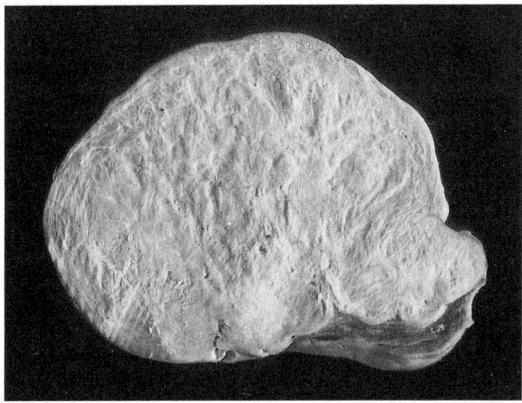

Abb. 12-14   Ovarialfibrom.

Makroskopisch (Abb. 12-14): Nicht allzu große, meist unregelmäßige, derbe Gebilde mit faseriger Schnittfläche.

Histologisch: Aus faserarmem (**Fibroma molle**) oder aus faserreichem Bindegewebe (**Fibroma durum**) aufgebaut. Mit Anteilen von Zysten oder Drüsen wird es als Adenofibrom bezeichnet.

Auch bei benignen Ovarialtumoren, vor allem bei Fibromen, können Aszites, Hydrothorax und in seltenen Fällen sogar Hydroperikardium auftreten. Dieses Zusammentreffen wird nach seinen ersten Beobachtern als DEMONS-MEIGS-Syndrom bezeichnet (Abb. 12-15)

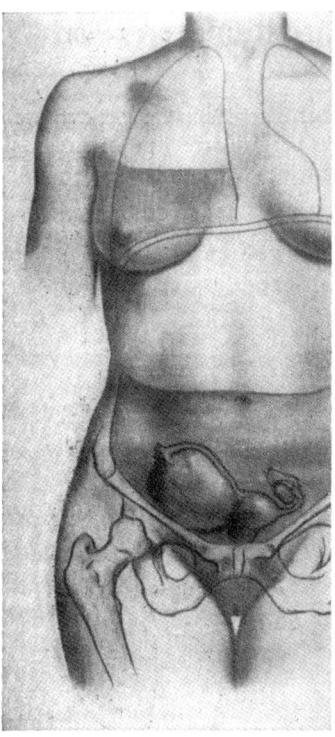

Abb. 12-15 Demons-Meigs-Syndrom: gleichzeitiges Vorkommen von Hydrothorax und Aszites bei Ovarialfibrom.

Die Ursache des **DEMONS-MEIGS-Syndroms** ist noch nicht sicher geklärt.

Nach Entfernung des jeweiligen Tumors bilden sich die Flüssigkeitsansammlungen spontan zurück.

2.2.2 Häufigste bösartige Form

Sarkome findet man unter den Eierstockgeschwülsten verhältnismäßig selten, meist im jugendlichen Alter.

Makroskopisch: Grobhöckerige, solide Gewächse mit markiger Schnittfläche, die oft Blutungen und Nekrosen aufweist.

Histologisch kann man die verschiedenen, bekannten Sarkomstrukturen wie **spindel-, rund-** und **polymorphzelliges Sarkom** finden.

Dignität: Die **Prognose** der Ovarialsarkome ist **sehr schlecht. Hämatogene** Metastasen (bevorzugt in der Lunge) treten frühzeitig und häufig auf.

2.3 Geschwülste des sexuell differenzierten Gonadenmesenchyms (ca. 4—6% aller Ovarialtumoren)

Die einzelnen Tumortypen dieser Gruppe sind:

1. **Gutartige Form**
   a) **Luteoma gravidarum**

2. **Fakultativ bösartige Formen**
   a) **Granulosazelltumor**
   b) **Thekazelltumor**
   c) **Androblastom**
   d) **Gynandroblastom**
   e) **Hiluszelltumor**

2.3.1 Gutartige Form

Luteoma gravidarum

Diese Geschwulst entwickelt sich während der Schwangerschaft und **kann multipel** auftreten.

Makroskopisch und mikroskopisch sieht das Luteoma gravidarum wie ein überdimensionierter Gelbkörper aus. Es fehlt allerdings der zentrale Kern. Diese gutartige Neubildung bildet sich spontan zurück; **aus diesem Grunde wäre ihre Entfernung fehl am Platze.** Sie wird daher **von manchen auch nicht als echtes Blastom angesehen.**

2.3.2 Fakultativ bösartige Formen

Granulosazelltumor (etwa 2% aller Ovarialtumoren)

Kann in jedem Lebensalter vorkommen.

Makroskopisch: Nicht allzu große, meist grobhöckerige, solide oder kleinzystische, vorwiegend einseitige Gebilde. Schnittfläche von **grauweißlicher bis gelber Farbe**, eventuell mit Nekrosen und Blutungen.

Das **mikroskopische Bild** ist uneinheitlich. Der **makrofollikuläre** Typ ahmt am ehesten verschiedene Phasen des Follikelapparates nach. Daneben gibt es einen **mikrofollikulären** Typ (Abb. 12-16 b) sowie **sarkomatoide, trabekuläre** (Abb. 12-16 a) und **alveoläre** Tumorstrukturen, die eine weitgehende Ähnlichkeit mit den Keimsträngen, Keimballen bzw. mit der Granulosaauskleidung der ausgebildeten GRAAFschen Follikel aufweisen.

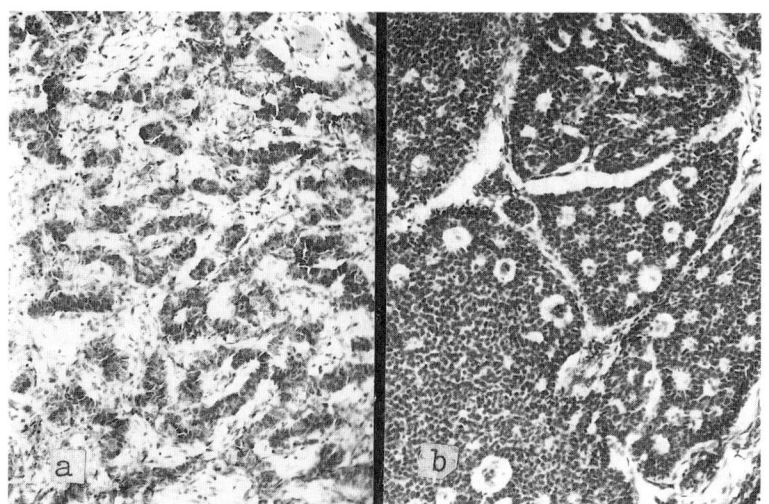

Abb. 12-16   Granulosazelltumor. Histologie: a = trabekulär; b = mikrofollikulär.

Granulosazellgewächse produzieren in der Regel, vor allem wenn Thekazellen vorhanden sind, **Östrogene.** — Bei **Kindern** führt die Östrogenproduktion zur isosexuellen Frühreife (s. Pseudopubertas praecox S. 703) (Abb. 12-17), im **geschlechtsreifen** Alter zur glandulär-zystischen Hyperplasie des Endometriums (evtl. auch zur Vergrößerung des Uterus); in der **Postmenopause** muß eine glandulär-zystische Hyperplasie des Endometriums immer an einen Granulosa- oder Thekazelltumor denken lassen. Östrogene überprüfen!

Dignität: Die Granulosazelltumoren sind in etwa **70% der Fälle gutartig**. Probleme bringen lediglich die **Übergangsformen**, bei denen im Interesse einer angemessenen Behandlung die enge Zusammenarbeit mit dem Pathologen unerläßlich ist. Bei **bösartigen Granulosazellgeschwülsten gleiches Vorgehen wie bei anderen malignen Neubildungen.**

Eine sichere Entscheidung über Gut- und Bösartigkeit ist histologisch bei Granulosazelltumoren nicht immer möglich, da klinische Malignität auch **ohne** eindeutige histologische Malignitätszeichen vorliegen kann.

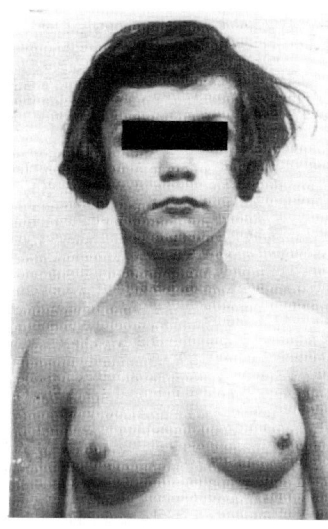

Abb. 12-17   Pseudopubertas praecox.

**Die Tochtergeschwülste eines bösartigen Granulosazelltumors behalten öfters die hormon-
bildende Eigenschaft bei, die bei der klinischen Kontrolle als Hinweis auf solche Metastasen
wichtig sein kann.**

Die **Granulosazellgewächse** sind **sehr strahlenempfindlich**.

Thekazelltumor (Thekom)

Die Thekazellgewächse bevorzugen vor allem das **höhere Lebensalter** (Peri- und Postmenopause).

Makroskopisch (Abb. 12-18) sind die Gewächse **fibromähnlich** und vorwiegend einseitig.
Die faserige Schnittfläche des Tumors ist gelb bis buttergelb.

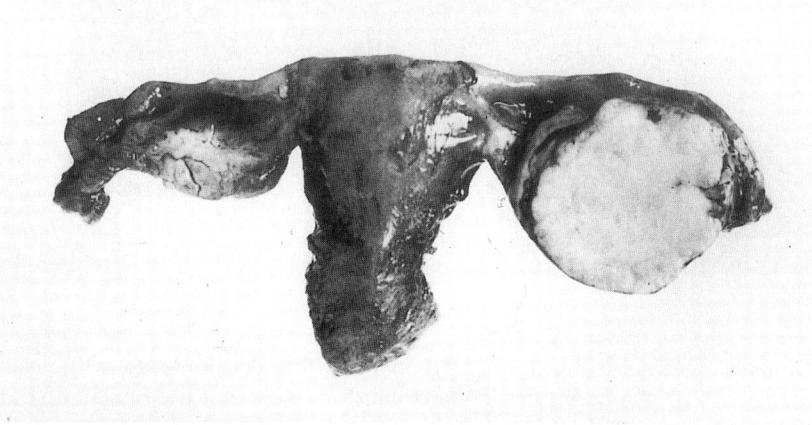

Abb. 12-18   Thekazelltumor makroskopisch.

Histologisch sind die Neubildungen aus Zellen aufgebaut, die an die Elemente der Theca interna eines GRAAFschen Follikels erinnern. Der Tumor enthält Lipide.

Die Thekazellgewächse **produzieren Östrogene** und rufen die gleichen **Fernsymptome** hervor **wie die Granulosazellgeschwülste**.

Dignität: Die Neubildung ist **fast ohne Ausnahme gutartig**. Malignität wird **nur in etwa 4−5%** der Fälle beobachtet.

Androblastom (0,2% aller Ovarialtumoren)

Eine **seltene** Geschwulst, die auch als **Arrhenoblastom** oder **Sertoli-Leydigzelltumor** bezeichnet wird. Sie kann in jedem Lebensalter auftreten, bevorzugt jedoch das 3. Dezennium. Das Androblastom ist **meistens einseitig** lokalisiert.

Makroskopisch handelt es sich um nicht allzu große solide Gewächse, manchmal mit kleinen Zysten, die oft eine Ähnlichkeit mit einem Granulosazelltumor aufweisen.

Mikroskopisch: Man findet verschiedenartige Strukturen, welche die einzelnen **Phasen der Hodenentwicklung nachahmen**. So kann man trabekuläre, tubuläre (Abb. 12-19), alveoläre oder hodenparenchymähnliche Formationen beobachten. Zwischen den Tumorelementen finden sich **LEYDIGsche Zwischenzellen**.

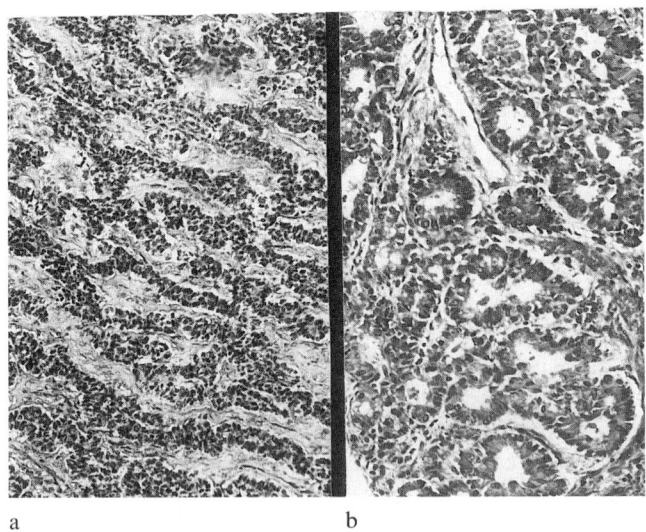

a   b

Abb. 12-19 Histologie bei Androblastom. a = trabekuläre Form; b = tubuläre Form.

Dignität: Die Androblastome sind **in 65−70% der Fälle gutartig**. Auch bei den malignen Formen bleibt das Tumorwachstum lange auf die Bauchhöhle beschränkt. Fernmetastasen sind selten.

Die Androblastome **produzieren zu ca. 80% Androgene** und rufen typische **Fernsymptome** hervor. Bei Frauen in der Geschlechtsreife hören die Regelblutungen auf (sekundäre Amenorrhoe), der Uterus schrumpft, die Brüste werden schlaffer, das weibliche Fettpolster schwindet (= **Defeminisierung oder Entweiblichung**). Es tritt ferner eine **männliche Behaarung** auf, die Stimme wird tiefer und rauher, die Gesichtszüge zeigen männlichen Charakter und **die Klitoris vergrößert sich** (= **Virilisierung oder Vermännlichung**; [Abb. 12-20]).

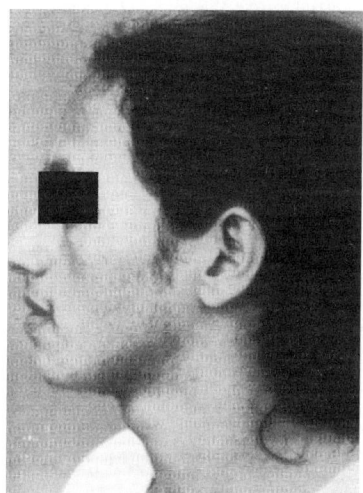

Abb. 12-20   Virilisierung bei Androblastom.

Die Symptome der hormonellen Fernwirkung bilden sich nach Entfernung des Tumors allmählich zurück. Die **Vergrößerung der Klitoris** und die **männliche Stimmlage** allerdings **persistieren meist.** Tochtergeschwülste bei malignen Fällen behalten meistens ihre hormonale Aktivität.

Gynandroblastom

= Kombination eines Theka-Granulosazelltumors mit einem Androblastom. Die nicht allzu großen, gelblichen Geschwülste sind in etwa 80% der Fälle gutartig.

Sie können je nach Menge des östrogen- bzw. androgenproduzierenden Tumorgewebes feminisieren, virilisieren oder stumm bleiben.

Hiluszelltumor (BERGER)

Er ist eine seltene, meistens einseitige, kleinere, gut abgekapselte Neubildung (Abb. 12-21). Feingeweblich besteht die Geschwulst aus Zellen, die man häufig im **Ovarialhilus** (daher der Name) findet und die mit den LEYDIGschen Zwischenzellen (mit typischen Reinke-Kristalloiden) im Hoden identisch sind. Das Gebilde ist vorwiegend gutartig.

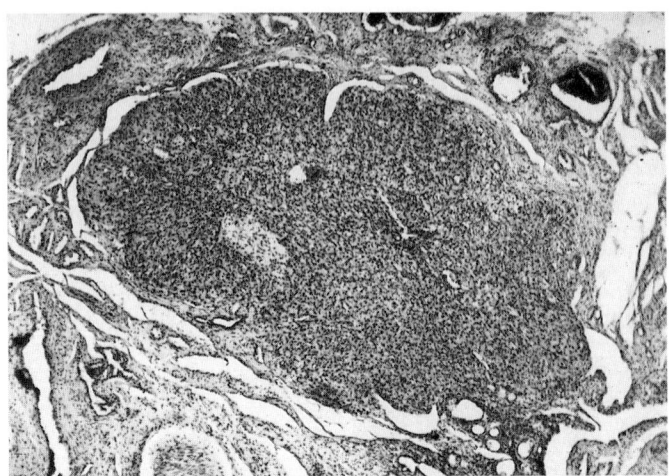

Abb. 12-21   Hiluszelltumor histologisch.

> **Ein Hiluszelltumor führt meistens zur Virilisierung, kann aber ausnahmsweise auch Östrogene produzieren.**

Anhang: Zur Diagnostik bei Androgenisierungserscheinungen und androgenbildenden Tumoren*

Die Diagnose androgenbildender Tumoren wird hier gesondert besprochen, da sie von Ovar **und** Nebennierenrinde ausgehen können und daher, besonders wenn sie sehr klein sind, lokalisiert sowie gegen andere (nicht tumorbedingte) Androgenisierungserscheinungen abgegrenzt werden müssen. Diese Darstellung würde den Rahmen der allgemeinen Diagnostik der Ovarialtumoren (S. 377) überschreiten.

Bei **leichten, nicht progredienten** Androgenisierungserscheinungen ist ein hormonbildender Tumor klinisch unwahrscheinlich. Ohne weitere Diagnostik darf daher mit Antiandrogenen (Cyproteronacetat, im Ovulationshemmer Diane® enthalten) behandelt werden. Weitere Untersuchungen nur bei Kinderwunsch.

Bei **schweren, progredienten** Androgenisierungs- bzw. Virilisierungserscheinungen dagegen ist eine weiterführende (sehr kostenintensive) Diagnostik unbedingt notwendig.

Hauptziel ist der Nachweis oder der Ausschluß eines androgenbildenden **Tumors** (bzw. der Nachweis einer adrenalen oder anderen Ursache der Androgenbildung).

Vorgehen

Anamnese

---

* In Anlehnung an L. MOLTZ in: Differentialdiagnose in Geburtshilfe und Gynäkologie. G. Thieme Stuttgart/ New York (1984) Herausgeber: MARTIUS G. u. M. SCHMIDT-GOLLWITZER.

Inspektion und **gynäkologischer Untersuchungsbefund**, besonders achten auf

— Virilisierungssymptome, s. S. 512
— Ovarialgröße

Spezielle hormonelle Diagnostik:
Bestimmung von

Testosteron (T); Dehydroepiandrosteronsulfat (DHEAS); Kortisol; zusätzlich Dexamethason (DXM)-Langzeitsuppressionstest (s. u.).

Wegen der Möglichkeit täglicher und zyklischer Schwankungen der endogenen Hormonspiegel erfolgt die Entnahme von Blut zur Androgen- und Kortisolbestimmung morgens zwischen 8 − 10 Uhr. Die Androgenwerte sollten aus Mischblut von 3 Einzelentnahmen (in 20minütigen Abständen) bestimmt werden.

Testosteron wird im Ovar **und** der Nebennierenrinde (NNR), DHEAS aber fast nur in der NNR gebildet. Das zu wissen und die Kenntnis der Androgenmenge erlaubt aber höchstens Vermutungen über die adrenale-, ovarielle oder Tumorgenese der erhöhten Androgenwerte.

Zur **weiteren Klärung** wird durch ein synthetisches Glukokortikoid (z. B. Dexamethason) die ACTH-Ausschüttung der Hypophyse und damit die Bildung von NNR-Steroiden gebremst. Zur Kontrolle der ausreichenden NNR-Hemmung dient die Kortisolbestimmung; Werte unter 40 ng/ml gelten als ausreichende Suppression.

Durchführung des **Dexamethason-Langzeitsuppressionstestes** (ABRAHAM u. Mitarb.)

Der Test ist auch als Kurztest (= Dexamethason-Hemmtest) durchführbar. Als Langzeittest dient er gleichzeitig der Therapie bei bestehendem Kinderwunsch und **nicht** tumorbedingter Androgenisierung.

Es wird 14 Tage lang je nach Körpergewicht täglich Dexamethason (Fortecortin®, Decadron®) in einer Dosierung von 1 − 2,5 mg gegeben. Die **Androgene** (T und DHEAS) sowie **Kortisol** im Blutplasma werden **vor, während** und **am Ende** der Behandlung bestimmt. Kortisolwerte unter 40 ng/ml und DHEAS-Werte unter 400 ng/ml zeigen die ausreichende Suppression der Nebennierenrinde an.

Beurteilung der Ergebnisse:
Normalisierung der erhöhten T- und DHEAS-Werte bedeutet unter der Annahme, daß in dieser DXM-Dosierung nur die adrenale, nicht die ovarielle Androgensekretion beeinflußt wird, eine **von der Nebennierenrinde (NNR)** ausgehende Androgenisierung. (Besteht Kinderwunsch, so wird weiter mit DXM behandelt; tritt danach keine Ovulation ein, zusätzlich mit Clomifen (o. a.) oder Gonadotropinen). − Allein erhöhte und nicht normalisierbare Testosteronwerte sprechen eher für die **ovarielle Herkunft** der Androgene. (Bei Kinderwunsch nach Tumorausschluß und weiterer Klärung der Ursache Clomifen- oder Gonadotropinbehandlung).

Für einen **androgenbildenden Tumor** sprechen stark erhöhte T- (> 1.5 ng/ml; normal bis 0.6 ng/ml) und stark erhöhte DHEAS-Werte (> 7000 ng/ml; normal bis 2800 ng/ml), die sich auch durch hohe DXM-Gaben (2 Tage 2 mg; 2 Tage 8 mg) nicht senken lassen. Sind **beide** Werte nicht senkbar erhöht, liegt ein NNR-Tumor nahe.

Zur Sicherung und **Lokalisation** (Ovar-NNR), vor allem sehr kleiner, nicht tastbarer, Tumoren dienen **sonographische, radiologische** oder aber **invasive** Methoden (Katheterisierung der Ovarial- und Nebennierenvenen mit selektiver Hormonbestimmung aus dem Venenblut), sowie Laparoskopie (Ovarien) eventuell mit PE, oder Laparotomie.

Bei progredienter Androgenisierung **ohne Tumorverdacht**, wie z. B. bei AGS, postpuberaler NNR-Hyperplasie, Cushing-Syndrom, evtl. auch bei PCO-Syndrom und Spezialfällen können zusätzliche Hormonuntersuchungen wie ACTH, Prolaktin, Wachstumshormon, 17-α-Hydroxyprogesteron, Östradiol, Östron, LH, FSH, TSH u. a. notwendig werden.

2.4 Geschwülste der Keimzellen (ca. 20% aller Ovarialtumoren)

Sie leiten sich entweder direkt von den **originären Keimzellen** (Disgerminom) oder von den daraus **embryonal** (embryoähnlich, z. B. Teratom) oder **extraembryonal** (Chorionkarzinom, Dottersacktumor) weiter differenzierten Zellen ab.

Die verschiedenen Arten sind:
1. **Gutartige Form = Teratoma adultum**
   a) **zystisch (= Dermoidzyste)**
   b) **solide**
2. **Fakultativ bösartige Form = Gonadoblastom**
3. **Bösartige Formen**
   a) **Teratoma embryonale (sive Teratoblastom)**
   b) **Ovarielles Chorionepitheliom**
   c) **Disgerminom**
   d) **Seltene Keimzelltumoren** (endodermaler Sinustumor, Polyembryom)

2.4.1 Gutartige Form

Teratoma adultum

Es ist der häufigste Typ der Keimzelltumoren (rund 15% aller Ovarialgeschwülste). Der Tumor bevorzugt das Alter der frühen Geschlechtsreife und kann in **zwei Erscheinungsformen** beobachtet werden:

a) am **häufigsten** als **zystische** Variante, auch als **Dermoidzyste** bekannt.

Makroskopisch (Abb. 12-22): Faust- bis mannskopfgroße, kugelige, oft beidseitige Geschwülste mit einer festen Kapsel. Der Inhalt ist dickflüssig, fettig-ölig oder talgähnlich und mit verfilzten Haaren durchsetzt. An der Innenfläche findet sich oft ein Vorsprung, der sogenannte **Dermoidzapfen**, der mit behaarter Haut überzogen ist. Gelegentlich findet man in dem Zapfen Zähne, aber auch rudimentäre Organteile. Vom plattenepithelialen Anteil können in sehr seltenen Fällen Plattenepithelkarzinome ausgehen.

Histologisch (Abb. 12-23): Derivate der 3 Keimblätter von **organoidem Charakter** und gut ausgereift; vorwiegend Ektoderm.

Wenn eine Dermoidzyste rupturiert, kann eine besondere Art der Fremdkörperperitonitis entstehen (**Oleokeratingranulom**).

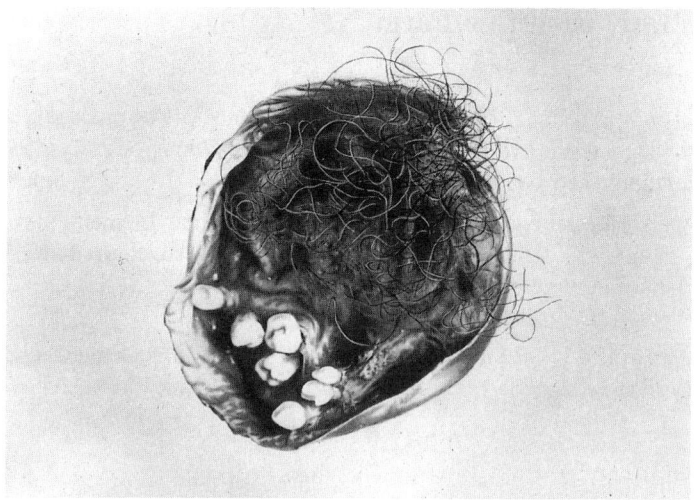

Abb. 12-22 Dermoidkystom makroskopisch.

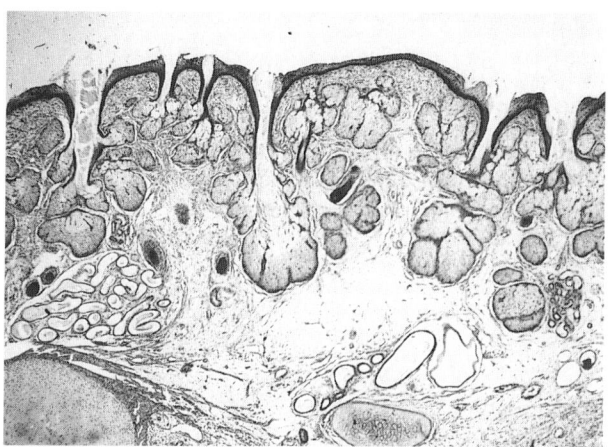

Abb. 12-23 Dermoidkystom histologisch (s. Text).

b) Die **solide (nicht zystische)** Erscheinungsform des Teratoma adultum ist sehr selten. Die Geschwulst besteht feingeweblich ebenfalls aus gut ausdifferenzierten organoiden Formationen der 3 Keimblätter. Man kann diese embryonale Differenzierung der Keimzelltumoren vielleicht als eine Art Parthenogenese ansehen.

Eine besondere Art des Teratoma adultum ist die **Struma ovarii**. Die Schilddrüsen-struktur entsteht durch eine Differenzierung des inneren Keimblattes in **eine Rich-tung. Die Geschwulst kann unter Umständen Thyroxin produzieren und basedowoide Symptome hervorrufen.**

2.4.2 Fakultativ bösartige Form

Gonadoblastom

Diese verhältnismäßig seltene, oft gutartige, kleinere und oft doppelseitige Geschwulst findet man vorwiegend bei Frauen, die eine **Genitalmißbildung** oder **dysgenetische Ovarien** und einen **männlichen Gonosomensatz** besitzen.

Solche Geschwülste bestehen aus urgeschlechtszellähnlichen Elementen wie bei einem Disgerminom (s. u.), zu denen sich Granulosa- und Thekazellen, bzw. Sertoli- und Zwischenzellformationen gesellen können.

Je nach Eigenart und Menge dieser Gewebskomponenten **können die Gonadoblastome eine östrogene oder androgene Fernwirkung ausüben, aber auch hormonstumm bleiben.**

2.4.3 Bösartige Formen

Teratoma embryonale sive Teratoblastoma

Es handelt sich um einen fast immer einseitigen, soliden Geschwulsttyp, der das **jugendliche Alter** bevorzugt.

Makroskopisch (Abb. 12-24): Nicht selten sehr große, höckerige Neubildungen; bunte, teils solide, teils zystische Schnittfläche mit Blutungen und Nekrosen.

Histologisch (Abb. 12-25): Wie bei dem gutartigen Teratoma adultum finden sich Strukturen der drei Keimblätter, aber unregelmäßig angeordnet und in **embryonalen Entwicklungsstufen mit den Zeichen der feingeweblichen Malignität.**

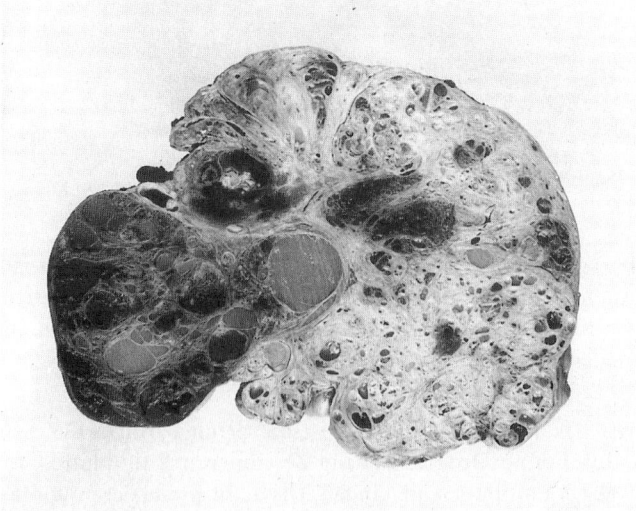

Abb. 12-24 Teratoblastom.

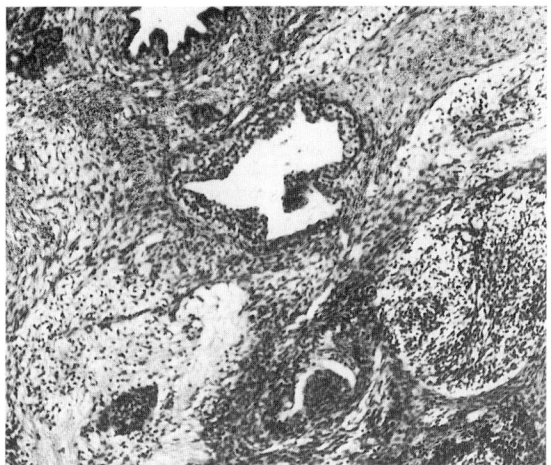

Abb. 12-25 Histologie bei Teratoblastom.

> **Dignität**: Die Geschwulst **wächst schnell**, greift **früh auf die Nachbarorgane über** und **neigt zur frühen Metastasierung**, ist also hochgradig maligne.

Der Tumor ist mit zytostatischer Kombinationstherapie gut angehbar.

Ovarielles Chorionepitheliom

Es ist eine seltene Geschwulst der Eizelle mit Differenzierung in eine einzige (extraembryonale) Richtung (Trophoblast). Die Neubildung hat also mit einer intra- oder extrauterinen Gravidität nichts zu tun.

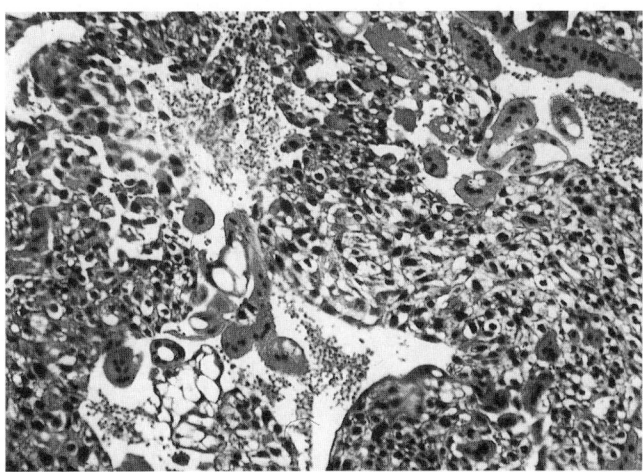

Abb. 12-26 Histologisches Bild bei Chorionepitheliom.

Makroskopisch ist diese Geschwulst meistens nicht groß. Sie ist höckerig und hat eine dunkelbraune Farbe wie ein Blutgerinnsel.

Histologisch (Abb. 12-26) sieht man die gleichen Strukturen wie bei einem Chorion-epitheliom plazentaren Ursprungs.

> Das ovarielle Chorionepitheliom **produziert Choriongonadotropin**, wodurch das kontralaterale, gesunde Ovar zur Follikelreifung und zur Bildung von **Luteinzysten** stimuliert werden kann. Die **Schwangerschaftsteste** sind **positiv.**

> **Dignität**: Das ovarielle Chorionepitheliom ist eine **außerordentlich bösartige Neubildung**, die sich schon frühzeitig **hämatogen** ausbreitet. Die **Tochtergeschwülste** sitzen häufig in der **Lunge.**

Disgerminom (engl. Dysgerminoma)

Das Disgerminom, **auch Seminom genannt**, da es histologisch dem Seminom des Hodens entspricht, kommt vorwiegend bei **jüngeren** Patientinnen (2.–3. Dezennium) vor und wird daher manchmal auch als **Carcinoma ovarii puellarum** bezeichnet. Nicht selten besteht gleichzeitig eine **regelwidrige Genitalentwicklung** (dysgenetische Gonaden oder Intersexualität). Die Geschwulst ist meist einseitig. Größe manchmal 6000 g und mehr.

Makroskopisch: Mittelgroße bis große Tumoren von ovoider Form mit rosa gefärbter, weichgummiartiger Schnittfläche.

Mikroskopisch (Abb. 12-27): Alveolär angeordnete großzellige Elemente vom Typ der **Urgeschlechtszellen**.

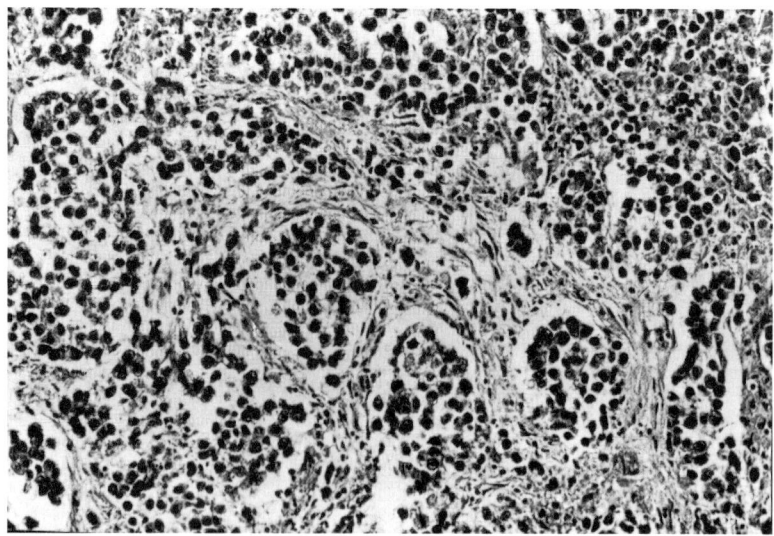

Abb. 12-27 Disgerminom.

> **Dignität**: Das Disgerminom ist ein **schnell wachsender, sehr bösartiger, hormonal inaktiver Tumor**. Es setzt oft noch vor Übergreifen auf die Nachbarorgane **Fernmetastasen**. Die **Strahlenempfindlichkeit ist groß**. Rezidive kommen häufig vor.

Nicht selten wird bei Einseitigkeit des Tumors und freiem Bauchraum nur die Exstirpation der einen Adnexe und aggressive zytostatische Behandlung empfohlen.

Seltene Keimzelltumoren

Sehr selten haben Keimzelltumoren Formationen, die eine weitgehende Ähnlichkeit mit denen des Dottersackes, der Allantois oder des Magma reticulare aufweisen. Der Tumor wird daher auch als **Dottersacktumor** (oder **endodermaler Sinustumor**) bezeichnet. Er gilt als ausgesprochen maligne. Vorkommen meist im 2.–3. Lebensjahrzehnt. Dottersacktumoren **bilden Alpha-Fetoprotein**, das im Blutplasma der Patientin als „Tumormarker" nachweisbar ist (Rezidiv- oder Metastasennachweis nach Op.!). Beim **Polyembryom** findet man Strukturen, die eine Embryonalanlage nachahmen. Ebenfalls **sehr bösartig**. Fast alle bösartigen Keimzelltumoren reagieren sehr gut auf aggressive Chemotherapie (z. B. Cisplatin) und meist auch auf Strahlenbehandlung.

2.5 Geschwülste aus Organheterotopien (= Verlagerung von Gewebe anderer Organzugehörigkeit in das Ovar)

Fakultativ bösartig: Adrenalresttumor (Lipidzelltumor; Hypernephroidtumor)

Diese meist kleineren, braun-gelben, abgekapselten Geschwülste findet man selten. Sie entwickeln sich aus versprengten Nebennierenrindenkeimen, die gelegentlich im Ova-

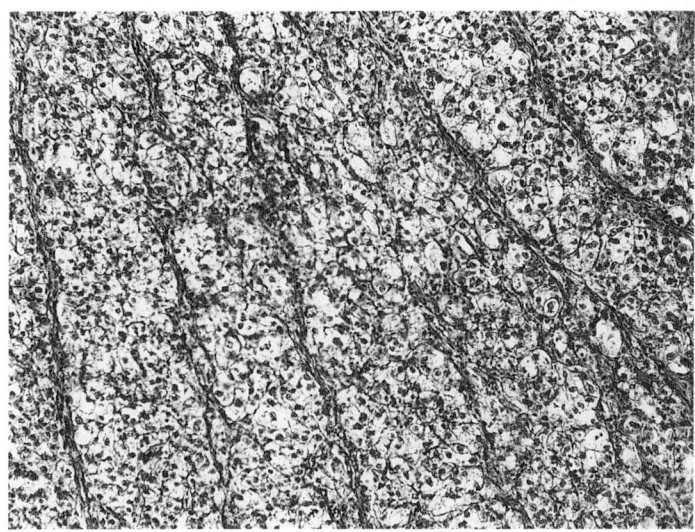

Abb. 12-28   Adrenalresttumor.

rialhilus zu finden sind. Histologisch (Abb. 12-28) zeigen sie einen nebennierenähnlichen Aufbau.

> Die Geschwülste sind in etwa 10% der Fälle mit Virilisierung verbunden. Gelegentlich kann bei ihnen ein CUSHING-ähnliches klinisches Bild auftreten. Die Adrenalresttumoren sind **vorwiegend gutartig**, nur gelegentlich bösartig.

2.6 Metastatische Geschwülste

Tumormetastasen, meist von Karzinomen, im Ovar sind nicht selten. Sie sind **meistens doppelseitig**. Zwischen der Struktur des Primärtumors und dem Aufbau der Metastasen besteht häufig keine Ähnlichkeit. Metastasierungsweg: lymphogen oder hämatogen oder direktes Übergreifen eines Tumors auf die Ovarien.

Bei 75% der metastatischen Ovarialkarzinome sitzt das primäre Karzinom im **Magen-Darmkanal**. Die restlichen **stammen von Karzinomen der Brustdrüse** (11%), des **Uteruskörpers** und der Tuben (7%), der Leber, Gallenblase und des Pankreas (7%).

Unter den **metastatischen Eierstockkrebsen** hat der sogenannte

KRUKENBERG-Tumor

eine besondere Bedeutung. Hierbei sitzt die **Primärgeschwulst** meist im **Magen-Darmkanal oder in der Mamma** und kann unter Umständen so klein sein, daß sie nicht einmal Symptome hervorruft.

Makroskopisch: **Doppelseitige**, durchschnittlich mittelgroße, ovoide Gebilde mit solider, mäßig markiger Schnittfläche.

Histologisch (Abb. 12-29): Fibrosarkomähnliche Grundsubstanz, in der schleimhaltige **Siegelringzellen** einzeln oder in Haufen eingebettet sind.

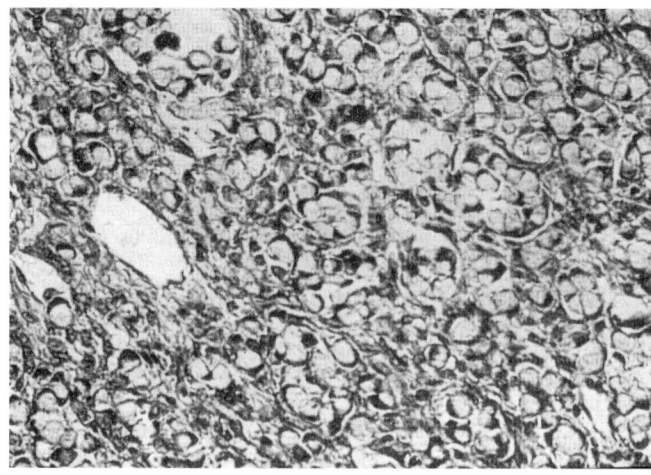

Abb. 12-29 Histologisches Bild eines Krukenberg-Tumors.

Werden Eierstocktumoren entfernt und die histologische Untersuchung zeigt das **Bild eines KRUKENBERG-Tumors**, so muß man unbedingt nach einer **Primärgeschwulst**, vor allem **im Magen-Darmbereich und in den Mammae fahnden.** Ovarialgeschwülste mit dem Aufbau eines KRUKENBERG-Tumors können nur **ausnahmsweise auch als primäre Neubildungen** im Eierstock existieren.

Sämtliche metastatischen Ovarialkarzinome als KRUKENBERG-Tumoren zu bezeichnen ist nicht richtig. Erlaubt ist dies nur bei typischem histologischem Bild.

2.7 Geschwülste durch maligne Entartung gutartiger Formen

Bei der Besprechung der einzelnen gutartigen Ovarialtumoren wurde das Problem der malignen Entartung immer berücksichtigt. Diesbezüglich sei auf die entsprechenden Abschnitte hingewiesen.

3 Klinik der Ovarialgeschwülste

3.1 Symptome

Frühsymptome (insbesondere bei Malignität) gibt es nicht! Versuche zur Frühdiagnose waren bisher erfolglos (s. u.).

Meist führen erst die Zunahme des Leibesumfangs, Gewichtsabnahme oder -zunahme, Miktions- und Stuhlbeschwerden, (evtl. Androgenisierungserscheinungen), die Patientin zum Arzt.

Die meisten (kleineren) **Ovarialtumoren werden rein zufällig entdeckt.**

Bei **intraligamentärer Entwicklung** oder **Einklemmung** können früher Beschwerden auftreten. (Druckerscheinungen im kleinen Becken: Unterleibs- und Kreuzschmerzen, Völlegefühl, Druck auf Blase und Darm, eventuell auch Nerven- und Gefäßkompression).

Gelegentlich führen auch **genitale Blutungen** bei Ovarialtumoren die Patientin zum Arzt, wenn gleichzeitig ein Endometriumkarzinom (= Systemkarzinom oder Metastase) besteht, oder der Tumor in die **Scheide einbricht**, oder aber der Tumor **Östrogene bildet.**

3.2 Diagnose

Bei der Diagnostik kann man vor allem aus differentialdiagnostischen Gründen in

kleinere, mittelgroße (bis Nabelhöhe) und **große** Ovarialtumoren unterscheiden, d. h. in solche, die sich noch im kleinen Becken befinden und solche, die aufgrund ihrer zunehmenden Größe aus dem kleinen Becken in den freien Bauchraum aufgestiegen sind.

Es sollte heute vor allem mit Hilfe des Tastbefundes und der Sonographie sowie eventueller Aszitespunktion (s. u.) vor einer Operation möglich sein, zumindest die **Verdachtsdiagnose** auf Bösartigkeit auszusprechen, um unter der Operation nicht von dem Befund überrascht zu werden.

Inspektion

Bei der Betrachtung des Bauches können **mittelgroße und große Ovarialtumoren bereits vermutet** werden. Sie wölben schlaffe Bauchdecken meist vor. Bei großen Ovarialneubildungen ist oft ein starkes Überfallen des Bauches im Stehen und bei Seitenlagerung zu bemerken. Oft Rippenatmung bevorzugt. Flüssigkeitsansammlungen in der Bauchhöhle (= Aszites), die bei malignen Tumoren (aber auch bei gutartigen, s. DEMONS-MEIGS-Syndrom) häufig vorhanden sind, kann man vielleicht bei der Inspektion vermuten, aber erst durch Undulation der Flüssigkeit bei Anlegen der flachen Hand an die Flanke und Klopfbewegungen an der Gegenseite oder Perkussion (s. u.) oder Sonographie sichern. Ein **Caput medusae** ist nicht pathognomonisch, da z. B. auch bei Leberzirrhose vorhanden.

Äußerliche Betastung (bei mittelgroßen Ovarialtumoren)

Mittels des STOECKELschen Handgriffes gelingt es oft, die Zugehörigkeit der getasteten abdominalen Resistenz zum Genitale nachzuweisen. Bewegt man den Tumor nämlich hin und her, so beschreibt sein unterer Pol einen nach **unten** gerichteten **konkaven** Bogen, und der in die Scheide eingeführte Finger bemerkt eine Mitbewegung des Uterus. Hat der Tumor aber seinen Ansatzpunkt im Oberbauch, so beschreibt er einen nach **oben** gerichteten **konkaven** Bogen. Der Uterus bewegt sich nicht mit. Die äußerliche Betastung erlaubt manchmal Teilaussagen über Form, Konsistenz und Beweglichkeit eines Ovarialtumors.

Perkussion großer Ovarialtumoren; DD: Tumor/Aszites (Abb. 12-30)

Es ist immer empfehlenswert, die Untersuchung des Bauches durch die Perkussion zu vervollständigen. Ergibt sich nämlich im Bereich der Vorwölbung eine Dämpfung (= Tumor) und in den Flanken ein tympanitischer Schall (= Darmschlingen) und bleibt dieser Befund bei Seitenlage weitestgehend unverändert, so liegt eine (Ovarial-)Geschwulst vor (Abb. 12-30 a u. c). Demgegenüber wird man bei einem Aszites in Rückenlage der Patientin in Bauchmitte Tympanie (= Darmschlingen), in Seitenlage an der oberen Flanke statt der vorherigen Dämpfung einen tympanitischen Schall (= Darmschlingen) wahrnehmen; die Dämpfung an der unteren Flanke bleibt (Abb. 12-30 b und d). Dieses typische Perkussionsbild kann gestört werden, wenn **gleichzeitig** ein Ovarialtumor **und** Aszites vorliegen, oder die Ovarialzyste sehr schlaff ist, oder (selten) der Aszites abgesackt ist. Vorgehen s. S. 379.

Bimanuelle Untersuchung bei kleineren Ovarialtumoren

Sehr wichtig bei der Diagnosestellung vor allem **kleinerer** und **mittelgroßer Ovarialgeschwülste** ist die bimanuelle, vaginale und rektovaginale Untersuchung.

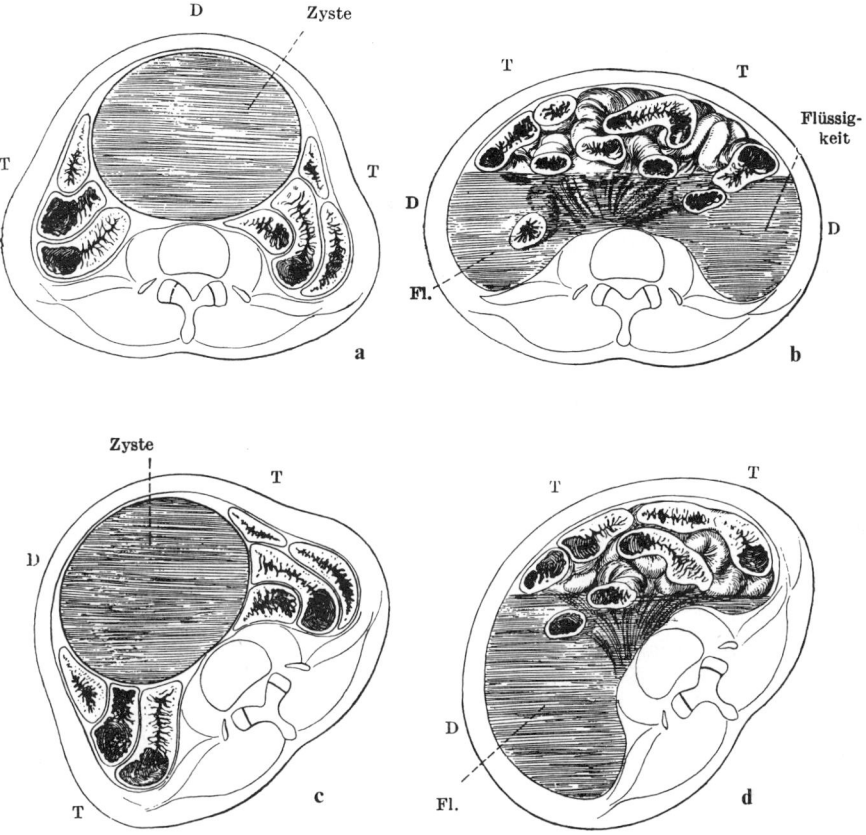

Abb. 12-30 Unterscheidung zwischen Ovarialtumor und freiem Aszites (nach WEIBEL).

a = Patientin in Rückenlage
   Perkussion über dem **Ovarialtumor** ergibt Dämpfung (D)
   Perkussion über Flanken → Tympanie (T)

b = Patientin in Rückenlage
   Freier Aszites
   Dämpfung über Flanken (D)
   Tympanie über den Därmen (T)

c = Lagewechsel (Seitenlage)
   Ovarialtumor: kein Schallwechsel (Perkussionsfigur bleibt fast unverändert)

d = Lagewechsel (Seitenlage)
   Freier Aszites: Schallwechsel (Die oben liegende Flanke zeigt Tympanie, die unten liegende Dämpfung)

Somit: **kein Schallwechsel** bei Seitenlagerung = Tumor, **Schallwechsel** bei Seitenlagerung = Freie Flüssigkeit.

Abweichungen:

1. Abgekapselter (nicht freibeweglicher) Aszites.

2. Tumor und Aszites gleichzeitig vorhanden; Aszites ablassen, erneute Untersuchung.

3. Sehr schlaffe Ovarialzysten.

4. Sehr reichlicher Aszites, der das Mesenterium relativ zu kurz werden läßt, sodaß die Darmschlingen nicht „oben" schwimmen.

Achtung: Vor jeder bimanuellen Untersuchung Harnblase entleeren lassen! Die Fehldeutung einer gefüllten Harnblase als Ovarialzyste ist nicht selten. Weitere Irrtumsmöglichkeit: Skybala; Darmreinigung durch Einlauf.

Es ist zu prüfen, ob die getastete Resistenz **wirklich zum Ovar gehört**. Hierzu bedient man sich des WEIBELschen Handgriffes. Fühlt man nämlich mit den in der Scheide liegenden Fingern das Ausweichen der Portio vaginalis, wenn die äußere Hand den Tumor hochschiebt, so liegt mit großer Wahrscheinlichkeit ein **Uterustumor** vor. Bei **Ovarialgeschwülsten** jedoch **bleibt die Portio mit den Fingern in Kontakt** (Abb. 12-31); eine **Ausnahme** dieser Regel kann ein **lang** gestieltes subseröses Myom darstellen.

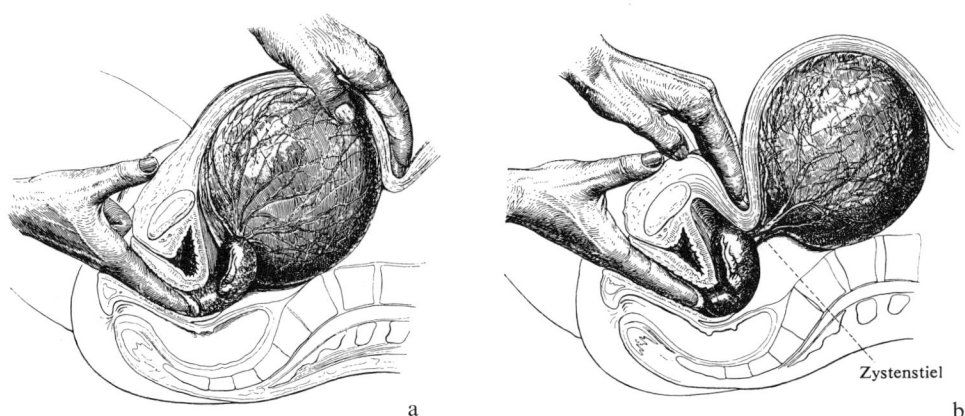

Zystenstiel

a   b

Abb. 12-31 a u. b   Handgriff nach WEIBEL. Feststellung, ob der fragliche Tumor zum Uterus oder den Adnexen gehört (Erklärung s. Text).

Die bimanuelle Untersuchung kann ferner über die **Lage der Geschwulst** Auskunft geben. Größere Ovarialneubildungen befinden sich meist im freien Bauchraum, mittelgroße und kleinere meistens im kleinen Becken. Es fällt auf, daß unter den kleineren bis mittelgroßen Ovarialtumoren die **Dermoidkystome oft anteuterin** liegen, sie drängen also den Uterus nach hinten.

Bei der bimanuellen Untersuchung gelingt es nicht selten, über die **Gut-** bzw. **Bösartigkeit** der getasteten Geschwulst anhaltsweise Auskunft zu bekommen. **Gutartige** Tumoren sind meistens **glatt** und **gut beweglich, bösartige** demgegenüber **grobhöckerig,** von **wechselnder Konsistenz** und mit der **Umgebung verbacken.** Bei malignen Prozessen kann man u. U. im Douglas unbewegliche Gewebsmassen fühlen, die manchmal das kleine Becken vollständig ausmauern. Oder es finden sich nur einzelne Knoten: DD: Endometriseknoten (druckschmerzhaft!); Tbc-Knötchen (feinknotiger).

Eine dicke oder gespannte Bauchdecke oder ein Aszites erschweren häufig das Erheben des bimanuellen Tastbefundes. Dann kann eine **Untersuchung in Narkose,** bzw. die

Wiederholung der bimanuellen Untersuchung nach Ablassen eines eventuell vorhandenen **Aszites** gute Hilfe leisten. Ablassen des Aszites ist auch dienlich bei unklaren Perkussionsergebnissen.

Zur Verbesserung der räumlichen Vorstellung ist es immer vorteilhaft, die vaginale durch die **rektovaginale** Untersuchung zu ergänzen.

Ultraschalluntersuchung (Sonographie)

Für die Diagnose und Differentialdiagnose kleinerer und mittelgroßer Ovarialtumoren bis hin zur präoperativen Vermutungsdiagnose eventueller Malignität hat von den bildgebenden Verfahren die Ultraschalluntersuchung heute eine sehr große Bedeutung. Sie ermöglicht mit hoher Sicherheit die Bestätigung oder den Ausschluß von Aszites sowie eines Ovarialtumors und die Entscheidung über seine zystische oder solide Beschaffenheit. Eine Beurteilung der Gut- oder Bösartigkeit ist aber nicht möglich. Manchmal ergeben sich jedoch Hinweise auf mögliche Bösartigkeit, wenn der Tumor unregelmäßig gestaltet ist und zystische und solide Partien im Wechsel auftreten. Das kann für die bei der Operation zu wählende Schnittführung von Bedeutung sein.

Laparoskopie (Pelviskopie)

Die Laparoskopie leistet in erster Linie bei **kleinen** Ovarialgeschwülsten gute Dienste. Sie ermöglicht nämlich in vielen Fällen die Unterscheidung eines Ovarialtumors von andersartigen Veränderungen, wie z. B. einem subserösen Myom, einer Hydrosalpinx, eventuell alten entzündlichen Konglomerattumoren usw. und gibt bei malignen Prozessen Auskunft über die Mitbeteiligung des Omentum majus und des Peritoneums. Gewebsbiopsie für die histologische Untersuchung ist möglich. Eventuelle **Nachteile** der Laparoskopie: Manchmal mangelnde Übersicht bei Verwachsungen, evtl. Biopsie an falscher Stelle und Fehlentscheidung.

Zytodiagnostik

Die Zytodiagnostik aus dem **Scheidenabstrich** spielt bei der Diagnose der Ovarialtumoren **keine** Rolle. Anwendung findet sie jedoch bei der **Prüfung des Aszitespunktates auf Tumorzellen.** Aber **große Erfahrung** ist notwendig, da die Unterscheidung zwischen verunstalteten Mesothelzellen des Peritoneums und Tumorzellelementen oft sehr schwer oder unmöglich sein kann.

> Der **Versuch einer zytodiagnostischen Untersuchung** des Ovarialzysteninhalts **mittels Zystenpunktion durch die Bauchwand oder das hintere Scheidengewölbe** ist **unter allen Umständen zu unterlassen,** da durch die Punktion im Falle eines malignen Tumors Zellen verschleppt werden können oder eventuell bei muzinösen Formen ein Pseudomyxoma peritonei entsteht.

Hormonale Untersuchungen

Der Nachweis hormoneller Aktivität eines Ovarialtumors leistet nicht nur bei der Diagnosestellung, sondern auch bei den späteren Kontrolluntersuchungen auf eventuelle Tumorreste oder Metastasen gute Hilfe.

Röntgenuntersuchung

Die Röntgenuntersuchung **als Abdomenübersichtsaufnahme** spielt bei der Diagnose der Ovarialgeschwülste nur eine **untergeordnete Rolle**, wenn sich z. B. bei einer Dermoidzyste Knochenteile oder Zähne finden.

Dagegen erlaubt die Computertomographie (CT) manchmal definiertere Aussagen, die aber denen der Ultraschalluntersuchung meist nicht überlegen sind, so daß letztere, auch wegen der fehlenden Strahlenbelastung, vor allem bei jüngeren Frauen, zuerst zur Anwendung kommen sollte.

Kernspin-Resonanz-Tomographie

Zur Treffsicherheit der **Kernspin-Resonanz-Tomographie** (Nuclear magnetic resonance = NMR), insbesondere in bezug auf Bösartigkeit eines Tumors, bestehen noch keine sicheren Angaben.

Zusätzliche Untersuchungen auch zum Ausschluß extragenitaler Tumoren

Übliche Laboruntersuchungen; Zystoskopie; i.v. Pyelographie; Rektoskopie, eventuell Kolonkontrasteinlauf, Magendarmpassage; Kolonoskopie; eventuell Arteriographie und/oder Phlebographie. Zur **Metastasensuche**: Röntgendarstellung der Wirbelsäule und des Beckens; Szintigraphie: Leber, Lunge, Skelett; Ultraschalluntersuchung der Leber; Lymphographie.

3.2.1 Douglaspunktion als Frühdiagnose?

Von manchen wird zur Frühdiagnose **maligner** Ovarialtumoren die Douglaspunktion mit zytodiagnostischer Untersuchung der Aspirationsflüssigkeit (aus dem **freien Bauchraum, nicht Tumor!**) empfohlen. Für die Routineuntersuchung (Screening) ist das Verfahren nicht anwendbar. Außerdem besteht die Gefahr der Fehleinschätzung von Mesothelzellen als Tumorzellen. Die mangelnden Möglichkeiten einer zuverlässigen Frühdiagnostik durch Palpation, Douglaspunktion, Ultraschall, CT, „Tumormarker" (z. B. CEA, Phosphatasen, CA 125, OCAA = **O**varialcystadenocarcinoma **a**ssociated **a**ntigen u. a.) sind die Ursache der schlechten Prognose maligner Ovarialtumoren. Sie kommen deshalb meist erst im fortgeschrittenen Stadium zur Behandlung. Daher muß immer wieder betont werden, daß

> **jeder Ovarialtumor über** einer bestimmten **(Hühnerei-)Größe**, der bei Nachuntersuchung **nach der nächsten Periode bleibt** (und demnach keine Follikelzyste darstellen sollte) zu klären, evtl. **operativ zu entfernen** und histologisch zu untersuchen ist (s. auch Laparoskopie und Sonographie).

Das und die regelmäßige gynäkologische Untersuchung ist die derzeit einzige und wirksamste Prophylaxe des Ovarialkarzinoms.

3.3 Differentialdiagnose

Es werden nur die differentialdiagnostisch wichtigsten Krankheitsbilder erwähnt. Sie können entweder Veränderungen, die zum **Genitalbereich** gehören, oder **extragenitale** Prozesse darstellen.

Genitale Prozesse

1. **Uterus myomatosus**: Bei **kleineren Ovarialtumoren** ist die Unterscheidung von einem **gestielten subserösen Myom** nicht immer einfach. Weicher, dünner und beweglicher Stiel, der von der Tubenecke des Uterus ausgeht, bedeutet eher Ovarialtumor. Kurzer, derber, nicht zur Tube führender Stiel eher subseröses Myom. — Die Konsistenz des Tumors ist zur Differentialdiagnose wenig verwertbar. Klärung durch Laparoskopie.

2. **Adnex„tumoren"**: Vor allem **Retentionszysten** (Follikel-, Gelbkörper-, Teerzysten): **differentialdiagnostisch unterscheiden sich Follikelzysten dadurch, daß sie** meist **nicht über die nächste Periode hinaus erhalten** bleiben (s. o.); **Hydrosalpinx, Parovarialzysten**; alte entzündliche Konglomerattumoren (Differentialdiagnose oft nur laparoskopisch oder durch Operation möglich); bei **Tubargravidität** Douglaspunktion, laparoskopische Klärung. Schwangerschaftstest nur bei positivem Ausfall zu verwerten.

3. **Intrauterine Gravidität**: Konsistenzwechsel des Uterus beachten! Differentialdiagnostische Probleme dürften in der Früh- und Spätschwangerschaft bei Anwendung der Ultraschalluntersuchung kaum entstehen.

Bei **großen** Ovarialtumoren, die in die Bauchhöhle aufgestiegen sind, tastet man rektovaginal das kleine Becken meist leer, der Uterus ist rektovaginal zu tasten, manchmal querliegend, der Tumor nur durch die Bauchdecken abgrenzbar.

Die **gynäkologische** Differentialdiagnose erstreckt sich im wesentlichen auf einen **großen Uterus myomatosus**, eine **Schwangerschaft** (Ultraschall!) und **Aszites**.

DD Ovarialtumor — Aszites s. S. 379.

Bei **größeren** Ovarialtumoren kommen daneben aber häufig differentialdiagnostisch

extragenitale Prozesse
in Frage
z. B. **Hydrops der Gallenblase, Pankreaszysten, Beckenniere, Milztumor, entzündliche Darm- und Netzkonglomerate, Divertikulose, Lymphknotenpakete im Mesenterium, Darmgeschwülste** sowie **abgekapselte Flüssigkeitsansammlungen in der Bauchhöhle**.

Fälle, die nicht anders zu klären sind, führen zur **Probelaparotomie**.

3.4 Komplikationen bei Eierstockgeschwülsten

Komplikationen bei Eierstockgeschwülsten sind nicht selten:
1. **maligne Entartung**
2. **Stieldrehung**
3. **Vereiterung und Verjauchung**
4. **Einklemmung des Tumors**
5. **Ruptur (Platzen) des Tumors**
6. **Verdrängungserscheinungen.**

Zu 1.: Siehe pathologisch-anatomische Darstellung

Zu 2.: Stieldrehung (Abb. 12-32):
Wie kommt es zur Stieldrehung?

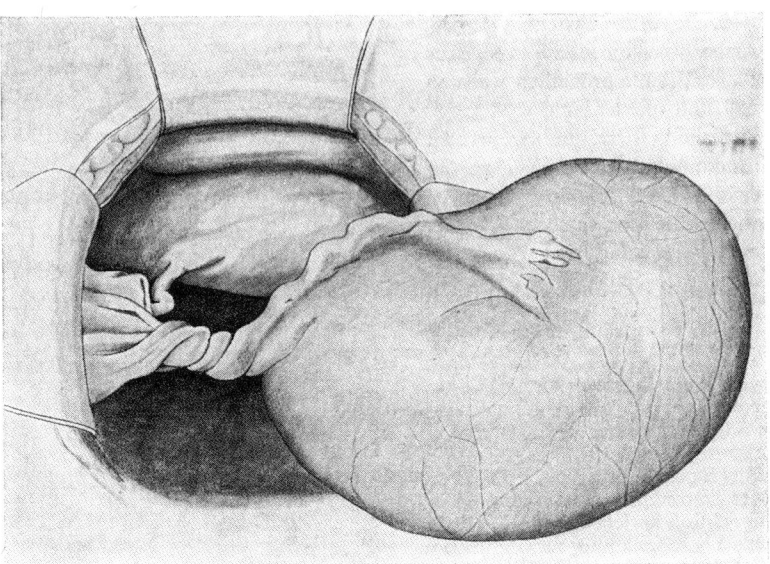

Abb. 12-32 Stieldrehung eines Ovarialtumors.

Ist eine Eierstockgeschwulst aus dem Becken herausgetreten und beweglich, so können **plötzliche ruckhafte Bewegungen des Körpers** auf den Tumor übertragen werden (schnelles Umdrehen beim Tanzen, plötzliches Bremsen mit einem Fahrzeug, plötzlicher Lagewechsel usw.). Dabei kann entweder ein dünner Tumorstiel (= eigentliche Stieldrehung) oder der Tumor **mit** seinen anatomischen Verbindungen gedreht werden (= Torquierung).

Der Stiel der torquierten Geschwulst enthält:

a) Die Chorda utero-ovarica (= **Ligamentum ovarii proprium**) mit ihren Gefäßen;

b) die Plica suspensoria ovarii (= **Ligamentum infundibulo pelvicum**) und ihre Gefäße (A. und V. ovarica);

c) fast immer die **Tube**;

d) **gelegentlich** Abschnitte der Plica lata uteri und der Chorda uteroinguinalis (= **Ligamentum rotundum**).

Die Stieldrehung ist bei **zystischen** Ovarialtumoren häufiger als bei soliden, da der Flüssigkeitsinhalt nach ruckhafter Drehung infolge seiner Trägheit weiter in Bewegung bleibt und die Stieldrehung fördert.

Wie wirkt sich die Stieldrehung am Tumor aus?

Zunächst werden die dünnwandigen **Venen** komprimiert = Abdrosselung des venösen Rückflusses aus dem Tumor. Die dickwandigen Arterien, die weniger leicht zu drosseln sind, pumpen noch laufend Blut in den Tumor. Es kommt zu starker Blutüberfüllung durch Stauung = **hämorrhagische Infarzierung**. Der Tumor verfärbt sich **dunkelblaurot bis blauschwarz**.

Werden schließlich auch die zuführenden **Arterien** abgedrosselt, so kommt es zu schwersten Ernährungsstörungen und damit zur **Nekrose** des Tumors. Nach Abstoßung des

Oberflächenbelags treten Verwachsungen mit der Umgebung (Netz, Darm, Bauchwand) ein. Der nekrotische Tumor kann schwere **peritoneale Reizerscheinungen** (= **aseptische Peritonitis**) hervorrufen. Bei Verwachsungen mit dem Darm können Darmbakterien in den Tumor einwandern, so daß er **vereitert** oder **verjaucht**. Bei Ruptur: **diffuse Peritonitis mit höchster Lebensgefahr.**

Welche klinischen Symptome machen die Stieldrehung und Torquierung?

Eine Stieldrehung kann akut oder schleichend erfolgen. **Meist** tritt sie aber **plötzlich aus voller Gesundheit** unter folgendem Bild auf:

- **Meist akuter Beginn mit Schmerzen**
- **Peritonealer Schock:**
  verfallenes Aussehen, kalter Schweiß, Übelkeit, Erbrechen, erhöhte Pulsfrequenz.
- **Abwehrspannung der Bauchdecken:**
  aufgrund des peritonealen Reizes (= akuter Bauch).

Bei der (selteneren) schleichenden Stieldrehung deuten meist lediglich die Bauchdeckenspannung und Druckempfindlichkeit des Tumors, subfebrile Temperaturen, Leukozytose, erhöhte BKS auf diese Komplikation hin. Diagnose erst durch Laparotomie möglich.

Ein stielgedrehter Ovarialtumor muß so früh wie möglich operiert werden.

Zu 3.: Eine **Vereiterung oder Verjauchung** (Verjauchung = Befall mit fäulnisverursachenden Keimen) ist meist bei stielgedrehten oder torquierten Geschwülsten möglich, wenn **Verwachsungen** zum Darm bestehen und **bakterielle Überwanderung** eintritt. Es kann aber auch (seltener) eine Infektion auf dem Blutweg oder Lymphweg erfolgen. Die Häufigkeit der Vereiterung oder Verjauchung liegt bei etwa 2%. Hochfieberhaftes Krankheitsbild wie bei einem Ovarialabszeß. Bei Ruptur Peritonitis: „akuter Bauch".

Zu 4.: Die **Einklemmung** einer Eierstockgeschwulst kann während der Gravidität eintreten oder wenn der Tumor sich bei weiterem Wachstum nicht aus dem kleinen Becken heraus entwickeln kann. Kompression der Nachbarorgane (Blase und Rektum) mit Passagestörungen und Drucknekrosen möglich.

Zu 5. Ruptur = Platzen des Tumors: Selten, nur in 3% aller Ovarialgeschwülste; spontan oder infolge mechanischer Insulte (Stoß, Fall, Kohabitation), eventuell auch bei Stieldrehung oder bei forcierter Tastuntersuchung. Meist sehr deutliche abdominale und allgemeine Symptome. Bei Gefäßruptur auch mit den Zeichen einer schweren inneren Blutung. Nur ausnahmsweise symptomlos.

Das Platzen eines Ovarialtumors führt:	
bei **malignem** Ovarialtumor	zur Karzinomaussaat mit Metastasen im Bauchraum
bei **infiziertem** Ovarialtumor	zur Peritonitis
bei **muzinösem** Ovarialtumor	zum Pseudomyxoma peritonei

Bei einer geplatzten Ovarialneubildung muß man unverzüglich operieren.

Es sei daran erinnert, daß die **Implantation** von **papillären** Wucherungen auf das Peritoneum **auch bei sicher gutartigen papillären Ovarialgeschwülsten**, auch ohne daß eine Tumorruptur vorliegt, vorkommen kann.

> **Aussaat von papillären Wucherungen in die Bauchhöhle bei papillären Ovarialtumoren ist also kein sicheres Zeichen von bösartigem Wachstum.**

Allerdings ist die **Wahrscheinlichkeit der Bösartigkeit bei Peritonealaussaat immer groß.** Eine Entscheidung kann nur die **histologische Untersuchung** bringen.

In der Pathologie des weiblichen Genitale gibt es insgesamt **drei histologisch gutartige Vorgänge**, mit einem Verhalten, wie man es sonst nur bei bösartigen Geschwülsten beobachtet:

— die **Endometriose**,
— das **Pseudomyxoma peritonei**,
— die peritoneale Aussaat **papillärer Ovarialtumoren**.

Zu 6.: Verdrängungserscheinungen meist bei **großen** Ovarialgeschwülsten, bei **kleineren Tumoren** infolge ungünstiger Lokalisation (z. B. bei intraligamentären Geschwülsten oder Einklemmung im kleinen Becken).

Anhang: Zu den Komplikationen der Ovarialtumoren gehört im weiteren Sinne auch **das Zusammentreffen einer Eierstockneubildung mit einer Gravidität.** Häufigkeit etwa 1—2% aller Ovarialtumoren. Vorwiegend gutartige Geschwülste.

Die Erkennung eines Ovarialtumors in der Schwangerschaft ist unter Umständen schwierig, am leichtesten in der Frühgravidität oder im Wochenbett.

> Eine Ovarialgeschwulst in der Schwangerschaft ist ebenfalls eine Indikation zur Operation. Achtung aber auf Corpus luteum-Zyste, die nicht entfernt werden sollte.

Meist kann die Schwangerschaft erhalten werden. Bei Entdeckung am Ende der Gravidität Operation mit gleichzeitiger Schnittentbindung. **Bei malignen Geschwülsten steht selbstverständlich nicht die Schwangerschaft, sondern die Bösartigkeit der Geschwulsterkrankung im Vordergrund.**

4 Geschwulstähnliche Bildungen der Ovarien (und Parovarien)

= Veränderungen, die infolge passiver Dehnung epithelausgekleideter präformierter Hohlräume durch Flüssigkeitssekretion (oder Blutung) entstehen (als Retentionszysten, z. T. als funktionelle Zysten bezeichnet, wenn ihre Entstehung der Ausdruck gestörter FSH- und LH-Wirkung ist). Der Sprachgebrauch als funktionelle Ovarial„tumoren" kann irreführend sein. **Echte Geschwülste vergrößern sich durch eigengesetzliches Wachstum, Retentionszysten nicht.**

Die Bedeutung der geschwulstähnlichen Bildungen liegt vor allem darin, daß sie echte Eierstockneubildungen **(Blastome) vortäuschen** können. Ihre Behandlung ist aber eine andere als echter Ovarialgeschwülste. Sie benötigen **zum Teil kein operatives Vorgehen**.

Formen der geschwulstähnlichen Bildungen

1. **Follikelzyste**
2. **Polyzystische Ovarien**
3. **Corpus-luteum-Zyste/zystisches Corpus luteum**
4. **Luteinzysten**
5. **Teer- oder Schokoladenzyste**
6. **Parovarialzyste**
7. **Tuboovarialzyste**

Zu 1. Follikelzyste (häufigste Ovarialzyste)

Wenn ein herangereifter GRAAFscher Follikel anstatt zu springen und seine Eizelle abzugeben, erhalten bleibt und weiter Flüssigkeit produziert, hat das zwei Folgen:

a) Das Cavum wird durch die Sekretion aufgetrieben und
b) die Theka- und Granulosazellschichten werden durch den zunehmenden Innendruck langsam atrophisch.

Eine Follikelzyste (Abb. 12-33) stellt ihre Östrogenproduktion früher oder später ein. Es handelt sich um walnuß- bis mandarinengroße Gebilde. Durchmesser bis 8 cm.

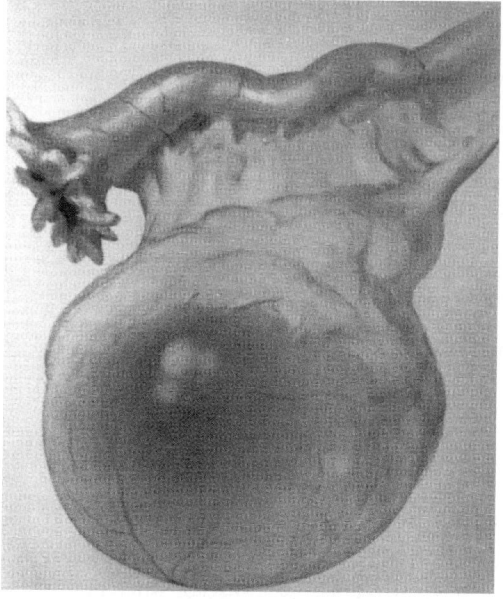

Abb. 12-33 Follikelzyste.

Rückbildung meist spontan durch Atresie. Platzen bei einer gynäkologischen Untersuchung, zuweilen mit Blutung und peritonealem Schock, möglich. In manchen Fällen können sie längere Zeit existieren (= **persistierender Follikel**) und auch ihre hormonelle Tätigkeit beibehalten. Dann entsteht am Korpusendometrium das Bild der **glandulär-zystischen Hyperplasie** (s. dort). Auch solche Follikelzysten bilden sich aber schließlich spontan zurück.

Follikelzysten sind am häufigsten im Klimakterium und in den Jahren nach der Menarche.

Zu 2. Polyzystische Ovarien

Polyzystische Ovarien (doppelseitig) enthalten zahlreiche zystische Follikel, meist nicht größer als 1 cm (Abb. 12-34). Ihre Innenauskleidung besteht aus zum Teil luteinisierten Thekazellen. Polyzystische Ovarien findet man vor allem bei **jüngeren Frauen als eigenes Krankheitsbild** = PCO-Syndrom (PCO = polyzystische Ovarien). Mit Sterilität, monophasischem Zyklus oder Amenorrhoe und Hirsutismus (fast nie Klitorishypertrophie), stellt das **Stein-Leventhal-Syndrom** eine Sonderform des PCO-Syndroms dar. Weiteres zum PCO-Syndrom s. S. 510.

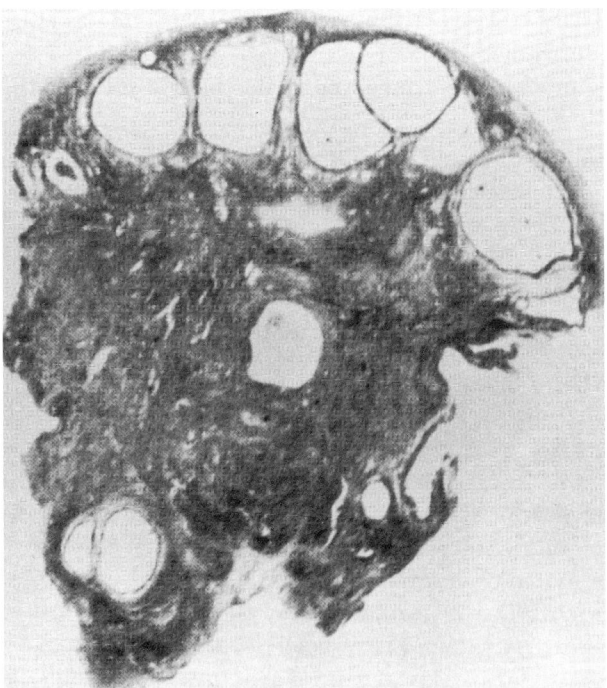

Abb. 12-34 Polyzystisches Ovar.

Zu 3. Corpus-luteum-Zyste/zystisches Corpus luteum

entsteht, wenn sich in einem Corpus luteum menstruationis oder graviditatis Flüssigkeit (meist Blut, und nach dessen Resorption seröser Inhalt) ansammelt. Eine Corpus-luteum-Zyste bildet sich spontan zurück, kann aber auch längere Zeit existieren und behält dann oft ihre hormonale Aktivität. Bleibt im Laufe der Rückbildung ein zentraler zystischer Hohlraum, so spricht man von einem zystischen Corpus luteum. In der Schwangerschaft können differentialdiagnostische Schwierigkeiten zu echten Tumoren entstehen, wenn sich die Zyste nicht — wie sonst üblich — nach einigen Wochen zurückbildet.

Zu 4. Luteinzysten

sind von Corpus-luteum-Zysten makroskopisch kaum zu unterscheiden. Sie entstehen jedoch aus einem **nicht** gesprungenen atretischen Follikel, der nachträglich luteinisiert wird. Auch bei ihnen beobachtet man gelegentlich eine gestagene Fernwirkung. Ihre Rückbildung erfolgt ebenfalls spontan.

Bei Erkrankungen, die mit einer erhöhten und längere Zeit anhaltenden Produktion von Choriongonadotropin einhergehen (Mola hydatidosa, Chorionepitheliom, aber auch bei Behandlung der durch Anovulation bedingten Sterilität mittels gonadotropen Hormonen (s. S. 544) können **Luteinzysten**, meist in beiden Eierstöcken, **multipel** auftreten. Dadurch entstehen **Pseudotumoren**, die nicht selten die Größe eines Kindskopfes erreichen. Mit der Grundkrankheit oder dem Abbruch der Behandlung mit Gonadotropinen (oder Clomifen) bilden sich die Veränderungen meist spontan zurück. **Ihre operative Entfernung ist daher unangebracht** und wird nur selten bei Komplikationen notwendig (s. Kap. XIV, Zyklusstörungen S. 544).

Zu 5. Teer- oder Schokoladenzysten (s. auch Endometriose)

Sie gehen von Herden aus, deren histologischer Aufbau dem Endometrium ähnelt und daher als **endometrioid** bezeichnet wird. Es besteht noch keine einheitliche Auffassung darüber, ob das ortsfremde (heterotope) endometrioide Gewebe im Ovar aus der Gebärmutter im Sinne einer Verschleppung endometrialen Gewebes, oder aus ortseigenen Zellbeständen des paramesonephrischen Zölomepithels stammt, das ja auch endometrioide Zellen (und Stroma?) bilden kann. Wir haben oben bereits darauf hingewiesen, daß man heute ganz überwiegend dazu neigt, benigne und maligne Ovarialtumoren von endometrioidem Charakter in ihrer Entstehung auf ortseigene Zellbestände an Zölomepithel zurückzuführen und nicht auf Endometrioseherde. — Nach wie vor bleibt aber die Frage, ob dies auch für die Teer- oder Schokoladezysten der Ovarien zu diskutieren ist, die ja üblicherweise dem Krankheitsbild der Endometriose zugeordnet werden und deren endometrioides Gewebe hormonabhängig ist.

Das endometrioide Gewebe der Ovarial**zysten** macht die zyklischen Veränderungen des Endometriums einschließlich der Funktionalisabstoßung und Blutung mit (s. Endometriose). Es bilden sich **mit Blut gefüllte Hohlräume**, die sich zu dickwandigen, oft faustgroßen Zysten mit schwarz-brauner oder schwärzlicher teer- oder schokoladenartig eingedickter Flüssigkeit erweitern: **Teerzysten** (Abb. 12-35 u. 12-36).

Rupturiert eine Teerzyste, kommt es zu Verwachsungen mit der Umgebung (aber auch ohne Ruptur möglich). Die Operation ist bei Teerzysten praktisch nie zu umgehen, schon weil sie als „Ovarialtumoren" imponieren.

Teerzystenähnliche Gebilde können auch entstehen, wenn es in eine Follikel- oder Corpus-luteum-Zyste hineingeblutet hat. Die histologische Unterscheidung von endometrioiden Zysten ist nach Druckatrophie des Epithels nicht immer möglich.

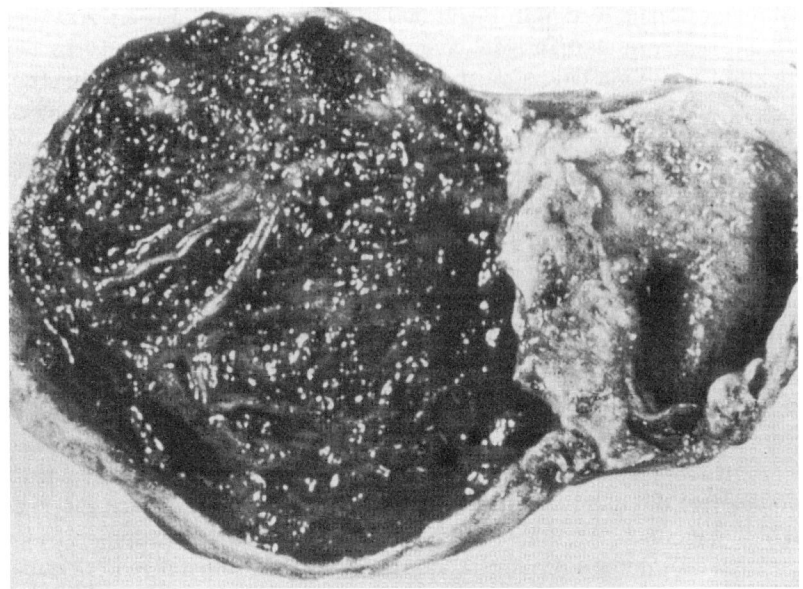

Abb. 12-35   Teerzyste des Ovars.

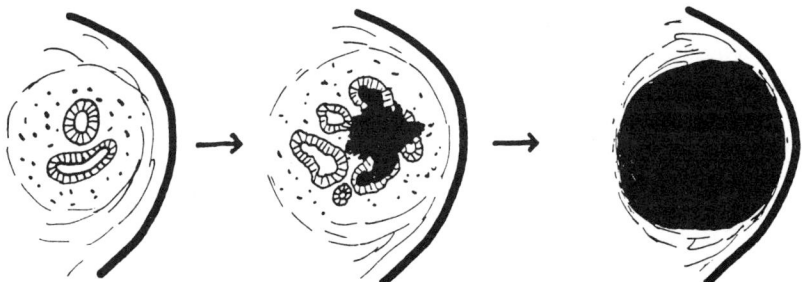

Abb. 12-36   Entwicklung einer Teer- oder Schokoladenzyste im Ovar.

Zu 6. Parovarialzysten (Abb. 12-37)

stammen von frühembryonalen Abschnürungen des Zölomepithels ab und entwickeln sich aus Resten fetaler Nachbarorgane der Ovarien (Abb. 12-38), nicht aus dem Ovar selbst. Begriffsbestimmungen: **Parovarium** = „Nebeneierstock" = **Epoophoron** = **kranialer Teil** der Urnierenreste, intraligamentär in der Mesosalpinx gelegen, kammartig; „Kammzinken" zum Ovar zeigend. **Paroophoron** = Reste des **kaudalen** Abschnittes der Urniere. Sie liegen (in Abb. 12-38 nicht eingezeichnet) medial des Epoophoron (Parovarium) im Verlauf des GARTNERschen Ganges und sind klinisch von geringer Bedeutung.

Parovarialzysten stellen eher **Retentionszysten** als echte Neubildungen dar und sind praktisch immer gutartig. Sie sind von Ovarialtumoren palpatorisch nur in seltenen Fällen unterscheidbar (bei gleichzeitiger Tastbarkeit des Ovars neben dem zystischen Tumor). Meist klärt erst die Operation oder Laparoskopie die Situation.

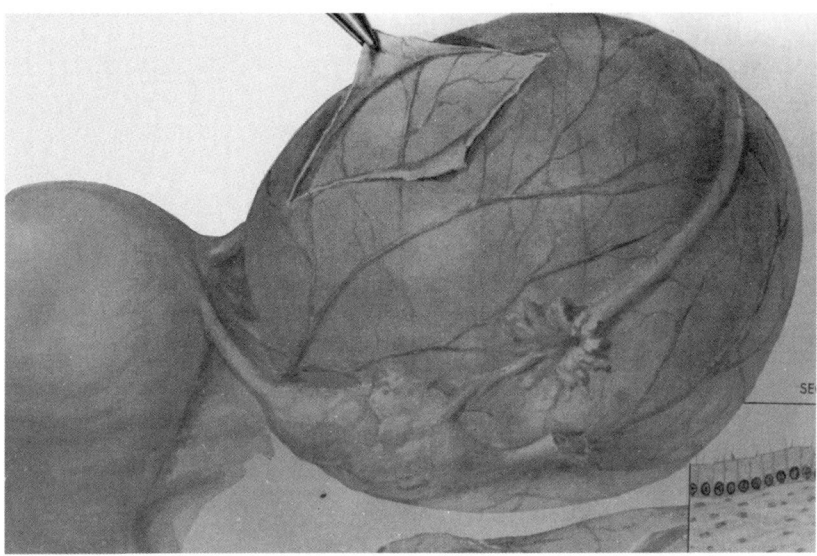

Abb. 12-37   Parovarialzyste.

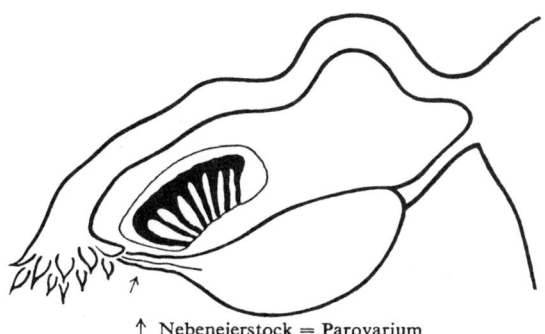

↑ Nebeneierstock = Parovarium

Abb. 12-38   Nebeneierstock = Parovarium (Pfeil).

Parovarialzysten sind meist einkammerig, dünnwandig, mit wasserklarer Flüssigkeit angefüllt. Der Eileiter verläuft in der Regel stark ausgezogen an der Zystenoberfläche (Abb. 12-37). Der unveränderte Eierstock haftet gewöhnlich am medialen Pol der Zyste. Parovarialzysten liegen entsprechend ihrer Genese **zwischen den Blättern der Mesosalpinx** (Abb. 12-39 und 12-40).

Daraus resultieren die **besonderen Kennzeichen der Parovarialzysten im Operationssitus**:

1. Jede Parovarialzyste ist eine **intraligamentäre Zyste**. Sie kann bei genügender Größe den Uterus nach der entgegengesetzten Seite verschieben. Sie kann auch gestielt wachsen, wenn die Zyste nur ein Blatt der Mesosalpinx vorwölbt und der Stiel dann von diesem Blatt der Mesosalpinx gebildet wird. Er kann sehr lang sein und Stieldrehungen möglich machen.

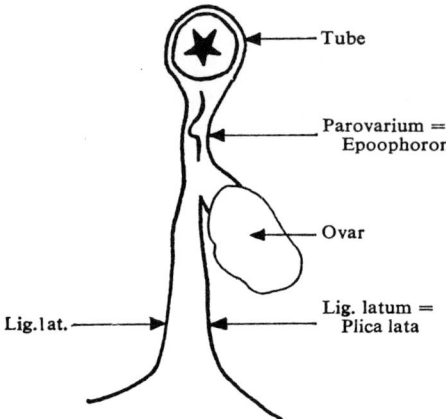

Abb. 12-39 Anatomie des Nebeneierstockes = Parovarium (Epoophoron): Er liegt unterhalb der Tube zwischen den beiden Blättern der Mesosalpinx.

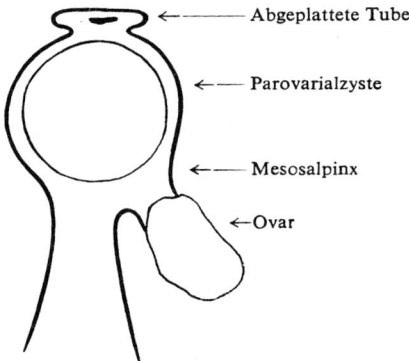

Abb. 12-40 Lage der Parovarialzyste zwischen den beiden Blättern der Mesosalpinx.

2. Jede Parovarialzyste fällt dadurch auf, daß sich **zwei selbständige Gefäßnetze** finden, nämlich die Eigengefäße der Zyste und die Gefäße der umhüllenden Mesosalpinxblätter . Die beiden Gefäßnetze **überkreuzen** sich, was typisch für eine Parovarialzyste ist (Abb. 12-37).

3. **Der Eierstock ist unverändert** und haftet gewöhnlich am medialen Pol der Zyste (Abb. 12-37).

Die topographischen Beziehungen gehen aus den Schemazeichnungen 12-39 – 12-42 hervor. Im Gegensatz zu den Parovarialzysten entwickeln sich **Ovarialtumoren meist nicht intraligamentär**, können dies aber auch, wie Abb. 12-41 zeigt. Verwachsen Ovarialzysten sekundär mit der Mesosalpinx, so kann intraligamentäres Wachstum vorgetäuscht werden (Abb. 12-42).

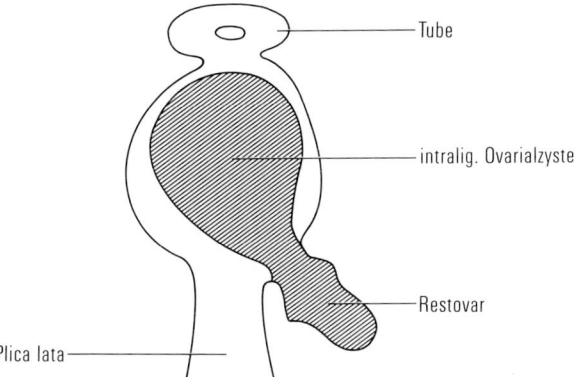

Abb. 12-41 Intraligamentäre Entwicklung einer **Ovarial**zyste (s. Text).

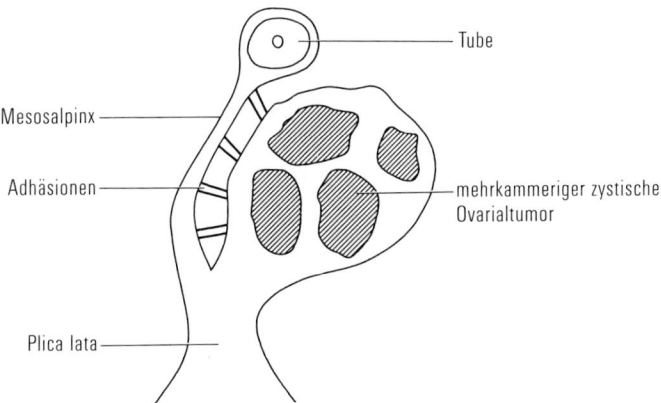

Abb. 12-42 Ovarialzyste sekundär mit der Mesosalpinx verwachsen. Vortäuschung eines intraligamentären Wachstums (s. Text).

Alle **Parovarialzysten** müssen grundsätzlich **operativ entfernt** werden, weil sie klinisch von einem echten Ovarialtumor nicht zu unterscheiden sind. Sie lassen sich oft leicht aus dem intraligamentären Gewebe ausschälen. Achtung auf den Ureter bei großen Zysten!

Zysten aus Erweiterungen des **Paroophorons** sind selten.

Zu 7. Tuboovarialzysten

Ebenfalls wie Ovarialtumoren können palpatorisch Tuboovarialzysten erscheinen. Sie stellen entweder den Restzustand einer Adnexentzündung dar (s. dort) oder entstehen, wenn eine Hydrosalpinx mit einer Retentionszyste oder einem zystischen Tumor des Ovars in Verbindung tritt. Auch sie müssen operativ entfernt werden.

5   Therapie der Ovarialgeschwülste

5.1 Operative Behandlung

Jeder Ovarialtumor muß operiert werden.

Die **einzige Ausnahme** bilden die **funktionellen Zysten** (s. o.).

Für die unbedingte Notwendigkeit eines operativen Vorgehens sprechen folgende Tatsachen:

1. **Etwa jede 4. Ovarialgeschwulst ist eine bösartige Neubildung,** wobei über Gut- oder Bösartigkeit präoperativ nie sicher zu entscheiden ist. Die Wahrscheinlichkeit der Malignität eines Ovarialtumors ist abhängig vom Lebensalter und beträgt bei Frauen um

   30 Jahre   ca. 3%
   40 Jahre   ca. 5%
   50 Jahre   ca. 15%
   60 Jahre   über 35%

2. Bei den Eierstocktumoren können außerdem **nicht selten lebensgefährliche Komplikationen** wie Stieldrehung, Ruptur, Vereiterung oder Einklemmung auftreten.

Auch in der **Schwangerschaft** muß jeder echte Tumor entfernt werden, da die Stieldrehungs- und Rupturgefahr erhöht ist. Aber man wartet (ohne klinischen Malignitätsverdacht) bis zur 16. Woche, damit nicht eine eventuelle Corpus-luteum-Zyste entfernt wird und dann Abortgefahr besteht.

Desgleichen ist bei **Komplikationen** stets zu operieren. Eventuelle Ausnahme stellt die vorübergehende antibiotische Behandlung bei sehr hohem Fieber dar, unter der bis zum Abklingen des Fiebers, sofern akute abdominale Zeichen fehlen, gewartet werden kann.

Bei **Östrogenbildung** in der **Postmenopause** unter dem klinischen Bild einer glandulär-zystischen Hyperplasie des Endometriums muß nach Ausschluß anderer Östrogenquellen, auch bei nicht tastbarem Ovarialtumor, operiert werden.

Die Operationstechnik und -ausdehnung muß sich dem Operationssitus und der Gut- oder Bösartigkeit des Tumors anpassen.

Operiert wird immer abdominal. Bei vaginalen Operationen zufällig entdeckte kleine Ovarialzysten werden entfernt und nur bei eventueller Malignität später abdominal nachoperiert.

Nur bei weitestgehend präoperativ sicherer **Benignität** wird von einem Unterbauch-**querschnitt** ausgegangen, ansonsten stets von einem um den Nabel herum erweiterungsfähigen **Längsschnitt**.

Bei **gutartigen Neubildungen** und junger Patientin kann Ovarialgewebe nach Ausschälung des Tumors erhalten bleiben. Ansonsten Entfernung des Ovars mit Tube.

Sehr große zystische gutartige Ovarialtumoren können intraoperativ durch Punktion (Cave Übertritt von Flüssigkeit in die Bauchhöhle) verkleinert und entfernt werden.

Zumindest bei Patientinnen über 45 Jahren sollte das kontralaterale Ovar auch bei gutartigen Tumoren (nach präoperativer Rücksprache mit der Patientin!) mitentfernt werden.

Bei Zweifeln an der Benignität des Tumors „bei offenem Bauch" wird bei jungen Frauen vorerst nur der Tumor entfernt und im Schnellschnitt histologisch untersucht.

Die Beurteilung der Gut- oder Bösartigkeit eines Tumors kann aber gelegentlich durch Schnellschnittdiagnose sehr schwierig sein. Es sollte dann die Operation vorerst beendet und die feingewebliche Untersuchung nach Paraffineinbettung des Materials abgewartet und notfalls später relaparotomiert werden.

Bei älteren Frauen im Menopausen- oder Postmenopausenalter wird in dieser Situation immer der Uterus mit beiden Adnexen entfernt.

Die **Behandlung der bösartigen Ovarialtumoren** stellt im wesentlichen die

Therapie der Ovarialkarzinome dar.

Bei sicher nachgewiesener Bösartigkeit der Ovarialgeschwulst geht man möglichst radikal vor, d. h. es sollte unbedingt die **Entfernung des Uterus** und **beider** Adnexe sowie des **großen Netzes** angestrebt werden, da im kontralateralen Ovar und im Omentum majus, eventuell auch im Uterus, makroskopisch nicht erkennbare Metastasen sein können.

Die Operation kann eventuell durch Ektomie der paraaortalen Lymphknoten (als Metastasierungsrichtung der Ovarialkarzinome) und durch die Entfernung der Becken-wandlymphknoten (wegen retrograder lymphogener Ausbreitung in diese) erweitert werden. Sorgfältige Inspektion der Bauchhöhle mit entsprechenden Probeexzisionen als Staging-Maßnahme. Zusätzlich zytodiagnostische Untersuchung der Peritonealspülflüssigkeit oder des Aszites bei den Stadien I und II.

Von früheren Vorstellungen, den Uterus als „Radiumträger" zu belassen, ist man abgekommen. Ebenfalls abweichend von früheren Anschauungen wird heute, auch wenn absolute Radikalität nicht erreichbar ist, **soviel Tumorgewebe wie möglich zusammen mit dem inneren Genitale entfernt**, um für die zytostatische oder Strahlenbehandlung bessere Voraussetzungen zu schaffen und die Auswirkungen der Resorption zerfallender toxischer Tumorsubstanzen zu mindern. Von manchen wird heute bei fest im kleinen Becken verwachsenen Tumormassen und bei freiem Oberbauch die Ablösung des Tumors mit dem Peritoneum empfohlen. Ob allerdings diese mit großen und blutreichen Operationen erzwungene Radikalität die Ergebnisse verbessert, steht noch dahin.

Die **Resektion des gesamten Netzes**, auch wenn dieses unauffällig ist, bewirkt neben der **Entfernung von Mikrometastasen** oft eine wesentliche **Verminderung der Aszitesbildung**.

Bei absoluter Inoperabilität nur Probeexzision(-en) und histologische Untersuchung zur Verifizierung des Tumortyps und seines Malignitätsgrades, deren Kenntnis für Therapie und Prognose wichtig ist.

Von dem Grundsatz größtmöglicher Radikalität kann man, vor allem bei jüngeren Frauen mit Kinderwunsch, bei **einseitigen** nur **fakultativ malignen** Tumoren (z. B. Granulosa-Thekazelltumoren) abweichen und nur den Tumor entfernen. — Voraussetzung für dieses Vorgehen ist die sorgfältige Revision des Bauchraumes mit Kontrolle des kontralateralen Ovars sowie die genaue histologische Diagnose (kein Schnellschnitt). — Gleiches wird heute auch bei malignen Keimzelltumoren junger Frauen unter Verzicht auf sterilitätsbedingende Radikaloperation und im Vertrauen auf die gute Ansprechbarkeit auf Zytostatika (vor allem Cisplatin) empfohlen.

Die postoperative Therapie

Nach der möglichst radikalen Operation maligner Ovarialtumoren richtet sich die weitere radiologische und chemotherapeutische Behandlung vor allem nach dem intra operationem festgestellten **Stadium des Tumors** und dem **histologischen Befund.** Auf eine Nachbehandlung kann nur selten verzichtet werden, da leider fast 70% der Patienten mit Ovarialkarzinomen erst im Stadium III oder IV zur Behandlung kommen.

6 Stadieneinteilung des Ovarialkarzinoms

Im Gegensatz zum Korpus- oder Zervixkarzinom beruht die **Stadieneinteilung** des Ovarialkarzinoms praktisch **ausschließlich auf dem Ergebnis der Operation**, verifiziert durch die endgültigen histologischen Befunde. Die Stadieneinteilung hat für die Stadien I und II unter zusätzlicher zytodiagnostischer Untersuchung von **Spülflüssigkeit** aus dem **Abdomen** zu erfolgen, um später aussagefähig zu sein.

Stadium I	**Wachstum begrenzt auf die Ovarien**
Stadium I a	Wachstum begrenzt auf **ein Ovar ohne Aszitesbildung;** (Spülflüssigkeit neg.)
1	Kein Tumor an der äußeren Oberfläche; Kapsel intakt
2	Tumorgewebe an der äußeren Oberfläche oder Kapseldurchbruch oder beides
Stadium I b	Befall **beider** Ovarien **ohne Aszitesbildung;** (Spülflüssigkeit neg.)
1	Kein Tumorgewebe an der äußeren Oberfläche, Kapsel intakt
2	Tumor an der äußeren Oberfläche oder Kapseldurchbruch oder beides
Stadium I c	Befall eines oder beider Ovarien (I a oder I b) **mit zytologisch positiver Aszitesbildung (oder positiver zytodiagnostischer Befund der Spülflüssigkeit)**
Stadium II	**Befall eines oder beider Ovarien mit Ausbreitung im kleinen Becken**
Stadium II a	Befall eines oder beider Ovarien mit Ausbreitung des Tumors auf den **Uterus und/oder Tuben;** kein Aszites
Stadium II b	Ausdehnung des Tumorwachstums auf das **übrige kleine Becken;** kein Aszites
Stadium II c	Tumorausbreitung im Stadium II a oder II b aber **mit zytologisch positivem Aszites (oder zytodiagnostisch positiver Spülflüssigkeit)**
Stadium III	Befall eines oder beider Ovarien mit intraperitonealer Ausbreitung des Tumors außerhalb des kleinen Beckens und/oder Ausbreitung in die **retroperitonealen Lymphknoten.** Oder makroskopische Begrenzung des Tumors auf das kleine Becken mit nur mikroskopisch nachweisbaren Metastasen an Netz und Dünndarm
Stadium IV	Befall eines oder beider Ovarien **mit Fernmetastasen außerhalb der Bauchhöhle.** Besteht ein Pleuraerguß, so muß ein positiver zytodiagnostischer Befund vorliegen, um die Einteilung in Stadium IV zu erlauben. Metastasen im Leber**parenchym.** Einbruch in Blase und/oder Rektum.

Die Stadieneinteilung stützt sich auf die Einteilung der FIGO von 1985 statt auf die neueste von 1988. Wir sehen in der 1988 erfolgten Beseitigung der Unterteilung von I a und I b sowie der unergiebigen Aufspaltung des Stad. III nach Abdominalmetastasengröße in Zentimetern keinen Vorteil, eher im Gegenteil.

Eine besondere Gruppe stellen die Fälle dar, bei denen ein Ovarialkarzinom zwar vermutet wurde, eine weitere Klärung durch Laparotomie aber nicht möglich war.

7 Die Möglichkeiten der postoperativen Behandlung

7.1 Die Strahlentherapie

Die Strahlentherapie kann im klinischen Stadium I und II alternativ zur Chemotherapie, oder in zeitlich versetzter Kombination mit dieser, postoperativ als homogene Bestrahlung des kleinen Beckens in bestimmten Fällen (s. Postoperatives Therapiekonzept S. 399) mit 40–50 Gy bei freiem Mittel- und Oberbauch eingesetzt werden. Meist wird aber die Chemotherapie bevorzugt. Die lokale Bestrahlung des kleinen Beckens erscheint noch am sinnvollsten, wenn bei der Operation **Tumorreste im kleinen Becken** zurückgelassen werden mußten, die man unter der Operation mit **Silberclips markieren** sollte.

Von manchen wird neuerdings unter den Bedingungen der modernsten Strahlenapplikationsmöglichkeiten, vor allem bei Übergreifen des Tumors auf das Peritoneum (Stadium III), das **gesamte Abdomen**, angeblich mit guten Erfolgschancen, bestrahlt. Dabei ist die geringe Strahlentoleranz der Oberbauchorgane zu berücksichtigen, so daß dann die Bestrahlung segmentweise (Moving strip-Technik) mit zunehmender Dosis von kranial (25–30 Gy) nach kaudal (ca. 50 Gy) erfolgt. Das Vorgehen kann aber nur bei **tumorfreiem Oberbauch** mit Erfolg rechnen, da im Oberbauch die Dosis zur Tumorvernichtung nicht ausreicht.

Auch **solitäre Rezidivtumoren** scheinen der Bestrahlungstherapie zugänglich zu sein, nicht aber chemotherapieresistente Ovarialkarzinome.

Die **intraperitoneale Anwendung von Radioisotopen** erfolgt heute bei der geringen Eindringtiefe der Strahlen und wegen der Möglichkeit erheblicher Spätfolgen (Darmadhäsionen u. a.) nur noch in seltenen Fällen (s. Postoperatives Therapiekonzept S. 399). Sie kann aber zur Verminderung von Aszitesbildung und bei feinstknotiger Peritonealaussaat nützlich sein.

Die postoperative Behandlung der Ovarialkarzinome verlangt heute aber meist die Anwendung von **Zytostatika**, besonders wenn sie auf den gesamten Bauchraum ausgedehnt sind.

7.2 Chemotherapie (= zytostatische Therapie)

Vor allem für maligne Tumoren, die sich bereits bis in den Oberbauch ausgedehnt haben, gibt es zur Zeit keine andere Möglichkeit einer postoperativen Behandlung als die Chemotherapie.

Für die Durchführung einer postoperativen **Chemotherapie** bestehen zahlreiche Empfehlungen, da die Zytostatika-Therapie nicht einheitlich durchgeführt wird.

Früher war das Cyclophosphamid (= Endoxan®) meist als Monotherapie **das** bevorzugte Zytostatikum zur Behandlung des Ovarialkarzinoms. In der Zwischenzeit ist man aber in den meisten Fällen zur **zytostatischen Kombinationsbehandlung** (= **Polychemotherapie**) übergegangen, die bessere Erfolge (= Remissionen) verspricht.

Die nach ihrem Wirkungsmechanismus verschiedenen Gruppen von Zytostatika und eine Auswahl der entsprechenden Firmenpräparate sind mit den jeweiligen Dosierungsvorschriften bei der Therapie des metastasierenden Mammakarzinoms dargestellt (s. S. 743). Darüber hinaus finden für die Behandlung der Ovarialkarzinome zunehmend die dort nicht angeführten Präparate Hexamethylmelamin® und insbesondere Cisplatin (Platinex®) in Kombination mit anderen Zytostatika Anwendung, wobei vor allem das Cisplatin als besonders wirksame, aber wegen der hohen Toxizität auch sehr gefährliche, Substanz gelten darf.

Die Vielzahl der bekanntgewordenen Behandlungsschemata läßt sich hier nicht im einzelnen darstellen.

Prinzipiell werden folgende Kombinationen unter dem Gesichtspunkt zunehmender Aggressivität angewandt. Die Aufstellung ist angelehnt an einen Vorschlag von Schmidt-Matthiesen und Bastert (Gyn. Onkologie, Schattauer, Stuttgart — New York 1984). Dort finden sich auch die jeweiligen Behandlungsschemata in ihrem Ablauf und in ihrer Dosierung.

Zytostatikakombinationen unter dem Gesichtspunkt zunehmender Aggressivität

	Schemaabkürzung
Endoxan®(Cyclophosphamid)-Monotherapie per os	C
Endoxan®-Monotherapie als Stoßtherapie	C
Adriblastin® (bzw. Farmorubicin®) + Endoxan®	AC
Cisplatin + Endoxan®	PC
Cisplatin + Adriblastin® + Endoxan®	PAC
Hexamethylmelamin® + Endoxan® + Methotrexat® + 5-Fluorouracil®	Hexa CAF (A = Amethopterin = Methotrexat)
Endoxan® + Hexamethylmelamin® + Adriblastin® + Cisplatin (Platinex®)	CHAP II

Anmerkungen zur Therapie der Ovarialkarzinome mit Zytostatika

Die Möglichkeit der **prätherapeutischen Testung** der Ovarialkarzinome **gegen Zytostatika** in der **Gewebekultur** besteht, hat aber bislang die Erwartungen nicht erfüllt. Getestet wird dabei im wesentlichen die Wachstumsintensität (Proliferation) des Tumors, weniger seine besondere Sensibilität gegen ein bestimmtes Zytostatikum.

Erfolge (Remissionen) mit der zytostatischen Therapie sind vor allem bei Tumoren mit erheblicher Wachstumstendenz, weniger bei solchen mit geringerer Proliferation zu erwarten (außer vielleicht bei Cisplatin). Kontrolle und eventuelle Nachoperation (bei deutlicher Remission) durch sogenannte „second look"-Operation (s. u.) ist anzustreben.

Wegen der möglichen starken **Knochenmarksschädigung** durch Zytostatika ist eine **Kontrolle des Blutbildes** vor und während jeder Behandlung notwendig.

Nebenwirkungen der Zytostatika: (s. Mammakarzinom, S. 743)

Nebenwirkungen des dort nicht erwähnten

Platinex® (Cisplatin): Nephrotoxische und neurotoxische Wirkung, daher: Überwachung der Nierenfunktion (Kreatinin-Clearance) und des neurologischen Gehörbefundes.

Wegen des besonders unter Cisplatin-Therapie auftretenden Brechreizes (Übelkeit) und Erbrechens ist ca. 12 Stunden **vor** Therapiebeginn mit Antiemetika-Behandlung anzufangen.

Daneben werden bei Cisplatin-Behandlung Hydratationsmaßnahmen (s. o., SCHMIDT-MATTHIESEN und BASTERT) empfohlen. Die Gefahr von hämorrhagischen Zystitiden bei Cyclophosphamidgaben (z. B. Endoxan®) läßt sich durch den **„Uroprotektor"** Uromitexan® verringern.

Ist die Behandlung mit hochwirksamen Zytostatika (Adriblastin®, Cisplatin) wegen Erreichens der **toxischen Grenzdosis** „ausgereizt", muß eine Langzeittherapie (**Lang**zeit wegen drohender Exazerbation), meist mit alkylierenden Zytostatika eingeleitet werden (Achtung: Gefahr der Leukämie und Gefahr von Zweit-Karzinomen).

Die Erfolge der Chemotherapie sind am besten, wenn der Tumor operativ weitestgehend entfernt werden konnte.

7.3 Postoperatives Therapiekonzept mit Zytostatika und/oder Strahlentherapie (Vorschlag)

Je nach dem Stadium, das sich bei der Operation vorfand, geht man für die **Anwendung der zytostatischen und/oder Strahlentherapie** etwa wie folgt vor:

Im Stadium I a 1	kann bei unauffälliger peritonealer Spülflüssigkeit und fehlendem Verdacht auf Lymphknotenmetastasen **auf weitere Therapie verzichtet werden.**
Im Stadium I b 1	(Bei zytodiagnostisch negativer peritonealer Spülflüssigkeit): eventuell (seltener) perkutane Homogenbestrahlung des kleinen Beckens (40 Gy), **oder** bei histologisch stärkerer Proliferation des Tumors: zeitlich begrenzte („adjuvante") Chemotherapie (AC- oder PC-Schema als Stoßtherapie in 3—4 Wochen Abstand), **oder** bei Weigerung der Patientin wegen der zu erwartenden starken Alopezie: orale Endoxan-Intervallbehandlung (4 Wochen Therapie, danach 2 Wochen Pause) für ca. 1 Jahr.
Im Stadium I a 2 und I b 2	(Tumor an der äußeren Oberfläche eines oder beider Ovarien; peritoneale Spülflüssigkeit negativ) **entweder** perkutane Homogenbestrahlung des kleinen Beckens **oder** zeitlich begrenzte („adjuvante") Chemotherapie.
Im Stadium I c	Findet sich im Stadium I ein zytodiagnostisch positiver Aszites (oder Spülflüssigkeit) oder ist der Tumor unter der Operation rupturiert: zeitlich begrenzte („adjuvante") Chemotherapie wie oben **oder** aber Radiophosphor, Radioyttrium oder Radiogold intraperitoneal (einer der seltenen Fälle, in denen diese Therapie heute noch zur Anwendung kommt).

Im Stadium II a und II b	(= Ausbreitung des Tumors im kleinen Becken ohne Aszites; peritoneale Spülflüssigkeit zytodiagnostisch negativ) vor allem, wenn unter der Operation der Tumor nicht vollständig entfernt werden konnte: perkutane Homogenbestrahlung des kleinen Beckens (50 Gy) **oder** Chemotherapie oder beides (aber nicht gleichzeitig).
Im Stadium II c	(= zytodiagnostisch positiver Aszites, bzw. positive Spülflüssigkeit bei Fällen des Stadium II): unbedingt **immer Chemotherapie.**
Im Stadium III und IV	**Chemotherapie** AC- oder PC-Therapie bzw. noch aggressiver in der Eskalation PAC oder Hexa CAF oder bei erwiesener bzw. vermuteteter Zytostatika-Resistenz CHAP II Falls keine Fernmetastasen vorliegen (Stadium III), kann auch eine perkutane Abdomen-Ganzbestrahlung mit der Moving strip-Technik (s. o.) zur Anwendung kommen, **sofern der Oberbauch frei ist.**

Besonders im Stadium III und IV wird es immer wieder zu Aszites kommen, der dann punktiert werden muß, was ständige erhebliche Eiweißverluste bedeutet. Die Punktionsabstände sollten daher nicht zu eng gewählt werden. Zur Verlangsamung der Aszitesbildung können Diuretika (Lasix®; Aldactone®) angewandt oder Radiogold (besser Yttrium) oder Thiotepa® in die Bauchhöhle instilliert werden.

Trotz der durchweg schlechten therapeutischen Ergebnisse im Stadium III kann es zu Remissionen und in seltenen Fällen sogar zur Ausheilung des malignen Prozesses kommen. Beobachtet man unter der Chemotherapie deutliche Remissionen, kann eine „Second look-Operation" (d. h. eine Zweitoperation) mit dem Ziel, weiteres Tumorgewebe oder den Tumor ganz zu entfernen, erwogen werden.

Mit der Strahlen- bzw. zytostatischen Behandlung nach der Operation sollte man beginnen, sobald es die allgemeine Verfassung der Patientin erlaubt. Meistens ist dies nach dem 8.–10. postoperativen Tag der Fall. Beide Verfahren nicht gleichzeitig.

7.4 Weitere Behandlungsmaßnahmen

Neben allgemein **roborierender Behandlung** ist die

Hormonbehandlung

möglich, konnte sich aber bislang nur wenig durchsetzen, obwohl nach neueren Untersuchungen etwa bei der Hälfte der Ovarialkarzinome Östrogen- und bei etwa 20% zusätzlich Progesteronrezeptoren nachweisbar sind.

Testosteroninjektionen i.m. alle 10–14 Tage 250 mg wirken bei fortgeschrittenen Fällen **roborierend**, bei Fernmetastasen auch **schmerzlindernd. Nebenwirkung**: Virilisierung und Libidosteigerung, oft sehr unangenehm. Daher besser von den Androgenen abgeleitete **Anabolika** wie Primobolan® anwenden. Unter dem Gesichtspunkt der mitosehemmenden Wirkung der **Gestagene** läßt sich eine zusätzliche Therapie mit diesen durchführen, z. B. Clinovir®, anfangs entweder 500–1000 mg p.o./Tag für 1–2 Wochen, später

3 — 5 × 100 mg/Tag als Dauerbehandlung bzw. Depo-Clinovir® i.m. 1 — 2 Wochen lang täglich bis 1000 mg, später 1 — 2 × wöchentlich 500 — 1000 mg.

Der Versuch lohnt sich meist schon deshalb, weil er eine Besserung des Allgemeinbefindens der Patientin herbeiführt.

Die großen **Erwartungen**, die in eine **Immuntherapie** gesetzt wurden, haben sich bislang **nicht erfüllt**.

8 Behandlungsergebnisse und Prognose des Ovarialkarzinoms

Die Prognose des Ovarialkarzinoms ist vom

histologischen Aufbau und Differenzierungsgrad und vom

Ausbreitungsstadium zu Therapiebeginn sowie **Alter** und **Allgemeinzustand**

abhängig.

So ist die Prognose der serösen Karzinome schlechter als die der muzinösen und endometrioiden, die der histologisch entdifferenzierten schlechter als die der höher differenzierten und reiferen Formen.

Rasch wachsende aggressive Karzinome führen meist sehr schnell zu fortgeschrittenen Tumorstadien und zum Tod der Patientin. So sind die Behandlungsergebnisse in den Stadien III und IV, die leider den größten Teil der in klinische Behandlung gelangenden Patientinnen ausmachen, außerordentlich schlecht. (5-Jahres-Überlebensrate im Stadium I 72,8%, im Stad. II 46,3%, im Stad. III 18,6% und im Stad. IV 4,8% [Annual Report 1988]).

Früher starben die meisten Frauen (ca. 80%) im Stadium III und IV bereits im 1. Jahr nach Behandlungsbeginn. Die moderne Chemotherapie hat diese Zahl zwar wesentlich herabgesetzt; da aber **durch Zytostatika im allgemeinen keine Dauerheilungen**, sondern **nur Remissionen** möglich sind, bedeutet diese Behandlung meist **nur ein Hinauszögern des unglücklichen Ausganges**.

So ist trotz der relativ **guten Prognose der (seltenen) Ovarialkarzinome des Stadium I** (ca. 70% 5-Jahres-Überlebensrate) und des **Stadium II** (ca. 45% 5-Jahres-Überlebensrate) die **mittlere 5-Jahres-Überlebensrate aller Fälle gegenüber früheren Mitteilungen kaum verbessert und liegt derzeit bei**

ca. 30%.

Man sollte sich immer wieder in das Gedächtnis rufen, daß dies mit den **schlechten frühdiagnostischen Möglichkeiten** und der daraus resultierenden großen Zahl von Fällen, die in fortgeschrittenen Stadien zur Behandlung kommen, zusammenhängt.

Sorgfältigste gynäkologische Untersuchung bei jeder Patientin ist daher wichtig.

Zur Prognose der anderen malignen Ovarialtumoren s. entsprechende Kapitel.

9 Tumoren der Tuben und des Beckenbindegewebes

Maligne Tumoren der Eileiter

Primäre Karzinome der Eileiter, meist Adenokarzinome, sind mit 0,3% aller gynäkologischen Karzinome **auffallend selten**.

Klinisch werden **Schmerzen**, im allgemeinen auf der Seite der Erkrankung, angegeben. **Ausfluß** soll relativ oft vorhanden sein, manchmal schwallartig, intervallmäßig als „Hydrops tubae profluens", ganz gelegentlich Blutungen.

Diagnose: Sehr schwierig, wenn nicht unmöglich. Befund ähnlich wie bei Ovarialkarzinom. Es soll häufiger? Fälle gegeben haben, bei denen im Zervikalsekret zytodiagnostisch „Karzinomzellen" gefunden worden sind.

Differentialdiagnose: Tuboovarialabszeß (Fieber), Hämatosalpinx bei Extrauteringravidität (eventuell positiver Schwangerschaftstest), Hydrosalpinx, Ovarialzyste oder Ovarialkarzinom.

Ausbreitung vorwiegend lymphogen. Der Tumor greift aber auch sehr bald auf das Peritoneum über. **Ausbreitungsrichtung**: Paraaortale und (evtl. retrograd) iliakale Lymphknoten.

Stadieneinteilung wie beim Ovarialkarzinom.

Therapie und Prognose des Tubenkarzinoms: Wegen der Seltenheit sind die Erfahrungen mit Therapie und Prognose gering. Im Vordergrund steht die **Operation** mit Entfernung beider Tuben und beider Ovarien sowie des Uterus. Wie beim Ovarialkarzinom sollte das Netz mitentfernt werden. Eventuell Revision der pelvinen und paraaortalen Lymphknoten.

Nachbestrahlung und Chemotherapie wie beim Ovarialkarzinom.

Die **Prognose** gleicht ebenfalls der des Ovarialkarzinoms. Bei Begrenzung des Tubenkarzinoms auf die Tube darf man mit einer 5-Jahres-Überlebensrate von ca. 70% rechnen, bei Übergreifen auf das Abdomen nur noch mit 15%.

Gutartige Geschwülste der Eileiter sind selten. Sie werden meist als Ovarialtumoren operiert.

Tumoren im Beckenbindegewebe

Hier sind Tumoren aller Art **ganz besonders selten**. Gelegentlich werden Lipome, Endotheliome, am ehesten noch Sarkome beobachtet, aber auch Hodgkin-Lymphome und Knochentumoren des Beckens können auf das Beckenbindegewebe übergreifen.

Meist wird ein **Genitaltumor vorgetäuscht**. Auffallend ist die sehr **feste Verbindung des Tumors mit der Beckenwand** infolge der retroperitonealen Lage, die präoperativ einen Hinweis geben kann. Im allgemeinen wird jedoch die Diagnose erst bei der Laparotomie gestellt. Präoperativ bestehen diagnostische Möglichkeiten mit der Computertomographie, eventuell ergeben sich Hinweise aus dem Ureterverlauf beim Infusionsurogramm.

Diese Tumoren lassen sich oft aus technischen Gründen nicht operativ entfernen und werden dann bestrahlt.

XIII Physiologie des Menstruationszyklus

In diesem Kapitel wird ein Überblick über Chemie, Biosynthese, Stoffwechsel, Wirkungsweise und therapeutische Anwendung derjenigen Hormone gegeben, die für die Sexualfunktion der Frau von Bedeutung sind.

1 Der Funktionskreis Hypothalamus — Hypophyse — Ovar

Die Ovarien stehen im Mittelpunkt der Sexualfunktion der Frau. Ihre Funktion ist im Rahmen eines **Funktionskreises** zu betrachten, dem insgesamt drei Organe angehören:

1. der **Hypothalamus** (im basalen Anteil des Zwischenhirns [= Dienzephalon] in Hypophysennähe gelegen).
2. der **Hypophysenvorderlappen** (= HVL = Adenohypophyse)
3. die **Ovarien**

Hypothalamus, Hypophyse und Ovarien sind auf endokrinem Wege vielfältig regulativ miteinander verbunden. Die Regulationsmechanismen unterliegen zusätzlich **übergeordneten Einflüssen** aus verschiedenen Arealen der **Großhirnrinde**. Über diese Verbindungen **beeinflussen Umwelt, Psyche** und **somatische Faktoren die Ovarialfunktion**. Weiterhin bestehen **Beziehungen** zu anderen endokrinen Organen wie **Epiphyse, Schilddrüse, Nebennierenrinde u. a.**

Die Hormone des Funktionskreises

Zu den Hormonen, die den Zyklus regulieren, gehören:

1. das im **Hypothalamus** gebildete **Gonadotropin-Releasinghormon (GnRH oder LH-RH** [Luteinizing hormone releasing hormone]).
2. die im **Hypophysenvorderlappen** gebildeten **Gonadotropine** (= gonadotrope Hormone),
3. die **Ovarialhormone** = alle vom Ovar gebildeten Hormone. Die Ovarialhormone werden auch als **Sexualsteroide** bezeichnet. Wir unterscheiden zwei Gruppen von Ovarialhormonen:
   Östrogene und Gestagene (Gestagene: Progesteron und Hydroxyprogesterone) daneben werden auch in kleinen Mengen **Androgene** gebildet.

Selbststeuerung des Funktionskreises

Der **Funktionskreis**, den der Hypothalamus mit dem Hypophysenvorderlappen (HVL) und den Ovarien bildet, ist ein sich **selbst** steuerndes Regulationssystem.

Die Selbststeuerung besteht darin, daß die Menge der gebildeten Ovarialhormone über den Hypothalamus und durch direkte Beeinflussung der Hypophyse die Abgabe der

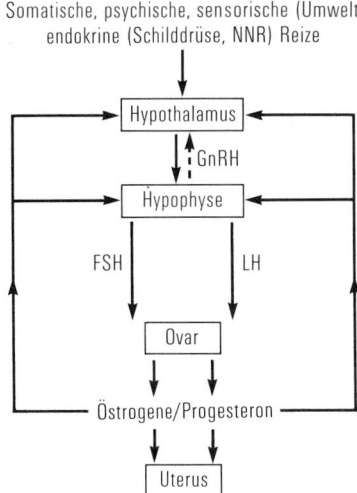

Somatische, psychische, sensorische (Umwelt)
endokrine (Schilddrüse, NNR) Reize

Abb. 13-1   Funktionskreis.

gonadotropen Hormone aus dem Hypophysenvorderlappen reguliert (Abb. 13-1). Auf das Zusammenspiel zwischen Ovar, Hypothalamus und Hypophyse wird auf S. 438 genau eingegangen.

Hier sei vorbemerkt, daß die übergeordnete Stellung in diesem System der Hypothalamus einnimmt. Über ihn ist dieses System auch durch die **Nebennierenrinde** und die **Schilddrüse** beeinflußbar, daneben auch durch übergeordnete **Hirnimpulse**.

Der Hypothalamus beeinflußt den Hypophysenvorderlappen und dieser schließlich wieder das Ovar, welches seinerseits je nach der Menge der gebildeten Hormone in Rückkopplung auf den Hypothalamus und die Hypophyse Einfluß nimmt. Auch die Hypophysenhormone können durch Rückkopplung die Abgabe von Neurosekreten aus dem Hypothalamus regulieren.

Daraus ergibt sich, daß entsprechend diesen Verhältnissen **Störungen des mensuellen Zyklus** ihre Ursache einmal in den **verschiedenen Gliedern dieses Regelkreises** Hypothalamus — Hypophyse — Ovar, ebensogut aber auch in **Störungen der Schilddrüse und anderer peripherer Drüsen** sowie der Beeinflussung durch **äußere Reize über das Großhirn** haben können. Ein Hinweis auf den engen Zusammenhang der Ovarialfunktion mit dem Gesamtorganismus!

1.1 Hormone des Hypothalamus

Im Hypothalamus (Abb. 13-2) finden sich Neurone, die ihre Neurosekrete über die Portalvenen entlang der Pars infundibularis zur Adenohypophyse abgeben. Dort beeinflussen sie die Bildung und Abgabe der Hypophysenvorderlappenhormone. Je nach ihrer stimulierenden oder hemmenden Wirkung werden sie als **Releasing-** oder **Inhibiting-Hormone** bezeichnet. Als hypothalamisches Kerngebiet für die GnRH Sekretion wird in der Literatur der bei Versuchstieren als **Nucl. arcuatus** bezeichnete Bereich angegeben, der beim Menschen dem **Nucl. infundibularis** des tuberoinfundibulären Systems ent-

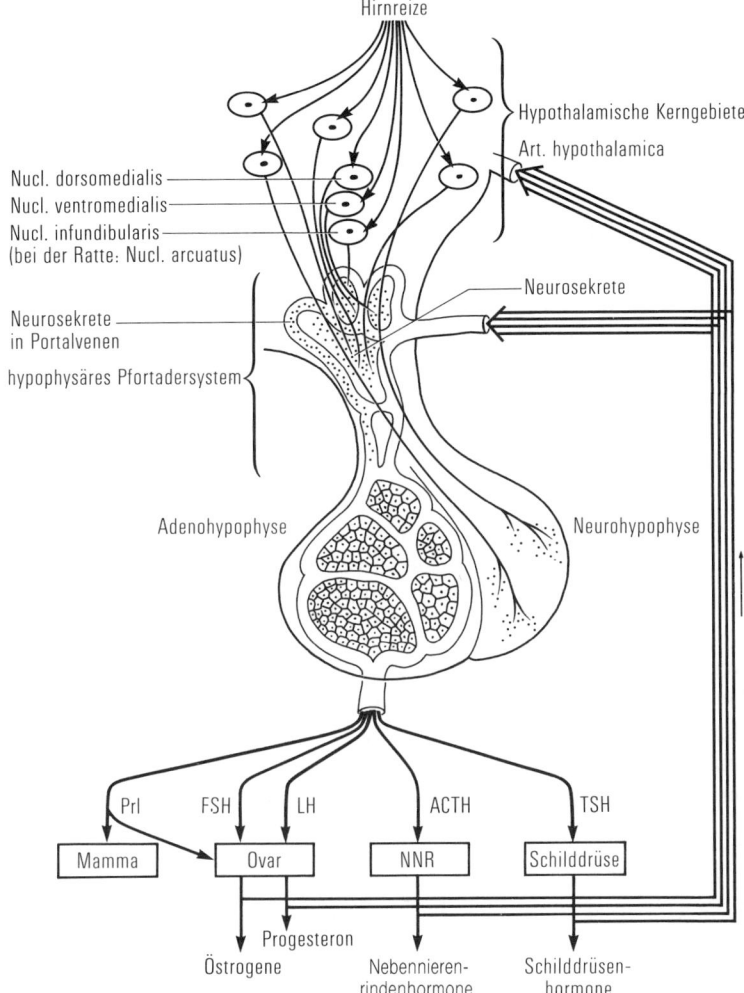

Abb. 13-2   Hypothalamische Kerngebiete und hypophysäres Pfortadersystem.
Übergeordnete (Hirn)-Reize → hypothalamische Kerngebiete → hypophysäres Pfortadersystem
→ Adenohypophyse → Bildung „troper" Hormone → Beeinflussung von: Ovar, Mamma, Thyreoidea, NNR usw. → Hormonbildung (Östrogene usw.).

spricht (s. Abb. 13-2). (Der Begriff Nucl. arcuatus ist in der menschlichen Anatomie bereits für einen Kern in der Medulla oblongata vergeben.) Einige der bisher bekannten Neurohormone sind in ihrer Struktur aufgeklärt und können synthetisiert werden:

1. das Tripeptid **TRH = Thyreotropin-Releasing-Hormon**
2. das Dekapeptid **GnRH = Gonadotropin-Releasing-Hormon**
3. das zyklische Tetradekapeptid **Somatostatin**
4. das Tripeptid **MIH = Melanozyten-Inhibiting-Hormon**
5. der **PIF = Prolaktin-Inhibiting-Faktor**, der mit **Dopamin** identisch ist.

Bisher scheint jedoch beim Menschen nur die stimulierende Wirkung von TRH auf TSH (= thyreoideastimulierendes Hormon) und von GnRH auf LH-(= luteinisierendes Hormon) und FSH- (follikelstimulierendes Hormon)Bildung sowie die hemmende Wirkung von PIF auf die Prolaktinausschüttung gesichert. TRH bewirkt neben der TSH-Ausschüttung auch eine Steigerung der Prolaktinsekretion. Ein eigenes Prolaktin-Releasing-Hormon ist nur bei einigen Tierarten, aber noch nicht beim Menschen, gesichert.

Gonadotropin-Releasing-Hormon

Vom Hypothalamus wird GnRH **pulsatil** (= **rhythmisch**) mit Sekretionsschüben im Abstand von ca. 90 Minuten in den HVL abgegeben. Auf diese intermittierende Stimulation reagieren die gonadotropen Zellen des HVL mit der Synthese und Sekretion von FSH und LH. Grobe Abweichungen von der Pulsationsfrequenz haben einen Zusammenbruch der gonadotropen Partialfunktion der Hypophyse zur Folge. Nach der Ovulation verlängern sich unter dem Einfluß der verstärkten Progesteronsekretion durch den Gelbkörper die Pulsationsabstände auf 4 Stunden.

Gonadotropin-Releasing-Hormon (GnRH, LH-RH [= Luteinizing hormone releasing hormone]) zählt zu den Neurohormonen und stimuliert die Synthese von LH, weniger von FSH. Der Begriff Releasing-Hormon (= Freigabehormon) rührt daher, daß diese Hormone die Synthese und Freigabe der Hypophysenvorderlappenhormone kontrollieren.

Der **Vorgang** ist folgender: Von den Kerngebieten des Sexualzentrums im Hypothalamus in Nähe des Hypophysenstiels gehen Nervenfasern aus, die im Hypophysenstiel enden und dort Anschluß an das hypophysäre Pfortadernetz (Abb. 13-2) gewinnen. Dementsprechend handelt es sich bei der Verbindung des Sexualzentrums zur Hypophyse um eine „neurovaskuläre Kette".

Die Neurosekrete haben Eiweißcharakter und gelangen über das Pfortadersystem auf dem Blutweg in die Adenohypophyse.

Die **pulsatile Freisetzung** von GnRH hat die Aufgabe, die **gonadotropen Zellen** des HVL in die Lage zu versetzen

1. Gonadotropine zu produzieren;
2. auf unterschiedliche Mengen von Östradiol mit verminderter oder verstärkter Gonadotropinabgabe (negativer oder positiver Feedback, s. u.) zu reagieren. Das ermöglicht die **direkte** Beeinflussung der Hypophyse durch Östradiol. Damit kommt dem Hypothalamus eine vorwiegend **permissive** Funktion bei der Kontrolle des Zyklus zu.

Chemie:

Gonadotropin-Releasing-Hormon ist ein Peptidhormon von 10 Aminosäuren. Die Aminosäuresequenz ist folgende: Pyro-Glutaminsäure → Histidin → Tryptophan → Serin → Thyrosin → Glyzin → Leuzin → Argenin → Prolin → Glyzin-NH_2.

Die **In**aktivierung des Dekapeptids erfolgt hauptsächlich im Hypophysenvorderlappen.

Synthetische Gonadotropin-Releasing-Hormon-Analoga: Durch gezielte Veränderungen (z. B. Austausch von einzelnen Aminosäuren) wird der enzymatische Abbau erschwert. Derartige Analoge sind daher **sehr viel stärker und länger wirksam als das**

genuine GnRH. Sie zeigen jedoch einen **paradoxen Effekt** und führen nach zunächst ausgeprägter LH- und FSH-Stimulierung bei Langzeitanwendung zu einer Desensibilisierung der Hypophyse mit einem starken Absinken der Gonadotropine. Diese hypophysäre Hemmung wirkt bei geringeren Dosen als Kontrazeptivum. Bei **höheren Konzentrationen** kommt es neben der **Ovulationshemmung** zu einer starken **Hemmung der ovariellen Steroidproduktion** (pharmakologische Kastration). Dieser Effekt könnte Bedeutung in der Behandlung der **Endometriose, des Uterus myomatosus** und des **Mammakarzinoms** gewinnen.

Der **Wirkungs- oder Zielort** der hypothalamischen Neurohormone ist also die Adenohypophyse.

1.2 Hormone der Adenohypophyse (HVL)

Die Zellen der Adenohypophyse lassen sich je nach Farbstoffaffinität in **chromophile** und **chromophobe** Zellen unterscheiden. Die chromophoben Zellen haben Stützungs- und nutritive Aufgaben, während die **chromophilen** Zellen die **HVL-Hormone** bilden und weiter in **eosinophile** und **basophile Zellen** unterteilt werden.

Mindestens **sieben verschiedene Hormone werden im HVL gebildet:**

1. **Prolaktin (PRL)**
2. **follikelstimulierendes Hormon (FSH)**
3. **luteinisierendes Hormon (LH)**
4. **Wachstumshormon** (STH = somatotropes Hormon; HGH = Human growth hormone)
5. **adrenokortikotropes Hormon (ACTH)**
6. **β-Lipoprotein** (β-LPH)
7. **thyreoideastimulierendes Hormon (TSH), auch Thyreotropin** genannt
8. die **melanozytenstimulierenden Hormone** α- bzw. β-MSH sind Bestandteile des β-Lipoproteins (β-LPH) bzw. des ACTH.

Aufgrund ihrer chemischen Natur und wahrscheinlich ihrer phylogenetischen Entstehung lassen sich die **HVL-Hormone** in **drei Gruppen** unterteilen:

1. Die **Polypeptidhormone PRL und STH,** die große Ähnlichkeit mit dem plazentaren Lactogen (HPL = Human Placental Lactogen bzw. HCS = Human Chorionic Somatotropin) aufweisen.
2. Die **Polypeptide ACTH, α- und β-MSH,** die nahe verwandt sind und
3. die **Glykoproteide TSH, LH und FSH,** die jeweils aus zwei Ketten bestehen. **Die α-Kette** ist für alle drei Hormone (und für das plazentare Choriongonadotropin HCG = Human chorionic gonadotropin) **identisch.** Nur die **β-Kette** besitzt die jeweilige **Hormonspezifität.**

Gonadotropine

Für die **Ovarialfunktion** entscheidend sind die beiden Gonadotropine **FSH** und **LH.**

1. **FSH (= follikelstimulierendes Hormon).** Im Ovar bewirkt es zusammen mit LH das Wachstum und die Reifung des Follikels (Abb. 13-3), die Ovulation und Bildung des Gelbkörpers. Es stimuliert die Bildung von Östradiolrezeptoren (s. u.) und fördert in

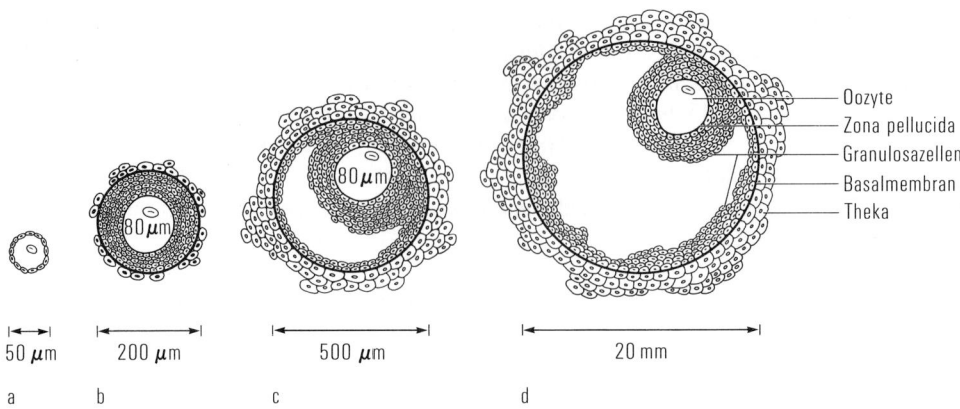

Abb. 13-3 Follikelentwicklung im Ovar während des Zyklus. a = Primärfollikel, b = Sekundärfollikel, c = Tertiärfollikel, d = sprungreifer Graafscher Follikel (nach M. FRITZ u. L. SPEROFF).

der Zona granulosa die Bildung von Östradiol aus seinen Vorstufen und zusammen mit den Östrogenen die Bildung von LH-Rezeptoren im präovulatorischen Graafschen Follikel.

2. **LH (= luteinisierendes Hormon)** stimuliert neben der Follikelreifung, Ovulation und Corpus-luteum-Bildung in der Theca interna die Biosynthese der ovariellen Steroidhormone. Der **mittzyklische LH-Anstieg löst mit einer Latenzzeit von ca. 35 Stunden die Ovulation aus**.

Als **drittes Hormon** mit Einfluß auf den weiblichen Zyklus produziert die Hypophyse

PRL = Prolaktin (gelegentlich noch LTH = luteotropes Hormon genannt). Es **wirkt in erster Linie auf die Brustdrüse**. Seine Wirkung auf das Ovar ist noch nicht endgültig geklärt. Im Gegensatz zu vielen Tieren ist eine Beteiligung an der Zyklus**regulation** der Frau bisher nicht sicher erwiesen. **Pathologisch erhöhte Prolaktinspiegel führen jedoch zu verschiedenen Zyklusstörungen,** die in Kapitel XIV (Zyklusstörungen) ausführlich besprochen werden.

Chemie der Gonadotropine:
FSH und LH sind **Glykoproteide** und somit Komplexe von Proteinen mit Kohlenhydraten. Ihr Molekulargewicht liegt bei etwa 30 000. Beide Gonadotropine bestehen aus zwei Untereinheiten, einer kürzeren α-Kette, die beiden gemeinsam ist und einer längeren β-Kette, die aufgrund ihrer unterschiedlichen Aminosäuresequenz für die **Hormonspezifität** verantwortlich ist. **Biologisch wirksam** ist allerdings nur das **komplette** Hormon.

Bildungsstätten:
Beide Gonadotropine (FSH und LH) werden in den **basophilen Zellen** des **Hypophysenvorderlappens** gebildet.

Gebildete Mengen (s. Abb. 13-15):
Die frühe Proliferationsphase des Zyklus beginnt mit einem vorübergehenden Anstieg von LH und FSH. In der mittleren und späten Proliferationsphase fallen dann die

Gonadotropin-Serumspiegel (vorwiegend FSH, LH weitgehend unbeeinflußt) durch die zunehmende Östradiolsekretion des reifenden Follikels (= negatives Feedback [s. u.]) ab. In Zyklusmitte kommt es infolge des positiven Östradiol-Feedbacks etwa 1 Tag nach dem präovulatorischen Östradiolgipfel zu einer 48 Stunden anhaltenden massiven Freisetzung von LH aus der Hypophyse und somit zu dem charakteristischen Anstieg der LH-Serumwerte um das etwa fünf- bis achtfache (LH-Peak [= Gipfel]). Dieser mittzyklische LH-Peak löst etwa 33 − 36 Stunden später die Ovulation aus und induziert die Bildung des Corpus luteum. Die der Ovulation folgende Gelbkörperphase ist wieder durch niedrige LH- und FSH-Serumspiegel gekennzeichnet, die erst wenige Tage vor der Menstruation erneut leicht ansteigen. Das zyklische Gonadotropin-Sekretionsmuster ist Ausdruck der Wirkung negativer und positiver Rückkopplungsmechanismen zwischen dem Ovar und der funktionellen Einheit von Hypophyse und Hypothalamus (s. S. 439). Östradiol übt hierbei eine differenzierte Rückwirkung auf die Hypophyse aus, indem es zunächst die Gonadotropinsekretion hemmt (negatives Feedback). Überschreiten jedoch die Serum-Östradiolkonzentrationen ausreichend lange einen gewissen Schwellenwert (präovulatorischer Östradiolgipfel), wird die hemmende Wirkung unterbrochen und eine abrupte Leerung der hypophysären Gonadotropinspeicher induziert, was in dem ausgeprägten mittzyklischen LH-Peak resultiert.

Kurzzeituntersuchungen haben ergeben, daß die **Gonadotropinfreisetzung fluktuierend** abläuft, wobei die einzelnen Sekretionsschübe präovulatorisch im Abstand von etwa 90 Minuten und postovulatorisch im Abstand von etwa 4 Stunden auftreten. Diese Kurzzeitschwankungen sind **Folge der entsprechenden pulsatilen LH-RH-Ausschüttung**.

Prolaktin (PRL)

Prolaktin ist ein weiteres „tropes" Hormon, dessen Einfluß auf Entwicklung und Funktion der Brustdrüse als gesichert gilt. Seine Bedeutung für die Follikelreifung ist jedoch bislang unklar. Es ist identisch mit dem früher als LTH (= luteotropes Hormon) bezeichneten Hormon.

Bildungsstätten:
Eosinophile Zellen des Hypophysenvorderlappens. Prolaktin beeinflußt vor allem die Funktion und die Entwicklung der Mammae, zeigt aber offenbar auch Wirkungen auf metabolische Prozesse. Außer der mammotropen und laktogenen Wirkung besitzt das Prolaktin wohl auch eine luteotrope Wirkung und stimuliert die Corpus-luteum-Zellen zur Progesteronbildung und Aufrechterhaltung ihrer sekretorischen Funktion.

Chemie:
Menschliches Prolaktin ist ein **Polypeptid** bestehend aus 198 Aminosäuren mit einem Molekulargewicht von etwa 22 000. Mit Wachstumshormonen und Plazentalaktogenen besteht eine große Ähnlichkeit (s. o.).

Gebildete Mengen:
Die Prolaktinkonzentrationen im Serum betragen etwa 3 − 20 ng/ml. Während des Menstruationszyklus finden sich in der Lutealphase höhere Werte gegenüber der Follikelphase und ein leichter Anstieg um den Ovulationstermin. Prolaktin zeigt einen ausgeprägten **Tagesrhythmus** mit Höchstwerten in der Nacht, während des Schlafes. **Blutproben zur Prolaktinbestimmung** sollten daher erst mehrere Stunden nach dem Erwachen, **möglichst vormittags zwischen 9 und 12 Uhr, entnommen werden**.

1.3 Die Ovarialhormone = Steroidhormone

Die **Ovarialhormone**, d. h. **Östrogene, Gestagene (Progesteron)** und die auch bei der Frau in geringen Mengen gebildeten **Androgene**, sind **Steroidhormone**. Sie spielen in der gynäkologischen Endokrinologie eine entscheidende Rolle. Zum Verständnis der endokrinologischen Zusammenhänge sind Grundkenntnisse über die chemische Struktur der Steroide notwendig.

Chemische Struktur der Steroidhormone

Das Grundgerüst, auf das sich alle Steroidhormone zurückführen lassen, ist der Cyklopentano-Perhydro-Phenantren-Ring (Abb. 13-4), das **Steran (Gonan).** Es setzt sich aus drei **6er-Ringen (A, B, C) und einem 5er-Ring (D)** zusammen. Insgesamt besteht das Molekül aus 17 Kohlenstoffatomen (C-Atomen) und 28 Wasserstoffatomen (H-Atomen). Die einzelnen C-Atome werden mit den Nummern 1—17 fortlaufend bezeichnet (Abb. 13-5). Das Sterangerüst kann durch anguläre Methylgruppen und an C-17 durch eine Seitenkette erweitert sein. Werden bestimmte H-Atome durch eine Methylgruppe ersetzt (substituiert), so kann man zur Vereinfachung der Darstellung des chemischen Formelbildes diese Methylgruppen auch einfach durch einen senkrechten Strich kennzeichnen. So ist in Abbildung 13-6 das Steroidhormon Östradiol mit einer Methylgruppe (CH_3) am C-Atom 13 dargestellt.

Die einzelnen Steroidhormone sind ferner durch Doppelbindungen, Hydroxyl- und Ketogruppen charakterisiert.

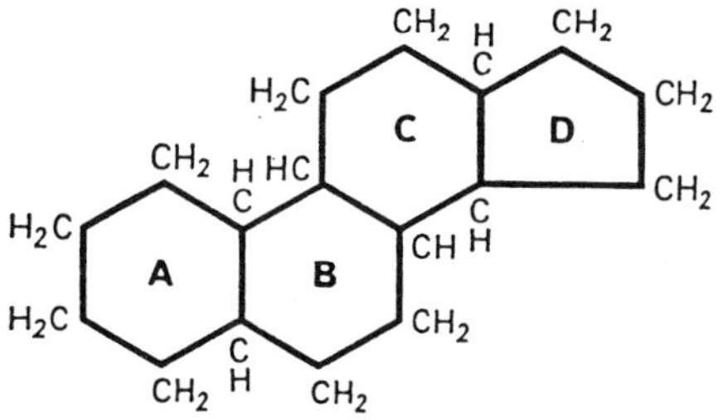

Abb. 13-4   Gonan = Steran, das Grundgerüst der Steroidhormone = **3 Sechserringe und 1 Fünferring = Cyclopentano-perhydro-phenanthren-Ringsystem.**

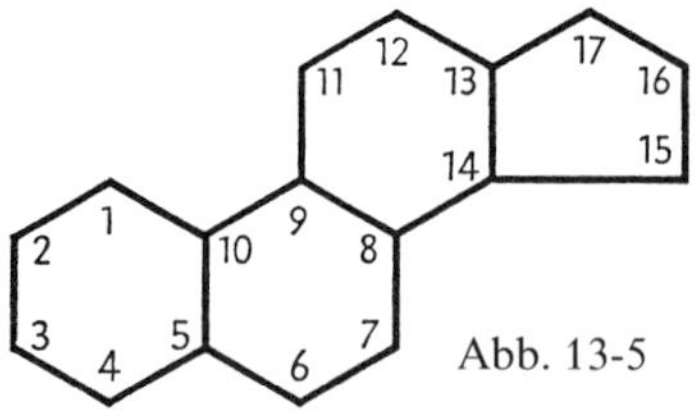

Abb. 13-5   Die Numerierung der C-Atome mit den Nummern 1—17.

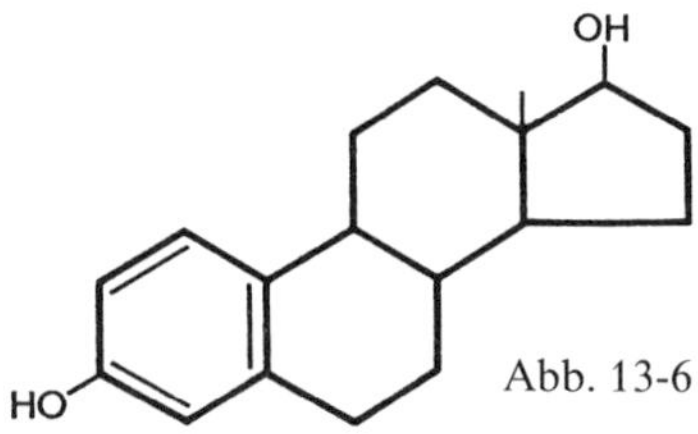

Abb. 13-6   Beispiel eines Steroidhormons (Östradiol) mit einer Methyl(CH_3)gruppe am C-Atom 13, die durch einen senkrechten Strich dargestellt ist.

Durch geringfügige chemische Veränderungen lassen sich völlig andere biologische Wirkungen dieser Hormone erzeugen.

Das sei im folgenden an dem Beispiel der partiellen Hydrierung von **Östron** zu dem hochwirksamen **Östradiol** (Abb. 13-7) sowie des infolge Azetylenanlagerung an Östron entstehenden oral wirksamen (synthetischen) Äthinylöstradiol gezeigt (Abb. 13-8).

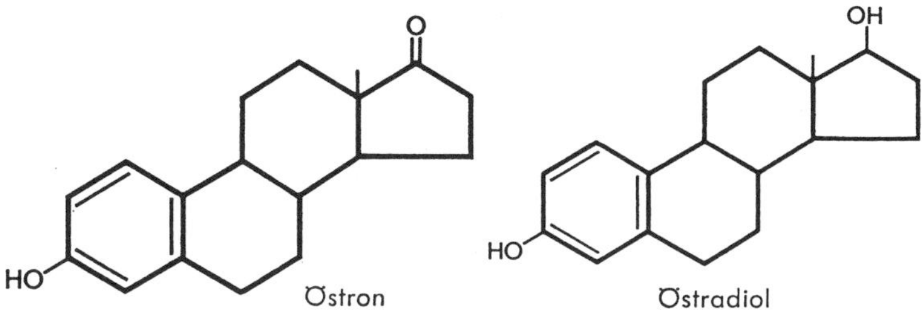

Abb. 13-7 Durch partielle Hydrierung von **Östron** bei C_{17} entsteht das **Östradiol**. Die dadurch in der Struktur auftretende Änderung besteht lediglich darin, daß das $C = 0$ bei C_{17} zu $CH-OH$ wird, im übrigen bleibt die Struktur unverändert. Diese **kleine Änderung** an einem C wirkt sich aber in der **biologischen Wirkung sehr erheblich** aus: **Das Östradiol ist biologisch 8mal stärker als das Östron!**

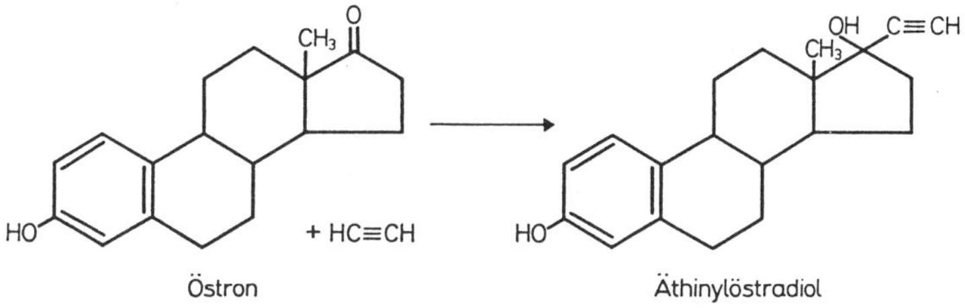

Abb. 13-8 Lagert man an **Östron** Azetylen an, so gewinnt man das **Äthinylöstradiol**. **Äthinylöstradiol ist oral stark wirksam** und außerdem bei dieser Verabfolgung **10mal wirksamer als z. B. Östradiolbenzoat i.m. injiziert.**

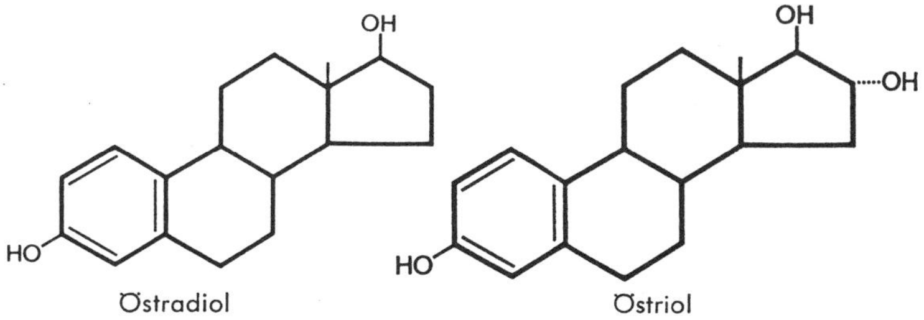

Abb. 13-9 Mit relativ geringen Mengen von **Östradiol**, dem biologisch am stärksten wirksamen natürlichen Östrogen, **kann man das Endometrium zu hoher Proliferation bringen.** Das **Östriol**, das sich von Östradiol nur durch die **OH-Gruppe bei C 16 unterscheidet, wirkt relativ gering auf das Endometrium**, während es das Epithel der **Zervix** und der **Scheide** deutlich proliferiert.

Schließlich sei auf Abbildung 13-9 hingewiesen. Das biologisch stärkste auch auf das Endometrium wirksame Östrogen ist das **Östradiol**. Das **Östriol**, das sich vom Östradiol nur durch eine zusätzliche OH-Gruppe bei C-16 unterscheidet, wirkt dagegen **sehr gering auf das Endometrium**, während es das Epithel der **Zervix** und der **Scheide** deutlich proliferiert.

Auch die synthetischen Steroidhormone leiten sich von dem Steranring ab, wobei durch Strukturveränderungen an bestimmten C-Atomen für die Praxis wichtige Substanzen gewonnen wurden.

Steroide, deren chemische **Strukturen sehr ähnlich** sind, können **sehr verschiedene biologische Wirkungen** haben.

Biosynthese und Chemie der Steroidhormone = Bildung der physiologisch im Organismus vorkommenden Steroidhormone.

Alle Drüsen, die Steroide produzieren (außer der Plazenta), können ihre Hormone aus **Azetat** über **Cholesterin** und **Pregnenolon** selbst aufbauen.

In der Synthese der Steroidhormone wird also über Zwischenstufen zunächst **Pregnenolon** gebildet, das als unmittelbare **Vorstufe** für die Synthese der **Gestagene (Progesteron), Östrogene, Androgene** und **Kortikosteroide** dient. Das gilt für alle 3 Bildungsstätten: Ovarium, Hoden und Nebennierenrinde.

Im Ovar kann nun die weitere **Biosynthese über Androgene zu den Östrogenen zwei verschiedene Wege** gehen (Abb. 13-10).
1. Es entsteht aus Pregnenolon → 17 α-Hydroxypregnenolon und nach Abspaltung der Seitenkette an C-17 → Dehydroepiandrosteron, das zu Androstendiol und Testosteron metabolisiert wird. Diesen Weg bezeichnet man als Δ-5-Weg.

2. Über Progesteron (auch Δ-4-Stoffwechselweg genannt), das aus Pregnenolon oxydiert wird und dann über 17-α-Hydroxyprogesteron in Androstendion und Testosteron umgewandelt wird.

Androstendion und **Testosteron** sind nun die **unmittelbaren Vorstufen der Östrogene**. Durch Aromatisierung (d. h. Umwandlung des neutralen Ringes A in einen Phenolring), **entstehen aus den Androgenen Östrogene**. Die hieran beteiligten Enzyme werden **Aromatasen** genannt (Abb. 13-11).

Die **Biosynthese von Östrogenen** aus Androgenen ist nicht nur auf die steroidproduzierenden Drüsen beschränkt, sondern findet in geringem Ausmaß auch **anderen Ortes**, wie in der **Leber**, dem **Fettgewebe**, dem **Brustdrüsengewebe**, den **Haarwurzeln** und verschiedenen **Hirnbereichen** statt. Diese Umwandlung von Androgenen zu Östrogenen in nicht steroidproduzierenden Organen wird auch als **periphere Konversion** bezeichnet.

Einteilung der natürlichen Steroidhormone

Sie lassen sich am einfachsten einteilen nach der Zahl ihrer Kohlenstoffatome im Grundgerüst:

18 Kohlenstoffatome (C_{18}) = **Östrogene**
19 Kohlenstoffatome (C_{19}) = **Androgene**

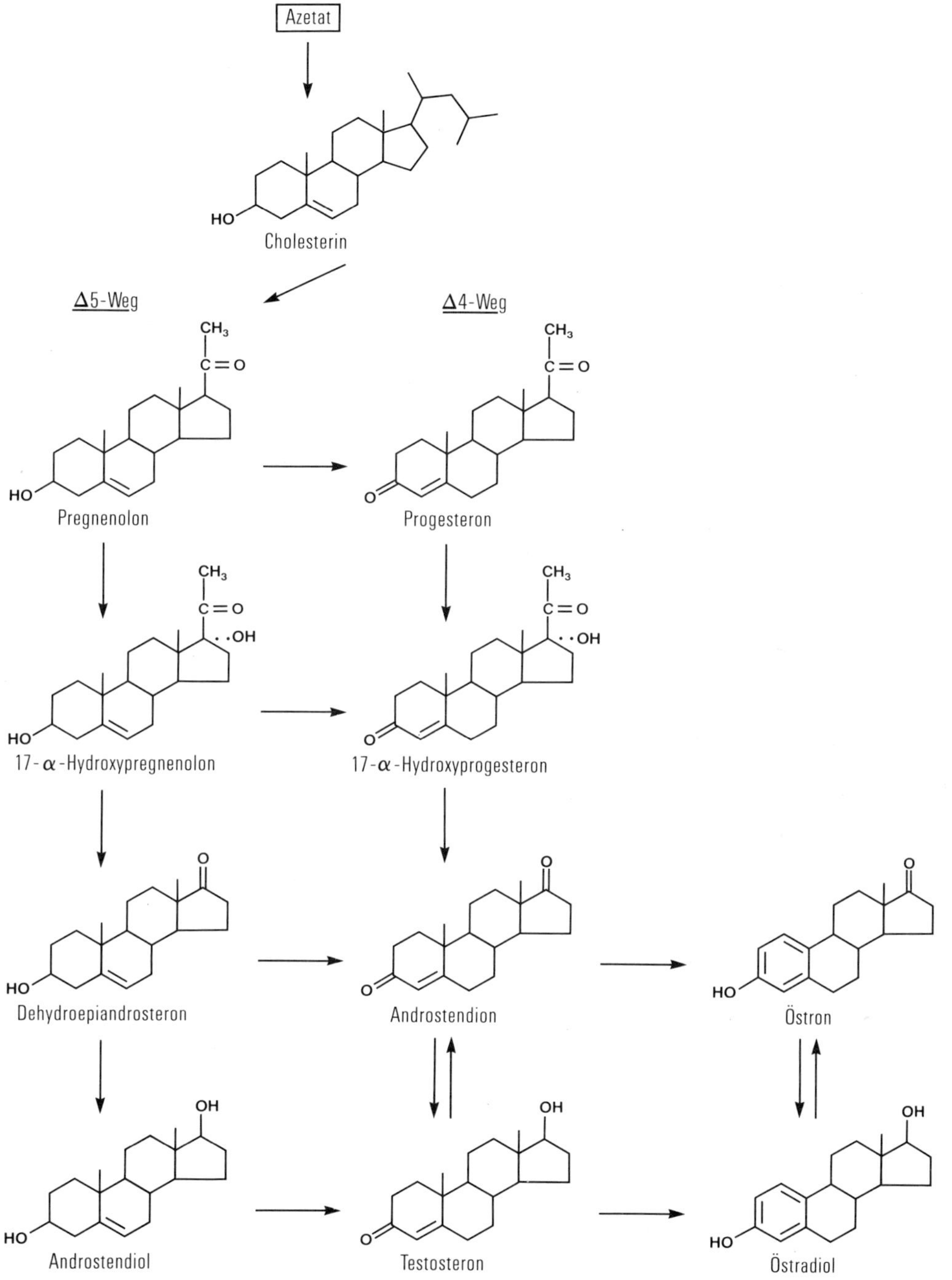

Abb. 13-10 Synthese der Steroidhormone.

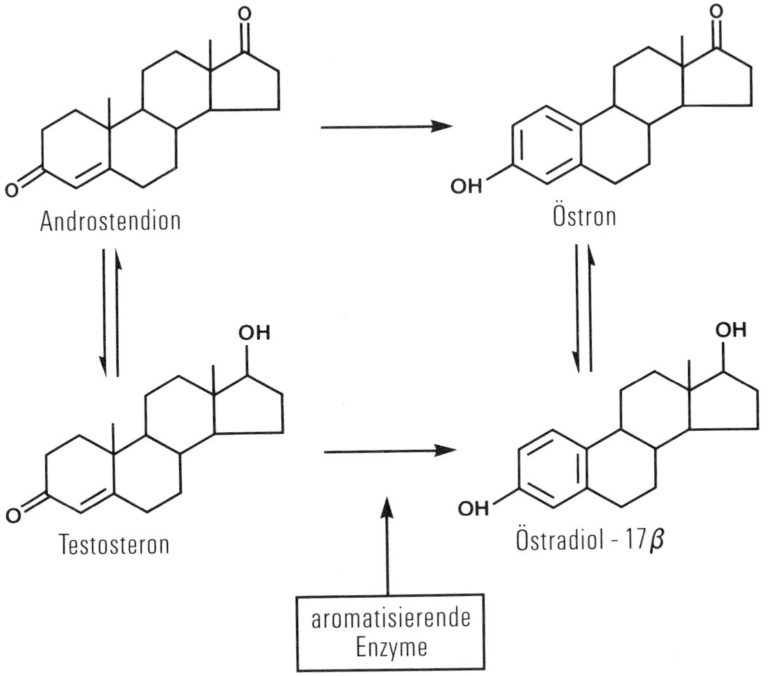

Abb. 13-11   „Aromatisierung" von Androstendion und Testosteron zu Östron und Östradiol 17β.

21 Kohlenstoffatome (C_{21}) = **Gestagene** (und Kortikosteroide, auf deren besondere Struktureinzelheiten hier nicht eingegangen wird)

Außer den Sexualsteroiden werden vom Ovar auch Substanzen gebildet, die eine zusätzliche regulative Bedeutung haben. Es handelt sich um das Polypeptid **Inhibin**, das wahrscheinlich in den Granulosazellen des reifen Follikels entsteht und eine aktive Wirkung auf die Hypophyse ausübt, wo es die Freisetzung von FSH (ohne Beteiligung der LH-Sekretion) hemmt. Wahrscheinlich wird dadurch bewirkt, daß immer nur ein Follikel heranreift.

Abbau der Steroidhormone

Metabolismus und Abbau der Steroidhormone erfolgt durch chemische Veränderungen der Moleküle, hauptsächlich in der **Leber**. Die **entstehenden Stoffwechselprodukte** (= Metaboliten) sind in ihrer biologischen Wirksamkeit **reduziert oder inaktiv**. Die Ausscheidung erfolgt vorwiegend über die **Nieren**.

Steroide sind in Wasser praktisch unlöslich. Um sie harnfähig zu machen, müssen sie in wasserlösliche Verbindungen überführt werden. Das geschieht durch **Veresterung mit Glukuron- oder Schwefelsäure**. Dieser Vorgang wird als **Konjugierung** bezeichnet. Die Ausscheidung der entstandenen Konjugate erfolgt überwiegend über die **Nieren**, ein Teil wird auch in der **Galle** ausgeschieden und durchläuft wie die Gallensäuren einen enterohepatischen Kreislauf, oder wird mit dem **Stuhl** ausgeschieden.

Der größte Teil des zirkulierenden **Östradiols** wird in der Leber konjugiert und dann über die Nieren eliminiert. Ein weiterer Teil wird vom Intermediärstoffwechsel zu Östron und dann zu Östriol umgewandelt und ebenfalls in konjugierter Form über die Nieren ausgeschieden.

Das **Hauptabbauprodukt** des **Progesterons** ist das weitgehend biologisch inaktive **Pregnandiol**, das durch Glukuronisierung nierengängig gemacht wird. Die Urinkonzentration dieses Abbauproduktes ist besonders in der Corpus-luteum-Phase des Zyklus sowie in der Schwangerschaft erhöht.

Die **androgenen Steroide** Dehydroepiandrosteron und Testosteron werden zum Teil **un**verstoffwechselt, daneben zum Teil (!) nach Metabolisierung in **17-Ketosteroide** hauptsächlich als Glukuronoside harnfähig gemacht.

Synthetische oder künstliche Steroide

Die meisten natürlichen Steroide werden nach oraler Anwendung sehr rasch im Magen-Darmtrakt resorbiert und in der Leber inaktiviert. Um die **orale** Wirksamkeit dieser Steroide zu ermöglichen oder bei **parenteraler Applikation einen Langzeiteffekt** zu erreichen, synthetisiert die pharmazeutische Industrie heute eine Reihe von Steroiden, die normalerweise im Organismus nicht vorkommen. Durch Veränderungen des Sterangerüstes oder der Seitenketten des natürlichen Steroids wird dessen Metabolisierung und Ausscheidung verzögert zugunsten einer intensiveren Wirkdauer und Stärke. Diese synthetischen Steroide besitzen mit Abwandlungen die Wirkung der natürlichen Steroide und können den körpereigenen Hormonen gegenübergestellt werden. Erst hierdurch wurde u. a. der praktische Einsatz von Sexualsteroiden als Kontrazeptiva möglich.

Die chemischen Verfahren, nach denen die Industrie künstliche Steroide herstellt, sind im Prinzip folgende:

1. **Veresterung** von Hydroxylgruppen
2. **Einführung** zusätzlicher **Substituenten**: z. B. **Hydroxylgruppen**
   Halogenen, z. B. **Chlor**madinonazetat
   Alkylgruppen, Beispiel: **Äthinyl**östradiol
3. Eliminierung der angulären Methylgruppe zwischen dem A- und B-Ring, z. B. bei den 19 Norsteroiden (Äthinyltestosteron → Äthinyl**nor**testosteron)

Die Vorsilbe „**Nor**" bedeutet, daß die **gleiche Konstitution** wie ursprünglich vorliegt, das **Molekül aber ein C-Atom weniger** besitzt.

4. **Dehydrierung** zwischen Position C_1 und C_2, z. B. Prednisolon = Δ-1-**Dehydro**kortisol, Prednison = Δ-1-**Dehydro**kortison.
5. **Umkehrung der räumlichen Anordnung** an einem oder mehreren Kohlenstoffatomen (z. B. **Retroverbindungen**, Duphaston® = 6-Dehydroretro-Progesteron)

Die nachfolgende Darstellung beschäftigt sich nun mit den **Bildungsstätten**, der **Chemie**, den **gebildeten Mengen** und der **biologischen Wirkung** der einzelnen Sexualsteroide auf die **Zielorgane**.

1.3.1 Östrogene

Definition: Die Östrogene verdanken ihren Namen der Tatsache, daß sie beim weiblichen kastrierten Nagetier die Brunst (**Östrus**) hervorrufen. Östrogene sind Stoffe, die die Entwicklung und das Wachstum des weiblichen Genitale und der weiblichen Geschlechtsmerkmale fördern und das Endometrium proliferieren.

Man unterscheidet

1. **natürliche** Östrogene und
2. **künstliche** Östrogene

Zu 1. Natürliche Östrogene: Natürliche oder genuine Östrogene sind die physiologisch im Organismus gebildeten Östrogene. Im Gegensatz dazu handelt es sich bei den von der pharmazeutischen Industrie hergestellten Stoffen um künstliche (= synthetische) Östrogene. Weitestgehend natürlich sind die mikronisierten Östrogene.

Chemie:
Die natürlichen Östrogene besitzen ein Steroidgerüst mit 18-C-Atomen (= C-18-Steroide). Sie sind durch den **aromatischen A-Ring** (6er-Ring mit drei Doppelbindungen) gekennzeichnet, der an C_3 eine Hydroxyl-(OH)-Gruppe trägt (Abb. 13-12 – 13-14).

Man unterscheidet **drei natürliche Östrogene**:

Östradiol (Abb. 13-12)
Östron (Abb. 13-13) und
Östriol (Abb. 13-14)

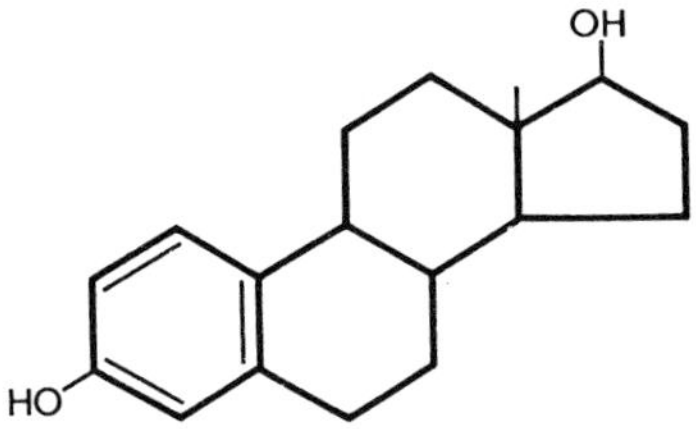

Abb. 13-12   Östradiol.

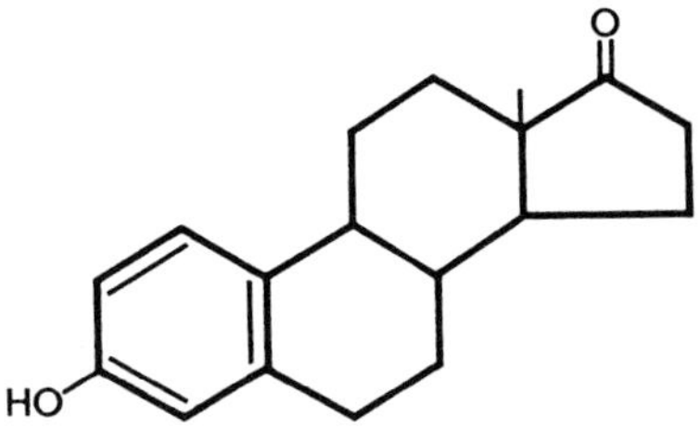

Abb. 13-13   Östron.

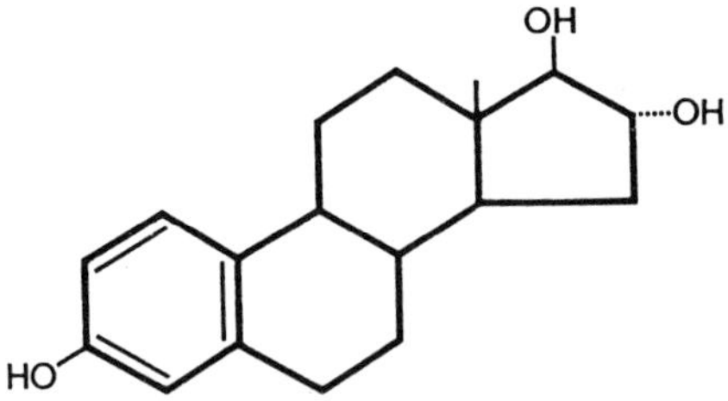

Abb. 13-14   Östriol.

Das **biologisch wirksamste** der **drei natürlichen Östrogene** ist das **Östradiol**.

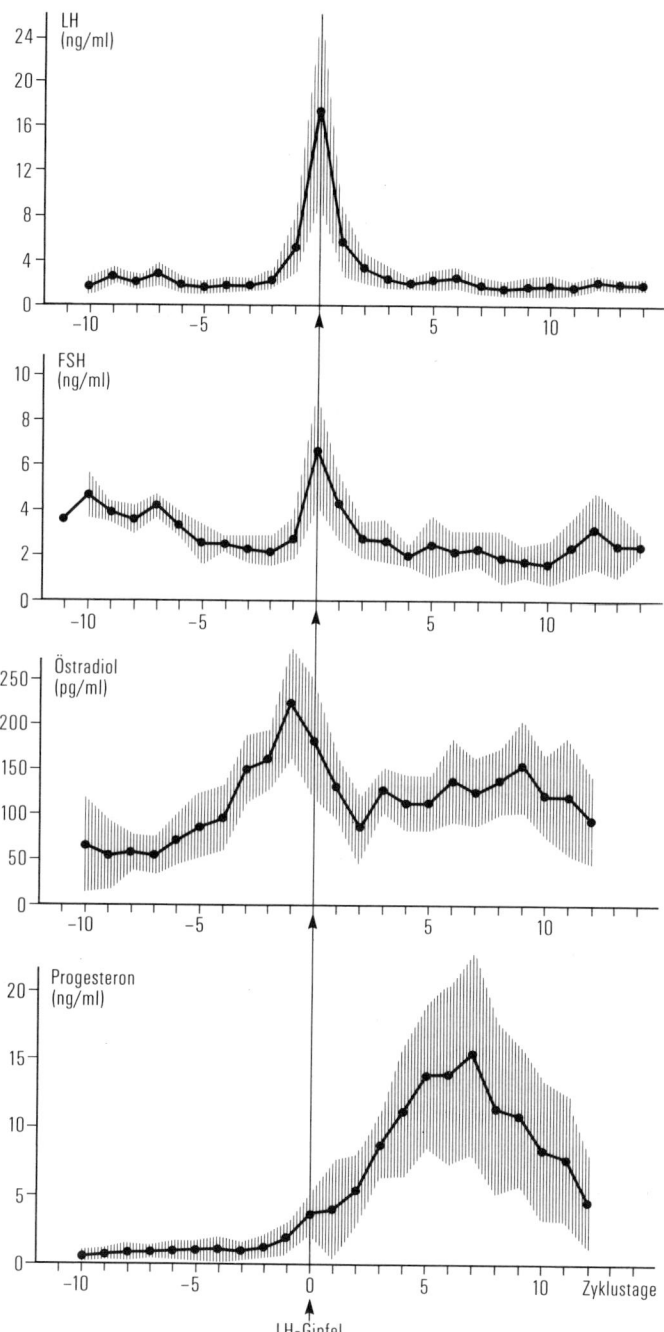

Abb. 13-15 Normalwerte für LH, FSH, Östradiol und Progesteron im Serum während des ovulatorischen Zyklus (Mittelwert ± Standardabweichung). Die Hormonanalysen erfolgten radioimmunologisch. Der Tag des LH-Gipfels wurde als „0" bezeichnet (aus SCHMIDT-MATTHIESEN).

Bildungsstätten:
Östradiol und **Östron** entstehen

a) in den **Ovarien** und zwar vorwiegend in den **Thekazellen** des Follikels und in den **Thekaluteinzellen** des Gelbkörpers, aber auch in den **Granulosazellen** und den Thekaformationen des Ovarialstroma (s. Abb. 13-3);

b) in der **Plazenta**, vor allem im synzytialen Anteil des Zottenapparates. Die Synthese erfolgt im wesentlichen durch Transformation von Dehydroepiandrosteron, das aus der mütterlichen und fetalen Nebennierenrinde stammt;

c) in den **Nebennierenrinden**, und zwar in der Zona reticularis. **Auch kastrierte Frauen scheiden** deshalb **noch meßbare Mengen von Östrogenen aus**;

d) in **peripheren Organen** durch **Konversion** aus Testosteron und anderen Androgenen.

Vom **Östriol** weiß man, daß es außerhalb der Schwangerschaft lediglich ein **Metabolit des Östradiols und des Östrons** ist. **In der Schwangerschaft** wird Östriol durch alternierende enzymatische Schritte von fötalem **und** mütterlichem Organismus **gemeinsam** vorwiegend aus Dehydroepiandrosteron gebildet. Die Östriolbestimmung in der Schwangerschaft ist daher ein **wichtiger Test** für die **Funktionseinheit Mutter/Kind**.

Biosynthese, Stoffwechsel und Ausscheidung der Östrogene s. S. 412.

Menge der gebildeten Östrogene:
Die **täglich** in den Ovarien produzierte Menge an Östrogenen beträgt im Zyklus zwischen 0,1 und 0,35 mg. Die Östrogen**gesamtproduktion** im normalen Zyklus beträgt etwa 4 bis 8 mg. Die **Östrogene im Serum** weisen zyklische Schwankungen auf. Klinische Bedeutung hat vor allem die radioimmunologische Bestimmung von Östradiol gewonnen. In der frühen Follikelreifungsphase liegen die Östradiolwerte zwischen 50 und 80 pg/ml und steigen in der späten Follikelphase rasch auf präovulatorische Werte von 200 – 300 pg/ml an. Zum Zeitpunkt der Ovulation fallen die Spiegel wieder ab und erreichen in der anschließenden Gelbkörperphase einen zweiten flacheren Gipfel, der 150 pg/ml selten übersteigt. Zum Zeitpunkt der Menstruation erreichen sie dann wieder ihre Ausgangswerte (Abb. 13-15).

Zu 2. **Künstliche Östrogene**: Die wichtigsten synthetischen bzw. halbsynthetischen Steroide für die Östrogentherapie sind: (synthetisch): **Äthinylöstradiol** (Progynon C®) (oral) als Östrogenbestandteil fast aller Ovulationshemmer), **Mestranol** = Äthyläther des Äthinylöstradiols (Östrogenbestandteil einiger Ovulationshemmer); (halbsynthetisch = **natürliches** verestertes Östradiol): **Östradiolvalerat** (Progynova® (oral), Progynon Depot® (i. m.)) und **Östradiolbenzoat** (Progynon B oleosum® (i. m.)).

1.3.2 Gestagene

Definition: Als Gestagene werden die Steroidhormone bezeichnet, die der Vorbereitung und Erhaltung (fehlt meist bei Progestagenen) der Schwangerschaft (Gestation) dienen. Die Hauptwirkung der Gestagene **im Zyklus** ist die **sekretorische Umwandlung** (= Transformation) des durch Östrogene aufgebauten Endometriums (s. u.).

Das wichtigste natürliche Gestagen ist das **Progesteron**. Progesteron **wirkt nur im Synergismus mit den Östrogenen**, da die Biosynthese der Progesteronrezeptoren durch Östrogene induziert wird (s. u.)! Wir unterscheiden bei den Gestagenen

1. **natürliche** (physiologische) Gestagene und
2. **künstliche** (synthetische) Gestagene.

Zu 1. Natürliche Gestagene: Die natürlichen Gestagene sind die physiologisch im Organismus gebildeten Gestagene.

Chemie:

Progesteron besteht aus einem Steroidgerüst mit **21** C-Atomen (**C 21-Steroid**) mit einer Doppelbindung zwischen C 4 und C 5 (Abb. 13-16).

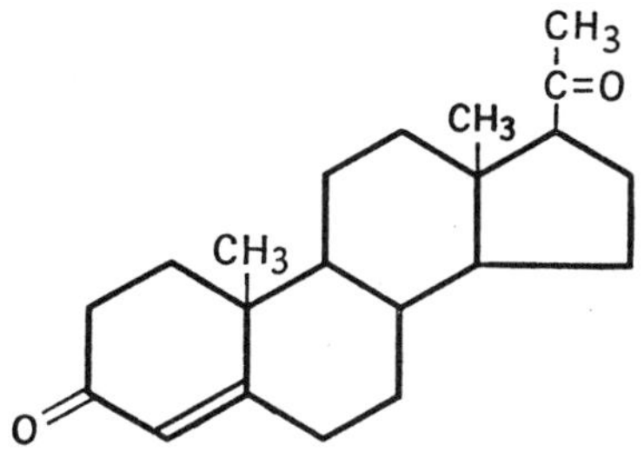

Abb. 13-16   Progesteron.

Bildungsstätten:

Die wichtigsten natürlichen Gestagene: Progesteron, 17 α-Hydroxyprogesteron und 20 α-β-Hydroxyprogesteron werden gebildet

a) in den **Ovarien**, in den **Granulosazellen** des Follikels und vor allem in den **Granulo-saluteinzellen** des Corpus luteum. Die stärkste Gestagenbildung im Zyklus wird zwischen dem 7. und 8. Tag **nach der Ovulation** erreicht;
b) in der **Plazenta**, wahrscheinlich in der synzytialen Zellschicht der Zotten;
c) in den **Nebennierenrinden**, als Ausgangssubstanz für die Bildung der Nebennierenrindenhormone.

Inaktivierung, Ausscheidung und **gebildete Mengen:**
Inaktivierung der Gestagene hauptsächlich in der **Leber**, wahrscheinlich auch in der Niere, nach Zander auch in anderen Organen wie z. B. Muskel. Progesteron wird hauptsächlich in Form des inaktiven Metaboliten **Pregnandiol** (Abb. 13-17) über die **Niere** ausgeschieden.

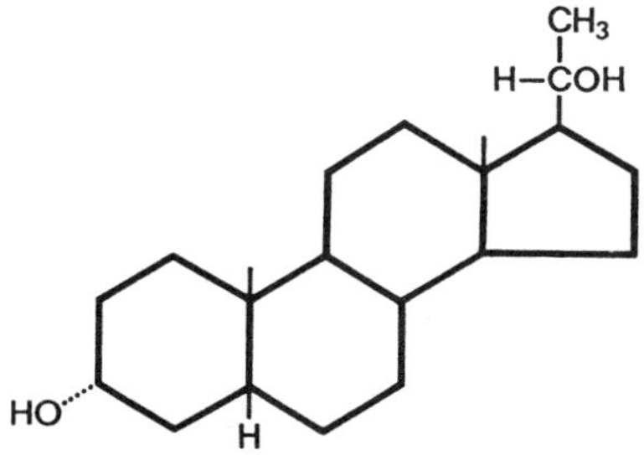

Abb. 13-17   Pregnandiol.

Menge der gebildeten Gestagene:
Die tägliche Produktionsrate von Progesteron durch den Gelbkörper beträgt etwa
20 – 40 mg. Während der zweiten Zyklusphase werden im Corpus luteum etwa 200 mg
Progesteron insgesamt gebildet. Klinisch hat die **radioimmunologische Bestimmung** der
Progesteron-**Serum**konzentrationen für die **Beurteilung der Corpus-luteum-Funktion**
große Bedeutung (Abb. 13-15). In der Follikelreifungsphase liegen die so bestimmten
Progesteronplasmaspiegel lediglich zwischen 0,2 – 0,8 ng/ml. Bereits präovulatorisch
kommt es aber durch Sekretion des sprungreifen Follikels zu einem Anstieg auf
1 – 1,5 ng/ml. In der Lutealphase steigen dann die Spiegel rasch bis auf Spitzenwerte
von 20 – 30 ng/ml an. Sobald die Gelbkörperfunktion bei ausbleibender Schwangerschaft zusammenbricht, fallen die Progesteronwerte rasch ab und erreichen zum Zeitpunkt der Menstruation wieder ihren Tiefpunkt.

Zu 2. **Künstliche Gestagene**:* Die künstlichen Gestagene, vielfach auch als **Progesta-
gene** oder **Progestogene** bezeichnet, sind Steroide, die in bestimmter Weise chemisch
verändert wurden. Bei den in den letzten Jahrzehnten in großer Zahl entwickelten
Steroiden mit Gestagencharakter handelt es sich entweder um die Derivate des **17 α-
Hydroxyprogesterons** oder um **Abkömmlinge von Testosteron** bzw. **19-Nortestosteron**.
Für die gynäkologische Therapie besonders geeignet sind: **Medroxyprogesteronacetat**
(Clinovir®, Farlutal®), **Cyproteronacetat** (Androcur®, Diane®), **Chlormadinonacetat** (Ge-
stafortin®, Neo-Eunomin®), **Dydrogesteron** (Duphaston®), **Medrogeston** (Prothil®) –
alles Progesteronderivate – **Desogestrel, Gestoden** und **Levonorgestrel** (Gestagene der
meisten Ovulationshemmer), **Lynestrenol** (Orgametril®), **Norethisteronacetat** (Primolut-
Nor®), **Norethisteron** (Micronovum®), **Allylestrenol** (Gestanon®) – alles Derivate des
19-Nortestosteron. Diese künstlichen Gestagene sind alle oral hochwirksam.

Für die heutige gynäkologische Hormontherapie sind diese hochwirksamen **oralen
Gestagene** wegen folgender Wirkungen von sehr großer praktischer Bedeutung:

a) **Sekretorische Umwandlung des proliferierten Endometriums**.
   Anwendung: Zyklusstörungen.
b) **Sichere und schnelle Stillung von Blutungen aus dem Endometrium**.
   Anwendung bei dysfunktionellen Blutungen.
c) **Hemmung der Gonadotropinsekretion**.
   Anwendung: Ovulationshemmung.
d) **Atrophisierende Wirkung** auf das **Endometrium** und auf **endometrioides Gewebe** bei
   hoher Dosierung.
   Anwendung: Hormonale Therapie der Endometriose (s. S. 177).
e) Hemmung des Androgen-Rezeptors (antiandrogene Wirkung von Cyproteronacetat
   und Chlormadinonacetat). Anwendung bei Androgenisierungserscheinungen.

1.3.3 Androgene

Definition:
Unter Androgenen werden die Steroidhormone zusammengefaßt, die physiologischer-
weise die männlichen Sexualmerkmale fördern. Bei der Frau haben sie eine biologische
Bedeutung als **Vorstufen der Östrogensynthese**, hierbei vor allem das **Androstendion**.

---

* Siehe hierzu auch Anhang S. 449: „Bemerkung zur Benennung der künstlichen Gestagene im klinischen
  Sprachgebrauch".

Chemie:

Die wichtigsten natürlichen Androgene sind **Testosteron** und **Androstendion**. Von klinischer Bedeutung ist noch das Sulfokonjugat des **Dehydroepiandrosteron** (Dehydroepiandrosteronsulfat = DHEAS), das jedoch zu etwa **95% aus der Nebennierenrinde** (!) stammt.

Androgene bestehen aus einem Steroidgerüst mit 19 C-Atomen (C 19-Steroide) (s. Abb. 13-18).

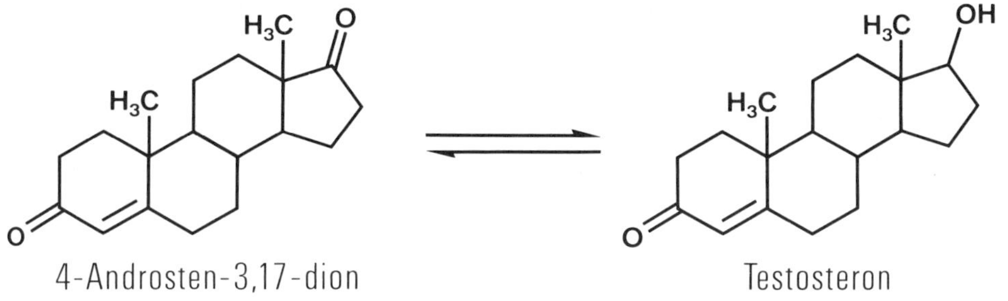

Abb. 13-18   Androstendion/Testosteron (s. Text).

Bildungsstätten der Androgene bei der Frau:
Androstendion und Testosteron werden gebildet:

1. in den **Ovarien** vorwiegend in den **Hiluszellen**, in geringerem Ausmaß auch in den Thekazellen,
2. in der **Nebennierenrinde**.

Die Testosteronbildung bei der Frau erfolgt zu 25% in den Ovarien, zu 25% in den Nebennierenrinden und zu etwa 50% durch periphere Umwandlung von Androstendion. Androstendion selbst ist zu 60% ovariellen Ursprungs.

Biosynthese, Stoffwechsel und Ausscheidung s. S. 412.

Menge der gebildeten Androgene: Testosteron und Androstendion zeigen über die normale deutliche Schwankung hinaus keine wesentlichen Veränderungen im Zyklus. Die Testosteronwerte liegen aber in Zyklusmitte an der Grenze des oberen Schwankungsbereiches. Die radioimmunologischen Serumwerte für Testosteron liegen zwischen 0,2 und 0,6 ng/ml. Da diese Serumtestosteronspiegel starken kurzfristigen (episodischen) Schwankungen unterworfen sind, muß **zur korrekten Beurteilung** die Bestimmung aus einem **Mischserum von 3 Blutproben** vorgenommen werden, die im Abstand von 20 Minuten entnommen wurden.

1.4 Wirkungsmechanismus der Hormone

Steroidhormonbindende Plasmaproteine

Die **Sexualsteroidhormone** werden nach ihrer Sekretion im Blut zum größten Teil an **Plasmaproteine gebunden**. Diesen steroidbindenden Plasmaproteinen kommt eine **Trans-**

port-, **Schutz-** und **Regelfunktion** zu. Die Serumproteinbindung zeichnet sich durch eine **hohe Kapazität**, aber relativ **niedrige Affinität** aus. Neben der Transportfunktion **schützt** die Proteinbindung **vor Metabolismus** und schränkt die Steroide in ihrer biologischen Funktion so lange ein, bis sie benötigt werden, denn nur das **freie** Steroid ist biologisch aktiv.

In der Verteilung zwischen freien und gebundenen Steroiden kommt somit der **Plasmaproteinbindung** eine **Regelfunktion** zu. Zu den spezifisch steroidhormonbindenden Plasmaproteinen zählen die **Globuline (SHBG** = sexualhormonbindendes Globulin und **Transkortin** = CBG = Corticoid-binding-Globulin). Androgene und Östrogene werden hauptsächlich an SHBG, Gestagene und Kortikoide an Transkortin gebunden (zu einem kleineren Teil auch an Albumine). Da sie aus dieser unspezifischen Bindung leicht verdrängt werden können, kommt den Abuminen nur eine Transportfunktion zu.

Klinische Bedeutung hat die Plasmaproteinbindung vor allem für die Testosteronwirkung. Testosteron ist im Blut der Frau zu etwa 20% an Albumin, zu 1% an Transkortin und zu 78% an SHBG gebunden. Nur **1% ist frei** und somit **biologisch aktiv**. Durch Abfall der SHBG-Konzentration nimmt die freie, biologisch wirksame Testosteronkonzentration im Serum zu und kann somit auch bei noch normalen Gesamttestosteron-Serumspiegeln zu androgenen Symptomen führen. Während Östrogene die SHBG-Produktion steigern, wird sie durch Testosteron selbst gehemmt. **Testosteron kann somit seine eigene Wirksamkeit steigern.**

Molekularer Wirkungsmechanismus der Hormone

Wir wissen heute, daß Hormone nur auf die Zellen bestimmter Zielorgane wirken. Diese Zellen müssen daher mit **Erkennungsmechanismen** ausgestattet sein, mit deren Hilfe sie zwischen der Vielzahl der Hormone unterscheiden können. Voraussetzung hierfür sind zelluläre Bindungsstellen hoher Spezifität und hoher Affinität. Darüber hinaus müssen diese Bindungsstellen noch die Aufgabe erfüllen, die Hormoninformation weiterzuleiten, um schließlich die metabolische Antwort der Zellen zu bewirken. Diese spezifischen Bindungsstellen der Erfolgszellen werden als **Rezeptoren** bezeichnet.

Wir unterscheiden bei den Rezeptoren grundsätzlich **zwei** Typen:

1. Solche, die in die **äußere Membran der Zelle** eingebaut sind (= **Membranrezeptoren**) und
2. solche, die sich im Innern der Zelle befinden (= **Zytosolrezeptoren**).

Peptid- und **Proteohormone** (z. B. FSH, LH, PRL) sowie Katecholamine werden an **Membran**rezeptoren, **Steroidhormone** an **Zytosol**rezeptoren gebunden.

Zu 1.: **Membranständige Rezeptoren** (Abb. 13-19)

Die **Rezeptoren für Peptid- und Proteohormone**, also für die hypothalamischen **Releasing-Hormone** sowie für LH, FSH, Prolaktin und die übrigen **Hypophysenhormone** sind in der **Zellmembran** verankert. Die in der Blutbahn zirkulierenden entsprechenden Hormone werden von spezifischen Rezeptormolekülen an der **Oberfläche** der Zielzelle abgefangen, wobei die Basis für den Erkennungsmechanismus das Schlüssel-Schloß-Prinzip ist. Das Hormon muß somit **nicht in die Zelle eindringen**, sondern bildet mit dem Rezeptor in der Zellmembran einen **Komplex**. Danach wird ein in der Nachbarschaft liegendes membranständiges Enzym (Adenylzyklase) aktiviert. Es synthetisiert aus Adenosin-Triphosphat (ATP) durch Abspalten von Diphosphat und Zyklisierung zyklisches Adenosin**mono**phosphat (cAMP). cAMP aktiviert in der Zelle vorhandene Proteinkinasen,

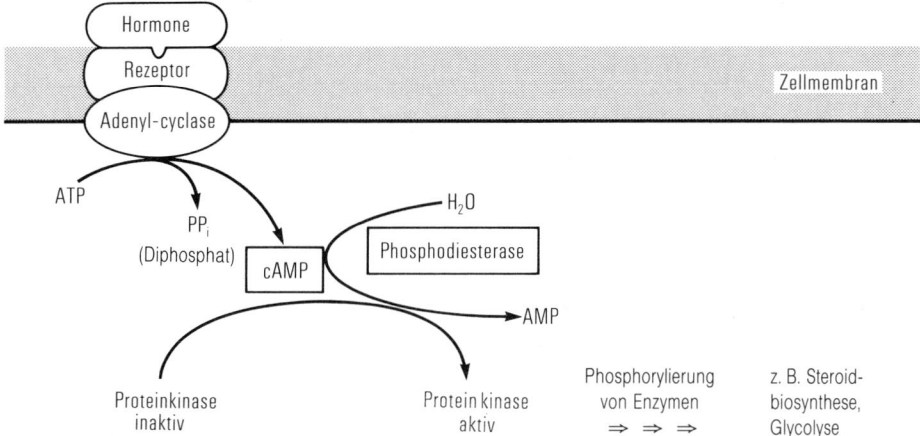

Abb. 13-19 Membranrezeptoren: Schema des molekularen Wirkungsmechanismus der Proteohormone (z. B. LH, FSH) über das Adenylzyklase-System (s. Text).

die wiederum die Phosphorylierung von Enzymen des Intermediärstoffwechsels katalysieren. Das letzte Enzym in dieser Kette vermittelt dann eine wichtige Zwischenreaktion in einem Stoffwechselweg und löst so in Abhängigkeit von der Zellart jeweils einen anderen Effekt aus (Beispiel: Biosynthese und Abbau von Glykogen, Glykolyse, Steroidbiosynthese). cAMP ist für alle Hormone, deren Rezeptoren membrangebunden sind, der gleiche sogenannte „second Messenger". Große Bedeutung hat auch das Kalzium, das die Ionenpermeabilität von Membranen beeinflußt und verschiedene Enzymaktivitäten reguliert.

Abgeschaltet wird der hormonelle Reiz durch enzymatische Aufbrechung der Phosphorbrücke im cAMP, katalysiert durch Phosphordiesterasen.

Der Vorgang läßt sich wie folgt **zusammenfassen**:

Das **entscheidende Merkmal** dieser **hormongesteuerten Wirkkette** ist das **Festhalten des Hormons an membranständigen Rezeptormolekülen**. Danach erfolgt die **Weiterleitung des primären hormonellen Impulses** in das **Zellinnere**. In diesem Konzept wird das Hormon als sogenannter **„First-Messenger"**, das cAMP als **„Second-Messenger"** bezeichnet.

Zu 2.: **Zytosolrezeptoren = Steroidhormonrezeptoren** (Abb. 13-20)

Die Rezeptoren für die Steroidhormone sind **in den Zielzellen**, d. h. intrazellulär im Zytosol lokalisiert. Nach Erreichen des Erfolgsorgans dringt das Steroidhormon durch die Zellmembran in die hormonsensible Zielzelle ein. Dort wird es von spezifischen Rezeptorproteinen abgefangen. Jede bekannte Steroidhormon-Klasse (Östrogene, Androgene, Gestagene, Kortikoide) besitzt eine eigene spezifische Rezeptorspezies. Durch die Bindung des Steroidhormons an das Rezeptorprotein wird die Struktur dieses Komplexes verändert (**Transformation**), so daß dieser aktiviert wird. Danach erfolgt die **Translokation** des **aktivierten** Komplexes **in den Zellkern**, den Sitz des genetischen Apparates. Im Zellkern bindet er sich an Akzeptorbezirke des Chromatins. Diese Reaktion bringt die Aktivierung der hormonspezifischen Gene in Gang und erlaubt der RNS-Polymerase von einer bestimmten Startstelle an, eine DNS-Sequenz in Messenger-RNS (= mRNS) zu übersetzen (**Transkription**). In der Folge wandert die m-RNS in den extranuklearen Raum. Sie lagert sich den

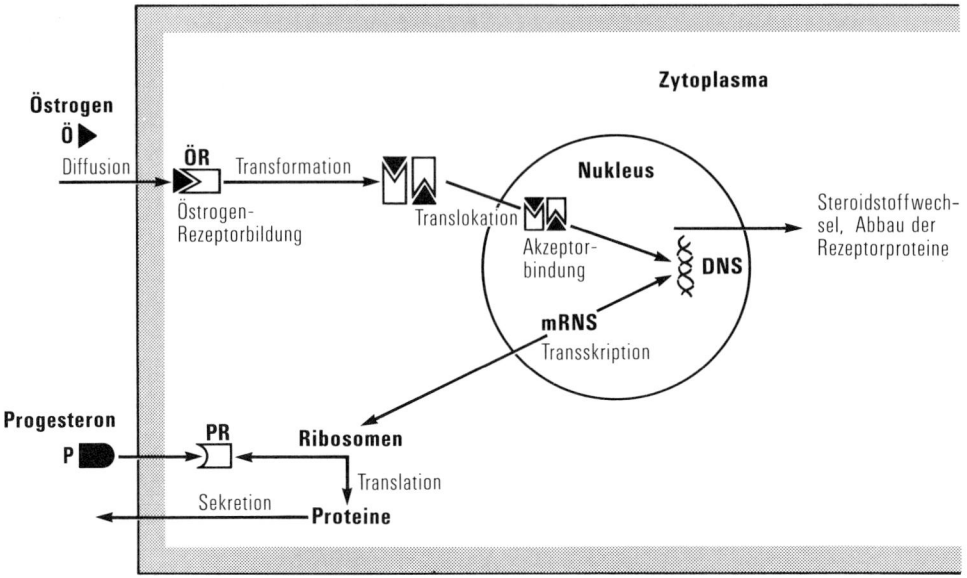

Abb. 13-20   Modell der Zytosol-(Steroid-)Rezeptorfunktion (s. Text).

Ribosomen des endoplasmatischen Retikulums als Matrize an und fördert die Synthese spezifischer Proteine (Translation), welche von der Zelle zum Teil sezerniert werden. Die auf den hormonellen Impuls gebildeten Expressionsprodukte können Strukturelemente der Zelle, Sekretionsproteine, Enzyme oder sogenannte Schlüsselproteine sein, die im Zellkern Genbatterien an- und abzuschalten vermögen und damit in einer Kaskade von Reaktionen Funktion und Struktur der Zelle beeinflussen. Im Fall der Abb. 13-20 ist die Synthese von Progesteronrezeptoren durch Östrogene dargestellt.

Zusammengefaßt umfassen die entscheidenden Schritte dieser Wirkkette das **Eindringen** des Steroidhormons **in das Zellinnere** und seine **Bindung** an den **spezifischen zytoplasmatischen Rezeptor**. Dieser Komplex wird dann im aktiven Zustand **in den Zellkern** transloziert und setzt dort nach Bindung an den **genetischen Apparat** die Aktivierung hormonspezifischer Gene in Gang. Über weitere Folgeschritte werden dann letztlich die **typischen Expressionsprodukte** dieser Zelle gebildet.

1.4.1 Wirkungen der Östrogene und Gestagene

Aus der Kenntnis der Wirkungen der Östrogene und Gestagene ergeben sich die Indikationen für unser therapeutisches Handeln.

Grundsätzlich ist zu unterscheiden zwischen

1. Wirkungen auf die **Genitalorgane** und
2. **extragenitalen** Wirkungen.

1.4.1.1 Wirkungen der Östrogene und Gestagene auf die Genitalorgane

Es gibt verschiedene Möglichkeiten, die Wirkung dieser Hormone zu untersuchen:

1. Für **natürliche** Östrogene und Gestagene. **Beobachtung der zyklischen Erscheinungen** am Genitale geschlechtsreifer Frauen im normalen Zyklus.
2. Die Untersuchung der Wirkung **künstlich** hergestellter Östrogene und Gestagene vor allem **an kastrierten Frauen**. Nach Verabreichung von Östrogenen und Gestagenen werden die Reaktionen auf Uterus, Zervix und Scheide registriert. Dabei läßt sich auch die Frage klären, welche **Menge** von Steroidhormonen notwendig ist, um Effekte zu erzielen.
3. Den **Tierversuch**, einer der ersten Wege, der Erkenntnisse über die Wirkung bestimmter Mengen von Sexualhormonen erbracht hat.

Die Hauptwirkung der **Östrogene** auf das Genitale und die sekundären Geschlechtsmerkmale (Brust, Behaarung u. a.) ist der

Wachstums- oder Proliferationseffekt (Abb. 13-21).

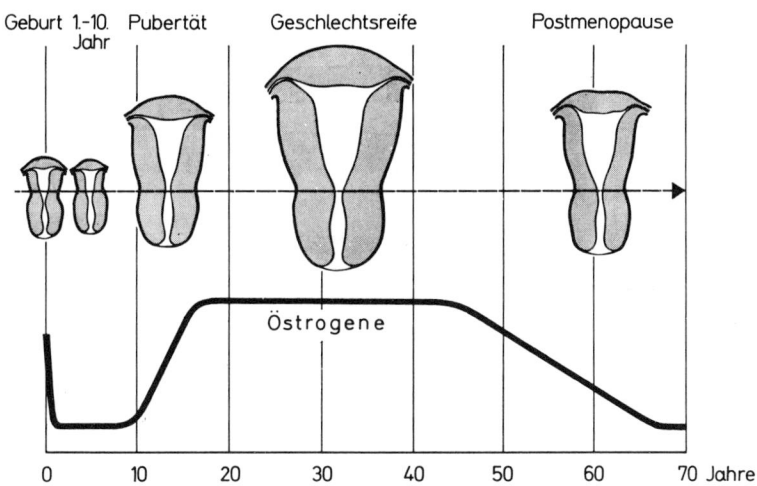

Abb. 13-21   Schema der **Östrogen**ausscheidung während des Lebenslaufes. Relative Uterusgröße und Zervix-Korpusrelationen von der Geburt über die Geschlechtsreife bis zur Postmenopause.

Es gibt nicht einen Abschnitt zwischen Vulva und Tube, dessen Wachstum und Erhaltung nicht von den Östrogenen beeinflußt wird. Die **Östrogene** wirken fast **zeitlebens** auf den weiblichen Organismus, während Progesteron nur in bestimmten **begrenzten** Zeiten auf das Genitale einwirkt, nämlich in der zweiten Phase des Zyklus und in der Schwangerschaft.

Scheidenepithel

Östrogene: Wenn man Kastratinnen oder Greisinnen — beide haben ein **glykogenarmes, atrophisches** Scheidenepithel — Östrogene zuführt, so kann man überzeugend demonstrieren, daß Östrogene (vor allem Östriol) auf das Scheidenepithel **stark proli-**

ferierend wirken. Das Scheidenepithel reagiert schon auf kleinste Mengen von Sexualsteroiden **empfindlicher als das Endometrium**. Bei fehlender Östrogenstimulation vor der Menarche und in der Postmenopause überwiegen die Basal- und Parabasalzellen. Unter dem Einfluß von Östrogenen treten dann die größeren ovoiden Intermediärzellen auf. Bei weiterer Stimulation überwiegen schließlich die großflächigen polygonalen Superfizialzellen, deren Zellkerne bei **maximaler** Östrogeneinwirkung zunehmend pyknotisch werden. Werden sie abgestoßen, bleiben schuppenförmige Zelleiber übrig.

Die **Östrogene** bauen das Scheidenepithel bis zur **Superfizialzellschicht** auf, **Gestagene** nur bis zur **Intermediärzellschicht** (Abb. 13-22).

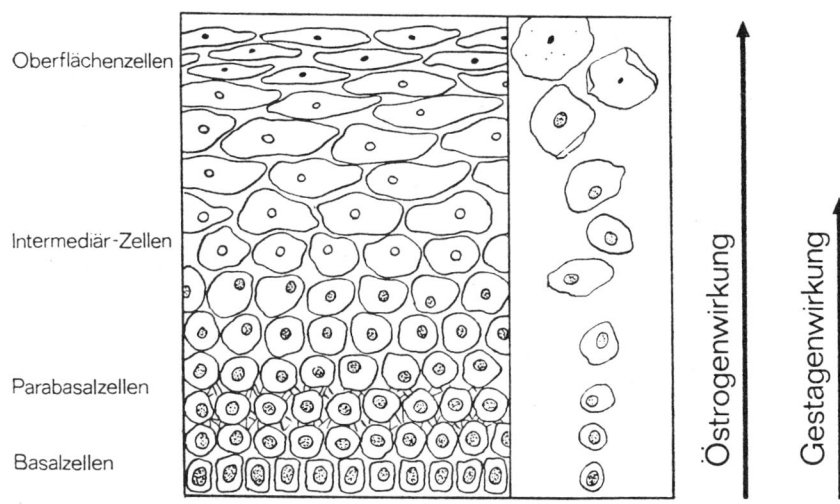

Abb. 13-22 Aufbau des normalen Scheidenepithels mit den dazugehörigen abgeschilferten Zellen (Schema nach BOSCHANN). Die **Östrogene** bauen das Scheidenepithel bis zur **Oberflächenzellschicht** auf, die **Gestagene** nur bis zur **Intermediärzellschicht**.

Superfizialzellen können also nur dann in einem Scheidenabstrich auftreten, wenn Östrogene auf die Scheide einwirken.

Eine **hohe Östrogenbeeinflussung** der Scheide liegt dann vor, wenn sich im Scheidenepithel **überwiegend** isoliert liegende **Superfizialzellen** finden, d. h. Zellen, die charakterisiert sind

1. durch ihren **pyknotischen Kern** (Abb. 13-23) = Karyopyknose (kleiner Kern infolge Schrumpfung und Verdichtung) und
2. durch ein sich **meist rötlich (eosinophil)** anfärbendes breites **Zytoplasma**.

Das Verhältnis der karyopyknotischen Oberflächenzellen zu den Zellen tieferer Zellschichten mit bläschenförmigen Kernen = **Karyopyknoseindex** (Abb. 13-24). **Eosinophilie-Index:** = Mengenrelation eosinophiler zu nicht-eosinophilen Zellen.

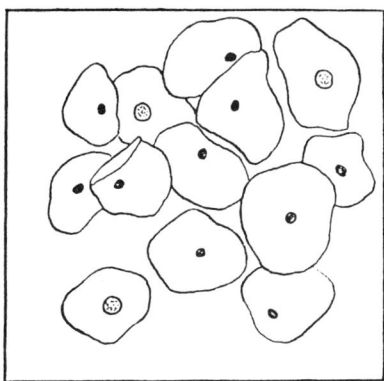

Abb. 13-23 Scheidenabstrich zur Zeit der stärksten Östrogenwirkung (12. Zyklustag): Vorwiegend großflächige, getrennt voneinander liegende Zellen von der Oberfläche des Scheidenepithels mit kleinem, pyknotischem Kern und ungefaltetem Zytoplasma, das sich mit Eosin rötlich färbt (nach BOSCHANN).

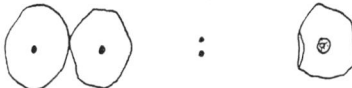

Abb. 13-24 Karyopyknoseindex.

Die Bestimmung des **Karyopyknose-Index** (weniger des Eosinophilie-Index) ist eine wichtige Methode zur Beurteilung der **Östrogenwirkung auf die Scheide**.

Ein **hoher Karyopyknose-Index** = Bestätigung einer **hohen Östrogenbeeinflussung** der Scheide kommt vor

physiologisch: nur in der späten Follikelphase **kurz vor der Ovulation**,

pathologisch: z. B. bei **Follikelpersistenz**, bei **östrogenbildenden Tumoren**,

pharmakologisch: nach Verabreichung höherer Östrogendosen.

Isoliert gelagerte Oberflächenzellen werden im biphasischen Zyklus nur in der präovulatorischen Phase = letzte 3–4 Zyklustage vor der Ovulation (s. u.) beobachtet. Dadurch läßt sich aus dem Scheidenabstrich die

Ovulationszeit

ermitteln.

Nach dem Östrogengipfel des Zyklus zeigt sich ein Turgorverlust der Zellen. Sie rollen sich etwas ein (Abb. 13-25, **Faltungsindex**), liegen eher zu zweien oder dreien übereinander (**Häufungsindex**). Diese Beobachtungen fallen zwar zeitlich in die zweite Zyklusphase, sind aber zunächst noch kein Progesteron- oder Lutealeffekt, sondern die Folge der abklingenden Östrogenstimulierung der Scheide.

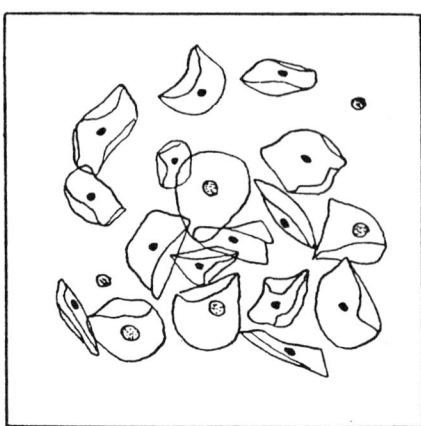

Abb. 13-25 Postovulatorische Phase = frühe Lutealphase. Während in der präovulatorischen Phase die Zellen einzeln ausgebreitet lagen, findet sich jetzt eine **Massenabschilferung** mit charakteristischer Gruppenbildung z. T. **übereinanderliegender** Zellen. Nur noch wenige Oberflächenzellen mit pyknotischem Kern und eosinophylem, ungefaltetem Plasma. Vorwiegend Intermediärzellen mit bläschenförmigem Kern und zyanophilem, **gefaltetem** Plasma (nach BOSCHANN).

Gestagene: Gibt man Frauen mit **atrophischem** Scheidenepithel (Kastratinnen, Greisinnen) über eine ausreichend lange Zeit **Gestagene** in wirksamer Dosis, so ergibt sich folgendes: **Gestagene (auch Androgene) bauen das Vaginalepithel nur bis zur Intermediärzellschicht auf** (s. Abb. 13-22), andererseits: führt man Frauen, deren Scheidenepithel durch Östrogene bis zur Oberflächenzellschicht aufgebaut ist, **Gestagene** zu, so setzt eine Massenabschilferung der Oberflächenzellen ein.

Die Massenabschilferung der Oberflächenzellen ist auch eine geläufige Beobachtung bei jedem biphasischen Zyklus in der Lutealphase (**Progesteron-** oder **Lutealeffekt** an der Scheide).

Zervix

Die natürliche **Östrogenwirkung auf die Zervix** ist zunächst relativ gering. Der Zervixschleim bildet einen zähflüssigen, trüb aussehenden **Pfropf**, der den Halskanal fest verschließt. Erst wenn in den letzten 3−4 Tagen vor der Ovulation die Östrogenbeeinflussung der Zervix eine kurzdauernde, starke Erhöhung (höchste Östrogenausscheidung während des Zyklus) erfährt, tritt an der Zervix und am Zervixschleim für kurze Zeit eine Reihe besonders auffälliger Veränderungen auf, die an sehr charakteristischen Zeichen zu erkennen sind. Die Phase, während der sie sichtbar sind, wird als **präovulatorische Phase** bezeichnet.

Präovulatorische Phase = die letzten 3−4 Zyklustage vor dem Eintritt der Ovulation (= vorübergehend stark erhöhte Östrogenstimulation).

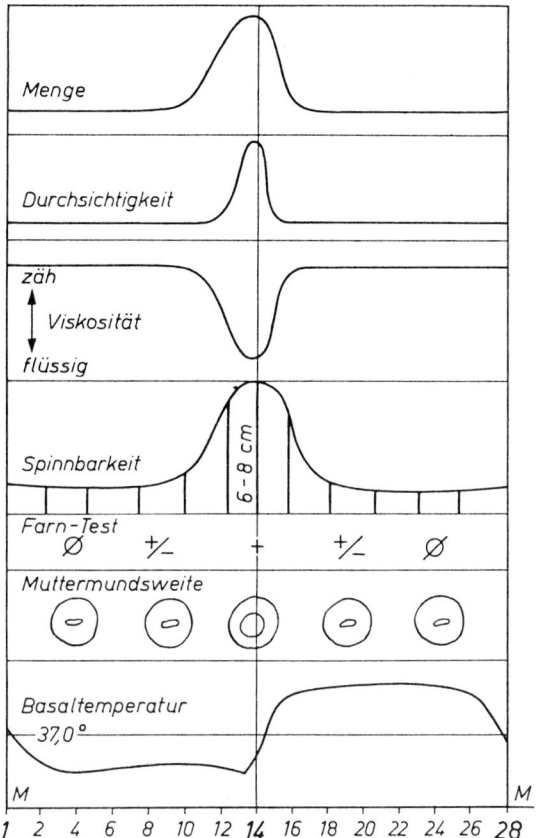

Abb. 13-26 Schematische Darstellung der zyklischen Veränderungen von Zervixschleim und Muttermund. Von oben nach unten: Menge, Durchsichtigkeit, Viskosität und Spinnbarkeit des Schleimes; Farntest, Muttermundweite und Basaltemperatur (nach BICKENBACH u. DÖRING, verändert).

Die Zeichen der präovulatorischen Phase an der Zervix sind leicht diagnostizierbar. Sie beziehen sich auf (Abb. 13-26)

1. die **Menge des Schleims**,
2. seine **Durchsichtigkeit**,
3. seine **Viskosität**,
4. seine **Spinnbarkeit**,
5. den sogenannten **Farntest** und
6. die **Weite des Muttermundes**.

Zu 1.: Die **Menge des Schleims** nimmt erheblich zu. Kurz vor der Ovulation kann man bei der Spekulumuntersuchung beobachten, daß er **kaskadenförmig** aus dem Muttermund in die Scheide läuft.

Zu 2.: Die **Durchsichtigkeit** ist außerhalb der präovulatorischen Phase praktisch Null. Kurz vor der Ovulation ist der Schleim für 3 – 4 Tage klar wie Quellwasser und optimal durchsichtig; erhöhter Wassergehalt der Mucinfäden.

Zu 3.: Die **Viskosität = Zähigkeit**. Der Zervixschleim ist gewöhnlich sehr zäh und unelastisch. Lediglich in der präovulatorischen Phase ist die Viskosität infolge Zunahme des Wassergehaltes vermindert, seine Elastizität also erhöht. Ein Ausdruck der Elastizität ist die

Zu 4.: **Spinnbarkeit** (Abb. 13-27). Darunter versteht man die Ausziehbarkeit des Zervixschleims. Sie wird geprüft, indem man etwas Zervixschleim mit einer speziellen Zervixmukuszange oder zwischen den Branchen einer anatomischen Pinzette zu einem Faden auszieht. Präovulatorisch läßt er sich zu einem Faden von 8−12 cm ausziehen. **Der dünnflüssige Schleim ist Voraussetzung für die Penetrationsmöglichkeit der Spermien.**

Zu 5.: „**Farntest**" = „**Farnkraut-Phänomen**" (Kristallisation). Streicht man auf einem Objektträger einen großen Tropfen Zervixschleim aus, läßt ihn trocknen und untersucht

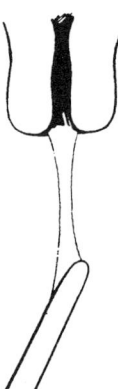

Abb. 13-27   Prüfung der Spinnbarkeit des Zervixschleimes.

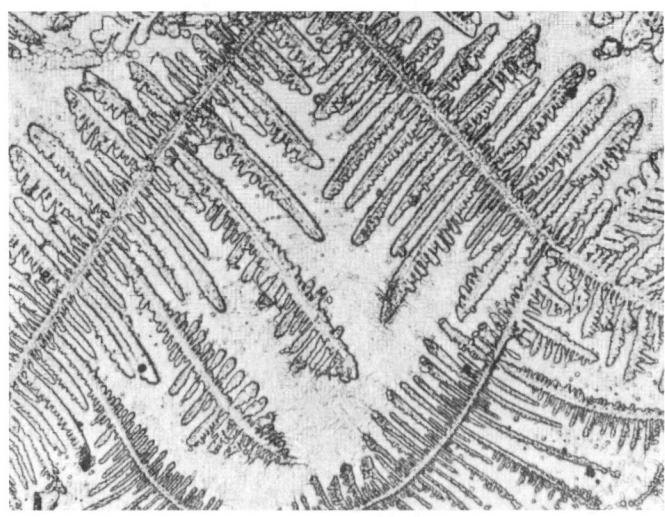

Abb. 13-28   Farntest oder Farnkrautphänomen, auch als Arborisationsphänomen bezeichnet.

das ungefärbte Präparat unter dem Mikroskop, so findet man in der präovulatorischen Phase sehr deutlich farnkrautähnliche Strukturen über dem gesamten Gesichtsfeld (Abb. 13-28) als Zeichen der Kristallisation. Dieses Kristallisationsvermögen beruht auf einer erhöhten Konzentration von Salzen, besonders Kochsalz und Proteinen im Zervixsekret. Man kann diesen Test durch den sogenannten Burning-Test (s. S. 586) erweitern.

Zu 6.: Die **Muttermundsweite**: Die Öffnung des Muttermundes und des Zervikalkanals nimmt mit ansteigender Östrogenkonzentration zu und der äußere Muttermund erreicht in der präovulatorischen Phase eine Weite von ca. 5 mm (s. Abb. 13-26).

Die Befunde 2.–5. beruhen auf hormonell bedingten **physikochemischen Veränderungen** des Zervixschleims. Sie stellen vor allem im Rahmen der Sterilitätsbehandlung (s. dort) ein wichtiges Kriterium zur Penetrationsfähigkeit des Zervixschleims für Spermien dar. Zusammen mit **immunologischen und anatomischen Gegebenheiten** werden sie dann auch als **Zervixfaktor** bezeichnet.

Diese Zeichen sind untrügliche Symptome dafür, daß

1. die betreffende Frau sich in der **präovulatorischen Phase** befindet. Damit ist die Voraussetzung für den Eintritt der Spermien in den Zervikalkanal gegeben (s. hierzu auch Kap. XVI);
2. die Frau in der Phase der **höchsten Östrogenausscheidung während des Zyklus ist**. Meist ist dies der Ausdruck eines ausgereiften sprungreifen Follikels.

Zervixindex nach INSLER (Tab. 16-2).

Als Maß für die Östrogenisierung hat der Zervixindex nach INSLER (s. auch Kap. XVI S. 586) Eingang in die klinische Routine der Ovulationsbestimmung gefunden Zur Ermittlung des Index werden die **Menge des Zervixschleimes**, seine **Spinnbarkeit**, das **Farnkraut-Phänomen** und die **Weite des Muttermundes** beurteilt und je nach Qualität in die Grade 0–3 unterteilt. Die Summe der Gradeinteilung dieser Faktoren (maximal $4 \times 3 = 12$) ergeben die **Indexzahl**. Der Zervixindex nach INSLER stellt somit eine **semiquantitative** Bestimmungsmethode für die Östrogenisierung als Ausdruck der Follikelreifung dar. Seinen höchsten Wert erreicht er unmittelbar präovulatorisch.

Bei täglicher gynäkologischer Untersuchung kann man leicht feststellen, daß von einem bestimmten Zeitpunkt an alle diese **Vorgänge zurückgehen**. Als Wende wird im allgemeinen der **Zeitpunkt kurz nach der Ovulation** angesehen; er bedeutet zugleich den Beginn der Corpus luteum-Phase. Die Auswertung dieser zyklischen Veränderungen zur Feststellung der präovulatorischen Phase bzw. der Ovulation wird als **funktionelle Zervixdiagnostik** bezeichnet.

Gestagenwirkung auf die Zervix: Zervikalkanal und äußerer Muttermund werden wieder enger gestellt; die Zervixepithelien sezernieren weniger Schleim. Der Schleim wird hochviskös und trüb. Das Farnkraut-Phänomen wird immer undeutlicher. Der eingedickte Schleim ist nicht mehr spinnbar. Der Zervixschleim bildet nach der Ovulation wieder einen zähen Pfropf, der den Halskanal fest verschließt. Spermien können jetzt nicht mehr aszendieren.

Korpusschleimhaut = Endometrium

Am Endometrium wirken sich Östrogene und Gestagene im wesentlichen nur auf die **Funktionalis**schicht aus. Die **basale** Schicht als Regenerationsschicht der Funktionalis zeigt nur geringe Veränderungen (s. auch endometrialer Zyklus S. 442).

Östrogene sind die verantwortlichen Hormone für die Regeneration (= Wiederaufbau) des Endometriums nach der Menstruation und die weitere Proliferation. Der Proliferationseffekt der endogen gebildeten Östrogene am Endometrium erreicht seinen Höhepunkt in der Zyklusmitte. Von **praktischer Bedeutung ist die Frage, welche Mengen an Östrogenen man einer Frau mit ruhendem Endometrium zuführen muß, um es zu proliferieren.**

Um eine ruhende Funktionalis soweit zu proliferieren, daß sie anschließend mit einer bestimmten Gestagendosis transformiert werden kann, benötigt man eine bestimmte Gesamtdosis an Östrogenen, die fraktioniert verabreicht wird. Diese Gesamtdosis, z. B. 25—30 mg Östradiolbenzoat i.m. (= Progynon B oleosum®) (Abb. 13-29) nennt man Aufbaudosis. Die Aufbaudosis des **oral** anwendbaren Äthinylöstradiols (Progynon C®) beträgt etwa 0,8—1,0 mg, also 0,06—0,07 mg täglich über 14 Tage alleine, danach über weitere 14 Tage mit Gestagenen.

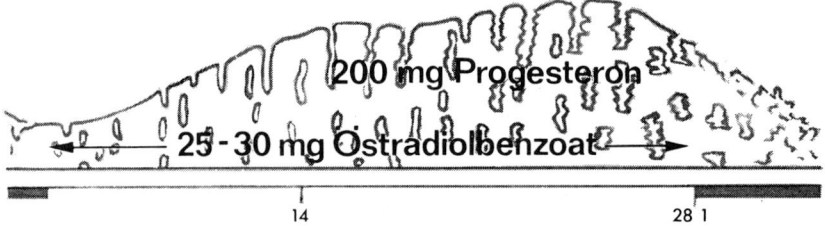

Abb. 13-29   Zum optimalen Aufbau des Endometriums ist eine Hormondosis von z. B. **25—30 mg Östradiolbenzoat** bzw. entsprechende orale Dosis von Äthinylöstradiol (s. Text) und **200 mg Progesteron** bzw. entsprechende Dosis eines Progestagens erforderlich.

Gestagene: Sie bewirken die sekretorische Umwandlung der proliferierten Funktionalis, die **Transformation.** Eine Funktionalis kann nur dann sekretorisch transformiert werden, wenn sie vorher durch Östrogeneinwirkung proliferiert wurde. **Auch hier ist es wichtig zu wissen, welche Mengen eines natürlichen oder künstlichen Gestagens zugeführt werden müssen, damit eine proliferierte Funktionalis sekretorisch umgewandelt und nach Gestagenentzug eine menstruationsähnliche Blutung erzielt wird.**

Um eine ausreichend proliferierte Funktionalis mit einem Gestagen zu transformieren und anschließend eine menstruationsähnliche Blutung zu erzielen, benötigt man eine bestimmte Gesamtdosis dieses Gestagens, die

Transformationsdosis

genannt wird und die ebenfalls fraktioniert gegeben wird.

Die **Transformationsdosen von Progesteron und verschiedenen Progestagenen** sind in der
Tabelle 13-1 zusammengestellt.

Tabelle 13-1   Transformationsdosen von Progesteron und Progestagenen

Progesteron und Progestagene	Gesamtdosis
Progesteron: 17-α-Hydroxyprogesteroncaproat i.m. (Proluton Depot®)	200 mg
Progestagene:	
Dehydrogesteron oral (Duphaston®)	200 mg
Medroxyprogesteronacetat oral (Clinovir®, Farlutal®)	120 mg
Lynestrenol oral (Orgametril®)	80 mg
Norethisteronacetat oral (Primolut Nor®)	60 mg
Cyproteronacetat oral (Androcur®)	20 mg
Chlormadinonacetat oral (Gestafortin®)	20 mg
Levonorgestrel oral (Microlut®)	6 mg
Desogestrel oral (in Marvelon® und Oviol®)	2 − 3 mg
Gestoden oral (in Femovan®)	2 − 3 mg

Sobald die **endogenen** (= **körpereigenen**) Ovarialhormone Östrogen und Progesteron bei
der Rückbildung des Gelbkörpers **im Zyklus abfallen**, bricht die Funktionalis zusammen
und blutet. Die **Menstruation** ist eine **Hormonentzugsblutung**.

Tuben

Die Muskulatur der Tuben wird in ihrer Motilität durch Östrogene (und Prostaglandine)
gefördert, weniger durch Gestagene. In der Follikelphase überwiegen in der Tube die
Flimmerzellen, in der Corpus-luteum-Phase mehr die sezernierenden Epithelien.

Auslösung und Stillung von Blutungen aus dem Endometrium durch Sexualsteroide

Östrogene

1. Auslösung von Uterusblutungen aus dem Endometrium durch Östrogene

Dafür gibt es **zwei Möglichkeiten**:

Es blutet aus dem Endometrium

a) wenn eine am Endometrium wirksame **Östrogenmenge plötzlich abnimmt**, z. B. durch
das Absetzen (= „Abbruch") einer Östrogenmedikation oder durch operative Entfernung der Ovarien. Die derart entstehende Blutung bezeichnet man als

Östrogenentzugs- oder -abbruchblutung (Abb. 13-30).

Erklärung: Die Endometriumproliferation durch die Östrogenwirkung kann nicht weiter
aufrechterhalten werden, es kommt zur Blutung aus dem Endometrium.

Praktische Anwendung findet dies im **Östrogentest bei der Diagnostik der Amenorrhoe**.
Kommt es nach einer Östrogen-Proliferationsdosis **nicht** zur Abbruchblutung, so besteht
eine uterine oder vaginale Agenesie oder -Atersie oder Hymenalatresie. Kommt es zur
Abbruchblutung, ist die Amenorrhoe nicht durch das fehlende Endometrium oder die

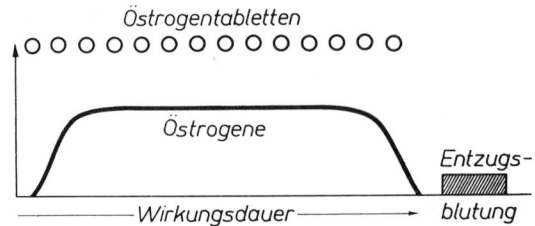

Abb. 13-30 Beispiel einer Östrogenentzugsblutung nach Verabreichung von Östrogentabletten: Aus dem Endometrium blutet es immer dann, wenn **zugeführte** Östrogene **abgesetzt** werden. Die Kapillaren des Endometriums reagieren auf jede Östrogenverminderung **sehr empfindlich!**

fehlende Abflußmöglichkeit des Blutes bedingt, sondern es liegt eine ungenügende östrogene Stimulation der Gebärmutterschleimhaut vor.

b) wenn die am Endometrium wirksame **Östrogenmenge** über längere Zeit **gleich stark** bleibt, z. B. bei **Follikelpersistenz** (s. S. 476). Die langdauernde östrogene Proliferation führt zur Hyperplasie der Gebärmutterschleimhaut (glandulär-zystische Hyperplasie). Das dadurch übermäßig proliferierte Endometrium verlangt für seine Erhaltung eine **zunehmende** Östrogenzufuhr. Bleibt der zugeführte Östrogenstrom aber gleich stark oder schwankt nur wenig, reicht die Östrogenkonzentration im Blut schließlich nicht mehr aus, um die im Endometrium entstandene übermäßige Proliferation aufrechtzuerhalten. Es entsteht ein **relativer** Östrogenmangel, der zu vasomotorischen Zirkulationsstörungen und damit zur Blutung führt. Endometriumblutungen, die aufgrund eines **relativen** Hormonmangels entstehen, werden als

Durchbruchsblutungen

bezeichnet. Kurzdauernde schwache Durchbruchsblutungen („Schmierblutungen") nennt man

Spotting.

2. Stillung von Uterusblutungen aus dem Endometrium durch Östrogene

Die Blutung aus dem Endometrium wird gestillt, wenn man einen neuen Proliferationsreiz setzt, d. h. für den Fall a), wenn man **wieder** Östrogene zuführt, für den Fall b), wenn die Zufuhr von Östrogenen **erhöht** wird.

Physiologisches Beispiel: Die Blutstillung am Ende der Menstruation durch ansteigende Östrogene zu Beginn eines jeden neuen Zyklus.

Gestagene

1. Auslösung von Uterusblutungen aus dem Endometrium durch Gestagene

Eine **Blutung** aus dem Endometrium entsteht, wenn die am Endometrium wirksame **Gestagenmenge abnimmt**, oder wenn die Gestagenzufuhr **aufhört; Voraussetzung** ist, daß die Gestagene einem durch Östrogene **proliferierten** und inzwischen transformierten Endometrium entzogen werden. Eine solche Blutung bezeichnet man als

Gestagenentzugsblutung (Abb. 13-31).

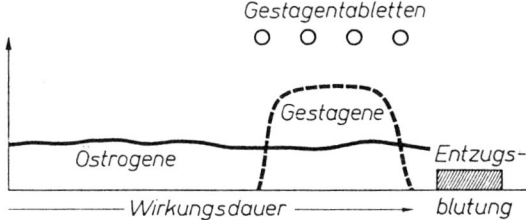

Abb. 13-31 Beispiel einer Gestagenentzugsblutung: Aus dem proliferierten Endometrium blutet es immer dann, wenn **zugeführte** Gestagene **abgesetzt** werden.

> Gestagene können nur dann auf das Endometrium wirken, wenn dieses unter dem Einfluß der Östrogene proliferiert ist.

Praktische Anwendung findet diese Erkenntnis als **Gestagentest** bei Amenorrhoe.

Es wird eine Transformationsdosis von Gestagenen gegeben. Kommt es nach Absetzen der Medikation zur Blutung, so zeigt dies an, daß der endogene Östrogenspiegel ausreicht, um das Endometrium zu proliferieren. Kommt es zu keiner Gestagen-Entzugsblutung, liegt die Ursache der Amenorrhoe entweder in einer ungenügenden Östrogenstimulation des Endometriums oder im Fehlen funktionstüchtigen Endometriums oder in Gynatresien. Die weitere Klärung bringt dann der Östrogentest (s. S. 531).

2. Stillung von Uterusblutungen aus dem Endometrium durch Gestagene

Dysfunktionelle Endometriumblutungen können durch Verabreichung von Gestagenen sehr prompt gestillt werden. Unter den künstlichen Gestagenen haben die Nortestosteronverbindungen eine besonders gute blutstillende Wirkung. Der Mechanismus der Blutstillung ist im einzelnen noch nicht bekannt.

Der blutstillende Effekt der Gestagene ist ein **pharmakologischer** und kommt in der Natur nicht vor. Die (physiologische) Blutstillung bei der Menstruation ist ein **Östrogen**effekt.

Der atrophisierende Effekt der Gestagene

Man kann die sekretorische Umwandlung einer proliferierten Gebärmutterschleimhaut mit natürlichen und künstlichen Gestagenen nicht etwa beliebig lange, sondern **höchstens 14 Tage aufrechterhalten**. Verlängert man die Gestagenbehandlung über 14 Tage hinaus (= **Langzeitbehandlung),** so kommt es bald zur **Rückbildung des Drüsenepithels**, also zu einer Atrophie des Endometriums.

> **Atrophisierender Effekt der Gestagene:**
> Die Behandlung mit **Gestagenen über 14 Tage hinaus** führt zu einer **Atrophie des Endometriums!**

Die stärkste Atrophie tritt ein, wenn man Gestagene alleine verabreicht. Gibt man gleichzeitig Östrogene, so ist der atrophisierende Effekt schwächer.

Dieser praktisch sehr wichtige Gestageneffekt wird ausgenutzt bei der **hormonalen Behandlung der Endometriose** (s. S. 177).

Wirkung der Östrogene und Gestagene auf den Uterusmuskel = Myometrium

Unter längerem Östrogeneinfluß kommt es sowohl zur **Hypertrophie** (= Vergrößerung) als auch zur **Hyperplasie** (= Neubildung) der Muskelzellen, außerdem nimmt der Flüssigkeitsgehalt der Muskelzellen und die Vaskularisation zu. Die zunehmende Östrogenstimulation im Verlaufe der Pubertät führt zu einer deutlichen Größenzunahme des Uterus (s. Abb. 13-21), wobei die bei infantilem Uterus längere Zervix im Wachstum zurückbleibt. Progesteron stellt den Uterus in gewissem Umfang ruhig, indem es die Muskulatur gegen die wehenerregende Wirkung des Hypophysenhinterlappenhormons Oxytozin desensibilisiert.

Wirkung der Östrogene und Gestagene auf die weibliche Brustdrüse

Durch Östrogene und Progesteron wird das Brustdrüsengewebe zum Wachstum angeregt und nimmt seine charakteristische duktulär-lobulär-alveoläre Struktur an. Dieser Entwicklungsprozeß wird vom Prolaktin, Wachstumshormon, Schilddrüsenhormon, Parathormon, Insulin und Kortisol unterstützt, wobei diese Hormone jedoch im Vergleich zu den Sexualhormonen nur eine untergeordnete Rolle spielen.

Östrogene: Stimulation des Wachstums und der Epithelproliferation der Milchgänge.

Gestagene: Anregung der Alveolenbildung des Drüsenparenchyms.

1.4.1.2 Extragenitale Wirkungen der Östrogene und Gestagene

Östrogene

Die Östrogene sind in vor allem für die **Ausbildung des weiblichen Habitus**, die **Fettverteilung** und die **Entwicklung der weiblichen Beckenform** verantwortlich.

1. Zentrale Wirkung:
Die gynäkologisch wichtigste extragenitale Wirkung der Östrogene ist die **Beeinflussung der Gonadotropinsekretion**. Erhöhung der Östrogene bewirkt Hemmung der LH-RH-Sekretion, eine Verminderung der FSH- und — weniger ausgeprägt — der LH-Ausschüttung. Bei Erreichen einer bestimmten Schwellendosis der Östrogene kommt es jedoch zur starken hypophysären LH-Ausschüttung (= positiver Feedback (s. S. 439)). Über längere Zeit erhöhte Östrogenspiegel führen zu einem Anstieg der Prolaktinsekretion. Ein Mangel an Östrogenen hat eine Erhöhung der Gonadotropin-Ausschüttung, vor allem von FSH, zur Folge (z. B. Postmenopause, Ovarektomie beidseits, primäre Ovarialinsuffizienz). An diese zentrale Wirkung sollte man bei Verabreichung von Sexualsteroiden (auch von Gestagenen und Androgenen) immer denken!

2. Wirkung der Östrogene auf das **vegetative Nervensystem = parasympathikotone Reaktion. Leistungssteigerung** und **Depressionshemmung.** Psychisch ist in der Östrogenphase des Zyklus im allgemeinen die Stimmungslage der Frau besser, die Libido größer.

3. Stoffwechselwirkungen:
Steigerung der Durchblutung und Zellpermeabilität. Kalzium-, Natrium- und **Wasser-retention**. Senkung des Beta-Lipoprotein-Cholesterinspiegels, Zunahme der Phospholipide. Zunahme der Bindungsproteine für Kortikosteroide (Transkortin), Schilddrüsenhormone (thyroxinbindendes Globulin = TBG) und für die Androgene (sexualhormonbindendes Globulin = SHBG), wodurch deren Bioverfügbarkeit und Stoffwechsel verändert wird.

4. Knochen:
Einbau von Kalzium und Phosphor. **Beschleunigung des Epiphysenfugenschlusses.**

5. Haut:
Proliferation. Zusammen mit adrenalen Androgenen Entwicklung der weiblichen Pubesbehaarung und Pigmentierung der Mamillen, kleinen Labien und Linea alba.

Gestagene

Gestagene zeigen in vieler Hinsicht einen den Östrogenen entgegengesetzten Effekt, insgesamt wirken sie eher **anabol**. Im Stoffwechsel besitzen sie generell eine **antiöstrogene Wirkung**.

1. Zentrale Wirkung:
Wirkung auf die Gonadotropinsekretion: Hemmung der LH und FSH Ausschüttung aus der Hypophyse. Der präovulatorische Progesteronanstieg verstärkt das positive Feedback des präovulatorischen Östradiolgipfels hinsichtlich der LH-Ausschüttung. Postovulatorisch verlängern die hohen Progesteronspiegel die Abstände der rhythmischen hypothalamischen LH-RH-Ausschüttung (Abstand der **LH-RH-Pulse** während der **Follikelreifungsphase** ca. **90 Minuten**, während der **Corpus-luteum-Phase** ca. **4 Stunden**).

2. Thermogenetischer Effekt:
Steigerung der Körpertemperatur um ca. 0,5°C. Dieser Gestageneffekt wird zur Diagnostik der Corpus-luteum-Phase klinisch angewandt (tägliche Messung der sog. Basaltemperatur, s. S. 585). Der Effekt ist bei den meisten Progestagenen ebenfalls vorhanden.

3. Sympathikotone Beeinflussung der **vegetativen Reaktionslage.**

4. Stoffwechselwirkung:
Förderung der Stickstoff- und Natriumausscheidung (Antialdosteronwirkung). Einige **synthetische** Gestagene haben eine stark **anabole Wirkung** hinsichtlich des Eiweißaufbaues. Sie fehlt beim Progesteron und seinen Derivaten.

5. Haut:
Synthetische Gestagene mit partieller Androgenwirkung können die Talgdrüsenfunktion verstärken, die Kopfbehaarung hemmen und die Körperbehaarung stimulieren.

6. Virilisierender Effekt bei weiblichen Feten:
Vom 19-Nortestosteron abgeleitete Progestagene können eine Virilisierung des weiblichen Feten bewirken. Sie sollten daher bei einer **Schwangeren nicht** angewandt werden.

7. Es kann auch ein feminisierender Effekt beim männlichen Feten eintreten. Progestagene, die etwas derartiges bewirken, werden als **Antiandrogene** bezeichnet. In der Behandlung von Androgenisierungserscheinungen werden Antiandrogene angewandt, auch bei der Hypersexualität des Mannes und beim Prostatakarzinom. Bei der Frau zur Behandlung des Hirsutismus und der Akne. Als Antiandrogen ist das Cyproteronacetat (Androcur®) (enthalten auch im Ovulationshemmer Diane-35®) im Gebrauch.

Die zyklische Beeinflussung durch die weitgehend gegensätzlich wirksamen Östrogene und Gestagene führt bei der Frau zu einem wesentlich labileren Gleichgewichtszustand des neurovegetativen Systems und der Psyche als beim Mann.

2 Menstrueller Zyklus (Abb. 13-38)

Definitionen:

Die in der Zeit von der Menarche (= Zeitpunkt der **ersten** Regelblutung) bis zur Menopause (= Zeitpunkt der **letzten** Regelblutung) periodisch wiederkehrenden Veränderungen am **Ovar** und am **Endometrium** bezeichnen wir als Zyklen.

Man unterscheidet

zyklische Veränderungen an den **Ovarien = ovarieller Zyklus** und

zyklische Veränderungen am **Endometrium = endometrialer Zyklus**.

Der Zyklus beginnt mit der **Menstruation**, auch Menstruationsblutung, Menses oder Regelblutung genannt. Ein Zyklus dauert normalerweise 28 ± 3 Tage, d. h. vom **ersten** Tag der Blutung bis zum **letzten** Tag vor der neuen Blutung vergehen 28 Tage, wobei eine **Verkürzung** oder eine **Verlängerung** des Zyklus um 3 Tage noch als **physiologisch** anzusehen ist.

Der **ovarielle Zyklus** wird von den **gonadotropen Hormonen** des Hypophysenvorderlappens und durch das Ovar selbst **gesteuert**, der **endometriale Zyklus** von den **Sexualsteroiden** des Ovars.

Die Ovarialfunktion beinhaltet die Follikelreifung mit Ovulation und nachfolgender Bildung des Gelbkörpers sowie die damit zusammenhängende Biosynthese und Sekretion von Sexualsteroiden. LH und FSH setzen die Ovarialfunktion in Gang und erhalten sie aufrecht. Die Stimulation der Gonadotropinsynthese und -Freisetzung erfolgt durch das hypothalamische Gonadotropin-Releasing-Hormon. Die Sekretionsprodukte des Ovars 17-β-Östradiol und Progesteron üben ihrerseits hemmende oder fördernde Einflüsse auf die Funktion dieser übergeordneten Zentren aus. Somit bilden **Hypothalamus, Hypophyse und Ovar einen funktionellen** Regelkreis.

Selbststeuerung des Zyklus durch den Regelkreis

Rückkopplungs-(Feedback-)Mechanismen

Übergeordnetes Zentrum im Regelkreis der weiblichen Sexualfunktion ist der **Hypothalamus**. Hier finden sich neben den **Rezeptoren für viele periphere Hormone** auch Schaltstellen für die Einflüsse aus der **Umwelt**.

Der Hypothalamus gibt in ein- bis zweistündigen Sekretionsschüben Gonadotropin-Releasing-Hormon (GnRH) an die Hypophyse ab. Auf diese intermittierende Stimulation durch GnRH reagiert der HVL mit der Synthese und Freisetzung von FSH und LH. Unter dem Einfluß von FSH und LH kommt es zur Follikelreifung und Hormonsynthese im Ovar. Mit der Follikelreifung nimmt die Östradiolbildung zu. Östradiol übt nun (neben der Beeinflussung des Hypothalamus) eine differenzierte Rückwirkung **direkt** auf die Hypophyse aus (s. auch S. 406). Zunächst kommt es durch kontinuierlichen Östradiolanstieg im Serum zu zunehmender **Hemmung** der Gonadotropinfreigabe (vor allem FSH) aus der Hypophyse (= **neg. Feedback**). Überschreiten jedoch die Serum-Östradiolkonzentrationen ausreichend lange einen gewissen Schwellenwert, so wird die hemmende Wirkung unterbrochen und eine **abrupte Entleerung** der hypophysären Gonadotropinspeicher induziert (= **pos. Feedback**). Daraus resultiert ein ausgeprägter Anstieg der Serum-Gonadotropine (Mittzyklusgipfel s. S. 417) vor allen von LH, der zur vollen Ausreifung des präovulatorischen Follikels, zur Ovulation und der Bildung des Corpus luteum führt und mit der Entleerung der hypophysären Gonadotropinspeicher endet. Die hohen Sexual-Hormonwerte der Lutealphase bedingen wieder eine Bremsung von Hypophyse und Hypothalamus und damit verminderte Gonadotropinsekretion. Die danach erniedrigte LH-Sekretion unterhält für etwa 14 Tage die Progesteronbildung im Corpus luteum. Progesteron blockiert u. a. das Wachstum anderer präovulatorischer Follikel. Mit Eintreten der Lyse des Corpus luteum wird die Progesteronblockade des Follikelwachstums aufgehoben und ein neuer Zyklus kann beginnen.

Die Wechselbeziehungen zwischen Ovar und Hypophyse-Hypothalamus kann man als „long Feedback" denjenigen zwischen Hypophyse und Hypothalamus als „short Feedback" gegenüberstellen. Unter „Ultrashort Feedback" versteht man den regulierenden Einfluß eines Hormons auf die eigene Synthese und Sekretion im Bereich seines Bildungsortes.

Die Bildung der Steroidhormone **Östrogene** und **Progesteron** beim Ablauf der zyklischen Veränderungen im **Ovar** (Follikelreifung, Ovulation und Gelbkörperbildung) und ihre zeitliche und mengenmäßige Anpassung an den jeweiligen Bedarf läßt sich nur verstehen, wenn man das Ovarium als Glied eines **Funktionskreises** betrachtet. Entscheidendes Kriterium eines solchen Funktionskreises ist, daß seine Glieder sich in der Hormonproduktion **gegenseitig im Gleichgewicht** halten, d. h. sie „steuern sich selbst".

Solange die drei Glieder dieses Regelkreises Hypothalamus, Hypophysenvorderlappen (HVL) und Ovarien intakt sind, läuft der Zyklus in seiner hormonalen Steuerung regelrecht ab. Dagegen werden bei Störung **eines** Gliedes auch die **anderen** Glieder in Mitleidenschaft gezogen. Das macht verständlich, daß die in der Praxis so häufigen **Störungen der Ovarialfunktion sehr verschiedene Ursachen haben können, die von den verschiedenen Stellen dieses Funktionskreises ausgehen** (s. Kap. XIV).

Gekoppelte andere Funktionskreise

Hinzu kommt noch, daß der Funktionskreis Hypothalamus — HVL — Ovarien mit einer Reihe **anderer Funktionskreise** dadurch gekoppelt ist, daß diese Regelkreise alle dasselbe übergeordnete Zentralsystem Hypothalamus — HVL gemeinsam haben.

Die wichtigsten gekoppelten Kreise sind: der **Schilddrüsen-** und der **Nebennierenrinden-**Funktionskreis (Abb. 13-32).

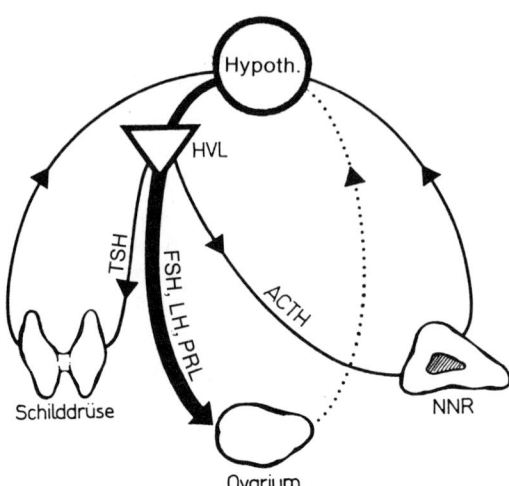

Abb. 13-32 Die peripheren endokrinen Drüsen, z. B. die Ovarien, Schilddrüse, Nebennierenrinde sind dadurch eng miteinander gekoppelt, daß sie einem **gemeinsamen Zentralsystem untergeordnet** sind, nämlich dem Zwischenhirn mit dem Hypophysenvorderlappen.

Dementsprechend können **Störungen der Ovarialfunktion und damit des menstruellen Zyklus** auch **durch Störungen der Schilddrüse und der Nebennierenrinde bedingt sein**, weil jede Störung in einem dieser Kreise den gekoppelten Kreis Hypothalamus − HVL − Ovarium in Mitleidenschaft zu ziehen vermag.

Eine **Störung der Ovarialfunktion** kann ausgehen:
1. von den **Ovarien** selbst,
2. vom **Hypothalamus** (einschließlich Umwelteinflüsse),
3. vom **Hypophysenvorderlappen** und
4. von der **Schilddrüse, Nebennierenrinde und anderen peripheren Drüsen**.

Die Reaktionen der Ovarien auf die Gonadotropine und die Wirkung der Steroidhormone auf den endometrialen Zyklus werden nachfolgend besprochen.

2.1 Ovarieller Zyklus (Abb. 13-33)

Ovarieller Zyklus = die im **Ovarium** während der Geschlechtsreife ablaufenden zyklischen Veränderungen.

Wir unterscheiden beim Ovarialzyklus zwei Phasen, weswegen er auch als **biphasisch** bezeichnet wird:

1. Phase = Follikelreifungsphase
(Dauer 1.−12. (bis 14.) Zyklustag: Reifung und Wachstum eines Follikels, der als **Drüse innerer Sekretion** östrogene Hormone in das Blut abgibt. Die Östrogene bewirken die

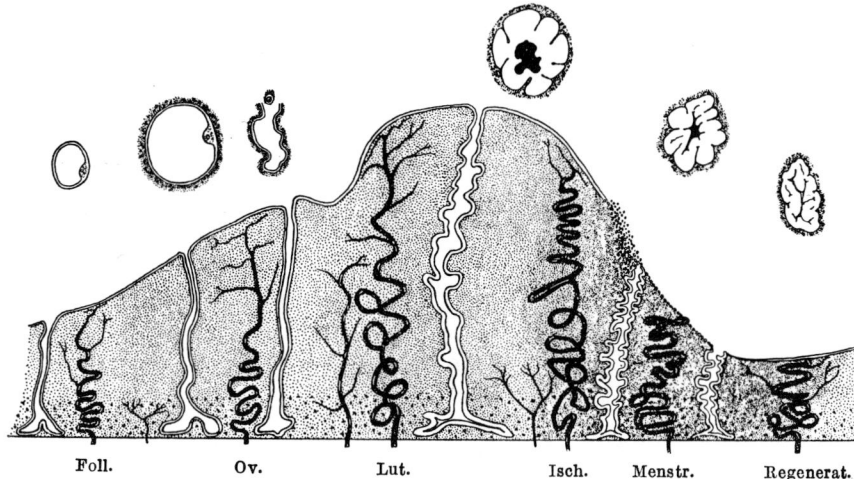

Foll.   Ov.   Lut.   Isch.   Menstr.   Regenerat.

Abb. 13-33 Die Beziehung zwischen den zyklischen Veränderungen am Ovarium (Follikelreifung, Ovulation und Corpus-luteum-Bildung) und am Endometrium (Stroma, Drüsenschläuche und Spiralarterien) (nach BARTELEZ).

Foll. = Follikelreifungsphase
Ov. = Ovulation
Lut. = Lutealphase
Isch. = prämenstruelle Ischämie
Menstr. = Menstruationsblutung
Regenerat. = Regeneration des Endometriums

Proliferation des Endometriums mit Bildung langgestreckter Drüsen. Etwa zwischen dem 12. und 14. Tag springt der reife (= Graaf'sche) Follikel und stößt das Ei aus = **Ovulation**.

Die Ovulation ist das zentrale Ereignis des Ovarialzyklus.

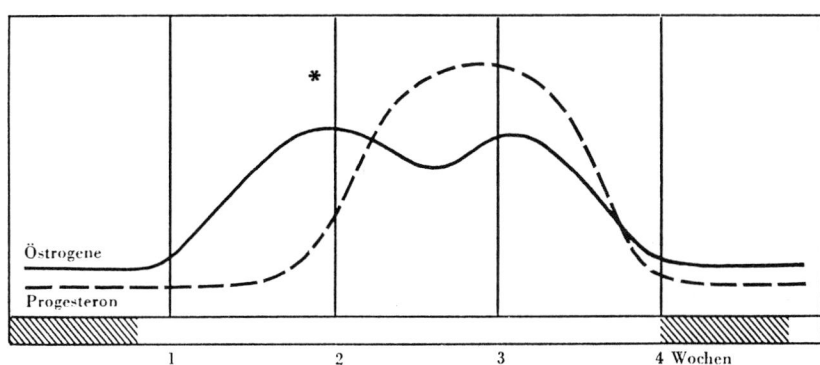

Östrogene

Progesteron

1   2   3   4 Wochen

Abb. 13-34 Verlauf der Östrogen- und Progesteronkurve während eines normalen Zyklus (* = Ovulation).

2. Phase = Corpus-luteum-Phase = Lutealphase
(Dauer 13. (14.) bis 28. Zyklustag). Aus dem gesprungenen Follikel bildet sich eine **neue endokrine Drüse**, das **Corpus luteum** (mit Vaskularisations-, Sekretions- und Regressionsstadium), das außer dem **Progesteron** auch **Östrogene** erzeugt. Das **Progesteron** bewirkt die **sekretorische Umwandlung** (= Transformation) des proliferierten Endometriums. Die Östrogene sind notwendig, um die transformierte Schleimhaut aufrechtzuerhalten. Progesteron wird in geringen Mengen auch vor der Ovulation erzeugt. Bleibt die Befruchtung des Eies aus, so kommt es zu Rückbildungsvorgängen im Corpus luteum und damit zum steilen Abfall der Östrogen- und Progesteronkonzentration im Blut (Abb. 13-34). Dieser steile Abfall löst die Blutung am Endometrium, d. h. die Menstruation, aus.

Die Menstruationsblutung ist eine **Hormonentzugsblutung**.

2.2 Endometrialer Zyklus

Endometrialer Zyklus = die am **Endometrium**, und zwar in der Funktionalis ablaufenden zyklischen Veränderungen (Abb. 13-35 bis 13-37).

Der **Regenerationsphase** (Abb. 13-35) folgt die

Proliferationsphase

= Aufbau der Funktionalis. Die Epithelien sprossen aus der Basalis heraus und strecken sich zu Drüsen (Dauer 5. – 13. [bis 14.] Zyklustag).

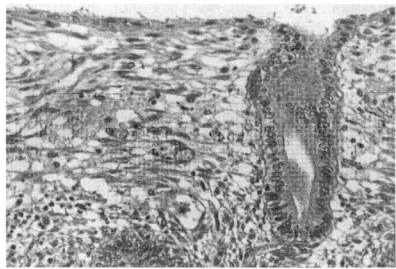

Abb. 13-35   Regenerationsphase (Vergrößerung etwa 50fach).

Kennzeichen (Abb. 13-36 a u. b):

1. **Drüsenschläuche** gestreckt, eng (Abb. 13-36a); Drüsenepithelien: Zellkerne basal (Abb. 13-36 b), spindelig geformt; Mitosen als Zeichen der Zellteilung.
2. **Spiralarterien** im Stroma; Anzahl gering, noch keine Schlängelung.

Sekretionsphase = Transformationsphase
(Dauer 15. – 28. Zyklustag) = **Umbauphase**. Umbau der Funktionalis zur Vorbereitung auf die Einnistung des Eies.

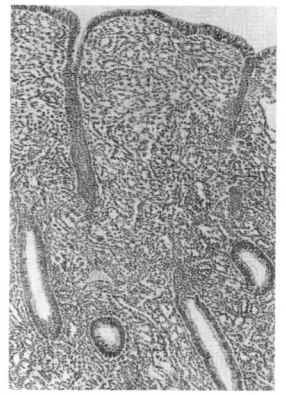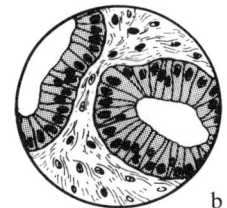

Abb. 13-36 a Proliferationsphase (Vergrößerung etwa 50fach); b Proliferationsphase, Drüsenschläuche im Querschnitt (Vergrößerung etwa 400fach).

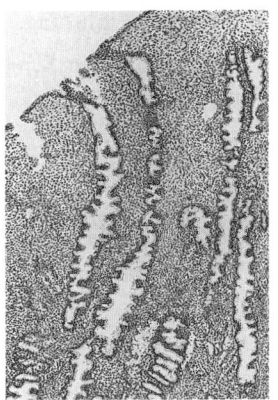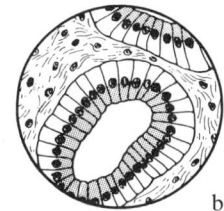

Abb. 13-37 a Sekretionsphase (Vergrößerung etwa 50fach); b beginnende Sekretionsphase, Drüsenschläuche im Querschnitt (Vergrößerung etwa 400fach).

Kennzeichen (Abb. 13-37 a u. b):

1. Drüsenschläuche geschlängelt und weit; Drüsenepithelien: In den Zellen treten die ersten Zeichen der **Sekretion** nach der Ovulation auf: subnukleäre **helle Vakuolen**, gefüllt mit **Glykogen** und **Schleim** (Abb. 13-37 b). Die jetzt fast runden Zellkerne werden dadurch zum Lumen hingedrängt.

Die hellen subnukleären **Vakuolen** sind die **ersten Sekretionszeichen** (1. – 3. Tag nach der Ovulation) = **diagnostisch wichtig als erste morphologische Zeichen der Progesteronwirkung** = frühe Sekretionsphase.

Wenn die Epithelien ihren Inhalt in das Drüsenlumen abgegeben haben, kehren die Zellkerne wieder zur Zellbasis zurück.

2. **Spiralarterien** im Stroma: Anzahl nimmt zu, starke Schlängelung, Aufteilung in Kapillaren in den oberen Partien der Funktionalis (Abb. 13-33).

3. **Prädeziduale Umwandlung der Stromazellen** des Endometriums in der späteren Sekretionsphase: Vergrößerung der Stromazellen; „Deziduazellen", **deziduale Reaktion**, Einlagerung von Glykogen auch in das Stroma.

Die letzten 2—4 Tage der Sekretionsphase kann man auch als **Regressionsphase** bezeichnen. Die Schleimhaut verliert an Turgor, die Drüsen nehmen eine **charakteristische Sägeform** an.

Desquamationsphase = Blutungsphase = Menstruation (Dauer 28. bis 2. Zyklustag).

Kennzeichen: Blutaustritt aus den Spiralarterien, Blutung ins Gewebe, Schleimhautschrumpfung und -zerfall, schließlich Abstoßung des Endometriums bis auf die Basalis, die als eine etwa 1 mm dicke Schicht mit epithelentblößter Oberfläche (= Wundfläche) übrigbleibt.

Die Spiralarterien sprechen in hohem Maße auf hormonale Reize, speziell auf Gestagene, an. Nimmt die Menge der Östrogene und des Progesterons im Blutspiegel ab, so bricht der oberste Anteil der Schleimhaut zusammen; es kommt zu Blutungen aus den fragilen Kapillaren der Spiralgefäße und dadurch zur intraendometrialen Blutung.

Es blutet so lange, bis die entstandene Wundfläche von der basalen Schleimhaut her durch Proliferation wieder epithelisiert wird, was normalerweise etwa 6—7 Tage dauert.

Danach folgt erneut die:

Regenerationsphase = Phase der **Reepithelisierung**.
Setzt am 3. bis 4. Tag nach dem Beginn des Zerfalls der Funktionalis ein (Abb. 13-35).

Die Funktionalis ist abgestoßen. Die Wundfläche wird durch neuentstehendes Epithel gedeckt, das aus jedem Drüsenrest heraussproßt.

3 Die Menstruation (= Regelblutung)

Wenn es aus der Gebärmutter **blutet**, so bestehen **zwei Möglichkeiten**:
1. Es handelt sich um eine **Menstruationsblutung**, die einzige normale, d. h. **physiologische** Uterusblutung.
2. Es handelt sich **nicht** um eine **Menstruationsblutung**. In diesem Fall spricht man zunächst ganz allgemein von einer „Uterusblutung", deren Ursache so schnell wie möglich geklärt werden muß.

Zu 1.: Voraussetzung zur Bezeichnung als „Menstruation".

Eine **echte** Menstruationsblutung liegt nur dann vor, wenn der Blutung ein Aufbau des Endometriums durch **körpereigene** Ovarialhormone vorausgegangen ist, das Endometrium **sekretorisch umgewandelt** wurde und schließlich die Endometriumblutung eine Folge des Abfalls **dieser** Hormone ist. Dementsprechend darf man nur dann von einer **Menstruation** sprechen, wenn in dem vorausgegangenen Zyklus im Ovar ein **Corpus luteum** gebildet wurde, d. h. eine **Ovulation** stattfand.

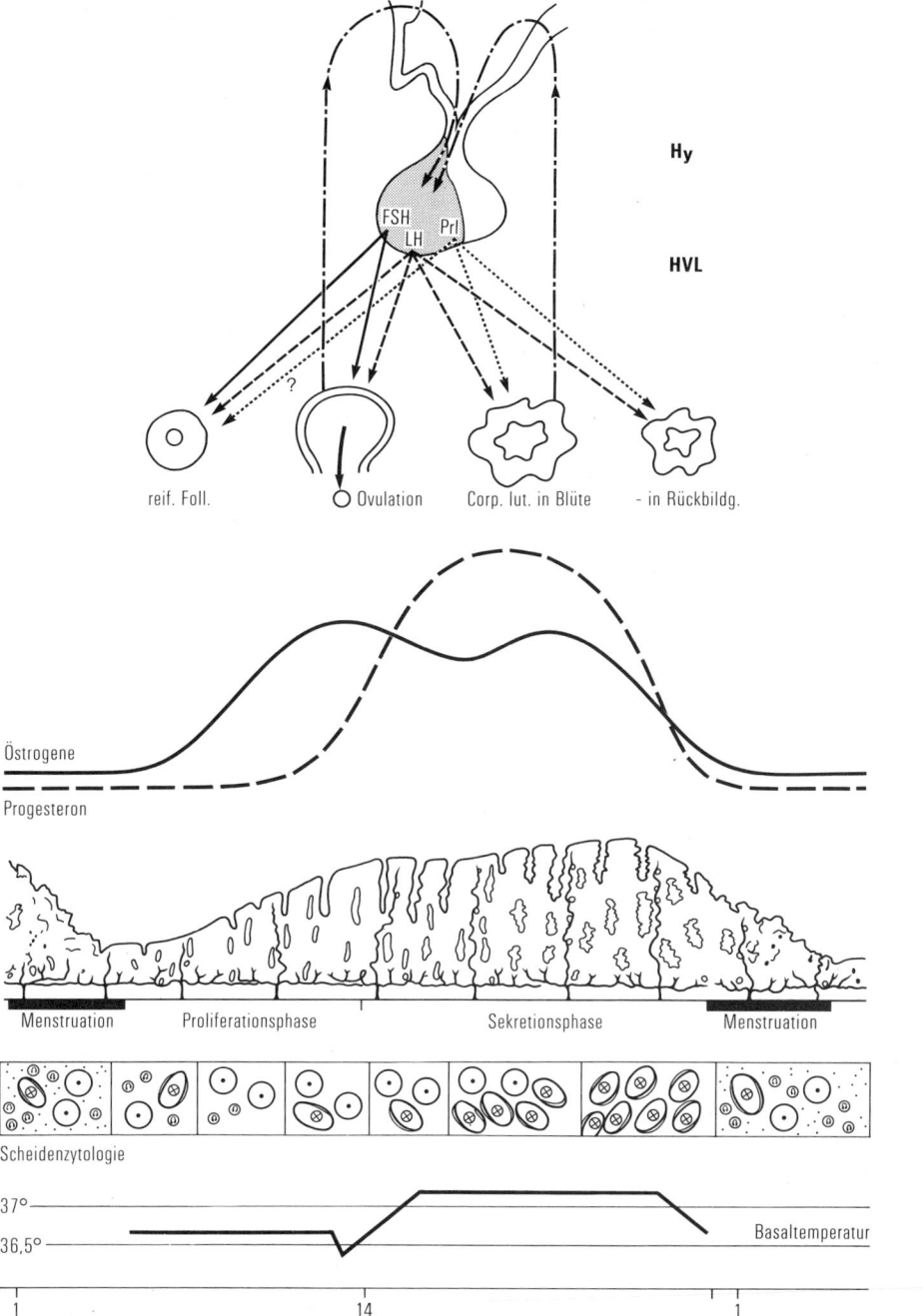

Abb. 13-38 Schema der Beziehungen zwischen dem Hypothalamus, Hypophysenvorderlappen, Ovar und Endometrium. Darunter die Scheidenzytologie und der normale Verlauf der Basaltemperaturkurve. In der obersten Abbildung ist aus Gründen der Übersichtlichkeit auf die Darstellung der Hormonrückkopplung zum Tl. verzichtet worden.

Zu 2.: Für jede sonstige „Uterusblutung" gibt es grundsätzlich **drei weitere Möglichkeiten:**

a) Es blutet, weil ein lokaler **organischer Prozeß** vorliegt, eine sogenannte Terrainstörung (z. B. ein Karzinom).

b) Es blutet aus dem Endometrium, weil eine **hormonale Störung** vorliegt, die zu einer Verminderung des Östrogen- oder Progesteronspiegels geführt hat, man spricht dann von **dysfunktionellen Blutungen.**

c) Zu Blutungen aus dem Endometrium kommt es auch, wenn **Östrogene** oder **Gestagene**, die zu **diagnostischen** oder **therapeutischen** Zwecken zugeführt wurden, plötzlich **abgesetzt** werden. Selbstverständlich sind auch diese Blutungen Hormonentzugsblutungen, dürfen aber nicht als Menstruation bezeichnet werden, da sie nicht durch **körpereigene** Hormone ausgelöst sind.

Folgende Begriffe zur Menstruation sollte man kennen:

Die **Menarche = Erstblutung** oder erstes Auftreten einer monatlichen Regelblutung. Die Menarche tritt in unseren Breiten meist zwischen dem 12. und 15., im Mittel im 13. Lebensjahr auf.

Die **Menopause** = Zeitpunkt der **letzten** Blutung. Sie tritt heute etwa mit dem 51.–52. Lebensjahr ein (s. Kap. XV).

Menstruatio praecox bedeutet das verfrühte Auftreten der Menarche, d. h. etwa in der Zeit zwischen dem 9.–11. Lebensjahr oder noch früher.

Menstruatio tarda = verspätetes Auftreten der Menarche, d. h. nach dem 15.–16. Lebensjahr.

Als **kritische Altersgrenze** für die erste Regelblutung gilt das **18. Lebensjahr.** In seltenen Fällen kommt es auch noch danach zu einer Menstruatio tarda. Bei später Menarche kommt es oft auch während der Geschlechtsreife zu Zyklusstörungen.

Ist aber die **Menarche zwischen dem 16.–18. Lebensjahr nicht eingetreten,** so spricht man von einer **primären Amenorrhoe.**

Bei der Menstruation unterscheidet man

1. **Dauer**
2. **Stärke** und
3. **Häufigkeit**

Zu 1. **Dauer:** Die Menstruation dauert normalerweise 3–5 Tage.

> Eine Menstruationsblutung, die über den 7. Tag hinausgeht, ist nicht mehr als normal zu bezeichnen.

Zu 2. **Stärke = Blutverlust:** Der normale Blutverlust während einer Menstruation liegt zwischen 20 und 100 ml, im Mittel bei 50 ml. Er ist am ersten Tag der Blutung meist geringer, am zweiten und dritten Tag etwas stärker. Am vierten und fünften Tag läßt die Blutung dann langsam nach und hört schließlich auf. Der Blutverlust läßt sich annähernd aus der Menge der verbrauchten Vorlagen abschätzen.

Das Menstruationsblut ist wegen lokaler Fibrinolyse ungerinnbar.

Täglich verbrauchte Vorlagen	Blutungsstärke = „Regelstärke"
2	gering
3—4	normal
über 5	Hypermenorrhoe = krankhafter Zustand

Menstruationshygiene

Grundsätzlich können entweder Vorlagen oder Tampons verwendet werden. Wechsel zweimal täglich. Man sollte Frauen während der Menstruation das Duschen nicht verbieten, aber Bäder möglichst nicht zulassen. Im allgemeinen ist gegen die Anwendung von **Tampons** nichts einzuwenden. Sie erhöhen die „Bewegungsfreiheit" der Frau. **Nicht** verwandt werden sollten **Tampons** aber, wenn im Bereich des Genitale eine **Entzündung** vorliegt. Bei Anwesenheit von Staphylococcus aureus und gleichzeitigen Epitheldefekten kann es zum **toxischen Schocksyndrom** kommen.

Ansonsten sollte der Tagesablauf und die berufliche Tätigkeit der Frau durch die normale Menstruation unbeeinflußt bleiben, auch sportliche Betätigung ist erlaubt. Kohabitationen sollten wegen verstärkter Gefahr der Keimaszension (Adnexitis!), aber auch aus ästhetischen Gründen, nicht erfolgen.

Zu 3. **Häufigkeit**: Am häufigsten ist der **28**tägige Zyklus; d. h. vom ersten Tag der Menstruation bis zum letzten Tag vor der neuen Menstruation vergehen 28 Tage.

Schwankungen zwischen 24 und 31 Tagen gelten noch als physiologisch.

Zyklen in 21—23-tägigen Abständen werden als **Polymenorrhoe** bezeichnet. Die kürzeste Dauer innerhalb derer noch ein biphasischer Zyklus möglich ist, stellt ein Zyklusabstand von 21 Tagen dar (s. Kap. XIV).

Zyklen, die länger dauern als 31 Tage, werden als **Oligomenorrhoe** bezeichnet (s. Kap. XIV).

Zur Aufzeichnung der Regelanamnese benutzt man das Schema nach KALTENBACH (Abb. 13-39).

Im klinischen alltäglichen Gebrauch werden folgende **Abkürzungen** benutzt: M. = Menarche. L. M. = letzte Menstruationsblutung = 1. Tag der letzten Menstruationsblutung (manchmal auch als L. R. oder L. P. [letzte Regel bzw. Periode] bezeichnet). Unter der Abkürzung 28—30/3—4 versteht man folgendes: Die Frau hat einen Zyklus von 28—30 Tagen und eine 3- bis 4tägige Blutungsdauer.

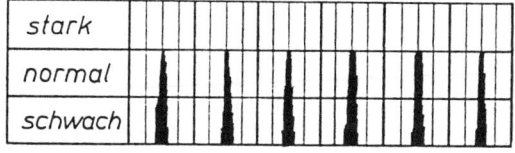

Abb. 13-39 Eintragung eines normalen Menstruationsverlaufes (= Eumenorrhoe) in das Kaltenbach-Schema.

3.1 Menstruationsverschiebung

Im Leben der Frau gibt es immer wieder Anlässe, die eine Verschiebung der Menstruation um einige Tage wünschenswert erscheinen lassen. Meist handelt es sich um Zeiten, in denen psychische oder physische Belastungen erwartet werden. Auch für anstehende operative Eingriffe kann die Verlegung der Regelblutung als opportun erscheinen.

Grundsätzlich kann man unterscheiden zwischen

1. **Hinausschieben**
2. **Vorverlegen der Menstruation**

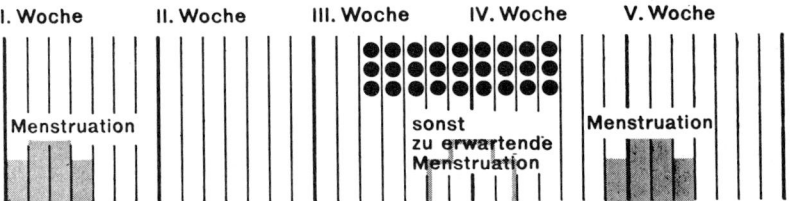

Abb. 13-40 Menstruationsverschiebung: Hinausschieben der Menstruation mit Primosiston-Tabletten bei einem verkürzten Zyklus. Mit der gleichen Behandlung kann man, wie in dem obigen Beispiel ausgeführt, auch bei normalem Zyklusablauf den Blutungstermin verschieben.

Zu 1.: Hinausschieben der Menstruation (Abb. 13-40)

Beim Hinausschieben der Menstruation gelingt dies am einfachsten mit einer Östrogen-Gestagen-Kombination wie z. B. Primosiston® oder anderen Kombinationen von Östrogenen und Gestagenen (z. B. Menova®, Duoluton®, Prosiston®, Ovulationshemmer).

Beginn mit der Tabletteneinnahme etwa 4 Tage vor dem Termin der zu erwartenden Periode. Bei ausreichender Dosierung tritt die Entzugsblutung dann etwa 2−3 Tage nach Absetzen des Präparates ein.

Beispiel: 28/3−4, mittelstark, L. M. 10. 04. Die nächste Regel wäre also am 08. 05. zu erwarten. Es wird gewünscht, daß diese um 10 Tage, also bis zum 18. 05., verschoben werden soll.

Vorgehen: Mit der Primosiston-Verabreichung (3 × 1 Tabl. tägl. oder 1 Tabl. Prosiston) wird 4 Tage vor dem ersten Tag der zu erwartenden Menstruation (0.4 05.) begonnen. Gewünscht ist, daß die Menstruationsblutung am 18. 05. eintreten soll. Dementsprechend kann man als letzten Tag der Primosiston- oder Prosiston-Verabreichung den 15. oder 16. 05. wählen.

Ist eine mehr als 10 Tage dauernde Menstruationsverschiebung erwünscht, so empfiehlt es sich, die Dosis des Östrogen-Gestagen-Gemisches etwa **nach dem 8. Tag** des Beginns der Hormoneinnahme zu **steigern**, um Durchbruchsblutungen zu vermeiden. Wegen der dann notwendig werdenden Tablettenzahl sollte man besser primär Prosiston nehmen, das die dreifache Dosis von Primosiston enthält. Eventuell Primosiston zusätzlich zur besseren Nuancierung.

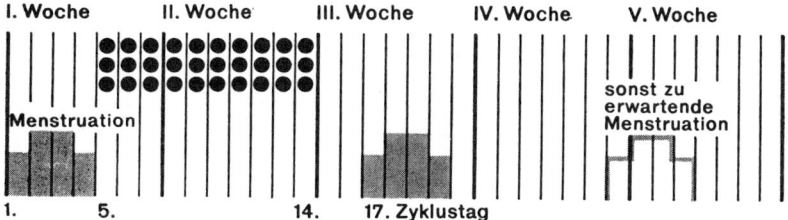

Abb. 13-41 Menstruationsverschiebung: Vorverlegung der Menstruation.

Zu 2.: Vorverlegen der Menstruation (Abb. 13-41)

Die Menstruation läßt sich selbstverständlich auch vorverlegen. Man schaltet dabei zwischen die ovulatorischen Zyklen durch entsprechende Hormongaben einen **verkürzten anovulatorischen Zyklus** ein.

Auch hierzu eignen sich am besten Östrogen-Gestagen-Kombinationspräparate (s. o.). Man kann das Östrogen-Gestagen-Gemisch ab 3.–5. Zyklustag geben bis etwa 3 Tage vor dem Tag der gewünschten Blutung. Meist wird Primosiston in einer Dosierung von 3 × 1 Tablette täglich angewandt. Ein Beispiel für die Vorverlegung der „Menstruation" mit Primosiston 3 × 1 Tablette täglich vom 5.–15. Zyklustag gibt die Abbildung 13-41. Man sollte bei einer Zyklusverkürzung daran denken, daß die nächsten Menstruationen bei zyklusstabilen Frauen nach den Abbruchblutungen meist termingerecht einsetzen.

Anhang: Bemerkung zur Benennung der künstlichen (synthetischen) Gestagene im klinischen Sprachgebrauch.

Da die Stellungnahme zu einer klinischen Nomenklaturfrage den Rahmen der Darstellung der Gestagene auf den Seiten 418–420 überschritten hätte, erfolgt sie hier am Ende des Kapitels. Therapeutische Bedeutung haben derzeit fast nur die oral (und i. m.) anwendbaren künstlichen (synthetischen) Gestagene, kaum aber die nur intramuskulär wirksamen Ester der natürlichen. Neue Entwicklungen stehen jedoch an in der Erprobung des, in einigen Ländern schon erhältlichen, mikronisierten Progesterons. Die eventuelle zukünftige orale Therapiemöglichkeit mit natürlichen Gestagenen könnte unter anderem den klinischen Bedarf für die strengere auch sprachliche Abgrenzung der natürlichen von den nicht immer wirkungsgleichen künstlichen Gestagenen in der konsequenten Anwendung des Begriffs: **Progestagene** für synthetische Gestagene mit sich bringen. Derzeit werden nämlich die therapeutisch angewandten, fast ausschließlich synthetischen, Präparate (bei fehlender Alternative zu oral wirksamen natürlichen) meist, nicht ganz korrekt, global als Gestagene bezeichnet. Obwohl es sich eigentlich um Progestagene handelt, folgen wir im Text diesem üblichen klinischen Sprachgebrauch, weisen aber durch die **häufige Anwendung auch des Progestagenbegriffs** auf diese Tatsache hin.

Es sei bemerkt, daß in einigen Lehr- und Wörterbüchern der Begriff Gestagene **nur** für die synthetischen Gestagene reserviert wird. Dem können wir uns nicht anschließen, da Gestagene der Oberbegriff ist für natürliche **und** künstliche Gestagene.

(Ähnliche Benennungsfragen ergeben sich für die durchweg oral anwendbaren veresterten oder mikronisierten natürlichen Östrogene und die nur verstärkt östrogenwirksamen synthetischen Östrogen-Präparate nicht.)

XIV Zyklusstörungen

1   Diagnostik der Zyklusstörungen

Zur Klärung der Ursache von Zyklusstörungen sind vor allem eine genaue Erhebung der **Anamnese**, besonders der **Zyklusanamnese** und eine sorgfältige **gynäkologische Untersuchung** notwendig.

Weitere Maßnahmen

In der **Praxis**

1. Messung der **Basaltemperatur**
2. Untersuchung des **Zervixschleims**
3. Vaginal**zytologie**
4. Endometriumbiopsie
5. Diagnostik der **Ovulation**
6. **Ultraschall**diagnostik (USD)
7. einfache **Hormontests** (Gestagentest, Östrogentest)

In der **Klinik (oder spezialisierten Fachpraxis)**

1. **Kürettage**
2.
2a) Hormonanalysen, d. h. quantitative Bestimmung von Hormonen und Hormonmetaboliten im Serum oder Urin (Serum: Prolaktin, FSH, LH, Progesteron, 17-OH-Progesteron, Östradiol, Testosteron, DHEAS; Urin: Pregnantriol; [17-Ketosteroide]).
2b) **Hormontests**, d. h. Funktionstests mit Hormonen (Gestagentest, Östrogentest [s. u.], Clomifentest, GnRH-[LH-RH-]Test, TRH-Test, Dexamethason-Hemmtest).
3. **Zytogenetische Untersuchungen** (besonders bei der primären Amenorrhoe finden sich Chromosomenstörungen)
4. **Laparoskopie** (Pelviskopie)
5. **Laparotomie** (selten notwendig)

1.1 In der Praxis

1. Messung der Basaltemperatur (BT)

Die Messung der basalen Körpertemperatur (= Basaltemperatur, Aufwachtemperatur (AT)) ist das einfachste Verfahren zur Prüfung der Ovarialfunktion. Für den praktischen Arzt, der Zyklusstörungen behandelt, ist sie die **erste** und **wichtigste** aller diagnostischen Methoden.

Zur Anwendung im Rahmen der Sterilitätsbehandlung s. S. 585.

Die Aufwachtemperatur einer gesunden Frau im geschlechtsreifen Alter verläuft **biphasisch** (Abb. 14-1).

a) Niedriges Niveau in der Follikelphase unter 36,9°C (36,6° bis 36,8°), = **hypotherme** Phase,

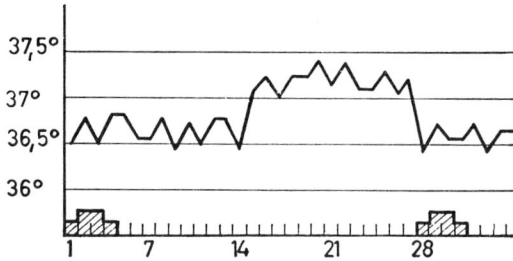

Abb. 14-1 Normale Basaltemperaturkurve: biphasischer Zyklus; Temperaturanstieg am 14. Tag.

b) erhöhtes Niveau in der Corpus-luteum-Phase über 36,9°C (37,0° bis 37,3°), = **hypertherme** Phase.

Die absoluten Temperaturwerte von a) und b) sind individuell verschieden. Ausschlaggebend ist die **Differenz**.

Der **Temperaturanstieg** (= „Temperatursprung") um etwa 0,3° bis 0,6° zwischen dem 14. und 16. Zyklustag (bei 28tägigem Zyklus) beruht auf dem **thermogenetischen Effekt des Progesterons** = Temperaturerhöhung durch Einwirkung des Progesterons auf das im Zwischenhirn lokalisierte Temperaturzentrum. Mit der Abnahme des Progesterons vor der Menstruation fällt auch die Basaltemperaturkurve ab.

Demnach dient die BT-Messung in erster Linie dem

Nachweis der Ovulation.

Aufgrund der heutigen Erfahrungen kann man sagen, daß im allgemeinen der Basaltemperatur**anstieg**

1 bis 2 Tage nach Eintritt der Ovulation erfolgt,

in seltenen Fällen auch erst 3 bis 4 Tage später.

Nach neueren Statistiken erfolgt die Ovulation bei einem 28tägigen Zyklus etwa am 12. bis 13. Zyklustag, gelegentlich auch am 14. Zyklustag.

Ausführung der Messung:
Jeden Morgen wird **unmittelbar nach dem Aufwachen** vor dem Aufstehen und möglichst immer zur gleichen Zeit die Temperatur 5 Minuten lang **rektal** gemessen. (Man kann auch oral und vaginal messen; die axillare Messung ist unzuverlässig!) Zur Messung genügt ein gewöhnliches Thermometer. Spezialthermometer sind nicht erforderlich. Die gemessenen Werte werden sofort in ein Kurvenblatt als Punkte eingetragen und die Punkte miteinander verbunden. Neben den Blutungen sind auch besondere Vorkommnisse zu vermerken (Abb. 14-2).

Besonders zu beachten:
Die Nachtruhe muß mindestens 6 Stunden betragen. Vor dem Messen dürfen möglichst **keine Bewegungen** gemacht werden (Geschlechtsverkehr, zur Toilette gehen usw.). Die einzig erlaubte Bewegung ist, nach dem auf dem Nachttisch liegenden Thermometer zu greifen und es in das Rektum einzuführen. (Das Thermometer muß am Abend vorher heruntergeschlagen werden.) — Beim Vorliegen eines krankhaften Zustandes, der eine

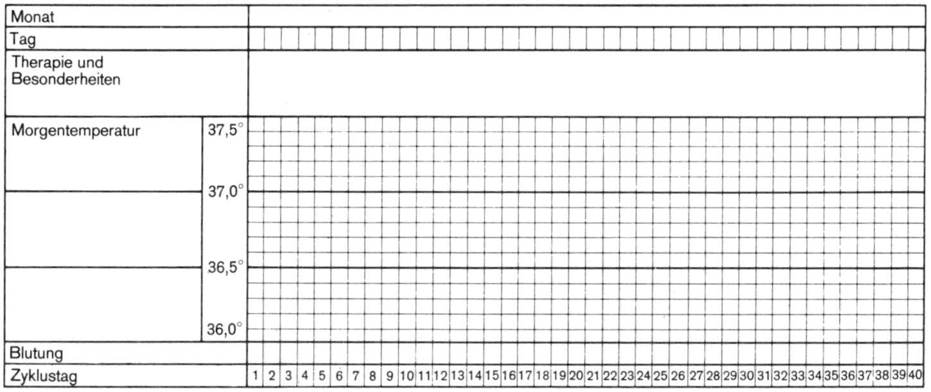

Monat																																											
Tag																																											
Therapie und Besonderheiten																																											
Morgentemperatur	37,5°																																										
	37,0°																																										
	36,5°																																										
	36,0°																																										
Blutung																																											
Zyklustag		1	2	3	4	5	6	7	8	9	10	11	12	13	14	15	16	17	18	19	20	21	22	23	24	25	26	27	28	29	30	31	32	33	34	35	36	37	38	39	40

Abb. 14-2   Formular für die BT-Kurve.

Temperaturerhöhung verursachen könnte, ist die Methode nicht anwendbar. **Schlafmittel** dürfen **nicht** eingenommen werden. Der thermogenetische Effekt des Progesterons bleibt bei Benutzung neurotroper Medikamente, z. B. Phenyläthylbarbitursäure, eventuell aus.

Eine zuverlässige Zyklusdiagnostik aus der BT-Kurve **ist nur dann möglich, wenn mindestens über 3 Zyklen gemessen wird**.

Basaltemperaturmessung und diagnostische Möglichkeiten

Anhand der Basaltemperaturkurve kann man Aussagen zu folgenden Fragen machen:

● ob ein **biphasischer Zyklus** und somit eine **Ovulation** und ein **Corpus luteum** als Ausdruck einer **normalen Ovarialtätigkeit** vorhanden sind, ferner

● zur **Dauer der beiden Zyklusphasen**,

● zum **Auftreten anovulatorischer Zyklen** = Aufdeckung eines monophasischen Zyklus.

Da 5% aller Frauen auf Progesteron nicht mit Temperaturerhöhung reagieren, ist bei monophasischem BT-Verlauf ein Versuch mit (Pro-)Gestagenverabfolgung zu unternehmen. Nur wenn dadurch ein Temperaturanstieg (fehlt evtl. bei Retroverbindungen (Duphaston®)) ausgelöst werden kann, liegt ein monophasischer Zyklus vor.

● Nachweis einer **Corpus-luteum-Insuffizienz**: Biphasischer Kurvenverlauf, jedoch vorzeitiges Absinken der Temperatur nach Anstieg (Weiteres hierzu s. S. 463).

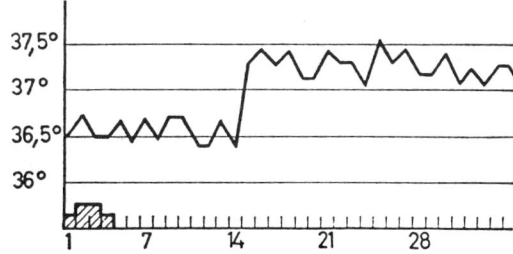

Abb. 14-3   Wenn die Basaltemperaturkurve länger als 16 Tage erhöht bleibt, ist mit einer Schwangerschaft zu rechnen (in 97% der Fälle).

● **Früherkennung der Schwangerschaft** (Abb. 14-3): **Wenn die Temperatur länger als 16 Tage erhöht bleibt, ist in 97% mit einer Schwangerschaft zu rechnen.** Während der ersten 3 Monate der Schwangerschaft bleibt die Basaltemperatur auf der Höhe der hyperthermen Phase und sinkt dann langsam ab.

2. Untersuchung des Zervixschleims = Funktionelle Zervixdiagnostik

Der vom Epithel des Zervikalkanals erzeugte leicht alkalische Schleim macht in der sogenannten „präovulatorischen Phase" auffallende Veränderungen durch.

Sie sind in Kap. XIII S. 429 und in Kap. XVI S. 586 ausführlich besprochen.

Das Auftreten dieser Veränderungen in der präovulatorischen Phase fällt zusammen mit der **höchsten Östrogenbildung** während des Zyklus. Diese Zeichen werden daher als Ausdruck der maximalen Östrogenaktivität angesehen.

3. Vaginalzytologie

Wie das Vaginalepithel auf die Ovarialhormone reagiert, wurde in Kapitel XIII dargestellt. Macht man im Verlauf des Zyklus eine Reihe von Scheidenabstrichen (Vaginal- oder Kolpozytologie, Vaginalsmear), so ergeben sich typische Zellbilder (s. S. 426).

Die Vaginalzytologie ist von Bedeutung für die Diagnostik hormonaler Störungen. Die abgeschilferten und mit dem Abstrich entnommenen Epithelzellen der Scheidenwand ergeben ein Abbild der jeweiligen Aktivität von Östrogenen und Gestagenen.

> Für den **biphasischen Zyklus** ist besonders charakteristisch der **Wechsel zwischen dem östrogenen und lutealen Zellbild** (vgl. Kap. XIII).

Meist ist zur Beurteilung der Zyklusphase bzw. der vorliegenden hormonalen Verhältnisse eine Serie von Abstrichen an verschiedenen Zyklustagen notwendig.

Ausführung des Abstrichs (Abb. 14-4): Zur Zyklus- bzw. Hormondiagnostik wird mit einem Watteträger ein Abstrich von der **seitlichen** Scheidenwand im hinteren Drittel, bei Blutungen besser von der **vorderen** Scheidenwand, gemacht (Einzelheiten über die

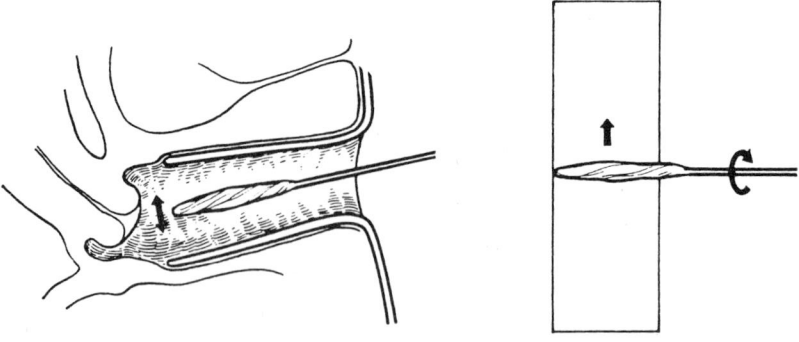

Abb. 14-4 Abstrich von der seitlichen Scheidenwand zur Hormondiagnostik.

Behandlung des Abstrichs s. Kap. III, S. 92/93). Der Abstrich wird an ein zytologisches Speziallabor gesandt oder bei entsprechenden Kenntnissen vom Untersucher selbst beurteilt. Er dient **nicht** der Karzinomfrüherkennung.

4. Endometriumbiopsie = Probebiopsie mit der Strichkürette

Die Notwendigkeit, bei Zyklusstörungen den Aufbau des Endometriums histologisch zu untersuchen, ergibt sich vor allem bei funktioneller Sterilität, Verdacht auf uterinbedingte Amenorrhoe, bei fraglichem anovulatorischem Zyklus, bei Corpus-luteum-Insuffizienz u. a.

Zeitpunkt der Entnahme: Beginn der Periodenblutung oder am besten 2 bis 3 Tage davor.

Voraussetzung: Keine Schwangerschaft, keine Adnexentzündung.

Ausführung: Die Endometriumbiopsie kann **ambulant** erfolgen. Es sind jedoch dieselben sterilen Bedingungen wie bei der Vollkürettage in der Klinik zu erfüllen! Verwendet werden Spezialküretten oder kleine scharfe Normalküretten. Nach Sondierung des Cavum uteri wird ein Gewebsstreifen von der Vorder- oder Hinterwand des Uterus entnommen. Heute wird vielfach auch die Vakuumaspiration verwendet. Bei nervösen oder besonders verkrampften Frauen ist eine Kurznarkose erforderlich.

Fixierung des Präparates: Bewährt haben sich eine 4%ige Formalin-Lösung oder eine Bouin-Lösung. Zum Nachweis von Glykogen und Mukopolysacchariden ist eine spezielle Anfärbung notwendig (Periodic-acid-Schiff (PAS) Reaktion). Das Präparat gehört in die Hand eines **erfahrenen Untersuchers**.

> **Die Strichkürettage dient allein der Zyklusdiagnostik! Bei Verdacht auf ein Karzinom (Zervix, Korpus) muß ausnahmslos eine Vollkürettage durchgeführt werden.**

5. Diagnostik der Ovulation (Abb. 14-5)

Da die Ovulation das zentrale Ereignis innerhalb des Zyklus darstellt, werden die verschiedenen Verfahren zur Bestimmung ihres Zeitpunktes — geordnet nach Häufigkeit der Anwendung — nachfolgend nochmals angeführt und in Abbildung 14-5 dargestellt.

1. Kontrolle der **Basaltemperatur**
2. Kontrolle der **Spinnbarkeit** des Zervixschleims und der
3. **Weite des Muttermundes** (in Abb. 14-5 nicht dargestellt)
4. Kontrolle des **Farnkrautphänomens**
5. **Vaginalzytologie**
6. **Endometriumbiopsie**

> **Zu den Punkten 2 bis 5:**
>
> Frühestens am **5. Tag** vor der Ovulation werden am Vaginalabstrich und an der Zervix diese Zeichen sichtbar!

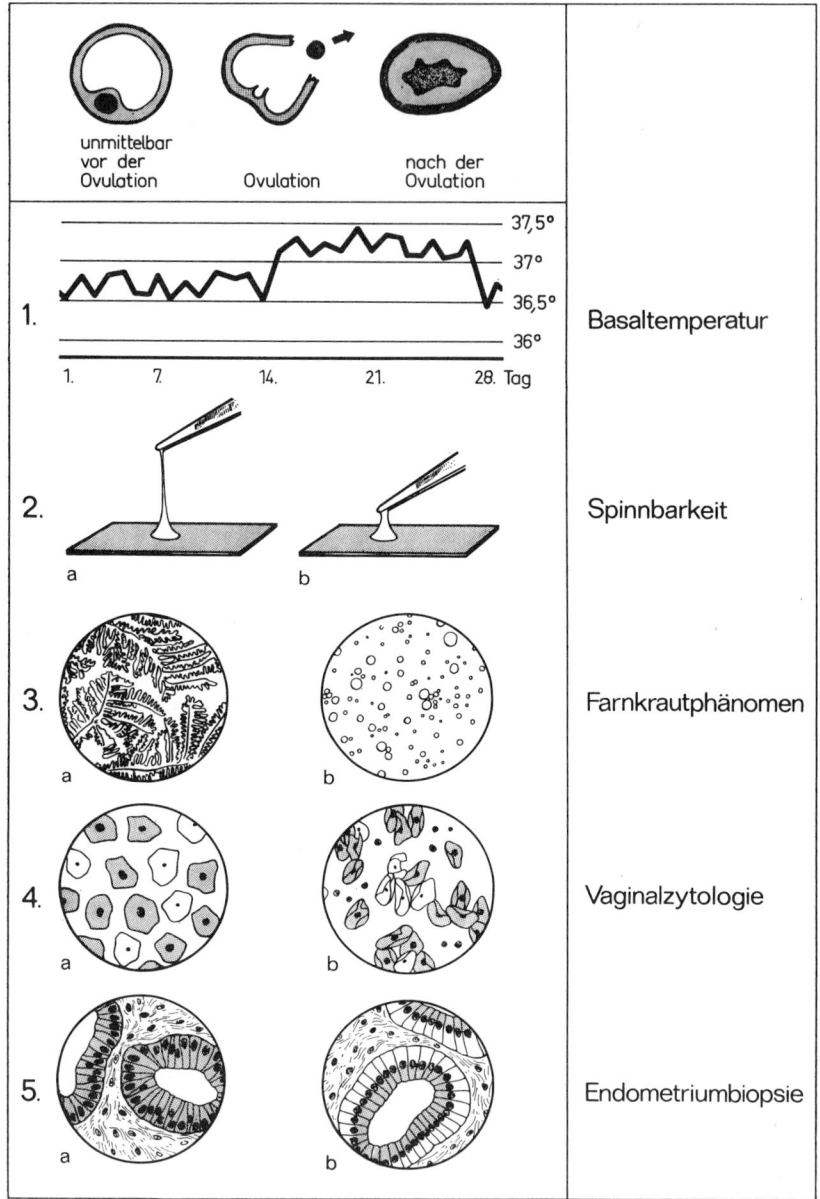

Abb. 14-5 Diagnostik der Ovulation.

Geht es darum, den Ovulationszeitpunkt möglichst exakt vorherzusagen (Sterilitätsbehandlung!), so ist es notwendig, möglichst viele, auf die Ovulation hinweisende Kriterien zu beachten. Über die genannten Punkte hinaus sollte man dann noch die Menge des Zervikalsekretes zur Beurteilung heranziehen. Die Bewertung der Faktoren: Schleimmenge, Spinnbarkeit, Farnkrautphänomen und Muttermundsweite läßt sich in einem semiquantitativen Schema nach INSLER ausdrücken (s. S. 431 u. S. 586), das die verschiedenen Kriterien subjektiv bewertet und die Summe der Bewertungsziffern in einer Meßzahl (= Zervixindex/-Score) ausdrückt.

Bei einem Zervixindex über 8 steht die Ovulation unmittelbar bevor.

Hinweis: Der Ovulationszeitpunkt kann angenähert auch von der Patientin selbst ohne Hilfe des Arztes durch BT-Messung und Beurteilung der Konsistenz des Zervixschleims ermittelt werden. Dies ist bei Frauen von Bedeutung, die eine Methode der Familienplanung ohne Hilfsmittel wünschen (s. Kap. XVII).

6. Durch **Sonographie** (= Ultraschall) läßt sich im Rahmen der Zyklusdiagnostik das Follikelwachstum beobachten und eine Schwangerschaft nachweisen oder (mit Vorbehalten) ausschließen.

7. Als einfache, aber sehr aussagekräftige **Hormontests,** lassen sich der **Gestagen- und Östrogentest** durchführen (Vorgehen und Rückschlüsse aus den Ergebnissen s. S. 530 ff.).

1.2 In der Klinik oder spezialisierten Fachpraxis

1. Vollkürettage;
2. hormonelle Untersuchungen bei Zyklusstörungen.

Das ungestörte Zusammenspiel aller am Zyklus beteiligten Hormone ist eine wesentliche Voraussetzung für dessen regelrechten Ablauf. Zur Diagnostik hormonbedingter Störungen unterscheidet man:

a) Hormonbestimmungen aus dem Blutserum/Plasma oder Urin.
b) hormonale Funktionstests.

Zu a): Heute lassen sich alle diagnostisch bedeutsamen Hormone direkt aus dem Serum oder Plasma bestimmen. Dies ist allein möglich geworden durch die Entwicklung radioimmunologischer und anderer radioligander Methoden. In der Tabelle 14-1 sind die wichtigsten Hormone sowie die Normwerte aufgeführt.

Zu b): Während der **Gestagen-** und **Östrogentest** (s. u.) leicht durch entsprechende Medikationen in der Sprechstunde durchführbar sind, erfordern differenziertere Tests spezielle Kenntnisse und die Mithilfe von Speziallaboratorien. Von diesen Tests, die an entsprechender Stelle in Durchführung und Auswertung beschrieben sind, geben

– der **Clomifentest** Aufschluß über die **Stimulierbarkeit** des hypothalamisch-hypophysär-ovariellen Systems (s. S. 530),
– der **GnRH-(LH-RH-)Test** Auskunft über die Stimulierbarkeit der Hypophyse (s. S. 533),
– der **TRH-Test** Hinweise auf Schilddrüsenstörungen als mögliche Ursache der gestörten Ovarialfunktion und auf die Bewertung einer Hyperprolaktinämie
– der **Dexamethason-Hemmtest** die Unterscheidungsmöglichkeit zwischen funktionellen und tumorbedingten Störungen der Nebennierenrinde (s. S. 525).

3. **Zytogenetische Untersuchungen** (s. S. 504).

4. u. 5. **Laparoskopie/Pelviskopie** (s. S. 606) **und** evtl. **Probe-Laparotomie** (beide stets unter klinischen Bedingungen).

Tabelle 14-1   Hormon-Normalwerte im Serum und Ausscheidung der Metaboliten im Urin während des Zyklus

Hormon	Normwerte im Zyklus pro ml Serum		
	Follikelphase	Ovulationsphase	Corp.-lut.-Phase
Serum			
Prolaktin	5 – 20 ng	5 – 20 ng	5 – 20 ng
FSH	7 – 25 mIE	19 – 36 mIE	7 – 15 mIE
LH	5 – 25 mIE	30 – 120 mIE	5 – 25 mIE
Progesteron	< 1 ng	1 – 2 ng	20 – 30 ng
17-OH-Progesteron	0,2 – 0,6 ng	0,6 – 1,5 ng	1 – 3 ng
Östradiol-17-β	50 – 80 pg	200 – 400 pg	100 – 150 pg
Testosteron	0.2 – 0.6 ng	0.2 – 0.6 ng	0.2 – 0.6 ng
DHEAS	< 2800 ng	< 2800 ng	< 2800 ng
Urin			
17-Ketosteroide (von **sehr zweifelhaftem Wert**, s. S. 525)	7 – 13 mg/24 h-Urin dto.	dto.	
Pregnantriol	4 mg/24 h	bei Erwachsenen	
	2 mg/24 h	bei Schulkindern	
	0,5 mg/24 h	bei Kleinkindern	

1.3 Differentialdiagnose atypischer vaginaler Blutungen

Jede vom normalen Zyklus abweichende vaginale Blutung muß **abgeklärt** werden. Dies gilt für **jedes** Lebensalter. **Organisch** und **dysfunktionell** bedingte Blutungen lassen sich oft vom Ablauf her gesehen gar nicht voneinander unterscheiden. Anamnestische Angaben über abnorme vaginale Blutungen und ihren Ablauf lassen zudem meist keinen Rückschluß auf die Blutungsquelle zu.

> **Merke**: Es müssen daher außer den **uterinen** auch die **extrauterinen Blutungsquellen** differentialdiagnostisch **immer** mit in Betracht gezogen werden.

An die in der Tabelle 14-2 zusammengestellten **Blutungsursachen** muß dabei gedacht werden.

Tabelle 14-2   Blutungsursachen

Ursprungsort	Bezeichnung	Ursache
Uterus	**funktionell** (physiologisch)	durch **endogene** Hormone ausgelöste **zyklische** Blutungen mit Menstruationscharakter
	dysfunktionell (dyshormonal)	durch **endogene** Hormone ausgelöste **azyklische** Blutungen ohne Menstruationscharakter
	Gestationsblutungen	gestörte Gravidität

Tabelle 14-2 Blutungsursachen (Fortsetzung)

Ursprungsort	Bezeichnung	Ursache
	organisch (Terrainblutungen) **iatrogen**	örtlich umschriebene Gefäßverletzungen bei Trauma, Infektion, Neoplasie hormonhaltige Medikamente, Antikoagulantien, Digitalis
Vagina, Vulva	organisch	Trauma, Infektion, Tumor, Endometriose
Harntrakt Gastrointestinaltrakt	extragenital	Infektion, Neoplasie, Hämorrhoiden
Hämopoetisches System	systemisch	Gerinnungsstörungen

Nur Blutungen aus dem Uterus fallen unter die Begriffsbestimmung **Zyklusstörungen**.

2 Einteilung der Zyklusstörungen

1. **Tempoanomalien** = Anomalien des Blutungs**rhythmus**
2. **Typusanomalien** = Anomalien der Blutungs**stärke**
3. **Zusatzblutungen** im biphasischen Zyklus
4. **Follikelpersistenzblutungen**
5. **Amenorrhoe**

Als **Eumenorrhoe** bezeichnet man regelrechte Zyklen von normaler Blutungsstärke und -Dauer (Abb. 14-6).

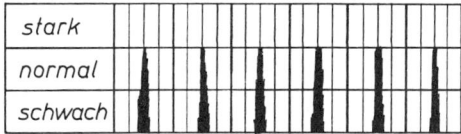

Abb. 14-6 Eumenorrhoe.

2.1 Tempoanomalien = Anomalien des Blutungsrhythmus

1. **Oligomenorrhoe**
2. **Polymenorrhoe**

Zu 1.: Oligomenorrhoe = zu seltene Regelblutung

Der Zyklus dauert länger als 31 Tage. Bei der Oligomenorrhoe (Abb. 14-7) kommt die Regel nicht alle 4 Wochen, sondern in weitaus größeren Abständen, z. B. alle 5 oder 6 Wochen oder noch seltener. Der **Zyklus** ist also im Gegensatz zur Polymenorrhoe **verlängert**.

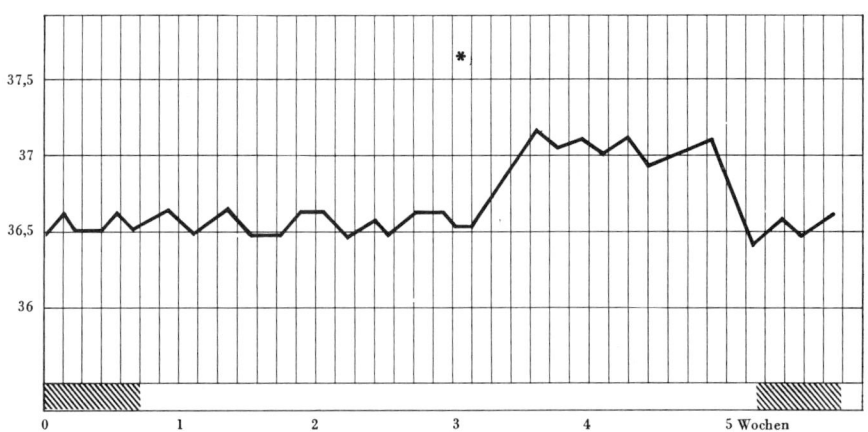

Abb. 14-7 Oligomenorrhoe = zu seltene Blutung.

Die Blutungsstärke der Oligomenorrhoe kann

schwächer = Oligo-Hypomenorrhoe oder
stärker = Oligo-Hypermenorrhoe
als die normale Regelblutung sein.

Die **Oligomenorrhoe** tritt **oft anovulatorisch** auf (s. auch Polymenorrhoe Typ III S. 465) und zwar in Folge einer **hypothalamisch-hypophysären Dysfunktion.** Häufig liegen psychische Belastungszustände zugrunde, wie sie auch bei der (dys)funktionellen Amenorrhoe beobachtet werden (s. S. 491). Es besteht eine **funktionelle Sterilität.**

Der **ovulatorischen** Form mit biphasischem Zyklus liegt fast immer eine **verzögerte Follikelreifung oder eine Follikelruhe** mit entsprechend verlängerter Follikelreifungsphase zugrunde (die Corpus-luteum-Phase hat im allgemeinen die stabilere Länge!) (Abb. 14-8 u. 14-9); es kann auch zusätzlich eine Corpus-luteum-Insuffizienz bestehen (s. Polymenorrhoe Typ II S. 463).

Diagnostik:
Basaltemperaturkurve, Psychoanamnese, Allgemeinuntersuchung, Fahndung nach konkomitierenden Endokrinopathien (z. B. Hyperprolaktinämie, polyzystisches Ovarialsyndrom, Hyperandrogenismus, Funktionsstörungen der Schilddrüse).

Abb. 14-8 Basaltemperaturkurve bei Oligomenorrhoe mit biphasischem Verlauf. Bei der Oligomenorrhoe ist so gut wie immer die Follikelreifungsphase verlängert. Die Corpus-luteum-Phase ist normal lang (* = Ovulation).

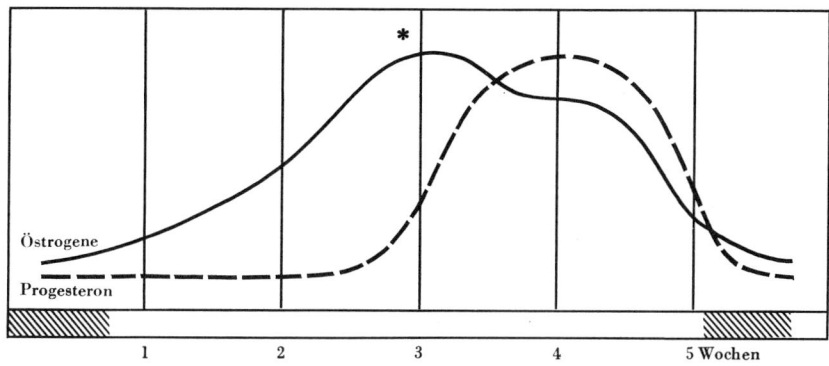

Abb. 14-9 Hormonkurve bei Oligomenorrhoe mit biphasischem Verlauf. Verlängerte Follikelreifungsphase, normal lange Corpus-luteum-Phase (* = Ovulation).

Therapie:
Im allgemeinen keine, es sei denn, die Patientin hegt

a) Kinderwunsch oder
b) Wunsch nach Zyklusregulierung.

In diesen Ausnahmefällen geht man unterschiedlich vor:

Zu a): Behandlung einer konkomitierenden Endokrinopathie oder, sofern nicht nachweisbar, bei fehlender Ovulation zentral schwach wirksame Gestagene (z. B. Duphaston® 10 mg tägl.). Manchmal stellt sich dann ein ovulatorischer Zyklus ein. Anderenfalls Ovulationsstimulierung (S. 539).

Zu b): Kombinationspräparate (z. B. Cyclo-Progynova®, Trisequens®, Progylut®).

Zu 2.: Polymenorrhoe = zu häufige Regelblutung

Zyklusabstände weniger als 24 Tage. Eine Frau mit Polymenorrhoe (Abb. 14-10) hat innerhalb eines Jahres nicht die normale Zahl von 13 Regelblutungen (bei einem Zyklus von 28 Tagen), sondern z. B. 15 bis 17 Regelblutungen. Die Regelblutungen treten also im gleichen Zeitraum häufiger auf, die Zyklen sind verkürzt.

Der Zyklus kann auf 24 bis 22 Tage, in ausgeprägten Fällen aber auch bis auf **21 Tage** verkürzt sein (= **kürzeste Dauer eines biphasischen Zyklus**).

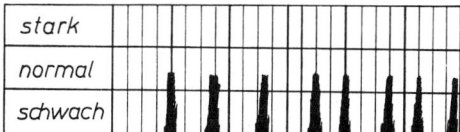

Abb. 14-10 Polymenorrhoe = zu häufige Regelblutung.

Drei mögliche Ursachen der Polymenorrhoe:

1. Die **Follikelreifungsphase ist verkürzt**   = Typ I
2. Die **Corpus-luteum-Phase ist verkürzt**   = Typ II
3. Es handelt sich um **anovulatorische Zyklen**   = Typ III

Welche der 3 Ursachen im Einzelfall vorliegt, wird am einfachsten mit Hilfe der **Basaltemperaturkurve** festgestellt.

Typ I = die Follikelreifungsphase ist verkürzt (Abb. 14-11)

Kennzeichen der **Basaltemperaturkurve** (Abb. 14-11): biphasisch, Zyklusdauer z. B. 21 Tage, verkürzte Follikelreifungsphase, normal lange Corpus-luteum-Phase. Die Temperatur steigt im dargestellten Fall am 10. Zyklustag an. Da die Ovulation etwa 1 bis 2 Tage vor dem Temperaturanstieg stattfindet, ist die Ovulation etwa am 8. Tag anzunehmen.

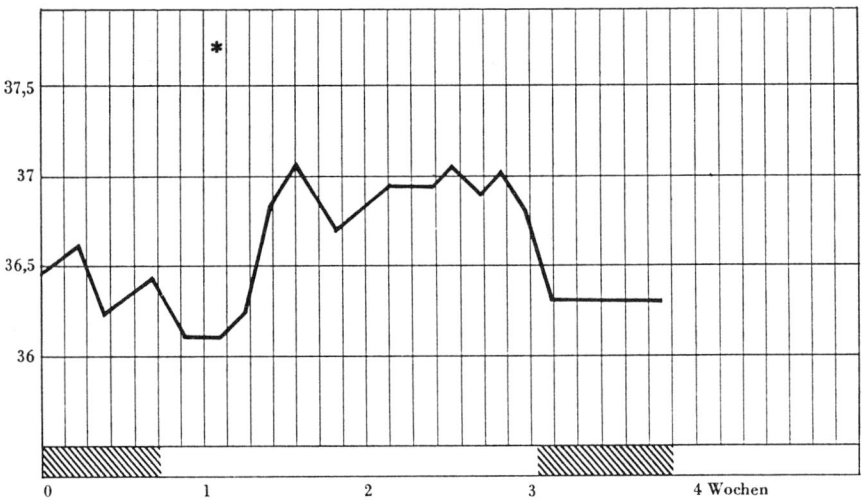

Abb. 14-11 Basaltemperaturkurve bei Polymenorrhoe **Typ I**: Ursache der Polymenorrhoe ist die verkürzte Follikelreifungsphase (* = Ovulation).

Die Ovulation bedeutet das Ende der Follikelreifungsphase. Somit dauert diese Phase in unserem Fall nur etwa 8 Tage anstatt normalerweise 12 bis 14 Tage. Die entsprechende (schematisch gezeichnete) **Hormonkurve** zeigt die Abbildung 14-12.

Therapie:

Wenn infolge der zu häufigen Blutungen eine **Anämie** entsteht, muß behandelt werden. Eine Verlängerung der 1. Zyklusphase erreicht man mit mittleren Östrogendosen, die individuell anzupassen sind.

Beispiel einer Verlängerung von 4 bis 6 Tagen (Abb. 14-13): 0,04 bis 0,06 mg Äthinylöstradiol tägl. vom 3. bis 8. Zyklustag (z. B. 2 bis 3 Tabl. Progynon C® tägl.).

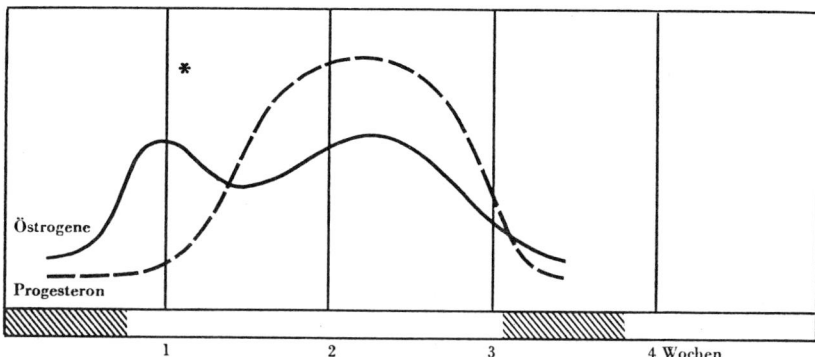

Abb. 14-12   Hormonkurve bei Polymenorrhoe **Typ I**: Ursache der Polymenorrhoe ist die verkürzte Follikelreifungsphase. Die Corpus-luteum-Phase ist normal lang (* = Ovulation).

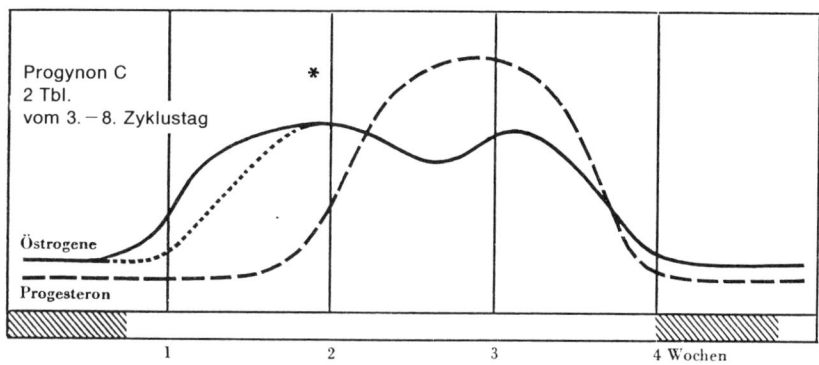

Abb. 14-13   Behandlung der Polymenorrhoe **Typ I** = verkürzte Follikelreifungsphase: vom 3.—8. Zyklustag 2 × 1 Tbl. Progynon C® tgl. Dadurch Verschiebung der Ovulation auf den normalen Zeitpunkt (12.—14. Zyklustag), so daß die Follikelreifungsphase ihre normale Länge erhält (* = Ovulation).

Typ II = die Corpus-luteum-Phase ist verkürzt (Corpus-luteum-Insuffizienz).

Kennzeichen der **Basaltemperaturkurve** (Abb. 14-14): biphasisch, normal lange Follikelreifungsphase, verkürzte Corpus-luteum-Phase.

Hormonkurve (Abb. 14-15): Ovulation zum normalen Termin, Follikelreifungsphase also normal lang, Corpus-luteum-Phase verkürzt. Zu niedrige, zu kurze und zu früh abfallende Östrogen- und Gestagenwerte. Weil die Konzentration der Östrogene und des Progesterons im Blut zu früh abfällt, blutet es zu früh. Infolge der verkürzten Corpus-luteum-Phase ist die sekretorische Umwandlung des Endometriums mangelhaft. **Das Eibett ist ungenügend** ausgebildet. Diese Frauen sind aufgrund dieser Corpus-luteum-Insuffizienz so gut wie immer **(funktionell) steril**. Ursache meist hypothalamisch-hypophysäre Dysfunktion (WHO-Gruppe II s. S.587)

Merke: **Jede Verkürzung der Corpus-luteum-Phase auf 10 Tage und darunter bedeutet funktionelle Sterilität!**

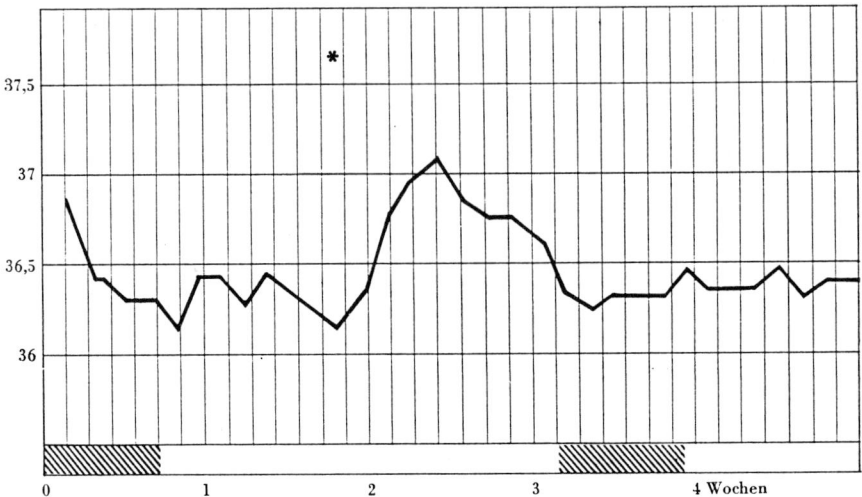

Abb. 14-14 Basaltemperaturkurve bei Polymenorrhoe **Typ II**: Ursache der Polymenorrhoe ist die verkürzte Corpus-luteum-Phase (häufigste Ursache!). Die Follikelreifungsphase ist normal lang (* = Ovulation).

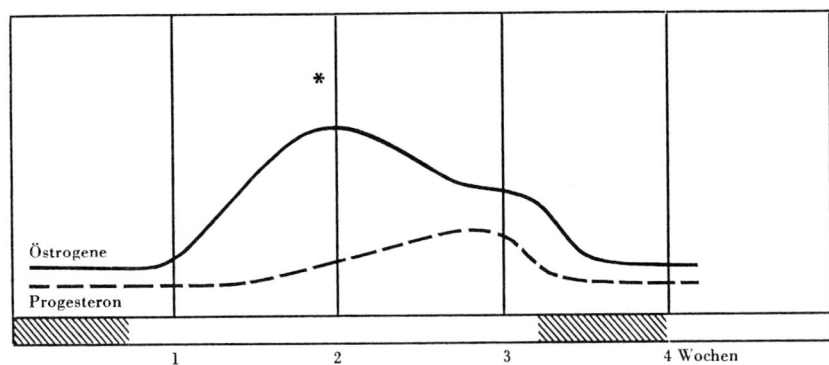

Abb. 14-15 Hormonkurve bei Polymenorrhoe **Typ II**: Verkürzte Corpus-luteum-Phase, normal lange Follikelreifungsphase (* = Ovulation).

Therapie:

Ist nur notwendig, wenn die zu häufigen Blutungen auch zugleich **zu stark** sind (Hypermenorrhoe) oder bei **Kinderwunsch**.

Prinzip: Es kommt darauf an, mengenmäßig das zu ersetzen, was fehlt, um das zu früh einsetzende Progesteron-(und Östrogen-)Absinken im Blut und damit den vorzeitigen Abbruch der Sekretionsphase des Endometrium zu verhindern.

Soll lediglich eine **Zyklusregulierung** erreicht werden, gibt man zyklisch Östrogen-Gestagen Präparate (z. B. Cyclo-Progynova®, Progylut®) oder Ovulationshemmer.

Bei **Kinderwunsch** wird gezielt die Corpus-luteum-Phase behandelt:

a) Man verlängert die Corpus-luteum-Phase durch die tägliche Gabe von 20 mg **Retroprogesteron** (Duphaston®), beginnend mit dem 3. Tag nach Temperaturanstieg über insgesamt 8 Tage (Abb. 14-16); man kann auch ein i.m.-Depot Hydroxyprogesteroncaproat (Proluton®) am 3. hyperthermen Tag verabreichen. — Da dem vorzeitigen Progesteronabfall infolge der Gelbkörperschwäche im allgemeinen auch ein Abfall der Östrogene parallel geht, kann man zusätzlich Östrogene geben (z. B. Progynon C® 1—2 Tabl. tgl.). Nortestosteronderivate anstelle von Progesteronabkömmlingen sollte man wegen möglicher androgener Beeinflussung einer eventuellen jungen Frucht vermeiden. Manche halten die Substitutionsbehandlung mit Retroprogesteron für besser als die Ovulationsauslösung mit Clomifen (s. b).

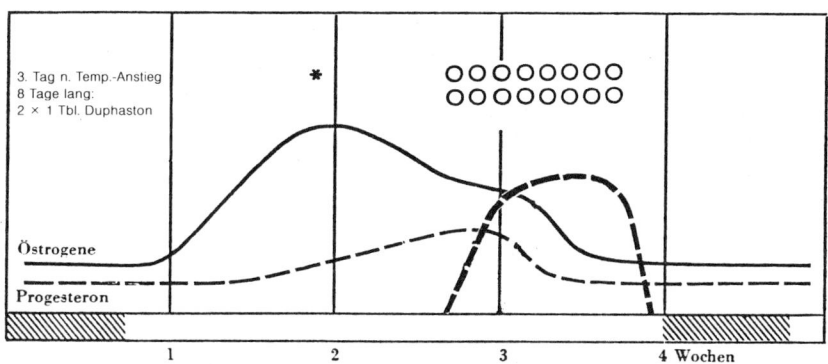

Abb. 14-16 Behandlung der Polymenorrhoe **Typ II** (verkürzte Corpus-luteum-Phase) mit Duphaston®, Orgametril®, Clomifen, gondotropen Hormonen (* = Ovulation).

b) Insuffiziente Corpus-luteum-Phasen sind im allgemeinen die Folge einer Follikelreifungs- oder Ovulationsstörung. Man ersetzt deshalb die Spontanvorgänge durch eine **gezielte Ovulationsstimulierung** (z. B. bei Normogonadotropie mit Clomifen 50—100 mg/die ab 3.—5. Zyklustag über 5 Tage; reicht diese Maßnahme nicht aus, kann mit gonadotropen Hormonen behandelt werden).

Typ III = anovulatorische Zyklen (Abb. 14-17) = Zyklen mit kurz dauernden, regelmäßigen Follikelabbruchblutungen (s. auch Oligomenorrhoe S. 459).

Es gibt Frauen, die ziemlich regelmäßig alle 3—4 Wochen Blutungen haben, die keine echten Menstruationsblutungen sind, obwohl diese Blutungen nicht nur regelmäßig auftreten, sondern auch hinsichtlich Stärke und Dauer wie echte Regelblutungen verlaufen. Läßt man die **Basaltemperatur** messen, so zeigt sich, daß die hypertherme Phase ausbleibt (Abb. 14-17); Ovulation und Gelbkörperbildung sind also ausgefallen. Da die Corpus-luteum-Phase fehlt, zeigt die Hormonkurve nur den Östrogeneinfluß an (Abb. 14-18). Der Zyklus ist somit **monophasisch** im Gegensatz zum normalen biphasischen Zyklus.

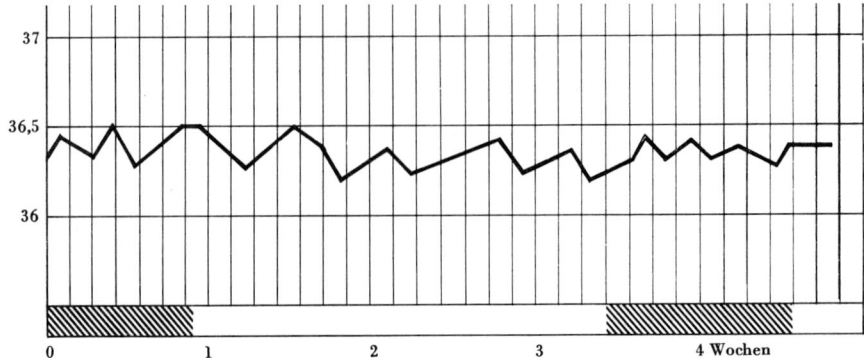

Abb. 14-17   Basaltemperaturkurve bei Polymenorrhoe **Typ III**: Ursache der Polymenorrhoe sind anovulatorische (somit monophasische) Zyklen mit in regelmäßigen Abständen von etwa 3–3,5 Wochen auftretenden Follikelabbruchblutungen.

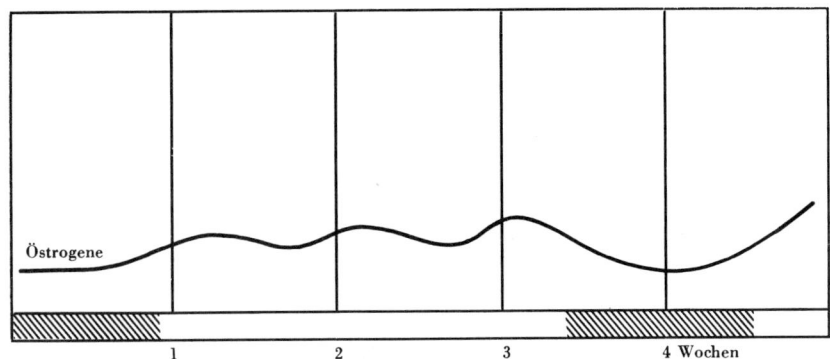

Abb. 14-18   Hormonkurve bei Polymenorrhoe **Typ III**: Anovulatorischer Zyklus mit einer Dauer von etwa 24 Tagen.

Da keine Ovulationen auftreten, wird dieser Zyklus auch als **anovulatorischer Zyklus** bezeichnet. Er verläuft häufig **verkürzt** (3–3,5 Wochen) = **Polymenorrhoe**, aber auch **verlängert** = **Oligomenorrhoe** (S. 459), Ursache wohl meist hypothalamisch-hypophysäre Dysfunktion. Anovulatorische Zyklen treten gehäuft in der Prämenopause auf.

Therapie:
Wenn es nötig ist (Hb-Abfall) kann man den Blutungstermin normalisieren, indem man vom 5.–25. Zyklustag Östrogen-Gestagenkombinationen gibt (Abb. 14-19). Über mehrere Zyklen wiederholen! Tut man das, so kann man eventuell über den Reboundeffekt (?) eine Normalisierung für längere Zeit erzielen. Nach dem 40. Lebensjahr möglichst keine äthinylöstradiolhaltigen Präparate oder Ovulationshemmer über **längere Zeit** geben, besser z. B. Cyclo-Progynova® (Begründung s. Kap. XV).

Bei **Kinderwunsch**: Ovulationsauslösung (s. S. 539).

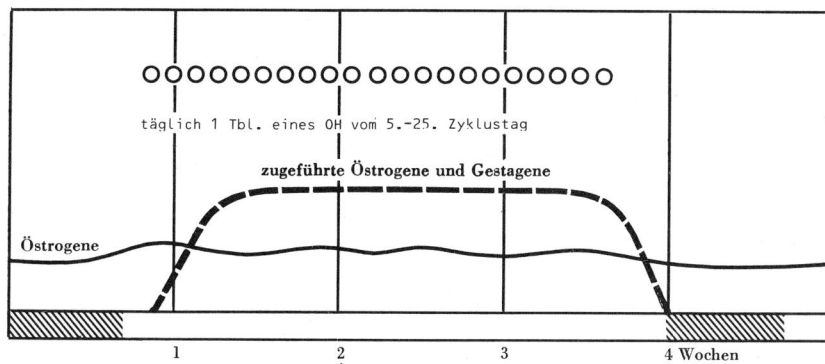

Abb. 14-19 Behandlung der Polymenorrhoe **Typ III**. Normalisierung der Zyklusdauer mit einem Ovulationshemmer vom Kombinationstyp.

Zusammenfassung der Therapie der Polymenorrhoe

Typ I **Verkürzte Follikelreifungsphase**: 2—3 Tabl. Progynon C® täglich vom 3. bis 8. Zyklustag.

Typ II **a) Zyklusnormalisierung ohne Kinderwunsch**: Cyclo-Progynova® oder Progylut®, Primosiston® o. a.
b) Bei Kinderwunsch: Duphaston® 18.—25. Zyklustag (s. o.), oder gezielte Ovulationsauslösung (s. S. 539).

Typ III **Anovulatorischer Zyklus**: Täglich vom 5.—25. Zyklustag 1 Tablette eines Ovulationshemmers oder Cyclo-Progynova®
oder bei **Kinderwunsch**: Ovulationsauslösung (s. S. 539).

2.2 Typusanomalien = Anomalien der Blutungsstärke

1. **Hypomenorrhoe**
2. **Hypermenorrhoe**

Zu 1.: Hypomenorrhoe = zu schwache Regelblutung

Regelblutung mit (abnorm) geringem Blutverlust (Abb. 14-20), die oft nur Stunden dauert und innerhalb eines Tages zum Stehen kommt oder nur als **Schmierblutung** in Form eines leichten blutigen Ausflusses auftritt. —

Abb. 14-20 Hypomenorrhoe = zu schwache Regelblutung.

● **Hormonelle Ursachen** sind selten und gelegentlich das Initialsymptom einer Ovarialinsuffizienz. – Zu beachten sind auch Störungen des Körpergewichtes (sowohl Adipositas als auch extreme Untergewichtigkeit, vor allem Anorexia mentalis).

● **Am häufigsten sind organische Ursachen**, z. B. Zustand nach **forcierter Abrasio** post partum oder post abortum mit weitgehender Zerstörung des basalen Endometriums und Ausbildung von Synechien **(Asherman-Syndrom)** und **chronische Endometritis** (an Tuberkulose denken!).

Therapie:

Zeigt sich in der Basaltemperaturkurve ein normaler biphasischer Zyklus, ist die Hypomenorrhoe als eine Normvariante bei im allgemeinen unverminderter Fertilität anzusehen, sofern keine organische Ursache vorliegt. Eine eventuell für die Hypomenorrhoe ursächliche Ovarialinsuffizienz wird nur bei Kinderwunsch behandelt.

Therapie bei:

Über-/Untergewicht: Gewichtsregulierung.

Synechien: Operative Lösung unter hysteroskopischer Kontrolle. (s. S. 610)

Chronischer unspezifischer Endometritis s. S. 153, **Tbc-Endometritis** s. S. 268.

Zu 2.: Hypermenorrhoe = zu starke Regelblutung

Die **Hypermenorrhoe** (Abb. 14-21) ist eine Regelblutung, bei der die **einzige** Anomalie der **zu hohe Blutverlust** ist, bei der aber die Dauer und die Abstände völlig normal sind (normale Dauer = höchstens bis zu 7 Tagen). Öfters Abgang von **Koagula**; dies ist dann Ausdruck eines relativen Mangels an fibrinolytischen Enzymen, die beim Zerfall des Endometriums frei werden.

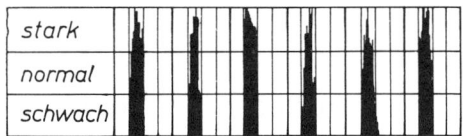

Abb. 14-21 Hypermenorrhoe = zu starke Regelblutung. Die normale Blutungs**dauer** wird dabei nicht überschritten.

Zur Nomenklatur: Vielfach wird **Hypermenorrhoe** mit **Menorrhagie** gleichgesetzt. Das geht nicht an, denn nach der alten Nomenklatur verstand man unter Menorrhagie verstärkte, verlängerte und zu häufig auftretende Regelblutungen, wonach also Menorrhagie ein Sammelbegriff für krankhafte Zyklusabläufe verschiedener Ätiologie war.

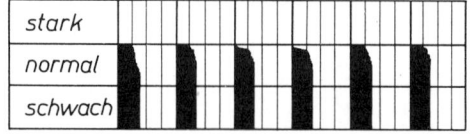

Abb. 14-22 Menorrhagie = verlängerte Regelblutung.

Wir wollen den Begriff **Menorrhagie** (Abb. 14-22) im Sinne von LAX lediglich für die verlängerte Regelblutung vorbehalten.

Ursachen der Hypermenorrhoe

● **Organische Ursachen = über 90%** der Ursachen!

Genital-organische Ursachen: Anatomische Veränderungen, die mit stärkerer Blutung und/oder Blutstauung des Uterus einhergehen. **Häufigste Ursachen**: Die **Endometriose** (s. S. 171) und intramurale **Myome** (s. S. 185) (**submuköse** Myome bewirken gleichzeitig verlängerte Blutungen). Ferner Korpus-Polypen, Uterushypoplasie, **Stauungszustände** im kleinen Becken (z. B. bei Retroflexio uteri), **Gefäßsklerose, chronisch-entzündlich** verändertes Endometrium, Hyperämie bei Adnexitis. Ein Karzinom ist bei alleiniger Hypermenorrhoe unwahrscheinlich, aber nicht auszuschließen

● **Funktionelle Ursachen** sind bei der Hypermenorrhoe sehr viel seltener als die organischen. In Frage kommt z. B. eine lokale hyperfibrinolytische Gerinnungsstörung.

Diagnostik:
Es kommt zunächst einmal darauf an, durch eine genaue gynäkologische Untersuchung eine **organische** Ursache auszuschließen. Es muß immer eine **fraktionierte Kürettage** ausgeführt werden, die manchmal auch therapeutischen Wert hat.

Therapie:
Organische Ursachen sind entsprechend zu behandeln.

Hormonale Therapie: Sie kommt nur in Frage, wenn organische Ursachen ausgeschlossen worden sind und besonders dann, wenn Hinweise auf eine endokrine Ursache vorliegen.

Prinzip: Gabe von Progestagenen* oder Gestagen-Östrogen-Kombinationen prämenstruell oder während des gesamten Zyklus.

Vorschläge:
a) Zyklustag 16.−25.: täglich 5−10 mg Norethisteronazetat (z. B. Primolut-Nor®
   1 × 1/die); oder 5−10 mg Lynestrenol (Orgametril® 1−2 × 1/die).
b) Zyklustag 5.−25.: 10 mg Norethisteronazetat (Primolut-Nor®); oder 10 mg Lynestrenol (Orgametril®).
c) Zyklustag 5.−25.: 0,05 Ethinyl-Estradiol plus 0,5 mg Norgestrel (z. B. Duoluton®
   1 × 1/die); oder Zyklustag 5.−25.: 0,03 Ethinyl-Estradiol plus 6 mg Norethisteronazetat (Prosiston® 1 × 1/die),
d) oder gestagenbetonte Ovulationshemmer.

Antifibrinolytische Therapie: Führt die hormonale Behandlung nicht zum Ziel, so ist, wenn keine organische Ursache vorliegt, eine (lokale) **hyperfibrinolytische** Gerinnungsstörung anzunehmen und ein Versuch mit synthetischen **Antifibrinolytika** zu empfehlen, z. B. mit Tranexamsäure (Ugurol®, Anvitoff®: 4−6mal tägl. 1−4 Tabl.) während bzw. bei Beginn der Blutung. Der blutstillende Effekt tritt bei ausreichender Dosierung am 1. Behandlungstag ein.

Früher wurden oft zur Erzielung einer Dauerkontraktion des Uterus Secale-Präparate (z. B. Methergin®) in der Vorstellung empfohlen, daß die Dauerkontraktion des Uterus

---

* Siehe auch Anhang S. 449: Zur Benennung der künstlichen Gestagene im klinischen Sprachgebrauch.

die Blutung stillen könne. Es kann heute aber als weitgehend gesichert angesehen werden, daß Secale-Präparate vorwiegend am schwangeren Uterus, aber nur wenig am nichtschwangeren, wirken. Trotzdem werden sie auch heute noch von vielen bei Hypermenorrhoen gegeben.

Falls kein Behandlungserfolg zu erzielen ist und kein Kinderwunsch besteht, sollte eventuell die Uterusexstirpation erwogen werden.

2.3 Zusatzblutungen im biphasischen Zyklus

Alle **zusätzlich** zur Menstruation auftretenden Blutungen, also alle Blutungen, die im Verlauf eines Zyklus außerhalb der Menstruation auftreten, bezeichnet man als **Zusatzblutungen**. Da die Dauer der **Menstruation auf höchstens 7 Tage** festgelegt ist, sind bei einem 28tägigen Zyklus alle vom 8.—28. Zyklustag auftretenden Blutungen **Zusatzblutungen**.

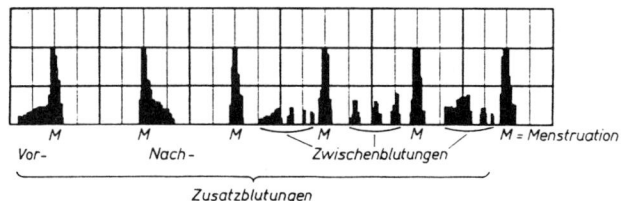

Abb. 14-23   Einteilung der Zusatzblutungen nach ihrem zeitlichen Auftreten. Die Mittelblutung ist hier nicht eingezeichnet.

Einteilung (Abb. 14-23)

Nach dem **zeitlichen Auftreten** unterscheidet man

1. **Vor-** und
2. **Nachblutungen**, die dadurch gekennzeichnet sind, daß sie in direktem Zusammenhang mit der Regelblutung auftreten und
3. **Zwischenblutungen**,
   das sind alle **übrigen** Zusatzblutungen außer 1. und 2.
   Eine besondere Form der Zwischenblutung ist die **Mittelblutung**.

Nach der **Ursache** unterteilt man Zusatzblutungen in entweder **hormonal** (= dysfunktionelle Blutungen) oder **organisch** bedingte (Zervix-Korpus-Karzinom, submuköses Myom, Polypen der Zervix und des Korpus, Endometritis, Endometriose des Uterus, frische Ektopie der Portio). Da Zusatzblutungen **oft das erste klinische Zeichen eines Karzinoms sind**, müssen alle Frauen mit Zusatzblutungen stets sehr gründlich gynäkologisch untersucht werden.

Nach dem **Rhythmus des Auftretens** finden sich **zyklisch** auftretende Blutungen, d. h. von Zyklus zu Zyklus in etwa gleichen Zeitabständen und gleicher Stärke, regelmäßig wiederkehrende Zusatzblutungen und **azyklische** Zusatzblutungen, d. h. Blutungen, die **nicht periodisch**, sondern in ganz **unregelmäßigen Abständen** und in verschiedener Stärke zwischen zwei Menstruationen während eines Zyklus auftreten.

Zyklisch auftretende Zusatzblutungen weisen auf **hormonale** Ursachen, **azyklische** auf **organische** Ursachen hin. Jedoch können auch zyklische Blutungen sehr wohl **organisch** und **azyklische** Blutungen hormonal (z. B. langdauernde Follikelpersistenzblutungen) (s. u.) bedingt sein.

Zyklische Zusatzblutungen kommen nur in **biphasischen** Zyklen vor, azyklische Zusatzblutungen sowohl in **bi-** als auch in **monophasischen** Zyklen.

Zu 1.: Vorblutung vor der eigentlichen Regelblutung = prämenstruelle Blutung (Abb. 14-24)

Einige Tage (bis zu 10 Tage) vor Beginn der eigentlichen Menstruationsblutung einsetzende, meist leichte Blutung (= **Schmierblutung**). Ein solches Vorbluten ist sehr lästig. Außerdem sind diese Frauen nicht selten steril.

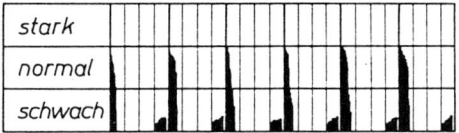

Abb. 14-24   Prämenstruelle Blutung.

● **Hormonale Ursache:** In den meisten Fällen handelt es sich um eine **Corpus-luteum-Insuffizienz**, also um ein zu frühes Nachlassen der Östrogen- und Progesteronproduktion, was im Verlauf der Hormonkurven zum Ausdruck kommt (Abb. 14-25). Die Kurven verlaufen zu niedrig, zu flach und fallen zu früh ab. Weil sie **zu früh abfallen, blutet es zu früh**, weil sie **zu niedrig** verlaufen, ist die sekretorische Umwandlung des Endometriums ungenügend. Ein befruchtetes Ei findet also keinen ausreichenden Nährboden. Frauen mit prämenstrueller Vorblutung aufgrund einer Corpus-luteum-Insuffizienz sind daher meist **steril**.

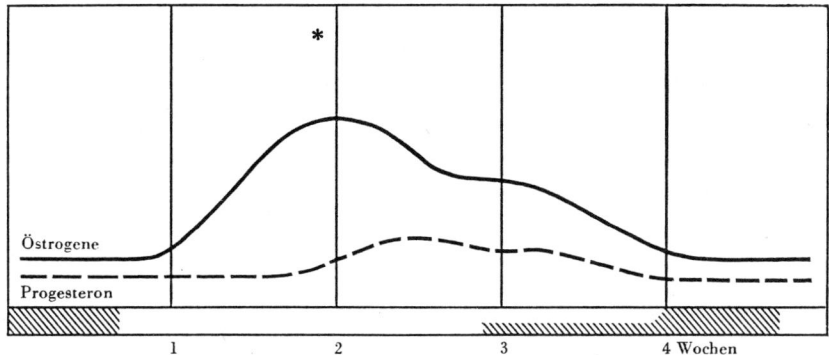

Abb. 14-25   Prämenstruelle Blutung. Beachte die niedrigen Östrogen- und Progesteronkurven und ihren zu frühen Abfall als Ausdruck der Corpus-luteum-Insuffizienz. Die Insuffizienz des Corpus luteum, das ja auch Östrogene produziert, hat auch eine verminderte Östrogenbildung und einen zu frühen Abfall der Östrogene zur Folge (* = Ovulation).

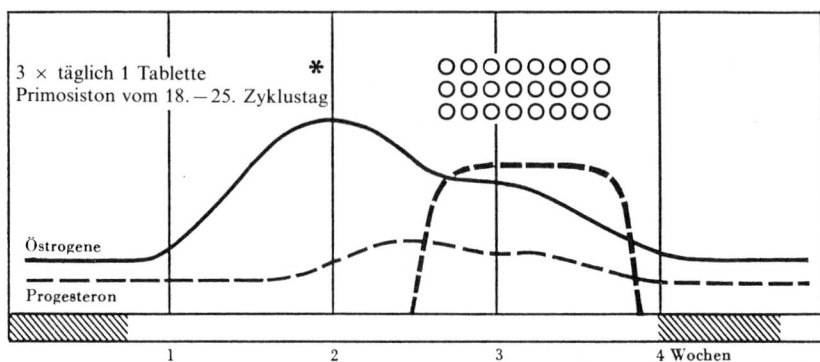

Abb. 14-26 Beispiel einer Behandlung der prämenstruellen Blutung. Der Effekt dieser Tablettenbehandlung besteht darin, daß das Endometrium sekretorisch optimal umgewandelt wird, das Vorbluten hört auf (* = Ovulation).

Therapie:

Ohne Kinderwunsch Zufuhr von Progestagenen, bzw. besser wegen des vorzeitigen Abfalls auch der Östrogene in der zweiten Zyklushälfte Progestagen-Östrogen-Kombinationen zwischen dem 18. und 25. Zyklustag (Abb. 14-26).

Progestagene: Täglich vom 18.—25. Zyklustag 10 mg Norethisteronazetat (2 Tabl. Primolut-Nor® á 5 mg) oder 10 mg Lynestrenol (2 Tabl. Orgametril®) oder 10 mg Medroxyprogesteronazetat (2 Tabl. Clinovir®, Farlutal®) oder 10 mg Retroprogesteron (1 Tabl. Duphaston®).

Östrogen-Gestagen-Kombinationen: Ebenfalls vom 18.—25. Zyklustag 0,04 bis 0,06 mg Ethinylestradiol + 4 mg Norethisteronazetat oder Chlormadinonazetat (= 2—3 Tabl. Primosiston® bzw. Menova® tägl.).

Bei **Kinderwunsch** sollte die Corpus-luteum-Insuffizienz, wie auf S. 465 beschrieben und begründet, mit Duphaston oder zwecks Follikelreifung ovulationsstimulierend behandelt werden (s. S. 539). Ausschluß einer Hyperprolaktinämie. Falls vorhanden: Bromocriptin (s. S. 497).

● **Organische Ursachen:** Bei geringstem Verdacht auf eine organische Ursache ist zur Klärung eine **fraktionierte Kürettage** durchzuführen. Bei Bestätigung des Verdachtes kausale Behandlung.

Zu 2.: Nachblutung nach der eigentlichen Regelblutung = postmenstruelle Blutung

Darunter versteht man leichte Blutungen im Anschluß an die Regelblutung (Abb. 14-27).

● **Hormonale Ursache: Verzögerte Abstoßung des Endometriums** = verzögerte und unregelmäßige menstruelle Schleimhautabstoßung.

Verspätet sich aus irgendeinem Grunde die Rückbildung des Corpus luteum, so kommt es dadurch zu einem entsprechend **verzögerten** Abfall sowohl des Progesterons als auch der Östrogene und infolgedessen zum Bild einer **verzögerten menstruellen Abstoßung** der

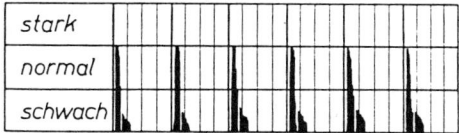

Abb. 14-27 Postmenstruelle Blutung.

im Sekretionsstadium befindlichen Funktionalis. Während die Schleimhaut normalerweise innerhalb von 36—48 Stunden abgestoßen ist, dauert die verzögerte menstruelle Abstoßung unter Blutung 8—14 Tage und länger (= verlängerte Regelblutung = Menorrhagie).

Therapie:

Da die postmenstruelle Blutung als Folge einer prämenstruellen Hormonstörung angesehen werden muß, hat die Therapie mit Progestagenen und Östrogenen einige Tage **vor** der menstruellen Blutung zu beginnen. Ziel ist, durch den **plötzlichen** Entzug der synthetischen Hormone ein rasches und vollständiges Abbluten der Gebärmutterschleimhaut zu erreichen.

Vorschläge:

a) Alleinige Gestagen- bzw. **Progestagen-Gaben** 18.—25. Zyklustag: 5—10 mg Progestagene tägl. (z. B. Primolut Nor®, Orgametril®, Clinovir®, Farlutal®) oder

b) Gabe von **Östrogen-Progestagengemischen** 18.—25. Zyklustag: 0,04—0,06 mg Ethinylestradiol und 4—6 mg Norethisteronazetat bzw. Chlormadinonazetat (z. B. 2—3 Tabl. Primosiston® bzw. Menova®).

Die verzögerte Abstoßung des Endometriums ist eine der wichtigsten und häufigsten Ursachen der länger als normal andauernden Regelblutung.

Hat die hormonale Therapie keinen Erfolg, so folgt obligatorisch eine **Vollkürettage** während der Blutung (etwa 7.—8. Blutungstag). Die Abrasio klärt das Vorhandensein **organischer** Ursachen und ist oft zugleich eine ausgezeichnete **therapeutische** Maßnahme.

● **Organische Ursachen:** Zervix-/Korpus-Karzinom, Polypen, submuköses Myom, Endometriosis uteri interna; ferner **mangelhafte Regeneration des Endometriums.** Die normale Regeneration des Endometriums ist besonders bei solchen Frauen herabgesetzt, die an einer **Endometritis** leiden, bei denen zahlreiche Kürettagen durchgeführt wurden oder die sehr oft geboren haben.

Therapie kausal. Im übrigen:

Bei mangelhafter Regeneration des Endometriums z. B. infolge Endometritis ab 3.—4. Zyklustag 0,04 mg Äthinylöstradiol (z. B. 2 × 1 Tabl. Progynon C®, bis die Blutung aufgehört hat) oder besser zyklisch Progylut®.

Bei einmaligem Auftreten einer Nachblutung kann auch ein **Frühabort** erfolgt sein.

Zu 3.: Zwischenblutungen

Das sind alle Zusatzblutungen, die nicht als Vor- oder Nachblutungen gekennzeichnet sind (Abb. 14-23 u. 14-28).

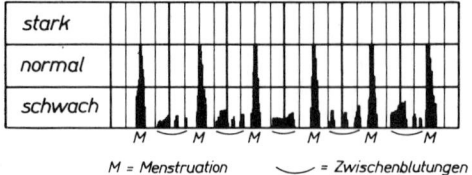

Abb. 14-28 Zwischenblutungen in Form von azyklischen Blutungen bedingt durch ein Zervix-karzinom.

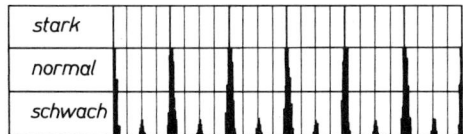

Abb. 14-29 Mittel- oder Ovulationsblutung.

Zur Definition der **azyklischen** Zwischenblutungen (Abb. 14-28) s. S. 470.

Als **zyklische** Zwischenblutung kann man die Mittelblutung = sogenannte **Ovulations-blutung** bezeichnen. Manche Frauen bemerken in der Mitte des Zyklus, etwa um den 12.–14. Tag, also zur Zeit des Eisprungs, eine kurze, schwache Uterusblutung (Abb. 14-29). Es ist eine Blutung, die an einem Tag nur einige Stunden dauert, die aber auch 1–2 Tage lang anhalten kann. Die Blutung kann so gering sein, daß sie die Frau selbst nicht bemerkt und man sie nur bei der Spiegeleinstellung in der Mitte des Zyklus feststellt. Gleichzeitig wird häufig über Schmerzen im Unterbauch (= „**Mittelschmerz**") geklagt.

Nach der heutigen Lehrmeinung wird diese Blutung folgendermaßen erklärt: Schon die normale Östrogenkurve (Abb. 14-30) zeigt kurz nach der Ovulation einen leichten Abfall. Bei Frauen mit Ovulationsblutung sinkt die **Östrogenkurve kurzfristig noch tiefer ab** (Abb. 14-31). Diese überphysiologische Verminderung der Östrogene wirkt sich am Endometrium als Östrogenentzug aus und führt daher zur oberflächlichen Blutung aus der Uterusschleimhaut (**Östrogenentzugsblutung**, s. Kap. XII).

Eine **harmlose Ovulationsblutung** darf dann angenommen werden

● wenn die Frau regelrecht gynäkologisch untersucht worden ist (Spekulum, zytologischer Abstrich, Kolposkopie, Palpation) und **kein pathologischer Befund** erhoben wurde und

● wenn man sich durch genaue Befragung und mit Hilfe der **Basaltemperaturmessung** davon überzeugt hat, daß die geklagten Blutungen wirklich immer ungefähr in der Mitte zwischen 2 Regelblutungen zur Zeit des Eisprungs, also **zyklisch** auftreten;

● wenn die Blutungen unter Östrogensubstitution **nicht** auftreten.

Bestätigt sich auf diese Weise eine hormonal bedingte Mittelblutung, dann muß der Frau klar gemacht werden, daß es sich bei dieser Blutung um eine **harmlose Anomalie** handelt, bei der eine Behandlung nicht unbedingt notwendig ist.

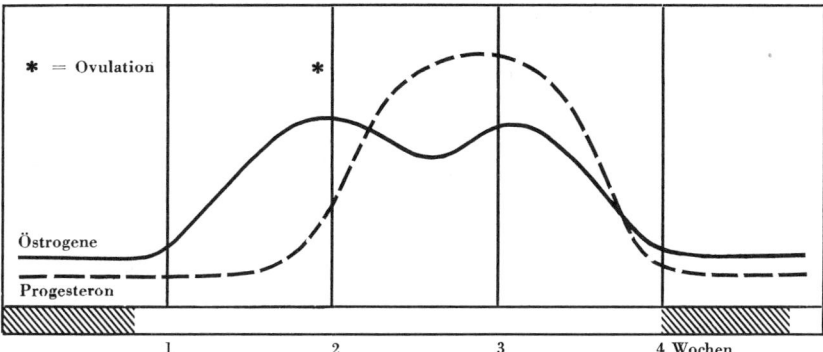

Abb. 14-30 Östrogen- und Progesteronkurve während eines normalen Zyklus (* = Ovulation).

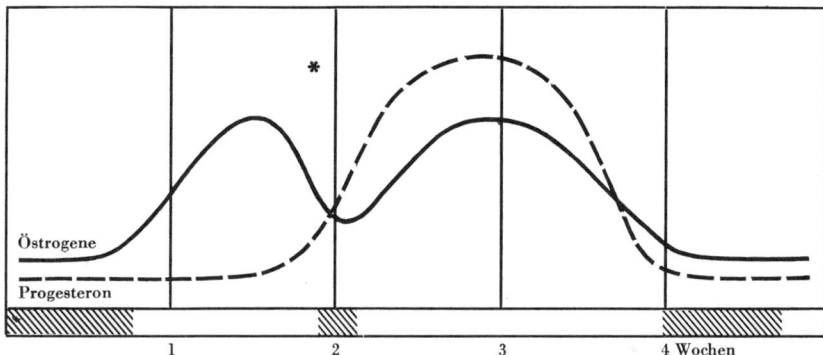

Abb. 14-31 Übermäßiges Absinken der Östrogene als Ursache der „Mittelblutung".

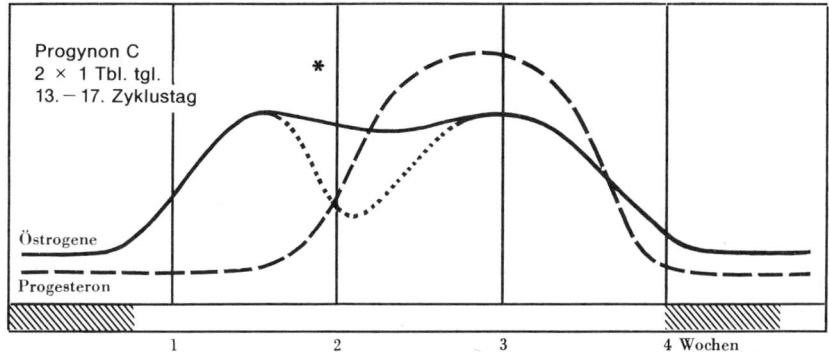

Abb. 14-32 Gibt man vom 13.–17. Zyklustag 0,04 mg Äthinylöstradiol (2 Tabl. Progynon C®
tägl.) oder eine Östrogen-Gestagen-Kombination (2 Tabl. Primosiston® bzw. Menova®), so bleibt
die hormonal bedingte Mittelblutung aus. Beachte die Anhebung der Östrogenkurve! Kann durch
diese Maßnahmen die Mittelblutung nicht beseitigt werden, so ist die Ursache nicht hormonal,
sondern organisch.

Eine **Behandlung** erfolgt nur in Ausnahmefällen und zur Sicherung der Diagnose ex iuvantibus.

Therapie: s. Text zu Abbildung 14-32.

Tritt die Blutung jedoch trotz dieser substituierenden Hormongaben auf, so muß die Ursache eine **organische** sein. Die Ausführung einer **fraktionierten Abrasio** ist dann unumgänglich.

Übersicht über die Ursachen der Tempoanomalien, Typusanomalien und Zusatzblutungen

Merke:

Oligomenorrhoen, Polymenorrhoen	sind meist **hormonal** bedingte Zyklusstörungen
Vorblutungen, Nachblutungen, Zwischenblutungen und Mittelblutungen	sind teils **hormonal**, teils **organisch** bedingte Zyklusstörungen
Hypomenorrhoen und Hypermenorrhoen	sind meist **organisch** bedingte Zyklusstörungen

Merke: Hormonell bedingte Zyklusstörungen haben meist übergeordnete (dienzephale) Störungen mit der Folge einer (sekundären) Ovarialinsuffizienz zur Ursache.

Sie kommen gehäuft am Ende der Geschlechtsreife vor.

2.4 Follikelpersistenzblutungen = dysfunktionelle Blutungen bei Follikelpersistenz

Wenn wir von **dysfunktionellen Blutungen** sprechen, dann wollen wir damit sagen, daß diese Blutungen **nicht** durch eine **organische** Veränderung, z. B. des Uterus, sondern durch eine **funktionelle** Störung, und zwar eine **Störung der Ovarialfunktion** verursacht sind.

> Als **dysfunktionelle Blutungen** bezeichnen wir **alle Blutungen**, die durch eine **Störung der Ovarialfunktion** bedingt sind. **Dysfunktionelle** Blutungen vom **Endometrium** sind die Folge eines unphysiologischen (physiologisch = Menstruation) **Hormonentzugs**.

Nun wissen wir, daß das Ovar ein Glied des Funktionskreises Hypothalamus — Hypophysenvorderlappen — Ovarien ist und daß eine gestörte Ovarialfunktion ohne gleichzeitige Störung des ganzen Funktionskreises nicht vorstellbar ist. Andererseits hat jede Störung im Bereich des Hypothalamus oder des Hypophysenvorderlappens eine Funktionsstörung der Ovarien zur Folge. Es ist daher zweckmäßig und korrekter, die eben gegebene Definition der dysfunktionellen Blutung zu erweitern:

> Als **dysfunktionelle Blutungen** bezeichnen wir alle Blutungen, die durch **Störungen im Funktionskreis Hypothalamus — Hypophysenvorderlappen — Ovarien verursacht sind** mit Erweiterung auch auf Störungen dieses Funktionskreises von seiten anderer endokriner Drüsen (= dysregulatorische Blutungen).

In diesem Sinne sind die **meisten der im vorigen Abschnitt besprochenen Zyklusstörungen** wie z. B. die Oligo- und Polymenorrhoe, die Mittelblutung und zum Teil auch die Vor- und Nachblutung **dysfunktionelle Blutungen**, soweit sie nicht organisch bedingt sind.

Die schwerstwiegende Form einer dysfunktionellen Blutung liegt vor, wenn der Follikelsprung ausbleibt, der Follikel, wie man sagt, persistiert (Follikelpersistenz).

Als Folge kommt es zu einer Östrogenproduktion über längere Zeit, die sich am Endometrium als Hyperproliferation der Schleimhaut auswirkt. Nach 5—6 Wochen bildet sich eine glandulär-zystische Hyperplasie des Endometriums aus. Wenn die Östrogenzufuhr nicht mehr ausreicht (**relativer Östrogenmangel**), um die hohe Proliferation des Endometriums weiter aufrechtzuerhalten, setzen Blutungen aus den oberen Schichten des Endometriums ein. Diese Blutungen (= „**Durchbruchsblutungen**") können über Wochen anhalten. Wir sprechen auch von dysfunktionell bedingten Dauerblutungen oder kurz von

dysfunktionellen Dauerblutungen,

die durch Entgleisung der Ovarialfunktion (der Follikelsprung ist ausgeblieben!) bedingt sind.

Dauerblutungen als Folge der Follikelpersistenz sind die weitaus häufigste und wichtigste Form der dysfunktionellen Blutungen. Sie kommen gehäuft vor allem am **Ende** der Geschlechtsreife, seltener zu deren Beginn vor. Wir sehen sie als sogenannte „**klimakterische Blutungen**" bei der Frau in der Prämenopause und — weniger häufig — als sogenannte „**juvenile Blutungen**" bei jungen Mädchen. Allerdings wird als Ursache von juvenilen Blutungen heute oft eher ein primärer Östrogenmangel als eine Follikelpersistenz angenommen (s. auch Kap. XXI).

Die dysfunktionellen Dauerblutungen bei Follikelpersistenz gehören zu den **azyklischen** Blutungen, da sie in den meisten Fällen keinen Zusammenhang mit dem Zyklus erkennen lassen. Azyklische, lang dauernde Blutungen aus der Gebärmutter werden klinisch auch als

Metrorrhagien = Gebärmutterdauerblutungen

bezeichnet. Von einer Dauerblutung spricht man, wenn eine Blutung länger als 7 Tage dauert. Es muß mit Nachdruck betont werden:

> Wenn eine Frau über **Dauerblutungen** klagt, so darf auf **keinen Fall ohne weiteres angenommen werden**, daß es sich dabei um **dysfunktionell** bedingte Blutungen handelt, wie wir sie soeben beschrieben haben. **Langdauernde uterine Blutungen** sind häufig auch die Folge **organischer**, d. h. pathologisch-anatomischer Veränderungen (**Karzinom**, Endometritis, submuköses Myom, Polyp u. a.).

Das **Blutungsbild kann** in **beiden** Fällen, also bei organisch und dysfunktionell bedingten Blutungen, **völlig gleich** sein.

Es ist also nicht möglich, allein aus dem Blutungsablauf zwischen einer organischen und einer dysfunktionellen Blutung sicher zu unterscheiden.

Zwar können Alter, Anamnese und gynäkologische Untersuchung wichtige Hinweise geben. Zu einer **endgültigen** Unterscheidung reichen sie aber nicht aus. Daraus ergibt sich die wichtige Folgerung, daß eine **exakte Diagnostik** nur durch die **histologische** Untersuchung des Abradates möglich ist, das durch **fraktionierte Vollkürettage** gewonnen wurde. Über die Ausnahmen von dieser Regel s. u.

Das **pathologische Geschehen** bei Follikelpersistenz verläuft folgendermaßen (Abb. 14-33):

1. Phase: Follikelwachstum. Der zur Ovulation bestimmte Follikel wächst heran und wird reif. Er springt aber infolge einer funktionellen Störung nicht, d. h. die Ovulation bleibt aus. Es bildet sich somit auch kein Corpus luteum. Infolgedessen **fehlt** das beim Zyklus normalerweise im Corpus luteum gebildete **Progesteron.** Östrogene werden weiter gebildet. Die Menstruationsblutung bleibt aus.

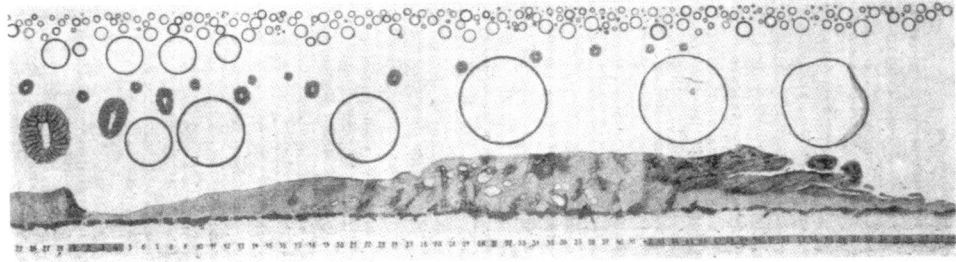

Abb. 14-33 Dysfunktionelle Blutung. Darstellung des Krankheitsverlaufes bei glandulär-zystischer Hyperplasie. Ausbleiben der Ovulation → Follikelpersistenz → glandulär-zystische Hyperplasie des Endometriums. Relativer Östrogenmangel → Blutung (= relative Entzugsblutung = Durchbruchsblutung). Die dunkel abgedeckten Zahlen bedeuten die Blutungstage.

2. Phase: Follikelpersistenz. Der nicht gesprungene Follikel bleibt weiter bestehen (= Follikelpersistenz). Persistente Follikel sehen aus wie prall gefüllte Zysten (Durchmesser 1 – 2 cm; Ultraschalldiagnostik). Die **Dauer** der Follikelpersistenz ist sehr verschieden. Meist handelt es sich um langdauernde Persistenzen mit einer durchschnittlichen Dauer von 5 – 7 Wochen. Weniger häufig sind kurzfristige Follikelpersistenzen von 10 bis 14 Tagen. Während der Zeit der Follikelpersistenz werden ununterbrochen weiter **Östrogene** gebildet. Dadurch bleibt die Menstruation aus; am Endometrium entwickelt sich als Folge der langdauernden Östrogenstimulierung ein pathologischer Proliferationszustand, eine Hyperproliferation = **glandulär-zystische Hyperplasie**. Das polsterartig verdickte Endometrium kann dabei eine Höhe von 5–8 mm und mehr erreichen.

Mikroskopisch sind bei langdauernder Persistenz die Drüsen zystisch aufgetrieben. Auf Schnitten sehen sie oval oder kreisrund aus (Abb. 14-34). E. NOVAK bezeichnete diese Bilder als **„Schweizer-Käse-Muster"**. Die Drüsen sind meist zahlreich und auffallend gewunden und geschlängelt. Ihre Zellen haben den Charakter eines nicht sezernierenden, proliferierten Epithels.

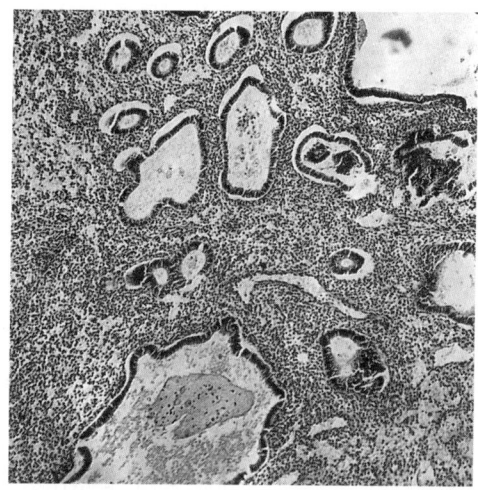

Abb. 14-34 Histologischer Befund des Abradats bei glandulär-zystischer Hyperplasie des Endometriums.

Basaltemperaturkurve: Sie zeigt während der Dauer der Follikelpersistenz einen **mono-phasischen** Verlauf. Besondere Bedeutung hat die Messung der Basaltemperatur zur Feststellung von **Rezidiven**.

Scheidenzytologie: Sehr typisch für die Follikelpersistenz ist der **vermehrte Östrogeneffekt** an den Scheidenepithelien, evtl. mit Bildung von „Hornschollen" (= kernlose Oberflächenzellen) (Abb. 14-35).

Die Phase der **Follikelpersistenz** von etwa 5–7 Wochen, in der die Menstruation ausblieb, ist klinisch eine **Phase der Amenorrhoe**, die der Dauerblutung stets vorangeht.

3. Phase: Follikeldegeneration. Die Persistenz des Follikels dauert verschieden lange. Während dieser Zeit bleibt die vom Follikel produzierte Östrogenmenge **ziemlich gleich oder schwankt nur wenig**. Das ist sehr zu beachten. Denn je stärker das Endometrium proliferiert wird, um so größere Mengen an Östrogenen sind notwendig, um die dauernd zunehmende Dicke der Schleimhaut aufrecht zu erhalten.

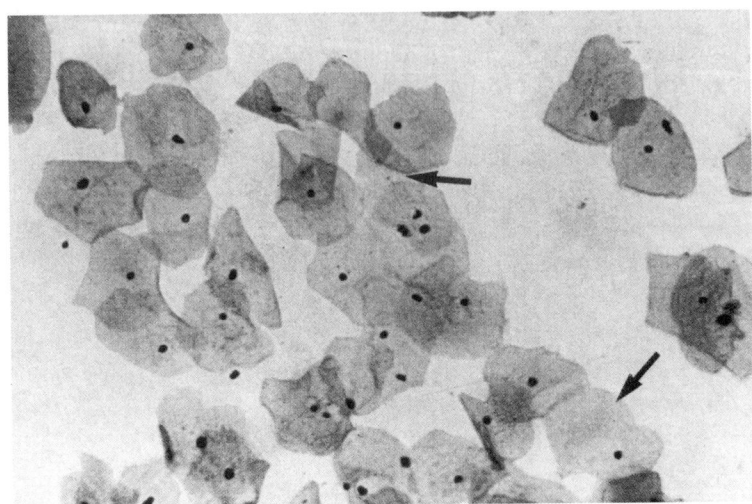

Abb. 14-35 Scheidenzytologie bei glandulär-zystischer Hyperplasie des Endometriums: vermehrter Östrogeneffekt; ganz vereinzelt auch kernlose Oberflächenepithelien = Hornschollen (Pfeile).

Notwendig wäre also eine **zunehmende** Östrogenzufuhr, d. h. ein immer **stärker** werdender Östrogenstimulus. Eine **gleich** bleibende oder nur wenig schwankende **Östrogenkonzentration im Blut reicht schließlich nicht mehr aus, um die im Endometrium entstandene Hyperplasie aufrecht zu erhalten.** Es entsteht ein **relativer Östrogenmangel**, der zur Ursache von Durchblutungsstörungen am Endometrium wird.

> Die **Blutung** bei **glandulär-zystischer Hyperplasie** aus der **nicht transformierten,** aber **überproliferierten** Schleimhaut entsteht als Folge eines **relativen Östrogenmangels.** Stärkere Blutungen infolge relativen Östrogenmangels werden als **Durchbruchsblutungen**, schwächere als **Spotting (Schmierblutung)** bezeichnet.

Es blutet zunächst aus oberflächlichen Schichten und ohne wesentlichen Substanzverlust. Mit fortschreitender Degeneration des Follikels erhält das Endometrium immer weniger Östrogene. Es kommt zu stärkeren Durchblutungsstörungen im Endometrium und damit zu **Thrombosen** und **Infarkten**, die zunächst zu einzelnen **Nekroseherden** der Schleimhaut führen. Die Blutung nach außen wird stärker. Man spricht vom **Abbluten** des Endometriums, genauer der Nekroseherde. Nach und nach werden weitere Herde nekrotisch und halten die Blutung in Gang, nachdem die ersten Nekroseherde **schon abgeblutet** sind. Auf diese Weise kann das Abbluten der Schleimhaut wochenlang andauern = **Dauerblutung** = **Metrorrhagie**. Schließlich haben sich alle hyperplastischen Schleimhautpartien abgestoßen; die Funktionalis des Endometriums ist dann **ganz abgeblutet**. **Wie stark und wie lange es blutet**, hängt vom **Tempo des Östrogenabfalls ab**. Für die Behandlung ist es wichtig zu wissen, daß sich die Basalis nach Abbluten der Funktionalis schlecht regeneriert, d. h. keine besonders gute Neigung zur Epithelisierung zeigt.

Wann kommen dysfunktionelle Dauerblutungen vor?

Sie treten vornehmlich in **zwei Lebensphasen** auf:

1. Weitaus am häufigsten in der Übergangszeit zwischen Geschlechtsreife und Senium **im Klimakterium (klimakterische Blutungen)**, und zwar als

a) **dysfunktionelle Dauerblutungen in der Prämenopause** (sehr häufig; 70–80% in dieser Lebensphase) und

b) dysfunktionelle Dauerblutungen in der (frühen) **Postmenopause** (sehr viel seltener als a).

> **Dysfunktionelle Dauerblutungen in der Prä-**(und frühen Post-)**Menopause** des Klimakteriums sind ein Zeichen der zu Ende gehenden Ovarialfunktion.

Differentialdiagnose bei „**klimakterischen**" Blutungen:

Zervix- und Korpuskarzinom,
Myom (submukös, intramural),
Polypen,
Endometritis,
Abort, Extrauteringravidität

können die gleichen oder ähnliche Dauerblutungen wie die glandulär-zystische Hyperplasie hervorrufen.

2. Seltener finden wir diese dysfunktionellen Blutungen zu **Beginn der Geschlechtsreife** als

„juvenile Blutungen":

Unregelmäßige, zum Teil sehr starke **Dauerblutungen junger Mädchen** zwischen dem 12.–20. Lebensjahr, auch mit ausgesprochener **Neigung zu Rezidiven** (s. hierzu auch S. 483/484 u. S. 696).

Diagnose:

Die **Anamnese** wurde schon besprochen. Die **gynäkologische** Untersuchung ergibt keine Besonderheiten. Der Verlauf der **Basaltemperaturkurve** ist bei Follikelpersistenz infolge der fehlenden Corpus-luteum-Bildung stets monophasisch.

Therapie dysfunktioneller Dauerblutungen bei Follikelpersistenz (mit glandulär-zystischer Hyperplasie des Endometriums)

1. Fraktionierte Kürettage

Grundsätzlich ist bei jeder Dauerblutung an sich eine (fraktionierte) Kürettage angezeigt.

Ausnahme: Bei den **juvenilen Blutungen** wird, wenn irgend möglich, auf die Kürettage verzichtet.

Zweck der Kürettage

a) **Sicherung der Diagnose** (histologische Untersuchung des Abradates) zum Ausschluß einer organischen Ursache. Notwendig ist stets die **fraktionierte** (= getrennt in Korpus und Zervix) **Kürettage**.

b) **Die Kürettage** (Vollkürettage!) **ist zugleich die Behandlung.** Die Blutung kommt beim Vorliegen einer dysfunktionellen Dauerblutung sofort zum Stehen.

Seit einigen Dezennien ist man aber dazu übergegangen, unter bestimmten Umständen (möglichst erste Blutung dieser Art, die noch nicht länger als 14 Tage besteht) in der **Prämenopause**, zunächst ohne zu kürettieren, probatorisch mit einer befristeten **Hormontherapie** (sog. „hormonelle Kürettage") zu beginnen, mit der Begründung, daß 70 – 80 % der **Prämenopausenblutungen** dysfunktionelle, also auf hormonalen Störungen beruhende Dauerblutungen sind. Das gilt aber – wie gesagt – nur für die Zeit **vor** der Menopause, also die **Prämenopause**, und **nicht** für die **Post**menopause, also nicht, wenn im Klimakterium schon eine **einjährige Amenorrhoe** besteht.

Deshalb Behandlung der dysfunktionellen Dauerblutungen in der
Prämenopause: Zunächst **Versuch** mit Hormontherapie.
Postmenopause: **Stets** fraktionierte **Kürettage** und zwar **sofort**!
Bei **juvenilen Blutungen**: Stets Hormontherapie. Kürettage nur in seltenen Fällen nötig.

Wenn die **Prämenopausenblutung** bei der **Hormonbehandlung** nicht innerhalb von 2–3 Tagen **steht**, muß eine **organische** Ursache angenommen und **sofort** eine **fraktionierte Kürettage** ausgeführt werden.

Zeigt sich nach zunächst **hormonaler** Behandlung, daß der Blutung eine **organische** Ursache zugrunde liegt, dann wird die Diagnose mit einer 4–5tägigen Verzögerung gestellt. Diese Verzögerung kann auch bei einem Zervix- oder Korpuskarzinom in Kauf genommen werden.

2. Hormonale Therapie

Die hormonale Behandlung der Dauerblutungen bei glandulär-zystischer Hyperplasie kennt fast keine Versager mehr. Durch die Anwendung synthetischer **oraler Gestagene** und **Östrogene** wird schnell mit hoher Sicherheit die Blutung gestoppt und die Schleimhaut zur Abstoßung gebracht.

Aber: Steht die Blutung 48 bis spätestens 72 Stunden nach Beginn der Tabletteneinnahme nicht, so ist eine organische Blutungsursache anzunehmen und sofort fraktioniert zu kürettieren!

Behandlung kürzer bestehender Blutungen (bis zu drei Wochen)

Therapieprinzip: Die Durchbruchsblutung ist Folge eines **relativen Östrogenmangels**, also gibt man zur **Blutstillung Östrogene**. Die glandulär-zystische Hyperplasie ist **Folge des Gestagenmangels**, kann also bei langsamem oder fehlendem Östrogenabfall nicht rasch abbluten; also gibt man **zur Transformation zusätzlich Gestagene**. Die Blutung steht normalerweise nach 3–4 Tagen.

Behandlung (Abb. 14-36): Orale Therapie über 10 Tage. Zur raschen Blutstillung sollten relativ hohe Hormondosen gegeben werden: z. B. über 10 Tage 3–4 × 1 Tbl. Primosiston® tgl. oder 1–2 Tbl. Prosiston® tgl.

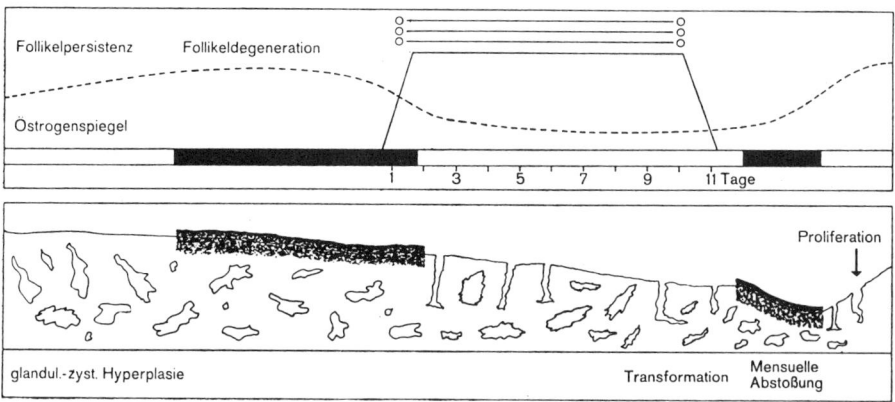

Abb. 14-36 Dysfunktionelle Dauerblutung. Beispiel einer oralen Medikation mit 3 × 1 Tabl. Primosiston® tägl. über 10 Tage. Die Blutung steht im allgemeinen 1–2 Tage nach Behandlungsbeginn. Die Entzugsblutung tritt etwa 2 Tage nach Absetzen der Tablettenmedikation ein.

Folgende drei Merksätze sind der **Patientin** einzuprägen:

● Die Blutung soll innerhalb von 2–3 Tagen nach Beginn des Einnehmens zum Stillstand kommen. Steht die Blutung nicht, so ist der Arzt **sofort** zu benachrichtigen.

● Nach dem Sistieren der Blutung darf man auf gar keinen Fall mit der Tabletteneinnahme aufhören! Die Tabletten müssen 10 volle Tage lang eingenommen werden.

● Besonders wichtige Information: Am 2.–3. Tag nach der Beendigung der Tablettenbehandlung kommt es zu einer Blutung! Diese Blutung ist nicht etwa das Wiederauftreten einer krankhaften Blutung, sondern die zu erwartende Entzugsblutung. Der Arzt ist über den Ablauf zu informieren.

Behandlung länger bestehender Blutungen (über 3 Wochen)

Lange bestehende Blutungen bedürfen einer besonderen Behandlung. Bei Blutungen in der Prämenopause, die über 2–3 Wochen hinaus bestehen, sollte man aus Gründen der Vorsicht grundsätzlich **nicht mehr mit Hormonen** behandeln, sondern eine Kürettage vornehmen.

Eine **Hormonbehandlung**, und zwar in besonderer Form, kommt **bei länger bestehenden Blutungen nur** sehr selten und dann meist bei **juvenilen** Blutungen in Frage.

Prinzip: Erfahrungsgemäß ist bei länger bestehenden Blutungen der größte Teil der Funktionalis abgeblutet; bei juvenilen Blutungen kann ein primärer Östrogenmangel bestehen (s. S. 477). Es empfiehlt sich daher, **zunächst Östrogene** zu geben, um die Epithelisierung in Gang zu bringen und die Blutung zu stillen. Anschließend wird die Schleimhaut **mit Gestagenen (+ Östrogenen) sekretorisch umgewandelt**.

Vorschlag zur evtl. Hormonbehandlung länger bestehender Blutungen und zur Behandlung von **juvenilen Dauerblutungen**:

7–11 Tage Progynon C® 2–3mal 1 Tabl. tägl., danach bis zum 22. Tag 2–3mal 1 Tabl. Primosiston®; oder statt dieser Behandlung Progylut®.

Wichtig: Nach 4—5 Tagen **muß** eine dauernde Blutstillung erreicht sein. Steht die Blutung nicht, so hat die Patientin **sofort** den Arzt zu benachrichtigen.

Versager der Hormonbehandlung

sind sehr selten. Liegt ein Versager vor, so ist in erster Linie an **organische Veränderungen** zu denken. In Frage kommen submuköse Myome oder Polypen, vor allem aber ein **Karzinom**.

Es ist sofort eine **fraktionierte Kürettage** durchzuführen!

Versagt die Hormontherapie bei **juvenilen Dauerblutungen**, so muß man auch daran denken, daß es sich um eine Blutung bei einem **internistischen** Leiden handeln könnte.

> Blutungen bei jungen Mädchen kommen in charakteristischer Weise auch bei hämorrhagischen Diathesen, z. B. bei Thrombopenie und Thrombasthenie, vor.

Bei allen juvenilen Blutungen ist daher ein genauer Blutstatus mit Gerinnungs-, Blutungszeit, Thrombozytenzahl usw. zu erheben, wenn man mit der hormonalen Behandlung nicht zum Ziel kommt.

Rezidivprophylaxe

Bei Blutungen infolge einer Follikelpersistenz mit glandulär-zystischer Hyperplasie kommt es häufig zu Rezidiven (bis zu 75%). Das läßt sich auf einfache Weise feststellen.

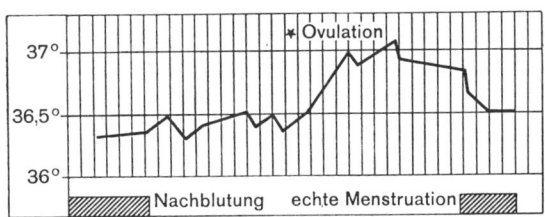

Abb. 14-37   Keine Rezidivgefahr! (s. Text)

Die Patientin wird angehalten, die **Basaltemperatur zu messen**. Solange der Zyklus **biphasisch** verläuft und die Periodenblutung regelmäßig auftritt, besteht keine Rezidivgefahr (Abb. 14-37). **Bleibt dagegen der Temperaturanstieg bis zum 21. Tag aus, so droht ein Rezidiv; d. h., es kommt wieder zu einer glandulär-hyperplastischen Umwandlung des Endometriums und einer entsprechenden Blutung.**

> **Monophasischer Zyklusverlauf = Rezidivgefahr!**

Therapieprinzip: Man setzt durch Gestagene einen Transformationsreiz. 2—3 Tage nach Absetzen erfolgt eine regelähnliche Entzugsblutung.

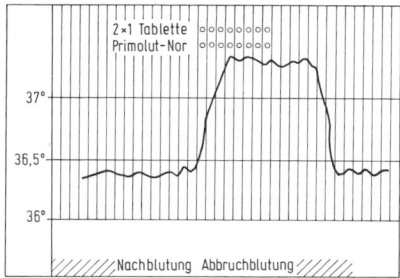

Abb. 14-38 Rezidivprophylaxe mit 2 Tabl. Primolut-Nor an 8 aufeinanderfolgenden Tagen bei monophasischem Temperaturverlauf zur Verhinderung einer dysfunktionellen Blutung.

Vorschläge zur Behandlung (Abb. 14-38):

18.−25. Tag nach Blutungsbeginn 5−10 mg Progestagene (Primolut-Nor®, Orgametril®, Prothil®, Clinovir®, Farlutal®) jeweils 1−2 Tabl. pro Tag oder 250 mg Hydroxyprogesteroncaproat (z. B. Proluton®) einmalig am 18. Tag nach dem ersten Tag der letzten Regel.

2.4.1 Kurzdauernde Follikelpersistenzen (= anovulatorische Zyklen)

Außer langfristigen gibt es auch **kurzfristige Follikelpersistenzen**, die nur **wenige Tage anhalten.** Der reife Follikel, der nicht springt, bleibt bei dieser Gruppe regelmäßig nur etwa 10−14 Tage über den Ovulationstermin hinaus bestehen und geht dann zugrunde. Die Folge davon ist, daß die Produktion der Östrogene abfällt, wodurch eine zeitlich begrenzte menstruations**ähnliche** Blutung ausgelöst wird. Die **anovulatorischen Zyklen** können verkürzt, verlängert, aber auch völlig normal lang sein.

Menstruationsähnliche Blutungen, die **ohne Ovulation** in etwa regelmäßigen Abständen periodisch wiederkehren, bezeichnet man als **anovulatorische Zyklen.**

Die fehlende Bildung des Gelbkörpers hat Auswirkungen auf das Endometrium und läßt sich wie folgt erfassen:

1. Das **Endometrium** befindet sich auch in der **2. Hälfte** des Zyklus im **Zustand der Proliferation**, eine sekretorische Umwandlung kann nicht stattfinden. Eine glandulärzystische Hyperplasie, wie sie für die langdauernde Follikelpersistenz typisch ist, kann sich bei der kurzfristigen Follikelpersistenz nicht ausbilden, da die Zeit der alleinigen Östrogeneinwirkung zu kurz ist.

2. Die **Basaltemperatur** zeigt **nicht den typischen Anstieg** in der Mitte des Zyklus, sie bleibt monophasisch (Basaltemperaturkurve bei monophasischem Zyklus s. Abb. 14-17). (Der **normale** Zyklus ist durch die Ovulation und Gelbkörperbildung gekennzeichnet, er ist **ovulatorisch** und **biphasisch**.) Somit sind

anovulatorische Zyklen = monophasische Zyklen.

Es gibt gesunde Frauen, bei denen sich im Verlaufe eines Jahres ein oder zwei anovulatorische, monophasische Zyklen zwischen ihre sonst ovulatorischen, biphasischen Zyklen völlig unauffällig einschieben. Dies ist bei Frauen in der Geschlechtsreife (wenn sie sich nicht in einem postpartalen Zustand befinden) **allerdings selten**. Dagegen findet sich der anovulatorische Zyklustyp relativ **häufig zu Beginn und am Ende der generativen Ovarialfunktion**, also in der **ersten Zeit nach der Menarche** und dann wieder an ihrem Ende **im Klimakterium**, wenn die Frau sich der Menopause nähert.

> Anovulatorische Zyklen treten gehäuft **zu Beginn und am Ende der Geschlechtsreife** auf.

Auch die **ersten Blutungen nach einer Entbindung** sind meist Blutungen bei anovulatorischen Zyklen.

Relativ häufig finden sich anovulatorische Zyklen bei **sterilen** Frauen.

Anovulatorischen Zyklen liegt in der **Geschlechtsreife** meist eine hypothalamisch-hypophysäre Fehlfunktion u. a. auch durch dysregulatorische Beeinflussung anderer endokrin aktiver Organe, im **Klimakterium** die erlöschende Ovarialfunktion zugrunde.

Die beim anovulatorischen Zyklus regelmäßig auftretenden Blutungen sind **Östrogenentzugsblutungen** und **keine echten Menstruationen = Regelblutungen**, da es bei diesen Zyklen nicht zur Ovulation kommt.

Frauen, die einen anovulatorischen Zyklus haben, bemerken selbst nicht, daß bei ihnen ein nicht normaler Zyklus abläuft, da die Blutung beim anovulatorischen Zyklus meist ungefähr zur Zeit der fälligen Regelblutung auftritt und annähernd von gleicher Stärke und Dauer wie die normale Regelblutung ist.

> **Während eines anovulatorischen Zyklus ist die Frau steril. Bei Kinderlosigkeit muß man immer daran denken, daß anovulatorische Zyklen vorliegen können.**

Diagnostik:
Nachweis des Fehlens eines funktionstüchtigen Corpus luteum.

Möglichkeiten:
- Fortlaufende Messung der **Basaltemperatur** (am einfachsten).
- Fortlaufende **Vaginalabstriche** (sehr aufwendig).
- Bestimmung des **Progesterons im Serum** einige Tage vor der zu erwartenden Blutung (Wert < 2 ng/ml).
- Endgültige Sicherung **Endometriumbiopsie = Strichkürettage** kurz **vor** oder **zu Beginn** einer Blutung.

Therapie des anovulatorischen Zyklus:
Eine **Behandlung** ist **nur** dann angezeigt,
1. wenn eine **Sterilität** bei Kinderwunsch (nach Beobachtung von 6 – 7 anovulatorischen Zyklen) besteht
   oder

2. wenn der Zyklus so stark verkürzt ist, daß ein nennenswerter **Blutverlust** für die Frau entsteht oder wenn die einzelnen Blutungen zu lange dauern.

3. Eventuell in der Prämenopause.

Zu 1.: Die **Therapie bei Sterilität** erfolgt durch Ovulationsauslösung mit Clomifen, bei Versagen mit Gonadotropinen (s. S. 539).

Zu 2.: Prinzip: Sekretorische Umwandlung eines nur proliferierten Endometriums durch Progestagengabe über ca. 6 Zyklen, z. B. 18.—25. Zyklustag 1—2 Tabl. Primolut-Nor®, Clinovir®, Farlutal®, Prothil®, Gestafortin®.

Zu 3.: Prinzip: Obwohl die Entstehung von Neoplasien am Endometrium unter langfristigem alleinigem Östrogeneinfluß (ohne Gestagene) unbewiesen und eher unwahrscheinlich ist (s. Korpuskarzinom S. 194), wird heute allgemein die sekretorische Transformierung des Endometriums bei anovulatorischen Zyklen in der Prämenopause durch Gestagene empfohlen.

Behandlungsvorschlag: Cyclo-Progynova®, Presomen comp.®, Triseqens®.

2.5 Zusammenfassung der Ursachen uteriner Blutungen

1. **Hormonal** bedingte Blutungen = endometriale Blutungen infolge Hormonentzugs.

a) **Funktionelle Blutungen** = hormonal bedingte, normale Blutungen = die **normale Menstruationsblutung.**

b) **Dysfunktionelle Blutungen** = hormonal bedingte Blutungs**störungen**. Diese Gruppe umfaßt die Zyklusstörungen Oligomenorrhoe und Polymenorrhoe, Vorblutung, Mittelblutung, die meisten Nachblutungen sowie die

Follikelpersistenzblutung = häufigster Spezialfall einer dysfunktionellen Blutung.

Follikelpersistenzblutungen kommen sowohl als **Dauerblutung** als auch **als zyklische Blutung** (= **anovulatorischer Zyklus**) vor.

Die dysfunktionellen Blutungen sind in der Geschlechtsreife meist der Ausdruck einer sekundären Ovarialinsuffizienz durch hypothalamisch-hypophysäre Störungen, im Klimakterium die Folge der erlöschenden Funktion der Ovarien selbst.

2. **Organisch bedingte Blutungen** (aus Korpus und/oder Zervix) = Blutungen aus organischer Ursache, z. B. durch **Karzinom, Myom, Polyp** u. a. Sie werden auch als Blutungen aufgrund von „**Terrainstörungen**" bezeichnet.

Unter den Zyklusstörungen sind die **Hypo-** und die **Hyper**menorrhoen **meist durch organische Veränderungen** bedingt. Auch Zusatzblutungen haben nicht selten organische Ursachen.

3. Blutungen infolge Hyperfibrinolyse (Störung der Hämostase) s. S. 468.

2.6 Amenorrhoe

Definitionen

Amenorrhoe = Ausbleiben der Regelblutung

Wir unterscheiden eine **physiologische** und eine **pathologische** Amenorrhoe. Die pathologische Amenorrhoe ist die schwerste Form der Zyklusstörung. Sie ist ein **Symptom**, das sehr verschiedene Ursachen haben kann.

Physiologische Amenorrhoe   = normale Amenorrhoe

Physiologisch ist die Amenorrhoe $\left\{\begin{array}{l}\text{vor der Menarche,}\\ \text{während der Schwangerschaft,}\\ \text{während der Laktation,}\\ \text{nach der Menopause,}\end{array}\right.$

Pathologische Amenorrhoe   = jede Amenorrhoe ohne physiologische Ursache.

Die **Einteilung** der pathologischen Amenorrhoeformen kann nach verschiedenen Gesichtspunkten erfolgen.

1. Nach dem Zeitpunkt des Eintretens

● **Primäre Amenorrhoe**: Die Regelblutung ist bis zum 18. Lebensjahr noch nicht eingetreten. Es liegen meist **organische Ursachen** vor. In etwa einem Drittel der Fälle kann man Chromosomendefekte nachweisen. In insgesamt zwei Drittel liegen organische Störungen vor, nur in einem Drittel funktionelle.

● **Sekundäre Amenorrhoe**: Die Regelblutungen sind nach einer mehr oder weniger langen normalen Zyklustätigkeit **länger als 6 Monate** ausgeblieben, ohne daß die Frau schwanger ist. Die **sekundären Amenorrhoen** sind **meist durch Funktionsstörungen** bedingt, ihnen können jedoch auch organische Ursachen zugrunde liegen, die im Einzelfall ausgeschlossen werden müssen, bevor die funktionelle Störung angenommen werden darf oder durch entsprechende Untersuchungen zu beweisen ist.

Die durch funktionelle Störungen bedingte sekundäre Amenorrhoe ist meist die Folge einer hypothalamisch-hypophysären Dys- oder Unterfunktion mit konsekutiver Ovarialinsuffizienz. Ihre leichteren (gestagenpositiven (s. u.)) Formen stellen den stärksten Grad einer **dys**funktionellen (hypothalamisch-hypophysären) Störung der generativen Ovarialfunktion im Sinne eines **kontinuierlichen Pathomechanismus: Corpus-luteum-Insuffizienz — anovulatorische Zyklen — Amenorrhoe** dar.

Die schwereren Formen (negativer Gestagen-, positiver Östrogentest) sind der Ausdruck einer **Unterfunktion** der hypothalamisch-hypophysären Funktionseinheit.

2. Einteilung nach der **Reaktion des Endometriums auf Gestagenzufuhr** und **Östrogenzufuhr**

● **Amenorrhoe I. Grades**: Nach Gestagenzufuhr (**Gestagentest** s. S. 530) erfolgt eine Entzugsblutung aus dem Endometrium, wenn es durch endogene Östrogeneinwirkung hierfür reaktionsbereit ist. Die vegetative Ovarialfunktion (basale Östrogenbildung)

ist dabei erhalten, die generative (Follikelreifung, Follikelsprung, Gelbkörperbildung) unterschwellig bzw. erloschen = **Amenorrhoe leichteren (I.) Grades = generative Ovarialinsuffizienz.**

● **Amenorrhoe II. Grades**: Nach Zufuhr von Gestagenen erfolgt **keine** Entzugsblutung aus dem Endometrium (= **negativer Gestagentest**). Eine Hormonentzugsblutung kommt erst nach Substitution von Östrogenen (Östrogentest [s. S. 531]) zustande oder nach Substitution von Östrogenen **und** Gestagenen. Generative **und** vegetative Ovarialfunktion sind gestört.

= **Amenorrhoe schweren (II.) Grades = vegetative Ovarialinsuffizienz.**

Das **Endometrium ist jedoch reaktionsfähig.** Sowohl durch einen positiven Gestagen- als auch durch einen positiven Östrogentest wird eine **Amenorrhoe durch uterine, vaginale oder hymenale Ursache (Atresie; Aplasie) ausgeschlossen (diagnostisch wichtig!)** (s. hierzu auch S. 515 ff.).

3. Einteilung nach der Höhe der Gonadotropinwerte

Man unterscheidet dabei **hypo**gonadotrope Amenorrhoen (erniedrigte Gonadotropinbildung), **eu-** oder **normo**gonadotrope Amenorrhoen (normale Gonadotropinbildung) und **hyper**gonadotrope Amenorrhoen (erhöhte Gonadotropinbildung).

Hypogonadotrope Amenorrhoe **Eu**gonadotrope Amenorrhoe	= Es **fehlt die adäquate** Stimulierung der Ovarien durch das hypothalamisch-hypophysäre System. Die Störung liegt **nicht im Ovar = sekundäre Ovarialinsuffizienz.** Therapie (bzgl. Sterilität) meist **aussichtsreich.**
Hypergonadotrope Amenorrhoe	= Die Ovarien reagieren selbst auf erhöhte Gonadotropinabgabe der Hypophyse nicht. Die **Störung liegt im Ovar = primäre Ovarialinsuffizienz** (Hypoplasie der Ovarien, Gonadendysgenesie, Klimakterium). Therapie wenig aussichtsreich oder aussichtslos bezüglich Sterilität.

> Für die Einteilung der verschiedenen Amenorrhoeformen, insbesondere für die Amenorrhoe II. Grades, hat sich die Klassifizierung in **hypo-, eu-** (= normo-) **u. hypergonadotrope Formen** bewährt.

Eine Einteilung, die **allen** Gesichtspunkten gerecht würde, gibt es nicht. Für das **praktische Vorgehen** hat es sich didaktisch als vorteilhaft erwiesen, die Suche nach den Ursachen der Amenorrhoe nach dem

4. Ort der Störung,

der zur Amenorrhoe geführt hat, auszurichten. Dem werden auch wir folgen.

Das Auftreten der normalen Regelblutung ist das äußere, sichtbare Zeichen eines abgelaufenen Zyklus; an ihrem Zustandekommen sind **Psyche, Hypothalamus, Hypophyse, Ovarien, Uterus (Endometrium)** sowie ein **offener Abflußweg** für das Menstrualblut funktionell und anatomisch **unmittelbar** beteiligt. **Mittelbar** hängt die Regelblutung vom Funktionieren weiterer endokriner Funktionen ab (vor allem Schilddrüse und Nebenniere).

Das Ausbleiben der Regelblutung kann somit durch Störungen an jedem einzelnen dieser Organe bedingt sein. Dabei gibt es **organische** und **funktionelle Störungen.** Letztere haben die weit größere Bedeutung. Primäre Amenorrhoen sind häufiger die Folge organischer, sekundäre die Folge funktioneller Störungen.

Ursachen der primären und sekundären Amenorrhoe (Abb. 14-39)

Die **Ursachen der primären Amenorrhoe** sind meist

1. **Chromosomale Entwicklungsstörungen** (XO-Gonadendysgenesie = Turner-Syndrom); Deletion oder Mosaikbildungen der Gonosomen; reine Gonadendysgenesie u. a. (s. u.).

2. **Hemmungsmißbildungen der Genitalorgane**: Aplasien im Bereich des Uterus, der Vagina, Rokitansky-Küster-Syndrom; Aplasien oder Hypoplasien der Ovarien. Atresien: Zervix, Vagina, Hymen.

3. **Hypothalamisch-hypophysäre Störungen**: Hyperprolaktinämie; Prolaktinome (selten); Pubertas tarda; konsumierende Erkrankungen; Tumoren.

4. **Androgenresistente Erfolgsorgane**: Testikuläre Feminisierung.

5. **Erkrankungen anderer endokriner Drüsen**: Primäre Hypothyreosen; kongenitales AGS; Morbus Cushing; Addison; Tumoren.

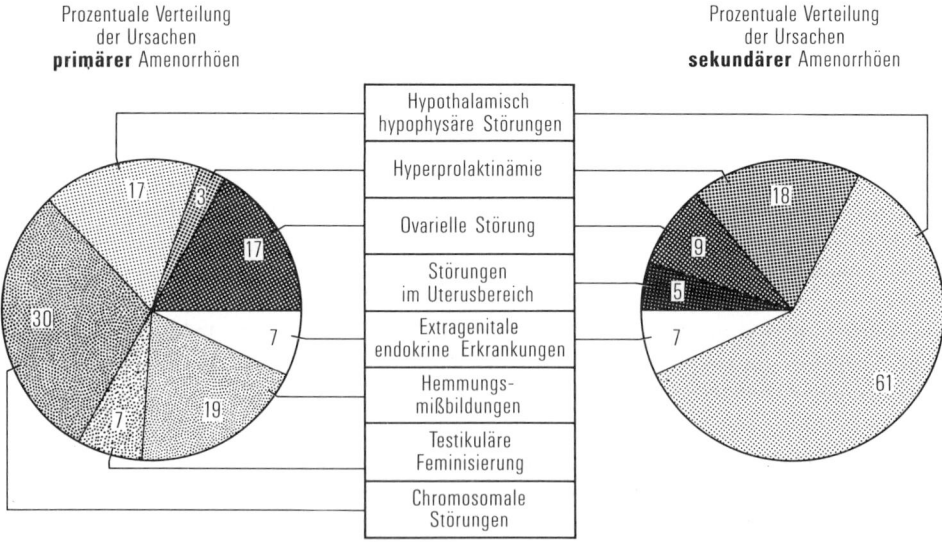

Abb. 14-39 Prozentuale Häufigkeitsverteilung der Ursachen primärer und sekundärer Amenorrhoen (nach R. Kaiser u. A. Pfleiderer).

Demgegenüber sind die häufigsten **Ursachen der sekundären Amenorrhoe**

1. **Hypothalamisch-hypophysäre Störungen:** Notstands- oder Belastungs- oder Situationsamenorrhoe; Anorexia nervosa; Hyperprolaktinämie; Amenorrhoe-Galaktorrhoe-Syndrom; postpartale Ovarialinsuffizienz; Sheehan-Syndrom; Idiopathische Ursachen; starke Gewichtsschwankungen; Psychopharmaka; Antihypertensiva, Tumoren und andere organische Ursachen.

Man nimmt heute an, daß zumindest einem Teil der hypothalamisch-hypophysären Amenorrhoeformen eine mehr oder weniger ausgeprägte Störung der pulsatilen GnRH-Sekretion zugrunde liegt. Damit werden solche Formen der Amenorrhoe auch als Endpunkt eines kontinuierlich sich entwickelnden Pathomechanismus erklärbar: Lutealphasendefekt, anovulatorischer Zyklus, Amenorrhoe.

2. **Ovarielle Störungen:** Hypoplastische Ovarien; polyzystische Ovarien mit der Sonderform Stein-Leventhal-Syndrom.

3. **Sekundäre uterine, zervikale oder vaginale Störungen** (Atresien): z. B. Zerstörung des Endometriums durch Kürettage; Atresie durch ätzende Substanzen; Tuberkulose.

4. **Extragenitale endokrine Erkrankungen:** Postpuberales AGS; Schilddrüsenerkrankungen; Cushing-Syndrom.

Prozentual überwiegen bei den

- **primären Amenorrhoen** chromosomale Entwicklungsstörungen und Hemmungsmißbildungen bei weitem; bei den
- **sekundären Amenorrhoen** jedoch die hypothalamisch-hypophysären Störungen, gegenüber denen alle übrigen Ursachen weit in den Hintergrund treten (s. Abb. 14-39).

Die einzelnen Amenorrhoeformen werden nun nach dem

Ort der Störung

systematisch dargestellt.

1. Zentral bedingte Amenorrhoen

Die Ursache beruht auf einer **unzureichenden Stimulierung** der Ovarien durch das **Hypothalamus-Hypophysensystem** bei **funktionellen oder organischen** Störungen.

Einteilung:

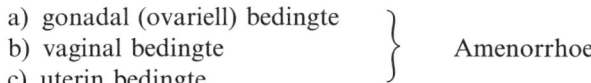

a) hypothalamisch bedingte
b) hyperprolaktinämisch bedingte $\Big\}$ Amenorrhoe
c) hypophysär bedingte

2. Peripher bedingte Amenorrhoen

Die Ursache dieser Amenorrhoeformen liegt in den **Ovarien selbst** oder in den **Genitalorganen** (Uterus, Vagina, Hymen).

Einteilung:

a) gonadal (ovariell) bedingte
b) vaginal bedingte $\Big\}$ Amenorrhoe
c) uterin bedingte

3. Dysregulatorisch bedingte Amenorrhoen

Hierbei stören **andere endokrine Funktionskreise** wie z. B. Hypothalamus-Hypophyse-Schilddrüse und Hypothalamus-Hypophyse-Nebennierenrinde durch ein Zuviel oder ein Zuwenig der von ihnen gebildeten Hormone oder ihrer Vorstufen bzw. Metaboliten den normalen Funktionsablauf im Hypothalamus-Hypophysen-Gonadensystem. Typisches Beispiel: **AGS** (= adrenogenitales Syndrom). Auch Stoffwechselerkrankungen (Adipositas; Magersucht) können dysregulatorisch wirksam werden.

2.6.1 Zentral bedingte Amenorrhoe

2.6.1.1 Hypothalamisch bedingte Amenorrhoe

1. Häufigste Ursache: funktionelle, meist **reaktiv-psychisch** ausgelöste hypothalamische Funktionsstörungen. Häufigste Form der Amenorrhoe überhaupt.

Besondere Formen:

a) Anorexia nervosa
b) dienzephale Amenorrhoe post partum
c) Psychische Scheinschwangerschaft
d) idiopathische Form
e) Post-pill-Amenorrhoe (sog. Over-Suppression-Syndrom)

2. Seltenere Ursachen

a) Hirntumoren
b) **Entzündliche** Prozesse: Postenzephalitische Zustände oder Restzustände nach basaler Meningitis. Intoxikationen; Chron. Krankheiten.
c) **Posttraumatische** Amenorrhoen (hauptsächlich nach Verkehrsunfällen als Hirnblutungs- oder Commotiofolgen)

Zu 1.: Daß aus psychischen und allgemein körperlichen Gründen die Menstruationsblutungen ausbleiben, ist seit Jahrhunderten bekannt. Die häufigsten ursächlichen Faktoren sind

ungünstige Lebensbedingungen: Kriegs-, Lager-, Flüchtlingsamenorrhoe = „Notstandsamenorrhoe" (= Milieueinflüsse)

psychische Krankheiten: Depressionen, Schizophrenie oder
seelische Erschütterungen.
Die Amenorrhoe behebt sich meist nach Beseitigung der Konfliktsituation.

Besondere Formen

Zu 1 a): Anorexia nervosa: Sie stellt eine recht tiefgreifende Störung dar. Wird manchmal mit der SIMMONDschen Erkrankung verwechselt. Es handelt sich um einen Protest gegen bestimmte Lebenssituationen. Meist Mädchen um das 20. Lebensjahr mit belasteter familiärer Anamnese, auch Angst- und Trotzreaktionen. Psychische Ablehnung nicht nur des Essens, sondern auch des triebhaft Animalischen an sich. Starke Aktivität, keine Apathie wie beim Sheehan-Syndrom. Meist durch Psychotherapie zu beheben (s. auch Kap. XXI S. 706).

Zu 1 b): Dienzephale Amenorrhoe post partum: Ursache meist psychische Traumen im Wochenbett wie z. B. Untreue des Ehemannes. **Folge**: Extreme Abmagerung wie bei Anorexia nervosa. Oft irrtümlich als Sheehan-Syndrom gedeutet. Beim Sheehan-Syndrom ist aber Abmagerung eine Seltenheit.

Zu 1 c): Scheinschwangerschaft (Grossesse nerveuse): Körperliche Veränderungen, die einer Gravidität sehr nahestehen. Erscheinungsbild wie bei Schwangerschaft, aber mit neg. Schwangerschaftstest.

Zu 1 d): Idiopathische Form: Ursache sind pränatale oder unauffällige postpartale Schädigungen, die meist nicht nachweisbar sind. Anamnestisch nicht selten familiäre Belastung und unregelmäßige Primärzyklen.

Zu 1 e): Post-pill-Amenorrhoe (sog. Over-Suppression-Syndrom): Selten tritt nach Einnahme von Ovulationshemmern eine mehr als 6 Monate dauernde Amenorrhoe ein (1−2%). Hat die Ovulationshemmereinnahme 3 Monate überschritten, spricht man von einem sog. Over-Suppression-Syndrom oder auch post-pill-Amenorrhoe (s. hierzu auch Kap. XVII). Prädisponiert erscheinen Frauen mit später Menarche, mit Oligomenorrhoe, Corpus-luteum-Insuffizienz und anovulatorischen Zyklen sowie mit Anorexia nervosa oder extremen „Schlankheitskuren" in der Anamnese; schließlich solche mit retardierter Entwicklung. Bevorzugtes Alter 20.−25. Lebensjahr. Ein ursächlicher Zusammenhang zwischen OH-Einnahme und post-pill-Amenorrhoe ist nicht erwiesen, so daß der Begriff „Over-Suppression-Syndrom" irreführend sein kann.

Eine Beziehung zur Dauer der Einnahme besteht nicht. Die Untersuchungen ergeben meist normale Gonadotropin- und Östrogenwerte.

Prognose:
Oft spontane Regulierung des Zyklus.

Therapie
ist oft **nicht notwendig.** Bei Kinderwunsch und Normogonadotropie wird versucht, mit Clomifen (bzw. Epimestrol, Cyclofenil) Ovulationen auszulösen. Bei hypogonadotropen Fällen ist eine Therapie mit Gonadotropinen angezeigt.

Zu 2.: Seltenere Ursachen:

Zu 2 a): Hirntumoren als **Ursache** hypothalamischer Amenorrhoen sind **selten.** Es handelt sich besonders um Kraniopharyngeome und hypothalamusnahe Tumoren, die nach Diagnose entsprechend vom Neurochirurgen behandelt werden.

Zu 2 b): Entzündliche Prozesse, wie schwere Infektionskrankheiten, **Intoxikationen** und **chronische Krankheiten** (Tbc, Stoffwechselkrankheiten, Kreislaufstörungen) können mit Amenorrhoe einhergehen, desgleichen Restzustände nach Enzephalitis und basaler Meningitis.

Zu 2 c): Posttraumatische dienzephale Amenorrhoe tritt vorwiegend **nach Verkehrsunfällen** auf, meist als Hirnblutungs- oder Commotiofolge.

Die durch Funktionsstörungen bedingten hypothalamischen Amenorrhoen bilden die weitaus größte Gruppe aller pathologischen Amenorrhoen.

Als Ursache der (dys)funktionellen hypothalamischen Amenorrhoen wie überhaupt der dysfunktionellen Zyklusstörungen, wird heute allgemein eine **Betriebsstörung im Hypothalamus** (Störung der permissiven Funktion) als Folge psychischer und physischer Insulte angenommen. Auch **Medikamente** und eventuell **Geisteskrankheiten** können eine Rolle spielen.

Die Störungen der normalen Funktion des **Hypothalamus** wirken sich **über den Hypophysenvorderlappen** als mehr oder weniger schwere Funktionsstörungen der **Ovarien** (sekundäre Ovarialinsuffizienz) aus.

Diagnose der hypothalamischen Amenorrhoe

Wichtig ist die Erkennung **psychischer Konflikt- und Notstandssituationen** sowie von **Psychosen.** Achten auf vegetative Labilität, Kontaktverhalten etc.

Danach läßt sich oft schon die hypothalamische Ursache der Amenorrhoe vermuten. Zur sicheren Diagnose sind alle anderen Amenorrhoeursachen diagnostisch zu eliminieren. Dies aber erst dann, wenn nicht bald nach Beseitigung der meist psychischen Ursache wieder Spontanblutungen auftreten, oder wenn eine der auf S. 528 angeführen Indikationen gegeben ist.

Vorgehen: Seltenere Ursachen (s. o. 2 a—c) der hypothalamischen Amenorrhoe sind auszuschließen.

Danach: (s. hierzu Tbl. 3 und Abb. 16-4) Ausschluß einer hyperprolaktinämisch oder hyperandrogenämisch bedingten Ovarialinsuffizienz; einer uterinen Amenorrhoe durch Gestagen-Östrogentest. Bestimmung der Gonadotropine (sind diese normal oder vermindert, so kann keine primäre Ovarialinsuffizienz vorliegen). Ausschluß einer hypophysär bedingten Amenorrhoe (GnRH-Test) und einer dysregulatorischen (s. S. 528), durch „internistische Erkrankungen" bedingten Amenorrhoe.

Sind diese Befunde unauffällig, so ist die vorliegende Amenorrhoe am ehesten hypothalamisch bedingt. Bei positivem Gestagentest liegt eine Amenorrhoe leichten Grades (bei hypothalamisch-hypophysärer **Dys**funktion: **WHO-Gruppe II**) = 70% der Fälle vor, bei negativem Gestagen-, aber positivem Östrogentest **(WHO-Gruppe I)** = 20% der Fälle eine Östrogenmangelamenorrhoe aufgrund einer hypothalamisch-hypophysären **Unter**funktion (evtl. mit genitaler Hypoplasie); s. a. Abschnitte 2.6.4 u. 2.6.5.

Hinweis: Im allgemeinen wird, auch wenn — wie meist — die zentrale Störung ihre Ursache im Hypothalamus hat, nicht von einer hypothalamischen, sondern von einer hypothalamisch-hypophysären Fehl- oder Unterfunktion gesprochen. Das ist insofern auch berechtigt, als die hypothalamische Fehlfunktion nur indirekt über eine von ihr verursachte Störung der Hypophysenfunktion an den Ovarien wirksam wird.

Therapie der hypothalamischen Amenorrhoe

Bei den seltenen tumorbedingten, entzündlichen und posttraumatischen Ursachen (2 a—c) wird nach den jeweils gültigen Regeln vorgegangen.

Die Behandlung der hypothalamischen Funktionsstörungen ist davon abhängig, ob

Kinderwunsch besteht oder nicht (und wie stark der Östrogenmangel ist). Besteht

kein Kinderwunsch, so wird man **symptomatisch** (Substitution von Sexualsteroiden) behandeln. Besteht **Kinderwunsch**, so muß „kausal" therapiert werden, d. h. es gilt, einen Follikelsprung auszulösen (s. bei Therapie der Amenorrhoe).

Im allgemeinen bedarf die **hypothalamisch-hypophysär-dysfunktionelle Amenorrhoe der leichten Form nur selten einer Behandlung**, da sich der Zyklus meist spontan nach Beseitigung der vorwiegend psychischen Amenorrhoeursachen wieder normalisiert. Ist das nicht der Fall und besteht kein Kinderwunsch, so soll die symptomatische Behandlung mit Sexualhormonen der Frau das Gefühl der „Minderwertigkeit als Frau" nehmen. Bei stärkerem Östrogenmangel (WHO-Gruppe I [s. o.]) soll sie zusätzlich Atrophien verhindern oder beseitigen.

Zur **Behandlung mit Sexualsteroiden** s. S. 537.

Zur **ovulationsauslösenden Behandlung bei Normo- und Hypogonadotropie** s. S. 539.

2.6.1.2 Amenorrhoe bei Hyperprolaktinämie — Hyperprolaktinämie-Amenorrhoe (hyperprolaktinämisch bedingte Ovarialinsuffizienz)

Die **Hyperprolaktinämie** ist die **zweithäufigste Ursache der sekundären Amenorrhoe**. 16% aller Amenorrhoefälle weisen eine Hyperprolaktinämie auf (R. KAISER). Von diesen wiederum zeigen 30—50% Hinweise auf ein Hypophysenadenom. Bei einer Hyperprolaktinämie sind alle Formen von Zyklusstörungen möglich.

Die Entnahme von Blut zur Prolaktinbestimmung erfolgt frühestens 2 Stunden nach dem Aufwachen (bei bestehendem Zyklus zwischen 3.—7. Zyklustag), da sich dann der Prolaktinspiegel auf das Tagesniveau eingependelt hat.

Am Anfang jeder Sterilitäts- und Zyklusstörungendiagnostik steht die Untersuchung des Prolaktinspiegels (s. u.).

Prolaktin (PRL) löst die Laktation aus und fördert sie. Die Prolaktinsekretion der Hypophyse wird durch den Hypothalamus **vorwiegend hemmend** kontrolliert (PRL-inhibierender Faktor = PIF = Dopamin).

Die biologische Wirksamkeit sowie die endokrine Steuerung des Prolaktins sind bis heute **nicht restlos aufgeklärt** (vgl. Kap. XIII). Man nimmt an, daß eine **Prolaktinerhöhung** ausgelöst werden kann **durch**

1. überschießende Produktion bei

Mikro-, Makroprolaktinom; Hypothyreose mit TRH-Erhöhung; Einnahme bestimmter Medikamente wie z. B. Antihistaminika u. a. Idiopathisch.

2. fehlende oder insuffiziente **Hemmung** der Prolaktinsekretion durch den prolaktininhibierenden Faktor (PIF), entweder infolge Transportbehinderung des PIF über den Hypophysenstiel zum Hypophysenvorderlappen durch Hypophysentumor oder nach Trauma; oder verminderte PIF-Bildung z. B. nach Einnahme bestimmter Medikamente (z. B. Phenothiazinen, Psychopharmaka, Antiemetika, Östrogenen u. a.).

Physiologisch ist eine vorübergehend erhöhte Prolaktinsekretion: im Schlaf; bei anstrengender körperlicher Arbeit, Streß, Hypoglykämie, Brustwarzenreizung.

Klinik:

Die hyperprolaktinämische Amenorrhoe kann **primär** (selten) und **sekundär** (zumeist) auftreten. Es muß sich bei Hyperprolaktinämie nicht immer um eine Amenorrhoe handeln, **auch anovulatorische Zyklen und Zyklen mit einer Corpus-luteum-Insuffizienz sind möglich.** In über **50%** besteht **gleichzeitig eine Galaktorrhoe**, die einen Hinweis auf die Ursache der Amenorrhoe geben kann.

Anmerkung: Die **Kombination von Galaktorrhoe und Amenorrhoe** kann **verschiedene Ursachen** haben und wird dann

1. bei bestehendem **Tumor** im Hypophysenbereich als **Forbes-Albright-Syndrom,**
2. bei **Weiterbestehen** einer **postpartalen Galaktorrhoe und Amenorrhoe** als **Chiari-Frommel-Syndrom,**
3. als **idiopatische Form** ohne erkennbare Ursache als **Argonz-del-Castillo-Syndrom** bezeichnet.

Diagnostik der hyperprolaktinämischen Amenorrhoe

1. **Anamnese:**

Frage: Primäre oder sekundäre Amenorrhoe?

Zyklusstörungen, die vor der Amenorrhoe auftraten?

Beidseitige Milchsekretion der Mammae (Galaktorrhoe)?

Medikamente (insbesondere Neuroleptika, Antiemetika, Antihypertonika)?

Verlust der Libido?

2. **Basaltemperaturkurve:** (vor Auftreten der Amenorrhoe)

Anovulatorische Zyklen?

Corpus-luteum-Insuffizienz?

3. **Körperliche Untersuchung** mit Genital- und Mammastatus:

Akne? Hirsutismus? (Unter Prolaktinerhöhung kann eine gesteigerte adrenale Androgenproduktion vorkommen.)

4. **Endokrinologische Untersuchung:**

Der Prolaktinspiegel im Serum ist in einem ovulatorischen Zyklus meist niedriger als $15-20$ ng/ml. Über 25 ng/ml spricht man von Hyperprolaktinämie.

Bei Grenz- oder nur leicht erhöhten Werten kann man den

Metoclopramid-Stimulationstest durchführen, um eine okkulte Hyperprolaktinämie auszuschließen.

Durchführung: Zwei basale Blutentnahmen in 10minütigen Abständen; anschließend werden 10 ml Metoclopramid (Paspertin®) i.v. injiziert; eine erneute Blutentnahme nach 25 Minuten; Bestimmung des PRL i. S.

Interpretation: Normal bis 30 ng/ml nach Stimulation; bei latenter Hyperprolaktinämie Anstieg auf 40 ng/ml, bei manifester Hyperprolaktinämie auf mehr als 40 ng/ml.

TRH-Test*: (TRH mobilisiert Prolaktin aus der Hypophyse).

---

* TRH-Test: $200-500$ mg TRH i. v.; Blutabnahme wie bei GnRH-Test. Der Test erfaßt Schilddrüsenstörungen (z. B. als Ursache einer Ovarialinsuffizienz) und ergibt bei Hyperprolaktinämie einen überschießenden Prolaktinanstieg.

Der **GnRH-(LH-RH)-Stimulationstest** kann Einschränkung der Hypophysenstimulierbarkeit zeigen. Durchführung und Bedeutung s. S. 533.

5. **Röntgendiagnostik auf Hypophysentumor: Seitliche Schädelaufnahme** zur Beurteilung der Region der Sella turcica. Bei auffälligem Röntgenbefund ist eine erweiterte Diagnostik angezeigt: Computertomographie (CT).

6. **Ophthalmologische Untersuchung** bei Verdacht auf Tumor mit Chiasma-Beteiligung.

7. **Neurologische Untersuchung** bei sehr ausgedehnten Tumoren.

Therapie:
Eine Therapie ist bei funktioneller Hyperprolaktinämie nicht immer notwendig, sie hängt ab von der jeweiligen Situation und dem Behandlungsziel.

1. **Situation: Geringgradige Zyklusstörung oder Amenorrhoe: kein Kinderwunsch.**

Absetzen von prolaktinsteigernden Medikamenten (Psychopharmaka; Antihistaminika); eine weitere Therapie ist nicht immer notwendig; Kontrolle des PRL-Spiegels; bei ansteigendem PRL-Wert Ausschluß eines Hypophysentumors, dann wie 2.

2. **Situation: Stärkere Zyklusstörung oder Amenorrhoe; Kinderwunsch oder Wunsch nach Normalisierung des Zyklus.**
a) Absetzen PRL-steigernder Medikamente
b) Dopaminagonisten (= PRL-Hemmer)
z. B. Bromocriptin (Pravidel® 2,5−5 mg/die = 1−2 Tabl.); Lisurid (Dopergin® 0,2−0,3 mg/die = 1 × 1−3 × ¹/₂ Tabl.).

Einschleichende Dosierung: Beginn (abends vor dem Zubettgehen) mit 1 Viertel der Erhaltungsdosis. Endgültige Dosis und Therapiedauer hängen vom PRL-Spiegel ab. Nebenwirkungen s. S. 713. Die Ovarialfunktion reguliert sich meist nach 4−8 Wochen. Eine eventuelle Galaktorrhoe sistiert im allgemeinen schon nach 2−3 Wochen.

3. **Situation: Mikro**prolaktinom (Prolaktinblutspiegel meist bei Werten über 200 ng/ml).

Zunächst Dopaminagonisten. Dosis nach PRL-Spiegel einstellen, Beginn mit 5−10 mg/ die Bromocriptin (Pravidel®) oder 0,3−0,5 mg Lisurid (Dopergin®).

Bei Therapieresistenz trotz Dosiserhöhung Vorgehen wie 4.

4. **Situation: Makro**prolaktinom **mit neurologischer Ausfallssymptomatik** (Prolaktinwerte meist höher als bei Mikroprolaktinom (über 500 ng/ml)).

Transsphenoidale Entfernung des Tumors und Gaben von Dopaminagonisten. Bei nicht vollständiger Tumorentfernung evtl. Nachbestrahlung (5000 rad. Herddosis in Einzeldosen von 200 rad/die). Kontrolle des PRL-Spiegels!

Prognose:
Operierte Prolaktinome, vor allem Makroadenome, **neigen zu Rezidiven** (25−50%), weshalb eine zusätzliche Gabe von Dopaminagonisten immer angezeigt ist. Wird eine Schwangerschaft (s. u.) angestrebt, so ist eine adjuvante Strahlentherapie sinnvoll. Die Wirkung der medikamentösen Therapie ist gesichert. Die Wirkung tritt in einer Halbwertszeit von 2−4 Stunden nach Beginn der Einnahme ein.

Bei **funktioneller Hyperprolaktinämie** läßt sich in 90% aller medikamentös behandelten Fälle eine Normalisierung des Prolaktinspiegels sowie der Ovarialfunktion erreichen. Bei der idiopathischen funktionellen Hyperprolaktinämie tritt nach Absetzen der Dopaminagonisten-Therapie die Prolaktinstörung jedoch wieder auf.

Ein besonderes Vorgehen ist in der **Schwangerschaft** angezeigt, da unter Östrogenen in der Schwangerschaft **Prolaktinome beschleunigt wachsen.**

Bei **nachgewiesenem Prolaktinom in der Schwangerschaft** wird wie folgt vorgegangen:

a) Bei annähernd **reifem Kind** wird eine vorzeitige Beendigung der Schwangerschaft angestrebt. Die definitive Therapie erfolgt im Wochenbett (z. B. Operation oder Radiatio).

b) Falls mit Rücksicht auf das Kind eine **vorzeitige Entbindung nicht möglich** ist, und falls **keine neurologischen Symptome** vorliegen, wird Bromocriptin oder Lisurid in obiger Dosierung gegeben.

c) Falls mit Rücksicht auf das Kind **keine Entbindung möglich** ist und eine beginnende **Kompressionssymptomatik** vorliegt und eine **medikamentöse Therapie wirkungslos** bleibt, wird der Tumor chirurgisch entfernt.

In der Frühgravidität sollte man bei fehlendem Ansprechen auf Dopaminagonisten die Schwangerschaft unterbrechen.

Hinweis: Die Gabe von Dopaminagonisten in der Schwangerschaft ist umstritten. Während RJOSK und VON WERDER diese Therapie für zumindest unwirksam halten, empfiehlt H. P. G. SCHNEIDER sie während der gesamten Schwangerschaftsdauer, da bisher keine Erkenntnisse über Teratogenität vorliegen.

Anmerkung zur Frage der hyperandrogenämisch bedingten Ovarialinsuffizienz.
Zur Zeit besteht die Tendenz, der hyperprolaktinämisch bedingten Ovarialinsuffizienz das Bild einer **hyperandrogenämischen Ovarialinsuffizienz** als mehr oder weniger eigenständiges Krankheitsbild hinzuzufügen.

Neben **Androgenisierungserscheinungen** kann eine Hyperandrogenämie **Zyklusstörungen** bis hin zur Amenorrhoe und damit auch Sterilität hervorrufen.

Die Hyperandrogenämie stellt aber **keine nosologische Einheit** dar. Wir haben daher ihre unterschiedlichen ovariellen und adrenalen Ursachen, von denen vor allem die nicht tumorbedingten hervorzuheben sind (z. B. PCO-Syndrom (S. 510), AGS (S. 521) u. a.) in gesonderten Abschnitten dieses Kapitels besprochen.

Die WHO (Weltgesundheitsorganisation) hat die Hyperandrogenämie bislang nicht in ihre Einteilung zur Diagnostik der funktionellen Sterilität durch Ovarialinsuffizienz (s. S. 587) aufgenommen.

Bei ihrer Bedeutung für die Zyklusstörungen bis hin zur Amenorrhoe muß aber empfohlen werden, auch wenn keine oder nur geringe Androgenisierungserscheinungen bestehen, routinemäßig **gleichzeitig mit dem Prolaktin auch die Bestimmung der Androgene im Serum** (Testosteron, DHEAS) durchzuführen (s. Tabelle 14-3).

Sind die Androgene erhöht, ist immer ein androgenbildender Tumor auszuschließen (s. S. 368).

2.6.1.3 Hypophysär bedingte Amenorrhoe

Der Begriff bedeutet, daß es durch den teilweisen oder vollständigen Ausfall des Hypophysenvorderlappens unter anderem auch sekundär zur Ovarialinsuffizienz mit Amenorrhoe kommt.

Als Ursache einer hypophysär bedingten Amenorrhoe ergeben sich folgende Möglichkeiten:

1. a) **Hypophysentumoren** und
   b) **entzündliche und traumatische Prozesse der Hypophyse.**
2. Ein **Sheehan-Syndrom** (auch als Reye-Sheehan-Syndrom bezeichnet) = Hypophysennekrobiose als Folge **schwerer Blutungen oder Schock unter der Geburt.**
3. Eine schwangerschaftsbedingte **Hypophyseninsuffizienz** (Abortivform von 2?). In einem Teil der Fälle hat die postpartuale Amenorrhoe aber auch eine Ovarialinsuffizienz anderer Genese (z. B. hypothalamisch) als Ursache.
4. **Hypophysektomie**

Zu 1 a) Tumoren des Hypophysenvorderlappens: Zum partiellen oder totalen Ausfall des Hypophysenvorderlappens führen die seltenen Kraniopharyngeome und chromophoben Adenome. Es kommen ferner in Frage: basophile Adenome (M. Cushing) und eosinophile Adenome (Akromegalie).

Beim **hypophysären Zwergwuchs** ist die Amenorrhoe ebenfalls zentralorganisch bedingt. Es besteht neben dem Minderwuchs (Wachstumsstörung) auch eine Störung anderer hypothalamisch-hypophysär kontrollierter Drüsenfunktionen (Schilddrüse, Nebennierenrinde, Gonaden). Die Ursachen können Tumoren sein. – Bei der **familiären Form** wird eine **Hypophysenhypoplasie** vermutet. Die **idiopathische Form** wird auf ein **zerebrales Geburtstrauma** oder auf eine Mißbildung im Hypothalamus-Hypophysenbereich zurückgeführt (Labhart). Die Entwicklung der Gonaden und sekundären Geschlechtsmerkmale ist oft auf einer kindlichen Stufe stehengeblieben und erklärt eine primäre Amenorrhoe.

Diagnostik und Therapie bei Hypophysentumoren: Bei Verdacht auf einen zentralen organischen Prozeß sollten in Zusammenarbeit mit Internisten, Neurologen und Ophthalmologen diagnostische Maßnahmen wie z. B. Röntgenaufnahmen der Sella turcica (CT), Fahndung nach Hirndrucksymptomen, Gesichtsfeldbestimmung usw. eingeleitet werden, auch wenn dies in den allermeisten Fällen nur zum Ausschluß einer derartigen Erkrankung führt.

Die Therapie sollte kausal sein.

Zu 1 b): Die wichtigsten **Ursachen entzündlicher Prozesse** in der Hypophyse sind die **Lues** und die **Tuberkulose.** Auch **traumatische Störungen** im Bereich des Hypophysenvorderlappens nach Unfällen sind zu berücksichtigen und gutachterlich von Bedeutung.

Zu 2.: Die morphologisch faßbare **postpartuale Nekrose der Hypophyse** bezeichnet man als

Morbus Sheehan

= (partieller oder totaler) HVL-**Ausfall infolge postpartualer Nekrobiose.**

Der Morbus Sheehan kann also letztlich nur pathologisch-anatomisch diagnostiziert werden (Abb. 14-40). Er ist eine **extrem seltene Erkrankung.**

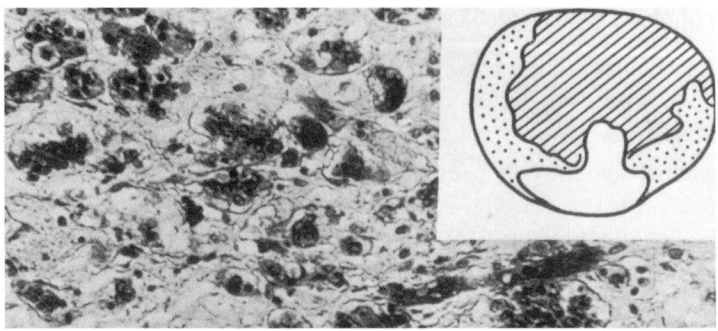

Abb. 14-40   Morbus Sheehan. Hypophyse einer 28jährigen Frau. Die schmalen Parenchymreste werden von ausgedehnten Narbensträngen durchsetzt. Van-Gieson-Färbung; Vergr. 140:1. Rechts oben Skizze vom Horizontalschnitt durch den größten Durchmesser der Hypophyse. Weiß = Hinterlappen, punktiert = intaktes Vorderlappengewebe, schraffiert = Narbenzone (nach A. LABHART).

Wenn **kein Zusammenhang mit einem Geburtsereignis** besteht, spricht man einfach von Hypophysenvorderlappeninsuffizienz oder Hypopituitarismus.

Als **Ursachen** kommen differentialdiagnostisch dann in Frage: Entzündliche, insbesondere spezifisch entzündliche Veränderungen oder ein Zustand nach Mittelgesichtsfraktur (z. B. nach Autounfall).

Entstehungsursachen des M. Sheehan: Die **Endarterien** der Adenohypophyse neigen am Ende der Schwangerschaft und unter der Geburt vermehrt zu **Spasmen**. Außerdem beginnt in der Adenohypophyse zu diesem Zeitpunkt bereits die Involution.

Es kann daher zu **Ischämien und ischämischen Nekrobiosen** kommen bei:

schweren Geburten mit operativen Eingriffen und **Secalegaben** und/oder
schweren geburtstraumatischen Schockzuständen und/oder
starken Blutungen unter der Geburt.

Folge: Totale **oder** partielle Hypophysenvorderlappeninsuffizienz. Die schwere HVL-Störung bewirkt den Ausfall oder Mangel vor allem der folgenden Hormone des HVL:

Ausfall oder Mangel des	geschädigtes Organ
FSH und LH	Ovar
PRL (Prolaktin)	Ovar, Milchdrüsengewebe
ACTH (adrenokortikotropes Hormon)	Nebenniere
TSH (thyreoidea-stimulierendes Hormon)	Schilddrüse
MSH (melanozytenstimulierendes Hormon)	Nebennieren; Haut?

Daraus leiten sich die **Symptome des Sheehan-Syndroms** ab.

Ausfall oder Mangel des	Folgen
PRL	**Ausfall der Laktation** Hypo- oder Agalaktie = Unfähigkeit zum Stillen
FSH und LH	Langdauernde Amenorrhoe oder Hypomenorrhoe. Erlöschen der Libido, evtl. Atrophie der Genitalorgane
ACTH	**Kraftlosigkeit** (Adynamie), starke körperliche Ermüdbarkeit, Schlafbedürfnis (M. Addison), evtl. Gewichtszunahme
TSH	**Myxödematöse Züge**: Teilnahmslosigkeit, mangelndes Interesse an der Umgebung, Nachlassen des Gedächtnisses, Ausfall der Stammbehaarung (Scham- und Achselhaare) und der Augenbrauen, Kälteempfindlichkeit, Gewichtszunahme ⎱ **Änderung der Persönlichkeit**
MSH	**Pigmentschwund**: Die Haut kann auch nach Sonnenbestrahlung kein Pigment bilden

Das Körpergewicht kann nach Beobachtungen von SHEEHAN sowohl zu-, seltener abnehmen oder gleich bleiben. Die **klassische Form** mit **allen** Symptomen, wie sie hier beschrieben wurde, sieht man **extrem selten. Erstes Symptom sind meistens Stillschwierigkeiten.** Häufig ist die **Amenorrhoe.** Sie beruht auf einer fehlenden oder unzureichenden Stimulierung der an sich leistungsfähigen Ovarien durch den HVL. Es liegt also eine **sekundäre Ovarialinsuffizienz** vor; die **Gonadotropine** sind fast **immer erniedrigt** oder fehlen ganz. Die sekundäre Ovarialinsuffizienz kann postpartal einhergehen mit einer

Hyperinvolutio uteri post partum.

Die Diagnose stützt sich auf den Nachweis der pluriglandulären Insuffizienz mit Erniedrigung der verschiedenen Hormonparameter. Der GnRH-Test (s. S. 533) ist negativ.

Differentialdiagnostisch ist an ein **Myxödem**, hypophysär bedingten Morbus **Addison** und an **Anorexia nervosa** zu denken. Ist ausschließlich die Funktion der Ovarien reduziert, kann es sich um eine isolierte, unkomplizierte **postpartale Ovarialinsuffizienz** handeln ohne ätiologische Beziehung zum Morbus Sheehan.

Die **Prognose** des Morbus Sheehan ist **schlecht.** Unbehandelt führt das Krankheitsbild über kurz oder lang zum Tode. Nur bei den **Abortivformen** ist die Prognose **gut,** da die Regenerationsfähigkeit der Adenohypophyse groß ist.

Therapie des Sheehan-Syndroms:
Eine **kausale Therapie gibt es nicht.** Bei ausgeprägtem Bild des Hypopituitarismus ist die **Substitutionstherapie** aus **vitaler Indikation** notwendig.

Ersatz der Schilddrüsen- und **Nebennierenrindenhormone** usw. als Aufgabe des Internisten. Da die Ovarien primär nicht gestört sind, sollte man versuchen, durch **Gonadotropine** in der weiter unten beschriebenen Art (s. S. 541) einen Zyklus wiederherzustellen, d. h. eine Ovulation zu induzieren, um eine Schwangerschaft zu ermöglichen; gelingt dies nicht, Substitutionstherapie mit **Sexualsteroiden.**

Das beste Mittel bei partiellen Formen, die verbliebenen Reste des HVL auf physiologische Weise zu einer Hypertrophie zu bringen, ist eine **neue Schwangerschaft.** Allerdings ist beim Sheehan-Syndrom die Konzeptionsfähigkeit in hohem Maße herabgesetzt.

Zu 3.: Während das eigentliche Sheehan-Syndrom außerordentlich selten ist, sind **abortive postpartale Störungen** mit Amenorrhoe, Müdigkeit, Kopfschmerzen, Schwindelzuständen, Libidoverlust, Gewichtsveränderungen und Haarausfall häufiger.

Bei Fällen mit **partieller Symptomatik** des M. Sheehan, wobei ungeklärt bleibt, ob die Ursache organischer oder funktioneller Natur ist und **funktionelle Ursachen** vermutet werden, spricht man dann von

postpartualer Hypophysen-Vorderlappen-Insuffizienz,

weil diese Störung im Anschluß an eine Geburt auftritt und vorwiegend Störungen des Hypophysenvorderlappens betrifft. Es ist anzunehmen, daß die Ursache im Zwischenhirn liegt. Man bezeichnet daher dieses Krankheitsbild bei bestehender Amenorrhoe auch als

dienzephal bedingte postpartuale Amenorrhoe.

2.6.2 Peripher bedingte Amenorrhoen

2.6.2.1 Gonadal bedingte Amenorrhoe; ovariell bedingte Amenorrhoe

- **Ausnahme**: Androgenresistenz-Syndrom (= testikuläre Feminisierung; keine Ovarien, sondern Testes)

Das nicht oder fehlentwickelte Ovar ist eine der Hauptursachen der **primären** Amenorrhoe. Für die Zuordnung in diese Gruppe ist **nicht die Größe** der Ovarien entscheidend, sondern der **Gehalt an Keimparenchym**. Es bestehen meist genetisch bedingte Defekte, die mithin **angeboren** sind. **Ausnahme**: Tumoren oder Entzündungen, operative Entfernung bzw. aktinische oder zytostatische Schädigung der Ovarien; in diesen Fällen kann eine **sekundäre Amenorrhoe** vorliegen.

Einteilung

1. **Gonadendysgenesie (GD)** (völliges Fehlen von Keimparenchym, Formen: Turner-GD, reine GD, gemischte GD);
2. **Ovarialdysgenesie** (insuffizientes Keimparenchym bei X-Polysomie);
3. **Ovarialhypoplasie** (verminderter Gehalt an suffizientem Keimparenchym);
4. **PCO-Syndrom** (hyperandrogene Stoffwechselstörung; Sonderform Stein-Leventhal-Syndrom);
5. **Ovarialtumoren und -entzündungen.**

Eine Sonderstellung unter den gonadal bedingten Amenorrhoen nimmt das **Androgenresistenz-Syndrom** ein. Bei einer 46, XY-Konstellation sind normale Testes angelegt; die Erfolgsorgane sind jedoch infolge fehlender oder insuffizienter Androgenrezeptoren nicht zum männlichen Phänotyp entwickelt. Die Differenzierung der Wolffschen Gänge unterbleibt und es bildet sich ein weiblicher Phänotyp heraus (s. u.). Obligates Merkmal: primäre Amenorrhoe, unwiderrufliche Sterilität. Das Vollbild dieser Störung wird als

testikuläre Feminisierung

bezeichnet.

Zu 1.: Gonadendysgenesie

Ursache: Anomalie der Geschlechtschromosomen. Angeborenes Fehlen von Keimzellen.

Die Vielgestaltigkeit der Krankheitsbilder mit Gonadendysgenesie hängt eng mit den verschiedenen Möglichkeiten chromosomaler Defektzustände zusammen.

Gonosomen beim normalen Mann: XY + 22 Autosomenpaare
Gonosomen bei der normalen Frau: XX + 22 Autosomenpaare

Es gibt an den Chromosomen **numerische** und **strukturelle** Aberrationen. Eine **numerische Aberration** kann auftreten, wenn während der Reifeteilung der Keimzellen (Meiose) bei der regelrechten Halbierung des diploiden Chromosomensatzes ein Geschlechtschromosomenpaar nicht auseinanderweicht (= **meiotische non-disjunction**). Dadurch kann eine reife Ei- oder Samenzelle ein Geschlechtschromosom zu viel oder zu wenig erhalten. Kommt es zur Befruchtung, so ist die Zygote (befruchtete Eizelle) **tri**som oder **mono**som (z. B. XXX, XXY oder X0).

Es gibt aber auch sogenannte **Chromosomenmosaike**, die dadurch zustande kommen können, daß eine non-disjunction bei einer **späteren** Zellteilung **nach** der Befruchtung auftritt (**mitotische non-disjunction**). In diesem Falle haben nicht alle Körperzellen eine einheitliche Chromosomenkonstellation, sondern es werden z. B. sowohl Zellen vom Typ XXX als auch Zellen vom Typ X0 gefunden (= **Mosaik**).

Der Verlust eines Geschlechtschromosoms, d. h. eines **Gonosoms** (z. B. Chromosomenkonstellation X0) ist unter Entstehung einer **Gonadendysgenesie** (Fehlen funktionstüchtiger Keimzellen) mit Ausbildung schwerer endokriner Störungen und Mißbildungen mit dem Leben vereinbar.

Dagegen stellt eine Monosomie bei den **Autosomen** (= **Nicht**geschlechtschromosomen) offenbar einen Letalfaktor dar. Ein lebendes Individuum mit Monosomie der Autosomen ist bislang nicht bekannt geworden.

Trisomien der **Autosomen** werden jedoch eher zunehmend häufig beobachtet an den Autosomen 13, 14, 15 (Patau-Syndrom), 17, 18 (Edwards-Syndrom) und 21 (Down-Syndrom; Mongolismus). Sie gehen oft mit schweren Organmißbildungen, aber nicht mit Gonadendysgenesie einher. Ihre Besprechung gehört daher in den Rahmen der (präventiven) Geburtshilfe bzw. der Pädiatrie.

Strukturelle Aberrationen entstehen durch **Verlust** oder **Zugewinn** von **Chromosomenbruchstücken** wie

— **Defizienz**: Verlust eines terminalen Chromosomenstückes, möglicherweise mit Ausbildung eines Ringchromosoms.
— **Deletion**: Verlust eines Chromosomenstückes.
— **Reziproke Translokation**: Austausch von Chromosomenendstücken. Folge: Partielle Trisomien oder Monosomien.

Gonadendysgenesien entstehen durch Anomalien des zweiten X-Gonosoms. Es kann fehlen (z. B. X0), aber bei XX-Konstellation auch inert (= lat. untätig, funktionslos) oder strukturell verändert sein, z. B. durch Verlust des kurzen oder Verdopplung des langen Armes.

Bei Gonadendysgenesien mit XY-Konstellation muß die biologische Unwirksamkeit des Y-Gonosoms angenommen werden, da sonst Hoden entstünden (z. B. Swyer-Syndrom, s. S. 507).

Allen **Gonadendysgenesien** gemeinsam ist, daß sich statt der Gonaden an typischer Stelle nur ein **bindegewebiger Strang ohne funktionstüchtige Keimzellen** findet, meist mit, seltener ohne extragenitale Mißbildungen (Dysmorphien).

Merke: Den Gonadendysgenesien liegen **verschiedenartige** Gonosomenanomalien zugrunde.

Mögliche Gonosomenbilder bei Gonadendysgenesie:

XX
XY
X0
X0/XX-Mosaik
X-Bruchstücke

Diagnose des Kerngeschlechtes und Chromosomenanalyse

Zytologische Bestimmung des sogenannten Geschlechtschromatins (BARR u. BERTRAM): Bei weiblichen Individuen der Gonosomen XX finden sich z. B. in **Zellen der Mundschleimhaut** (aber auch in anderen Zellen)

Chromatinverdichtungen, die der Kernmembran flach anliegen (sog. BARRsche Kernkörperchen (Abb. 14-41)).

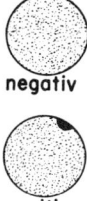

negativ

positiv

Abb. 14-41   BARRsche Körperchen: negativer und positiver Befund (nach BARR).

Die Bestimmung des Geschlechts ist **auch aus dem Blut** möglich; aber Granulozyten mit trommelschlegelartigen Kernanhängen (sog. **Drumsticks**) finden sich nur in 2−3% der Zellen bei Frauen. Dadurch sind diagnostische Irrtümer möglich.

BARRsche Körperchen treten **bei Männern nicht** auf.

Neuere Untersuchungen haben gezeigt, daß bei gewissen pathologischen Fällen das Vorhandensein von Geschlechtschromatinkörperchen **nicht** eine **normal** weibliche Gonosomenkonstellation zeigen **muß**. Ferner können Zellkerne, denen das Geschlechtschromatinkörperchen **fehlt**, sowohl eine **normal männliche**, als auch eine **abartige Gonosomenkonstellation ausdrücken**.

Bindende Rückschlüsse aus dem zellkernmorphologischen Geschlechtsbefund auf den gonosomalen Geschlechtsbefund sind daher **nicht möglich**, da bei gleichen zellkernmorphologischen Konstellationen verschiedene gonosomale Befunde vorliegen können.

Chromatinpositive Befunde können sich auch ergeben, wenn **mehr** als zwei Geschlechtschromosomen vorhanden sind, z. B. bei der Konstellation XXX oder XXY.

Chromatinnegative Befunde zeigen sich auch bei Gonosomenaberrationen mit nur einem X-Gonosom, z. B. bei der Konstellation X0.

> Trotz dieser Mängel wird die Beurteilung der BARRschen Körperchen beim Verdacht auf Gonadendysgenesie oder Intersexformen, weniger häufig die der Drumsticks, auch heute noch immer geübt, wenn Verdacht auf Gonadendysgenesie oder Intersexformen besteht,

und zwar wegen der Einfachheit des Verfahrens als orientierender Hinweis für die praktisch allerdings nie zu umgehende aufwendige Chromosomenanalyse.

Chromosomenanalyse

Hierzu werden Knochenmarkszellen, Blutzellen, aber auch jedes andere Gewebe verwandt. Die Kernteilung wird durch Kolchizin in der Metaphase aufgehalten und die Kerne nach entsprechender Bearbeitung in einer Ebene ausgebreitet, die Präparate mit den Teilungsfiguren fotografiert und danach die Mikrophotogramme vergrößert und ausgeschnitten. Sie werden dann in Paaren nach dem Denver-System geordnet (Abb. 14-42).

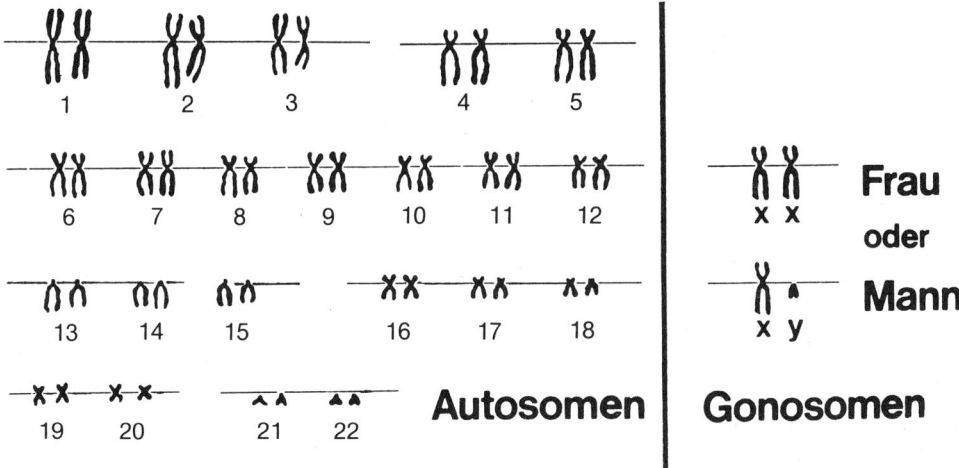

Abb. 14-42 Karyogramm: Denver-Schema (nach J. D. MURKEN u. H. C. CLEVE: Humangenetik; ENKE 1975).

Unter dem Begriff der **Gonadendysgenesie** wird eine Vielzahl von Krankheitsbildern zusammengefaßt, wobei sich drei Hauptgruppen unterscheiden lassen:

a) die sogenannte **Turner-Gonadendysgenesie** mit dem Gonosomensatz X0;

b) die „reine" Gonadendysgenesie mit Gonosomensätzen XY (häufiger) oder XX (seltener) = **Swyer-Syndrom**;

c) die „gemischte" Gonadendysgenesie mit Gonosomenmosaik XY/X0.

Zu a) Turner-Gonadendysgenesie

Auch Ullrich-Turner-Syndrom genannt. Chromosomensatz 45 X0. Häufigkeit 1 : 2000 – 3000.

Die charakteristischen Symptome eines klassischen Falles sind:

● **Gonaden** nur als **bindegewebiger Strang** angelegt („Streak-Gonaden"), daher
● **Östrogenmangel** mit:
  — **primärer Amenorrhoe** (obligatorisch),
  — **Unterentwicklung** von **Uterus** und **Scheide**,
  — **offenen Epiphysenfugen** sowie
  — fortschreitender **Osteoporose**.

Ferner:

● **Kleinwuchs** („Zwergwuchs"),
● **Pterygium colli** = Faltenhals (Abb. 14-43) = vom Ohransatz zur Schulter beiderseits herabziehende Hautfalten,
● greisenhafter, durch das Pterygium colli oft sphinxhafter Gesichtsausdruck,
● gedrungener Habitus mit **„schildförmigem" Thorax**,

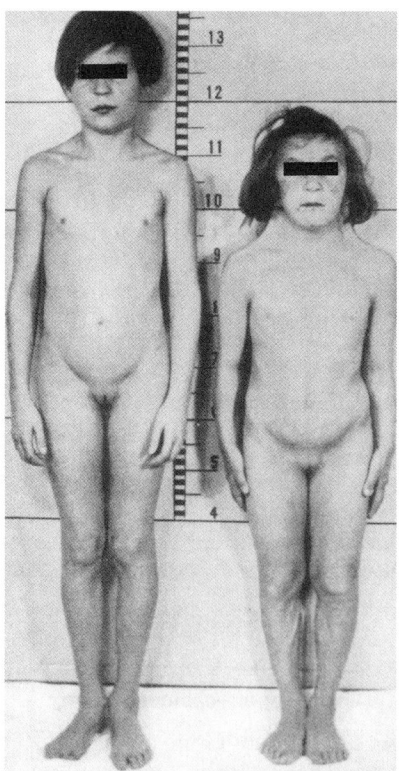

Abb. 14-43 Turner-Syndrom. Links: Normal ausgebildetes und normal großes Mädchen. Rechts: Turner-Syndrom; gleichaltriges Kind. Man beachte den Größenunterschied (aus LABHART).

- fehlende oder nur schwache Entwicklung der sekundären Geschlechtsmerkmale; Scham- und Achselhaare fehlen oder sind gering,
- breiter Mamillenabstand,
- Cubitus valgus: die Unterarme bilden zu den Oberarmen durch verstärkte Radialabweichung einen Winkel,
- angehäuft Pigmentnävi,
- tiefer Haaransatz im Nacken,
- ungewöhnliche Häufung **sonstiger Mißbildungen** (Herz-Gefäßsystem (z. B. Aortenisthmusstenose), Niere, Strabismus, Rot-Grün-Blindheit).
- bei Neugeborenen oft Hand- und Fußrückenödeme.

Nur 65% aller Turner-Fälle sind reine Monosomien: 45 X0. Die Möglichkeit der X-Aberrationen und Mosaike sind vielfältig. Die oben beschriebenen Stigmata sind umso schwächer, je stärker beim Mosaik die XX-Linie ist.

Die **Intelligenz** ist meist deutlich **verringert**, die Sexualität fehlt im allgemeinen völlig.

Übergänge von X0-Gonadendysgenesien mit Kleinwuchs und Dysmorphie (= extragenitale Mißbildungen) zu Bildern von X0-Konstellation mit Kleinwuchs aber **ohne** Dysmorphie (= Rössle-Syndrom) werden beobachtet.

Zu b) „Reine" Gonadendysgenesien
mit Gonosomensätzen XY (häufiger) oder XX (seltener) = **Swyer-Syndrom**

Gelegentlich familiäres Auftreten. Keine phänotypischen Stigmata (d. h. keine Dysmorphien), keine inneren Mißbildungen, Normalwuchs.

Die **Gonaden** sind als **bindegewebige Stränge ohne Keimzellen** angelegt. Inneres und äußeres Genitale ansonsten vorhanden, aber hypoplastisch.

Zu c) „Gemischte" Gonadendysgenesien
mit Gonosomenmosaik 46 XY/45 X0

Eine Gonade ist als bindegewebiger Strang, die andere aus gering differenziertem, testikulärem Gewebe angelegt.

Diagnostik

Wichtig: Bestimmung des **Karyotyps**.

In allen Gruppen ist die **primäre Amenorrhoe obligates Symptom**. Scheidenabstrich: **Atrophisches Zellbild**.

Röntgenologisch: Die Epiphysenfugen bleiben länger als normal offen. Osteoporose.

Laparoskopie mit PE aus den „Streak-Gonaden".

Hormonale Kennzeichen der Gonadendysgenesie:

Östrogene: stark herabgesetzt, fehlende Östrogenreaktion am Scheidenepithel.

Gonadotropine: immer **erhöht** (Wegfall der physiologischem Hemmung durch Östrogene und Gestagene); wichtig für die Differentialdiagnose gegenüber dem hypophysär bedingten Zwergwuchs und der zentral bedingten Pubertas tarda (Werte meist erniedrigt).

Differentialdiagnostisch
läßt sich die Gonadendysgenesie von der **Ovarialhypoplasie** laparoskopisch unterscheiden: im Gegensatz zur Gonadendysgenesie lassen sich bei der Ovarialhypoplasie Ovarien nachweisen (Ovarialbiopsie positiv). Gonadotropine meist erhöht.

Therapie:
Gabe von Östrogenen

a) zur Ausprägung des weiblichen Phänotyps,
b) zur Verhütung der Osteoporose,
c) zum Verschluß der Epiphysenfugen mit Skelettreifung.

Zweiphasenpräparate mit genuinen Östrogenen jeweils 20 Tage lang, welche für die letzten 10 Tage zusätzlich Gestagene enthalten (z. B. Presomen comp.®, Cyclo Progynova®, Trisequens®).

Entfernung der dysgenetischen Gonaden bei XY-Karyotyp, da ein hohes Entartungsrisiko (Disgerminom) besteht.

Die Patientin muß schonend über die **unwiderrufliche Kinderlosigkeit aufgeklärt** werden.

Zu 2: Ovarialdysgenesie = Triplo-X-Syndrom

Als Folge einer X-Polysomie (chromosomale Konstellation 47 XXX infolge non-disjunction bei mütterlicher Gametogenese, auch als „Superfemale" benannt) kann es zu einer ovariellen Dysgenesie (Keimgewebe kann vorhanden sein) kommen, die im Einzelfall verschieden ausgeprägt ist.

Klinik: Sterilität, Amenorrhoe. Der Phänotyp ist meist unauffällig. Häufig liegt eine geistige Retardierung vor. Es sind auch normale Zyklen mit Fertilität möglich.

Diagnostik: Chromosomenanalyse.

Therapie wird vom Ausprägungsgrad abhängig gemacht.

Zu 3: Primäre Hypoplasie der Ovarien = Hypogenesie der Ovarien = Ovarialhypoplasie

Sie ist streng von der Gonadendysgenesie zu trennen, da **Ovarialparenchym** (= Follikelbestand) **vorhanden** ist. Die Ovarien sind kleiner als normal. Je nach Grad der Hypoplasie, d. h. nach der Menge des vorhandenen Ovarialparenchyms sind die Ovarien vermindert leistungsfähig, **verbrauchen sich vorzeitig** und sprechen dann auf die zentralen Reize von Hypothalamus und Hypophyse nicht mehr an. Aus dieser Störung ergeben sich in Abhängigkeit vom Grad des Östrogenmangels als mögliche Krankheitsbilder:

● **Pubertas tarda** (s. hierzu auch S. 704)
oder
● eine **primäre Amenorrhoe**
oder
● eine **sekundäre Amenorrhoe** im Rahmen eines **vorzeitigen Klimakteriums = Klimakterium praecox.**

Die **Ätiologie** der Ovarialhypoplasie ist noch nicht ausreichend geklärt. Diskutiert werden vor allem Entwicklungsmißbildungen und toxische Schäden.

Das klinische Bild

ist gekennzeichnet durch mehr oder weniger ausgeprägten **Mangel an Ovarialhormonen.** Infolge des Östrogenmangels sind die äußeren Sexualmerkmale nur gering entwickelt.

Die **gynäkologische Untersuchung** ergibt meist eine **genitale Hypoplasie,** d. h. einen muldenförmigen Damm, einen engen Introitus, ein abgeflachtes Scheidengewölbe sowie einen infantil-hypoplastischen und spitzwinklig anteflektierten, manchmal (aus unbekannten Gründen auch sinistroponierten) Uterus. Die Basaltemperaturkurve ist im allgemeinen **monophasisch.** Die Vaginalzytologie erbringt meist nur untere Zellschichten (Parabasal- und Basalzellen).

Die **Hormonanalysen** sind charakteristisch: **niedrige** Östrogenwerte, mäßig bis stark **erhöhte** Gonadotropine (vor allem FSH).

Eine **Laparoskopie/Pelviskopie** ist bei Verdacht auf Ovarialhypoplasie mit sekundärer/ primärer Amenorrhoe angezeigt. Zugleich ist eine Ovarialbiopsie zu entnehmen. Eventuell **ultrasonographische** Größenbestimmung der Ovarien.

Verlauf und Prognose:

Meist entwickelt sich eine **Pubertas tarda** (mit verspätet eintretender Menarche) oder eine **primäre Amenorrhoe.** Zyklische Blutungen sind meist anovulatorisch. Ganz selten ist auch eine kurze normogonadotrope fertile Phase mit normalen Schwangerschaften möglich. Eine **kausale Therapie gibt es nicht.** Eine Sterilität läßt sich nicht behandeln!

Therapie:

Langfristige **Östrogensubstitution** wegen des Phänotyps und zur Vermeidung einer **vorzeitigen Osteoporose.** Keine alleinige Östrogentherapie, sondern **zyklisch mit den Östrogenen auch Gestagene** geben.

Vorschläge zur Behandlung: Östradiolvalerat/Norgestrel (Cyclo-Progynova®) oder konjugierte Östrogene/Medrogeston (Presomen comp.®) u. a.

Diese Therapievorschläge gelten für **alle Verlaufsformen der Ovarialhypoplasie,** also auch für das

vorzeitige Klimakterium (Klimakterium praecox).

Das normale Klimakterium mit Menopause um das 51. Lebensjahr ist durch eine Reihe von Symptomen charakterisiert, die als **Ausfallserscheinungen** bezeichnet werden (Hitzewallungen, Schweißausbrüche, Gereiztheit, Schlafstörungen u. a., s. Kap. XV).

Ursache ist die **physiologische** Reduzierung der Ovarialhormone.

Finden sich derartige Ausfallserscheinungen bei jungen und jüngeren Frauen (als Grenze hat man das 43. Lebensjahr anzusehen), so spricht man von **Klimakterium praecox =** **vorzeitiges Klimakterium** infolge **vorzeitiger** Erschöpfung der hypoplastischen Ovarien.

Unter Klimakterium praecox versteht man die vorzeitige Erschöpfung des Vorrates an reaktionsfähigen Primordialfollikeln im Ovar.

Da es sich um eine Form der **hypergonadotropen Amenorrhoe** handelt, kann man nur **symptomatisch behandeln**. Aber:

> Bei der Behandlung des Klimakterium praecox darf man sich auf keinen Fall nur nach dem Grad der Ausfallserscheinungen (Hitzewallungen usw.) richten; viel wichtiger sind die vorzeitig auftretenden **atrophischen Erscheinungen am Knochen!**

In ganz seltenen Fällen kann eine imitierende Ovarialresistenz gegen Gonadotropine vorzeitige Wechseljahre vortäuschen. Die Diagnose: Klimakterium praecox ist daher durch mehrere FSH-Bestimmungen in mehrmonatigen Abständen zu erhärten.

Zu 4.: **Polyzystische Ovarien** (= PCO-Syndrom; Sonderform: Stein-Leventhal-Syndrom) (ovarielle Androgenisierung)

Amenorrhoe oder **anovulatorische** Zyklen können neben anderen Symptomen beim sogenannten Syndrom der **polyzystischen Ovarien** (PCO-Syndrom) auftreten. Es handelt sich klinisch um ein polysymptomatisches und ätiologisch um ein multifaktorielles Krankheitsbild, das **noch nicht ausreichend aufgeklärt** worden ist. Kennzeichnend ist eine Vergrößerung der Ovarien (mit Bildung multipler subkapsulärer Zysten) auf das zwei- bis fünffache der Norm. Kommen die Symptome: beidseitige polyzystische Ovarialvergrößerung, Blutungsanomalien (Amenorrhoe, anovulatorische Oligomenorrhoe, dysfunktionelle Blutungen), Adipositas und Sterilität, meist auch Hirsutismus, zusammen vor, so spricht man vom **Stein-Leventhal-Syndrom**.

Das Stein-Leventhal-Syndrom ist also nur eine **Sonderform des Syndroms der polyzystischen Ovarien**. Häufig werden beide Termini aber gleichbedeutend verwendet. Viele bezweifeln auch, daß der Stein-Leventhal ein einheitliches Syndrom darstellt und halten die unverbindlichere Benennung als PCO-Syndrom für angebrachter.

Ätiologie: Es ist noch nicht geklärt, ob es sich **primär** um

– eine **Störung der Steroidsynthese in den Ovarien** oder um
– eine **übergeordnete** (primäre oder sekundäre?) **hypothalamisch-hypophysär bedingte Fehlsteuerung** mit konsekutiver Störung der Steroidsynthese in den Ovarien handelt.

Die Störungen im **Ovar** werden als

partielle Enzymdefekte oder Enzymopathien

angesehen.

Dabei kann es weitgehend als gesichert gelten, daß es in den polyzystischen Ovarien bei der Bildung der Östrogene auf dem Weg über Azetat-Cholesterin-Pregnenolon bei der Überführung von Androgenen in Östrogene durch Enzymdefekte (3-beta-Hydroxysteroiddehydrogenase und aromatisierende Enzyme) infolge der **partiellen Enzyminsuffizienz** zu einem **vermehrten Anfall von Androgenen** (Androstendion und Testosteron) kommt (s. hierzu Physiologie des Menstruationszyklus S. 414).

Manche sehen die Entgleisung der ovariellen Funktion nicht als eigentliche Ursache, sondern als Folge einer übergeordneten primären hypothalamischen Störung (evtl. mit nur tonischer, statt pulsatiler GnRH-Bildung) an.

Sehr häufig wird heute auch als Ursache eine **sekundäre zentrale Störung infolge Andro-genämie** angenommen nach folgender Modellvorstellung:

In der NNR kommt es (möglicherweise durch streßbedingte ACTH-Ausschüttung) zur vermehrten Androgen-(vorwiegend Androstendion)-bildung. Eine chronische Erhöhung der Plasmaandrogene führt zu gesteigerter extraglandulärer Östrogensynthese, besonders von **Östron**. Die vor allem im Fettgewebe gebildeten Östrogene erhöhen die Empfindlichkeit der Hypophyse auf LH-RH Stimuli. Als Folge tritt eine Erhöhung des LH-Spiegels und keine oder nur eine geringe des FSH-Spiegels ein. Der LH-FSH-Quotient wird größer. Die dadurch **unphysiologische** Beeinflussung der Ovarien hat eine gesteigerte Bildung von Androgenen zur Folge, die wiederum extraglandulär zu Östron metabolisiert werden. Damit ist der Circulus vitiosus geschlossen.

Die letzte **Sicherung** zur Klärung der Ursache des PCO **steht — wie gesagt — aber noch aus.**

Makroskopie und Mikroskopie der Ovarien

Am Ovar bildet sich eine auf das Mehrfache der Norm **verdickte Tunica albuginea**, die laparoskopisch perlgrau erscheint (Abb. 14-44). Unter der porzellanartig verdickten Tunica albuginea finden sich zahlreiche **kleinzystische**, manchmal **perlschnurartig angeordnete Follikel** (Abb. 14-45).

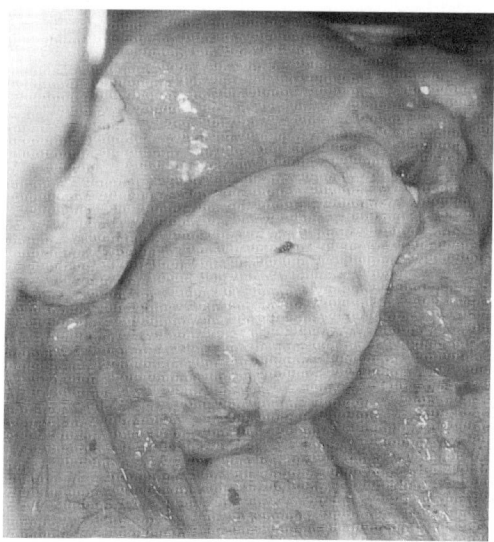

Abb. 14-44 PCO-Syndrom. STEIN-LEVENTHAL-Ovarien in situ.

Histologisch

verdichtet sich das Ovarialstroma (**Stromatosis**). In der Umgebung untergegangener Follikel häufen sich interstitielle Zellen als Reste der Theca interna untergegangener Follikel (**Hyperthekosis**) an.

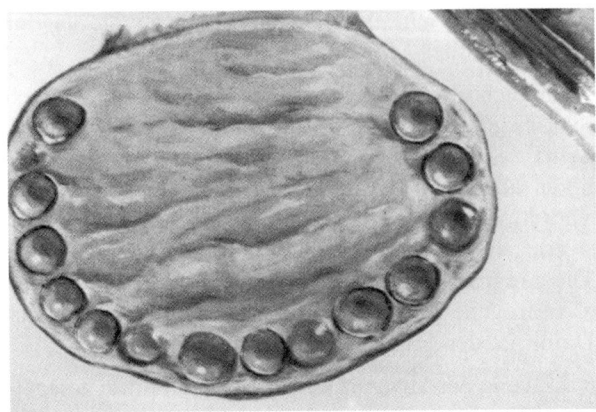

Abb. 14-45 STEIN-LEVENTHAL. Schnitt durch ein Ovar. Subkapsulär in Reihe angeordnete kleine Zystchen (aus NETTER).

Klinik:
Die typischen Symptome des PCO-Syndroms sind:

> **Sterilität, Infertilität** (74%)
> **Hirsutismus an den Prädilektionsstellen Kinn und Brust, Linea alba, Extremitäten** (70%)
> **Amenorrhoe oder anovulatorische Oligomenorrhoe** (50%)
> **Adipositas** (40%)
> **dysfunktionelle Blutungen** (30%)

Von den klinischen Symptomen stellen bei Kinderwunsch die **Amenorrhoe** oder der **anovulatorische Zyklus** mit nachfolgender **Sterilität** eine der häufigsten Ursachen dar, warum die Patientin den Arzt aufsucht.

Fast ebenso häufig aber ist es der störende **Hirsutismus** (infolge Androgenisierung).

Man unterscheidet als Androgenisierungserscheinungen:

> **Hirsutismus** = männliche Behaarung bei der Frau (vor allem im Genitalbereich = hochwachsende Haare bis zur Nabelgegend, dreieckförmig). Meist zusätzlich Behaarung an Brust, Extremitäten; Seborrhoe, Akne, Alopezie
> vom
> **Virilismus:**
> **Hypertrophie der Klitoris**, schwerer fortschreitender Hirsutismus. Tiefe Stimme, männlicher Habitus. Virilismus spricht meist mehr für eine Androgenbildung, die von der Nebennierenrinde oder von einem androgenbildenden Tumor (Ovar, NNR) ausgeht (zur DD s. S. 368/369).

Diagnose

Bei der **bimanuellen Untersuchung** lassen sich typisch vergrößerte Ovarien, oft größer als der Uterus, tasten. Bei Adipositas führt manchmal erst die **Narkoseuntersuchung** zu einem verwertbaren Tastbefund. Die Zysten können ultrasonographisch darstellbar sein. **Laparoskopisch** finden sich vergrößerte perlgraue Ovarien (Abb. 14-44). Die **Biopsie** bestätigt histologisch die Diagnose.

Die **Hormonwerte** sind nicht einheitlich: Die **Gonadotropinwerte können** durch eine **pathologische Erhöhung des LH/FSH-Quotienten** gekennzeichnet sein. Die erhöhte LH-Bildung ist aber nicht obligatorisch. Die Östrogenwerte sind meist normal oder variabel (da die Enzymblockaden des Ovars durch erhöhtes Substratangebot kompensiert werden). An der oberen Normgrenze bis pathologisch **erhöht** sind die Werte für **Testosteron** und **Androstendion**.

Therapie

Die Therapie wird sowohl von der Ausprägung der Symptome als auch dadurch bestimmt, welches Symptom die Patientin primär behandeln lassen möchte:

1. **Hirsutismus als vordringliches Behandlungsziel**

   Antiandrogen (Cyproteronacetat: Androcur®), welches auch in dem antiandrogen-wirksamen Ovulationshemmer Diane-35® enthalten ist. Soll auch erhöhte LH-Spiegel normalisieren.
   Nebenwirkungen: Libidohemmung, Mastodynie.

2. **Kinderwunsch**

a) Wiederherstellung eines ovulatorischen Zyklus durch künstliche **Ovulationsauslösung** (Cyclofenil, Clomifen; s. S. 539): bei erhöhtem Androgenspiegel nach 2 – 3monatiger Cyproteronacetatvorbehandlung. Bei gleichzeitiger Nebennierenrinden-Überproduktion (Dexamethasonhemmtest) zusätzlich Glukokortikoide (z. B. 0.25 mg Dexamethason® täglich). Die Stimulation mit HMG-HCG ist problematisch, da es dadurch zu einer Verstärkung der Zystenbildung in den Ovarien kommen kann.

b) Erst nach Versagen der medikamentösen Therapie sollte eine **Keilresektion der Ovarien** versucht werden. Die Operation sollte jedoch möglichst erst dann stattfinden, wenn eine Konzeption dringend erwünscht ist, weil Rezidivamenorrhoeen häufig sind. Postoperative Adhäsionen im Bereich der Ovarien können ihrerseits wieder zur Sterilität beitragen.

Zu 5.: Ovarialtumoren und -entzündungen

Sie sind **selten die Ursache einer Amenorrhoe**. Solange noch funktionsfähiges Keimepithel vorhanden ist, bewirken auch ausgedehnte Tumoren oder Entzündungen keine Zyklusstörungen.

Beim **Androblastom** tritt eine Amenorrhoe in 95% aller Fälle auf. Dieser Tumor ist sehr selten. Das Malignitätsrisiko beträgt 30%.

Diagnose und Therapie: s. Kapitel XII.

Androgenresistenz Syndrom

(= **Testikuläre Feminisierung** [hairless women])
(= **Pseudohermaphroditismus masculinus** [internus]), s. dazu auch Kap. XXI

Ätiologie und klinisches Bild

Es handelt sich um **männliche Individuen** (Karyotyp 46 XY), die nach heutiger Kenntnis eine erbliche (X-chromosomal rezessive) **Anomalie der Androgenrezeptoren** besitzen. Bei vollständiger Ausprägung dieser Störung werden die MÜLLERschen Gänge normal zurückgebildet (**kein Uterus, keine Tuben**), da der Antimüllerian-Faktor (AMF) zumindest zum Teil erhalten ist. Eine Differenzierung der WOLFFschen Gänge, die ausschließlich durch Testosteron erfolgt, unterbleibt jedoch wegen Störung der Androgenrezeptoren. Die Vagina endet blind und ist von unterschiedlicher, meist kohabitationsfähiger Länge. Die Hoden befinden sich in Ovarstellung, deszendieren aber häufig in den Leistenkanal (wo sie als „Inguinalhernien" getastet werden). Eine Spermiogenese unterbleibt meist, die Leydig-Zellen sind gut entwickelt. Nicht selten findet man tubuläre Adenome.

Das **Erscheinungsbild** ist meist **rein weiblich: Weibliches äußeres Genitale** mit nur angedeuteten Labia minora, gut ausgebildete **Mammae, hohe Stimmlage, weibliches Fettverteilungsmuster, gynandroide Beckenform.** Diese Individuen sind meist hochgewachsen und werden oft als auffallend gut aussehende Frauen beschrieben („**Mannequintyp**").

Die androgenempfindlichen Follikel der Genitalbehaarung werden **nicht** stimuliert. Die Pubes- und Axillarbehaarung fehlt daher größtenteils oder vollständig (**hairless women**).

Die **psychische Entwicklung** ist überwiegend **rein weiblich**. Es handelt sich also um einen männlichen Scheinzwitter (**Pseudohermaphroditismus masculinus internus**).

Häufigkeit: 1 : 20 000.

Diagnostik:

Oft werden solche Patientinnen schon im Kindesalter auffällig, häufiger aber führt erst die primäre Amenorrhoe zur Diagnostik. **Pathognomonisch** ist beim Erwachsenen das **völlige Fehlen der Axillar- und Schambehaarung** bei sonst unauffälligem Habitus. Bei der bimanuellen Untersuchung läßt sich **kein Uterus** tasten, bei der Spekulumuntersuchung eine **blindendigende,** meist verkürzte oder weitgehend fehlende **Scheide** feststellen. Gesichert wird die Diagnose durch eine **Chromosomenanalyse (46 XY).**

Der Hormonstatus ist nicht einheitlich. Meist ergeben sich folgende Befunde:

Östradiol mit Werten der frühen Follikelphase, Testosteron im Bereich der männlichen Normalwerte, LH gegenüber FSH deutlich erhöht.

Vor der Geschlechtsreife läßt sich die Diagnose durch einen HCG-Test sichern. Gegeben werden an 3 Tagen jeweils 5000 I.E. HCG (z. B. Primogonyl®). Im positiven Fall steigen dadurch die Werte für Testosteron und die Androgenvorstufen auf Normalwerte für geschlechtsreife Männer. Eine solche Untersuchung ist frühzeitig durchzuführen, wenn eine testikuläre Feminisierung bereits in der Familie nachgewiesen worden ist.

Differentialdiagnose

1. **Uterusaplasie** mit teilweiser oder vollständiger **Vaginalaplasie** — MAYER-ROKITANSKY-KÜSTER-Syndrom.
   Unterscheidung von der testikulären Feminisierung: Normale Ovarien und normale Behaarung; gonosomal XX-Konstellation.

2. **Enzymdefekte** bei männlich determinierten Individuen (Hoden), bei denen die Biosynthese von Androstendion zu Testosteron gestört ist. Das erniedrigte oder fehlende Testosteron führt bei den genetisch männlichen (XY) Individuen zu ähnlichen Erscheinungen des Testosteronmangels an den Erfolgsorganen wie die refraktären Testosteronrezeptoren bei der testikulären Feminisierung. Je nach Fehlen oder Vorhandensein des AMF (Antimüllerian-Faktor) finden sich verschiedene Ausbildungsgrade des inneren Genitale.

   Die **Unterscheidung von der testikulären Feminisierung** ist leicht: Grundsätzlich sind die **Testosteronwerte erniedrigt** oder **fehlend** gegenüber der testikulären Feminisierung, wo sie normal oder erhöht sind.

Therapie und Verlauf:
Vor der Pubertät ist die somatische und psychische Entwicklung abzuwarten, da manchmal bei deszendierten Hoden eine männliche Ausprägung vorkommen kann. In diesem Falle müßte eine operative Korrektur des äußeren Genitale erfolgen (Urethroplastik; evtl. Verschluß eines Sinus urogenitalis).

Die Patientin ist ansonsten auf die unwiderrufliche Amenorrhoe und Sterilität hinzuweisen. Es sollte aber **unter allen Umständen vermieden werden, die Patientin über ihr gonadales Geschlecht zu informieren!** Schwerste psychische Schäden wären zu erwarten.

Die **Hoden** werden im allgemeinen **belassen**, zumindest bis zum 20. Lebensjahr, da sie als **Hormonbildungsstätten** wichtig sind. Sie müssen jedoch immer dann und zwar **sofort** entfernt werden, wenn der Verdacht auf einen Tumor besteht: z. B. Tubuläres Adenom, das gelegentlich maligne entartet. In diesem Fall ist eine Hormonsubstitution mit einem **Zweiphasenpräparat** angezeigt (z. B. Presomen comp.®, Cyclo-Progynova®).

Beachte: Bei einem „Mädchen" mit **Inguinalhernien** ist immer auch an die Möglichkeit einer **testikulären Feminisierung** zu denken.

Die testikuläre Feminisierung (= Pseudohermaphroditismus masculinus) gehört zur **Intersexualität**. Ihre Stellung in diesem Rahmen ist im Kapitel XXI besprochen.

2.6.2.2 Peripher bedingte Amenorrhoen: Scheide

1. Atresia hymenalis

Die Atresia (gr. α-privativum und trésis, gr. Loch = Verschluß natürlicher Körperlumina) hymenalis ist der geringste Grad der **Gynatresien** (gyné gr. = Frau). Der Durchbruch am MÜLLERschen Hügel ist ausgeblieben = Hemmungsmißbildung. Beim Auftreten der ersten Regelblutungen kann das Menstruationsblut nicht abfließen = **Amenorrhoea spuria** (spurius lat. = unecht). Das Blut staut sich zunächst in der Scheide, wodurch diese zu einem sackartigen Tumor, den man besonders gut vom Rektum aus

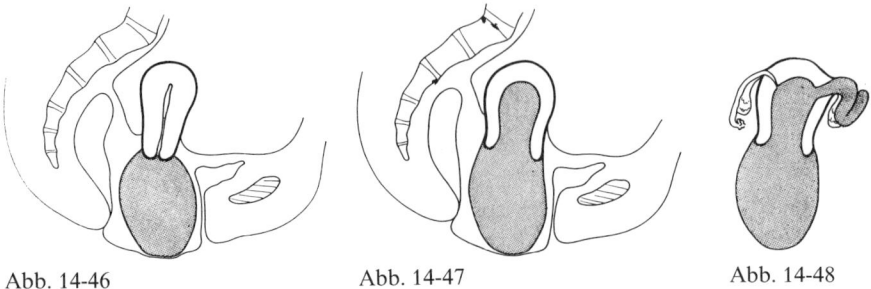

Abb. 14-46   Abb. 14-47   Abb. 14-48

Abb. 14-46   Hämatokolpos.

Abb. 14-47   Hämatokolpos und Hämatometra.

Abb. 14-48   Hämatokolpos, Hämatometra und Hämatosalpinx.

fühlen kann, ausgedehnt wird = **Hämatokolpos** (Abb. 14-46). Kommt keine ärztliche Hilfe, so führt der weitere Zufluß menstruellen Blutes zur Rückstauung zunächst in den Uterus = **Hämatometra** (Abb. 14-47) und schließlich zur sackartigen Auftreibung einer oder beider Tuben = **Hämatosalpinx** (Abb. 14-48). Die mehr oder weniger lange An-wesenheit gestauten Menstrualblutes in der Tube führt zu Schleimhautveränderungen, die **nicht** reversibel sind. Es kommt zu Verklebungen, die die **Fertilität** in hohem Maße beeinträchtigen.

Klinische Erscheinungen:
Wehenartige zyklische Schmerzanfälle im Unterbauch, die sich von Monat zu Monat verstärken (Molimina menstrualia sine menstruatione). Die **Untersuchung** ergibt einen verschlossenen, stark nach außen vorgewölbten (Abb. 18-4), bläulich durchschimmern-den Hymen. Im Becken findet sich ein prall-elastischer, bis kindskopfgroßer „Tumor". Der Uterus ist — vor allem in ausgeprägten Fällen — oft nicht zu tasten. Größe und Lokalisation des Tumors lassen sich am besten mittels Ultraschall bestimmen.

Therapie:
Inzision des verschlossenen Hymens. Vorsichtiges protrahiertes Ablassen des Menstrual-blutes. Bestehen außer dem Hämatokolpos auch noch eine Hämatometra und Häma-tosalpingen, so empfiehlt es sich, diese beiden Organe, Uterus und Tuben, möglichst in Ruhe zu lassen, insbesondere sie **nicht auszudrücken!** Die alten teerartigen Blutmassen, vor allem aus dem Uterus, entleeren sich spontan innerhalb 1—2 Wochen. Wegen der Gefahr der aszendierenden Infektion ist perioperativ eine **kurzfristige antibiotische Pro-phylaxe** angezeigt. Eine tubare Sterilität läßt sich ggf. später mikrochirurgisch behan-deln, wegen der Funktionsstörung der Tuben allerdings meist mit **sehr** fraglichem Erfolg.

2. Atresie der Scheide

Selten, **meist nicht angeboren**, sondern Folge von ausgedehnten Verletzungen, Verätzun-gen oder Infektionen in der Kindheit (s. auch Def. Atresie-Aplasie S. 664).

Therapeutisch kommt eine Dehnungsbehandlung des Vaginalrohres oder Operation in Frage; lokale Östrogenapplikationen wirken unterstützend günstig.

3. Aplasie oder Agenesie der Scheide = völliges Fehlen der Scheide

kann ganz selten isoliert bei vorhandenem Uterus vorkommen (s. unten), meist aber gleichzeitig **mit Aplasie des Uterus = MAYER-ROKITANSKY-KÜSTER-Syndrom**. Isoliert = Hemmungsmißbildung: Entweder des nur untersten Anteils der MÜLLERschen Gänge, oder fehlende Lumenbildung der soliden Vaginalplatte (s. S. 663/664).

Diagnose:

Fehlende Scheide. Laparoskopie: selten Uterus vorhanden; häufiger bei MAYER-ROKI-TANSKY-KÜSTER-Syndrom Tuben und Ovarien normal ausgebildet oder Tuben hypoplastisch, der Uterus ist rudimentär als solider Strang sichtbar.

Ganz selten liegt eine **partielle Vaginalaplasie** vor, bei der die kaudalen zwei Drittel der Scheide fehlen und der Uterus normal angelegt ist. Nach Beginn uteriner Blutungen: (partieller) Hämatokolpos, Hämatometra, Hämatosalpingen. Eine andere Form der partiellen Vaginalaplasie ist auf S. 665 beschrieben. – Nach Beseitigung einer meist partiellen Vaginalaplasie bei vorhandenem Uterus ist sogar eine Schwangerschaft möglich.

Ob und wann eine künstliche Scheide geschaffen werden soll, ist individuell zu entscheiden. Wesentliche Voraussetzungen sind eine psychisch und somatisch reif entwickelte Patientin, daneben ein aufgeschlossener Sexualpartner.

Verfahren zur Bildung künstlicher Scheiden:

Es wird zuerst ein Kanal im lockeren Bindegewebe zwischen Rektum und Urethra bis hin zum Peritoneum geschaffen. Dieser wurde früher, aber auch heute noch oft, durch einen **freien Epidermislappen** oder durch **Peritoneum** nach DAVYDOV und FRIEDBERG ausgekleidet. Durch eine Kunststoffprothese wird der Kanal offengehalten. Kohabitationen sind im allgemeinen nach einigen Monaten möglich. In den Hohlraum, den man künstlich zwischen Rektum und Urethra gebildet hat, werden heute zunehmend ausgeschaltete **Anteile des Sigma** (= Sigmascheide) eingebracht. Die Ergebnisse sind wegen der geringeren Schrumpfung besser. Es handelt sich aber um große Operationen mit entsprechenden Gefahren. Eine längere lästige Schleimabsonderung vermindert sich später.

2.6.2.3 Peripher bedingte Amenorrhoen durch Veränderungen im Bereich des Uterus

1. Atresie der Zervix

Gelegentlich kommt es **nach Kürettagen**, post abortum oder im Wochenbett, infolge einer Entzündung oder Narbenbildung zu Atresien, vorwiegend am inneren Muttermund (Abb. 14-49). Selten ist die Zervixatresie durch fehlerhafte Naht eines Zervixrisses. Es treten die oben beschriebenen Molimina menstrualia sine menstruatione auf, die nicht selten von einer leichten Pelveoperitonitis begleitet sind.

2. Atresie und Synechien des Cavum uteri

= Verklebung der Uteruswände, teilweise (Synechie) oder komplett (Atresie).

Als **Ursachen** kommen in Frage:

a) Zu gründlich ausgeführte Kürettage. Die Basalis des Endometriums kann leicht mit herauskürettiert werden, so daß sich die entstehenden Wundflächen nicht mehr reepi-

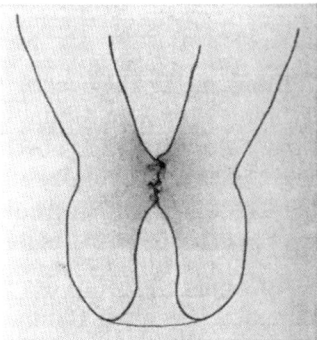

Abb. 14-49   Entzündlich bedingte Atresie am inneren Muttermund.

thelisieren. Folge: Mehr oder weniger breite Verklebungen der Uterus-Vorder- und -Hinterwand (FRITSCH-ASHERMAN-Syndrom). Besonders gefährlich sind in dieser Beziehung zu energisch ausgeführte Kürettagen nach Entbindung bzw. im Wochenbett.

> Einen Uterus nach Entbindung darf man, sofern notwendig, niemals mit scharfer, sondern nur mit **stumpfer** Kürette entleeren.

b) Verätzungen und Verschorfungen des Endometriums durch unangebrachte Spülungen mit chemischen Zusätzen können ebenfalls zu Verklebungen der Gebärmuttervorder- und -hinterwand führen, ebenso Radiumeinlagen. Häufiger ist nach Radiumeinlagen allerdings die Atresie der Zervix.

c) Die Genitaltuberkulose ist die hauptsächliche Ursache der **entzündlich** bedingten Atresie bzw. Synechie. Sie ist heute bei uns sehr selten, jedoch noch häufig bei Frauen aus südlichen Ländern oder Entwicklungsländern.

Häufigkeitsverteilung der Ursachen der Kavumsynechien bzw. -atresien
— **87%** aller Kavumsynechien bzw. -atresien entstehen **nach Kürettagen post abortum oder post partum**;
— **9%** nach **diagnostischen Kürettagen**,
— **selten** nach Uterotomien (Sectio caesarea, Metroplastik, Myomenukleation), unspezifischen Endometritiden oder bei Tuberkulose (MARCH 1979).

> Der diagnostische Hinweis auf die **uterine Amenorrhoe** (aber auch auf die **Vaginalatresie** bzw. -aplasie oder Hymenalatresie) ist der **negative** (Gestagen- und) **Östrogentest** (s. S. 531).

Therapie:
Stimulation noch intakter Endometriuminseln; Lösen von Synechien; Öffnung von Atresien.

Atresien werden durch vorsichtige Dilatation mit **Sonden und Hegarstiften** geöffnet.

Synechien werden möglichst unter hysteroskopischer Kontrolle operativ gelöst.

Versuche der **Endometriumtransplantation** haben wenig gebracht.

Um den Erfolg dieser operativen Maßnahmen sicherzustellen, empfiehlt sich die **Einlage eines IUP** über mehrere Monate.

Die **Stimulation noch intakter Endometriuminseln** kann **lokal** oder **systemisch** erfolgen.

Lokal: Applikation eines depotfähigen Östrogens in das Cavum uteri (z. B. 10 mg Östradiolvalerat (= 1 Amp. Progynon Depot®) alle 8 – 10 Tage).

Systemisch: Bei ausgeprägten Atresien oder Synechien bedarf es eines zusätzlichen systemischen Wachstumsreizes für das Endometrium durch hohe Östrogengaben oral oder parenteral.

Allgemein gilt: Die Behandlung von Atresien und Synechien des Uterus ist in ausgeprägten Fällen nur wenig erfolgreich.

3. Hypoplasia uteri

Eine zu geringe Größe des Uterus kann, muß aber nicht mit Amenorrhoe einhergehen. Die Amenorrhoe ist abhängig von der übergeordneten Ursache der Hypoplasie. Die Sondenlänge des hypoplastischen Uterus ist kleiner als 5 cm.

Man kann folgende Formen der zu geringen Uterusgröße bei geschlechtsreifen Frauen unterscheiden (s. hierzu auch S. 295):

a) Den **infantil-hypoplastischen Uterus** mit einem Korpus/Zervix-Größenverhältnis von **1:2**. Ursächlich besteht ein Mangel an Östrogenen in der Entwicklungsperiode (s. **Pubertas tarda** S. 704). Meist liegt gleichzeitig eine allgemeine genitale Hypoplasie (Hypogenitalismus) mit konstitutioneller Unterentwicklung vor.

b) Den **hypoplastischen Uterus mit normalen Proportionen** (Abb. 14-50). Das Korpus/Zervix-Größenverhältnis beträgt ca. **2:1**. Die Ursache ist ebenfalls ein Östrogendefizit, das aber erst nach der normalen Reifung des Uterus auftritt und meist zentral bedingt ist. Je nach Stärke und Dauer des Östrogendefizits kann es auch zur Hypoplasie der übrigen Zielorgane der Östrogene, d. h. zum Hypogenitalismus, kommen. Die meisten dieser Frauen sind eher konstitutionell unauffällig.

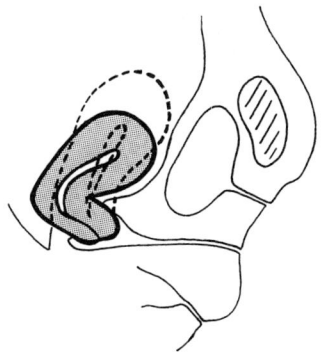

Abb. 14-50 Hypoplasie des Uterus mit normalen Proportionen.

Wieweit Störungen der Östrogenrezeptoren bei der Entstehung von Uterushypoplasien eine Rolle spielen, ist noch ungeklärt.

Eine proportionierte Verkleinerung des Uterus ist auch nach Langzeiteinnahme von gestagenbetonten Ovulationshemmern oder reinen Gestagenen bzw. Progestagenen (z. B. bei Endometriosebehandlung) möglich, dann aber ohne die Zeichen der allgemeinen genitalen Hypoplasie.

Zum Untersuchungsbefund bei Hypoplasie des Uterus und zur Symptomatik des Hypogenitalismus s. S. 294/295.

Zur Amenorrhoe bei Hypoplasie des Uterus infolge gonadaler Störungen s. S. 509; zur dysregulatorisch bedingten Amenorrhoe mit Uterushypoplasie s. 2.6.3.

Die Blutungsstörungen bei Uterushypoplasie bis hin zur Amenorrhoe haben, wie die Hypoplasie selbst, ihre Ursache fast ausschließlich in einer sekundären oder primären Ovarialinsuffizienz. Bei den häufigeren Fällen von sekundärer Ovarialinsuffizienz ist es dabei oft durch geeignete Maßnahmen möglich, daß eine Schwangerschaft eintreten und ausgetragen werden kann. Konzeptionsschwierigkeiten (Sterilität) sind praktisch nie durch die Uterushypoplasie selbst, sondern durch deren übergeordnete Ursache bedingt.

Allerdings neigt erfahrungsgemäß ein hypoplastischer Uterus vermehrt zu **Fehl- und Frühgeburten** (Infertilität). Von dieser Überzeugung rücken jedoch heute einige ab und sehen daher auch in einer uterusvergrößernden hormonellen Therapie bei ovulationsauslösender Behandlung (s. u.) kaum einen Sinn.

Therapie:
Die Behandlung der Amenorrhoe bei Hypoplasia uteri richtet sich nach der Art der übergeordneten Ursache und besteht **bei fehlendem Kinderwunsch** meist in einer hormonellen **Substitutionstherapie.**

Vorgehen bei Kinderwunsch: Ausschalten der übergeordneten Ursache, sofern und soweit möglich. Danach Therapie mit **ovulationsauslösenden Maßnahmen** (s. S. 539). Vorher kann das Wachstum des **Uterus** durch hochdosierte Hormonpräparate **stimuliert** werden mittels
einer **Pseudogravidität**: Durchführung s. S. 538. (Siehe hierzu aber oben.)

4. Aplasie oder Agenesie des Uterus

Der **Uterus ist nicht angelegt oder rudimentär**, was als Folge einer Entwicklungshemmung der MÜLLERschen Gänge angesehen werden muß. Laparoskopisch lassen sich allenfalls beidseitig angelegte Gewebeleisten finden, die in einer Peritonealfalte liegen.
Fehlt der Uterus, so ist auch an eine testikuläre Feminisierung (s. dort) zu denken.

Besteht eine **Aplasia uteri** (oder ein rudimentärer Uterus) kombiniert mit einer **Aplasia vaginae**, so spricht man vom **MAYER-ROKITANSKY-KÜSTER-Syndrom** (s. bei Scheidenaplasie).

5. Stummer Zyklus; Kryptomenorrhoe

Der stumme Zyklus ist eine seltene uterine Ursache der Amenorrhoe. Das Endometrium weist zwar zyklische Veränderungen auf, es tritt aber trotzdem **keine Menstruation** ein. Der Ovarialzyklus verläuft also normal.

2.6.3 Dysregulatorisch bedingte Amenorrhoen

Unter dysregulatorischen Amenorrhoeen verstehen wir solche, die ihre Ursachen in endokrinen Störungen **außerhalb** des Funktionskreises Hypothalamus-HVL-Ovarien haben, diesen Funktionskreis aber beeinflussen.

Adrenogenitales Syndrom (AGS) (Adrenale Androgenisierung)

Unter dieser Bezeichnung faßt man Krankheitssymptome zusammen, die durch eine **Überproduktion von androgenen NNR-Hormonen** bzw. androgenwirksamen Metaboliten entstehen. Man unterscheidet

1. das **angeborene**, also **kongenital** auftretende AGS;
2. das später **erworbene = postpuberale** (= „late onset") AGS.

Zu 1.: Kongenitales AGS = pränatales AGS

Die dem kongenitalen AGS zugrunde liegende Krankheit der Nebenniere ist eine **autosomal rezessiv erbliche enzymatische Störung**: Die NNR ist hyperplastisch, aber unfähig, ausreichende Mengen von **Hydrokortison = Kortisol** zu bilden. In 95% der Fälle liegt ein 21-Hydroxylase-Mangel vor, seltener ein 11-Hydroxylasemangel oder eine andere Enzymopathie. Damit unterbleibt der Umbau von Hydroxyprogesteron zu Kortisol. Die Unterproduktion von Kortisol ist der Schlüssel zum Verständnis des angeborenen AGS. Die **Pathogenese** in Stichworten:

Als erste Folge der Kortisolverminderung wird im HVL **mehr ACTH** ausgeschieden. Zur Erklärung: Das im HVL gebildete ACTH (= adrenokortikotropes Hormon) stimuliert die NNR und bewirkt normalerweise in der gesunden NNR die **Synthese von Kortisol.** Andererseits besteht ein Rückkopplungsmechanismus (Abb. 14-51): Vermin-

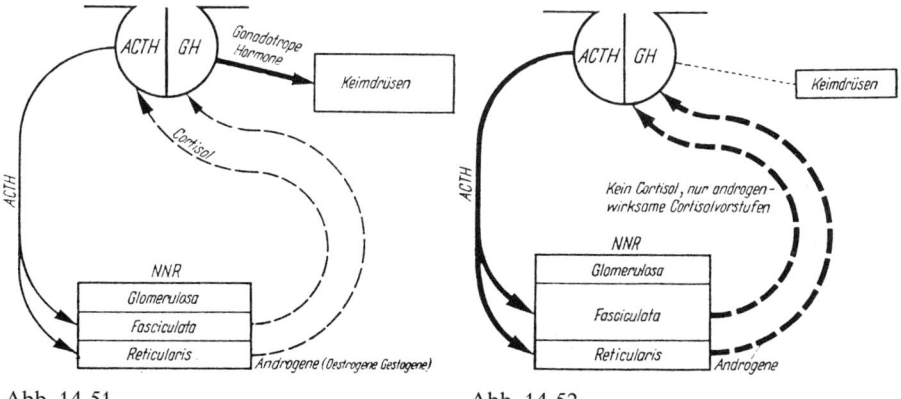

Abb. 14-51   Abb. 14-52

Abb. 14-51 Normaler Rückkoppelungsmechanismus zwischen Hypophysenvorderlappen und Nebennierenrinde (nach WINKLER).

Abb. 14-52 Rückkoppelungsmechanismus beim kongenitalen adrenogenitalen Syndrom: Kortisolmangel, daher vermehrte ACTH-Bildung. Übermäßige Androgenbildung, daher Hemmung der Gonadotropin-Absonderung: Die Keimdrüsen werden nicht stimuliert.

derung von Kortisol im Blutserum führt zu vermehrter Ausschüttung von ACTH aus dem HVL. Da aufgrund der enzymatischen Störung ein Kortisol**mangel** besteht, wird **ACTH** stark **vermehrt** gebildet (Abb. 14-52). Die überschießende Bildung von ACTH bewirkt eine doppelseitige **Hyperplasie der NNR** (Verbreiterung der Zona fasciculata). Durch die krankhafte enzymatische Störung hat die NNR in hohem Maße die Fähigkeit verloren, Kortisol zu erzeugen. Sie bringt es in der Synthese fast nur noch bis zu **Vorstufen des Kortisols**.

Die Kortisolvorstufen haben androgene Wirksamkeit.

Schließlich kommt es also zu einer **krankhaft gesteigerten Produktion von androgenen NNR-Hormonen** (Abb. 14-52).

Diese stark vermehrten NNR-Hormone sind es, die die **Gonadotropinausscheidung (nicht** aber die **ACTH-Abgabe**) im HVL abbremsen.

Die Keimdrüsen (Ovar, Hoden) erhalten also zu wenig Impulse vom HVL.

Das alles spielt sich während der Entwicklung des Feten in utero ab.

Bei Geburt dieser Kinder besteht
— bei **Knaben** eine **Hodenhypoplasie**,
— bei Mädchen eine **Hypoplasie der Ovarien**. Ohne Behandlung kommt es niemals zu einer Regelblutung (primäre Amenorrhoe).

In der Mehrzahl der Fälle setzt die gesteigerte Androgensekretion zwischen der 11. und 20. Schwangerschaftswoche ein. Zu diesem Zeitpunkt ist das Urogenitalsystem beim weiblichen Feten noch nicht völlig ausdifferenziert. Durch die abnorme Androgenproduktion kommt es zu charakteristischen Fehlbildungen, deren Ausprägungsgrad umso stärker ist, je früher die Störung wirksam wird.

Klinisches Bild:

Die **Klitoris** ist penisartig vergrößert (Abb. 14-53).

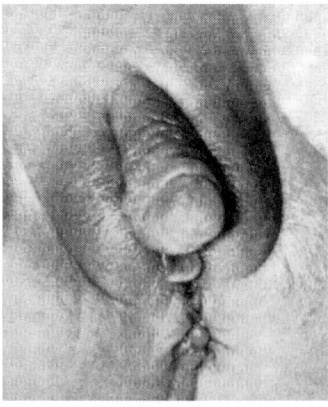

Abb. 14-53 Penisartige Vergrößerung der Klitoris bei AGS.

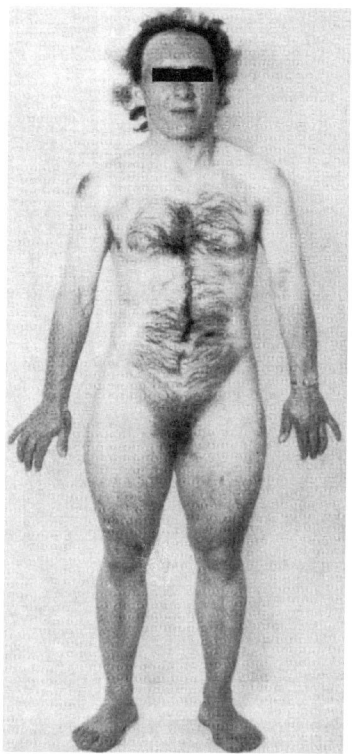

Abb. 14-54 Virilisierung beim AGS.

Die **großen Labien** sind skrotumartig umgewandelt (Abb. 14-53). Allgemeine Virilisierung (Abb. 14-54).

Man kann das Bild auch als **Pseudohermaphroditismus femininus** (internus) bezeichnen (= weiblicher Scheinzwitter mit äußerlicher Vermännlichung). Chromosomenkonstellation 46 XX.

Die Scheide ist eng. Die Urethra kann auch in die Scheide einmünden (sog. Sinus urogenitalis). **Uterus und Ovarien** sind (meist hypoplastisch) **vorhanden**. Primäre Amenorrhoe.

Die **Virilisierung** wird mit zunehmendem Lebensalter ausgeprägter. Gesichts- und Brusthaare sind von männlichem Typus. Die Schamhaare wachsen bis zum Nabel (Abb. 14-54). Die Brüste bleiben unterentwickelt. Die Muskulatur ist infolge der anabolen Wirkung der Androgene vermehrt. Die Stimme kann tiefer werden, und es kann auch zur Vermännlichung von Charakterzügen kommen, obwohl die Psyche primär weiblich ist. Das Knochenwachstum wird beschleunigt. Dadurch sind die Kinder zunächst größer als ihre Altersgenossen. Im Alter von ca. 10 Jahren hört das Wachstum als Folge des frühzeitigen Epyphysenschlusses jedoch auf. Deshalb sind diese Frauen später **abnorm klein**. Infolge der latenten NNR-Insuffizienz kann eine verminderte Belastbarkeit (evtl. bis zur Auslösung eines tödlichen Schocks) bestehen.

Das kongenitale AGS kann mit und ohne **Salzverlustsyndrom** und **Hypertonie** auftreten. Symptome bei Salzverlust: Erbrechen, Durchfälle, Exsikkose infolge von Elektrolytstörungen.

Man findet das kongenitale AGS auch bei männlichen Individuen. Es führt dann zur **Pseudopubertas praecox** mit vorzeitiger Entwicklung der sekundären Geschlechtsmerkmale (nicht aber der Hoden!).

Transplazentare Virilisierung

In sehr seltenen Fällen kann eine Virilisierung des weiblichen Feten auch durch einen **androgenbildenden Tumor der Mutter** (z. B. Androblastom) **oder** durch

exogene Zufuhr von **Androgenen** oder **Progestagenen** (19-Nortestosteronderivaten) während der Frühschwangerschaft auftreten. Schwere Genitalmißbildungen sind bei den meist kurzfristigen Hormongaben im allgemeinen nicht zu erwarten. Eventuell können operative Korrekturen, vor allem an der Klitoris, notwendig werden.

Die **Unterscheidung** zwischen AGS und transplazentarer Virilisierung: Anamnese: Testosteron- oder Progestagen-Gaben in der Gravidität. Biochemischer Ausschluß von Kortisolsynthesestörungen in der Nebennierenrinde. Nachweis eines evtl. Tumors bei der Mutter.

Zu 2.: Erworbenes = postpuberales (= „late onset") adrenogenitales Syndrom

Nach den heutigen Erfahrungen darf man annehmen, daß es sich beim postpuberalen AGS entweder um eine

Hyperplasie der Nebennierenrinde mit oder ohne Enzymopathie, oder um einen

androgenbildenden Tumor (Adenom; Karzinom)

handelt.

Nicht zum postpuberalen AGS gehören Fälle von **funktioneller Hyperaktivität der Nebennierenrinde** (ohne Hyperplasie), die ausschließlich einen **idiopathischen Hirsutismus** aufweisen. Ihre Bedeutung liegt darin, daß sie nicht selten sind und oft zu unnötigen diagnostischen Überreaktionen führen können.

Ein **scheinbares** postpuberales AGS kann bei Testovirongaben auftreten.

Bei den erworbenen Formen des AGS finden sich außer Klitorishypertrophie (abhängig von Menge und Dauer der Androgenwirkung) keine Genitalmißbildungen, da der Androgenüberschuß erst **nach** Ausbildung der Genitalorgane eingesetzt hat. Die Überstimulation der Haarfollikel führt zum **Hirsutismus**, nicht selten tritt eine **Akne** auf.

Meist liegt eine **sekundäre Amenorrhoe** vor, manchmal eine monophasische Oligomenorrhoe (mit Sterilität).

Diagnostik bei kongenitalem AGS

Das Kerngeschlecht ist chromatinpositiv, die gonosomale Konstellation XX. Das Individuum ist also weiblich trotz des männlich erscheinenden äußeren Genitale. Neben der beschriebenen klinischen Symptomatik einer ausgeprägten genitalen und phänotypischen Maskulinisierung findet man **erhöhte Werte** für

TESTOSTERON i.S.
DHEAS i.S. $\Big\}$ mehrfach erhöhte Normalwerte
(normal **Testosteron** < 0,6 ng/ml Plasma oder Serum
DHEAS < 2800 ng/ml Plasma oder Serum)

Anmerkung: Von der Bestimmung der 17-Ketosteroide im Urin als Indikator für die erhöhte Androgenbildung ist man weitestgehend abgekommen, da nur ein Teil des Testosterons in dieser Form ausgeschieden wird.

ACTH stark erhöht
Pregnantriol erhöht
Pregnantriolon nachweisbar.

(Pregnantriol und Pregnantriolon sind erhöht wegen des verstärkten Progesteronangebotes, das nicht weiter umgesetzt wird).

Die Diagnose läßt sich weiter bestätigen durch den

Dexamethason-Kurztest (= DXM-Test): Durch Kortisongaben wird ACTH gehemmt, so daß sich DHEAS und Testosteron i.S. erniedrigen oder normalisieren (die Reaktion fehlt bei androgenbildenden Tumoren! s. S. 526 u. S. 368/369).

Durchführung: 2 mg (1,5 mg/m² Körperoberfläche) (oder mehrtägig höhere Dosis s. S. 369) Dexamethason p.o. genau um 23 Uhr; am nächsten Tag um 8 Uhr Blutentnahme zur Bestimmung von Plasmakortisol, DHEAS, Testosteron und ACTH.

Auswertung: Ein signifikanter Abfall der Werte für ACTH, DHEAS und T spricht für eine funktionelle Störung der NNR und gegen androgenbildenden Tumor (s. S. 369).

Eine zusätzliche Information läßt sich durch den **ACTH-Test** gewinnen, dessen Wert aber meist gering eingeschätzt wird.

Durchführung: Kortisol i.S. als Basalwert bestimmen; sodann 30 I.E. ACTH als Bolus i.v. geben. Kortisol-Bestimmungen i.S. 30, 60 und 120 Minuten nach ACTH-Gabe.

Ergebnis: Nach ACTH-Gabe nehmen die Kortisol-Werte bei kongenitalem AGS **nicht** zu.

Diagnose bei postpuberalem AGS

Die Zeichen des Hyperandrogenismus treten erst in der Kindheit oder im Erwachsenenalter auf. Schwere Mißbildungen des äußeren Genitale wie beim angeborenen AGS fehlen daher.

Für die Praxis wichtig, da häufig zu beobachten:

Alleiniger (nicht progredienter!) **Hirsutismus** kann durch

funktionelle Hyperaktivität der **Nebennierenrinde** (auch als idopathischer Hirsutismus bezeichnet) bedingt sein, aber auch von einer

atypischen Hormonbildung im Bereich der **Ovarien** (PCO-Syndrom; Stein-Leventhal-Syndrom) ausgehen.

Als Ursache möglich ist auch eine **erhöhte Androgenrezeptoraktivität.**

Fälle **ohne** Progredienz der Androgenisierung mit meist leicht erhöhten Androgenwerten gehören **nicht in den Formenkreis des postpuberalen AGS**. Eine intensive Nebennierenrindendiagnostik ist meist überflüssig. Behandlung des Hirsutismus mit Androcur® oder Diane-35®. (Die untypisch lokalisierte, ohne erhöhte Androgenwirkung entstehende, **Hypertrichose** nicht mit Hirsutismus verwechseln!)

Eine **progrediente** Androgenisierung vor allem mit Virilisierung macht dagegen (nach Ausschluß exogener Hormonzufuhr!) eine eingehende Klärung der Androgenquelle notwendig, die entweder in einer

Nebennierenrindenhyperplasie oder einem

androgenbildenden **Tumor** zu suchen ist.

Bei **Nebennierenrindenhyperplasie** können dieselben biochemischen Blockierungen der Kortisolsynthese eintreten wie bei angeborenem AGS, manchmal auch nur partiell, dann eventuell mit niedrigen Pregnantriol- und fehlenden Pregnantriolonwerten. Die Testosteron-, DHEAS- und ACTH-Werte sind erhöht.

Niedrige ACTH-Werte bei hohen Androgenwerten lassen stets an einen

androgenbildenden Tumor denken.

Tumorverdächtig sind bei der unbehandelten Patientin Testosteronwerte über 1,5 ng/ml und DHEAS-Werte über 7000 ng/ml (meist stark erhöht).

Die Unterscheidung zwischen Nebennierenrindenhyperplasie und androgenbildendem Tumor ist durch den DXM-Test möglich.

Bei einem androgenbildenden Tumor lassen sich die **hohen Androgenwerte** im **DXM-Test** durch Dexamethason **nicht senken**!

Der androgenbildende Tumor kann von der **Nebennierenrinde** (Adenom, häufiger Karzinom) oder vom **Ovar** (z. B. Androblastom) ausgehen.

Zur weiteren Tumordiagnostik und zur Abgrenzung der Lokalisation: Ovar — Nebennierenrinde s. S. 368/369.

Therapie

1. Angeborenes AGS

Ziel der Behandlung ist eine Bremswirkung auf die ACTH-Produktion im HVL. Die übermäßige Androgenbildung kommt dadurch zum Stillstand. Die Methode der Wahl ist die **lebenslange** Dauermedikation von Glucokortikoiden (Kortisolderivaten). Zugleich wird damit dem Organismus das fehlende Glukokortikoid zugeführt, das er zur Regelung des Stoffwechsels braucht. Die Dosierung richtet sich nach den Androgenwerten und sollte immer im unteren Grenzbereich erfolgen!

Therapievorschlag:
Initial 3 mg DXM täglich über 3 Tage (z. B. 2 Tabl. Fortecortin® à 1,5 mg).

(Diese Therapiephase ist zugleich ein DXM-Hemmtest).

Kontrolle der Androgenwerte!

Erhaltungsdosis: 5 — 15 mg Prednison/Prednisolon täglich (z. B. 1 — 3 Tabl. Decortin® oder Deltacortril® á 5 mg). Die Dosierung muß den immer wieder zu kontrollierenden Androgenwerten angepaßt werden.

So lassen sich ein Rückgang der virilen Behaarung, die Entwicklung der Brust und auch Menstruationsblutungen erreichen. **Nicht** zu verändern sind die tiefe Stimmlage und die

Mißbildung des äußeren Genitale. Korrektur durch plastische Operation (aus psychologischen Gründen möglichst frühzeitig).

2. Postpuberales — erworbenes — AGS

Nach Tumorausschluß Behandlung wie unter 1. Bei NNR-Tumor ist die operative Entfernung die Therapie der Wahl.

Prognose: Nach 4—6 Monaten stellt sich in vielen Fällen ein biphasischer Menstruationszyklus ein. Findet keine Ovulation statt, so ist bei Kinderwunsch eine gezielte Stimulation erforderlich (s. S. 539).

Die Kortison-Therapie wird auch nach Eintritt einer Schwangerschaft unverändert fortgesetzt.

Behandlung des Hirsutismus:
Die Beeinflussung des Hirsutismus (vor allem des Bartwuchses) ist durch die Kortison-Therapie alleine beim postpuberalen AGS meist geringer als beim angeborenen.

Ist der Hirsutismus bei postpuberalem AGS vornehmliches Behandlungsziel, werden je nach Schweregrad zusätzlich zur Kortison-Therapie Antiandrogene und Östrogene gegeben. (Evtl. zusätzliche Depilierung, mechanisch oder mit Enthaarungscremes).

Therapievorschläge: Leichter Hirsutismus mit Akne und Seborrhoe: 0,035 Ethinylestradiol + 2 mg Cyproteronacetat (CA) täglich über 21 Tage (Diane 35®) oder 0,1 mg Mestranol + 2 mg Chlormadinonacetat täglich über 21 Tage (Eunomin 21®).

Ausgeprägter Hirsutismus: Als Basistherapie 0,035 mg Ethinylestradiol + 2 mg CA täglich vom 5.—25. Zyklustag (Diane 35®), zusätzlich 10—40 mg CA vom 5.—10. Zyklustag (1—4 Tabl. Androcur 10®).

Die Therapie wirkt zusätzlich **kontrazeptiv**.

Sie ist (ohne gleichzeitige Kortison-Therapie) auch in Fällen von idiopathischem Hirsutismus und bei PCO-Syndrom anwendbar.

Wichtig: Wegen der **feminisierenden Wirkung** der Antiandrogene **auf männliche Feten** ist eine **Schwangerschaft** vor Beginn einer solchen Therapie stets **auszuschließen**.

2.6.3.1 Andere dysregulatorisch bedingte Amenorrhoen

1. Beim **Cushing-Syndrom** (Vollmondgesicht, Stammfettsucht, Hirsutismus, Bluthochdruck, Glykosurie, Osteoporose) werden neben erheblich gesteigerter Glukokortikoid-Produktion auch vermehrt Androgene gebildet. Meist tritt eine Amenorrhoe auf. Therapeutisch ist die Grundkrankheit anzugehen.

2. Auch die **Addisonsche Krankheit** geht häufig mit einer Amenorrhoe einher (Adrenale Insuffizienz).

3. Die **Schilddrüse** steht in enger Wechselbeziehung zur Ovarialfunktion. Bei **Hypothyreoidismus** (Myxödem) findet man meist eine **Hypoplasie** der Genitalorgane und eine **Amenorrhoe**. Aber auch die Schilddrüsenüberfunktion kann mit Störungen der Ovarialleistung einhergehen. TRH-Test s. S. 496 (Fußnote).

Die Therapie dieser Amenorrhoen besteht in einer **Behandlung** der **Grundkrankheit**.
Danach kann es wieder zur Normalisierung der Ovarialfunktion kommen.

4. Pankreas: Bei latentem oder manifestem Diabetes mellitus treten Zyklusstörungen,
bisweilen bis zur Amenorrhoe, auf. Die Therapie besteht in der Einstellung des Blut-
zuckers durch den Internisten.

2.6.4 Diagnostik bei Amenorrhoe (s. Tbl. 14-3)

Mädchen mit **primärer Amenorrhoe** sind spätestens mit dem 18., besser mit dem
16. Lebensjahr (bei speziellen Hinweissymptomen noch früher) endokrinologisch und
gynäkologisch durchzuuntersuchen.

Bei **sekundärer Amenorrhoe** bedarf das kurzfristige Ausbleiben der Regel im allgemeinen
noch nicht einer aufwendigen Diagnostik. Die Notwendigkeit ergibt sich aber bei:
— jeder Amenorrhoe von mehr als 12 Monaten Dauer
— jeder Amenorrhoe von mehr als 6 Monaten Dauer, wenn keine offensichtliche
  Ursache (z. B. Notstandsamenorrhoe) erkennbar ist
— Amenorrhoeen von weniger als 6 Monaten Dauer in Koinzidenz mit Kinderwunsch,
  Ausfallserscheinungen und zusätzlichen endokrinen Erscheinungen (wie z. B. Androgenisierung, Galaktorrhoe, Schilddrüsenfunktionsstörung etc.)

> Wichtigste Voraussetzung für jede Amenorrhoe-Diagnostik ist der **Ausschluß einer**
> **Schwangerschaft.**

1. Familienanamnese.

2. Sorgfältige Eigenanamnese (primäre oder sekundäre Amenorrhoe, Dauer der Störung,
besondere psychische Belastung).

3. Allgemeinstatus (Größe, Körperbau, Fettverteilung, Behaarungstyp, Bruchpforten).
Erkrankungen nicht gynäkologischer Art (Schilddrüse, NNR) sind besonders zu beachten. Schon die äußere Inspektion gibt Hinweise auf ein Cushing-Syndrom, adrenogenitales Syndrom, Turner-Syndrom, Schilddrüsenerkrankungen, hypophysären Zwergwuchs, testikuläre Feminisierung etc.

Diese Fälle müssen durch gezielte Untersuchungen in der Klinik weiter abgeklärt
werden.

> Grundsätzlich gehören **alle schweren Formen der sek. Amenorrhoe** und **alle primären**
> **Amenorrhoen in klinische oder spezialärztliche Untersuchung** und **Behandlung!**

4. Bei der folgenden **gynäkologischen Untersuchung** lassen sich (von außen nach innen)
organische Veränderungen an Hymen, Scheide (Atresie, Aplasie) und Uterus (Hypoplasie, fehlender Uterus bei testikulärer Feminisierung, ROKITANSKY-KÜSTER-Syndrom)
erkennen.

Bei der gynäkologischen Untersuchung ist ferner die **Größe der Ovarien** zu beurteilen
(**PCO-Syndrom, Tumoren**).

Neben der Palpation der Ovarien ist eine **Ultraschalluntersuchung** unabdingbar!

Die Beurteilung des Zervikalschleims (Spinnbarkeit, Farnkrautphänomen, Menge) sowie eine zytologische Untersuchung lassen **Rückschlüsse auf die Östrogenwirkung** zu.

5. Meistens sind bis jetzt keine Ursachen der Amenorrhoe gefunden und man muß durch **Hormonuntersuchungen** nach einer endokrinen Funktionsstörung suchen.

Zuerst wird der Serumspiegel des **Prolaktin** bestimmt. Bei einer Hyperprolaktinämie (WHO Gr. V u. VI) ist nach einem **Prolaktinom** (s. o.) zu suchen. Bei **Normoprolaktinämie** weiteres Vorgehen s. nachfolgend.

Grundsätzlich sollten gleichzeitig mit der Prolaktinbestimmung auch die **Androgene** (Testosteron, DHEAS) im Serum untersucht werden. Dies insbesondere dann, wenn neben der Amenorrhoe Symptome einer Androgenbelastung (Hirsutismus, Akne, Seborrhoe, Vertiefung der Stimmlage, Klitorishypertrophie) nachweisbar sind.

Bei **erhöhten Androgenwerten** wird dann der **Dexamethason (DXM)-Hemmtest** durchgeführt, der zusammen mit Art und Menge der Androgene mit Vorbehalten auf die Herkunft der Androgene (NNR—Ovar) hinweisen kann und einen Anhalt für das Vorliegen eines androgenbildenden Tumors zu geben vermag (s. S. 525/526, 369).

Sind die Prolaktin- und Androgenwerte **normal,** so beginnt man nun

> **vor jeder weiteren Hormondiagnostik mit der Untersuchung des letzten Erfolgsorgans,** d. h. des Endometriums, durch den **Gestagen- und den Östrogentest.**

Die Tests dienen

a) zum Ausschluß einer uterinen bzw. zervikal oder vaginal bedingten Amenorrhoe (fehlendes oder nicht ansprechbares Endometrium, fehlende oder atretische Scheide oder Zervixatresie [s. hierzu auch S. 515 ff./531]) und

b) der Erkennung des **Schweregrades** der Amenorrhoe, nämlich ob es sich um eine

Amenorrhoe I. oder **leichten Grades**
(Versagen der generativen Ovarialfunktion: Follikelreifung und Eisprung fehlen)

oder um eine

Amenorrhoe II. oder **schweren Grades**
(Versagen der **generativen und vegetativen** Ovarialfunktion; auch die basale Hormonbildung ist unzureichend oder fehlt)

handelt.

Zur Frage, ob ein östrogenstimuliertes Endometrium vorliegt, gibt der

Gestagentest

Auskunft.

Prinzip: Man gibt Gestagene oder Progestagene. Nur wenn ein durch (ovarielle (oder exogene)) Östrogene stimuliertes Endometrium vorliegt, kann eine Endometriumtransformation und bei Gestagenentzug eine Abbruchblutung auftreten.

Durchführung: 10 mg orale Progestagene täglich für 5—10 Tage (z. B. Medroxyprogesteronacetat [MPA] = Clinovir®, Farlutal® 2 × 1 Tbl. à 5 mg/d, oder Primolut-Nor®
5—10 mg tägl. o. a.).

Auswertung: Test **positiv**: 2—3 Tage nach Gestagenentzug setzt eine mehr oder weniger
starke Entzugsblutung ein. Damit ist der **Nachweis** erbracht, **daß die Ovarien Östrogene
bilden**. Denn Gestagene können am Endometrium nur dann eine Blutung auslösen,
wenn sich das Endometrium schon in einem Proliferationszustand befindet. Was dem
Endometrium in diesem Falle fehlt, ist das Progesteron. **Das Progesteron fehlt, weil der
zentrale Impuls für die Follikelreifung und Ovulation ausblieb** und weil infolge der
ausgebliebenen Ovulation (generative Ovarialinsuffizienz) kein Gelbkörper gebildet
wurde. Ursächlich liegt also eine (meist leichtere) **Funktionsstörung im Hypothalamus-
HVL-Bereich** vor (Nach WHO: Gruppe II = hypothalamisch-hypophysäre **Dys**funktion
(Dysregulation): **normogonadotrop; normoöstrogen.**

Gestagentest positiv = generative Ovarialinsuffizienz = vegetative Ovarialfunktion
(Östrogenbildung) **nicht erloschen.**

Der Gestagentest läßt sich durch den

Clomifentest (= Versuch der Auslösung einer Ovulation durch Clomifen s. S. 540)
(Kontrolle: Basaltemperatur)

ergänzen (s. Abschnitt „Ovulationsauslösung" (S. 539)).

Nach Anwendung von Clomifen sind folgende Ergebnisse möglich:

Gestagentest +	Gestagentest +	Gestagentest −
Clomifentest +	Clomifentest −	Clomifentest −

Ein positiver Clomifentest, der die Stimulierbarkeit der hypothalamisch-hypophysären
Achse anzeigt, ist praktisch immer nur bei positivem Gestagentest, der die normogo-
nadotrope Funktion dieser Achse widerspiegelt, zu erwarten. Ein negativer Clomifen-
bei positivem Gestagentest ist selten. Bei negativem Clomifentest ist wie bei negativem
Gestagen- (aber positivem Östrogen-)test stets ein GnRH-Test zum Lokalisationsversuch
(Hypothalamus oder Hypophyse) der zentralen Störung durchzuführen (s. S. 533).

Ist der **Gestagentest negativ** (= **keine Blutung**), so gibt es folgende **Möglichkeiten**:

1. Es besteht eine **Schwangerschaft**;

2. Es liegt eine uterin oder vaginal bedingte Amenorrhoe vor (Aplasie oder Atresie);

3. Es liegt eine Ovarialinsuffizienz vor infolge Störung

a. **im Ovar selbst** (**primäre** Ovarialinsuffizienz bei Gonadendysgenesie, Ovarialhypoplasie),

b. **im Hypothalamus-HVL-System** (**sekundäre** schwerere Ovarialinsuffizienz mit erniedrigten Östrogenwerten, durch funktionelle oder organische Störungen bedingt),
oder

c. Es liegt eine **dysregulatorische Amenorrhoe** vor
(schwächere dysregulatorische Beeinflussung kann sich auch in nur generativen
Ovarialstörungen (mit Corpus-luteum-Insuffizienz, anovulatorischen Zyklen, Amenorrhoe mit positivem Gestagentest) manifestieren)

Bei **negativem Gestagentest** erfolgt nun zur weiteren Klärung der Situation der

Östrogentest.

Prinzip: Man gibt Östrogene (oder Östrogene + Gestagene). Eine Entzugsblutung nach Absetzen dient als **Nachweis eines stimulierbaren Endometriums.**

Durchführung: z. B. 3 × 1 Tabl. Progynon C® täglich für die Dauer von 10 Tagen, oder besser ein 2-Phasenpräparat, z. B. Progylut®, Nuriphasic®.

Auswertung:
Test **positiv**: d. h. 2–3 Tage nach Beendigung der Tabletten-Einnahme kommt es zur **Entzugsblutung**. Damit ist der Nachweis erbracht, daß **Endometrium vorhanden** ist und daß es proliferiert wurde. Die Ursache dieser Amenorrhoe, bei der auf den Gestagentest **keine** Blutung eingetreten war, der Östrogentest jedoch mit einer Blutung beantwortet wurde, beruht also darauf, daß die **Ovarien praktisch kaum oder keine Östrogene bilden.** Jetzt ist die Frage zu beantworten, ob es sich dabei um eine primär **ovarielle Störung** oder eine **Störung im HVL** oder im **Hypothalamus** oder um eine **dysregulatorische Störung**, z. B. von seiten der Schilddrüse oder der NNR, handelt.

Östrogentest positiv = generative **und** vegetative Ovarialinsuffizienz. Die vorliegende Amenorrhoe ist also eine **Amenorrhoe II. = schweren Grades** mit **starkem Östrogenmangel.**

Bleibt beim **Östrogentest** die Blutung aus = Östrogentest **negativ**, so ist eine **organbedingte Störung**, Aplasie oder Atresie (Uteruskörper, Zervix, Scheide, Hymen [WHO-Gr. IV]), die **Ursache der Amenorrhoe.**

Es **fehlt das Endometrium.** (Oder das Blut kann bei erhaltenem Endometrium infolge Hymenal-Zervixatresie oder Vaginalaplasie bzw. -atresie nicht nach „außen" abfließen [was aber nach einigen Zyklen klinische Erscheinungen in Form eines Haematokolpos oder einer Hämatometra mit Hämatosalpingen erwarten läßt]).

Weitere Diagnostik der Amenorrhoe II. Grades (positiver Östrogentest)

Die Ursachen können

1. in den **Gonaden (Ovarien)** selbst,
2. im **Hypothalamus-Hypophysen-System** oder
3. im Bereich **anderer endokriner Drüsen** liegen, die das Hypothalamus-Hypophysen-System beeinflussen (s. dysregulatorische Amenorrhoe, S. 521).

Hat man den **Verdacht** auf eine Erkrankung im **internistischen** Bereich (Schilddrüse, z. B. Hypo- oder Hyperthyreose, NNR, Morbus Cushing, Morbus Addison, Akromegalie usw.), also auf eine **dysregulatorische Amenorrhoe** (3), so führt man die Patientin zur Klärung und zur Behandlung der Grundkrankheit einem **Internisten** zu.

Ist eine **dysregulatorische Amenorrhoe auszuschließen**, so wird zunächst die **Frage** zu klären sein, ob die **Ursache der Amenorrhoe II. Grades (bei positivem Östrogentest) in den Ovarien zu suchen ist.**

Gonadal = ovariell bedingte Amenorrhoe II. Grades

Verdacht auf Gonadendysgenesie (z. B. Turner-Syndrom) erfordert eine **zellkernmor-phologische Geschlechtsbestimmung** und unbedingt auch die Klärung der **chromosomalen Konstellation** neben Hormonausscheidungsbestimmungen, Hormonspiegelbestimmungen, Röntgenbeurteilung der Epiphysenfugen usw.

Sodann ist differentialdiagnostisch die **primär ovariell bedingte** Amenorrhoe von der

hypothalamisch-hypophysären

zu trennen. Das ist sowohl für die einzuschlagende **Therapie** als auch zur Klärung der **Fertilitätschancen** der Frau notwendig.

Die **Frage** lautet: Handelt es sich um ein **primäres** Versagen der Ovarien = **primäre Ovarialinsuffizienz** oder funktionieren die Ovarien nur **sekundär** (infolge übergeordneter Störungen) nicht = **sekundäre Ovarialinsuffizienz**?

> **Primäre Ovarialinsuffizienz = die Ovarien sprechen** auf den adäquaten Stimulus, die hypophysären **Gonadotropine, nicht an,** da das Keimparenchym des Ovars erschöpft ist oder fehlt.

Physiologisch ist dieser Zustand **nach** der Menopause. Wenn er bei jüngeren Frauen (vor dem 43. Lebensjahr) auftritt, sprechen wir von einem **Klimakterium praecox.**

> **Sekundäre Ovarialinsuffizienz** = die **Ovarien** sind an sich **leistungsfähig,** werden aber vom Hypophysen-Hypothalamus-System nicht adäquat stimuliert.

> Zur Unterscheidung zwischen **primärer** und **sekundärer** Ovarialinsuffizienz wird eine **Gonadotropin-Bestimmung** durchgeführt, d. h. FSH und LH i.S. werden bestimmt.

Die drei möglichen Ergebnisse der Gonadotropinbestimmung:

1. **Hyper**gonadotrope Amenorrhoe: Gonadotropine deutlich erhöht, da durch die **fehlende Östrogenbildung im Ovar** der funktionstüchtige **HVL enthemmt** ist.
2. **Eu**gonadotrope (bzw. **normo**gonadotrope) Amenorrhoe: Gonadotropine im Normbereich.
3. **Hypo**gonadotrope Amenorrhoe: Gonadotropine erniedrigt.

Zu 1.: Es liegt eine **primäre** Ovarialinsuffizienz vor. Die Störung liegt **im Ovar,** das selbst auf **erhöhte** endogene Gonadotropine nicht mehr anspricht.

Bei **primärer hypergonadotroper Amenorrhoe** ist im gebärfähigen Alter die **Bestimmung des Kerngeschlechts** und der **chromosomalen Situation** angezeigt.

Bei den **hypergonadotropen Amenorrhoen** besteht **keine Aussicht,** die Ovarialinsuffizienz zu beheben. Das fehlende oder restliche Keimparenchym läßt sich nicht stimulieren.

> Die **Therapie** der **hypergonadotropen Amenorrhoe** ist somit praktisch **aussichtslos,** was die **Sterilität** angeht.

Zu 2. und 3.: Sind die Gonadotropine normal oder erniedrigt, liegt eine **sekundäre** Ovarialinsuffizienz vor. Die mangelnde Stimulierung der Ovarien ist als Folge einer Störung in der zentralen Funktionseinheit Hypothalamus-Hypophyse aufzufassen.

Bei **normalen Gonadotropinwerten** und positivem Gestagentest liegt eine Amenorrhoe leichteren Grades (Störung der generativen Ovarialfunktion bei hypothalamisch hypophysärer Dysfunktion (WHO Gr. II) vor (s. o.). — **Niedrigen Gonadotropinwerten** kann bei der Situation: negativer Gestagen-positiver Östrogentest entweder (meist) eine funktionelle (WHO Gr I) oder (seltener) organische Störung im Bereich des Hypothalamus oder eine primär hypophysäre Ursache zugrunde liegen. Zur Unterscheidung, ob eine **primär hypothalamische** Störung oder eine **primäre Hypophyseninsuffizienz** vorliegt führt man den

Gonadotropin-Releasing-Hormon-Stimulationstest (= GnRH-Test, LH-RH-Test)

durch. Man prüft demnach, ob die Hypophyse auf den **hypothalamischen Stimulus** ansprechen kann.

Prinzip: Das Gonadotropin-Releasing-Hormon bewirkt die hypophysäre Bildung und Freisetzung der Gonadotropine FSH und LH. Eine exogene Zufuhr synthetischen Releasing-Hormons führt normalerweise zu einem deutlichen Anstieg von LH und zu einem weniger ausgeprägten Anstieg von FSH i.S.

Durchführung: Für die basale LH- und FSH-Bestimmung Entnahme von 2 ml Blut. 100 µg LH-RH werden im Bolus injiziert.

Erneute Abnahme von 2 ml Blut nach 30 Minuten beim Kurztest, im Langtest nach 30, 60, 90 und 120 Minuten.

Wegen der physiologisch pulsatilen Abgabe von GnRH kann der Test bei Bolusgabe falsche Ergebnisse bringen. Ein Versuch mit Anwendung des Zyklomaten (s. S. 546) ist dann ratsam.

Auswertung:
Normal steigt LH um das Drei- bis Vierfache des Ausgangswertes innerhalb von 30 Minuten an. FSH steigt um das Zweifache an.

Negativer GnRH-Test:
Bei fehlendem Gonadotropinanstieg ist eine

Hypophysenstörung

anzunehmen.

Bei **negativem GnRH-Test** ist eine **weiterführende Diagnostik der Hypophyse** angezeigt. Ist ein Tumor auszuschließen, so kann unter der Annahme einer primären Funktionsstörung der Hypophyse bei Kinderwunsch der Versuch einer Therapie mit Gonadotropinen unternommen werden (s. u.). Läßt sich ein **Tumor** nachweisen, so ist dieser operativ zu behandeln (vgl. auch S. 499). Im Anschluß daran ist ebenfalls bei Kinderwunsch ein Therapieversuch mit Gonadotropinen zu unternehmen.

Positiver GnRH-Test:
Die hypophysäre Reserve ist ausreichend. Die Amenorrhoeursache ist im **Hypothalamus** zu vermuten (s. hypothalamisch bedingte Amenorrhoe). Es ist eine **Störung** der GnRH-Produktion anzunehmen mit der Folge verminderter Gonadotropinsekretion (hypothalamisch-hypophysäre Unterfunktion (WHO-Gr. I): **hypogonadotrop; hypoöstrogen**.

Prognose der Amenorrhoe aufgrund der Gonadotropinbestimmung

Ist die Amenorrhoe	so ist die Prognose
hypergonadotrop	praktisch aussichtslos
eugonadotrop	
hypogonadotrop	aussichtsreich

„Aussichtsreich" bedeutet hier: aussichtsreich für die Clomifen-Gonadotropin- oder GnRH-Behandlung bei Sterilität.

Zusammenfassend sind die wesentlichen Schritte des diagnostischen Vorgehens bei Amenorrhoe schematisch in der Tabelle 14-3, unter Berücksichtigung auch von therapeutischen Möglichkeiten, dargestellt. (Vergleiche hierzu auch Abb. 16-4 auf S. 587 zur WHO-Klassifizierung zur Diagnostik der funktionellen Sterilität durch Ovarialinsuffizienz).

2.6.5 Therapie der Amenorrhoe

Behandlung **möglichst kausal**; sie ist für die

— zentralen durch **organische** Ursachen bedingten Amenorrhoen auf den S. 493 u. 499
— **peripheren** Amenorrhoen auf S. 502 — S. 520
— **hyperprolaktinämisch** bedingten Amenorrhoen auf S. 495
— **ovariell hyperandrogenämisch** bedingten Amenorrhoen auf S. 510
— **adrenal hyperandrogenämisch** und anderen **dysregulatorischen Amenorrhoen** in den Abschnitten 2.6.3 und 2.6.3.1

beschrieben.

Nach Behandlung der Grundkrankheit **(sofern diese beeinflußbar ist)** kommen oft spontane Zyklen in Gang.

Es verbleibt zur Besprechung die

Therapie der durch hypothalamisch-hypophysäre Funktionsstörungen bedingten Amenorrhoen

d. h. jener Amenorrhoeformen, die nach Ausschluß obiger Ursachen als idiopathische, reaktiv psychogene und andere funktionelle Störungen vorwiegend des Hypothalamus anzusehen sind, und deren Ursache nicht in allen Fällen eruierbar ist.

Diese Amenorrhoen entsprechen im wesentlichen der WHO-Definition der hypothalamisch-hypophysären Dys- bzw. Unterfunktion (s. Kap. XVI Abb. 16-4 mit Text) und sind gekennzeichnet entweder durch einen positiven Gestagentest (bei normalen Gonadotropin- und Östrogenwerten: Gruppe II) oder einen negativen Gestagen-, aber positiven Östrogentest (bei erniedrigten Gonadotropin- und Östrogenwerten Gruppe I) (s. hierzu auch 2.6.4 „Diagnostik bei Amenorrhoe").

Tabelle 14-3
Übersicht zum Untersuchungsgang bei Amenorrhoe

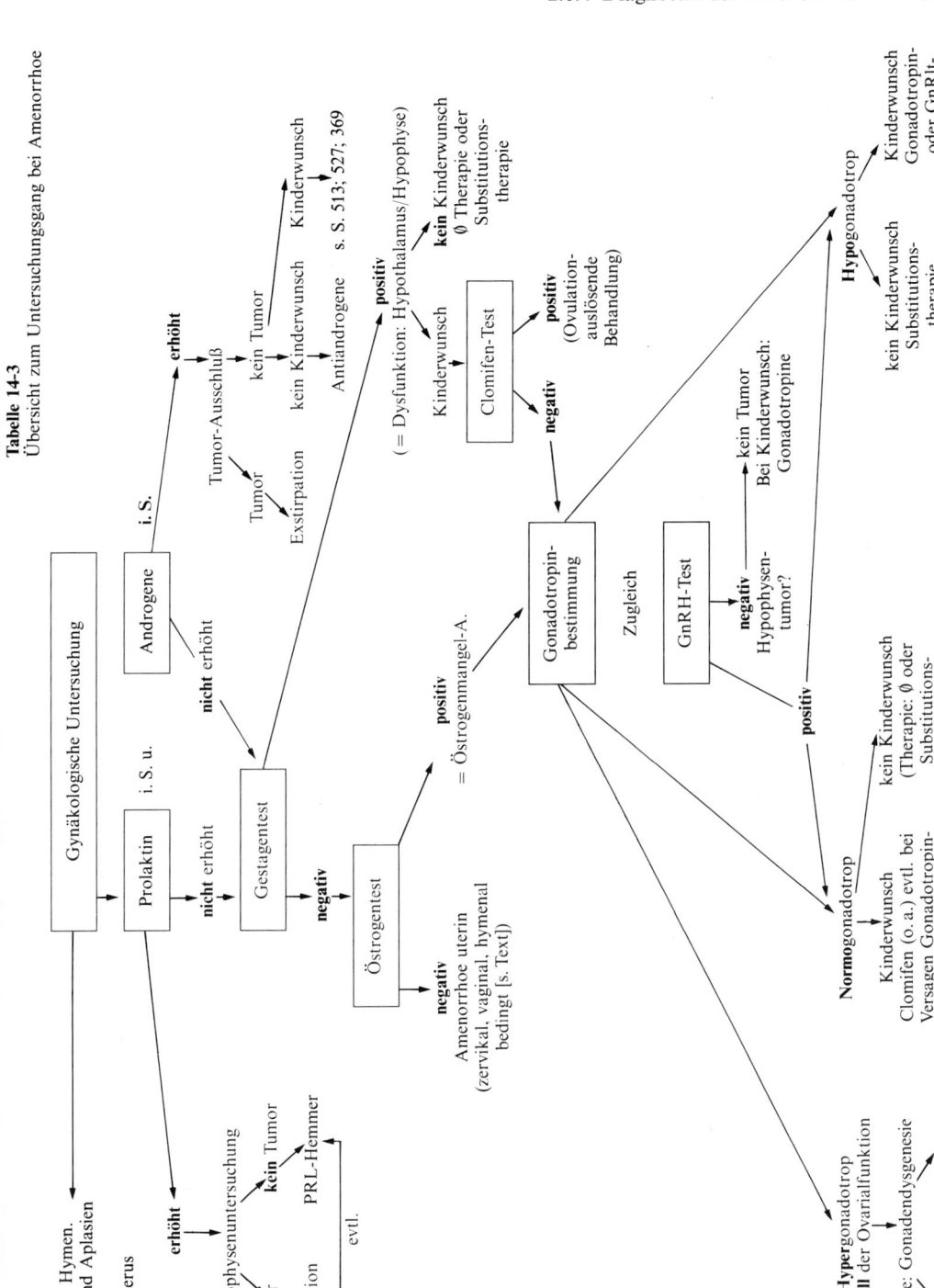

Ihre Behandlung mit Sexualsteroiden und durch Ovulationsauslösung wird nachfolgend dargestellt. Diese Therapie findet auch dann Anwendung, wenn die Behandlung einer das hypothalamisch-hypophysäre System beeinflussenden Erkrankung (z. B. der Grundkrankheit einer dysregulatorischen Amenorrhoe) nicht zur Auslösung von zyklischen uterinen Blutungen, oder bei Kinderwunsch von ovulatorischen Zyklen führt.

Die Behandlungsrichtlinien zur Ovulationsauslösung gelten auch für die Sterilitätsbehandlung bei anovulatorischen Zyklen und Corpus-luteum-Insuffizienz.

Bei der durch hypothalamisch-hypophysäre Funktionsstörungen bedingten Amenorrhoe steht die Hormontherapie nicht immer am Anfang der Behandlung.

In leichten Fällen einer hypothalamischen Störung, z. B. bei positivem Gestagen- und Clomifentest (s. S. 530), treten meist bei entsprechender Aufklärung und Beratung der Patientin (Konfliktsituationen etc.) Spontanzyklen ein. Falls nicht, ist als erstes eine zyklische Behandlung mit einem Retroprogesteron (z. B. Duphaston®, s. u.) zu empfehlen.

Kommt auf diese Weise die Funktion im Hypothalamus-Hypophysen-System nicht in Gang oder liegt eine schwerere Störung vor (Gestagentest negativ, Östrogentest positiv: Östrogenmangelamenorrhoe), so kann

1. durch **Substitution von Sexualsteroiden** eine Blutung hervorgerufen werden.
   Das Endometrium wird durch Östrogene zur Proliferation, durch Östrogene **und** Gestagene zur sekretorischen Umwandlung und durch Hormonentzug zum Abbluten gebracht. Nach konsequenter und genügend lange durchgeführter Behandlung (Einzelheiten s. S. 537) besteht die (von sehr vielen allerdings geleugnete) Möglichkeit, daß nach Absetzen der Hormonzufuhr über den **Reboundeffekt** (= reaktiv vermehrte endogene Produktion von Gonadotropinen aus dem HVL) **Spontanzyklen** mit **Ovulationen** in Gang kommen;
2. ein Versuch mit **ovulationsauslösenden Agentien** (Clomifen u. a.; Gonadotropinen) unternommen werden;
3. durch **pulsatile Gabe von LH-RH** (Zyklomat®) eine direkte Stimulation des HVL erfolgen (s. S. 546) (bei 2 und 3 vorher Hypophyse (GnRH-Test) überprüfen).

Die Maßnahmen 2. und 3. führen **nicht nur zu Blutungen**, sondern häufig zur **Induktion einer Ovulation** und zu einer Schwangerschaft.

„Dauerheilungen" sind jedoch nach Clomifen- und Gonadotropintherapie nicht häufiger als nach Behandlung mit weiblichen Sexualsteroiden.

Bevor eine Hormontherapie begonnen wird, sollte man die Patientin fragen, was sie sich von einer Behandlung erhofft:

a) nur das **Eintreten monatlicher „Regelblutungen"**? Dann rein symptomatische Therapie mit Sexualsteroiden;

b) dringend **eine Schwangerschaft**? Nur in diesen Fällen sind ovulationsauslösende Medikamente angezeigt. Jedoch bei nicht so großer Dringlichkeit eventuell vorher Versuch mit Sexualsteroiden (Reboundeffekt?).

2.6.5.1 Behandlung mit Sexualsteroiden (vorwiegend bei Frauen ohne Kinderwunsch)

Die Wahl des Hormons bzw. der Hormonkombination hängt vom **Schweregrad** der Amenorrhoe ab. Jeder Therapie hat eine Schilddrüsenfunktionsuntersuchung (T3/T4-, TSH-Spiegel i.S. sowie ggf. TRH-Test) und eine Bestimmung des Prolaktin- und Androgenspiegels (s. o.) vorauszugehen. Bei Anomalien sind diese zuerst zu behandeln.

1. Liegen **Östrogene** und **Gonadotropine im Normbereich**, gibt man zunächst ein schwach hypothalamisch stimulierendes Steroid z. B. Dehydroretroprogesteron (Duphaston®).

Dosierung: 10 Tage 1 × 1 Tabl. Duphaston®. Vom 16. – 25. Tag **nach** Beginn der **Entzugsblutung** wieder 1 × 1 Tabl. Duphaston®, Wiederholung ca. sechsmal.

Prognose: Frauen, die lediglich eine regelmäßige Blutung wünschen, können oft auf diese Weise erfolgreich behandelt werden. In etwa 20% der Fälle stellt sich sogar ein ovulatorischer Zyklus ein.

2. Bei **mäßigem Östrogendefizit** sind Östrogen-Gestagen-Kombinationen angezeigt.

Prinzip: Durch den Abbruch der Medikation wird der physiologische Hormonentzug simuliert. Ein reaktionsfähiges hypothalamisch-hypophysäres System kann durch diesen Entzug eventuell stimuliert werden.

Behandlungsvorschlag: 10 – 12 Tage 1 Tabl. Östro-Primolut® täglich. Wiederholung dieser Medikation nach 8 Wochen und Beobachtung, ob in der Zwischenzeit ein spontaner Zyklus in Gang kommt.

3. Bei **stärkerem Defizit** an Östrogenen ist eine **Zweiphasen-Substitutionstherapie** angezeigt (KAUFMANN-Schema).

Prinzip: Bei nicht oder nur gering aufgebautem Endometrium sind Gestagene wirkungslos (negativer Gestagentest). Daher muß mit exogenen Östrogenen zuerst ein längerer Proliferationsreiz gesetzt werden. Nachfolgend wird durch Gestagene die Transformation des Endometriums erreicht.

Dosierungsvorschlag: z. B. Cyclo-Progynova®, 21 Tage 1 × 1/d oder andere Zweiphasenpräparate wie z. B. Nuriphasic®, Progylut®.

Nach 3maliger Anwendung beobachtet man ohne Medikation einen Zyklus unter Temperaturkontrolle.

Prognose: Im günstigsten Fall stellen sich Spontanzyklen ein.

4. In **schwereren Fällen** mit deutlichen Zeichen der genitalen Hypoplasie (z. B. Uterushypoplasie) ist eine

azyklische Therapie

in Form einer

Pseudogravidität

durch Hormongaben möglich.

Sie wird allerdings nur selten angewandt, am ehesten noch bei Endometriose (s. S. 178) oder vor einer Gonadotropinbehandlung mit der Absicht, einen stark hypoplastischen

Uterus für seine Aufgabe als Fruchthalter vorzubereiten. Das Vorgehen wird, obwohl die Methode weitgehend „aus der Mode" gekommen ist, nachfolgend kurz dargestellt.

Prinzip: In **steigender** Dosierung werden **zunächst Östrogene**, dann **zusätzlich Gestagene** gegeben.

a) Zentrale Wirkung: Stärkste Form einer Bremstherapie. Der nachfolgende **plötzliche Hormonentzug** bewirkt eine starke **hypothalamisch-hypophysäre Stimulation**, die günstigenfalls zu einem Spontanzyklus mit Ovulation führt.

b) Periphere Wirkung: Die hohen Hormondosen, vor allem der Östrogene, regen das Wachstum eines hypoplastischen Uterus an. Der Uterus wird um mehrere Zentimeter länger (meßbar durch Sonde), die Gewebsmasse nimmt zu.

Hinweise zur Applikationsform und Präparateauswahl:

Oral werden **Östrogene in hohen Dosen** nur **schlecht vertragen** (Übelkeit, Erbrechen). **Intramuskuläre** Injektionen sind **nebenwirkungsärmer**.

Unter den **Gestagenen** sind die Derivate des 17-α-OH-Progesterons zu wählen (MPA = Medroxyprogesteronacetat, Chlormadinonacetat, Megestrol-Acetat, z. B. Clinovir®, Gestafortin®, Megestat®).

Dosierungsvorschlag (nach R. KAISER): Depotöstrogene (Progynon Depot®): 10 mg am Tag 1, 8, 15; 20 mg am Tag 22, 29, 36, 43 i.m., zusätzlich orale Progestagene (z. B. Clinovir®), 15 mg (= 3 Tabl.) von Tag 22−36, 20 mg (= 4 Tabl.) von Tag 37−51 (Abb. 14-55).

Nach Absetzen der Therapie setzt eine verstärkte Entzugsblutung ein. Weiterbehandlung nach 3., oder bei Kinderwunsch Versuch der Ovulationsauslösung mit Gonadotropinen.

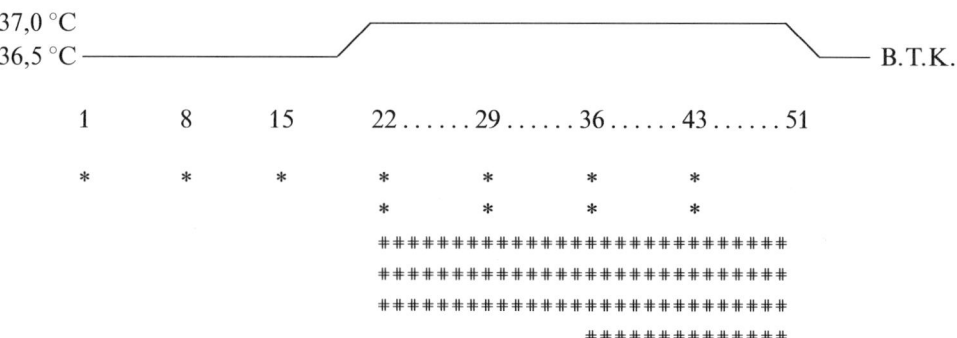

     *   = 10 mg Depot-Östrogen i.m. (Progynon-Depot®)
     #   =   5 mg Progestagen oral (Clinovir® oder Farlutal®)

Abb. 14-55 Erzeugung einer Pseudogravidität bei Uterushypoplasie z. B. vor einer Stimulationsbehandlung.

2.6.5.2 Die Behandlung durch Ovulationsauslösung (= Stimulationstherapie)

Die bislang dargestellten Therapien sind als Substitutionstherapien zu bewerten. Sie sind meist nicht geeignet, Ovulationen auszulösen.

Anders sind diejenigen Frauen zu behandeln, die primär und erfolgseilig mit **unerfülltem Kinderwunsch** den Frauenarzt aufsuchen. Hier ist **keine Zykluskosmetik** (mit der Hoffnung auf einen eventuellen späteren Eisprung), sondern effiziente Sterilitätstherapie (= **Ovulationsauslösung**) geboten! Als bewährte Therapeutika sind üblich:

1. Epimestrol (Stimovul®)
2. Cyclofenil (Fertodur®)
3. Clomifencitrat (Dyneric®)
4. HCG/HMG (Definition s. S. 541), Predalon®, Pregnesin®, Primogonyl®, Humegon®, Pergonal®)
5. Kombination von Clomifen und HCG
6. GnRH (GnRH Serono®, Relefact-LH-RH®, LH-RH Ferring®)
7. In Erprobung: Tamoxifen (Nolvadex®, Tamofen®, Kessar®).

Anmerkung: Die Ovulationsauslösung durch Prolaktininhibitoren (= Dopaminagonisten) stellt eine kausale Therapie des (Galaktorrhoe-)Amenorrhoe-Syndroms bei Hyperprolaktinämie dar (s. dort).

Vor jeder Therapie mit **ovulationsauslösenden** Agentien muß die **Ursache der Amenorrhoe** weitestgehend abgeklärt sein, um aussichtslose Fälle (**hyper**gonadotrope Zustände = primäre Ovarialinsuffizienzen) von der Therapie auszuschließen, da diese hier sinnlos ist.

> Die einzige Indikation zur Behandlung einer Amenorrhoe mit **ovulationsauslösenden Agentien** ist der **Kinderwunsch**, d. h. die dringend gewünschte Beseitigung einer Sterilität!

Wenn es nur darauf ankommt, menstruationsähnliche Zyklen in Gang zu bringen, so ist die Methode der Wahl die Behandlung mit Sexualsteroiden. Abgesehen davon, daß es auch dabei gelegentlich zur Ovulationsauslösung kommen kann, ist für diesen Zweck die Behandlung mit ovulationsauslösenden Agentien zu **gefährlich** (Nebenwirkungen s. S. 544), völlig **unnötig** und viel zu **teuer**.

1. Epimestrol (Stimovul®)

Bei **normogonadotropen** Frauen kann Epimestrol, ein synthetisches Östriolderivat, ausreichen, um die Gonadotropin-Ausschüttung zu stimulieren.

Dosierungsvorschlag: Ab 5. Tag nach einer induzierten Entzugsblutung täglich 5–10 mg Epimestrol über 5–10 Tage (= 1–2 Tabl. Stimovul®).

Prognose: Ovulationsauslösung in 30–40%. BT-Kontrolle. Die Schwangerschaftsrate ist jedoch sehr viel niedriger.

2. Cyclofenil (Fertodur®)

Es kommt wie das Epimestrol bei leichten normogonadotropen Formen der hypothalamisch-hypophysären Dysregulation zur Anwendung und ist chemisch mit dem synthetischen Östrogen Diäthylstilböstrol verwandt. Im Gegensatz zum Clomifen (s. u.) besitzt es **keine peripheren** antiöstrogenen Eigenschaften: das Zervikalsekret bleibt unter der Therapie reichlich und elastisch (Spinnbarkeit). Die pharmakologische Primärwirkung des Cyclofenils besteht in einer verstärkten Gonadotropinausschüttung. **Bei hypothalamisch-hypophysärer Unterfunktion mit erniedrigten Gonadotropin- und Östrogenwerten ist das Cyclofenil** (wie aber auch Epimestrol und Clomifen) **jedoch kaum geeignet.**

Dosierungsvorschlag: Vom 5.–9. Tag nach einer induzierten Entzugsblutung täglich 400–600 mg (= 2–3 Tabl.) Cyclofenil (Fertodur®).

Verlaufskontrolle: Basaltemperaturkurve, Ultraschalldiagnostik der Ovarien; eine Hyperthermie von mehr als 16–18 Tagen zeigt eine Schwangerschaft an.

Prognose: Ovulationsauslösung in etwa 60%. Schwangerschaftsrate jedoch etwa um die Hälfte niedriger. Im Falle des Versagens nimmt man dann

3. Clomifen (Dyneric®)

Es ist ein Chlortrianisenderivat, das strukturelle Ähnlichkeit mit Diäthylstilböstrol besitzt. Es besetzt die Östrogenrezeptoren, ohne selbst wie ein Östrogen zu wirken. Die Wirkungsweise ist bis heute nicht abschließend geklärt.

Zum Verständnis der Indikation und der Nebenwirkungen muß man sich die derzeitige Vorstellung zum Wirkungsmechanismus klarmachen:

Clomifen besetzt die Östrogenrezeptoren des Hypothalamus und täuscht so einen erniedrigten Östrogenspiegel vor. Die Folge ist eine verstärkte GnRH-Ausschüttung. Da Clomifen zugleich die Hypophyse auf GnRH sensibilisiert, fällt der FSH/LH-Anstieg sehr deutlich aus. Das Ovar antwortet mit einer erhöhten Anzahl reifender Follikel, die ihrerseits vermehrt Östrogene produzieren. Nach ca. 5 Tagen ist das Clomifen aus dem Körper eliminiert, der Östrogenspiegel bleibt jedoch hoch. Östrogene sensibilisieren die Hypophyse ebenfalls gegenüber GnRH wie auch die Ovarien gegenüber FSH/LH. Die Folge ist eine vermehrte Anzahl **ovulierender Follikel**. Die physiologische Auswahl eines führenden und dann ovulierenden Follikels wird außer Kraft gesetzt.

Demnach besteht unter Clomifen die **Gefahr der Überstimulation** der Ovarien (s. u.).

Nebenwirkungen: Relativ selten. Ernst zu nehmen sind **Sehstörungen** (bis 10%); **multiple Follikelzysten** (6–14%); **Mastodynie** (3%); allgemeine **Unterbauchbeschwerden** (1–2%). Alle Nebenwirkungen sind reversibel und verschwinden nach Absetzen des Medikamentes.

Indikationsgebiet sind nur solche Amenorrhoen, denen ein normal stimulierbares Hypothalamus-Hypophysen-System sowie stimulierbare Ovarien zugrunde liegen. Eine Wirkung ist am ehesten bei **Normogonadotropie** und nicht zu niedrigen Östrogenwerten zu erwarten.

Dosierungsvorschlag: Man beginnt mit niedrigen Dosen, um der Gefahr einer Überstimulation der Ovarien zu begegnen. Täglich vom 5.–9. Tag einer induzierten Entzugsblutung 50 mg (= 1 Tabl.) Dyneric®.

Bleibt die Ovulation aus (Basaltemperaturkurve, ggf. Progesteron i.S.), muß die tägliche Dosis im nächsten Zyklus zunächst auf 75 mg, dann auf 100 mg (= 1$^1/_2$ bzw. 2 Tabl.) Dyneric® und schließlich auf 150 mg (= 3 Tabl.) tgl. gesteigert werden. Bleibt die Ovulation auch dann noch aus, kann vom 2.–11. Tag 100 mg Clomifen (2 Tabl. tägl.) gegeben werden.

Cave Überstimulation!

Therapiekontrolle: BTK. Am 4.–7. Tag nach Absetzen des Clomifens: 2–10 Stunden post coitum Untersuchung in der Klinik: Zervixindex (ZI) (s. S. 431 u. 586), Ovariengröße (Ultraschalldiagnostik). Evtl. Bestimmung der Östrogene i.S.

a) Wenn ZI > 8 und Ovarien normal mit sprungreifem Follikel, Aufforderung zum täglichen Koitus. 3 Tage nach Basaltemperaturanstieg Bestimmung von **Progesteron im Serum**.

b) Wenn ZI < 8, tägliche Untersuchung des ZI bis ZI > 8 und Basaltemperatur erhöht. Wenn bis 12 Tage nach Absetzen des Clomifens beide Parameter negativ bleiben, Blutung abwarten. Eine Hyperthermie von mehr als 16–18 Tagen zeigt eine Schwangerschaft an (HCG-Test positiv).

Prognose: Ovulationen in über 60% der Fälle; Schwangerschaftsrate nur halb so groß (30%). Jede 5. Schwangerschaft endet mit Abort.

Weiteres Prozedere:

Bleibt die **Ovulation weiterhin aus** (= Versagen der Clomifen-Therapie), so kann man entweder

— eine **Kombinationstherapie mit HCG** (s. u.) oder
— eine **Stimulationstherapie mit GnRH** (s. u.)
versuchen.

Tritt hingegen **trotz Ovulation** unter Clomifentherapie **keine Schwangerschaft** ein (und ist, wie in allen diesen Fällen notwendig, die Durchgängigkeit der Eileiter und die Zeugungsfähigkeit des Partners gesichert!), so kann eine Kombination mit Östrogenen versucht werden. Die Logik dieses Vorgehens beruht darauf, daß Clomifen einen antiöstrogenen Effekt an der Zervix (Zervixschleim) hat, der in Einzelfällen sehr ausgeprägt sein kann.

Dosierung: Clomifengabe wie oben beschrieben. Vom vorletzten Tag der Clomifengabe an zusätzlich jeweils 0,1–0,15 mg Äthinylöstradiol und Fortsetzung, bis eine Ovulation nachgewiesen ist (BTK!).

Sollte die Ovulation 12 Tage nach Absetzen des Clomifens ausbleiben (monophasische BTK) oder trotz Ovulation keine Schwangerschaft eintreten, ist die Therapie abzubrechen und ein Versuch mit Gonadotropinen (s. u.) zu unternehmen.

Prognose: Konzeptionsrate etwa 30%.

4. Die Behandlung mit Gonadotropinen

HMG (humanes Menopausengonadotropin): Humegon®, Pergonal®
HCG (humanes Choriongonadotropin): Predalon®, Primogonyl®, Pregnesin®

Indikationen

a) Niedrige Gonadotropinspiegel, niedrige Östrogenwerte (**hypogonadotrope Östrogenmangelamenorrhoe**). Dazu zählen auch hypophysektomierte Frauen und solche, bei denen der GnRH-Test negativ ist und dementsprechend (nach Tumorausschluß) eine hypophysäre Insuffizienz besteht (s. S. 533 u. Tbl. 14-3). Hier können exogene Gonadotropine substituiert werden, sofern stimulierbare Ovarien vorhanden sind.

Patientinnen mit **hypergonadotroper** Ovarialinsuffizienz und Amenorrhoe sind **nicht** für die Therapie geeignet.

---

b) Clomifen-Versager (bei hypo- oder normogonadotroper Amenorrhoe)

Allgemeine Richtlinien für die Auswahl der Patientinnen: Die Therapie mit Gonadotropinen ist wegen der **Gefahr der Überstimulation** nur **unter** (ambulanter) **strenger Beobachtung** durchzuführen. Die Patientinnen sollten weniger als 35 Jahre alt sein und eine normale Geschlechtsentwicklung aufweisen.

Merke: Es muß vorab gesichert sein, daß die Östrogenmangelamenorrhoe durch eine hypothalamisch-hypophysäre Funktionsstörung bedingt ist.

Es ist zu gewährleisten:
Ausschluß eines Hypophysentumors, Ausschluß von Tuben- und Zervixdefekten; Ausschluß von genetischen Störungen; gesicherte Fertilität des Partners.

Substanzen:
HMG = humanes Gonadotropin (= **H**uman **M**enopausal **G**onadotropin), das aus dem Harn postmenopausaler Frauen gewonnen wird. In den handelsüblichen Präparaten (Humegon® und Pergonal®) sind 75 I.E. FSH und 75 I.E. LH enthalten.

HCG = **H**umanes **C**horion-**G**onadotropin, das aus Schwangeren-Harn gewonnen wird (Präparate s. o.).

Behandlungsprinzip:
Täglich werden vom 5. Tag einer induzierten Entzugsblutung an als Basisdosierung 75–150 i.E. FSH und 75–150 I.E. LH (entsprechend 1–2 Ampullen Humegon® oder Pergonal®) gegeben. Nach einer klinisch stummen Phase setzt etwa am 5. Tag die „aktive Östrogenphase" ein. Präovulatorisch werden (wenn die entsprechenden Zeichen für diese Phase vorliegen) 5000 IE HCG i.m. verabreicht (z. B. 1 Amp. Pregnesin® = 5000 I.E.), wodurch die Ovulation des, bzw. der größten Follikel und die Luteinisierung aller übrigen Follikel erreicht wird.

Cave Überstimulation!

Dosierung:
Die Empfindlichkeit auf Gonadotropine ist außerordentlich **unterschiedlich**. Dies gilt nicht nur für **verschiedene Frauen**, sondern auch für **verschiedene Zyklen** derselben Frau. Andererseits ist die **Toleranzbreite** zwischen effektiver und überstimulierender Dosis sehr **gering**. Die benötigten Gonadotropindosen sind also **individuell anzupassen** und zwar für jeden Zyklus (auch bei derselben Frau) **neu!**

Das bedeutet für die **Verlaufskontrolle**, die auf die Follikelreifung hinweisenden Parameter genau zu beobachten:

● Follikelgröße (Ultraschalldiagnostik)

- Östradiol- (und evtl. Progesteron-)-Spiegel im Serum
- Zervixindex
- Vaginalzytologie
- Die BTK dient dem Nachweis des erfolgten Follikelsprungs

Zur **Planung** eines Behandlungszyklus ist es nötig, die voraussichtlich wirksame **Gonadotropinmenge abzuschätzen.** Dabei läßt man sich von folgendem Gesichtspunkt leiten:

> Je größer das Defizit, desto größer die zu substituierende Menge an Gonadotropinen. Maßstab: Gonadotropin- und Östrogenwerte, Gestagen-Östrogentest.

Frauen mit **normo**gonadotroper Amenorrhoe und nachweisbarer endogener Östrogenproduktion (positiver Gestagentest) benötigen gewöhnlich 75 I.E. FSH und LH (= 1 Amp.) pro Tag.

Bei Frauen mit **hypo**gonadotroper Östrogenmangelamenorrhoe (mit negativem Gestagen- und positivem Östrogentest) beginnt man gewöhnlich mit täglich 150 I.E. FSH und LH (= 2 Amp./d).

Vorgehen bei der individuellen Dosisanpassung: Bei **erstmaliger** Therapie gilt die o. g. Dosierungsabschätzung. Bei **wiederholter** Therapie beginnt man mit der höchsten Dosis des letzten Zyklus.

Eine **Untersuchung** findet täglich (mindestens aber alle 3 Tage) statt. Sie umfaßt die angegebenen Parameter für die Follikelreifung (s. o.).

Da die einzelnen Untersuchungswerte gut miteinander korreliert sind, ist die **Verlaufsbeobachtung** je nach Ausstattung und Erfahrung der Klinik auch nach nur **einem** Parameter möglich.

Das gilt vor allem für die technisch einfache und für die Vorhersage der Stimulation mehrerer Follikel aussagekräftige Ultraschalluntersuchung. Allerdings sind dafür hoch auflösende Geräte und **erfahrene Untersucher** unbedingte **Voraussetzung.**

Ist **nach 7 Tagen kein Östrogeneffekt** nachweisbar, **erhöht man die Gonadotropin-Dosis** um 1 Ampulle. Das wird wiederholt, bis eine erkennbare Östrogenwirkung einsetzt.

Präovulatorisch (= höchste Östrogenwirkung) findet man folgende Werte:
- Zervixindex nach INSLER (s. S. 431 u. 586) 8 – 12,
- Östradiol im Serum 300 – 600 pg/ml,
- Follikelgröße 20 – 25 mm (höchstens 2 Follikel dieser Größe!).

Dann wird die Patientin zum Geschlechtsverkehr aufgefordert, am besten abends, so daß am nächsten Morgen 5000 – 10 000 I.E. HCG gegeben werden können. In 8 – 12 Stunden ist dann mit einer Ovulation zu rechnen. Die Patientin sollte 3 Tage mehrfach Geschlechtsverkehr haben, um die ovulatorische Phase auszunutzen. Zur Sicherheit können die HCG-Gaben noch 2× wiederholt werden (jeweils 3000 – 5000 I.E.). Eine Hyperthermie von mehr als 16 – 18 Tagen (BTK) zeigt eine Schwangerschaft an.

> Zeichen der Überstimulation (s. S. 544) zwingen zum Abbruch der Gonadotropintherapie.

Prognose: Die Erfolge (Schwangerschaften) der Gonadotropinbehandlung sind bei **hy-pogonadotropen** Östrogenmangelamenorrhoen (WHO Gruppe I, s. Kap. XVI) größer als bei **normo**gonadotropen Amenorrhoen mit positivem Gestagentest (WHO Gruppe II, s. Kap. XVI).

Die Zahlen sind wie folgt (INSLER/LUNENFELD):

	WHO-Gruppe (s. S. 587)	
	I	II
Schwangerschaftsrate	82%	21%
Abortrate	19%	29%
Rate an ausgetragenen Schwangerschaften	60%	11%

Die Zahlen zeigen, daß ein Erfolg der Therapie nicht nur von der adäquaten Gonadotropindosis, sondern besonders auch von der

Auswahl der Patientinnen

abhängt.

5. Kombination Clomifen und HCG

Sind durch Clomifen zwar **Follikelreifungen** nachweisbar, **ohne** daß jedoch eine **Ovulation** stattfindet, so kann man bei Erreichen präovulatorischer Parameter (s. o.) eine Stimulation mit 5000 I.E. HCG versuchen. Schlägt der Versuch fehl, ist nach 4. (= Therapie nur mit Gonadotropinen) oder 6. (= Therapie mit Gonadotropin-Releasing-Hormon) zu verfahren.

Komplikationen der Stimulationstherapie mit HMG/HCG und Clomifen

Unter **Clomifen** (aber auch Epimestrol und Cyclofenil) und in besonderem Maße unter **Gonadotropinbehandlung** (HMG/HCG) sind **Überdosierungen** eine Gefahr, die man stets im Auge behalten muß und zwar als

1. **Überstimulierungssyndrom**
2. **Mehrlingsschwangerschaften**

Zu 1) Überstimulierungssyndrom:
Die Häufigkeit von Überstimulierungen beträgt unter HMG/HCG-Therapie etwa 33%, unter Clomifen 6–14%. Man unterscheidet beim Überstimulierungssyndrom **3 Schweregrade.**

Grad I
Östrogenmenge über das Doppelte der Norm (s. S. 458) erhöht:
– Ovarien bis zu 5 cm vergrößert;
– geringe abdominale Beschwerden.

Therapie: Medikation absetzen; ansonsten keine Behandlung, nur Beobachtung.

Grad II

Östrogene noch stärker erhöht

Ovarialzysten bis Faustgröße;
abdominale Beschwerden, Übelkeit, Erbrechen, Diarrhoe.

Therapie: symptomatisch unter **stationärer Überwachung** nach Absetzen der Gonadotropinbehandlung. Die Zysten bilden sich meistens spontan zurück.

Grad III

Selten!

— Große Ovarialzysten eventuell mit Aszites und Hydrothorax (sog. iatrogenes Meigs-Syndrom);
— abdominale Beschwerden;
— eventuell Atembeschwerden;
— Hämokonzentration infolge Extravasatbildung;
— Thromboemboliegefahr = **Lebensgefahr!**
— eventuell Zystenruptur;
— eventuell Stieldrehung.

Therapie:
Nur in der Klinik möglich!
a) Ablassen des Aszites, eventuell Pleurapunktion bei erheblicher Ergußbildung,
b) Plasmaexpander (**keine** Diuretika!),
c) eventuell Gerinnungshemmung mit Low-dose-Heparin,
d) chirurgische Intervention bei Ruptur oder Stieldrehung von Zysten.

Da die Symptomatik zwar ausgeprägt, aber meist gut zu beherrschen und reversibel ist, sollte man ein **operatives** Vorgehen nur im **äußersten Notfall** wählen.

Liegen Symptome des Überstimulierungssyndroms vor, so ist auf eine **Schwangerschaft** zu untersuchen; das physiologische HCG kann das Syndrom **verschlimmern**.

Zu 2) Mehrlingsschwangerschaften:
Die Häufigkeit beträgt unter HMG/HCG-Therapie etwa 12%, unter Clomifentherapie etwa 8%.

Als zuverlässigstes Mittel, eine solche rechtzeitig zu erkennen, gilt die **Ultraschalldiagnostik**. Können präovulatorisch mehr als 2 Follikel von 20 — 25 mm nachgewiesen werden, unterbleibt die HCG-Gabe, mithin die induzierte Ovulation.

Schließlich muß als Komplikation einer durch HMG/HCG oder durch Clomifen induzierten Schwangerschaft der

Abort

genannt werden. Er ist mit 20 — 25% deutlich häufiger als bei spontan eingetretener Schwangerschaft.

Merke: Wegen der vielfältigen Komplikationsmöglichkeiten gehören Therapien mit ovulationsstimulierenden Mitteln in die Überwachung einer spezialisierten Klinik oder spezialisierten Praxis.

6. Die Therapie mit Gonadotropin-Releasing-Hormon (GnRH, LH-RH)

Nicht zuletzt unter der Vorstellung von Störungen der pulsatilen GnRH-Abgabe aus dem Hypothalamus, kann vor allem bei hypogonadotropen hypothalamischen Funktionsstörungen die Hypophyse durch synthetisches GnRH stimuliert werden. **Voraussetzung** dafür ist ein intaktes **stimulierbares Hypothalamo-Hypophysen-Ovar-System**.

Prinzip:
Da die FSH- und LH-Ausschüttung nicht nur von der Menge des endogenen GnRH, sondern auch davon abhängt, daß GnRH **pulsatil** (= in rhythmischen Abständen) freigesetzt wird, simuliert man diesen physiologischen Prozeß durch die pulsatile Gabe eines synthetischen GnRH (bzw. LH-RH) (LH-RH Ferring®, GnRH Serono®, Relefact LH-RH®).

Als Applikationsform hat sich die intravenöse oder subkutane Gabe mittels einer **Minipumpe (Zyklomat** Ferring) bisher am besten bewährt. Überstimulationen sind viel seltener als bei der HMG/HCG-Behandlung.

Dosierung: Vom 1. Tag einer induzierten Entzugsblutung an gibt man durch einen **Verweilkatheter** mittels Zyklomat-Pumpe alle 90 Minuten 5 – 20 µg GnRH solange bis eine Ovulation, etwa am 14. – 16. Tag, nachgewiesen ist.

Zur Unterstützung des Corpus luteum gibt man nach erfolgter Ovulation (BTK) im Abstand von 3 Tagen HCG (3000 I.E.). Alternativ kann man das Zyklomat-Set auch bis in die späte Lutealphase beibehalten, bis die endogene HCG-Produktion (bei eingetretener Schwangerschaft) ausreicht. Tritt keine Ovulation ein, so bricht man den Therapie-Zyklus ab.

Verlaufskontrolle: Neben der Inspektion des Applikators sind engmaschig die Parameter der Follikelreifung und der präovulatorischen Phase zu beobachten. Eine mehr als 16 – 18 Tage bestehende Hyperthermie zeigt eine Schwangerschaft an.

Prognose: Bisher kommt etwa 1 Schwangerschaft auf 2,5 Behandlungszyklen (LEYENDECKER). Das Risiko der Überstimulation ist gering.

Buserelin (Suprefact®): Da das Tragen eines Venen-Dauerkatheters nebst Minipumpe für die Patientin sehr lästig ist, versucht man andere Applikationsweisen. Versuche mit einem Nasenspray, der ein LH-RH-Analogon mit Langzeitwirkung enthält, sind vielversprechend.

7. Behandlung mit Tamoxifen (Nolvadex®, Tamofen®, Kessar®)

Bei **Clomifen-** (Epimestrol-Cyclofenil-)-**Versagern** kann man **alternativ zur HMG/HCG-Therapie** noch einen Versuch mit dem potenten **Antiöstrogen Tamoxifen** unternehmen.

Prinzip: Tamoxifen bindet sich an Östrogenrezeptoren, ohne selbst eine wesentliche östrogene Aktivität zu besitzen. So wird ein scheinbarer Östrogenmangel erzeugt, der zentral mit einer vermehrten FSH/LH-Ausschüttung beantwortet wird.

Dosierung: Vom 5. – 9. Tag einer induzierten Entzugsblutung an täglich 20 – 30 mg Tamoxifen (z. B. 2 – 3 × 1 Tabl. Nolvadex 10®, Tamofen 10® oder Kessar 10®); oder entsprechende Mengen der Tabletten zu 20 bzw. 30 mg.

Verlauf: Wegen der ausgeprägten antiöstrogenen Wirkung werden **Hitzewallungen, Haarausfall** und **Augenflimmern** beobachtet. Überstimulationen und Mehrlingsschwangerschaften sind keine typischen Komplikationen.

Prognose: Diese Therapieform ist **als Alternative noch im Versuchsstadium**. Ovulatorische Zyklen sind eindeutig nachgewiesen worden.

2.6.5.3 Zusammenfassung der Therapie bei Amenorrhoen durch hypothalamisch-hypophysäre Funktionsstörungen

Diese Übersicht ist nach dem **Grundsatz** zusammengestellt, daß bei Amenorrhoeen **ohne** Kinderwunsch nur mit Sexualsteroiden behandelt wird mit dem Ziel

a) durch Beeinflussung des hypothalamisch-hypophysären Systems eine Ovulation und, was zuweilen möglich ist, spontane Zyklen auszulösen,

b) wenn dies nicht gelingt, aus vorwiegend psychologischen Gründen zyklische, menstruationsartige Blutungen hervorzurufen oder bei stärkerem Östrogenmangel Hormone zu substituieren.

Erst wenn **dringender Kinderwunsch** besteht, kommt die Behandlung mit ovulationsauslösenden Mitteln (Epimestrol, Cyclofenil, Clomifen) und, wenn auch dies ohne Erfolg ist, die mit Gonadotropinen oder Gonadotropin-Releasing-Hormon in Frage.

Dabei eignen sich **normo**gonadotrope Amenorrhoen mehr für die Behandlung mit Clomifen und ähnlichen Substanzen; **hypo**gonadotrope Amenorrhoen mehr für die Gonadotropin-Behandlung oder die mit GnRH.

Als Alternative zu diesen Behandlungen ist die Therapie mit Clomifen + HCG und mit Tamoxifen anzusehen.

1. Behandlung mit Sexualsteroiden

— **Milde** hypothalamische Stimulation (z. B. Duphaston®) 16.–25. Tag nach induzierter Entzugsblutung.

— **Rhythmusbehandlung** mit Östrogenen/Gestagenen (z. B. Östro-Primolut® 10–12 Tage, 1 Tabl. tägl.).

— Zweiphasen-**Substitution** mit nicht kontrazeptiven Agentien (Kaufmann-Schema) z. B. 5.–25. Tag nach induzierter Entzugsblutung 1 × 1 Tabl. Cyclo-Progynova® oder Progylut®.

— **Pseudograviditätsbehandlung** bei Uterushypoplasie: Östrogene i.m., Gestagene oral (s. S. 538).

2. Ovulationsauslösende Behandlungsmethoden

Epimestrol
Cyclofenil
Clomifen
HMG/HCG
Clomifen + HCG
GnRH
Tamoxifen

3 Prämenstruelles Syndrom

Definition: Unter dem prämenstruellen Syndrom versteht man charakteristische **allgemeine und lokale Beschwerden** in der Zeit der **zweiten Zyklushälfte**, meist in den **letzten 10 Tagen** vor der Regelblutung. Mit dem Einsetzen der Regelblutung hören die Beschwerden schlagartig auf. Das prämenstruelle Syndrom wird besonders bei Frauen im **4. Dezennium** bis zur Menopause beobachtet.

Das prämenstruelle Syndrom hat nichts mit der Dysmenorrhoe zu tun (Tab. 14-4).

Tabelle 14-4   Unterschiede zwischen dem prämenstruellen Syndrom und der Dysmenorrhoe

	Prämenstruelles Syndrom	Dysmenorrhoe
Beginn	Meist um den 18. Zyklustag	Mit dem **Einsetzen der Menstruation** oder **2–3 Tage davor**
Dauer	Die letzten 8–10(–14) Tage vor Beginn der Menstruation; schlagartiges Aufhören mit Regelbeginn	Nur **kurz vor und während der Menstruation**
Beschwerden	**Gleichbleibende** allgemeine und lokale Beschwerden	**Krampfartige Schmerzen** im Unterbauch und im Rücken

Symptome

● **Psychische Veränderungen** (fast 100%): Nervosität, Affektlabilität, seelische Verstimmung, Depressionen.

● **Mastodynie** (etwa 70%): **Schmerzhafte Brustschwellung** mit Spannungsgefühl und ausgesprochener **Hyperalgesie der Brustwarzen**.

● **Abdominalbeschwerden** (etwa 50%): Aufgetriebener Leib, Völlegefühl im Leib, Stauungszustände im kleinen Becken.

● **Ödeme und Gewichtszunahme** durch Wasserretention (etwa 45%).

● **Kopfschmerzen** (etwa 30%), manchmal mit **Migräneanfällen**.

20–30% aller geschlechtsreifen Frauen sind vom prämenstruellen Syndrom betroffen. Die **soziale Bedeutung** (Streitigkeiten in der Familie, in der Arbeitsgemeinschaft usw. infolge der aggressiven Gereiztheit der Frau im Prämenstruum) ist größer als die medizinische.

Ätiologie:

Bis heute nicht endgültig geklärt. Man diskutiert als Ursache des prämenstruellen Syndroms einen Zusammenhang mit folgenden Zuständen:

1. **Überwiegender Östrogenwirkung** (= Östrogendominanz) bei **Gestagenmangel** während der 2. Zyklushälfte durch anovulatorische Zyklen, Corpus-luteum-Insuffizienz.
2. **Extrazellulärer Wasserretention** (nachweisbare Ödembildung z. B. in der Mamma und im Endometrium) als Folge der Östrogendominanz.
3. **Gelegentlicher Prolaktinerhöhung** (mit Flüssigkeits- und Salzretention).
4. Konstitutioneller **neurovegetativer Überempfindlichkeit**.

Therapie

1. Unter der Vorstellung eines **relativen Gestagenmangels** kann man entweder mit **Progestagenen** oder mit **Östrogen-Gestagen**-Kombinationen behandeln.

Dosierungsvorschlag:

a) täglich vom 17.–26. Zyklustag 1 × 1 Tabl. Duphaston®, Primolut-Nor® oder Orgametril®;

b) man kann auch durch Unterdrückung der Ovulation mit niedrig dosierten, relativ gestagenbetonten, Ovulationshemmern Erfolge erzielen, z. B. mit Mikrogynon®, Ovysmen 1/35®, Marvelon®, Triquilar®, Trinovum® u. a.

2. Steht die **Mastodynie** im Vordergrund, zusammen mit abdominellen Beschwerden und Ödemneigung und sind diese Beschwerden sehr ausgeprägt, kann man mit **Prolaktinhemmern** (= Dopaminagonisten) behandeln.

Dosierungsvorschlag: Am 14. Zyklustag abends 0,1 mg Lisuridhydrogenmaleat (Dopergin® $^1/_2$ Tabl.); Erhöhung der Dosis täglich um $^1/_2$ Tabl., bis 2 × 1 Tabl. erreicht sind. Ende der Therapie bei Einsetzen der Menstruation.

Nach demselben Schema kann auch Bromocriptin (Pravidel®, Beginn mit $^1/_2$ Tabl., s. S. 497) gegeben werden.

Auch eine **Lokalbehandlung mit progesteronhaltigen Salben (Progestogel®)** ist bei Mastodynie möglich.

3. Bei ausgeprägter Gewichtszunahme und Ödembildung kommen alleine oder in Ergänzung **Diuretika** zur Anwendung (Saluretika und kaliumsparende Agentien, z. B. Hygroton®, Lasix® und Aldactone®). Diese Therapie ist internistisch mit zu überwachen.

4 Dysmenorrhoe

Unter Dysmenorrhoe, auch als Algomenorrhoe bezeichnet, versteht man **abnorm starke Schmerzen** im Unterbauch und Allgemeinbeschwerden **kurz vor und während der Regelblutung**. Die berufliche oder häusliche Tätigkeit muß u. U. unterbrochen werden. Die Dysmenorrhoe ist ein **Symptom**, das sehr verschiedene Ursachen haben kann. Es muß zumindest versucht werden, die zugrunde liegende Ursache durch Anamnese und Untersuchung zu klären. Daß das bei der Dysmenorrhoe in vielen Fällen nicht gelingt, muß zugegeben werden. Im Vordergrund steht die **schmerzhafte Periodenblutung**. Psychische Überlagerungen sind häufig. **Allgemeinsymptome**: Müdigkeit, Reizbarkeit, Aggressivität, mangelnde Arbeitslust und -fähigkeit, Kopfschmerzen, Appetitlosigkeit usw.

4.1 Unterscheidung in primäre und sekundäre Dysmenorrhoe

Man unterscheidet nach dem Zeitpunkt des **Auftretens** zwischen

● **primärer** Dysmenorrhoe = Menstruationsblutung war **von Anfang an** (seit der Menarche) **schmerzhaft** und

● **sekundärer** Dysmenorrhoe = Menstruationsblutung wurde erst in späteren Jahren schmerzhaft = **erworbene Dysmenorrhoe**.

4.2 Unterscheidung nach den Ursachen

1. **Organisch bedingte Dysmenorrhoe**, meist sekundär
2. **Psychisch-funktionell bedingte Dysmenorrhoe**, meist primär
3. **Statisch bedingte Dysmenorrhoe**
4. **Sonderformen: Dysmenorrhoea membranacea, Molimina menstrualia**

Zu 1.: Organische Ursachen

a) Endometriose: Hierbei ist eine hochgradige, gelegentlich **ungewöhnlich** schmerzhafte **Dysmenorrhoe** geradezu **charakteristisch.** Ursache sind Spannungsschmerzen in den Endometrioseherden infolge prämenstrueller Blutkongestion und menstrueller Blutung ohne Abflußmöglichkeit des Blutes. Ursache evtl. auch Prostaglandinerhöhung.

Achtung: Hinweisend auf die **Endometriose** ist die **Anamnese.**

Die Regelschmerzen bestehen nicht von Jugend an und sind erst im 3.—4. Lebensjahrzehnt oder noch später erstmals aufgetreten.

> **Die Dysmenorrhoe bei Endometriose ist das Musterbeispiel einer erworbenen = sekundären Dysmenorrhoe.**

Symptome: s. Endometriose S. 168—176.

b) Myome: Intramurale und submuköse Myome führen bei Ödematisierung zu einer vermehrten Kapselspannung. Submuköse Myome (aber auch große Polypen) versucht der Uterus gelegentlich durch **schmerzhafte,** wehenartige, Kontraktionen auszutreiben.

Seltener sind als Dysmenorrhoeursache:

c) Entzündungen: Adnexentzündung (Kap. V), parametrane Infiltrationen (Kap. VI) und Schwarten. (Die bei der Regelblutung auftretenden Uteruskontraktionen und zunehmende Füllung der Gefäße wirken sich auf die entzündete Umgebung als Zugschmerzen aus.)

d) Zervixstenosen (= Muttermundsverengungen) z. B. nach Abrasionen oder infolge Narbenbildung z. B. nach Konisation.

e) Retroflexio uteri fixata: (Kap. IX): Wenn alle konservativen Behandlungsversuche der Dysmenorrhoe (s. u.) nicht zum Ziele führen, wird die Retroflexio uteri fixata (aber kaum je die Retroflexio mobilis) als Indikation zu einer Operation angesehen, besonders dann, wenn die Fixierung des Uterus durch eine Douglasendometriose (s. dort) bedingt ist.

f) Mißbildungen des Uterus: Uterus subseptus, Uterus mit rudimentärem Nebenhorn u. a. sind selten die Ursache einer Dysmenorrhoe.

g) Die früher als Dysmenorrhoeursache überschätzte **Uterushypoplasie** ist weniger von Bedeutung. Wenn in diesen Fällen überhaupt eine Dysmenorrhoe auftritt, so geschieht dies meist bereits mit der ersten Regelblutung (Menarche). Es handelt sich dann definitionsgemäß um eine **primäre** Dysmenorrhoe.

Zu 2.: Psychisch-funktionell bedingte Dysmenorrhoe

Diese Form ist am häufigsten. Man findet keine organischen Veränderungen. Die Schmerzen werden nach heutiger Kenntnis wesentlich durch eine **vermehrte Prostaglandinsynthese** des Endo- und Myometriums vermittelt. Dadurch wird eine verstärkte Kontraktion des Uterus ausgelöst. Betroffen sind meist Frauen, die ihre Geschlechtsfunktion nicht ertragen (mangelnde frühkindliche Aufklärung, geschlechtsspezifische Erfahrungen und Vorbilder). Auch psychische Belastungssituationen (familiäre, berufliche oder partnerschaftliche Probleme, unerfüllter Kinderwunsch) können zur Dysmenorrhoe führen.

Bemerkenswert ist:

> Frauen mit **funktioneller Dysmenorrhoe** haben so gut wie immer **ovulatorische = biphasische Zyklen.**

> Frauen mit **monophasischem** Zyklusverlauf haben so gut wie **nie eine Dysmenorrhoe.**

Dieses **Phänomen** ist bis heute **nicht schlüssig geklärt** worden, wird aber therapeutisch ausgenutzt (s. u.).

Zu 3.: Statisch bedingte Dysmenorrhoe

Prämenstruell lockern sich die bindegewebigen Skelettverstärkungen des Stütz- und Halteapparates (Beckenring, Wirbelsäule) der Frau auf. Bereits bestehende organische Veränderungen können sich während der Periode im Sinne einer Dysmenorrhoe verschlimmern.

Statisch, funktionell **und** psychisch bedingt dürfte die **Dysmenorrhoe bei Parametropathia spastica** (s. S. 251) sein.

Zu 4.: Sonderformen

a) Dysmenorrhoea membranacea: Sehr selten kommt es vor, daß sich das Endometrium nicht partiell, sondern in toto in Form eines dreizipfligen Deziduasackes oder in wenigen großen Stücken abstößt. Dies verläuft unter zum Teil **wehenartigen Schmerzen.**

b) Molimina menstrualia (= mensuelle Beschwerden ohne Periodenblutung) finden sich bei Hymenalatresie, Vaginalatresie/-aplasie und Zervixatresie, da das Menstruationsblut sich nicht entleeren kann. Sie können aber auch bei hysterektomierten Frauen vorkommen und zeigen dann die besondere **Bedeutung der psychovegetativen Komponente** an.

4.3 Therapie der Dysmenorrhoe

Die organisch und statisch bedingten Dysmenorrhoeen werden möglichst kausal behandelt. Für die übrigen Formen gilt:

1. Da die Schmerzen nach heutiger Ansicht wesentlich durch Prostaglandine vermittelt werden sollen, gibt man **Prostaglandinsynthetasehemmer.**

Dosierungsvorschläge (nach R. KAISER):

a) **Indometacin** (Amuno®) 100 mg am 1. Zyklustag, danach 3 × 25 mg täglich oder

b) **Ibuprofen**, Dolgit®, 2 × 200 mg täglich oder

c) **Naproxen** (Naprosyn®, Proxen®) mindestens 250 mg täglich oder

d) **Acetylsalicylsäure** (ASS) (Aspirin®, Colfarit®) 1 − 2 g täglich.

Da allerdings alle diese Medikamente, die auch beim rheumatischen Formenkreis angewandt werden, einen starken analgetischen Effekt haben, ist ihre spezifische Wirksamkeit als **Kausaltherapie fraglich**.

Versagt diese Therapie, so versucht man eine Therapie mit

2. Gestagenen, die u. a. mutmaßlich eine Hemmung der Prostaglandin-Synthese bewirken können. − Bei Endometriose darf man nach längerer Behandlung mit Schleimhautatrophie rechnen, wodurch Blutungen in Endometrioseherde seltener und geringer werden → geringere Kapselspannung.

Dosierungsvorschläge (nach R. KAISER):

Gestagene: täglich 10 mg Duphaston® oder 5 − 10 mg Primolut-Nor® vom 16. − 25. Zyklustag oder 5 − 10 mg Orgametril® vom 6. − 25. Zyklustag.

3. Anstelle oder bei erfolgloser Progestagentherapie kann man **Ovulationshemmer** geben. Die Logik dieser Therapie besteht darin, daß Frauen mit Dysmenorrhoe fast immer ovulatorische Zyklen haben und Frauen mit anovulatorischen Zyklen so gut wie nie unter Dysmenorrhoe leiden.

Dosierungsvorschläge:

Man gibt

a) **niedrig** dosierte Östrogen-Progestagen-Kombinationen für 3 − 4 Zyklen (z. B. Femovan®, Marvelon®, Mikrogynon®) täglich vom 5. − 25. Zyklustag.

b) Zwei-/Drei-Phasenpräparate für 3 − 4 Zyklen (z. B. Triquilar®, Oviol®, Ovanon®, Trinovum®).

4. Nicht selten wird auch heute noch bei primären, sehr schmerzhaften **Dysmenorrhoen infolge Uterushypoplasie** eine Pseudograviditätskur durchgeführt. Dem liegt die Beobachtung zugrunde, daß mit der Vergrößerung des Uterus nach Schwangerschaften die Dysmenorrhoe meist schwindet.

5. Sehr wichtig ist auch die **Psychotherapie.**

XV Klimakterium und Senium

Das Klimakterium (gr. Stufe, Treppe) ist der **normale** Vorgang einer **hormonellen Umstellung**, die jede Frau durchlaufen muß. Grundsätzlich ist es daher primär kein krankhaftes Geschehen, sondern eine **physiologische Übergangsphase im Leben der Frau** zwischen der Geschlechtsreife und dem Senium. Es findet im Klimakterium ein Wechsel von einer Lebensphase in eine andere statt, was in der deutschen Bezeichnung „Wechseljahre" einen treffenden Ausdruck findet.

Im Zentrum des Geschehens steht die **generative und vegetative Funktionsschwäche** der alternden Ovarien.

> Das Klimakterium ist die Übergangszeit zwischen der vollen Funktion und dem Ruhen der Ovarien.

Die **Terminologie** der mit dem Klimakterium verbundenen Begriffe ist in der Literatur nicht einheitlich. Entsprechend der Definition der FIGO versteht man unter **Klimakterium** die Zeitspanne, die oben als Übergangsphase definiert wurde. Die **Menopause** ist der Zeitpunkt der **letzten** Blutung, der eine mindestens **einjährige Amenorrhoe folgt** (Abb. 15-1). Sie ist das auffälligste äußere Zeichen des Klimakteriums, nämlich der Abschluß der zyklischen Ovarialfunktion und damit der Fortpflanzungsfähigkeit. Man kann daher das Klimakterium auch folgendermaßen definieren:

Unter Klimakterium versteht man den Zeitraum von einigen Jahren vor und nach der Menopause.

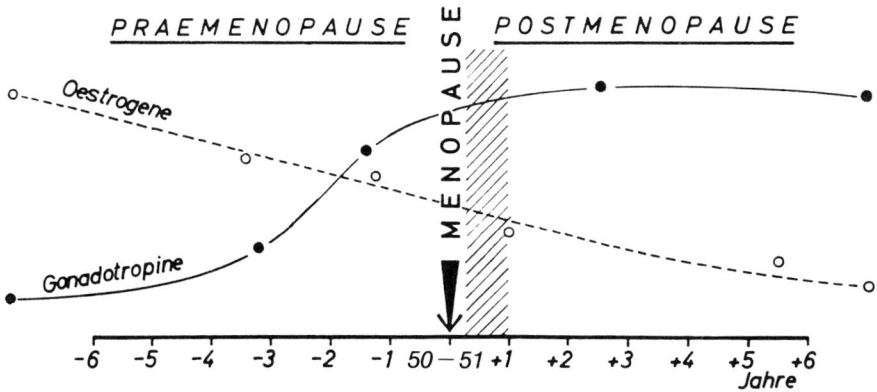

Abb. 15-1 Klimakterium, Prämenopause, Menopause und Postmenopause mit den Ausscheidungswerten der Östrogene und Gonadotropine in maßgerechten Relationen (nach R. KAISER u. E. DAUME).

Das **Menopausenalter** liegt heute um das 50.–51. Lebensjahr und damit um mehrere Jahre später als zu Beginn dieses Jahrhunderts. Es ist folgerichtig, den Zeitabschnitt des Klimakteriums **vor** der Menopause als **Prä**menopause und den **nach** der Menopause als **Post**menopause zu bezeichnen (s. Abb. 15-1). Manche trennen davon noch den an und für sich überflüssigen Begriff der Perimenopause (d. h. einen Zeitraum von 1 Jahr vor und nach der Menopause) ab. Der Postmenopause folgt das **Senium** oder die **späte Postmenopause**.

Die Angaben älterer Frauen über Stärke und Art der **Beschwerden in den Wechseljahren** sind sehr unterschiedlich. Nur wenige Frauen sind völlig beschwerdefrei, andere werten die Beschwerden gering. Bei 60–70% aller Frauen werden die physiologischen Grenzen überschritten.

In der **Prä**menopause beobachtet man vor allem **Blutungsanomalien**, aber auch erste Anzeichen vegetativer Störungen wie Hitzewallungen und Schweißausbrüche.

In der **Post**menopause treten bevorzugt **vegetative** Störungen, die sogenannten „**klimakterischen Ausfallserscheinungen**" sowie **psychische** und **organische** Störungen auf.

1 Ursachen des Klimakteriums und endokrine Situation

Im Zentrum des Geschehens steht das **vorzeitige** (vor dem Gesamtorganismus) **isolierte Altern der Ovarien**, wobei die Ovarien immer weniger imstande sind, auf den stimulierenden Einfluß der Gonadotropine zu reagieren.

> **Die Ovarien lassen in ihrer Funktion früher nach und stellen sie früher ein als die anderen Organe des Körpers.**

Der Alterungsprozeß der Ovarien beginnt Anfang bis Mitte des 5. Dezenniums. Ein deutlicher Hinweis darauf ergibt sich aus Hormonausscheidungsuntersuchungen. Von den beiden Funktionen des Ovars (vegetative und generative Funktion) erschöpft sich zuerst die **generative***, d. h. die **Reifung** der Follikel, die **Eiproduktion**, die **Ovulation**, zuvor die **Gelbkörperfunktion** mit entsprechenden Zeichen der **Corpus-luteum-Insuffizienz und Blutungsstörungen**. Damit endet die **rhythmische** Ausschüttung relativ großer Mengen von Sexualsteroiden ins Blut.

Die endokrine Situation im Klimakterium

ist durch 4 Veränderungen im hormonalen Gleichgewicht charakterisiert.

1. Veränderung: Die Östrogene nehmen im Klimakterium ab.

Die Östrogenbildung als Gradmesser für die Eierstockfunktion beginnt schon etwa 6 Jahre vor der Menopause abzusinken. Es kommt zum **Hypoöstrogenismus**. Die Östro-

---

* Von den etwa 400 000 Promordialfollikeln, die die beiden Ovarien des Neugeborenen zusammen besitzen, sind im 36.–45. Lebensjahr nur noch 34 000 vorhanden (KORTE).

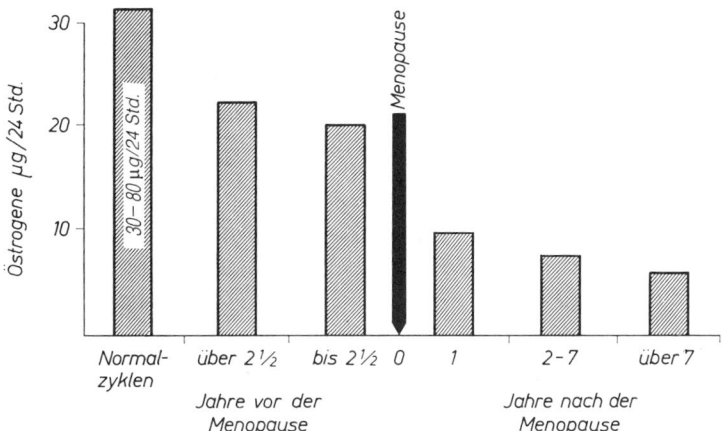

Abb. 15-2 Die **Östrogenausscheidung** im Klimakterium in bezug auf den **Zeitpunkt der letzten Regel**. Durchschnittswerte in Anlehnung an R. KAISER und E. DAUME. Für die Menopause wurde der Durchschnittswert von 50−51 Jahren eingesetzt.

genausscheidung beträgt beim normalen Zyklus im Mittel 30−80 µg in 24 Stunden. Zu Beginn des 6. Dezenniums macht sie noch etwa 9−11 µg in 24 Stunden aus, um dann schließlich etwa 7 Jahre nach der letzten Regel auf 5−6 µg in 24 Stunden abzusinken (Abb. 15-2). **Unterschreiten die Werte etwa 10 µg in 24 Stunden, ist im allgemeinen keine Periodenblutung mehr möglich.** Die Restöstrogene entstammen teils dem Ovar, teils der Nebennierenrinde. Im Ovar wird ein größerer Teil der Androgene nicht mehr zu Östrogenen aromatisiert. Daher **erhöhter Androgenanfall im Klimakterium.** Ein Teil dieser Androgene wird extraglandulär in der Peripherie zu Östron transformiert.

2. Veränderung: Die Gonadotropine nehmen im Klimakterium zu.

Mit dem **Hypoöstrogenismus** werden vor allem die tonischen Zentren der Hypothalamus-Hypophysenfunktion **enthemmt**. Es entwickelt sich ein **Hypergonadotropinismus**, d. h. die Adenohypophyse gibt verstärkt Gonadotropine, zuerst vorwiegend FSH, weniger LH, später auch vermehrt LH, ab, als Antwort auf die verminderte Östrogenbildung der Ovarien. Da die erschöpften Ovarien aber auf den gonadotropen Stimulus hin nicht vermehrt Östrogene bilden **können**, nimmt die Gonadotropinbildung weiter zu. Die Gonadotropinwerte sind in den letzten 3−5 Jahren vor der Menopause schon etwa doppelt so hoch, in den letzten 2½ Jahren vor der letzten Regelblutung mehr als dreimal so hoch wie die Normalwerte des Zyklus. Die Konzentrationskurven von Östrogenen und Gonadotropinen kreuzen sich kurz vor dem Menopausentermin (s. Abb. 15-1).

Die Angaben über die Höchstwerte der Gonadotropinausscheidung nach der Menopause und ihr schließliches Wiederabsinken im Senium sind sehr unterschiedlich.

> **Die erhöhte Gonadotropinausscheidung ist als Folge der verminderten Östrogen- (und Gestagen-)produktion der Ovarien (fehlende Bremswirkung) und damit als indirektes Zeichen einer Ovarialinsuffizienz anzusehen.**

Es ist die Auffassung vertreten worden, daß die Gonadotropine für Auftreten und Stärke der klimakterischen Ausfallserscheinungen verantwortlich seien. Untersuchungen von HELLER und WAGNER haben aber ergeben, daß **keine Beziehungen zwischen der Höhe des Gonadotropinspiegels im Blut und dem Grad der Ausfallserscheinungen** im Klimakterium bestehen. Das ist im Grunde auch nicht zu erwarten, da die Gonadotropine auf die Ovarien, nicht aber auf das Vegetativum wirken. Darüber hinaus erreicht die Gonadotropinausscheidung oft Höchstwerte zu einem Zeitpunkt, an dem die klimakterischen Erscheinungen schon abgeklungen sind. Die Beschwerden treten aber hauptsächlich in den ersten Jahren nach Sistieren der Menses auf. Daß sie durch die Behandlung mit Östrogenen oder Androgenen zu mindern sind, muß nicht bedeuten, daß die gebremste FSH-Wirkung Ursache dieses Effektes ist, sondern läßt sich auch durch die direkte Rolle dieser Hormone im Gleichgewicht des **neurovegetativen Systems** erklären (s. Kap. XIII). **Heute glaubt man**, daß die **Reduzierung der Ovarialhormone direkt** oder über vegetativ **hypothalamische Zentren** die klimakterischen Störungen auslöst.

3. Veränderung: Die **Zunahme der Gonadotropine** im Klimakterium **führt** — im Gegensatz zur Geschlechtsreife — **nicht** mehr **zu einem Ansteigen der Ovarialhormonproduktion** (Abb. 15-3).

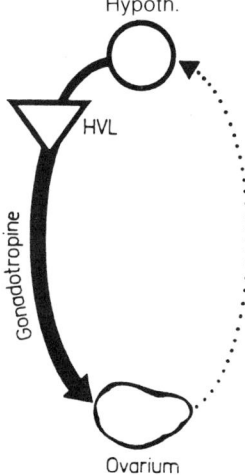

Abb. 15-3   Im Klimakterium bewirkt die Zunahme der Gonadotropinausscheidung nicht wie sonst ein Ansteigen der Ovarialhormone.

Wahrscheinlich sprechen die Ovarien auf die verstärkten zentralen Impulse nicht mehr an, weil die enzymatischen Rezeptoren ihre Funktion verlieren. **Folge:** Trotz vermehrter Gonadotropinausschüttung weitere Abnahme der Östrogene, aber auch der Gestagene, da am Ende der Prämenopause Follikelsprünge ausbleiben und kein Corpus luteum mehr gebildet wird.

4. Veränderung: Der gestörte Funktionskreis Zwischenhirn-Hypophyse-Ovarien kann auch **andere hormonale Funktionskreise beeinflussen**.

2 Menopausenalter

In welchem Lebensalter hat die Frau ihre letzte Regelblutung?

Das Menopausenalter (= das Lebensjahr der Frau, in das die letzte Regelblutung fällt) schwankt statistisch erheblich. Beeinflußt wird es — abgesehen von den morphologischen und biochemischen Veränderungen in den Ovarien — von Erbfaktoren, Gesundheitszustand und den individuellen Lebensbedingungen der Frau.

Auffallend ist, daß sich das Menopausenalter seit Anfang dieses Jahrhunderts um mehrere Jahre von etwa 44/45 Jahren in das höhere Lebensalter (50—51 Jahre) verschoben hat. Demgegenüber ist das Menarchealter in das frühere Lebensalter abgesunken.

Die **Menopause** tritt derzeit bei ca. 75% aller Frauen **zwischen dem 45. und 55. Lebensjahr** im Mittel etwa **im 50.—51. Lebensjahr ein.**

2.1 Die Beziehung des Menarchenalters zum Menopausenalter

Nach Untersuchungen an einem relativ homogenen Kollektiv (HAUSER) hat eine **frühe Menarche** eine **späte Menopause** und eine **späte Menarche** eine **frühe Menopause** zur Folge (Abb. 15-4).

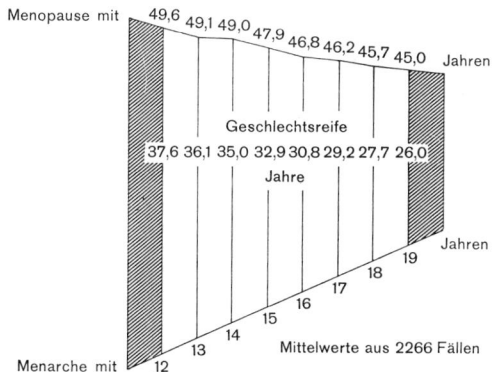

Abb. 15-4   Zeitliche Abhängigkeit der Menopause von der Menarche (nach GOECKE).

Die **Dauer der Geschlechtsreife** (= Differenz zwischen Menopause- und Menarchenalter) hat somit im Mittel auf ca. 38—39 Jahre **zugenommen.**

3 Beginn und Ende des Klimakteriums

Ebenso wie für das Menopausenalter ist es wegen erheblicher individueller Schwankungen schwierig, zuverlässige allgemeingültige Angaben über Beginn und Ende des Klimakteriums zu machen. KAISER und DAUME haben hierzu 1965 anhand eines Kollektivs geprüft, wann die ersten **endokrinen** und **klinischen** Befunde auftraten. In auffallend guter Übereinstimmung zwischen **hormonellen** Befunden (Abfall der Östrogene und des Progesterons, Anstieg der Gonadotropinausscheidung) und **klinischen** Symptomen (Zunahme der Corpus-luteum-Insuffizienzen und der dysfunktionellen Blutungen) liegt der **Beginn des Klimakteriums etwa 6 Jahre vor der Menopause**, also etwa Mitte der 40er Jahre.

Das **Ende des Klimakteriums** liegt etwa **6—7 Jahre nach der Menopause**. Zu diesem Zeitpunkt hat die Östrogenausscheidung die Tiefstwerte des Seniums erreicht. Klinisch sind im allgemeinen die letzten neurovegetativen Symptome verschwunden. Die Dauer des Klimakteriums beträgt demnach ca. 12—13 Jahre. Das bedeutet aber nicht, daß die Zeit der Umstellung im Einzelfall nicht auch wesentlich kürzer oder länger sein kann.

> Als Menopauseblutung, also als **letzte Regelblutung** im Klimakterium, gilt die **Blutung, der eine einjährige Amenorrhoe folgt** (s. Abb. 15-1 schraffiertes Rechteck neben der Angabe Menopause).

Diese Aussage läßt sich daraus begründen, daß die Östrogenausscheidung nach einjähriger Amenorrhoe im Klimakterium meist nahe der 10-µg-Grenze/24 h liegt, ein Wert, bei dem die Östrogenbildung so niedrig ist, daß das Endometrium physiologisch nur noch in Ausnahmefällen zum Aufbau mit entsprechender Abbruchblutung stimulierbar ist.

An die Postmenopause schließt sich das **Senium** an, das auch als **späte Postmenopause** bezeichnet werden kann.

3.1 Störungen in der Prämenopause

In der Prämenopause werden die ersten Symptome der alternden Ovarien erkennbar:

1. Blutungsanomalien (Hauptsymptom).

2. Abnahme der Schwangerschaftswahrscheinlichkeit,
d. h. der Fertilitätschancen (weniger bedeutsames Symptom).

Beide sind Folgen der physiologischen Ovarialinsuffizienz. Im Vordergrund stehen verminderte Östrogenproduktion und gehäufte anovulatorische Zyklen und daher auch verminderte Gestagenproduktion.

3. Vegetative und psychische Störungen
sind in der Prämenopause seltener, in der Postmenopause häufiger (s. dort).

Zu 1. Blutungsanomalien:
Regelmäßige Periodenblutungen bis zur Menopause sind selten. Meist treten in der **Prämenopause Regelstörungen** infolge der erlöschenden Ovarialfunktion auf:

Oligomenorrhoe (s. S. 459)
Polymenorrhoe (s. S. 461)
Hypomenorrhoe (s. S. 467); **Hypermenorrhoe** (s. S. 468)
Vor-, Nach- und **Dauerblutungen** (s. Kap. XIV)

Hauptursache der **dysfunktionellen Blutungsstörungen** in der Prämenopause ist das **Ausbleiben regelmäßiger Ovulationen**, so daß in unregelmäßigem Wechsel ovulatorische und anovulatorische Zyklen auftreten. Anovulatorische Zyklen können zu kurz- oder langdauernder Follikelpersistenz mit Verschiebung der Periodenabstände vor allem aber in Form der langdauernden Follikelpersistenz zu **dysfunktionellen Dauerblutungen** (Dauer über 7 Tage) führen.

Die **häufigsten Blutungsanomalien** in der Prämenopause sind **dysfunktionelle Dauerblutungen**, also langdauernde Blutungen meist aus **glandulär-zystisch-hyperplastischem Endometrium** aufgrund von **Follikelpersistenzen** (s. Kap. XIV).

Die dysfunktionellen Dauerblutungen treten besonders häufig im letzten Jahr vor der Menopause auf. Auch in der frühen Postmenopause kommen noch dysfunktionelle Blutungen vor, aber viel seltener. Dysfunktionelle Blutungen können über mehrere Wochen anhalten, wenn man sie nicht behandelt. Insbesondere in der Prämenopause werden sie als **klimakterische Blutungen** bezeichnet. Das ist aber keine diagnostische Benennung, welche die Harmlosigkeit einer solchen Blutung impliziert. Es kann sich ebensogut um eine organische Ursache, insbesondere um ein Karzinom (der Zervix oder des Corpus uteri), handeln.

Man darf sich **nie mit der Diagnose klimakterische Blutung zufriedengeben**, bis alle organischen Ursachen ausgeschlossen sind (Karzinom, Myom, Polyp u. a.)! **Jede Blutung im Klimakterium ist so lange als Karzinomblutung anzusehen, bis das Gegenteil** bewiesen ist.

Dazu ist nicht unbedingt die sofortige Abrasio notwendig. In der Prämenopause läßt sich die Unterscheidung zwischen dysfunktioneller und organischer Blutung auch durch Hormongaben durchführen (**unschön bezeichnet als hormonelle Abrasio**). Die zeitliche Verzögerung der Diagnose von einigen Tagen ist auch im Falle eines Karzinoms nicht von wesentlicher Bedeutung.

Durchführung: 6 oder 10 Tage lang täglich 3 × 1 Tabl. Primosiston® (oder ein ähnliches Östrogen-Progestagen-Kombinationspräparat). Darunter muß die Blutung nach 48–72 Stunden stehen. Tut sie das nicht → Abrasio. Die Patientin muß wissen, daß nach Sistieren der Blutung die Medikation nicht abgesetzt werden darf, sondern für die vereinbarte Zeit weiter einzunehmen ist.

Über den Verlauf der **diagnostischen** Hormonbehandlung ist die Patientin genau zu orientieren. Sie muß wissen, daß sie bei Abweichungen sofort den Arzt zu benachrichtigen hat, der dann das Weitere (meist die Abrasio) sofort veranlaßt (s. S. 482).

Dagegen ist bei **Blutungen in der Postmenopause** stets die **sofortige** (fraktionierte) **Abrasio** durchzuführen. Hormonbehandlung sinnlos!

Das **Ende der Prämenopause** ist gekommen, wenn die hormonale Steuerung der zyklischen Blutungen (= Regelblutungen) schließlich unterschwellig wird und die Regelblutung dann vollständig ausbleibt. Die **letzte Regelblutung = Menopause** markiert den endgültigen Schluß dieses ersten Abschnittes des Klimakteriums. Die **Bestimmung der Menopause**, also der letzten Regelblutung, ist für die Praxis sehr wichtig, aber manchmal recht schwierig. Der Zeitpunkt der Menopause läßt sich nur **retrospektiv** festlegen und bedeutet — wie schon erwähnt — daß

als **letzte Regel = Menopause** die Blutung anzusehen ist, nach der **retrospektiv** ein Jahr lang keine Blutung mehr auftrat.

Im Klimakterium können Blutungen in der Prä- und in der Postmenopause auftreten. Es ist aber aus praktischen und didaktischen Gründen zweckmäßig, beide voneinander getrennt zu betrachten, da in der **Prämenopause dysfunktionelle Dauerblutungen** vor organisch bedingten Blutungen überwiegen. In der **Postmenopause** handelt es sich dagegen in der Mehrzahl der Fälle bei Genitalblutungen um **organische Ursachen** (meist Karzinome), seltener um hormonelle (Hyperplasie der Theka- oder Granulosazellen; Östrogenzufuhr).

Zu 2. Verringerte Fertilitätschancen:
Den meisten Frauen ist bekannt, daß mit Beginn der 40er Jahre die Schwangerschaftswahrscheinlichkeit abnimmt. Die Ursache dafür ist das Nachlassen der **generativen** Ovarialfunktion, d. h. das immer häufigere Ausbleiben der Ovulation.

Die Konzeptionserwartungen betragen bei einer 30jährigen Frau ca. 30%, bei einer 35jährigen ca. 11%, bei einer 40jährigen noch ca. 3% (nach H. MÜNZER u. K. LÖHRS).

Bei Frauen **über 45 Jahren** ist die Wahrscheinlichkeit einer Konzeption so gering, daß im allgemeinen auf **empfängnisverhütende Mittel verzichtet** werden kann.

Zu 3. s. S. 562.

3.1.1 Therapie der Störungen in der Prämenopause

1. Behandlung von Dauerblutungen.
Entweder Versuch der hormonellen Behandlung mit Östrogen-Progestagen-Kombinationen (s. o.); bei **Erfolg** (Sistieren der Blutung nach spätestens 48 — 72 Stunden → befristete Abbruchblutung) kann vorerst auf weitere Therapie verzichtet werden. Bei **Mißerfolg** fraktionierte Abrasio. Oder Verzicht auf Hormonbehandlung und **sofortige** Abrasio. **Durch die probatorische Hormonbehandlung kann aber manche Abrasio vermieden werden.**

2. Andere Regelanomalien.
Sofern es sich nur um **Tempoanomalien** (unterschiedlich lange Periodenabstände), ohne zu starke oder zu lange Blutungen mit erhöhtem Blutverlust, handelt, sollte man gar nichts tun. Man sollte den Frauen mit einfachen Worten und einigem Zuspruch klar-

machen, daß eine in der Prämenopause auftretende Oligo- oder Polymenorrhoe **nichts Krankhaftes** ist, sondern die Folge des **natürlichen Alterns der Ovarien**.

3. Vegetative Störungen in der Prämenopause,
die eigentlich mehr das **Hauptmerkmal des Klimakteriums in der Postmenopause** sind, erlebt man aber auch nicht selten, meist bei Frauen, die kurz vor der Menopause stehen.

Bei **stärkeren** vegetativen Beschwerden ist manchmal auch in der Prämenopause die **Hormonbehandlung** notwendig, die an sich ein Primat der Postmenopause ist (s. S. 565).

In leichten Fällen reicht versuchsweise zur Unterdrückung von Hitzewallungen sehr häufig die **alleinige** zyklische (orale) **Gabe von Gestagenen** aus, z. B. vom 15.–24. Zyklustag täglich 1 Tabl. entweder eines

Progesteronderivates (z. B. Clinovir®, Farlutal®)

oder eines

Nortestosteronderivates (Primolut Nor®, Gestanon®, Orgametril®).

Die meist durch Lutealphasendefekte verursachten Zyklusstörungen werden dabei mitbehandelt.

Reicht diese Behandlung nicht aus, so lassen sich zyklisch niedrige Dosen von

konjugierten Östrogenen (Presomen®, Transannon®) oder

Östradiolestern (Progynova®) oder

Östradiol mikronisiert (= mikrokristallin) (z. B. im Estrifam®) oder

Östriolpräparaten (auch kontinuierlich) (Ovestin®, Synapause®) geben (s. S. 566/567), evtl. (sofern Behandlung nicht kurzfristig) in Kombination mit Gestagenen in der zweiten Zyklushälfte (S. 568) oder als fertige (S. 568)

Kombinationspräparate (z. B. Presomen comp.®, Trisequens® oder Cyclo-Progynova®).

Äthinylöstradiolhaltige Präparate (z. B. Progynon C®) sind wegen der erheblich höheren Östrogenwirkung zu vermeiden (s. auch S. 567).

Die Östrogenbehandlung ist **kontraindiziert** bei östrogenabhängigen Karzinomen, akuten Lebererkrankungen, schweren Leberstoffwechselstörungen und thromboembolischen Erkrankungen. Zur ausführlichen Darstellung der Behandlungsgrundsätze, ihrer Problematik, der Hormonpräparate und ihrer Dosierung s. S. 566.

Als Nachteil dieses Vorgehens ergibt sich, daß das Eintreten der Menopause nicht bemerkt wird. Daher sollte man jeweils nach 4–6 Monaten eine Behandlungspause einschieben, um im therapiefreien Intervall das Verhalten des Zyklus zu beobachten und zu sehen, ob noch behandlungsbedürftige Beschwerden vorliegen.

Eine **besondere Problematik** stellt in dieser Lebensphase die Behandlung mit **Ovulationshemmern** dar.

Sie kann zwar prompt Regelanomalien, vegetative Beschwerden und ein prämenstruelles Syndrom beseitigen und präventiv für Osteoporose und Endometriumhyperplasie wirksam werden sowie vor allem einen erwünschten Konzeptionsschutz garantieren;

dem steht aber bei den Ovulationshemmern, die das stark wirksame Äthinylöstradiol oder Mestranol enthalten, ein mit zunehmendem Lebensalter ansteigendes Sterblichkeits- und Herzinfarktrisiko, insbesondere bei Raucherinnen (manche sehen im Rauchen den **Haupt**risikofaktor (s. S. 641)), gegenüber, auch wenn dies durch die Anwendung der Mikropille mit einem Östrogengehalt unter 50 µg/Tag (z. B. Microgynon®) oder durch Dreistufenpräparate (mit gleichzeitig verringerter Gestagenmenge) vermindert wird.

Der wissenschaftliche Beirat der Bundesärztekammer hat deshalb 1984 empfohlen, (was gelegentlich auch forensische Bedeutung erlangen könnte), generell zwischen dem 35.–40. Lebensjahr statt der Ovulationshemmer ein Alternativverfahren anzustreben und Ovulationshemmer **nach** dem 40. Lebensjahr nur noch in Ausnahmefällen zu verordnen. — Als Alternativverfahren werden das Intrauterinpessar (IUP) und die weibliche oder männliche Sterilisation bevorzugt.

Wichtig! Die Substitutionstherapie im Klimakterium mit Präparaten wie Presomen Comp®, Cyclo-Progynova® oder Trisequens® (s. S. 568) **garantiert keinen sicheren Konzeptionsschutz.**

3.2 Störungen in der Postmenopause

Die auch nach der Menopause in den Ovarien, der Nebennierenrinde und extraglandulär (s. Kap. XIII) gebildeten Östrogene können je nach Menge noch dazu ausreichen, eine geringe Proliferation des Endometriums zu erzeugen. Bei solchen Frauen dürften einerseits die klimakterischen Ausfallserscheinungen geringer sein, andererseits kann bei ihnen jegliche Hormontherapie rascher zu Blutungen führen.

Dysfunktionelle Blutungen sind in der Postmenopause **selten** (nur etwa 3%). Blutungen in der Postmenopause haben überwiegend **andere Ursachen** und bedürfen eines **anderen Vorgehens**.

Dagegen ist die Postmenopause dadurch gekennzeichnet, daß bei einem Teil der Frauen das **Absinken der Östrogene** unter einen bestimmten Blutspiegel zu **vegetativen** und **psychischen** Störungen, den sogenannten **„klimakterischen Ausfallserscheinungen"**, führt. Zusätzlich kann der Östrogenmangel **organische** Störungen verursachen.

Die Zahl der betroffenen Frauen wird unterschiedlich zwischen 30–70% angegeben. In der Praxis dürfte etwa ⅓ der Frauen stärkere Beschwerden mit echtem Krankheitswert haben, ein weiteres Drittel klagt nur über geringe Beschwerden, während das letzte Drittel beschwerdefrei bleibt.

Nachfolgend werden die klimakterischen Beschwerden, Störungen und Erkrankungen in drei Gruppen behandelt:

1. **Neurovegetative Störungen,**
   kurz als **vegetative Störungen** bezeichnet   ⎫
2. **Psychische Störungen**   ⎬ = **klimakterische Ausfallserscheinungen**
3. **Organische Veränderungen**   ⎭
   (meist in der späten
   Postmenopause [s. 3.3])

Zu 1. Vegetative Störungen:
In der Geschlechtsreife besteht ein neurovegetativ-hormonaler Gleichgewichtszustand, ein Regulationsgleichgewicht, wobei das ganze vegetative Nervensystem auf eine bestimmte Quantität an Ovarialhormonen eingestellt ist. Nimmt deren Menge erheblich

ab, so kommt das System aus dem Gleichgewicht und es treten **Fehlregulationen =
Dysfunktionen im Vegetativum auf**, die man als **klimakterische Ausfallserscheinungen**
bezeichnet. **Östrogene** üben einen **parasympathikotonen Einfluß** aus. Mangel an Östro-
genen läßt es dementsprechend zu einem überwiegenden **Sympathikotonus** kommen.
Hinzu treten Funktionsabweichungen **vegetativer hypothalamischer Zentren.** Hypotha-
lamische Neurotransmitter (Katecholamine), die bei der Thermoregulation und für das
Schlafverhalten eine Rolle spielen, werden durch den Östrogenabfall negativ beeinflußt.
Die eventuelle Bedeutung endogener Opiate (Endorphine) ist noch unbekannt. —
Dementsprechend kann man das Klimakterium auch als Anpassungszeit an die Redu-
zierung der Ovarialhormone ansehen. Das Ende des Klimakteriums und der Beginn des
Seniums ist erreicht, wenn sich als Ergebnis der Anpassung ein **anderer neurovegetativ
hormoneller Gleichgewichtszustand** eingestellt hat.

Ob eine Frau an klimakterischen Ausfallserscheinungen erkrankt, oder ob sie schwer
oder lange leidet, oder ob sie diese kaum bemerkt, hängt in erster Linie von der
Anpassungsfähigkeit ihres Vegetativums an die reduzierten Ovarialhormone ab.

Die **Dauer** der klimakterischen Ausfallserscheinungen nach der Menopause ist meist
auf 2 — 3 Jahre begrenzt, kann aber auch wesentlich länger (5 — 10 Jahre) sein.

Die häufigsten neurovegetativen Symptome sind

Hitzewallungen, Frösteln, **Nachtschweiß, Schlafstörungen**, Parästhesien (Kribbeln, Amei-
senlaufen) besonders an Armen und Händen, **Konzentrationsschwäche** u. a.

Kardiovaskuläre Symptome: Tachykardie („Herzjagen"), „Herzstechen", pektanginöse
Anfälle (ohne organischen Befund). Labile Hypertonie, Schwindel.

Auch **Blasenbeschwerden** sind als Folge des Östrogenmangels zu beobachten (wichtig
für die richtige Therapie).

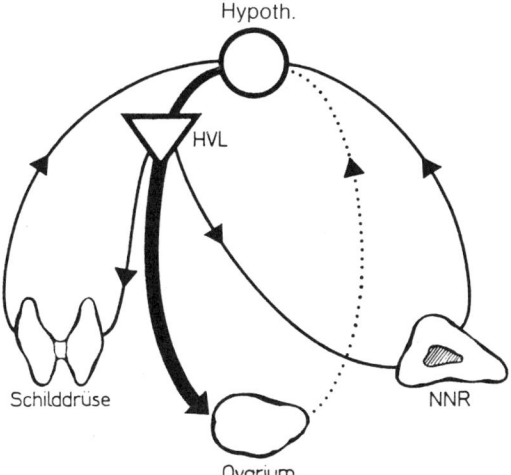

Abb. 15-5   Die Umstellung im Funktionskreis Hypothalamus—HVL—Ovarien wirkt sich auf alle
anderen mit Hypothalamus und HVL zu einem Funktionskreis zusammengeschlossenen peripheren
Hormondrüsen aus, insbesondere auf die Schilddrüse und die Nebennierenrinde.

Zusammengefaßt bezeichnet man diese zahlreichen vegetativen Störungen als **vegetativ-klimakterisches Syndrom** oder als **(Post-)Menopause-Syndrom**. Leitsymptom sind die **Hitzewallungen**. Fast allen Symptomen gemeinsam ist, daß sie der Ausdruck einer **hypersympathikotonen Situation** sind (s. o.), weshalb manche auch von „ergotropsympathikotoner Dystonie" sprechen. Man sollte aber auch daran denken, daß diese sehr verschiedenen vegetativen Funktionsstörungen darauf hindeuten, daß nicht nur der Funktionskreis Hypothalamus-Hypophysenvorderlappen-Ovarien gestört ist, sondern daß die Störung auch auf die Funktionskreise anderer endokriner Drüsen übergegriffen hat. Das gilt insbesondere für die Funktionskreise Hypothalamus-Hypophysenvorderlappen-**Schilddrüse** und Hypothalamus-Hypophysenvorderlappen-**Nebennierenrinde** (Abb. 15-5). Überfunktionszustände dieser Drüsen (z. B. Hyperthyreoidismus) sind dabei häufiger als Unterfunktion (z. B. Myxödem).

Das mögliche Übergreifen der durch die Östrogenverminderung bedingten Störung im Hypothalamus auch auf andere endokrine Funktionskreise kann man auch als die **4. Veränderung** (s. o.) der endokrinen Situation im Klimakterium ansehen.

Zu 2. Psychische Störungen:
Psychische Störungen sind im Klimakterium, vor allem aber auch in der Postmenopause nicht selten. Charakteristisch sind **emotionelle Labilität, Reizbarkeit**, Mutlosigkeit, **Niedergeschlagenheit, Angstgefühle** bis zur Depression, Unruhe, **Arbeitsunlust, Antriebsschwäche, hypochondrische Vorstellungen** an unheilbaren Krankheiten zu leiden. Als typisch wird die sogenannte **„Torschlußpanik"** beschrieben, die Angst, daß mit dem Erlöschen der Ovarialfunktion die sexuelle Ansprechbarkeit verlorengeht und das „Alter" droht.

HAUSER und Mitarb. sehen in den psychischen Veränderungen weniger den Ausdruck organischer oder endokriner Umstellungen, als die **psychogene Reaktion auf das Ende der Geschlechtsreife**:

„Der biologische Zenit ist unwiderbringlich überschritten, die Regel bleibt für immer aus. Es gibt keine Möglichkeit mehr, ein Kind zu bekommen (obwohl man sich schon längst keines mehr wünscht). — Die Bewältigung der psychologischen Reaktionen auf das Aufhören der Blutungen gehört zu den schwersten Aufgaben des weiblichen Daseins" (HELENE DEUTSCH 1954). Die drohende Entwertung des Genitales als Fortpflanzungsorgan ist eine psychische Belastung, vor allem für Sterile und unfreiwillig Ledige. Nach PRILL leiden besonders kinderlose Frauen an klimakterischen Beschwerden. Allgemein empfindet die Frau die Postmenopause als eine „Phase der Verluste": Vitalität, Leistungsfähigkeit und Antrieb lassen merklich nach. Ein Blick in den Spiegel zeigt, daß die weiblichen Reize schwinden. Die Kinder gehen in dieser Lebensphase aus dem Haus und oft verliert die Frau in diesen Jahren den Gatten und bleibt allein zurück. Nicht selten bedrückt die im Erwerbsleben stehende Frau, daß eine aktive jüngere Geschlechtsgenossin ihr jetzt die Stellung streitig machen könnte.

Gegenüber diesen reaktiven psychischen Störungen ist das Auftreten **echter Psychosen** in ursächlichem Zusammenhang mit dem Klimakterium **sehr selten**.

3.2.1 Therapie der klimakterischen Ausfallserscheinungen

Leichte Beschwerden bedürfen in den wenigsten Fällen der Therapie. Meist hilft die sachliche Aufklärung, die geschickte ärztliche Führung. Vegetativ und psychisch entspannend können **hydrotherapeutische Maßnahmen** wirken (Wassertreten, kurze lauwarme Bäder, kohlensäurefreie Solbäder, Schwimmen, Unterwassermassagen). Zu empfehlen sind auch Luftbäder und Klimawechsel. Mit Sedativa und Psychopharmaka sollte man — vielleicht mit Ausnahme bei depressiven Zuständen — eher zurückhaltend sein.

Stärkere Beschwerden verlangen die

Hormonbehandlung.

Die hormonelle Substitutionsbehandlung kann als **Therapie** der Beschwerden oder als **Prophylaxe** organischer Störungen durchgeführt werden.

Sie kann erfolgen durch orale

- **alleinige**, möglichst nur kurzfristige, Östrogenbehandlung;
- **alleinige** Gestagenbehandlung (meist nur kurzfristig bei Beschwerden ausreichend);
- **kombinierte** Östrogen-Gestagentherapie;
- kurzfristig als kombinierte (parenterale) Östrogen-Androgentherapie.

Für alle therapeutischen und prophylaktischen Maßnahmen der Hormonbehandlung spielen vor allem zwei Überlegungen eine Rolle:
1. Ob durch Langzeit-Östrogengaben, (die meist nötig sind), Korpuskarzinome induziert werden können.
2. Ob durch die Hormontherapie kardio-vaskuläre Erkrankungen sowie Leber- und Stoffwechselstörungen gefördert werden.

Zu 1.: Ab 1975 wurden vor allem aus den USA retrospektive Studien bekannt, die unter Östrogenbehandlung ein zwei- bis achtmal erhöhtes Korpuskarzinomrisiko vermuteten. Die verwendeten statistischen Methoden wurden aber angezweifelt und die kontinuierliche (nicht zyklische), zu hoch dosierte und nicht gestagengestützte Östrogenverabfolgung dafür verantwortlich gemacht. (Trotz fehlender Sicherung eines erhöhten Mammakarzinomrisikos bei Östrogentherapie werden auch hier ähnliche Probleme mit gleichen Therapieempfehlungen wie unten diskutiert).

LAURITZEN und Mitarb., sowie RAURAMO u. a. konnten zeigen, daß bei **zyklischen** Gaben **niedriger** Östrogendosen **kein erhöhtes Korpuskarzinomrisiko** besteht und daß sogar das normale Risiko, an Korpuskarzinom zu erkranken, bei zusätzlicher **Gestagenmedikation** von 3,5/1000 auf 0,4/1000 abfällt.

Es wird daher heute meist geraten, auch niedrig dosierte **Östrogene nicht alleine** zu geben, sondern in zyklischer Kombination mit Gestagenen, um die proliferative Östrogenwirkung am Endometrium zu „bremsen".

Das gilt vor allem bei Langzeitgaben und für Frauen, bei denen ein erhöhtes Risiko für die Entstehung von Endometriumkarzinomen bestehen soll.

Als solche Risikogruppen gelten Frauen mit
a) Frühmenarche und später Menopause, monophasischen Zyklen,
b) Oligo- oder Nulliparität,
c) Adipositas, Diabetes, Hypertonie (s. bei Korpuskarzinom).

Zu 2.: Hauptnachteil der **oralen** Hormonmedikation ist (im Gegensatz zur intramuskulären, vaginalen, rektalen und transdermalen Applikation) die Resorption durch Magen und Darm mit primärer **direkter Leberpassage**. Unerwünschte Folgeerscheinungen können (dosisabhängig) sein:

Anstieg der Gerinnungsfaktoren, Triglyzerid-Zunahme, vermehrte Proteinsynthese und Cholestase mit den **klinischen Folgen**: erhöhtes Thromboembolie- und Myokardinfarktrisiko, Hypertriglyzeridämie, verstärkte Eiweißbindung der Hormone, Cholezystitis und Cholelithiasis.

Allerdings sind diese Nebenwirkungen bei der Behandlung klimakterischer Beschwerden mit niedrigen Hormondosen unter Verwendung natürlicher Östrogene kaum zu befürchten.

Die alleinige orale Behandlung mit Östrogenen
ist heute noch weitverbreitet üblich. Die Östrogentherapie sollte aber bei längerer Anwendung möglichst in Kombination mit Gestagenen erfolgen. Eine Ausnahme dürften dabei vielleicht die wenig endometriumwirksamen Östriolpräparate darstellen.

Im Vordergrund der Östrogentherapie steht die Anwendung der (natürlichen)
konjugierten Östrogene (Presomen®, Transannon®).

Konjugierte Östrogene sind Östrogenkomplexe, die an Glukuron- oder Schwefelsäure gebunden sind und aus Stutenharn gewonnen werden. Sie wirken auf das Endometrium nur geringgradig proliferierend.

Presomen® und Transannon® werden in einer Dosis von 1,25 mg angeboten, aber zur individuelleren Dosierung auch in der „mite"-Form zu 0,3 oder 0,6 mg (Transannon 0,625 mg). Als Orientierungsdosis werden 0,6 mg/die empfohlen.

Starre Dosierungsschemata sind aber fehl am Platze. Die Dosis muß so **ausgetestet** werden, daß die **geringstmögliche Menge** gegeben wird, welche die Beschwerden zum Verschwinden bringt. Das gilt auch für alle anderen Östrogenpräparate.

Auf dieser Basis erfolgt die Anwendung zyklisch über 20 Tage mit nachfolgender medikamentenfreier Pause von 8 Tagen. Der Rhythmus läßt sich aber auch dahingehend ändern, daß die konjugierten Östrogene jeweils für 5–6 Tage mit zweitägigen Pausen gegeben werden. Als Vorteil ergeben sich dann geringere Entzugserscheinungen in den Pausen und seltenere Abbruchblutungen.

Östriolpräparate
(z. B. Ovestin®, Synapause®, Gynäsan®) sind wegen ihrer sehr guten Substitutionswirkung für die Behandlung klimakterischer Beschwerden gut geeignet. Sie entfalten eine **eutrophe Wirkung auf Vulva und Scheide**, während das Endometrium relativ wenig beeinflußt wird.

Östriolpräparate können **ohne Unterbrechung** gegeben werden. Sie eignen sich **nicht zur Osteoporosetherapie und -Prophylaxe** (Lindsay 1979), da sie hierfür unwirksam sind.

Dosierung: z. B. Ovestin® (= 1 mg mikronisiertes Östriol) 1. Woche 3 × 1 Tabl., 2. Woche 2 × 1 Tabl., danach Erhaltungsdosis täglich 1 Tabl.; oder Synapause® (= Filmtabl. mit 2 mg Östriolsuccinat) in ähnlicher Dosierung.

Östradiolpräparate*

Das synthetische Äthinylöstradiol (z. B. Progynon C®) ist das in den meisten Ovulationshemmern enthaltene Östrogen. Es besitzt eine erheblich höhere Wirksamkeit als natürliche Östradiolpräparate und sollte als „superaktives" Östrogen auch wegen der starken endometrialen Wirkung bei der Substitutionstherapie im Klimakterium **keine** Anwendung finden.

Gut geeignet sind dagegen die **Ester natürlicher Östrogene** (z. B. Progynova® oder Progynova mite® (= Östradiolvalerat 2 bzw. 1 mg). Dosierung täglich 1 Tabl. für 21 Tage, danach Pause wie bei konjugierten Östrogenen).

Fehlt der Uterus nach Hysterektomie, so lassen sich parenteral auch langwirkende Ester wie Östradiolvalerat (Progynon Depot® 10 oder 40 mg) oder Östradiolundezylat (Progynon Depot 100 mg®) ohne die lästige Nebenwirkung einer Blutung geben.

Nichtverestertes natürliches Östradiol ist (mit Östriol) in Estrifam® und Trisequens® (mikronisiert) und zur perkutanen Anwendung im Hautpflaster Estraderm® enthalten.

> **Die alleinige, möglichst niedrig dosierte und kurzfristige Östrogentherapie in der Postmenopause sollte so eingestellt sein, daß keine Blutungen mehr auftreten.**

Das ist aber leider nicht immer möglich. Blutungen sind bei Östradiolpräparaten, die am stärksten auf das Endometrium wirken, noch am ehesten zu erwarten. Den Idealfall der postmenopausalen hormonellen Behandlungsmöglichkeit stellt von dieser Seite her der Zustand nach Hysterektomie dar, der aber meist nicht vorliegt.

Die Therapie durch orale Gaben von Östrogenen kann daher bei nicht hysterektomierten Frauen durch das Problem der endometrialen Blutungen gestört sein.

Leider wird es oft versäumt, die Patientin vor Beginn der Behandlung auf diese Möglichkeit aufmerksam zu machen.

Blutungen sind am ehesten in den ersten beiden Jahren nach der Menopause und unter hochdosierter und langdauernder Östrogenbehandlung (die man vermeiden sollte) möglich. Oft werden diese dann zur eigenen Beruhigung mit der Östrogenmedikation ursächlich in Zusammenhang gebracht. Das ist aber nicht erlaubt, da die Möglichkeit einer organisch bedingten Blutung, insbesondere durch ein Karzinom der Zervix oder des Corpus uteri, nicht auszuschließen ist, auch wenn die Blutung vielleicht nur einmal und kurzfristig war. **Karzinome müssen nicht dauernd bluten!**

Daraus folgt:

Die einzig sichere Möglichkeit zur Entscheidung, ob eine Blutung hormonbedingt ist oder nicht, ist die **fraktionierte Kürettage**. Darum sollte man auch beim Auftreten von Blutungen unter Östrogenbehandlung (aber auch unter Kombinationspräparaten) von der allgemeinen Forderung nicht abweichen, daß

> bei **Blutungen in der Postmenopause sofort eine fraktionierte Abrasio** durchgeführt und das Geschabsel histologisch untersucht werden muß.

---

* Östradiol (auch in geringeren Mengen in den konjugierten Östrogenen enthalten) beseitigt nicht nur klimakterische Beschwerden, sondern ist auch therapeutisch und prophylaktisch für altersbedingte organische Östrogenmangelerkrankungen, vor allem die Osteoporose, wirksam.

Das gilt natürlich **nicht** für **geplante Entzugsblutungen** bei Östrogen-Gestagenmedikation (s. u.).

Bei sehr niedriger alleiniger Substitution mit Östrogen ist die Blutungsgefahr gering.

Die Kontraindikationen für Östrogene (s. S. 561) sind zu beachten.

Die (orale) Behandlung mit Gestagenen alleine und mit Östrogen-Gestagen-Kombinationen

Gestagene: Wenn bei bestehenden Störungen in der Postmenopause Östrogene nicht vertragen werden oder kontraindiziert sind, können Gestagene **alleine** angewandt werden (BRAENDLE/BETTENDORF). 20 mg Medroxyprogesteronazetat (MPA) täglich haben zum Beispiel in 70% zur Reduktion des Auftretens von Hitzewallungen geführt. Die **alleinige** Gabe von Gestagenen hat aber in der Postmenopause nur geringe Bedeutung.

Als Gestagene werden synthetische Präparate benutzt und zwar

1. Progesteronderivate
= Abkömmlinge des 17-α-Hydroxyprogesterons (s. S. 420).

2. 19-Nortestosteronderivate,
Norgestrel- und Norethisteronpräparate (s. S. 420).

Die Bedeutung der Therapie mit Gestagenen liegt mehr in ihrer **Kombination mit Östrogengaben.** Die Gründe dafür wurden oben (S. 565) genannt.

Anzustreben sind **Kombinationen,** die niedrig dosiertes natürliches Östradiol (Östradiol-ester, mikronisiertes Östradiol) oder konjugierte Östrogene und in der zweiten Hälfte der zyklischen Medikation zusätzlich ein Gestagen mit minimalem Einfluß auf hepatische Parameter und das Gerinnungssystem (bevorzugt Progesteronderivate) beinhalten (BRAENDLE/BETTENDORF):
z. B. zyklisch über 20−24 Tage Östradiolvalerat 2 mg täglich (z. B. Progynova®), zusätzlich in der zweiten Behandlungshälfte Medroxyprogesteronazetat (MPA) (Clinovir®; Farlutal®) 10 mg tgl.

Für die Verabfolgung von konjugierten Östrogenen reicht im allgemeinen eine Dosis von 0,6 mg täglich aus, von Nortestosteronderivaten zum Schutz des Endometriums 0,35 mg Norethisteron oder 0,15 mg D/L Norgestrel.

Man kann diese Östrogen-Gestagen-Kombinationen selbst zusammenstellen (z. B. wie oben Progynova® und MPA; als Kombinationspräparat nicht im Handel) oder andere benutzen, die bereits handelsüblich kombiniert sind, z. B. **Cyclo-Progynova®** (= Östradiolvalerianat 2 mg + Norgestrel 0,5 mg in der zweiten Phase) oder **Presomen compositum®** (= 1,25 mg konjugierte Östrogene + 5 mg Medrogeston); bzw. Presomen 0,6 comp.® (= 0,6 mg konjugierte Östrogene + 5 mg Medrogeston).

Das Kombinationspräparat **Trisequens® oder Trisequens forte®** enthält neben mikronisiertem natürlichem Östradiol und dem Gestagen Norethisteronazetat mikronisiertes Östriol zur zusätzlichen Beeinflussung der Vaginalhaut. Die Dosierung wird in drei Stufen variiert (farbunterschiedliche Tabletten).

1−3 Tage nach Beendigung der Tabletteneinnahme tritt zumindest in der Anfangszeit der Behandlung eine menstruationsähnliche **Entzugsblutung** auf. Werden solche Präparate in der Perimenopause gegeben, so kann der natürliche Menopausentermin hinausgeschoben und verdeckt werden.

Dies wird von manchen Frauen nicht oder nur nach entsprechender Aufklärung akzeptiert.

Im übrigen treten aber mit **zunehmendem Menopausenabstand** und dadurch abnehmender Ansprechbarkeit des Endometriums bei einer entsprechend **geringen Dosierung Blutungen nur noch in den ersten Behandlungsmonaten auf**.

> Die niedrig dosierte zyklische Gabe von Östrogenen **und** Gestagenen in der Postmenopause ist eine sinnvolle Möglichkeit der oralen Therapie bei **klimakterischen Ausfallserscheinungen und zur Prophylaxe** (s. u.) von organischen Östrogendefiziterkrankungen, vor allem bei Risikofällen (z. B. frühe Menopause, familiäre Belastung, Immobilität, Konstitutionstyp).

Die (parenterale) **Behandlung mit Östrogen-Androgenkombinationen**

Diese früher häufig geübte Therapie wird, trotz ihrer meist guten und prompten Wirkung, **heute nur noch mit großer Zurückhaltung vorübergehend angewandt**, vorwiegend bei starkem Untergewicht mit Störungen im Eiweißhaushalt, erheblichen Osteoporose-Beschwerden, starker Leistungsminderung, Verlust der Libido, schweren Depressionen und für kurze Zeit nach kastrierenden Operationen bei jungen Frauen.

Grund dafür ist die **zum Teil irreversible Virilisierung** (tiefe Stimme, Hirsutismus, Klitoriswachstum u. a.).

Präparate zur parenteralen Behandlung sind u. a.: Lynandron®, Primodian Depot®, Gynodian Depot®. Von diesen soll **Gynodian Depot®** (= Estradiolvalerat 4 mg + 200 mg Prasteronenantat) **keine oder nur geringe Virilisierungserscheinungen** machen, da der Androgenanteil so metabolisiert wird, daß ein virilisierender Effekt kaum wirksam werden kann. Das Präparat hat einen deutlichen **psychotropen Effekt**.

Dosierung: 1 Amp. i.m., ca. alle 4 Wochen. Möglichst nicht häufiger als drei- bis viermal.

Gewöhnung und **suchtähnliche Erscheinungen** sind möglich. Die Patientin muß auf die möglichen Nebenwirkungen aufmerksam gemacht werden!

Zur Frage der prophylaktischen Hormonbehandlung in der Postmenopause

Während früher die Meinung vorherrschte, Krankheiten, die als Folge eines Östrogenmangels auftreten können, nur dann hormonell zu behandeln, wenn sie tatsächlich **evident werden und Symptome** machen, wird heute von manchen die generelle prophylaktische Langzeitbehandlung erwogen.

LAURITZEN kommt anläßlich einer kürzlich erfolgten Kosten-Nutzen-Risiko-Analyse zu einem positiven Ergebnis **für** eine Langzeittherapie bei **a**symptomatischen Frauen.

Dabei scheinen die Vorteile die Nachteile deutlich zu überwiegen.

Als **Vorteile** werden vor allem angegeben:

Signifikant geringere Gesamtsterblichkeit, Verbesserung der Lebensqualität, Befreiung von subjektiven Beschwerden, emotionale und psychische Stabilisierung, Verbesserung der Schlafqualität, Verminderung der Haut- und Genitalatrophie, Antiatherosklerosewirkung, Risikominderung des Herzinfarktes, Osteoporoseprophylaxe (insbesondere Herabsetzung der Frakturhäufigkeit).

Demgegenüber treten die **eventuellen Nachteile**

subjektiver Nebenwirkungen der Behandlung, die eventuelle Auslösung oder Förderung von Hypertonie, Thromboembolie, zerebralen Blutungen, Glukosestoffwechselstörungen, Myomwachstum, uterinen Blutungen, und die zumindest **äußerst fragliche ursächliche Bedeutung für Endometrium- und Mammakarzinome**

in den Hintergrund, **wenn:**

> **natürliche Östrogene zyklisch in möglichst niedriger Dosierung und in der zweiten Phase kombiniert mit Gestagenen angewandt werden** (s. S. 568).

Die prophylaktische Langzeitbehandlung wird von den meisten als generelle Maßnahme noch abgelehnt, aber für Risikopatienten bejaht.

Anmerkung: Bei oraler Hormonbehandlung können (dosisabhängig) durch die rasche primäre Leberbelastung unerwünschte Folgeerscheinungen (s. S. 566) auftreten. Dann kann man die unmittelbare Leberpassage durch die i.m. Hormonanwendung oder durch vaginale, rektale oder transkutane Applikation von Östriol und Östradiol (noch nicht von systemisch wirksamen Gestagenen, die zusätzlich oral oder i.m. gegeben werden) in Salben-, Gel- oder Zäpfchenform (transdermal auch als Hautpflaster) umgehen. Dabei gelangen die Hormone protrahiert aus der Peripherie in die Leber.

Zusammenfassend gilt für jede Hormonbehandlung im Klimakterium:
1. **Individuell behandeln**, nicht schematisieren.
2. **Niedrigst wirksame Dosis** wählen, hochwirksame synthetische Östrogenpräparate vermeiden.
3. **Zyklische** Behandlung.
4. Zusätzlich **zur Östrogentherapie** sollen in der zweiten Hälfte der zyklischen Behandlung **Gestagene** gegeben werden.
5. Bei Östrogen-Gestagentherapie mit geplanter Abbruchblutung **Blutungskalender** führen lassen.
6. Halbjährliche **Kontrolle** durch **Gynäkologen**.
7. Bei Blutungen unter der Tabletteneinnahme Kürettage; Ausnahme: Die erwarteten zyklischen Abbruchblutungen.
8. **Risikogruppen** für Karzinom, Hypertonie, Leber- und Stoffwechselerkrankungen und vaskuläre Schäden beachten.
9. Bei subjektiven Erscheinungen der **Östrogenüberdosierung** (Wassereinlagerung, Brustspannen, zervikaler Fluor) Dosisreduzierung.
10. Bei **Magen- und Leberstörungen** statt oraler **andere Applikationsformen**.
11. Keine Östrogentherapie bei Kontraindikation.

3.2.2 Therapie von Blutungen in der Postmenopause

Abgesehen von therapeutisch durch Hormongaben bedingten Blutungen sind — wie bereits oben ausgeführt — dysfunktionelle Blutungen in der frühen Postmenopause ganz im Gegensatz zur Prämenopause selten. Sie machen etwa 3% aller Blutungen im Klimakterium aus. Hauptursache von Postmenopausenblutungen sind das **Korpus-** und das **Zervixkarzinom**.

Deswegen darf **bei Spontanblutungen in der Postmenopause niemals mit Hormonen behandelt werden.** Es ist auf jeden Fall **sofort** eine **fraktionierte Abrasio** durchzuführen.

Bei **rezidivierenden Blutungen** in der Postmenopause ohne auffälligen histologischen Befund kann man die (möglichst vaginale) **Hysterektomie erwägen.**

3.3 Späte Postmenopause = Senium

Zwischenhirn- und Neurovegetativum haben sich **an die Reduzierung** bzw. den Ausfall **der Ovarialhormone angepaßt.**

Daraus folgt:

Die vegetativen und psychischen Ausfallserscheinungen haben aufgehört, weil sich das Vegetativum auf den Mangel an Ovarialhormonen eingestellt hat.

Der Zeitraum, bis dieser Zustand eintritt, ist unterschiedlich und kann Monate, aber auch 3–6 Jahre und länger betragen. Im **Senium** bzw. der späten Postmenopause (**oft auch früher**) treten anstelle der Ausfallserscheinungen häufig

Organkrankheiten

auf.

Sie sind für diese Phase des Lebens der Frau charakteristisch. Als Folge der quantitativen Reduktion der Östrogene und der dadurch herabgesetzten Organdurchblutung werden bevorzugt an den **Zielorganen der Östrogene** (Vulva, Vagina, Uterus, Mammae)

atrophische Erscheinungen

beobachtet.

Bei Übersteigerung dieser Involution kommt es dann zu starker Schrumpfung

der **Vulva**: Dystrophie (Craurosis vulvae (s. S. 17)), evtl. mit **Pruritus**,
der **Scheide** mit **Colpitis senilis** (s. S. 53);
des **Uterus** und zu schlaffen **Mammae**

= **organisches Postmenopausensyndrom.**

Therapie (soweit erforderlich) s. bei den verschiedenen Kapiteln.

Daneben werden auch **periphere Durchblutungsstörungen** (Digitus mortuus und Akrozyanose) auf einen Mangel an Sexualsteroiden zurückgeführt. Jedenfalls kann die Behandlung mit kleinen Östrogendosen in Verbindung mit durchblutungsfördernden Mitteln (z. B. Hydergin®) Besserung bringen. Dagegen erscheint es zumindest fraglich, ob Hypertonie, Myokardschäden, Atherosklerose, Adipositas, Diabetes und typische Stoffwechselerkrankungen des Alters mit Störung des Eiweißaufbaues und vermehrter Elektrolytausscheidung sowie Hypercholesterinämie (zuweilen als „metabolisches Postmenopausensyndrom" bezeichnet), auf die stark verminderte Produktion der Östrogene zurückzuführen sind. Andere ursächliche Faktoren, wie mangelnde körperliche Bewegung, Störung der Darmresorption und der Stoffwechselfunktion der Leber, sind wahrscheinlicher. Auch für die Arthrosen dürften mechanische Verschleißerscheinungen eher eine Rolle spielen als hormonelle Faktoren. Demgegenüber kann für die

Osteoporose (Postmenopausenosteoporose)

ein Zusammenhang mit dem Abnehmen der Östrogene kaum geleugnet werden, auch wenn die eigentliche Ursache noch nicht ganz geklärt ist und als „multifaktoriell" bezeichnet wird. Die Osteoporose kann zahlreiche andere Ursachen haben. Sie ist die häufigste generalisierte Knochenerkrankung.

Bei der Osteoporose ist das Verhältnis der Knochensubstanz zum Volumen der Gesamtknochenstruktur vermindert.

Klinik:

Die Postmenopausenosteoporose tritt meist 5–10 Jahre nach der Menopause auf. Die Entdeckung ist häufig ein Zufallsbefund. Auffällig sind oft die veränderte Körperhaltung **(Rundrücken)** und die **Verminderung der Körperlänge.**

Symptome

sind anfangs gering oder fehlen. Später treten bei fortgeschrittenen Fällen intermittierend heftige **Glieder- und Rückenschmerzen** auf.

> Deshalb muß bei Frauen in der Postmenopause, die scheinbar unter starken „rheumatischen Beschwerden" vor allem im Bereich der Wirbelsäule klagen, stets an Osteoporose als Grundkrankheit gedacht werden.

Die Knochen werden infolge der Eiweißaufbau- und Mineralstoffwechselstörung brüchig. Es kommt zu

Spontanfrakturen vor allem an BWK 12, LWK 1 und 4 sowie an **Schenkelhals** und Rippen mit **akuten** Schmerzen. Schenkelhalsbrüche sind bei alten Frauen wesentlich häufiger als bei Männern.

Diagnostik:

Zur subjektiven und damit unsicheren röntgenologischen Erfassung müssen 30–40% des Knochenminerals abgebaut sein. Objektiv ist die **Photonenabsorptiometrie** und die quantitative **Computertomographie** zur Bestimmung des Knochendichteindex.

Laborparameter zur speziellen Diagnostik gibt es nicht; es läßt sich lediglich eine Osteoporose bei hohem oder niedrigem Stoffwechsel (high bzw. low turnover) unterscheiden.

Die **Histomorphometrie** nach Probeexzision aus dem Beckenkamm wird als invasive Methode selten angewandt.

Pathoätiologie:

Wenn auch das **Östrogendefizit** in der Postmenopause nicht die alleinige Ursache sein kann, so stellt es doch ein wichtiges Ereignis für den **Kalziumstoffwechsel** dar. Der Östrogenabfall entfesselt die Parathormonwirkung und fördert damit die Freisetzung von Kalzium und Magnesium aus dem Knochen mit der Folge eines erhöhten Serum-Kalziumspiegels. Dieser wieder vermindert im Sinne einer Rückkopplung die Parathormonsekretion. Parathormon (und Östrogene) stimulieren normalerweise die Synthese von Hormon D in der Niere. Ihr Abfallen führt daher zu einer Verringerung der

Hormon-D-Bildung. Da Hormon D die Resorption von Kalzium in den Dünndarm-mukosazellen fördert, tritt jetzt eine verminderte Resorption in den Darmzellen ein.

Die Folge der zu geringen Kalziumaufnahme ist eine **negative Kalziumbilanz für den Gesamtorganismus**.

Zusätzlich führt der Abfall des Östrogenspiegels auch zur verminderten Kalzitoninab-gabe aus den C-Zellen der Schilddrüse. Da Kalzitonin die Osteoklastentätigkeit bremst, resultiert aus seiner Verminderung eine intensivierte Tätigkeit dieser Zellen mit weiterem **Knochenabbau**.

Diese in vereinfachter Form von KRECK und KRÜSKEMPER (Der Gynäkologe 19 [1986] 220) übernommene patho-physiologische Vorstellung ist nicht unwidersprochen geblie-ben. Zusätzliche Faktoren (unter anderem z. B. Störungen der Mikrozirkulation) werden zum Zustandekommen der Postmenopausenosteoporose gefordert.

Die **Therapie**

erfolgt durch kombinierte Anwendung von: **Natriumfluorid, Kalzium, Vitamin D** und **Hormonen** sowie **Anabolika**.

Dosierung: Natriumfluorid 80 – 100 mg täglich (Höchstdosis insgesamt 30 g!)
Kalzium als Kalziumglyzerophosphat oder Kalziumglukonat in Form von Brauseta-bletten 1000 – 1500 mg täglich über den Tag verteilt
Vitamin D: 1000 I.E. täglich (z. B. Vigantol®).

Natriumfluorid führt zur Vermehrung der Knochensubstanz durch Osteoidbildung, das durch Kalzium- und Vitamin-D-Gaben (wegen der gestörten Kalziumresorption) mi-neralisiert werden soll. Natriumfluorid und Kalzium werden zeitlich voneinander ab-gesetzt gegeben, da sie sich bei gleichzeitiger Gabe gegenseitig in der Resorption behindern.

Östrogene

hemmen die parathormoninduzierte Elektrolytfreisetzung aus dem Knochen,
stimulieren die Hormon-D-Synthese in der Niere,
stimulieren die Kalzitoninfreisetzung aus den C-Zellen der Schilddrüse.

Daraus ergibt sich eine **Aktivierung der Knochen- und Kalziumbilanz**.

Die Östrogentherapie sollte, wie auch sonst in der Postmenopause, zyklisch und unter Zugabe von **Gestagenen** erfolgen. Präparate (evtl. höher dosieren) s. S. 568/569.
Die bekannten Kontraindikationen für die Östrogenbehandlung: hormonbildende Tumoren, therapierte Karzinome, Phlebothrombose, Leberparenchymschäden sind zu beachten.

Diese Therapie gilt für Osteoporosen mit niedriger Stoffwechselbilanz. Bei hoher Bilanz (Laborparameter: alkalische Phosphatase, Osteocalcin und Hydroxyprolinausscheidung im 24-Stunden-Urin) ist eine erhöhte osteoklastäre Resorption zu vermuten und **vor** obiger Therapie mit Calcitonin zu behandeln (100 I.E./Tag für 2 Wochen, dann all-mählich reduzieren).

Zur **Dauer der Therapie** ist keine Angabe möglich. Es gilt der Grundsatz: **So lange wie möglich**.

Eine **diätetische Zusatzbehandlung** mit kalzium- und eiweißreicher Kost (Milchprodukten) ist anzuraten; ebenso sollte die Bedeutung einer **vorsichtigen physikalischen Therapie** nicht unterschätzt werden.

Die Therapie mit Anabolika und Androgenen

Für anabole Steroide und Androgene läßt sich am Knochen **keine** sicher positive Beeinflussung objektivieren. Ihr deutlicher klinischer Effekt hat seine Ursachen in einer **positiven Beeinflussung des Stützapparates**, vor allem der Muskulatur, sowie in der **psychotropen** Wirkung.

Für den Gebrauch reiner Androgene als Anabolika oder von Östrogen-Androgen-Mischpräparaten besteht meist keine Veranlassung. Die virilisierenden Nebenerscheinungen sind (vielleicht mit Ausnahme von Gynodian Depot®) so erheblich, daß sie nur kurze Zeit gegeben werden können. Die in ihrer androgenen Wirkung „entschärften" anabolen Steroide können dagegen in Therapie**perioden** immer wieder verwendet werden. Eine Dauertherapie sollte man aber keineswegs verordnen.

Präparate: z. B. Deca-Durabolin® u. a. Die Anwendung sollte möglichst intramuskulär erfolgen.

Dosierung: Alle 7−8 Tage 50 mg Deca-Durabolin®, insgesamt für 4−6 Wochen. Nach dieser Therapieperiode sollte eine Pause gemacht werden. Bei erneuter Notwendigkeit ist eine Wiederholung jederzeit bedenkenlos möglich.

Weitere Erkrankungen in der Postmenopause

In der späten Postmenopause (Senium) werden neben dem **Korpuskarzinom Vulva-** und **Scheidenkarzinome** häufiger und können die Ursache genitaler Blutungen sein. Es kommen selbstverständlich aber auch alle anderen malignen Genitaltumoren vor.

Uterine Blutungen in der Postmenopause sind meist durch **Korpuskarzinome**, in zunehmender Zahl derzeit aber auch durch **Zervixkarzinome** (Achtung! altersbedingt bevorzugt intrazervikaler Sitz), verursacht.

Nicht sehr häufig stellen in dieser Lebensphase **hormonbildende Ovarialtumoren** (vor allem Granulosa- und Thekazelltumoren, S. 363 u. 365) die Ursache einer uterinen Blutung dar. Es kommt durch das Überangebot von Östrogenen zur Ausbildung einer **glandulär-zystischen Hyperplasie** des Endometriums.

Daher bedeutet in der Postmenopause der histologische Befund einer glandulär-zystischen Hyperplasie im Uterusschabsel einen **östrogenbildenden Ovarialtumor** unter der **Voraussetzung**, daß **keine exogene Östrogenzufuhr** erfolgt ist.

Harninkontinenz

Die **Blasenkapazität und der Urethraverschlußdruck ändern sich im Klimakterium** unter anderem infolge des Östrogenmangels. Auch tritt jetzt die Urge-Inkontinenz gegenüber der Streßinkontinenz in den Vordergrund. Mit Operationsempfehlungen sollte man deshalb vorsichtig sein und diese nur nach urodynamischer Untersuchung geben. Zusätzlich ist immer eine bakteriologische Untersuchung des Urins anzuraten, da **Infektionen der Harnblase häufiger** werden.

Östrogene können, vor allem in lokaler Anwendung, die Symptomatik sehr bessern und sollten auch bei nachgewiesener Streßinkontinenz vor und nach Operationen zur Gewebsturgeszierung gegeben werden.

XVI Sterilität — Infertilität

Unter Sterilität und Infertilität verstehen wir **ungewollte Kinderlosigkeit**.

1 Definitionen

1.1 Sterilität

Sterile Ehe: Keine Konzeption nach 2jähriger Ehe mit Kinderwunsch!

Ursache: In 45—50% bei der Frau, in ca. 30% beim Mann und in 5% im immunologischen Bereich, in 10—20% liegt die Ursache bei beiden Partnern oder läßt sich bislang noch nicht definieren (Abb. 16-1).

Sterilität der Frau: = Unfähigkeit befruchtet zu werden (= Impotentia concipiendi).

● **Primäre Sterilität** = **es kam noch nie** zu einer Konzeption.
● **Sekundäre Sterilität** = erworbene Sterilität mit vorausgegangener ein- oder mehrmaliger Schwangerschaft mit Geburt bzw. Abort oder Extrauteringravidität.

1.2 Infertilität

Infertilität der Frau = Unfähigkeit ein lebendes Kind zu gebären, d. h. die Frau besitzt die **Potentia concipiendi**, leidet aber an einer **Impotentia generandi**.

Ursache: z. B. endokrine Störungen oder anatomische Abweichungen, z. B. Uterus subseptus, -myomatosus oder Zervixinsuffizienz.

Bei chromosomalen Störungen, die zu einem frühzeitigen Fruchttod führen, kann die Ursache auch beim Mann liegen.

Fertilität der Frau: Biologische Konzeptionserwartung
— bei einer 15- bis 19jährigen etwa 48%
— bei einer 30jährigen etwa 30%
— bei einer 40jährigen etwa 3%

Diese Angaben von MONZER und LOER (1934) sind heute im Zeitalter der Familienplanung nicht mehr nachprüfbar.

Daneben haben wir zu unterscheiden zwischen kinderlosen Frauen, bei denen
— die **Sterilitätsursache ärztlich unbeeinflußbar** ist, z. B. Aplasie von Scheide und Uterus; Gonadendysgenesie u. a.;
— die **Sterilitätsursache beseitigt werden kann**, z. B. endokrine Störungen im hypothalamisch-hypophysär-ovariellen Funktionskreis; Beseitigung einer Endometriose; Korrektur eines Tubenverschlusses;

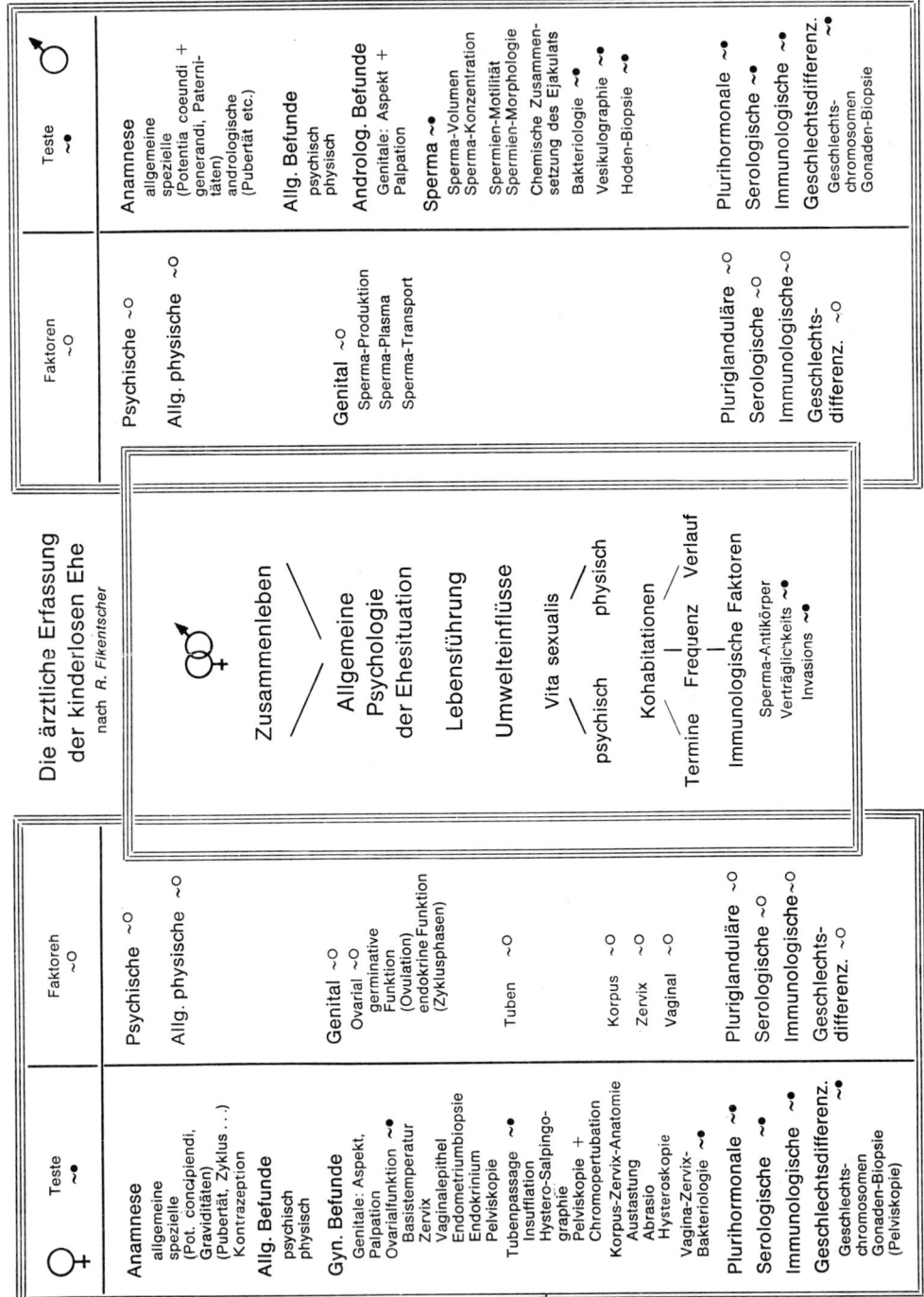

Schema zur Erfassung der ehelichen Sterilität in einer Art „Stufenleiter" (nach FIKENTSCHER).

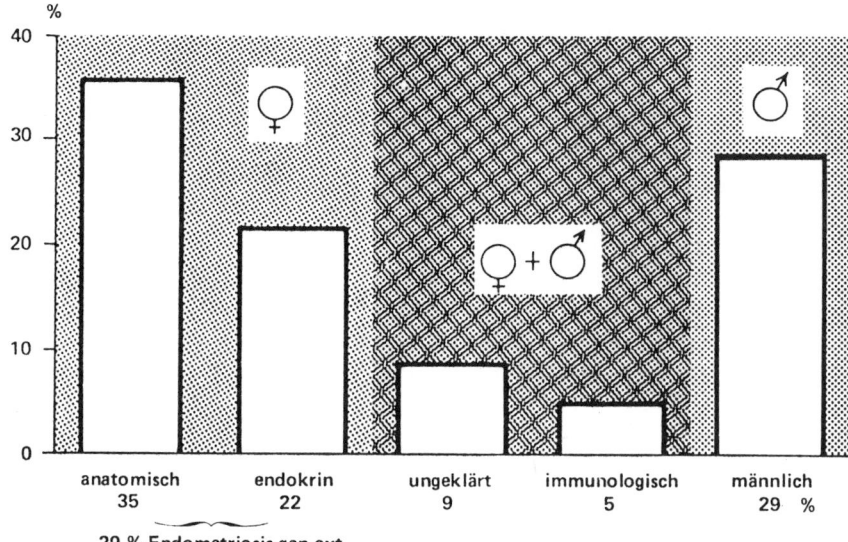

Abb. 16-1 Graphische Darstellung der Häufigkeit von Sterilitätsursachen bei der Frau, dem Mann, dem Ehepaar (1502 Ehepaare mit primärer und sekundärer Sterilität, Abt. Frauenheilkunde der Universität Kiel, 1971–1978).

— die Ursache der **Infertilität der medizinischen Behandlung zugänglich** ist, z. B. Cerclage bei Zervixinsuffizienz;
— **Hormonsubstitution bei gefährdeter Gravidität** zwar möglich, meist aber nutzlos ist.

2 Gang der Untersuchung

Die Behandlung einer **sterilen Ehe** ist **medizinisch** ein Komplex, der aus **beiden** Probanden besteht, **juristisch** bleibt jedoch die ärztliche Schweigepflicht für jeden einzelnen bestehen!

> Wir behandeln nicht den einzelnen sterilen Partner
> sondern
> den Komplex, die kinderlose Ehe nach der Formel
> $$\female \rightleftharpoons \female\male \rightleftharpoons \male$$

Daher ist Kooperation zwischen dem Gynäkologen und Andrologen, (meist Dermatologe oder Urologe), dringend notwendig.

Vor der Behandlung einer sterilen Ehe müssen Krankheitsbilder erfaßt werden, deren **Aussicht auf Behandlungserfolg von vornherein ausgeschlossen ist.** Sie sind an anderer Stelle bereits besprochen und werden hier nur mit Hinweisen aufgelistet.

1. Gonadal bedingte Entwicklungsstörungen mit Sterilität

a) **Turner-Syndrom**: Kleinwuchs, Dysmorphie, primäre Amenorrhoe; Sterilität (s. S. 506).

b) **Reine Gonadendysgenesie** (XX-Form oder XY-Form [Swyer-Syndrom]), keine Dysmorphie, kein Kleinwuchs; Amenorrhoe; Sterilität (s. S. 507).

c) **Testikuläre Feminisierung** (Pseudohermaphroditismus masculinus internus). Gonaden männlich, Phänotyp weiblich, Hairless women (s. S. 514).

d) **Hypergonadotrope Ovarialhypoplasie** (s. S. 508).

e) Im Rahmen der Sterilität beim **Partner** bedeutsam, aber nicht eigentlich zur Gynäkologie gehörig:
XXY-Klinefelter-Mosaike
Phänotyp männlich, kleine Hoden, Azoospermie, Gynäkomastie möglich, Sterilität.

2. Entwicklungsstörungen der Genitalorgane bei normalen Ovarien, z. B. Aplasie von Scheide und Uterus: Mayer-Rokitansky-Küster-Syndrom: Anstelle der Gebärmutter existiert nur eine Genitalleiste (S. 517).

Nachfolgend werden unter Hinweis auf das ausführliche Schema von Fikentscher (s. o.) der Weg und die ärztlichen Möglichkeiten der **Diagnostik einer kinderlosen Ehe** besprochen.

Der Untersuchungsgang soll **prinzipiell** eingehalten werden. Er ist aufgebaut nach dem Prinzip der zunehmenden physischen Belastung für die Patientin durch die Untersuchung.

Chirurgische, d. h. aggressive, **Maßnahmen** (Eileiterdurchblasung, Hysterosalpingographie, Pelviskopie) stehen grundsätzlich **am Ende** des Untersuchungsganges, wenn alle anderen, nicht mit Risiko behafteten, d. h. nicht aggressiven Untersuchungen erschöpft sind. Oft weist aber die Anamnese in eine Richtung, die aus Gründen der Zeitersparnis (Alter der Patientin) ein anderes Vorgehen sinnvoller erscheinen läßt. Trotz evidenter Gründe sollte man nicht allzusehr vom Grundschema abweichen, da sonst Wesentliches übersehen und für Jahre eine **Sterilität „diagnostisch" fixiert** werden kann.

2.1 Anamnese

Für die Erhebung der Anamnese muß der Arzt **viel** Zeit verwenden; auch ist sofort auf die gesamte Ehesituation einzugehen. Man erfaßt die erfragten Daten optimal in das rasch skizzierte Schema (Abb. 16-2).

Abb. 16-2 Bogen zur speziellen Anamnese der Patientin, des Ehemannes und des Ehepaares.

Ehejahre mit und ohne Kinderwunsch,
Art, „Zweck" und Frequenz des ehelichen Verkehrs,
Kinderwunsch beiderseits, einseitig, seitens der Schwiegereltern (?) usw.

Schon nach wenigen gezielten Fragen formt sich so die Anamnese der kinderlosen Ehe.
Optimal wird sie in **Anwesenheit beider Partner** erhoben, wenngleich hierbei einzukal-
kulieren ist, daß die Anamnese des einen Probanden zunächst unvollständig bleiben
kann (z. B. venerische Erkrankungen, Aborte usw.). Das Einzelgespräch beleuchtet
später noch andere Tatsachen, die medizinisch von Bedeutung sind (z. B. artifizielle
Schwangerschaftsabbrüche), die dem Partner aber unbekannt bleiben müssen (ärztliche
Schweigepflicht!).

Die Sterilitätsanamnese ist die zeitraubendste Arbeit in der gynäkologischen Sprechstunde!

Die Anamnese bildet aber die Basis für ein sinnvolles und erfolgreiches Vorgehen.

Weitere Fragen nach

- **entzündlichen Genitalerkrankungen**, insbesondere Lungen-Tbc (Pleuritis exsudativa),
  oft mit Genital-Tbc;
- **Geburten**, Wochenbett, Intrauterinpessar (IUP) als eventuelle Ursache von Adnexentzündungen;
- **Aborten** mit und ohne Fieber, mit/ohne Nachräumung usw. Die **fieberhafte Fehlgeburt
  gilt als häufigste Ursache für die sekundäre Sterilität!**

Gynäkologische Operationen können postoperative **Verwachsungen** als Sterilitätsursache
(s. Tubenfaktor) erzeugen; z. B. **partielle Ovarialresektion** (wegen Zyste usw.), **Antefixatio
uteri** (wegen Retroflexio). **Myomenukleation**, sog. **Adnexrevision**, ferner

Appendektomie (sehr häufige Ursache).

Merke: Jede Abrasio, auch Strichabrasio, kann zum Tubenverschluß = Sterilität
führen!

Weitere Fragen nach **Menstruationsstärke, Oligo-, Poly-, Dysmenorrhoe** sowie **Menarche**.
Bei Dysmenorrhoe und menstruellen Schmerzen im kleinen Becken immer an **Endometriose** denken(!). Bei Sterilitätspatientinnen wird pelviskopisch in 51% eine Endometriosis genitalis gefunden (SEMM 1979).

Exakte „Pillen"-Anamnese. Fehlt nach der Menarche ein biphasischer Zyklus, so kann
die Kontrazeptionstherapie mit der Pille eine endokrine Schwäche manifestiert haben.

Einführung der Patientin in die Messung der Basaltemperatur (= Aufwachtemperatur)
zur Ovulationsdiagnostik (s. S. 452/585).

Belehrung über die optimale Zeitspanne für die Befruchtung. Bislang gilt noch die
Annahme, daß das menschliche **Ei nach dem Eisprung nur 2–4 Stunden befruchtungs-
fähig** ist und der männliche **Samen unter optimalen Verhältnissen 2–3 Tage** in der
Ampulla tubae überlebt.

2.2 Allgemeine und psychische Befunde

Die Fragen des Gynäkologen sind auf die Genitalsphäre konzentriert, sollen aber auch auf **psychische und physische (Konstitutionstyp)** Patienteneigenschaften Bezug nehmen.

Die Reaktion der Patientin auf das Gespräch erlaubt bald eine Orientierung über die **psychische Situation und eine Entscheidung,**

— **ob** die vorliegende Kinderlosigkeit ganz speziell aus dem Blickwinkel der Genitalorgane mit der Patientin weiter zu diskutieren ist,

— **oder ob** man besser das Problem allgemeinärztlich angeht (Hypo-, Hyperthyreoidose, berufliche Überbelastung, Leistungssport, Erschöpfungszustände, Diabetes mellitus etc.),

— **oder ob** psychische Faktoren (Schuldkomplexe, Gebärzwang, Angst vor der Geburt, Dyspareunie etc.) überlagernd wirken (= **psychische Sterilität**).

> Wenige gezielte Worte können das psychische Problem lösen, oftmals manifestieren aber gedankenlos ausgesprochene Worte des Arztes einen Schuldkomplex erst endgültig!

Anfangs spricht man besser nur von **Konzeptionsschwierigkeiten**, nicht von Sterilität.

Der Untersucher muß schon im ersten Gespräch an eventuelle **psychische Sterilität** denken.

Sorgfältiges Erfragen, ob innerhalb der Ehe **sexuelle Probleme** bestehen.

5 Grundformen des solchermaßen gestörten Sexuallebens:

1. **Anaesthesia sexualis** (= völliges Fehlen des Geschlechtstriebes).
2. **Hypaesthesia sexualis** (= herabgesetzte Libido → **Frigidität** und dadurch seltene Kohabitationen).
3. Herabsetzung oder Ausbleiben der Voluptas sexualis (= Ausbleiben des mit den Friktionen des Phallus verbundenen Wollustgefühles).
4. **Dyspareunie** (pareunos gr. = Bettgenosse). Ursprüngliche Bedeutung „fehlende Übereinstimmung in der Ehe"; heute meist unpräzise für Schmerzen beim Verkehr verwendet.
5. **Anorgasmie** (= völliges Fehlen der Möglichkeit zum Orgasmus) mit Verminderung der Kohabitationshäufigkeit, da „keine Lust" besteht. Der fehlende Orgasmus wird meist als Sterilitätsursache überschätzt.

Psychische und neurosexuelle Faktoren sind nicht allein in diesen Nomenklaturbereich des Sexus einzuordnen. FIKENTSCHER formulierte daher **3 weitere** Stufen der **psychischen** Sterilität:

1. **Falsche psychische Verhaltensweise in der Ehe** aus irrigen Vorstellungen über den Zeugungs- und Geburtsakt.
2. Krankhaft gesteigerter Wille, unter allen Umständen und möglichst bald ein Kind zu bekommen, führt zur **seelischen** und konsekutiv zur **körperlichen Verkrampfung**.
3. **Neurosen**, z. B. Vorstellungen über das Sündhafte des Zeugungs- und Geburtsvorganges oder andere dominieren bei Konflikten aus dem tieferen persönlichen Unbewußten; sie bleiben dem Unerfahrenen oft unverständlich.

Zur psychischen Sterilitätsursache kann auch der **Vaginismus** werden (= Verkrampfung der Beckenbodenmuskulatur) eventuell als psychische Folge zu brüsker erster Kohabitationen, aber auch bei physischer oder psychischer Impotenz des Mannes.

Therapie der psychischen Sterilität

Ausdehnung der Anamnese vom Partnergespräch auf die Einzelsprechstunde, um die Psychologie der vorliegenden Ehesituation zu ergründen. Während sich die Gruppen 1 und 2 bald im Sinne des physiologisch Richtigen führen lassen, wird die Konfliktsituation der Patientin in der 3. Stufe einer speziellen psychotherapeutischen Behandlung bedürfen.

2.3 Gynäkologische Befunde

Achten auf normale feminine Pubes- oder ausgeprägte virile **Behaarung** mit/ohne Klitorishypertrophie (evtl. Hinweis auf adrenogenitales Syndrom), **hypoplastisches** äußeres Genitale, spitzer Schambogen usw. (s. S. 589).

Palpatorisch ergeben sich meist keine „großen" Befunde wie genitale Aplasie, Hypoplasia uteri, große Myome, Adnextumoren usw, sondern Tastbefunde im Normbereich. Daher ist der **Tastbefund** in bezug auf die Ursache der Kinderlosigkeit im allgemeinen **unbefriedigend**.

Finden sich **gröbere Organveränderungen**, so werden diese in ihrer Bedeutung und den therapeutischen Möglichkeiten mit dem Ehepaar diskutiert (z. B. Uterus retroflexus = seltene Ursache für Konzeptionsschwierigkeiten; Myomatose des Uterus; Uterus bicornis; Adnexverdickungen; Ovarialzysten; Endometriosis genitalis externa; Saktosalpinx; Restzustand einer Pelveoperitonitis: PID [= post infection disease]).

> Achtung: Druckempfindlichkeit der Ligamenta sacrouterina: weist in 68% der Fälle auf Endometriose im Douglasbereich hin!

Ein normaler Tastbefund schließt **zunächst** einen organischen Genitalfaktor aus.

Es erfolgt als nächstes die **bakteriologische Untersuchung der Scheide**:

Das saure Scheidenmilieu (pH 4—4,5) ist primär **spermienfeindlich**. Überlebenszeit gesunder Spermien in der gesunden Scheide etwa 4—6 Stunden. Eine bakterielle Verunreinigung belastet ihre Überlebenschance zusätzlich durch

— **spermizide Zerfallstoffe** der **Bakterien,**
— die **Phagozytose** eventuell auch schon kapazitierter (s. S. 590) Spermien durch (bei Kolpitis massenhaft vorhandene) Leukozyten.

Eine **Kolpitis** muß als **konzeptionserschwerend** angesehen werden. Die Diagnose erfolgt schon in der ersten Sprechstunde mittels Phasenkontrastmikroskop (s. S. 42).

> Die **Sanierung der Scheidenflora** hat als **Basis jeder Sterilitätsberatung** schon bei der ersten Konsultation zu beginnen.

Mit dem Phasenkontrastmikroskop erfolgt zusätzlich auch eine vororientierende zytologische Funktionsdiagnostik.

Eine **Ektopie der Portio** ist im geschlechtsreifen Alter physiologisch. Ein **ausgedehntes Ektropium** dagegen verschiebt infolge zervikaler Hypersekretion das saure Milieu der Scheide nach der alkalischen Seite hin und leistet einer Kolpitis Vorschub. Es sollte daher bei länger bestehender Sterilität durch das Koagulationsverfahren nach SEMM (s. S. 67) oder andere Methoden beseitigt werden. Für das Überleben der Spermien spielt die Alkalisierung keine Rolle, bzw. ist eher günstig.

Den Epithelisierungsprozeß an der Portio unterstützt eine chemische, lokale Scheidenbehandlung (s. Kap. II). Eine Kontrolluntersuchung nach 6—8 Wochen soll neben einer weitgehend sanierten Portio eine reine Döderlein-Flora aufweisen.

Nicht selten ist eine **Kolpitis** mit einer **Zervizitis gekoppelt** (zervikaler Fluor, Leukozytose im Zervixschleim). Optimale Therapie durch mehrmalige Erhitzung der Zervixschleimhaut auf ca. 50°C und entsprechende Therapie der Kolpitis.

> Erst eine gesunde Scheidenflora macht weitere Maßnahmen sinnvoll.

Zur Bedeutung einer **gesunden Zervix** s. Kapitel III, S. 69.

Da das Drüsenfeld der Zervix auch als ein gewisses „Receptaculum seminis" angesehen werden kann, sollte es bei Konisationen an jungen Frauen möglichst erhalten werden durch eine — auch aus anderen Gründen (s. S. 118) — nur **flache** Konisation.

Schon in der ersten Sprechstunde beginnt man mit der Überprüfung der

Fertilität des Mannes.

Bei der Frau erfolgt nach dem Gesichtspunkt zunehmender Belastung nun die Überprüfung des

— **Ovarialfaktors** (als funktionelle Sterilitätsursache)
— **Zervixfaktors** (als funktionelle und organische Sterilitätsursache)
— **Tubenfaktors** (als vorwiegend organische Sterilitätsursache, aber auch mit der Folge funktioneller Störungen)

Mit den Methoden zur Untersuchung des Tubenfaktors und zusätzlicher Anwendung der Hysteroskopie (s. u.) können auch sterilitätsbedingende **organische Veränderungen des Uteruskavum und Uterusmißbildungen** (s. Kap. XVIII) erfaßt werden.

Sie sind selten und haben daher als Sterilitätsursache bei der Sterilitätsbehandlung nur eine geringe Bedeutung. Gleiches gilt für **Veränderungen der Scheide** als organische Sterilitätsursache. Sie sind in Kap. XVIII S. 664 ff. abgehandelt.

2.4 Ovarialfaktor

Die **Ovarial-Funktionstests** sind in 2 Stufen durchführbar:

1. **ambulant** in der Sprechstunde und
2. **unter klinischen Bedingungen.**

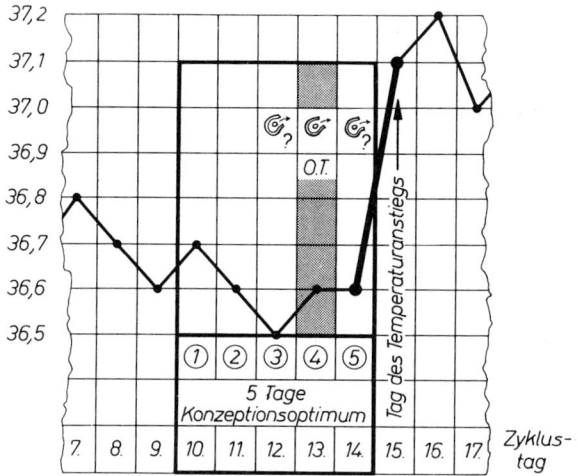

Abb. 16-3 Konzeptionsoptimum (Ausschnitt aus einer Basaltemperaturkurve). Der Temperaturanstieg ist verdickt gezeichnet. Der wahrscheinlichste Tag der Ovulation (0. T.), nämlich 2 Tage **vor** dem BT-Anstieg, ist besonders hervorgehoben. Die **5 Tage des Konzeptionsoptimus** liegen in dem umrandeten Rechteck. Daß die Ovulation einen Tag früher oder einen Tag später eintreten kann, ist durch Follikelsprung mit ? angedeutet.

Zu 1.: Ovarialfunktionsprüfung in der Sprechstunde

A. Basaltemperaturmessung (s. S. 452).

Vor allem zur Bestimmung des Eisprungs und des Konzeptionsoptimums (Abb. 16-3). Wir kennen im wesentlichen 4 diagnostisch leicht auswertbare Verlaufsformen der Aufwachtemperatur:

a) Die **biphasische Temperaturkurve** gilt als **relativ sicherer Beweis für einen Eisprung** etwa 12 − 36 Stunden **vor** dem Temperaturanstieg.

b) **Monophasische Temperaturkurve:** Der Follikel ist nicht herangereift, oder der herangereifte nicht gesprungen; der hypertherme Effekt des Progesterons fehlt = unfruchtbarer **anovulatorischer Zyklus.**
Dabei ist allerdings zu bedenken, daß ca. 5% der Frauen auch bei vorhandener Corpus-luteum-Wirkung keine hypertherme Reaktion zeigen, was mit Gestagengaben überprüfbar ist.

c) **Verlangsamter** Temperaturanstieg innerhalb 3 − 5 Tagen (retardierend) = zeitgerechter, aber mit einer Ovarialinsuffizienz in Verbindung stehender Eisprung;

d) Die **Konstanz der Corpus-luteum-Phase** (KNAUS) mit normal 14 Tagen fehlt (= verkürzte Corpus-luteum-Phase = **Corpus-luteum-Insuffizienz).** Das befruchtete Ei gewinnt nicht die **endokrine Dominanz** über die Mutter mittels des von ihm gebildeten Choriongonadotropins, es fällt der Desquamationsphase zum Opfer.

Verkürzte Lutealphase = Sterilität!

Die Basaltemperatur **A** gibt also direkt Einblick in die Ovarialfunktion. Die Tests **B** a) bis e) bestätigen uns **A** und zugleich die Funktion der Zervix.

B. Erhebung von Befunden an der Zervix, die auf die Ovulation hindeuten:

a) Zunahme der **Weite des äußeren Muttermundes** 3 − 4 Tage vor der Ovulation bis zum Ovulationstermin (s. S. 431).

b) Die **Schleimproduktion** der Zervixepithelien steigt.

c) Abnahme der **Viskosität des Zervixsekretes**, es wird spinnbar = Spinntest (s. S. 430).

d) **Farnkrauttest** (= Farnkrautphänomen), (s. S. 430), die einfachste und schnellste Information in der Sterilitätssprechstunde; Ergänzung durch den **Burning-Test** (normalerweise Braunverfärbung des Zervixschleims nach kurzem Abflammen des Objektträgers; infolge Abnahme der Glukosekonzentration zum Zeitpunkt der Ovulation wird der Burning-Test negativ).

e) Mit Hilfe der Funktionszytologie Bestimmung der Hormonsituation (s. S. 34).

Die Kriterien a) bis d) sind im **Zervix-Score** nach INSLER zusammengefaßt (Tab. 16-1).

Tabelle 16-1   Zervix-Score

Punkte	0	1	2	3
Menge des Schleims	∅	sehr wenig	sichtbarer Schleimtropfen	viel Schleim fließt ständig
Spinnbarkeit	∅	1 − 4 cm	5 − 8 cm	9 − 15 cm
Arborisation = Farnkrauttest	amorpher Schleim	linear wenig Kristallisation	partiale Arborisation wenige Verzweigungen	komplettes Farnkrautphänomen
MM-Weite	geschlossen	langs. Öffnung	1 − 2 mm	klaffend
Score	0	4	8	12

Weitere in der Sprechstunde mögliche Untersuchungen sind:

C. Einfachere Hormontests (z. B. Gestagen- und Östrogentest bei Amenorrhoe s. S. 530 u. 531); **Blutentnahme zur Hormonspiegeluntersuchung** von: Prolaktin, Gonadotropinen, Östradiol, Progesteron, Testosteron, DHEAS.

D. Eventuelle **Veranlassung** einer **Chromosomenanalyse.**

Zu 2. Maßnahmen, für die eine Patientin hospitalisiert werden sollte

A. Endometriumbiopsie bei unklarer Biphasie des Zyklus.

B. Spezielle Hormonuntersuchungen und **Hormontests** (s. hierzu Kap. XIV).

C. Eine **Ovarial-Biopsie**

zur Beurteilung der Ovarialinsuffizienz wird nur in seltenen Fällen (z. B. bei Ovarialdysgenesie, Grenzfällen von Ovarialhypoplasie, PCO-Syndrom) notwendig. Sie kann durch Pelviskopie oder Minilaparotomie erfolgen und steht immer erst am Ende einer genauen Abklärung der Ovarialsituation durch entsprechende klinische Untersuchungen.

Funktionelle Sterilität durch Ovarialinsuffizienz

Fehlfunktionen oder organische Störungen im Regelkreis: Hypothalamus-Hypophyse-Ovar gehen mit Ovarialinsuffizienz einher. Diese äußert sich in einem Ausfall der generativen (und evtl. auch vegetativen) Funktion des Ovars und in Funktionsstörungen seines Erfolgsorgans, des Endometriums. Aus den Ergebnissen der oben angegebenen Untersuchungsmethoden zur Prüfung der Ovarialfunktion läßt sich weitestgehend auf die Lokalisation der Störung im Regelkreis und ihr Ausmaß schließen. Das methodische Vorgehen ist im Kapitel XIV im Rahmen der Diagnostik der Zyklusstörungen ausführlich dargestellt. Die WHO (= World Health Organization) hat auf der Basis solcher Untersuchungen die Ovarialinsuffizienz als Ursache der funktionellen Sterilität in sieben Gruppen eingeteilt (Abb. 16-4 mit Text). Anhand dieser Klassifizierung wird nachfolgend kurz auf die Ovarialinsuffizienz als Ursache der Sterilität eingegangen.

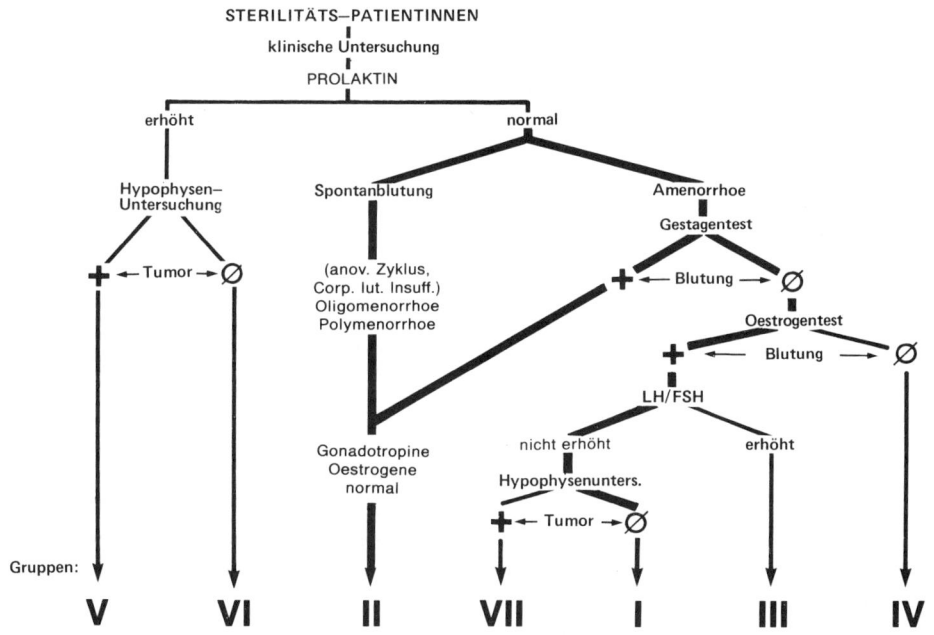

Abb. 16-4   WHO-Klassifizierung zur Diagnostik der funktionellen Sterilität durch Ovarialinsuffizienz.

Gruppe   I   Die **hypothalamisch-hypophysäre Unterfunktion** (hypogonadotrop; hypoöstrogen).

Gruppe   II   Die hypothalamisch-hypophysäre **Dysfunktion** (normogonadotrop).

Gruppe   III   Die hypergonadotrope **primäre** Ovarialinsuffizienz.

Gruppe   IV   Angeborene oder erworbene **Anomalien** des Genitaltrakts.

Gruppe   V   Sterilität bei Hyperprolaktinämie **mit** Tumor im Hypophysen-(Hypothalamus)-Bereich.

Gruppe   VI   Sterilität bei Hyperprolaktinämie **ohne** Tumor im Hypophysen-(Hypothalamus)-Bereich.

Gruppe   VII   **Raumfordernder Prozeß** ohne Hyperprolaktinämie.

Meist liegt der ovariell bedingten funktionellen Sterilität eine funktionelle **sekundäre Ovarialinsuffizienz** zugrunde, bedingt durch hypothalamisch-hypophysäre Fehl- oder Unterfunktion. Finden sich eine Corpus-luteum-Insuffizienz, anovulatorische Zyklen, oder eine Amenorrhoe, die auf Gestagengaben mit Entzugsblutungen reagiert (= positiver Gestagentest), so handelt es sich um eine normoöstrogene-normogonadotrope Störung aufgrund einer

hypothalamisch-hypophysären D y sfunktion (Gr. II WHO)

Man kann sie als Entgleisung der **Fein**regulation des Regelkreises ansehen. – Sie läßt sich aus der Basaltemperaturmessung (für 3–6 Monate) ergänzt durch Zervixscore, Funktionszytologie und evtl. Endometriumbiopsie, bzw. bei Amenorrhoe durch den positiven Gestagentest unschwer erkennen.

Treten nach Lösung einer oft ursächlichen Konflikt- oder Notstandsituation keine Normalzyklen ein, so kann (evtl. nach Clomifentest) bei monophasischen Zyklen oder Amenorrhoe mit einer medikamentösen Ovulationsauslösung (Clomifen u. a.) begonnen werden. Voraussetzung ist, daß eine Hyperprolaktinämie (Gr. V und VI WHO) nicht vorliegt oder aber behandelt wurde (s. S. 495), wonach es oft zu Normalzyklen kommt, und daß eventuelle dysregulatorische Einflüsse anderer endokrin-aktiver Organe ausgeschlossen bzw. behandelt sind (s. u.). Auch zur Behandlung der Corpus-luteum-Insuffizienz, die ihre Ursache in einer Follikelreifungsstörung hat, erscheint die gezielte Ovulationsauslösung besser geeignet als die Lutealphasenstabilisierung mit Gestagenen oder Östrogen-Gestagengemischen, die nur am Endometrium wirksam werden.

Die Aussichten auf eine Schwangerschaft durch die ovulationsauslösende Therapie sind meist günstig.

Besteht aber eine Amenorrhoe bei welcher der **Gestagentest negativ** ist, d. h. auf Gestagengaben das Endometrium nicht mit einer Entzugsblutung reagiert, so liegt entweder eine **tiefergreifend gestörte Ovarialfunktion** mit stärkerem Östrogenmangel (Östrogentest positiv) oder bei negativem Östrogentest eine angeborene oder erworbene Anomalie des Genitaltrakts vor (Gr. IV WHO). – Bei positivem Östrogentest ist jetzt durch weitere Hormonuntersuchungen und -tests (vor allem Gonadotropinbestimmung, GnRH(LH-RH)-Test, evtl. Hypophysenuntersuchung, Östrogenbestimmung (s. Kap. XIV) auszuschließen oder zu beweisen, daß eine funktionelle hypoöstrogene-hypogonadotrope Störung aufgrund einer

hypothalamisch-hypophysären U n t e rfunktion (Gr. I WHO),

die der Behandlung **mit Gonadotropinen** recht gut zugängig ist, vorliegt,

oder ob eine organische Ursache: ein Hypophysen- oder Hypothalamustumor ohne Hyperprolaktinämie (Gr. VII WHO) oder eine primäre hypergonadotrope Ovarialinsuffizienz (Gr. III WHO) für die Sterilität verantwortlich ist.

Eine **primäre Ovarialinsuffizienz**, bei der die Störung vom Ovar (oder seinen Anlagen) selbst ausgeht, wie z. B. bei Gonadendysgenesie, Hypoplasie der Ovarien, ist im Vergleich zur sekundären Ovarialinsuffizienz als Sterilitätsursache sehr selten. Nicht anlagebedingt kann sie sich, ebenfalls äußerst selten, auch bei **beid**seitigen Ovarialtumoren, Endometriose oder Zysten der Ovarien, welche die Ovarialsubstanz weitestgehend aufbrauchen, entwickeln. Physiologisch tritt sie im Klimakterium als natürlicher Erschöpfungszustand der Ovarien auf.

Bei einer **primären** Ovarialinsuffizienz sind die **Gonadotropinwerte** immer **erhöht**.

Für eine **hypergonadotrope Ovarialinsuffizienz** besteht **keine kurative Möglichkeit in Bezug auf die Sterilität**.

Es liegt eine **irreparable, therapeutisch nicht beeinflußbare Sterilität** vor.

In allen Fällen von Ovarialinsuffizienz, bei denen ein Östrogenmangel mehr oder weniger stark bereits während der Entwicklung des Organismus auftritt, besteht eine unschwer klinisch erkennbare

genitale Hypoplasie

mit spitzwinklig anteflektiertem hypoplastischem Uterus, muldenförmigem Damm, spitzem Schambogen und spärlicher Schambehaarung.

Bei weitem am häufigsten ist die funktionelle Sterilität durch Ovarialinsuffizienz eine Folge der hypophysär-hypothalamisch bedingten Dys- oder Unterfunktion. Die Ursache der hypothalamisch-hypophysären Störung ist meist in Konflikt- und Notstandsituationen oder einer anderen psychoreaktiven Beeinflussung des Hypothalamus zu suchen. Da aber das hypothalamisch-hypophysär-ovarielle Funktionssystem über den Hypothalamus auch mit den Regelkreisen anderer endokrin-aktiver Organe verbunden ist, können sich deren Fehlleistungen dysregulatorisch ebenfalls in einer sekundären Ovarialinsuffizienz auswirken. Dabei ist am ehesten an eine Störung der Schilddrüsenfunktion, bei Hyperandrogenämie an Funktionsstörungen der NNR (oder der Ovarien) bzw. androgen-bildende Tumoren daselbst, aber auch an andere hormonelle Störungen zu denken. Allein durch die Behandlung der Grundkrankheit können öfters auch ohne Ovulationsauslösung wieder normale Zyklen eintreten. — Wurde die Störung aber nicht erkannt und behandelt, dann bleibt die ovulationsstimulierende Therapie oft erfolglos. Deshalb sollte man vor jeder solchen Behandlung neben einer routinemäßigen Prolaktin- und Androgenbestimmung auch immer die Schilddrüsenfunktion und bei klinischen Zeichen auch andere endokrine Organe, die dysregulationsauslösend wirksam werden können, überprüfen.

Die **therapeutischen Erfolgsaussichten** für die Behebung der Sterilität sind am größten in den Gruppen I, II und VI, bereits sehr eingeschränkt in den Gruppen V u. VII.

Bei Feststellung einer Hyperprolaktinämie muß entsprechend den Darlegungen auf Seite 497 vorgegangen werden, um ein **Prolaktinom** als Ursache der Hyperprolaktinämie zu bestätigen (Gr. V) oder auszuschließen (Gr. VI).

Demgegenüber besteht für die Patienten der Gruppe III **keine** Therapiemöglichkeit, in bezug auf die Sterilität, für die der Gruppe IV eine sehr eingeschränkte, meist nur dann, wenn die Genitalveränderungen nicht angeboren, sondern erworben sind.

In den **Gruppen I und II** ist das **Behandlungsziel** der **funktionellen ovariellen Sterilität:**

Bei monophasischen Zyklen oder Amenorrhoe eine **Ovulation auszulösen** bzw., wenn eine Ovulation erfolgt, eine **insuffiziente Gelbkörperphase** (nach Follikelreifungsstörung) **zu stabilisieren** (am besten durch die **gezielte** Ovulationsauslösung).

Die entsprechende Behandlung ist in ihrer Durchführung, den Erfolgschancen und Nebenwirkungen **im Kapitel XIV dargestellt.**

Zur Behandlung einer sterilitätsbedingenden **Hyperandrogenämie** (nach Tumorausschluß) bei ovarieller Ursache s. S. 510, bei adrenaler Ursache s. S. 521 u. S. 369.

2.5 Zervixfaktor

Der Zervixfaktor ist für die Sterilität und Infertilität von großer Bedeutung. Störungen in diesem Bereich, die zur Sterilität führen können, lassen sich aufgliedern in

● **funktionell-endokrin** bedingte und/oder **immunologische** Fehlleistungen,
● **morphologisch-pathologische Veränderungen** (die zum Teil auch nur Infertilität bedingen).

2.5.1 Funktionell-endokrin-bedingte Fehlleistungen der Zervix

Die funktionell-endokrin bedingten präovulatorischen Veränderungen des Zervixschleims erfaßt der **Zervix-Score** mit bis zu 12 Punkten (s. Tab. 16-1). Dabei werden die Variationen von Menge, Spinnbarkeit und Viskosität des Zervixschleims beurteilt. Sie stellen **physiko-biochemische Veränderungen** des Schleims in Abhängigkeit von der jeweiligen hormonellen Situation dar.

Der Zervixschleim ist unmittelbar nach der Desquamationsphase hochviskös. Er bildet einen mechanischen Verschlußpfropf im Zervikalkanal als Schutz gegen Aszension jeder Art von Substanz, also auch von Spermien (= **Kontrazeptionseffekt der gestagenbetonten Pille!** − s. S. 630).

Am Östrogengipfel nimmt

− die **Schleimmenge** zu,
− die **Viskosität** und der **Polysaccharidgehalt ab** und
− das **Lumen des Zervikalkanals erweitert sich**
   (= optimale Voraussetzung für die Aszension der Spermien) (s. S. 586).

Neben der positiven Chemotaxis, die dieser Schleim auf die Spermien ausübt (s. KURZROK-MILLER-Test), hat er **wahrscheinlich** einen heute noch nicht sicher geklärten fertilisierenden Effekt auf die Spermien, den wir **Kapazitation** nennen.

Kapazitation = Erwerb der Fähigkeit des Spermiums, das Ei zu befruchten.

Bei der **Kapazitierung** wird die Membran der Akrosomenkappe am Kopf des Spermatozoons aufgelöst und es werden Enzyme, vor allem Akrosin, frei, die dem Spermatozoon erlauben, die Zellschichten und Membranen des Oozyten zu durchdringen.

Die Frage, ob die Spermien beim Menschen in der Zervix oder den Tuben kapazitiert werden, steht aber noch offen.

Fehlen die zyklischen physiologischen Veränderungen des Zervixschleims und der Zervix, so ist eine **endokrine Ursache (Ovarialinsuffizienz) zu vermuten.** Anhand der Basaltemperatur läßt sich überprüfen, ob ein monophasischer Zyklus, eine Corpus-luteum-Insuffizienz oder andere Zyklusstörungen vorliegen, die entsprechend zu behandeln sind

(s. Kap. XIV). Bei normaler Basaltemperaturkurve, aber Abweichungen im Zervix-Score kann man unter der Vorstellung eines relativen Östrogenmangels (Rezeptorstörung?) versuchsweise **präovulatorisch** für 4 — 5 Tage **Östrogene** (z. B. Progynon C® 0,02 2 — 3 × 1 Tabl. tägl.) geben, um den Zervixschleim stärker zu verflüssigen und für den Samen besser penetrationsfähig zu machen. Grundsätzlich angebracht ist diese präovulatorische Östrogenmedikation, wenn die Ovulation durch antiöstrogen wirksame Substanzen (z. B. Clomifen) ausgelöst wird und daher eine verminderte Östrogenwirkung auf den Zervixschleim zu erwarten ist (s. S. 541).

2.5.1.1 Tests für den Zervixfaktor

Neben dem Zervix-Score stehen als **weitere Tests für den Zervixfaktor** nur **indirekte** Methoden zur Verfügung, welche die „Verträglichkeit" zwischen dem Samen des Ehemanns und dem Zervixschleim der Ehefrau anzeigen.

Aber auch dabei läßt sich manchmal nicht sicher sagen, ob

endokrin bedingte physikochemische Veränderungen des Zervixschleims, oder ob

immunologische Faktoren (oder beide) die Ursachen der Unverträglichkeit von Samen und Mucus sind.

> Allerdings spricht bei den nachfolgend beschriebenen **in-vitro**-Tests die fehlende Samenpenetration in den Zervixschleim am **ehesten für immunologische Störungen dann, wenn für den Schleim optimale** physiko-chemische **Verhältnisse** vorliegen und das **Spermiogramm unauffällig** ist.

Der am einfachsten durchzuführende „Verträglichkeitstest", aber auch derjenige mit der geringeren Aussagekraft, ist der

postkoitale (in vivo) Test nach SIMS und HUHNER.

Er dient einmal dem Nachweis, ob Spermatozoen **vorhanden** sind, oder nicht. Zum anderen der Beurteilung, ob vorhandene Spermatozoen **beweglich** sind oder nicht.

Sind oder werden die Spermatozoen sehr bald unbeweglich (= **negativer** SIMS-HUHNER-Test), so liegt die Ursache dafür entweder

— **im Sperma oder**
— **im Zervixschleim.**

Dementsprechend muß jetzt das Sperma durch Spermiogramm weiter untersucht werden. Ist es unauffällig, dürften Störungen im Bereich des Zervixsekretes (sofern dieses zum Ovulations-Zeitpunkt entnommen wurde) anzunehmen sein.

Der **positive** Postkoitaltest (mit beweglichen Spermien) kann daher einen pathologischen Zervixfaktor weitgehend ausschließen und läßt die Zeugungsfähigkeit des Ehemanns **grob** beurteilen.

Die **In-vitro**-Tests, der

● **KURZROK-MILLER-Test,** der
● **Kapillar-Sperma-Penetrationstest** und der
● **Sperma-Zervikal-Mucus-Kontakt-Test** (SZMK-Test)

lassen exaktere Aussagen zu.

Dabei wird ebenfalls Sperma des Ehemanns und Zervikalsekret der Ehefrau untersucht, jedoch in Gegenwart von **Fremd**mucus bzw. -sperma. Solche Testsysteme arbeiten im Sinne einer Immunreaktion gegen die Spermatozoen als Allotransplantate im weiblichen Genitaltrakt.

Durchführung des SIMS(1868)-HUHNER(1913)-Tests = Postkoitaltest

Es handelt sich, wie bereits betont, um einen „In-vivo"-Test.

Die Patientin wird zum **Ovulationstermin** nach **5-tägiger sexueller Karenz des Mannes** 3—4 Stunden post coitum in die Sprechstunde bestellt. Entsprechend Abbildung 16-5 wird je eine Probe angesaugt aus dem

1. hinteren Scheidengewölbe
2. Ostium externum uteri
3. Orificium internum uteri

und phasenkontrastmikroskopisch beurteilt.

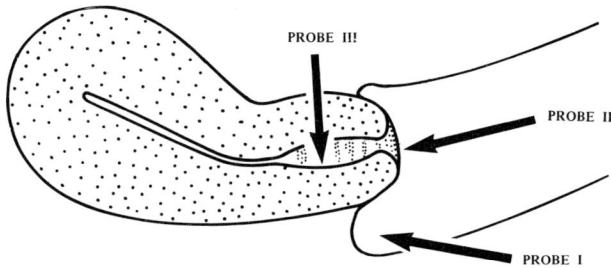

Abb. 16-5   Sekretentnahmestellen zum Sims-Huhner-Test.

Sind in allen 3 Proben, die getrennt entnommen und jeweils nach der Entnahme **sofort** untersucht werden, zahlreiche **lebende** Spermien zu beobachten, so gilt der Test als **positiv**. Im Scheidengewölbe sollten die Spermien erst nach 4—6 Stunden absterben, im Zervikalschleim jedoch noch bis zu 24 Stunden überleben.

Die **logische Inkonsequenz** dieses Testes liegt darin, daß eine positive Beurteilung der Verträglichkeit aus der Zahl und Beweglichkeit derjenigen Spermien geschlossen wird, die **nicht** den Weg zur Tubenampulle gefunden haben!

Sind bei einem wiederholten zyklusgerecht durchgeführten SIMS-HUHNER-Test die Proben **2 und 3 negativ oder nicht eindeutig als positiv** zu beurteilen, so ist die Überweisung des Ehemannes zu einer **andrologischen Untersuchung** indiziert.

Diese Selektion ist **sehr aussagekräftig**: In nur 5,5% von positiven SIMS-HUHNER-Tests findet man später ein pathologisches Spermiogramm des Ehemannes, während bei pathologisch veränderten Spermiogrammen in 94% negative Verträglichkeitstests erhalten werden (H. FIKENTSCHER u. K. SEMM).

Die In-vitro-Tests

Ein wertvoller, in der Praxis wegen der schwer zu koordinierenden Bedingungen aber **nur selten durchführbarer Test** ist der

KURZROK-MILLER-**Test** (1932) = **Invasionstest**.

Für diesen Test, der ebenfalls **nur zum Ovulationszeitpunkt durchzuführen** ist, benötigt man neben dem Zervixsekret einer soeben ovulierenden gesunden, sicher fertilen Frau auch fertiles Samenmaterial eines fremden andrologisch gesunden Mannes. Die Auswertung erfolgt auf 3 Objektträgern (Abb. 16-6).

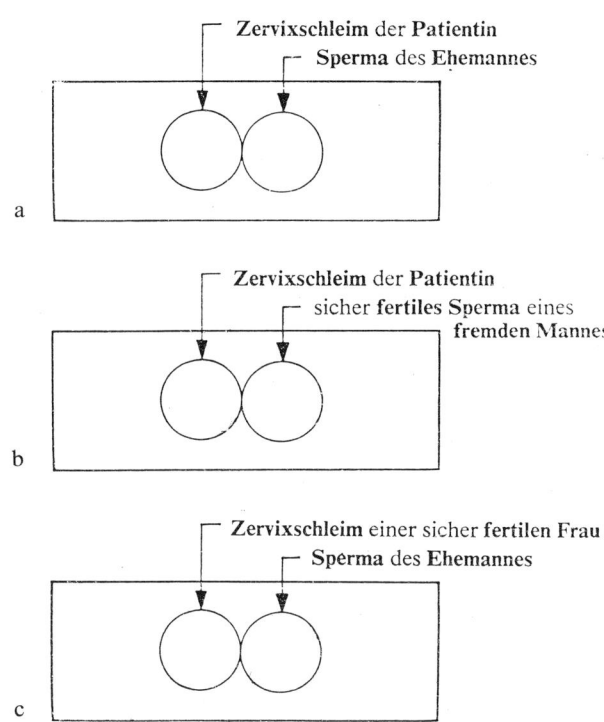

Abb. 16-6   Kurzrok-Miller-Test = Invasionstest
a = einfacher Test; b = gekreuzter Text; c = Gegenprobe

1. **Einfacher Test** (Abb. 16-6 a):
   1 Tropfen **Zervixschleim der Patientin** wird mit 1 Tropfen des durch Masturbation gewonnenen **Spermas des Ehemannes** durch das Auflegen eines Deckglases auf einen Objektträger zur Berührung gebracht. Unter dem Mikroskop beobachtet man, ob die Spermien in den Zervixschleim eindringen.

2. **Gekreuzter Test** (Abb. 16-6 b):
   Der Zervixschleim der **Patientin** wird auf dem Objektträger mit 1 Tropfen eines sicher **fertilen** Spermas eines **fremden** Mannes in Berührung gebracht und die Invasion der Spermien mikroskopisch verfolgt.

3. Gegenprobe (Abb. 16-6 c):
Der Zervixschleim einer sicher **fertilen Frau** in der präovulatorischen Phase wird auf dem Objektträger mit 1 Tropfen des Spermas des Ehemannes zusammengebracht.

Das Vorliegen eines **funktionell-pathologischen Zervixfaktors muß angenommen werden, wenn** beim KURZROK-MILLER-Test

1. der einfache Test **negativ** ist,
2. der gekreuzte Test mit dem Zervixschleim der Patientin und dem gesunden Sperma eines fremden Mannes **negativ** ist,
3. die Gegenprobe (Sperma des Ehemannes mit dem Zervikalschleim einer sicher fertilen Frau in der präovulatorischen Phase) **positiv** ausfällt.

In diesem Fall ist die **Frau** zu behandeln (s. u.).

Ist dagegen

1. **negativ**
2. **positiv**
3. **negativ**, so ist der **Mann** an einen Andrologen zu überweisen.

Weitere Penetrationstests

Kapillar-Sperma-Penetrationstest
(= Abwandlung des KURZROK-MILLER-Tests)

Technik: Für diesen Sperma-Mucus-Penetrationstest wird eine Zervikalsekretprobe zur Zyklusmitte aus dem äußeren Muttermund mit einer Hämatokritkapillare aspiriert und in ein Sperma-Ejakulat (60×10^6 Spermien pro ml) getaucht. Beurteilt wird die **Zahl der Spermatozoen und ihre maximale Penetrationshöhe in den distalen Abschnitt der Kapillaren** nach jeweils **30, 60** und **90 Minuten**.

1. Einfacher Test:
Zervixschleim der Patientin und Sperma des Ehemannes.

2. Gekreuzter Test:
Zervixschleim der Patientin mit Sperma eines fremden gesunden Mannes.

3. Gegenprobe
Zervixschleim einer sicher fertilen Frau und Sperma des Ehemannes.

Das Vorliegen eines funktionell pathologischen Zervixfaktors wird vergleichend wie beim KURZROK-MILLER-Test ausgewertet.

Antikörper gegen Spermatozoen im Zervikalsekret, die eine Penetration der Spermien in das Zervikalsekret verhindern, erfaßt der

Sperma-Zervikal-Mucus-Kontakt-Test (SZMK-Test) (Abb. 16-7).

Prinzip: Er erfaßt die gestörte Reaktion zwischen Spermatozoen und Zervikalsekret bei Anwesenheit von Spermatozoen-Antikörpern durch das **Shaking-Phänomen**: Bei Anwesenheit solcher Antikörper im Sperma oder im Zervikalsekret tritt an die Stelle einer **progressiven** Bewegung der Spermatozoen eine **Schüttelbewegung ohne progressive Bewegung,** sobald diese mit dem Zervikalsekret in Berührung kommen.

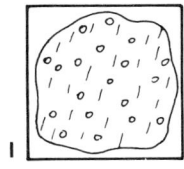 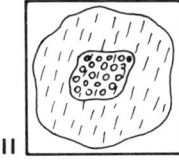

SZMK-Test

Sperma-Zervikalmucus Kontakt-Test

Typ I: **Sperma + Zervikalsekret gemischt**

Typ II: **Dünne Schicht von Sperma auf Zervikalsekret**

Abb. 16-7   SZMK-Test Typ I und Typ II (s. Text).

Man führt den SZMK-Test durch, entweder indem man beide Medien auf einen Objektträger mischt (Typ I) oder auf eine dünne Spermaschicht Zervikalsekret auftropft (Typ II).

Zur Feststellung, ob **Antikörper im Sperma oder im Zervikalsekret** auftreten, dient der SZMK-Test kreuzweise in 4 Kombinationen:

1. Kombination: Ehemannsamen und Zervikalsekret der Ehefrau
2. Kombination: Ehemannsamen und Zervikalsekret einer Spenderin
3. Kombination: Spendersamen und Zervikalsekret der Ehefrau
4. Kombination: Spendersamen und Zervikalsekret einer Spenderin

2.5.2 Immunologische und serologische Faktoren der Sterilität/ Infertilität

Insbesondere die Penetrations- und Kontakttests zeigen, daß offenbar neben der physiko-biochemischen Beschaffenheit des Zervixschleims, die man früher im wesentlichen als funktionellen Zervixfaktor bezeichnet hat und die auch therapeutisch durch Hormone (z. B. Östrogene) angehbar ist,

immunologische Ursachen der Sterilität

zu berücksichtigen sind.

Bei **fehlender klinisch faßbarer Ursache** einer **ehelichen Sterilität** und weitgehend **unauffälligem Zervix-Score** sowie **Spermiogramm** (aber eventuell auffälligen Verträglichkeitstests) muß stets an solche **immunologischen Ursachen gedacht** werden.

Auch die Infertilität kann immunologische Ursachen haben.

Unter heute teils bekannten, teils unbekannten Bedingungen können als Reaktion auf verschiedene Antigene im Zeugungstrakt zahlreiche **Auto-** und **Allo-Antikörper** entstehen.

So kann ein **Mann** Auto-Antikörper gegen seine **eigenen Samenfäden** bzw. sein Samenplasma und eine **Frau** gegen ihre **eigenen Eizellen** bilden.

Eine **Frau** kann neben (Allo-)**Antikörpern gegen** den Gesamtsamen auch solche gegen verschiedene **Teile** der **Spermatozoen** sowie gegen **Glykoproteine** und andere Bestandteile des **Seminalplasmas** des Partners erzeugen.

Ebenso können aber auch Antikörper gegen die fetoplazentare Einheit als Allotransplantat in der Mutter entstehen. So gesehen ist die Toleranz der Schwangerschaft in utero, d. h. daß eine solche überhaupt erhalten bleibt, aus der Perspektive der Immunologie kurz als „biologisches Wunder" zu bezeichnen.

Beim **Mann** finden wir **lokale** und **im Blut zirkulierende** Auto-Antikörper, die zur Agglutination, bzw. der Immobilisation der Spermatozoen an Kopf-, Mitte- oder Schwanzstück führen können. Die Immunisierung mit Hodengewebe führt zur Unterbrechung der Spermatogenese.

Die Sensibilisierung der Frau gegen Spermatozoen des Mannes im Sinne einer allogenen Reaktion ist leichter verständlich, als die Vorgänge einer Autoimmunisierung. Man nimmt an, daß Spermabestandteile zur Entwicklung von Antikörpern führen, die dann im Blut zirkulieren und eine Agglutination, Immobilisierung oder Lysis von Spermatozoen bewirken (agglutinierende, immobilisierende oder zytotoxische Antikörper [METTLER 1977]).

Als Fernziel nach diesen Beobachtungen ist eine **immunologische Fertilitätskontrolle** denkbar.

Diagnostischer Weg

Die lokalen Verträglichkeitstests
in vivo
— **Postkoitaltest** und
in vitro
— **Spermapenetrationstest (KURZROK-MILLER)**
— **Kapillarsperma-Penetrationstest** und
— **Sperma-Zervikal-Mucus-Kontakttest** (SZMK-Test)

lassen nur die **Vermutung auf immunologische Störungen** zu, insbesondere dann, wenn diese Tests auffällig sind, obwohl der Zervixschleim ansonsten keine Auffälligkeiten zeigt (und das Spermiogramm „normal" ist).

Die **direkte Bestimmung** von Antikörpern im Zervixschleim ist möglich, aber sehr aufwendig und nur Speziallaboratorien vorbehalten.

Ein weiterer diagnostischer Weg ist die Überprüfung **generalisierter Immunreaktionen**:
1. Die Bestimmung von **Sperma-Antikörpern im Serum**
a) Biologische Tests, unter Verwendung **ganzer** Spermatozoen als Antigen.
   Diese werden mit Serum zusammengebracht als
   Sperma-Agglutinationstest (der sich mit einer Mikro- oder Makromethode beurteilen läßt)
   oder (nach Zusatz von Komplement) als
   Sperma-Immobilisationstest (der sich ebenfalls als Mikro- und Makromethode beurteilen läßt).

b) Immunchemische Tests, bei denen **gelöste** Sperma-Antigene benutzt werden und die Antikörper durch
- RIA (Radioimmuno-Assay)
- ELISA (Enzyme-Linked Immuno Sorbent Assay)
- Immuno-bead-Technik

nachgewiesen werden.

2. Die Bestimmung von **Oozyten-Antikörpern im Serum der Frau** durch Immunfluoreszenz-Technik oder Radioimmuno-Assay ist ohne praktische Bedeutung, da das Auftreten von Oozyten-Antikörpern keiner Therapie bedarf, weil eine Beeinträchtigung der Konjugation durch diese Antikörper sehr fraglich erscheint.

Therapie bei immunologisch bedingter Sterilität:
Als Therapie für die **Antikörper der Frau gegen** die **Spermatozoen** des Mannes wird derzeit meist die **mehrmonatige sexuelle Karenz** bzw. der **Coitus condomatus** angegeben. Erwogen wird die Behandlung mit Kortikosteroiden sowie die extrakorporale Befruchtung (zur Umgehung des Zervixschleims).

Eine Behandlung der **immunologischen Sterilität** des **Mannes** mit normalem Spermabefund ist bislang erfolglos. Vorgeschlagen wird eine Testosteron-Behandlung zur Suppression der Spermatogenese und die Therapie mit Kortikosteroiden.

Immunologische Ursachen der Infertilität

Symptom:
Habituelle Aborte in der Frühschwangerschaft.

Habituelle Aborte, die nicht auf Chromosomenanomalien des Fetus, anatomische, oder hormonelle Auffälligkeiten der Patientin zurückzuführen sind, stellen eine bisher nicht einzuordnende Gruppe dar. Sie ergeben die Indikation zu bestimmten immunologischen Tests. In manchen Fällen läßt sich mit der notwendigen Skepsis daraus die Indikation für eine **immunstimulative Therapie** ableiten.

Als **Ursache** dieses Typs der habituellen Aborte wird eine **mangelhafte Bildung schützender Antikörper** (sogenannte blockierende Antikörper) mit partnerbezogener Spezifität angenommen. Diagnostik- und Therapieversuche sind noch sehr vage, sodaß auf ihre Darstellung verzichtet wird.

Serologische Faktoren der Infertilität

Bei bestimmten Blutgruppenkonstellationen kann der Fetus schon intrauterin oder bald post partum absterben. Die meistbekannte, Infertilität verursachende Unverträglichkeit dieser Art ist die Rh-Konstellation. Hierbei wird eine **Rh-negative Mutter** gegen das **Rh-positive** Blut des Kindes sensibilisiert; die (plazentagängigen) **Antikörper der Mutter führen beim Kind zur Erythroblastose.** Diese Infertilitätsursache hat aber an Bedeutung verloren, da inzwischen kindliche **Rh-positive Erythrozyten**, die in den mütterlichen Kreislauf eingeschwemmt wurden, **post partum** oder abortum durch Antiserum **neutralisiert** werden, d. h. die **Antikörperbildung bei der Mutter wird verhindert.**

Die weitere Aufschlüsselung serologischer Faktoren erfolgt heute im Rahmen der Immunologie.

2.5.3 Morphologisch pathologische (organische) Zervixveränderungen

1. **Konzeptions**erschwerende (= sterilitätsbedingende) Faktoren;
2. **Austragen** erschwerende (= infertilitätserzeugende) Faktoren.

Praktisch gibt es zwischen 1. und 2. fließende Übergänge, so daß morphologisch-pathologische Zervixveränderungen Ursache der Sterilität **und/oder** Infertilität sein können.

Vorwiegend unter 1. ist einzugliedern:
die **Striktur** (punktförmig) des **orificium externum** und
die **Striktur** des **orificium internum** uteri.

Die mechanische Dilatation eines „zu engen" Zervikalkanals ist ineffektiv, führt zur Narbenbildung und sollte unterbleiben. Die einmalige Sondierung genügt.

Ektropium > als 1 cm Durchmesser.

Emmet'scher Riß mit großem Lazerations-Ektropium.

Zustand nach **Operation an der Zervix** (z. B. Portioamputation; schlecht geheilte Konisation [selten]).

Therapie: s. bei den jeweiligen Veränderungen.

Eine im weitesten Sinne fertilitätsstörende anatomische Veränderung stellt auch die **chronische Zervizitis** dar. Sie sollte stets behandelt werden (s. S. 68).

Vorwiegend unter 2. ist einzugliedern:

Primäre Zervixinsuffizienz (meist angeborene Bindegewebs- und Muskelschwäche im Bereich des Verschlußapparates oder eine **quantitative Verschiebung von Bindegewebe zugunsten des Muskelgewebes**): Sie führt zum Abortus habitualis oder zur Frühgeburt.

Sekundäre Zervixinsuffizienz: Großer Zervixriß (= Emmet) post abortum, bzw. - partum und Zustand nach Operation an der Zervix (wie bei 1.).

Therapie: Mechanische Unterstützung des Halteapparates durch zirkuläre Naht in der Schwangerschaft (SHIRODKAR, MCDONALD u. a.) bei primärer, oder operative Korrektur bei sekundärer Zervixinsuffizienz.

2.6 Tubenfaktor

(und organische **uterine** Ursachen der Sterilität)

Von vielen wird darunter lediglich eine Durchgängigkeitsstörung der Tuben verstanden. Das geht aber an der Wirklichkeit vorbei, da vielfältige Veränderungen die Eileiter zur Sterilitätsursache werden lassen können, so daß der Begriff „Tubenfaktor" hier besser am Platz ist. Frühere Untersuchungsmethoden haben im wesentlichen nur die Eileiter-**durchgängigkeit** beachtet. Hier ist seit Einführung der **endoskopischen Untersuchungsmethoden** (Pelviskopie, Chromosalpingoskopie) ein Wandel eingetreten. Umgekehrt aber erlaubt die **Hysterosalpingographie** (s. u.), die für die Beurteilung des Tubenfaktors heute weitgehend in den Hintergrund getreten ist, eine Beurteilung der

uterinen Ursachen der Sterilität,

die als Nebenergebnis der Hysterosalpingographie anfallen, aber auch durch die **Hyste-roskopie** (s. u.) getrennt zu ermitteln sind. Es werden nachfolgend die älteren Methoden, die der Beurteilung des Tubenfaktors dienen, beschrieben und in ihrer Leistungsfähigkeit den modernen Methoden gegenübergestellt.

> Alle Eileiterdurchgängigkeitsprüfungen sind **operative**, d. h. aggressive intraabdo-minelle chirurgische Maßnahmen und stehen daher am **Ende** der **Untersuchungsreihe**.

Selbstverständlich wird die Untersuchung des Tubenfaktors langwierigen endokrinen Untersuchungen **dann vorgezogen, wenn die Anamnese einen Eileiterverschluß in hohem Maße wahrscheinlich macht.**

Verfahren zur Prüfung der Eileiterdurchgängigkeit:

Man unterscheidet

deszendierende Tests
(Tube → Zervikalkanal = physiologisch in Richtung Eitransport), die heute wegen gefährlicher transabdominaler Blindpunktionen keine Bedeutung mehr haben, von

aszendierenden Tests
(Zervikalkanal → Tube = unphysiologisch).

Aszendierende Prüfung der Tubendurchgängigkeit:

Beim SPECK-Test (1948) wird **Phenolsulfaphthaleinlösung** in das Uteruskavum einge-bracht, die bei zumindest einer **durchgängigen** Tube rasch vom Peritoneum resorbiert und **im Urin ausgeschieden** wird. Bei beidseits geschlossenen Tuben fehlt die **Rotfärbung des Urins**. Der Test hat heute nur noch dort Bedeutung, wo die Anschaffung von Apparaten zur Durchführung der im folgenden unter 1.—3. genannten Verfahren finanziell nicht möglich ist und man sich trotzdem grob orientieren will.

Bedeutung haben heute nur noch

1. die apparativ gesteuerte **Kohlensäuregas-Durchblasung** (Pertubation),
2. eingeschränkt die **Hysterosalpingographie** (HSG),
3. die **Pelviskopie mit Chromosalpingoskopie** (evtl. mit Tubaloskopie [= Betrachtung des Tubenlumens intra pelviscopiam]),
(4. die **Hysteroskopie**, s. S. 610, als Zusatzmethode zur Untersuchung auf intrauterine Sterilitätsursachen).

> Jede Eileiterdurchgängigkeitsprüfung ist ein intraabdominaler Eingriff!

2.6.1 Pertubation und Hysterosalpingographie

Als chirurgisch kleinster Eingriff zur Eileiterdiagnostik gilt die

Eileiterdurchblasung = Pertubation = RUBIN-Test (1920) mit **Kohlensäuregas;** man erhält ein Durchblasungsdiagramm.

Die ehemalige „Tuben-Schneuzer-Technik" mit **Luft**einblasung von Hand nach SELLHEIM (1923) ist nicht mehr vertretbar.

> Eileiterdurchblasung mit **Luft** ist lebensgefährlich! Emboliegefahr.

Eine Eileiterdurchblasung darf heute nur noch durchgeführt werden

1. **zyklusgerecht** in der Proliferationsphase (d. h. bei noch niedrigem Endometrium) wegen der Gefahr der Endometriumverschleppung (= Endometrioseerzeugung) **und** der Schädigungs- und Unterbrechungsgefahr einer eventuell schon eingetretenen Schwangerschaft;
2. **ohne Narkose mit atraumatischen Abdichtinstrumenten;**
3. **apparativ gesteuert** mit **Kohlensäuregas.**

Zu 1.: Der Eingriff erfolgt am 5.–10. Tag eines 28tägigen Zyklus; Kontrollabstrich, Schwangerschaftstest, Blutkörperchensenkungskontrolle etc., vorherige Sanierung der Scheidenflora und der Zervix ist Voraussetzung!

Hospitalisierung der Patientin (optimal!), Bettruhe; → Gefahr der Keimaszension mit nachfolgender Sterilität (gilt auch für die anderen aszendierenden Verfahren, s. u.).

Zu 2.: Vorbedingung ist eine sichere und **schmerzlose Abdichtung** des Zervixkanals.

Am besten bewährt hat sich die **Unterdruckabdichtung** in Verbindung mit flexiblen Anschlußschläuchen (Portio-Adapter nach FIKENTSCHER und SEMM) als Einweginstrument (Abb. 16-8). Angesaugt an die Portio vaginalis reicht der Adapter etwa 10 mm in den Zervixkanal hinein und paßt sich atraumatisch jeder topographischen Lage an (Abb. 16-9).

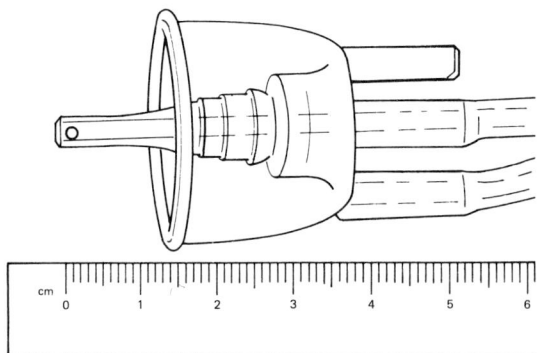

Abb. 16-8 Portioadapter nach FIKENTSCHER und SEMM.

> Vakuum-Abdichtung der Portio vaginalis ist schmerzlos.

Bei Portioveränderungen (z. B. durch einen Emmet'schen Riß) läßt sich eine Vakuumglocke schlecht ansaugen. Dann wird der Zervikalkanal mit dem atraumatischen, flexiblen Zervikal-Doppelballonkatheter (z. B. nach FIKENTSCHER und SEMM) abgedichtet

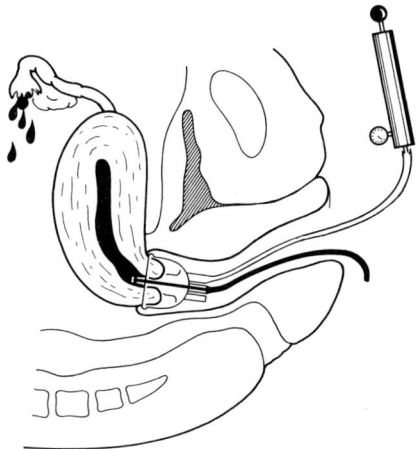

Abb. 16-9   Portioadapter nach FIKENTSCHER und SEMM in situ.

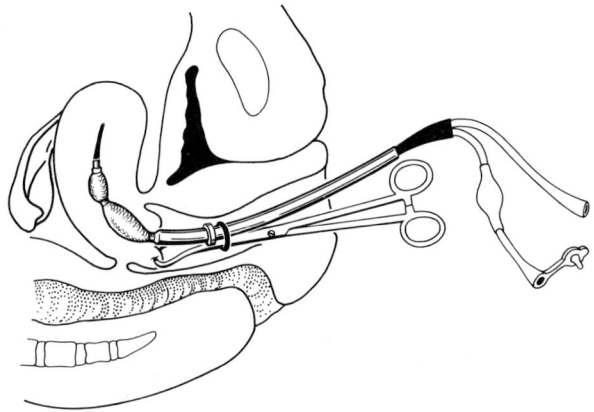

Abb. 16-10   Flexibler Zervikal-Doppelballonkatheter nach FIKENTSCHER und SEMM.

(Abb. 16-10). Er paßt sich ebenfalls jeder topographischen Situation an und dichtet schmerzlos ab.

Portioadapter, oder evtl. Doppelballonkatheter werden bei **allen** Durchgängigkeitsprüfungen der Tuben verwendet. Ältere Methoden mit starren Instrumenten sind verlassen.

Zu 3.: Ein **Eileiter-Insufflationsgerät** (Abb. 16-11) mit Druck- und Volumenmessung und graphischer Registrierung läßt bei der nichtnarkotisierten Patientin charakteristische Oszillogramme unterscheiden:

— normale beidseitige oder einseitige Durchgängigkeit (Abb. 16-12),
— Tubenspasmus bzw. -stenose,
— ein- oder beidseitige Saktosalpinx,
— intramuraler oder peripherer Verschluß.

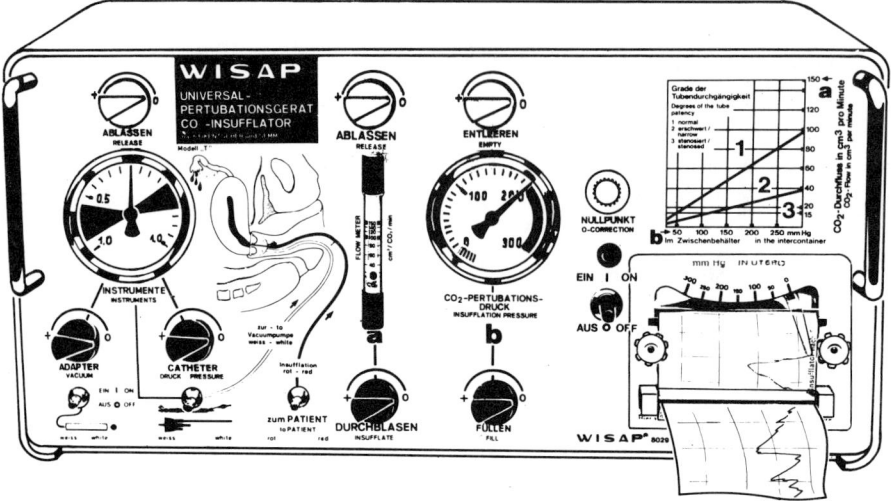

Abb. 16-11 Eileiter-Insufflationsgerät mit Druck- und Volumenmessung sowie graphischer Registrierung (s. Text), nach FIKENTSCHER und SEMM.

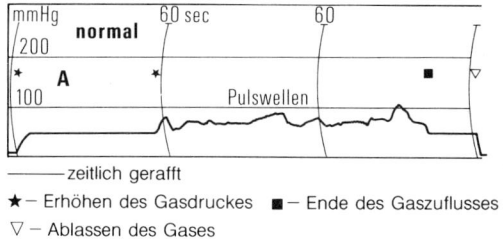

─── zeitlich gerafft

★ — Erhöhen des Gasdruckes   ■ — Ende des Gaszuflusses

▽ — Ablassen des Gases

Abb. 16-12 Normales Diagramm bei Eileiterpertubation (zeitlich gerafft).

Demgegenüber ist der Auskultationstest diagnostisch insuffizient.

Daneben erlaubt die Korrelation von Insufflationsdruck in mm Hg mit der durch die Eileiter strömenden Gasmenge in ml/min die **Bestimmung des Grades der Eileiterdurchgängigkeit.**

Wir unterscheiden empirisch 3 Durchgängigkeitsgrade:

— normal durchgängig,
— erschwert durchgängig,
— hochgradig stenosiert.

Die Eileiterdurchblasung ist eine **einfache orientierende,** in ihrer Aussagefähigkeit aber nur in 80% sichere Methode. Findet sich nicht das in Abbildung 16-12 gezeigte klassische Diagramm für einwandfreie Durchgängigkeit, so ist als einzig sichere Methode die aszendierende Chromosalpingoskopie bei Pelviskopie indiziert.

Auch die **röntgenologische Darstellung** von Uterus und Tubenlumina

= Hysterosalpingographie (HSG)

ist heute weitgehend verlassen und nur noch für spezielle Fragestellungen (uterine Ursachen einer Sterilität/Infertilität) von Interesse, da nur das utero-tubare **Hohlsystem** dargestellt wird. Im übrigen aber ist durch die Chromosalpingoskopie bei der Pelviskopie der Wert der HSG in Diskussion geraten, auch wegen der gonadalen Strahlenbelastung.

Technik der Hysterosalpingographie

(verkürzte Darstellung): Unter Vorbedingungen wie bei der Eileiterdurchblasung instilliert man in den Uterus ein wasserlösliches, dünnflüssiges Kontrastmittel (Röntgenkontrastmittel, cave Allergie) unter einem möglichst vom Pertubationsgerät gesteuerten Druck von maximal 150 bis 200 mm Hg über atraumatische Abdichtungsinstrumente (s. o.). Das Kontrastmittel wird kontinuierlich in das Uteruskavum gepreßt. — Das früher übliche Einpressen des Kontrastmittels von Hand aus einer Spritze ist technisch einfach, kann aber zu falsch negativen Befunden führen und sollte heute einer apparativ gesteuerten Technik weichen.

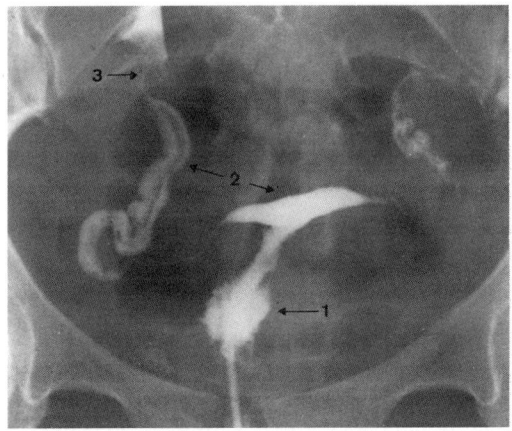

Abb. 16-13   Hysterosalpingographie (Röntgenaufnahme) s. Text.

Wird heute noch eine HSG für notwendig erachtet und durchgeführt, so ist das **Vorhandensein eines modernen Röntgengerätes mit Bildwandler Voraussetzung.** Dieser vermindert die Strahlenbelastung auf etwa 1/10 der üblichen Durchleuchtungsdosis und damit die Gefahr einer Strahlenschädigung der Ovarien bei einer Frau mit Kinderwunsch!

Die Auswertung des hysterosalpingographischen Röntgen-Bildes (Abb. 16-13) setzt viel Erfahrung voraus.

Folgende hysterosalpingographische Aussage ist

sicher möglich	**nicht möglich**

Darstellung

— der Luminaschatten von Zervix, Uterus (Abb. 16-13 Pfeil 1 u. 2) und Eileitern

— der Lokalisation von Fehlbildungen, Obstruktionen, intrauterinen Tumoren, Synechien etc.

— des Austritts von Kontrastmittel aus den Tuben (Abb. 16-13 Pfeil 3; zeigt Verwachsungen)

— des intravasalen Abfließens des Kontrastmittels

Erkennen

— des Durchgängigkeits**grades** der Tuben,

— von peritubar-ovariellen Verwachsungen,

— der topographischen Beziehung zwischen Ovar und Ampulle,

— feiner und grober ampullärer Veränderungen und periampullärer Adhäsionen

Gefahren der Hysterosalpingographie

1. Möglichkeit der **aktinogenen Schädigung.**
2. **Entzündliche Reaktion des Tubenepithels** auf das Röntgenkontrastmittel mit konsekutivem **Eileiterverschluß.**
3. **Vortäuschen eines völlig normalen Befundes** trotz Vorliegens eines schweren funktionellen Eileiterschadens (z. B. Endometriosis genitalis externa, die bei Sterilität pelviskopisch in 51% nachweisbar ist).

Besonders letztgenannte Fehldiagnose ist von tragischer Bedeutung, da das scheinbar einwandfreie hysterosalpingographische Dokument für Jahre den Tubenfaktor aus der Sterilitätsbehandlung ausklammert.

Vor allem die **Eileiterdurchblasung,** aber auch die **HSG,** sind **heute nicht mehr die Methoden der Wahl** für die Eileiterdiagnostik, wenn die Möglichkeit zur Pelviskopie (s. u.) kombiniert mit Chromosalpingoskopie (s. u.) gegeben ist. Die diagnostischen Lücken beider Methoden ermöglichen folgenschwere **Fehldiagnosen** eines

> normalen Testergebnisses trotz bestehender tubarbedingter Sterilität bei Eileiterdurchblasung und bei HSG.

Entscheidender **Vorteil der HSG** gegenüber dem Gasdurchblasungsverfahren ist die Darstellung des **Zervix- und Kavumlumens.** Die Röntgentechnik hat daher in der Sterilitätspraxis im wesentlichen noch eine Bedeutung im Sinne der **Hysterographie.** Die röntgenologische Darstellung der durchgängigen **Tubenlumina** hat, da der Grad der Eileiterdurchgängigkeit nicht zur Darstellung gelangt, **funktionell keine Bedeutung.**

Daher:

> Optimale **Eileiter**diagnostik nur durch Pelviskopie und Chromosalpingoskopie.

Uterine Ursachen einer Sterilität/Infertilität

werden dagegen vornehmlich mit Hilfe der Hysterographie· oder Hysteroskopie (s. u.) gefunden. Dies sind

1. **Hemmungsmißbildungen** (s. Abb. S. 667 ff.), die teils eine erschwerte Konzeption (Sterilität) oder Implantation mit Aborten oder Frühgeburten (= Infertilität) verursachen.
   Therapie: Plastische Operationen, z. B. STRASSMANN'sche Operation (= Querspaltung) oder JONES-Operation (= Längsspaltung) des Korpusmuskels zur Vereinigung beider Uterushörner bei geteiltem oder völlig getrenntem Cavum uteri (Septen können auch hysteroskopisch durchtrennt werden).
2. **Intrauterine Geschwülste** (submuköse Myome, Korpuspolypen, andere raumverdrängende uterine Geschwülste.
3. **Synechien** nach zu scharfer Abrasio (ASHERMAN-Syndrom s. S. 518).

Eine Retroflexio uteri (s. S. 288) darf nur in seltenen Fällen als Sterilitätsursache angesehen und durch Antefixationsoperation behandelt werden, wenn **alle** anderen Sterilitätsfaktoren mit Sicherheit ausgeschlossen wurden.

Der diagnostische Wert der Pertubation und/oder HSG

Die Eileiterdurchblasung ist in erster Linie eine diagnostische Maßnahme um festzustellen, ob eine völlig **normale** Eileiterdurchgängigkeit vorliegt. Weist das Oszillogramm, bzw. das Hysterosalpingogramm auf Störungen hin, so ist die **Stufenleiter der diagnostischen Maßnahmen** weiter zu gehen, d. h. eine Pelviskopie durchzuführen. Die mehrfache Wiederholung von Pertubation oder HSG ist diagnostisch ineffektiv.

Ein zweifelhaftes oder negatives Pertubations-, bzw. HSG-Ergebnis stellt die Indikation zur Pelviskopie.

Der therapeutische Wert der Pertubation und/oder HSG

Jede pertubierende Maßnahme kann rein mechanisch **kleine Hindernisse** beseitigen und die Patientin psychisch entlasten. Nach dieser rein diagnostischen Untersuchung zu beobachtende Schwangerschaften sind daher als echter therapeutischer Effekt anzusehen.

Wird durch eine pertubierende Maßnahme das Vorliegen eines Tubenschadens evident, muß die Art der gestörten Eileiterfunktion näher eruiert werden!

Regel: Die Diagnose eines Tubenschadens mittels Pertubation oder HSG ist noch **keine** Indikation für eine Sterilitätsoperation per laparotomiam.

Die Indikation zu einer Sterilitätsoperation kann erst aufgrund einer endoskopischen Inspektion des inneren Genitale (d. h. Pelviskopie, evtl. in Kombination mit HSG oder Hysteroskopie) gestellt werden!

Meist wird deswegen heute auf die Eileiterdurchblasung und/oder HSG schon primär verzichtet und gleich die Pelviskopie durchgeführt.

2.6.2 Endoskopische Untersuchungsmethoden zur Überprüfung der Tuben

1. Douglasskopie (mit Chromosalpingographie),
2. Pelviskopie (mit Chromosalpingographie).

Zu 1.: Douglasskopie (= Kuldoskopie)

Mit einem Endoskop wird durch das hintere Scheidengewölbe in den Douglas'schen Raum Einblick genommen. Die Position der Patientin in Schulter-Knie-Lage ist aufwendig, erschwert die Narkosetechnik und die Übersicht (d.h. die diagnostischen Möglichkeiten im kleinen Becken). **Die Douglasskopie hat daher heute klinisch keine Bedeutung mehr.**

Es wird das abdominale Vorgehen bevorzugt.

Zu 2.: Pelviskopie (Abb. 16-14)

Unter Pelviskopie versteht man eine Laparoskopie (Zölioskopie, Peritoneoskopie), die speziell für den gynäkologischen Bedarf auf die endoskopische Betrachtung des Bekkenraumes (Pelvis) und gewisse operative Eingriffe ausgerichtet ist. Die Laparoskopie ist eine ursprünglich internistische diagnostische Methode (KALK) zur Inspektion des Oberbauches. Sie wurde von PALMER (1945) in Frankreich, von FRANGENHEIM, SCHWALM und SEMM in Deutschland in die Gynäkologie eingeführt. Bei der Pelviskopie wird das kleine Becken in Rückenlage der Patientin mit einem Endoskop, (das man aufgrund seiner Aufgabe auch als Pelviskop bezeichnen kann), bei 15° Beckenhochlagerung durch die Bauchhöhle inspiziert.

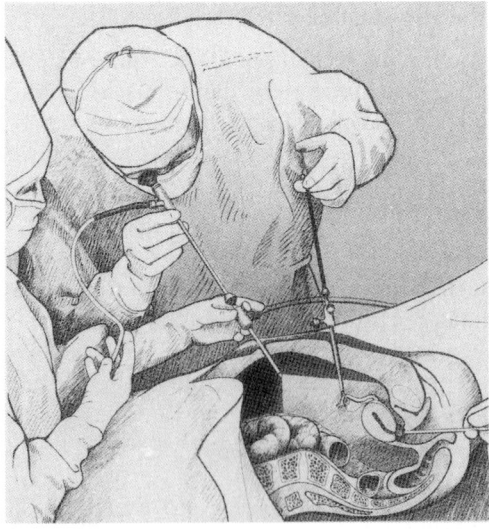

Abb. 16-14 Pelviskopie mit Zweiteinstich.

Die Pelviskopie ermöglicht über die reine Durchgängigkeitsprüfung der Eileiter hinaus (Chromosalpingoskopie) auch die Erkennung peritubarer, insbesondere ampullärer Veränderungen, welche die Eileiterfunktion stören können.

Zur Technik der Pelviskopie

Grundsätzlich **Intubationsnarkose.** Nach gründlicher Desinfektion der Scheide wird an der Portio vaginalis die **Vacuum-Intrauterinsonde** fixiert. Nach sorgfältiger Desinfektion des Nabels Palpation der Aorta, bzw. Bestimmung der Lage der Bifurkation. Dann erfolgt das Anheben der Bauchdecke und das Einführen der Insufflationskanüle (Veress-Kanüle) senkrecht durch den unteren Nabelpol.

Sicherheitstests wie: Aspirationsversuch eingegebener Flüssigkeit mittels Spritze, Zischtest, Punktion der Gasblase und vor allem Beobachtung des Manometerdrucks sprechen für den freien intraabdominalen Sitz der Nadel. Die Tests werden grundsätzlich auch bei nicht voroperiertem Abdomen durchgeführt, da auch hier Darm- und Netzverwachsungen im Nabelbereich vorliegen können.

Das Abdomen wird anschließend mit Kohlensäuregas bis zum Druck von max. 13 mm Hg gefüllt, da oberhalb dieses Bereiches der Blutrückfluß über die Vena Cava behindert wird und ein Zwerchfellhochstand zu pulmonalen Problemen führen kann. Ein automatisiertes Insufflationsgerät, z. B. elektronischer CO_2-Pneu nach SEMM ist obligatorisch zur kontinuierlichen Füllung des Abdomens mit Kohlensäuregas.

Anschließend wird durch eine 5 mm longitudinale, intraumbilikale Stichinzision eine 5 mm $\emptyset$ Trokarhülse mit konischem Trokar und elliptisch geformter Trokarhülse nach dem Z-Stichverfahren, d. h. nicht durch die Faszie, sondern durch den Muskel, in das Abdomen schonend eingeschoben. Anschließend Ersatz des konischen Trokars durch ein **vorgewärmtes** (zur Vermeidung des Beschlagens der Optik) 30° Pelviskop, das über ein Flüssigkeitslichtleitkabel mit Kaltlicht versorgt wird.

Nach einem 360° Rundblick im Abdomen zum Ausschluß von Verletzungen wird die Gebärmutter mit dem Vacuumadapter mobilisiert. Da die transumbilikale Sicht meist nicht ausreicht, werden zusätzlich im intrapubischen Haarbereich ein bis zwei weitere 5 mm $\emptyset$ Trokarhülsen unter Sicht eingestochen, damit durch atraumatische Greifer beide Adnexe sorgfältig disloziert und inspiziert werden können.

Nach Elevation der Ovarien zur Beurteilung der retroovariellen Region (Endometriose!) und sonst unauffälligem Befund des inneren Genitale erfolgt die aszendierende, apparativ kontrollierte **Chromosalpingoskopie** unter besonderer Beachtung der Tubenkonfiguration und der Ampullenbeschaffenheit.

Notwendige operative Eingriffe wie: Ovario- und Salpingolyse, Fimbrioplastik, Salpingostomie (entsprechend einem organorientierten Op.-Katalog nach Semm) sind bei ausreichender Erfahrung des Operateurs möglich und erfolgen in derselben Sitzung.

Nach Beendigung der diagnostischen/operativen Pelviskopie wird das CO_2-Gas unter Sicht über eine der intrapubisch liegenden Trokarhülsen abgelassen, bevor man das Pelviskop **unter Sicht** durch die Bauchdecke herauszieht, um eventuelle Blutungen in der Bauchdecke zu erkennen. Die Inzisionswunde adaptiert man mit Klemmen.

Nach diagnostischer Pelviskopie ist eine 24-stündige Beobachtung der Patientin obligatorisch; postoperativer Schulterschmerz rechts (Phrenikusreiz!) wird durch Bauchlage beseitigt.

Außer im Rahmen der Sterilitätsdiagnostik hat die Pelviskopie auch eine Reihe anderer Indikationen, die hier kurz zusammengefaßt werden sollen (s. auch entsprechende Kapitel):

— Die Beurteilung hypoplastischer, dysgenetischer oder polyzystischer Ovarien (evtl. mit Probeexzision),
— die Beurteilung chronisch entzündlicher Adnexprozesse, (z. B. sog. „frozen pelvis"),
— die Differentialdiagnose Adnex-„Tumor" — Ovarialtumor (insbesondere Ovarial-karzinom),
— die Differentialdiagnose: subseröses, gestieltes Myom — Ovarialtumor,
— die Extrauteringravidität,
— die Genitaltuberkulose,
— unklare Unterbauchbeschwerden,
— die Differentialdiagnose: Appendizitis — Adnexitis.

Indikationen zur Pelviskopie in der Sterilitätspraxis

● **Erschwerter Durchgängigkeitsgrad** der Tuben bei Pertubation bzw. unklarer HSG.
● Bei der Patientin wurde durch Eileiterdurchblasung oder HSG ein **Eileiterverschluß** festgestellt.
● Bei der Durchblasung bzw. HSG wurden **früher** durchgängige Eileiter diagnostiziert, inzwischen erfolgten aber operative Eingriffe im Abdomen, z. B. Appendektomie.
● Verdacht auf Endometriose.
● Das Ehepaar ist nach FIKENTSCHER komplett ohne pathologisches Ergebnis durch-untersucht und 2 Jahre **ohne Erfolg physisch und psychisch therapiert** worden.

Dieser ursprünglich nur diagnostische Eingriff gewinnt seit 1965 zunehmend auch operativ an Bedeutung, da durch Verbesserung der Instrumente und der Technik (Kalt-licht, CO_2-Pneu nach SEMM) das Operationsrisiko wesentlich gemindert wurde (Mor-talität 1:11.000; s. K. SEMM: Operationslehre für die endoskopische Abdominalchirurgie, Schattauer, Stuttgart 1984).

Keine Patientin soll einer Sterilitätsoperation per laparotomiam zugeführt werden, wenn sie nicht vorher pelviskopiert und dabei die operativ-technische Chance einer chirurgisch-pelviskopischen Intervention genutzt wurde.

Der diagnostische Wert der Pelviskopie

Die lupenoptische Inspektion des inneren weiblichen Genitale mit dem Pelviskop kann sogar das Ergebnis der visuellen Betrachtung per laparotomiam übertreffen.

Zur besseren Inspektion des Genitale ist anzuraten, zwei 5 mm ∅ **Zweiteinstiche** anzulegen, um durch **Elevation und Mobilisierung der Adnexe** diese **von allen Seiten inspizieren** zu können. Etwa 20% der Endometrioseherde befinden sich zwischen Ovar und Lig. latum und werden erst durch Anheben der Ovarien sichtbar.

Wird die Pelviskopie mit einer aszendierenden **Chromosalpingoskopie** kombiniert, lassen sich die Eileiter nicht nur von außen, sondern auch hinsichtlich ihres Lumens beurteilen.

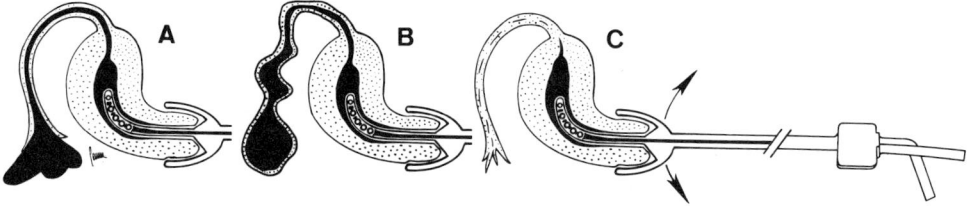

Abb. 16-15   Aszendierende Chromosalpingoskopie; 3 mögliche Ergebnisse:
A = normale Tubendurchgängigkeit,
B = Saktosalpinx,
C = Verschluß der Tube im intramuralen Bereich.

Beim Einspülen einer mit Methylenblau gefärbten Hydropertubationslösung (kontrollierter Druck von 150—200 mm Hg durch **Pertubationsgerät**) über die Vakuum-Intrauterinsonde durch das Cavum uteri in die Tuben lassen sich 3 mögliche Ergebnisse beobachten (Abb. 16-15).

A. Die **Blaulösung tritt** aus den Ampullen **aus**
   — rasch und ohne Blähung der Eileiter = **normale Eileiterdurchgängigkeit;**
   — nur unter mittlerer oder starker Blähung der Tuben = es liegt eine mittlere oder hochgradige Tubenstenose (-Phimose) vor.

B. Die **Blaulösung tritt nicht aus:** Die Eileiter füllen und blähen sich meist unter starker s-förmiger Krümmung = Saktosalpinx.
   Der Grad der Blähung und die Intensität des durchschimmernden Blau gibt auch einen Hinweis auf die Dicke der Tubenwand, d. h. **ihren morphologischen Zustand.**

C. Die **Tuben füllen sich nicht trotz Steigerung des intrauterinen Flüssigkeitsdruckes** bis auf 300 mm Hg über 10 Minuten. Sie bleiben optisch unverändert. Der **Verschluß liegt im intramuralen Bereich.**

> Zur einwandfreien Adnexdiagnostik per pelviscopiam müssen Tuben und Ovarien über Zweit- und eventuell Dritteinstich mobilisiert werden.
> Nur anschauen genügt nicht!

Begründung: Gelegentlich lassen sich die Ampullen wegen Adhäsionen nicht einwandfrei aus der Perspektive des Nabels beurteilen. Mit Hilfe einer atraumatischen Faßzange oder des Saugtasters werden sie aus der Excavatio rectouterina hochgehoben und vor die Optik gebracht. Der Dünndarm ist grundsätzlich aus dem kleinen Becken hochzuschieben (Beckenhochlagerung). Nur der freie Einblick in den Douglas'schen Raum läßt alle morphologisch bedingten Ursachen der Sterilität erkennen.

Der therapeutische Wert der diagnostischen Pelviskopie

Der therapeutische Wert ist hoch einzustufen, da während der Pelviskopie Gebärmutter und Adnexbereiche beim Einspülen der Chromosalpingoskopielösung durch die Vakuum-Intrauterinsonde intensiv bewegt werden, was kleinere intra- und extratubare morphologische Störungen beseitigen kann.

Der therapeutische Wert der operativen Pelviskopie

Moderne technische Möglichkeiten (CO_2-Pneu-Elektronik, CO_2-Aquapurator [= Spül-Sauggerät], Endokoagulator, Laser) der Pelviskopie ersetzen heute die Sterilitätslaparotomie in über 80%. Der Ersatz der Laparotomie durch die pelviskopische Chirurgie vermeidet zusätzliche Sterilitäten „post laparotomiam" z. B. durch Verwachsungen etc.

Die Hysteroskopie

ist ebenfalls eine endoskopische Methode. Sie dient aber nicht der Überprüfung der Tubendurchgängigkeit, sondern wie die HSG der

Diagnose uteriner Sterilitätsursachen

und zum Teil auch ihrer Therapie.

Zunächst ist die Gebärmutterhöhle mit einem durchsichtigen Medium (Abb. 16-16) oder CO_2-Gas zu entfalten. Dann lassen sich der Zervikalkanal und das Cavum uteri inspizieren.

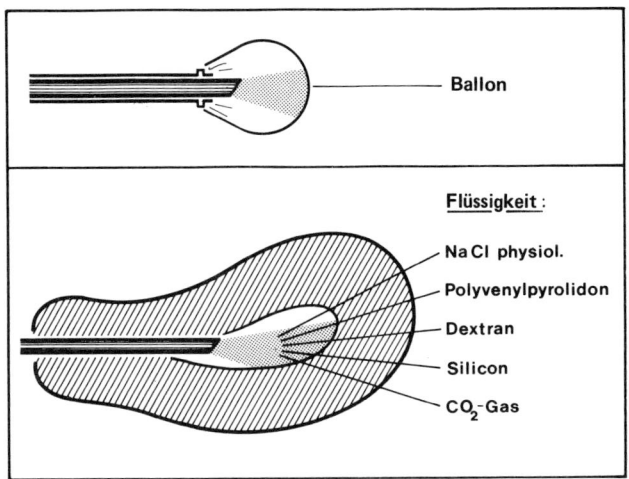

Abb. 16-16   Vorgehen bei Hysteroskopie (s. Text).

Besonders zur Aufdeckung intrauteriner Synechien (ASHERMAN-Syndrom) ist die endoskopische Inspektion des Cavum uteri sehr wertvoll. In speziellen Fällen kombiniert man eine Pelviskopie mit einer Hysteroskopie (z. B. bei der hysteroskopischen Durchtrennung eines Uterusseptum oder zur Diagnose von Mißbildungen des Uterus [s. S. 666 ff.]).

Durch Einbringen von Instrumenten, Laser, etc. lassen sich intrauterine Fertilitätshindernisse (z. B. submuköse Myome, Synechien, Septen etc.) per hysteroscopiam beseitigen.

Zu den **vaginalen organischen Ursachen** der Sterilität durch Aplasien und Atresien der Scheide s. S. 664.

2.6.3 Therapie des Tubenverschlusses

Je nach Art des vorliegenden Tubenschadens entscheidet man sich entweder für ein **konservatives** (wenn auch nur im Sinne eines Versuches) oder ein **operatives** Vorgehen.

Konservative Eileitertherapie:

1. **Allgemein:**
   jede Art von Entzündungs- und/oder Resorptionsbehandlung wie lokale **Wärme,** Diathermie, Moorbad etc.

2. **Gezielt lokal:**
   Eileiterspülung = Langzeit-Hydropertubation (nach FIKENTSCHER und SEMM). Durch den flexiblen Protioadapter wird unter apparativ kontrolliertem Druck ein Lösungs-gemisch (z. B. Streptomycin, Hydrocortison, Procain, α-Chymotrypsin) eingespült und für 6—8 Stunden belassen. Diese Behandlung wiederholt man an 5 aufeinander-folgenden Tagen.

Ein konservativer Versuch mit der wiederholten Langzeit-Hydropertubation bei Tuben-verschluß hat auch dann einen Sinn, wenn die Eileiterdurchgängigkeit nicht erreicht wird. Das spätere Operationsgebiet wird entzündungsfrei.

Der **therapeutische Erfolg der wiederholten Hydropertubation** ist:
— **Beseitigung geringgradiger Tubenunwegsamkeiten.**
— **Beseitigung** kurzzeitig bestehender, meist postoperativ wieder aufgetretener **Tuben-verklebungen.**
— Die Eileiterdurchspülung ist auch sinnvoll zum **Offenhalten der Tuben nach plasti-schen Operationen.**

3. **Gezielt hormonell bei**
   a) **Hypoplasia genitalis** (funktionelle Störung der Tubenpassage)
      Therapie: Erzeugung einer mehrmonatigen Scheinschwangerschaft mittels Östro-genen und Gestagenen (s. S. 538), um Uterus- und Tubengewebe zum Wachstum anzuregen.
   b) **Endometriosis genitalis interna**
      besonders im Tubenwinkelabgangsbereich und in der Tube selbst. (Hormonthe-rapie s. S. 177/178).
   c) **Endometriosis genitalis externa**
      im Bereich der Ligamente, Ovarien, Blasendach, Tube usw. (Hormontherapie s. S. 177/178).

> Die Endometriose ist die prozentual häufigste Sterilitätsursache (GREENBLATT).

Die unter b) und c) genannten endometrioiden Herde können zum Tubenverschluß führen. Die externen Heterotopien der Gebärmutterschleimhaut führen bei mensuellem Abbluten ins kleine Becken zur aseptischen Entzündung und Narbenbildung mit Minderung der Fimbrienfunktion oder Verkleben der Ampullentrichter.
Im Ovar verhindern **Schokoladenzysten** den geregelten Eisprung bzw. den Eiabnahmemechanismus.

Zur Behandlung der Endometriosis genitalis externa empfiehlt sich die **3-Phasen-Therapie:**

1. Pelviskopisch operativ (alle sichtbaren Herde werden durch Exzision, Endokoagulation oder Laser beseitigt),
2. Hormonell (zur Hormontherapie s. S. 177). Dabei werden aber nur Endometrioseherde mit Östrogen- bzw. Progesteronrezeptoren erfaßt, das sind maximal 60%.
3. Re-Pelviskopie zur Beseitigung von Restherden und ampullären Tubenschäden.

Nur bei schweren Fällen von Endometriose muß heute noch laparotomiert werden.

Operative Eileiter-Therapie (refertilisierende Operationen)

Diagnose:
Ausschließlich durch die **Pelviskopie, nicht durch die Pertubation und/oder HSG** werden **Art und Ausdehnung des Tubenschadens und eine operative Korrekturmöglichkeit diagnostiziert.** Wir unterscheiden heute beim **Tubenfaktor zwei Sterilitätsursachen:**
1. **Ungewollte** Eileitersterilität (z. B. nach Entzündung, Endometriose usw.)
2. **Gewollte** Eileitersterilität (durch operative Sterilisierung).

Die Operationsergebnisse sind sehr unterschiedlich.

Bei 1. sollen entzündlich veränderte, d. h. insbesondere im Bereich des **Zilienapparates,** aber auch der Wand, **geschädigte Tuben** operativ wieder durchgängig gemacht werden. Da funktionslos, **verkleben sie postoperativ rasch wieder.** Postoperative Schwangerschaftsrate 10—30%, da sich die normale Tuben**funktion** nicht wieder herstellen läßt.

Bei 2. werden **meist gesunde,** aus Gründen der Familienplanung operativ durchtrennte Tuben möglichst unter mikrochirurgischen Bedingungen reanastomiert. Postoperative Schwangerschaftsrate ca. **60—70%.**

Zu 1. Refertilisierung bei ungewollter Eileitersterilität

Die operative Wiederherstellung der Tubendurchgängigkeit entzündlich verschlossener Tuben erfordert einen großen Aufwand.

> Eine Sterilitätsoperation erfordert die subtilste Operationstechnik in der Gynäkologie = **Mikrochirurgie.**

a) **Salpingolyse:** Die Tuben sind nach perisalpingitischen Entzündungsprozessen multipel mit der Mesosalpinx, eventuell dem Ovar, Darm und Uterus verwachsen. Operative Korrektur ist oft sehr schwierig, da Peritoneum zur Wunddeckung fehlt.

b) **Ovariolyse:** Das Ovar ist in schleierartige Verwachsungen gehüllt. Es wird unter sorgfältigster Blutstillung freigelegt.

c) **Salpingoplastik:** Der Ampullentrichter ist nur verklebt und/oder in zarte Verwachsungen gehüllt. Teils scharf, teils stumpf wird wieder eine funktionstüchtige Ampulle präpariert (Konzeptionschancen 30—50%).

d) **Salpingo(neo)stomie:** Die Pars ampullaris ist bindegewebig vernarbt. Durch Auskrempeln des alten Ampullentrichters oder dessen Resektion wird ein neues Ostium modelliert (Konzeptionschancen < 20%).

e) **End-zu-End-Anastomose der Tube:** Bei partieller Verödung des Tubenlumens im mittleren Anteil, z. B. nach vorausgegangener Entzündung oder artifizieller Durchtrennung zur Sterilisation (Erfolgsquote [d. h. Gravidität] nach Sterilisation = gesunde Tuben = 60−70%, nach entzündlichen Verklebungen max. 30%).

f) **Tubenimplantation:** Der isthmische oder isthmusnahe Tubenteil ist obliteriert. Der verschlossene Tubenteil wird reseziert und die Resttube in das Cavum implantiert (Konzeptionschancen ca. 5−30%).

Die Operationen a), b), c) und bedingt d) lassen sich in 80% der Fälle durch einen darin Geübten auch pelviskopisch durchführen, e) und f) erfordern primär eine Laparotomie.

Vor Sterilitätsoperationen mit dem Ehepaar bereits über Konzeptionschancen zu sprechen, ist irreal. Der Operateur kann nur die **Chance für die Schaffung einer mechanisch wieder durchgängigen Tube diskutieren.** Sie liegt bei gut (per pelviscopiam) selektiertem Krankengut und optimaler Operationstechnik bei etwa 80%. **Ob die solchermaßen wieder durchgängig gemachte Tube allerdings ihre biologische Funktion wiedererhält** (Samen- und Eitransport, Eiernährung?!), **unterliegt bislang noch nicht dem Einfluß des Operateurs.** Ist z. B. das Tubenepithel geschädigt, d. h. liegt die Zahl der Zilien unter etwa $500/mm^2$ (rasterelektronenmikroskopisch zählbar), fällt die Fertilitätschance trotz Durchgängigkeit der Tube auf Null.

Zu 2.: Refertilisierung bei gewollter Eileitersterilität (s. 1 e)

2.7 Plurifaktorielle extragenitale Sterilitätsursachen

Bisher haben wir vorwiegend gynäkologische Einzelfaktoren besprochen die eine Sterilität bedingen können. Durch das Zusammenfallen verschiedener mehr oder minder außerhalb dieses Rahmens stehender endokriner oder exogener Störungen kann durch Interaktion, Addition oder Potenzierung ein weiterer Sterilitätsfaktor entstehen.

Als **endokrine funktionelle Störungen** sind zu nennen: Schilddrüsenerkrankungen, Nebennierendysfunktion, Pankreaserkrankungen (Diabetes mellitus; ist aber bei guter Einstellung heute meist keine Sterilitätsursache mehr), aber auch der Einfluß von **Mangelernährung** und **Genußgiften** (z. B. Alkohol, Nikotin) auf endokrine Leistungen etc. und der Einfluß des Zentralnervensystems.

Vergiftungen als Sterilitätsursache sind relativ selten, am ehesten noch bei Gewerbegiften wie Benzol, Phosphor, Blei, Quecksilber. Der Mißbrauch von Opiaten und Schlafmitteln beeinträchtigt die Fruchtbarkeit auch.

Radium- und Röntgenstrahlen können zu Keimschädigungen und damit ebenso zur Herabsetzung der Fertilität führen. Bekannt ist die „Röntgenkastration".

Schließlich sollte man auch daran denken, daß Hochleistungssport Empfängnisschwierigkeiten bereiten kann.

3 Sterilitätsursachen beim Mann

3.1 Diagnostik

Grundsätzlich kann die Zeugungsunfähigkeit des Mannes bedingt sein durch:

1. Die **Impotentia coeundi**
   (Psychische Erektionsschwäche; Penismißbildungen; Ejaculatio praecox).

2. Die **Impotentia generandi**
   a) Es werden zwar normale Spermatozoen im Hoden gebildet, aber nicht nach außen transportiert **(Verschluß der ableitenden Samenwege).**
   b) Die **Spermiogenese ist gestört.**

Zu 2.a): Ursachen: Gonorrhoe mit Epididymitis und Entzündungen durch andere Infektionen.

Zu 2.b): Wesentlich **häufiger** ist die **Störung der Spermiogenese.**

Ursachen:

- Innersekretorische Krankheiten
- Stoffwechselkrankheiten
- Infektionskrankheiten (z. B. Mumps [Orchitis])
- Körperliche Überanstrengung
- Varikozelen
- Konstitutionsanomalien
- Insuffizienz des Hypothalamus-Hypophysensystems
- Hodendystrophie
- Thermische, toxische, traumatische Ursachen

In 50—80% der Fälle bleibt die Ätiologie unbekannt.

Meist sind diese Männer phänotypisch unauffällig. Nur manchmal haben sie feminine Züge. Abweichungen von der normalen Größe und Lage der Hoden sind leicht erkennbar, ebenso Varikozelen. Bei eunuchoidem Hochwuchs sollte man an ein Klinefelter-Syndrom denken (Gonosomen-Konstellation XXY).

Die Störung der Spermiogenese ist die häufigste Ursache der männlichen Sterilität.

Die Untersuchung der männlichen Sterilität liegt in Deutschland **in den Händen der Andrologen** (Dermatologen oder Urologen). Die Anfertigung eines Spermiogramms wird meist vom Gynäkologen nach dem negativen Ausfall des Verträglichkeitstestes (SIMS-HUHNER-Test), oft aber auch schon zu Beginn der Sterilitätsberatung, veranlaßt (s. S. 591).

Bei **positivem SIMS-HUHNER-Test** (s. S. 591) muß der Ehemann nicht sofort routinemäßig zu der für ihn oft unangenehmen Samenuntersuchung überwiesen werden. Man kann damit warten, bis bei der Frau alle konservativen Maßnahmen erschöpft sind und als nächster Schritt in der Untersuchung eine operative Maßnahme, z. B. eine Untersuchung der Eileiter, vorgesehen ist.

Grundsätzlich sollten operative Eingriffe oder länger dauernde hormonelle Behandlungen bei der Frau erst nach dem Vorliegen eines Spermiogramms erfolgen.

Die Ursache der ehelichen Sterilität liegt zu 30—40% beim Mann!

Grundsätzlich verläuft die Erhebung der **Anamnese des Mannes** und die Erhebung des Genitalbefundes ähnlich dem Vorgehen bei der Frau (Schema S. 578). Bei der **Diagnostik** sind u. a. erforderlich: **Grundumsatz, Blutchemie** (Cholesterin), **Ophthalmologie, Insulinbelastung, Glukosebelastung, Gonadotropine, Geschlechtschromatin!**

Das Sperma wird (nach 3—5 Tagen Karenz) durch Masturbation gewonnen und zuerst ungefärbt mikroskopisch untersucht (Beweglichkeit der Spermien etc.). Danach wird zur Beurteilung der Morphologie ein Eosin-Hämalaun-gefärbtes Präparat angefertigt.

Für die Beurteilung eines Spermiogrammes sind die nachfolgend angeführten Definitionen und Normalwerte zu berücksichtigen*:

Karenzzeit (= keine vorausgegangenen Ejakulationen)	optimal 3—5 Tage
Ejakulatmenge	2,0 bis 6,0 ml
pH	7,0 bis 7,8 (mit Merck®-Indikatorpapier gemessen für pH-Bereich 6,6 bis 8,0, oder mit Glaselektrode gemessen)
Geruch	kastanienblütenartig
Farbe	grau-weiß-gelblich
Konsistenz	zähflüssig/flockig (Verflüssigungszeit 15—30 Minuten)
Viskosität	<1 cm
Spermatozoenzahl	>40 Mill/ml
Gesamtmotilität	>60% (gemessen nach Verflüssigung)
Qualitative Motilität (gemessen nach 30, **120,** [240] Minuten)	
sehr lebhaft beweglich	40—50%
mäßig beweglich	20—30%
unbeweglich	<30%
Spermatozoen-**Morphologie**	>60% Normalformen (pathologische Formen unterteilt nach Kopf-, Mittelstück- und Schwanzfehlbildungen)
Vitalitäts-Test (Eosintest)	<40% Eosin positiv
Rundzellen (nach RIEDEL u. SCHIRREN 1976)	<7,5%
davon Leukozyten	<2,0%
Spermiogenesezellen	<3,0%

---

* (siehe: SCHIRREN, C.: Praktische Andrologie, 3. Auflage, Brüder Hartmann Verlag, Berlin 1987; LUDWIK, R.: Andrologie, Thieme Verlag, Stuttgart 1976; HEILE, H.-J., H. WOKALEK: Männerheilkunde — Andrologisches Lehrbuch der Krankheiten und Funktionsstörungen des männlichen Genitale, Fischer Verlag, Stuttgart 1980)

Mikrobiologische Untersuchungen   kein Nachweis spezifischer und/oder sonstiger pathologischer Keime

Biochemische Untersuchungen

Werte von jeweiliger Labor- methode abhängig	{	Fruktose	>1200 µg/ml
		Initialzitrat	295 — 675 mg/dl
		Carnitin	>4 mg/dl
		Saure Phosphatase	100 — 300 pg/ml
		Acrosin	0,5 — 1,3 mE/Mill. Spermatozoen

Die Spermiozytogrammuntersuchung führt zu folgenden Diagnosegruppen:

Normozoospermie   >40 Mill. (40 — 250 Mill.!) Spermien/ml
Gesamtmotilität >60%
Normalmorphologie >60%

Oligozoospermie   <40 Mill. Spermien/ml
Gesamtmotilität <60%
Normalmorphologie <60%

Asthenozoospermie   >40 Mill. Spermien/ml
Gesamtmotilität <60%
Normalmorphologie >60%

Teratozoospermie   >40 Mill. Spermien/ml
(Zahl der normal geformten Spermien <60%   Normalmotilität >60% (häufig jedoch ebenfalls
= Zeugungsfähigkeit eingeschränkt)   reduziert)
Normalmorphologie <60%

Azoospermie   Fehlen von Spermatozoen im Ejakulat bei möglichem Vorhandensein von Rundzellen

Aspermie   **kein** Ejakulat

Polyzoospermie   >200 Mill. Spermatozoen/ml

Hypospermie (Parvisemie)   <2 ml

Hyperspermie (Multisemie)   >6 ml

Zwischen Spermienzahl und Fertilität besteht eine relativ enge Korrelation.

Die hier angeführten Normwerte sind nicht für alle Andrologen verbindlich. Im allgemeinen neigt man dazu, die Normwerte etwas niedriger anzunehmen. Es kommt sehr darauf an, alle Parameter miteinander in Beziehung zu setzen.

Ausschluß von **Antikörpern** im Blutserum und Ejakulatplasma.

Es ist noch nicht geklärt, ob Autoantikörper, d. h. Antikörper gegen das eigene Sperma, die Fertilität des Mannes beeinflussen. Sollten solche im Blutserum oder in der Spermaflüssigkeit nachweisbar sein, so scheint eine Kortisonbehandlung (10 — 15 mg tägl. für 6 — 8 Wochen) erfolgversprechend (METTLER).

Auf jeden Fall ist, wenn sich keine anderen Ursachen für die eheliche Sterilität finden, bei Frau **und** Mann auf Antikörper lokal und im Serum zu untersuchen (s. S. 595 ff.).

Neben diesen morphologischen, biochemischen und eventuellen immunologischen Untersuchungen des Ejakulates erfordert eine genaue Diagnose männlicher Sterilitätsursachen weiter:

Bestimmung des Sexchromatins, bzw. Karyotyps, Endokrinologisch: Testosteron-, De-hydroepiandrosteron-, Gonadotropin-Bestimmung und in speziellen Fällen Funktions-teste (z. B. Leydigzell-Funktionstest [HCG-Test], GnRH-Test, Clomifen-Test).

Manchmal muß die weitere Diagnose bis zur **Hodenbiopsie** gehen.

Alle diese diagnostischen Maßnahmen sind Aufgabe des Andrologen.

Eine häufige Ursache für eine gestörte Spermiogenese ist die **Hodendystrophie.** Zugrunde liegt ihr entweder

1. ein **mechanisches Hindernis beim Descensus der Hoden** (unbehandelt oder zu spät, d. h. nach dem 7. Lebensjahr erkannt und behandelt) **oder**
2. ein **Gonadotropinmangel** in den letzten Monaten der Fetalzeit **oder**
3. eine letztlich **anlagebedingte Dysgenesie** und in der Fetalzeit erworbene Hypoplasie der Testes.

Die Bestimmung der Zahl, Form und Kinese der Spermatozoen genügt heute für das Urteil „fertil" nicht mehr. So finden sich für diese Parameter zuweilen absolut „normale Verhältnisse", d. h. eine „Normozoospermie", obwohl eine Funktionsstörung, z. B. bei der postpuberalen **Leydigzell-Insuffizienz,** vorliegt. Der **LH/ICSH-** (= interstitial cell stimulating hormone)Mangel manifestiert sich hier in einem gegenüber der Norm **herabgesetzten Fruktosespiegel.** Die Diagnose „**herabgesetzte Fertilität**" stellt hier nicht das Mikroskop, sondern die **biochemische Untersuchung.**

Für eine **Oligozoospermie** (1–40 Mio. Spermien/ml) werden folgende **Ursachen** ange-geben:

1. **Angeborene Defekte** (z. B. Hodenhypoplasie).
2. **Erworbene Schäden entzündlicher Genese** (Infektionen → Orchitis) und **nicht ent-zündlicher Genese** (Ernährungsschäden, Intoxikation, Traumen, Hydrozele, Variko-zele, thermische Schäden, Strahlenschäden, übermäßiges Rauchen, psychische Bela-stung u. a.).

3.2 Therapie

Leider steht diesem breiten Diagnosespektrum kein ebensolches für die Therapie gegenüber.

Bei **eugonadotroper Oligozoospermie** werden **kleine Androgendosen** (10–25 mg Testo-steron ein- bis zweimal wöchentlich als Injektion) oder oral als Mesterolon-(Provi-ron®)Tabletten (50–75 mg/tägl.) gegeben. Mesterolon hat in dieser Dosierung keinen hemmenden Einfluß auf das Hypophysen-Zwischenhirnsystem; es kann die Libido steigern und soll die Spermiogenese stimulieren. Anwendungszeit entsprechend der Dauer der Spermiogenese (70–80 Tage) ~ 3 Monate.

Viel mehr als bei der Frau besteht aber beim Mann die Gefahr, durch eine falsche Substitutions- oder Stimulationstherapie eine gestörte Gonadenfunktion (Spermiogenese) gänzlich zum Stillstand zu bringen. Dies gilt z. B. für das mit Testosteron auszulösende „Rebound-Phänomen", das nur bei Ausgangswerten von mehr als 20 Mio. Spermien/ ml zu erwarten ist. Eine hochdosierte Testosteron-Depot-Behandlung bei Spermienzah-len unter 20 Mio. Spermien/ml kann eine bleibende Azoospermie hervorrufen.

Bei herabgesetzten Gonadotropinwerten kann mit HMG und HCG (s. S. 541) behandelt werden. Alternierend werden **HMG** (Humegon® oder Pergonal®) 2 Ampullen zu 75 I.E. und **HCG** (z. B. Predalon®) 2500 I.E. für je 3 Tage in der Woche gegeben. Behandlungsdauer ca. 3 Monate. Erfolg nur 10 – 15% (!).

Ein Behandlungsversuch kann auch bei **Asthenozoospermie** (Mobilitätsstörung der Spermien) mit dem Pankreasenzym Kallikrein (Padutin®) gemacht werden.

Die Behandlung pathologischer Ejakulatbefunde mit Vitaminpräparaten und Tamoxifen kann man versuchen; sie führt aber wie die Hormonbehandlung nur in den seltensten Fällen zu gesicherten Therapieerfolgen.

Wie die Diagnostik gehören auch alle operativen Maßnahmen (z. B. Varikozelen-Operation (= Unterbrechung des retrograden Venenblutstroms durch Ligatur), operative Behandlung einer Verschlußaspermie) und die Hormontherapie bei männlicher Sterilität in die Hand des routinierten Andrologen.

> **Die gynäkologisch-andrologische Kooperation ist die wichtigste Voraussetzung für den Versuch einer wirksamen Sterilitäts-Therapie beim Mann.**

4 Instrumentelle Insemination (= artifizielle Insemination)

Man unterscheidet die

- **homologe** Insemination mit Samen des Ehemannes von der
- **heterologen** Insemination mit **Fremd**samen.

Folgende Verfahren sind zur Insemination bisher erprobt worden:

1. Intrauterine Insemination.

Beim Menschen meist **ohne Erfolg,** da ein wahrscheinlich schon im Zervixschleim vorkommender **Kapazitationsfaktor** der Spermien **übergangen** wird (s. S. 590).

2. Prä- oder intrazervikale Insemination.

Der Samen wird mittels einer **Kappe** unter Umgehung der spermienfeindlichen Scheidenflora **am Muttermund** appliziert und/oder in den **unteren Zervikalkanal** eingebracht.

4.1 Technik der prä- oder intrazervikalen Insemination

Exakte Bestimmung des **Ovulationstermins** (s. S. 452), **Spermiogramm,** bakteriologische Untersuchung der Scheide und des Zervixsekretes. Bei bevorstehender Ovulation Reinigung der Scheide **mechanisch** (ohne Desinfektionsmittel), Ansaugen der Vakuum-Inseminationskappe (gleicht Kappe des Portioadapters) und Füllen mit frisch ejakuliertem (Masturbation; Auffangen des Sperma in sterilem Glasgefäß) und verflüssigtem Sperma des Ehemannes. Dem Sperma können 50.000 I.E. Penicillin zugesetzt werden.

Liegezeit der Portiokappe bis zu 24 Stunden. Vor Ansetzen der Portiokappe kann auch ein Teil des Sperma direkt in die Zervix durch Knopfkanüle eingebracht werden.

Optimal ist die **Kappen-Insemination im häuslichen Milieu:** Die Patientin geht mit dem in der Sprechstunde gelegten Adapter nach Hause. Dort gewinnt der Ehemann das Sperma ohne psychischen Streß und instilliert es mittels einer Einmalspritze in den Plastikschlauch der Inseminationskappe. Die Patientin hält 2 – 4 Stunden Bettruhe ein. Ist am folgenden Tag in der Basaltemperaturkurve noch kein Temperaturanstieg zu erkennen, so wird die Insemination an diesem Tag wiederholt.

Indikationen zur homologen Insemination

Von seiten des Mannes

- **Psychische Impotentia coeundi; anatomische Störungen** (z. B. Hypospadie)
- schwere Formen der **Ejaculatio praecox**
- **Oligo-, Hypo-, Asthenozoospermie**

Von seiten der Frau

- **vaginaler Reflux** = Samenrückfluß aus der Scheide
- **anatomische Störungen** (wie Verwachsungen der Scheide, die Kohabitationen verhindern; Narben nach Zervix-Konisation; punktförmiger Muttermund)
- unter Umständen **Retroflexio uteri**
- **Ablehnung des körperlichen Verkehrs**

Merke: Vor jeder instrumentellen Insemination Pelviskopie bei der Frau mit Durchgängigkeitsprüfung der Eileiter.

Von einer homologen Insemination darf man sich im allgemeinen nur wenig Erfolg versprechen, wenn **normale Kohabitationen** stattfinden.

4.2 Heterologe Insemination

Die **heterologe** Insemination tritt in den letzten Jahren mehr und mehr in den Vordergrund bei **absoluter Sterilität des Mannes** (Azoospermie, Aspermie etc.). Zur Insemination wird Samen eines Spenders verwendet. Das Sperma kommt nativ oder nach Tiefkühlung = Kryosperma (Samenbank) isoliert oder gepoolt (Mischung von Spermien mehrerer Spender) zur Anwendung. Applikation ebenfalls über den Weg der Kappeninsemination.

Strafrechtliche Bedenken gegen den heterologen Inseminator bestehen in Deutschland heute **nicht mehr. Zivilrechtlich dagegen ist das Problem der heterologen Insemination unklar.** Der **Samenspender** trägt de jure alle **Rechte und Pflichten des Kindesvaters. Das Kind hat das Recht, die Identität des Vaters zu erklagen.** Hält der die Samenübertragung durchführende Arzt die Spendernamen geheim, tritt er rechtlich an die Stelle des Erzeugers gegenüber dem Kläger (= Kind).

Die vielschichtige ethische, juristische, religiöse und psychische Problematik bürdet dem Arzt, der eine heterologe Insemination durchführt, eine große Verantwortung auf.

5 Operative Sterilisierung der Frau

Die operative Sterilisierung der Frau wird — statt im Rahmen der Antikonzeption — hier besprochen, da das meist endoskopische operative Vorgehen dem in diesem Kapitel bei der Sterilitätsdiagnostik und operativen Eileitertherapie dargestellten gleicht. Die Kenntnis des operationsmethodischen Vorgehens ist für den Arzt von Bedeutung, wenn es um die Beurteilung der Chancen eventueller späterer Refertilisierungswünsche der Patientin geht, was nicht ganz selten ist.

Bei der operativen Unfruchtbarmachung ist streng zu unterscheiden zwischen

1. **Kastration** = Entfernung der Gonaden = Effekt 100%;
2. **Sterilisation** = Erzeugung einer mechanischen Barriere = Effekt max. 99,9%.

Zu 1.: Die Ausschaltung der Eierstöcke kann **chirurgisch** (abdominal oder vaginal), aber auch durch Röntgenstrahlen (200 r pro Ovar) erfolgen. Beide Verfahren sind wegen der Schwere des Eingriffes in den Hormonhaushalt der Frau **als Sterilisierungsmethode unbrauchbar.**

> **Zu 2.:** Der Idealzustand wäre eine temporäre chirurgische Sterilisierung. Alle bekannten Methoden erfordern jedoch zur Refertilisierung einen großen Aufwand (Laparotomie). Bislang gibt es keine sicher reversible Sterilisationsmethode.

Seit vielen Jahren wurden zahlreiche Methoden zur Schaffung einer Barriere zwischen den aufsteigenden Spermien und dem aus dem Ovar austretenden Ei untersucht. Klinische Bedeutung hat heute jedoch nur die Eileitersterilisierung, d. h. Unterbrechung der Eileiterdurchgängigkeit.

> **Merke:** Eine 100%ige Sterilisierung stellt nur die Gonadenentfernung dar; alle anderen operativen Maßnahmen sind nur Hilfs- oder Ersatzoperationen mit einer gewissen Versagerquote, d. h. sie setzen die Fertilität in hohem Maße herab, schließen sie aber **nicht völlig** aus.

Beispiel: Selbst nach Exstirpation der Gebärmutter sind Eileiter- oder Bauchhöhlenschwangerschaften — sogar ausgetragene — in der Literatur beschrieben! Die Ursache dürfte sein, daß bei vaginalem Vorgehen die Tuben in den Scheidenstumpf eingenäht werden.

5.1 Indikationen zur Sterilisierung

1. **Medizinische Indikation:** Das Leben der Mutter wird durch eine Schwangerschaft bedroht.

2. **Medizinisch-soziale Indikation:** Eine weitere Schwangerschaft führt durch die physische und psychische Belastung der Mutter mit an Sicherheit grenzender Wahrscheinlichkeit zu erheblichen gesundheitlichen Schäden.

3. **Eugenische Indikation:** Die zu sterilisierende Person ist geistig- oder erbkrank.

4. **Vikariierende Sterilisation:** Für die Frau trifft 1. zu, es wird aber der Mann (Ehepartner) sterilisiert, für den sich bei schwerer Erkrankung der Frau der sterilisierende Eingriff als risikoärmer erweist.

5. **Soziale Indikation:** Die derzeitige und auch zukünftige wirtschaftliche Situation ist für die Familie und das zu erwartende Kind unzumutbar.

6. **Gefälligkeitssterilisierung:** Der Eingriff wird ausschließlich auf Wunsch der Patientin durchgeführt.

Vorbedingungen zur operativen Unfruchtbarmachung

1. Der sterilisierende **Arzt** muß die **Indikation,** den **Gesundheitszustand** der Patientin (in bezug auf die Operation) und das **geltende Recht** gegeneinander **abwägen.**

2. Es besteht **Aufklärungspflicht** über alle möglichen **Risiken,** sowohl während der Operation als auch in bezug auf Spätfolgen, insbesondere auch hinsichtlich der Möglichkeit **einer erneuten Schwangerschaft.**

3. Da zivilrechtlich der **Ehepartner Anrecht auf die Fruchtbarkeit der Ehefrau hat,** soll der sterilisierende Arzt sich auch von dieser Seite das **Einverständnis schriftlich einholen.**

5.2 Technik der operativen Eileitersterilisierung

Eileitersterilisation auf

- **abdominalem** oder auf
- **vaginalem** Wege.

Man unterscheidet **Sterilisation im Wochenbett** und im **Intervall.**

Je nach vorhandenem Instrumentarium unterbricht man die Eileiterdurchgängigkeit auf **abdominalem** oder **vaginalem** Wege mit dem üblichen Laparotomiebesteck oder **besser** (zur minimalen Traumatisierung und Hospitalisierung) mit **endoskopischer Technik.**

Abdominale Sterilisierungsmethoden

1. per laparotomiam (Minilaparotomie):
Durch einen kleinen Pfannenstielquerschnitt im Schamhaarbereich (im Wochenbett subumbilikär) werden die Tuben vorluxiert und chirurgisch durchtrennt, ligiert, verkocht oder abgeklemmt. **Bei allen diesen Verfahren können postoperativ Schwangerschaften auftreten** (je nach Methode 0,1 − 5%).

Abhängig vom Schädigungsgrad der Tube ist die Erfolgsaussicht einer Refertilisierungsoperation; dabei stellt der Ampullentrichter den wichtigsten Teil der Tube dar.

2. durch Pelviskopie

a) Die Unterbrechung der Tubendurchgängigkeit bei der Pelviskopie erfolgt durch **Eileiterkoagulation** und **-durchtrennung.**
Die Eileitersterilisierung durch Koagulation bei Pelviskopie steht heute an erster Stelle.

Die **monopolare** Hochfrequenz-(HF)Koagulation, bei der sich der eine Pol an der Spitze des Instrumentes, der Gegenpol außen am Körper der Patientin befindet, ist wegen der damit verbundenen Gefahren (Verbrennungsgefahr durch Kriechströme) und der möglichen Folgen einer Störung der Ovarialfunktion durch Zerstörung des rete ovarii nicht mehr vertretbar.

Die **bipolare** HF-Sterilisation, bei der sich beide Pole an der Spitze des Instrumentes befinden, ist **ungefährlicher.**

Beim **Endokoagulationsverfahren nach** SEMM (Thermo- statt Elektrokoagulation) wird das Eileitergewebe nur auf 100° C erhitzt. Die Koagulation der Proteine führt zur sicheren Hämostase. Anschließend erfolgt die **Durchtrennung** der Eileiterkontinuität zur Dislokation der sich später peritonisierenden Stümpfe. Die Sicherheit liegt nahe bei 100%, ist aber nie 100%ig (menschliches Versagen etc.).

Reversibilität: durch mikrochirurgische End-zu-End-Anastomose bei im übrigen gesunden Eileitern 60–80%.

b) Eileiterverschluß durch **plastisches Material:** Plastikklemmen und -ringe unterbrechen die Eileiterkontinuität. Spezialinstrumente erleichtern das endoskopische Anlegen dieser Plastikverschlüsse.

Gefahr: Abfallen des Plastik-Clips, bzw. -Ringes, Rekanalisation, Fremdkörperbelastung. Schwangerschaftsrate je nach Methode 0,5–5%.

Reversibilität: Bei nicht vorgeschädigtem Eileiter unter Einsatz mikrochirurgischer Verfahren in 60–70% möglich.

Vaginale Sterilisierungsmethoden

1. Durch eine **Colpotomia posterior** lassen sich die bei abdominalem und endoskopischem Vorgehen angegebenen Methoden mit geringen Variationen ebenso durchführen. **Nachteil** ist die **geringere Übersicht:** Fehlplazierungen von Clips möglich.

2. Transuterin = Verschluß der Abgänge der Eileiter aus dem Uterus mittels Hysteroskopie durch Verkochen (Hochfrequenzstrom, Thermokoagulation) oder durch plastische Stoffe (Gewebekleber). Schwangerschaftsrate 10–20%.

Anmerkung: Zur Sterilisierung soll nur die Eileiterkontinuität unterbrochen werden, nicht aber die Blutversorgung zum Ovar: Semikastration. Sonst kommt es zum: Poststerilisations-Syndrom (= Metrorrhagien → Abrasio → Uterusexstirpation).

Refertilisierungsoperationen s. S. 612

6 Extrakorporale Befruchtung und Embryotransfer

Die biologische Fortpflanzung (Reproduktion) ist möglich durch:

1. ungeschlechtliche, vegetative Vermehrung = alle Individuen sind erbgleich (Parthenogenome) und/oder

2. geschlechtliche Vermehrung, d. h. durch Konjugation männlicher (= Samen) mit weiblichen Geschlechts- (= Ei-) Zellen. Ihre Vereinigung findet beim Säuger im mütterlichen Organismus statt. Hier entsteht aus den haploiden (= halber Chromosomen-

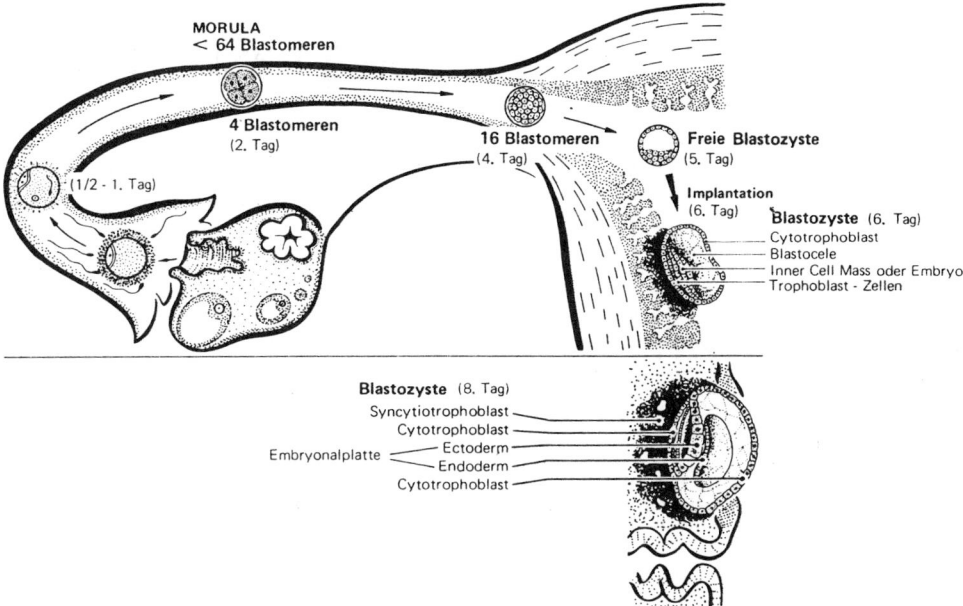

Abb. 16-17   Befruchtung und Wanderung des Eies; Implantation; Blastozyste (8. Tag).

satz) Samen- u. Eizellen, deren Lebenszeit infolge mangelnder Fermentautarkie begrenzt ist, die **diploide befruchtete Eizelle.** Aus ihr bilden sich dank ihrer genetischen Information durch Teilung neue, wiederum zur geschlechtlichen Vermehrung fähige weibliche oder männliche Individuen.

Die Einnistung der in der Ampulla tubae befruchteten Eizelle in das Endometrium erfolgt im Blastozystenstadium am 5.–7. Tag (Abb. 16-17).

Seit einigen Jahren greift man in dieses natürliche Geschehen ein.

Extrakorporale Befruchtung (Abb. 16-18)

Die Vereinigung der menschlichen Geschlechtszellen findet nicht im Bereich der Ampulla tubae statt, sondern extrakorporal, d. h. im Reagenzglas (erstmals glückte dies SCHENK 1879 und PINCUS 1936 beim Kaninchen). Das menschliche Ei aspiriert man aus dem sprungreifen Follikel durch eine zeitlich auf den Eisprung determinierte **Pelviskopie** (∼ 10%) oder transvaginal unter **Ultraschallkontrolle** (> 90%).

Dies geschieht entweder

— nach Spontanreifung oder
— nach Hyperstimulierung der Primordialfollikel mittels HMG/HCG (= Super ovulation) nach Reifebestimmung durch FSH- und LH-Titerbestimmung im Serum.

In einer Nährlösung wird das Ei mit kapazitierten, haploiden Spermien vereinigt. Nur ein Spermium vereinigt sich mit dem mütterlichen haploiden (= 24 Chromosomen) zum diploiden Zellkern (= 48 Chromosomen). Das Geschlecht des zukünftigen, aus zwei Erbanlagen bestehenden Individuums ist durch XX (= ♀) oder XY (= ♂) charakterisiert. Da es Spermien mit ♂ und solche mit ♀ Erbeigenschaften gibt, ist das Spermium

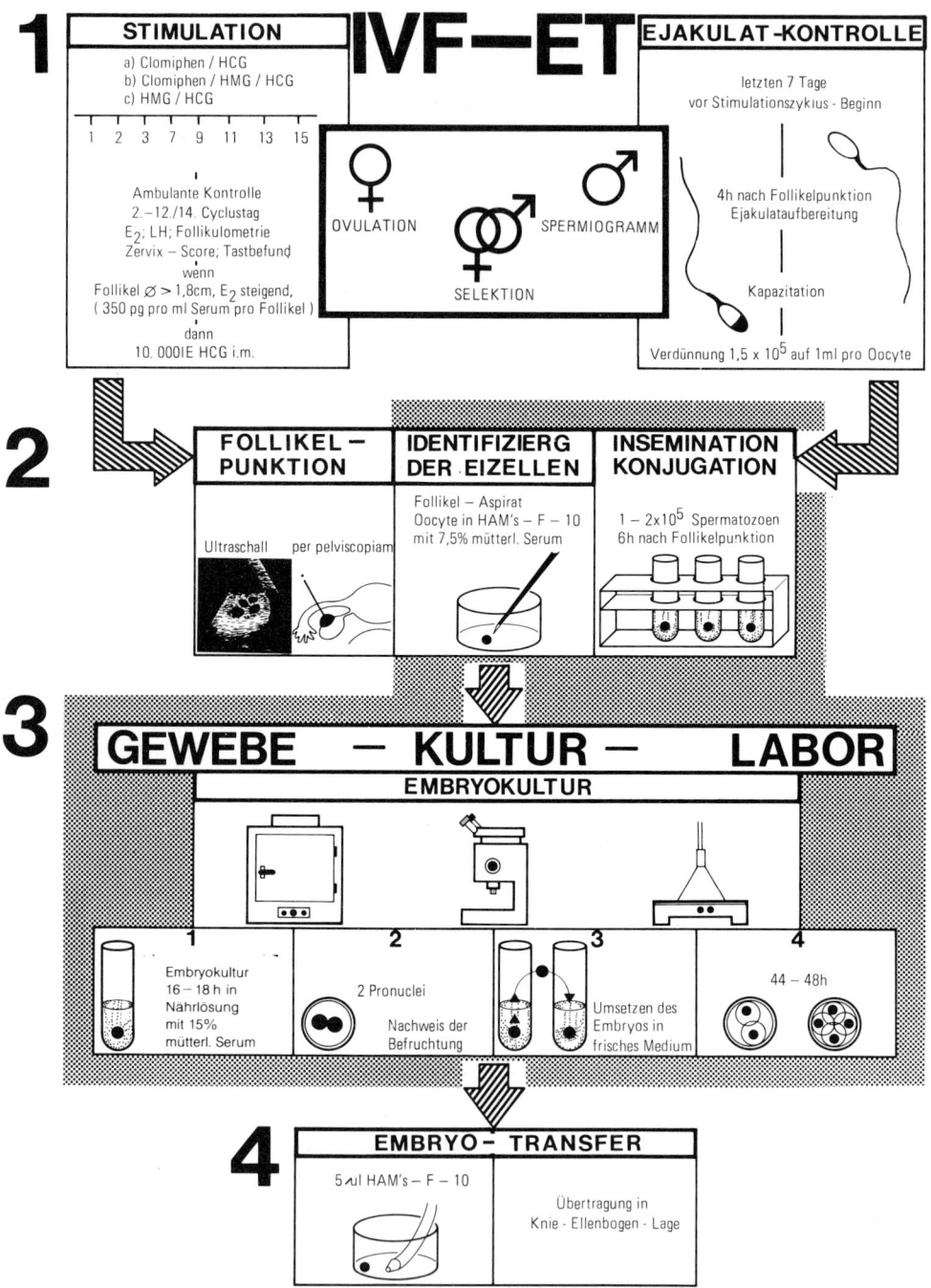

Abb. 16-18   In-vitro-Fertilisation — Embryo-Transfer.

geschlechtsbestimmend. Nach ca. 24 Stunden teilt sich der Zellkern, nach weiteren 12 Stunden geht ohne Größenzunahme aus dem 2- das 4-Zellstadium hervor, dem die 16, 32-Zellstadien folgen, bis aus der Morula die Blastozyste mit den ersten Individualstrukturen entsteht. Die Rückführung des extrakorporal fertilisierten Eies in den mütterlichen Organismus (Uterus) erfolgt derzeit im 2- bis 4-Zellstadium transzervikal.

Indikationen zur extrakorporalen Befruchtung

- Irreversibler **Eileiterverschluß beiderseits**
  oder
- **Verlust der Tuben** durch Operation
- **Endometriose**
- **Reduzierte Spermienqualität**
- **Sperma-Antikörper** im Zervixschleim
- **Idiopathische Sterilität**

Schwierigkeiten der extrakorporalen Befruchtung:
In den bislang bekannten Nährlösungen reifen die dem Follikel entnommenen Eizellen verlangsamt, verglichen mit den intratubaren Gegebenheiten. Dadurch entsteht eine **biologische Reifedifferenz** zwischen dem **Endometrium** und dem **Embryo**. Beträgt diese mehr als 12 Stunden, fällt die Chance zur Implantation rasch ab; man spricht von **Desynchronisation**.

Synchronisierte Implantation: Diese ist beim Menschen derzeit noch nicht möglich; deshalb führt man die befruchtete Eizelle sehr früh, im 2- bis 4-Zellstadium, in die Gebärmutterhöhle ein.

Biologische Möglichkeiten für die Weiterentwicklung des Embryo nach extrakorporaler Befruchtung:
1. Bei **fehlender Eileiterfunktion:** Reimplantation des extrakorporal fertilisierten Eies in den Rezipienten (= Uterus) des Eispenders.
2. Bei **fehlender Gebärmutter,** aber Vorhandensein von Ovarien: Implantation in Fremduterus (= **Heterotransfer** = Mietmutter).
3. Bei **fehlenden Eierstöcken** aber Vorhandensein einer Gebärmutter: Einpflanzung eines Fremdeies (= Embryospende).

In Deutschland ist Art und Technik der extrakorporalen Befruchtung mit Implantation des Embryo gesetzlich geregelt.

Ektogenese bedeutet: das durch extrakorporale Befruchtung gezeugte Leben bis zur selbständigen Lebensreife **außerhalb des Mutterleibes** heranwachsen zu lassen; dies ist 1979 bei der Maus bis zur halben Tragzeit gelungen.

7 Klonen und Genmanipulationen

Nicht mehr zum Fragenkomplex der menschlichen Sterilität, aber zu Fortpflanzungsfragen im weiteren Sinne gehören Genmanipulationen, die zum Teil nützliche, überwiegend jedoch erschreckende Zukunftsaspekte eröffnen. Sie sollen hier rein informativ in ihren Grundzügen kurz skizziert werden.

Klonen

Die klonale*, d. h. vegetative, ungeschlechtliche Fortpflanzung führt zu **identischen, erbgleichen Nachkommen.** Im Tierversuch konnten bereits **bei Kaltblütern** identische Mehrlinge durch Transplantation von somatischen Zellkernen aus embryonalem Gewebe in verschiedene vorher entkernte Eizellen erzeugt werden.

Heute kennen wir 3 Arten des **Klonen:**

1. Typ: Absaugen des weiblichen oder männlichen **Kernteiles aus der Eizelle nach** der Befruchtung, **aber** noch **vor** deren **Vereinigung.** Verdopplung des verbleibenden haploiden Chromosomensatzes zum diploiden mittels eines katalytisch wirkenden Reagens, z. B. Cytochalasin**. Dies gelingt bisher nur bei weiblich determinierten Zellen (Y-duplizierte sterben ab) und führt zu Töchtern, die von der homozygoten Mutter abstammend, untereinander genetisch identisch sind (= eineiige Zwillinge).

Beispiel: Aus einer befruchteten Mäuseeizelle wird der männliche Kernanteil entfernt und der zurückbleibende weibliche haploide Chromosomensatz durch Cytochalasin B ohne Furchung verdoppelt. Die daraus in einer synchronisierten Wirtsmutter ausgetragene Maus ist reinerbig (= homozygot), d. h. mit der Mutter identisch (= ohne väterliches Erbteil).

2. Typ: Austausch des **gesamten** Erbgutes einer befruchteten Eizelle gegen den Kern einer (andersdifferenzierten) Körperzelle, z. B. Darmzelle.

Werden an Stelle homologer **heterologe** Transplantate, d. h. z. B. **Zellkerne** bzw. Kernanteile **anderer Tiere** eingesetzt, so entstehen **Chimären*** (= Mosaiktiere).

3. Typ: Genvervielfältigung in vitro mit Hilfe von Bakterien.

Eine **Parthenogenese** (= Jungfernzeugung) beim Menschen (= z. B. Entwicklung einer **un**befruchteten haplonten weiblichen Eizelle zu einem Mädchen) ist bislang nicht nachgewiesen. Trotzdem muß man analog veterinärmedizinischen Ergebnissen solche „Replikate" (= Parthenogenome) auch beim Menschen für möglich halten.

Gen-Manipulation (= Genetic-Engineering)

Im Rahmen der Klonisierungstechnologie gewinnt die DNS (= **D**esoxyribo**n**ucleinsäure)-Rekombination (= Neuverknüpfung von Plasmidsequenzen) zunehmend an Bedeutung. Die DNS (engl. DNA) ist Träger der Erbinformation. Das DNS-Mokekül ist aus zwei Zucker-Phosphat-Strängen aufgebaut, deren Quersprossen aus vier Aminosäuren (als „Buchstaben") — Adenin, Guanin, Thymin und Cytosin — bestehen, die durch Sequenzänderung nach Art eines Punkt-Strich-Morse-Alphabetes den genetischen Code schreiben. Neben der aufgewickelten Chromosomen-DNS (Abb. 16–19) enthält ein Bakterium zur Autosynthese artspezifischer Proteine noch einige oder mehrere ringförmige Plasmide, d. h. außerhalb der chromosomalen Erbmasse vorkommende Gene. Diese lassen sich mittels eines Restriktions-Enzyms (= Schneide- bzw. Trennenzym) aufschneiden und durch eine DNS-Ligase (= Klebe-Enzym zum Einbringen von DNS-

---

* Klon (griechisch) = Zweig, Sprößling, Ableger, Menge; heute versteht man darunter eine Gruppe **identischer** Zellen oder Organismen (= identische Vervielfältigung), auch einzelne Abkömmlinge solcher Gruppen bzw. „Mengen", die alle **dieselbe Körperzelle** zum Ursprung haben.

** Cytochalasine (griechisch) = Zell-Löser (= Sammelbegriff für pilzartige Metabolite). Man verwendet sie, um bei einigen Säugerzellen die Kerne zu entfernen, bzw. haploide Chromosomensätze zu verdoppeln.

* Chimäre (griechisch) = feuerschnaubendes Ungetüm, vorne Löwe, in der Mitte Ziege und hinten Schlange.

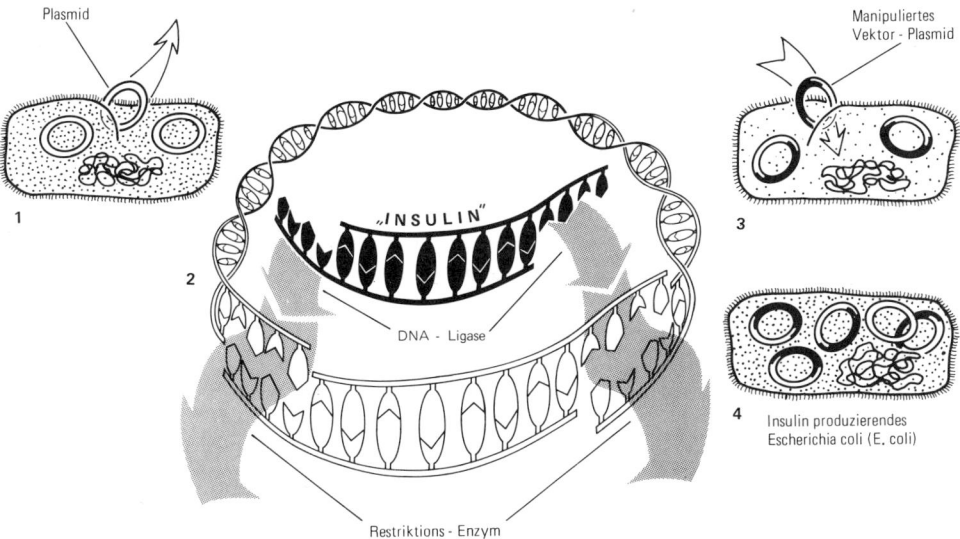

Abb. 16-19 Genetische Manipulation (s. Text).

Sequenzen mit anderem Synthesevermögen) wieder zum Ring rekonstruieren. Im Fach-
jargon spricht man bei der Herstellung solcher Vektorplasmide vom „Gen-Spleissen"
und „Plasmid-Engineering".

Die Natur ändert über **Mutation** (= Erbsprung) und **Selektion** (= Auslese) ihre Code-
buchstaben, d. h. durch Verlust (= Deletion), Einfügung (= Insertion) und/oder Trans-
ponierung einer oder mehrerer Nucleo-Basen den Genverband zum Lebensvor- oder
-nachteil des betreffenden Individuums.

Der Geningenieur greift dagegen aktiv in das Geschehen ein.

Praktisches Beispiel (Abb.16-19): Aus einem Bakterium Escheria coli wird ein Plasmid
(= extrachromosomaler Genträger) herausgeschleust und mittels eines Restriktionsen-
zyms aufgeschnitten. Mit Hilfe einer DNS-(= DNA-)Ligase erfolgt das „Einkleben"
z. B. eines heute schon im Reagensglas herstellbaren Gens für die Erzeugung menschlichen Insulins. Das Escheria coli bildet nun menschliches Insulin (= Gen-Kloning).

Abhängig vom genetischen Dialekt (= nicht jedes Bakterium versteht solche genetischen
Kommandos) ist eine unbegrenzte Vielfalt genetischer Konstruktionen möglich, um viele
biologisch aktive Substanzen wie **Hormone, Enzyme** und andere Proteine biotechnolo-
gisch mit Hilfe von Mikroorganismen herzustellen.

Aus dieser kurzen Darstellung ersieht man, daß sich aus genetischen Manipulationen
durchaus nützliche Aspekte ergeben können. Andererseits ist im Prinzip das biologische
Werkzeug geschaffen, um über das Gen-Material identische Individuen zu klonen, ja
sogar durch heterologe Zellkerntransplantate Chimären artifiziell zu erzeugen.

**Ein als Zukunftsaussicht erschreckender Eingriff in die Natur, da es hier — wie auch auf
anderen Gebieten — fraglich ist, ob das ethische Bewußtsein des Menschen mit seinen
technischen Möglichkeiten Schritt hält.**

XVII Empfängnisverhütung

Täglich wird der Arzt in der Praxis von Patientinnen um Aufklärung über empfängnisverhütende Maßnahmen gebeten. Er sollte die erforderlichen Kenntnisse besitzen, diese
Frage zum Wohle seiner Patientinnen so gut wie möglich zu beantworten.*

Warum ist Empfängnisverhütung nötig?

1. An erster Stelle steht die **Verhütung von Abtreibungen.** Es besteht kein Zweifel, daß
die hohe Abtreibungszahl nur durch die Verbreitung von Kenntnissen über zuverlässige
Kontrazeption gesteuert werden kann. Die Möglichkeit, durch Verordnung zuverlässiger
Kontrazeptiva zur Verhütung von Abtreibungen beizutragen, ist ein **gesundheitspoliti-
scher Aspekt** der Empfängnisverhütung.

2. Im Einzelfall steht natürlich ein **individueller Gesichtspunkt** im Vordergrund: Die
Verwirklichung des verständlichen Wunsches jedes Ehepaares, die Geburtenzahl und
die Abstände zwischen den Schwangerschaften der Leistungsfähigkeit der Mutter und
den Lebensumständen der Familie anzupassen. In dieser Hinsicht dient die sachgerechte
Beratung durch den Arzt der **Gesunderhaltung von Mutter und Kind,** ja der Familie.

3. Der **bevölkerungspolitische Gesichtspunkt** spielt in Mitteleuropa keine Rolle mehr.
Hier ist in manchen Ländern die Geburtenzahl eher niedriger als die Sterbeziffer, so
daß teilweise eine geringe Bevölkerungsabnahme pro Jahr resultiert und in den meisten
Fällen eine stabile Bevölkerungszahl erreicht ist. Dagegen ist in vielen außereuropäischen
Ländern die Bevölkerungszunahme so groß, daß trotz aller Bemühungen Not und
Hunger drohen. Bereits heute muß man damit rechnen, daß jährlich viele Millionen
Menschen verhungern. Wenn es nicht gelingt, den mancherorts jährlich mehrere Prozent
betragenden Bevölkerungszuwachs zu bremsen, steuern manche Länder einem wirt-
schaftlichen und politischem Chaos entgegen.

4. Zu den genannten Gesichtspunkten kommt noch ein spezifisch medizinischer: Es gibt

a) **absolute** und
b) **relative medizinische Indikationen** zur Kontrazeption.

a) **Absolute medizinische Indikationen:** Hier sind alle Erkrankungen zu nennen, die im
Falle einer Konzeption die Frage eines Schwangerschaftsabbruchs aufwerfen würden.
Das gilt aber in gleicher Weise für diejenigen Frauen, die nicht in der Lage sind, ein
lebensfähiges Kind zur Welt zu bringen, z. B. bei einer massiven Sensibilisierung der
Mutter gegen den Rhesus-Faktor und Homozygotie des Mannes (heute nur noch selten).
In den Fällen einer klaren medizinischen Indikation dürfte der Arzt fahrlässig handeln,
wenn er die Unterweisung über die Möglichkeiten einer zuverlässigen Kontrazeption
unterläßt.

b) **Relative medizinische Indikationen** zur Kontrazeption werden nach jeder Geburt
aktuell. Die modernen Erkenntnisse über die Gefahren zu kurzer Geburtenabstände für

---

* Ausführliche Abhandlungen zum Thema Empfängnisverhütung (mit reichlichen Literaturangaben) findet man
  bei: GESENIUS, Empfängnisverhütung, 3. Aufl. Urban und Schwarzenberg, München 1970. G. K. DÖRING,
  Empfängnisverhütung, 10. Aufl. Thieme, Stuttgart 1986.

das Schicksal der Gravidität und der Frucht zwingen dazu, jede Frau post partum auf die Vorteile einer konzeptionsfreien Zeit von wenigstens einem Jahr hinzuweisen. Diese Beratung ist notwendig, da ohne Empfängnisverhütung 3 Monate nach der 1. Regel post partum 53% und weitere 4 Monate später 74% der Frauen wieder schwanger sind (TAYLOR).

Die kontrazeptive Beratung ist eine wichtige ärztliche Aufgabe im Rahmen der Präventiv-Medizin.

---

1 Angriffspunkte der verschiedenen kontrazeptiven Methoden

Die Angriffspunkte der verschiedenen kontrazeptiven Methoden lassen sich am besten an Hand der Tabelle 17-1 erläutern.

Am **Hypothalamus-Hypophysen-System** und an der **Ovarialfunktion** greifen bisher nur die **Ovulationshemmer** an. Sie beeinflussen über den Hypothalamus die Sekretion, Speicherung und pulsatile Abgabe von LH und FSH.

Im Bereich der **Tube** gibt es mehrere Angriffspunkte. Einmal die Tubenligatur oder -koagulation bei der operativen Sterilisation der Frau (s. S. 658). Zum anderen scheint eine Beeinträchtigung der Transportfunktion der Tuben zum Wirkungsmechanismus der Nidationshemmer (Intrauterinpessare; Morning-after-pill = „Pille danach") zu gehören. Die Synchronisation zwischen Entwicklung der Blastozyste und ihrer Transportgeschwindigkeit wird gestört.

Das **Corpus uteri** ist der Hauptangriffspunkt der Nidationshemmer. Sie stören die für eine Nidation erforderliche präzise zeitliche Abstimmung zwischen Blastozyste und Eibett (Intrauterinpessare; Morning-after-pill).

An der **Zervix uteri** befindet sich der Hauptangriffspunkt der Minipille und ein Nebenangriffspunkt der Ovulationshemmer und zwar der Kombinationspräparate (s. S. 644), weil diese die präovulatorische Verflüssigung des Zervixschleimes hemmen.

Intravaginal ist der Angriffspunkt aller lokal-chemischen Verhütungsmittel. Das Scheiden-Diaphragma und die Portiokappe verhindern mechanisch das Aufsteigen der Spermien aus dem unteren Teil der Vagina in den oberen Scheidenanteil und in die Zervix.

Auf der Seite des Mannes gibt es bisher nur wenige kontrazeptive Angriffspunkte.

An den **Testes** sollen die in Entwicklung befindlichen „Pillen für den Mann" angreifen, die eine Azoospermie bewirken. An den **samenableitenden Wegen** greift die operative Sterilisation des Mannes ein.

Tabelle 17-1   Biologische Voraussetzungen für eine Konzeption

A Übergeordnete Zentren

1. Hypothalamus
Releasing-Faktoren

2. Hypophysenvorderlappen
FSH und LH

B Weibliche Voraussetzungen	C Männliche Voraussetzungen
1. Ovarialfunktion	**1. Hodenfunktion**
a) Produktion von Ovarialhormonen	a) Produktion von Androgenen
b) Freiwerden einer intakten Eizelle	b) Produktion funktionstüchtiger Spermien
2. Tubenfunktion	**2. samenableitende Wege**
a) Durchgängigkeit	Durchgängigkeit von Nebenhoden und Vas
b) Peristaltik	deferens
3. Endometrium	**3. Funktion der akzessorischen Drüsen**
muß bei der Ankunft des befruchteten Eies	a) Prostatasekret
zur Implantation geeignet sein	b) Samenblasensekret
4. Zervixfunktion	**4. Kapazitation der Spermatozoen**
a) Durchgängigkeit	
b) präovulatorische Verflüssigung des	
Schleims	
5. Vagina	
a) Bakterienflora	
b) keine mechanischen Hindernisse	

D Voraussetzungen, die Mann und Frau betreffen

1. Fähigkeit, das Sperma in die Vagina zu deponieren

2. Berücksichtigung des Konzeptionsoptimums

Methoden, die Mann und Frau betreffen: Das **Kondom** verhindert, daß Sperma in die Vagina gelangt. Am letzten Punkt, der Berücksichtigung des **Konzeptionsoptimums,** greifen die Methoden der **periodischen Abstinenz** ein. Sie beruhen darauf, daß sexueller Kontakt nur außerhalb der fruchtbaren Tage des Zyklus stattfindet.

2 Welche Voraussetzungen sollen Kontrazeptiva erfüllen?

1. Zuverlässigkeit
2. Unschädlichkeit
3. Verträglichkeit
4. Akzeptanz für beide Partner

Zu 1.: Die **Zuverlässigkeit** einer Methode der Empfängnisverhütung wird im reziproken Wert der Zuverlässigkeit, nämlich der **Versagerquote** ausgedrückt. Die genaue Berechnung der Versagerquote ist erforderlich, um die Zuverlässigkeit verschiedener Methoden vergleichen zu können. Nach PEARL **gilt als Versagerquote die Zahl der ungewollten Konzeptionen pro 1200 Anwendungsmonate (das sind 100 sogenannte „Frauenjahre".** Von 100 Frauenjahren spricht man z. B., wenn 100 Frauen eine Methode jeweils ein Jahr lang anwenden). Da pro Zyklus nur eine Konzeption erfolgen kann, kam als Bezugssystem logischerweise nur die Zahl der Zyklen in Frage. Eine wichtige Forderung der Biostatistiker ist, daß auch die „Versager durch fehlerhafte Anwendung" einer Methode bei den „Versagern" mitgezählt werden müssen. Das ist verständlich: für die praktische Anwendung einer Methode interessiert nicht ihre **theoretische** Zuverlässigkeit (das heißt ohne Einrechnung von Patientenfehlern), sondern allein ihre **praktische** Zuverlässigkeit (das heißt unter Einschluß der Patientenfehler). Nicht nur die Häufigkeit methodischer Fehler, sondern auch die Frequenz der Patientenfehler ist eine Eigenschaft einer Methode. Bei gleicher theoretischer Zuverlässigkeit (Versagerquote = Null) ist z. B. die praktische Zuverlässigkeit bei Ovulationshemmern (Versagerquote $0,2-0,5$) unvergleichlich besser als bei den Kalendermethoden (Versagerquote etwa 20).

Daß der Zuverlässigkeit so großer Wert beigemessen wird, hat einen wichtigen Grund. Man hat Anlaß zu der Annahme, daß der Entschluß zur Abtreibung besonders leicht gefaßt wird, wenn es trotz Anwendung kontrazeptiver Maßnahmen zu einer ungewollten Schwangerschaft kommt. Dieser Zusammenhang ist der Grund, die durch eine hohe Versagerquote belasteten Methoden zwar zu erwähnen, sie aber nicht ausführlich abzuhandeln.

Zu 2.: Bei der Frage nach der **Unschädlichkeit** unterscheidet man

a) **unmittelbare Gefahren**
b) **Spätschäden**
c) **Einwirkungen auf die Frucht bei „Versagern".**

Zu a): Wegen **unmittelbarer Gefahren** wurden seinerzeit die alten Intrauterinpessare diskriminiert. Die weniger gefährlichen neuen IUP bergen eine seltene unmittelbare Gefahr: Die Uterusperforation (s. S. 651).

Zu b): Mögliche **Spätschäden** wurden bei Langzeitanwendung von Ovulationshemmern befürchtet und zwar die Entstehung maligner Geschwülste. Diese Befürchtungen haben sich nicht bestätigen lassen. Im Gegenteil: **Pillenbenutzerinnen bekommen signifikant seltener ein Korpus- oder ein Ovarialkarzinom.**

Über die Infarktgefahr bei mehr als 40 Jahre alten Raucherinnen, die die Pille benutzen, wird auf Seite 641 eingegangen.

Von fast allen kontrazeptiven Methoden ist gelegentlich behauptet worden, ihre langfristige Anwendung hätte einen negativen Einfluß auf die Fertilität. Abgesehen von einer gewissen Zunahme verschlossener Tuben bei IUP-Trägerinnen gibt es keine Beweise für diese Annahme. Wenn eine Frau allerdings viele Jahre lang kontrazeptive Methoden anwendet, so kommt es durch die altersbedingte Verminderung der Fertilität zu einem Absinken der Konzeptionschancen.

Zu c): Eine **Gefährdung der Frucht** im Sinne von Mißbildungen infolge Schädigung der Spermien durch chemische Kontrazeptiva ist immer wieder diskutiert worden. Wenn normal bewegliche, aber mißgebildete Spermien, die jedes fertile Sperma bis zu 20% enthält, nicht in der Lage sind, in den Zervixschleim einzudringen, so ist es höchst unwahrscheinlich, daß chemisch geschädigte Spermien bis in die Tuben vordringen können. Bedenken wurden auch geäußert, wenn eine Frau trotz eingetretener Schwangerschaft weiter die Pille nimmt. Die meisten Ovulationshemmer enthalten Nortestosteronderivate, nach deren Verabfolgung in hohen Dosen die Vermännlichung weiblicher Feten beschrieben worden ist. **Die in Ovulationshemmern enthaltenen Dosen richten offenbar keinen Schaden an,** denn obwohl es sehr häufig vorkommt, daß eine Frau nach Ausbleiben der Menses in Verkennung der Umstände weiter die Pille nimmt, ist in solchen Fällen bisher **kein Fall von Virilisierung** weiblicher Feten bekannt.

Zu 3.: Die **Verträglichkeit** bezieht sich zunächst auf die bei der Anwendung eines Mittels auftretenden lokalen oder allgemeinen **Nebenwirkungen.** Auf die diversen Nebenwirkungen der Ovulationshemmer wird später eingegangen (s. S. 637). Hierher gehört auch die Frage, ob eine Beeinträchtigung der Vita sexualis eintritt. Viele Männer und Frauen empfinden die bei der Anwendung mechanischer oder chemischer Mittel kurz vor der Kohabitation erforderlichen Manipulationen als störend oder gar als unerträglich.

Zu 4.: Zur Frage der **Annehmbarkeit (Akzeptanz) im weitesten Sinne** gehören auch **juristische, moralische** und **religiöse Hinderungsgründe,** die gegen die Anwendung einer Methode sprechen können und bei der Auswahl der Methode berücksichtigt werden sollten. Bei der Erörterung von Unschädlichkeit und Verträglichkeit sollte man einen Gesichtspunkt nicht außer acht lassen: Man sollte eventuelle Nebenwirkungen, auch Risiken, nicht isoliert betrachten, sondern in Relation zu den Gefahren von Schwangerschaft, Geburt und Wochenbett setzen — nicht zu vergessen die Gefahren der Abtreibung, die ja vielfach als Alternative angesehen wird.

3 Methoden der Kontrazeption

Welche Methoden kann der Arzt in der Praxis empfehlen, wenn er nach kontrazeptiven Maßnahmen gefragt wird? Er wird sich als erstes über die **Zuverlässigkeit** der in Frage kommenden Methoden informieren müssen. Abbildung 17-1 soll helfen, einen Überblick zu gewinnen. Die wichtigsten kontrazeptiven Methoden sind nach ihrer Versagerquote geordnet und graphisch dargestellt. **Die Ovulationshemmer schneiden mit Abstand am besten ab.** Es folgen als ebenfalls noch sehr zuverlässige Methoden die **Minipille,** die **Intrauterinpessare,** die **Temperaturmethode,** das **Kondom** und das **Scheiden-Diaphragma.** Dann folgen die Mittel „mittlerer Zuverlässigkeit", das sind die **modernen lokalwirksamen chemischen Mittel.** Die letzte Gruppe der aufgeführten Methoden (KNAUS-OGINO, alte chemische Mittel, Coitus interruptus) kann wegen ihrer hohen Versagerquote ärztlicherseits nicht empfohlen werden.

In der gleichen Reihenfolge ihrer Zuverlässigkeit

1. Ovulationshemmer (einschließlich 3-Monats-Spritze)
2. Minipille
3. Intrauterinpessare (IUP)

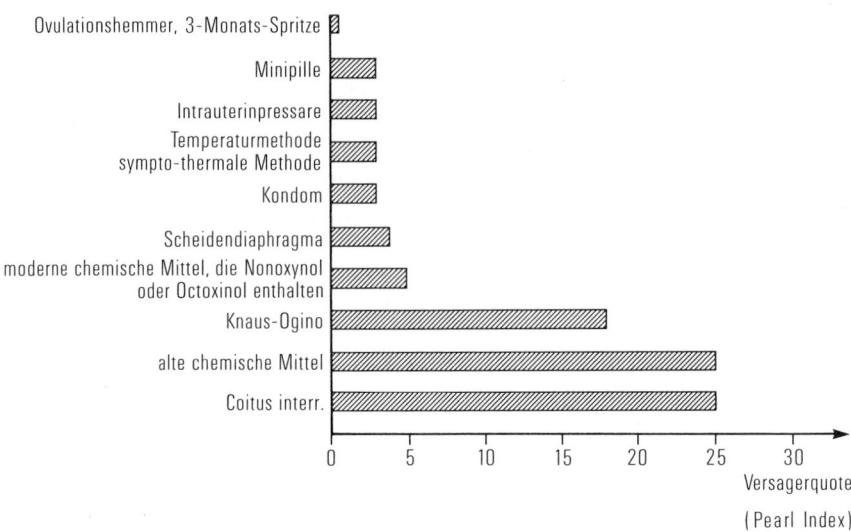

Abb. 17-1   Überblick über die wichtigsten kontrazeptiven Methoden und ihre Versagerquoten. Die angegebenen Zahlen sind Mittelwerte aus der Literatur. (Literaturangaben siehe G. K. DÖRING „Empfängnisverhütung".)

4. Temperaturmethode und sympto-thermale Methode
5. Kondom
6. Scheiden-Diaphragma
7. moderne lokalwirksame chemische Mittel
8. Kalendermethoden (KNAUS; OGINO)
9. Ovulationsmethode nach BILLINGS
10. alte chemische Mittel
11. Coitus interruptus

werden die kontrazeptiven Methoden in den folgenden Abschnitten beschrieben.

3.1 Ovulationshemmer

Die Ovulationshemmer (PINCUS 1958) **bieten die höchste Zuverlässigkeit,** die ein Kontrazeptivum jemals erreicht hat. Bei sachgerechter Anwendung kann mit einer 100%igen Sicherheit gerechnet werden. Selbst unter Einrechnung der Patientenfehler ist die **Versagerquote nicht höher als 0,2 bis 0,5.** Diese hohe Sicherheit ist der Grund für die enorme Verbreitung der Ovulationshemmer. In der Bundesrepublik Deutschland nahmen im Jahre 1984 4,1 Millionen Frauen die Pille, das entspricht etwa 32 Prozent aller Frauen im fortpflanzungsfähigen Alter.

Die Zuverlässigkeit kann durch Arzneimittelinterferenzen mit Medikamenten wie: Barbituraten, Hydantoinen, Rifampicin, die durch Enzyminduktion zum beschleunigten Hormonabbau in der Leber führen, vermindert werden.

3.1.1 Anwendungsweise

Bei der ältesten Form der hormonalen Kontrazeption, den **Kombinationspräparaten,** wird vom 5. bis zum 25. Zyklustag jeden Tag die gleiche Kombination eines Östrogens mit einem Gestagen **oral** genommen. Als Östrogene sind in allen Präparaten nur 2 im Gebrauch: **Äthinylöstradiol** oder **Mestranol.** Als Gestagene werden 9 verschiedene Progestagene mit großen Wirkungsunterschieden benutzt (Hydroxyprogesteron- und Nortestosteronderivate).

Bei Beachtung folgender **10 Regeln** kann mit einer 100%igen Zuverlässigkeit gerechnet werden:

1. Es ist zu empfehlen, die „Pille" **abends zu nehmen** und am nächsten Morgen zu kontrollieren, ob man am Abend vorher die Pille auch genommen hat. Die Verpackung der Ovulationshemmer erlaubt diese Kontrolle, weil neben jeder Pille der Wochentag angegeben ist.

2. Stellt man morgens fest, daß die Pille am Abend vorher vergessen worden ist, so kann die Abendpille am Morgen nachgeholt werden, ohne daß dadurch die Sicherheit der Methode leidet.

3. Beträgt allerdings die **Pause zwischen zwei Pillen mehr als 36 Stunden,** so kann in diesem Zyklus **nicht mehr mit einem zuverlässigen Schutz vor einer Konzeption gerechnet werden.**

4. Nachdem alle Pillen einer Packung aufgebraucht sind, wartet man, bis die Entzugsblutung eintritt. Mit der nächsten Pillenserie wird am 5. Zyklustag wieder begonnen. Ein anderer, heute viel empfohlener Vorschlag ist folgender: Nach 21tägiger Anwendung der Pille wird eine Pause von 7 Tagen eingelegt und am 8. Tag mit der neuen Pillenserie begonnen. Beide Möglichkeiten sind gleich zuverlässig. Es gibt auch Präparate, die ohne Pause eingenommen werden und die „pillenfreie Zeit" durch Plazebopräparate überbrücken.

5. Bleibt nach dem Absetzen der Pille die Blutung aus, so bedeutet das in den meisten Fällen — wenn kein Einnahmefehler vorliegt — **nicht, daß eine Konzeption erfolgt ist.** Da aber doch ein kleines Risiko einer Schwangerschaft vorhanden ist, sollte mit der neuen Pillenserie erst dann wieder begonnen werden, wenn die **Frage einer Schwangerschaft zuverlässig geklärt** worden ist.

6. Wenn pünktlich vom 5. bis zum 25. Zyklustag täglich die Pille genommen worden ist, so besteht an allen Tagen des Zyklus voller Schutz vor einer Konzeption, also auch an den Tagen zwischen zwei Pillenserien. Die **Wirksamkeit** oraler Kontrazeptiva ist **eingeschränkt,** wenn es innerhalb von 2—3 Stunden nach der Einnahme zu **Erbrechen oder Diarrhoe** kommt. Eine medikamentöse Beeinträchtigung der OH-Wirkung durch Beeinflussung des Leberstoffwechsels ist beschrieben bei gleichzeitiger Einnahme von Rifampicin, Phenobarbital, Cumarinen und einiger Antibiotika, welche die gastrointestinale Flora vermindern (z. B. Tetrazyklin; Ampicillin).

7. Während der Anwendung der Ovulationshemmer sind **ärztliche Kontrollen** in 6—12monatigen Abständen ratsam. Dabei soll nach Nebenwirkungen gefragt werden.

8. Früher wurde das Einhalten von Pausen nach 6 oder 12 Zyklen gefordert. Das war früher bei den sehr hoch dosierten Präparaten möglicherweise sinnvoll. Heute raten alle

Experten von Pausen ab, weil die in zunehmendem Maße benutzten hormonarmen Pillen das Regulationssystem weniger stark bremsen als die hochdosierten Präparate. Nach dem Absetzen der modernen Pillen normalisieren sich der Zyklus und die hormonalen Parameter meistens sofort.

Pillenpausen sind nicht selten die Ursache ungewollter Schwangerschaften!

9. Nach dem Absetzen der Pille treten Ovulation und Menstruation manchmal mit einer Verspätung von etwa 8 Tagen ein.

10. Es ist notwendig, die Patientinnen auf die guten Konzeptionschancen in den ersten Monaten (bereits im ersten Zyklus!) nach dem Absetzen der Pille aufmerksam zu machen.

3.1.2 Wirkungsweise

Wirkungsmechanismus der Kombinationspräparate:
1. **Ovulationshemmung** durch Unterdrückung des präovulatorischen Funktionsgipfels des HVL.
2. **Behinderung der präovulatorischen Verflüssigung des Zervixschleimes,** wodurch die Aszension der Spermien verhindert wird.
3. **Beeinträchtigung des Endometriumaufbaues,** das dann nicht optimal als Eibett geeignet ist.

Hauptwirkung ist ohne Zweifel die Nivellierung des normalerweise die Ovulation auslösenden Ausscheidungsgipfels des luteinisierenden Hormons. Dadurch unterbleibt die Ovulation.

Zusätzlich führen die Östrogene zur verminderten FSH-Ausschüttung. Folge ist eine Störung des Follikelwachstums und der Follikelreifung.

Am Endometrium unterbleibt die volle Transformation in der Sekretionsphase. Auf diese Weise wird die Nidation erschwert. An der **Zervix** kommt es zum **Ausbleiben oder einer Abschwächung der präovulatorischen Verflüssigung des Zervixschleims,** der hochviskös bleibt und keine Zeichen der Spinnbarkeit (s. S. 430) aufweist. Die Penetrationsfähigkeit des Schleimes für Spermien ist aufgehoben oder stark vermindert. Eventuell erfolgt als weiterer kontrazeptiver Effekt auch eine Kapazitationsstörung (s. S. 590) der Spermien durch Progestagene.

Sollte es trotz Anwendung der Pille doch zu einer Ovulation kommen, so wird durch die Nebenwirkungen am Endometrium und an der Zervix eine Konzeption verhindert. In dieser **dreifachen Sicherung** wird die Ursache für die nahezu 100%ige Zuverlässigkeit zu suchen sein.

Daneben greifen die Ovulationshemmer auch in die **Bildung und die Bindungskapazitäten von sexualhormonbindendem Plasma-Globulin (SHBG s. S. 422)** ein, das der Verteilung und dem Transport der Sexualsteroide dient. Östrogene stimulieren die Bildung von SHBG. Bestimmte

Progestagene (z. B. Norgestrel, teilweise auch Norethisteron) können Testosteron partiell aus seiner Bindung unter entsprechenden klinischen Nebenwirkungen (z. B. Aknebildung) freisetzen. Die endgültige Klärung steht hier aber noch aus.

Zu **vermuten** sind als weitere Wirkungen eine indirekte Beeinflussung der Ovarialfermente und Erhöhung der Tubenmotilität.

3.1.3 Nebenwirkungen

Viele Frauen bekommen Ovulationshemmer wegen **nützlicher Nebenwirkungen,** auch wenn sie gar keine Kontrazeption wünschen. Das trifft zu für die **Dysmenorrhoe,** die während der Anwendung von Ovulationshemmern fast immer **verschwindet** (s. S. 552). Das gleiche gilt für **prämenstruelle Beschwerden** (s. S. 549). Sehr nützlich hat sich bei Mädchen und jungen Frauen mit **Akne vulgaris** und **Seborrhoe** die Anwendung von Ovulationshemmern erwiesen, die als Gestagen das hochwirksame Anti-Androgen Cyproteronacetat enthalten (Diane-35®). Schließlich sind viele Frauen froh, wenn ihre Menorrhagien (= verlängerte und verstärkte Periodenblutungen) oder Hypermenorrhoen unter der Anwendung von Ovulationshemmern auf normale Blutungsstärke zurückgehen. Das gilt auch für Menorrhagien auf der Grundlage von Blutgerinnungsstörungen. Darüber hinaus lassen sich die Ovulationshemmer auch zur Zyklusverschiebung verwenden (s. S. 448).

Groß ist die Gruppe der
harmlosen Nebenwirkungen.

Sie lassen sich vorwiegend aus einem **Zuviel** an Östrogenen erklären wie z. B.: Rasche **Gewichtszunahme** und Ödeme (Wassereinlagerung), Übelkeit, Erbrechen, Kopfschmerzen, Spannungsgefühl in der Brust, Hyperpigmentierung, Schlafstörungen, Varizenbeschwerden, Nervosität, Libidoveränderungen, schleimiger Ausfluß und ein Teil der Blutungsstörungen.

Tabelle 17-2   Relative Häufigkeit harmloser Nebenwirkungen bei Anwendung eines modernen, hormonarmen 3-Stufenpräparates (nach Lachnit-Fixson)

Nebenwirkung	Häufigkeit in Prozent	
	vor der Anwendung	nach der Anwendung 4.–18. Zyklus
Dysmenorrhoe leicht	12,2	3,6
Dysmenorrhoe schwer	4,2	0,2
Übelkeit	3,2	2,3
Erbrechen	0,1	0,2
Schwindel	2,7	1,2
Brustspannen	10,7	4,7
Kopfschmerzen	10,1	6,1
Nervosität	10,1	6,0
Depressionen	1,9	1,6
Libido plus	1,4	1,5
Libido minus	2,9	3,3

Die Häufigkeit dieser harmlosen Nebenwirkungen hat abgenommen, seit kaum noch Präparate mit mehr als 50 µg Östrogen-Tagesdosis verordnet werden. Bei den heute bevorzugten Pillen mit weniger als 50 µg Östrogen, insbesondere bei den niedrig dosierten 3-Stufenpräparaten, sind Nebenwirkungen noch seltener geworden (Tab. 17-2).

Ältere Statistiken über die Häufigkeit von Nebenwirkungen kranken zum Teil daran, daß in der Zeit **vor** der Pillenanwendung keine Erhebungen über die geprüften Symptome gemacht wurden.

Gegenüber einem Zuviel an Östrogenen sind harmlose Nebenwirkungen bei einem **Zuwenig** und dadurch bedingtem Überwiegen der Gestagene bei:

trockener Scheide, evtl. Soorkolpitis, Depressionen und Libidoverminderung, Durchbruchsblutungen, Schmierblutungen, zu schwachen Blutungen, Pseudoamenorrhoe, Hitzewallungen anzunehmen.

Ein **Übergewicht der Gestagene** liegt meist dann vor, wenn die **Gewichtszunahme** langsam erfolgt (anabole Wirkung der Progestagene), Wadenkrämpfe, Depressionen, Libidoabnahme und Müdigkeit auftreten. Insbesondere bei Verwendung von Nortestosteronderivaten kann es zur Seborrhoe, Akne, Hirsutismus und Haarausfall kommen (es wird der Wechsel auf ein zyproteronhaltiges Präparat wie z. B. Diane-35® geraten).

Selten sind **zu geringe Gestagenmengen** die Ursache von Nebenwirkungen in Form von Dysmenorrhoeen oder Menorrhagien.

Je nach Zuviel oder Zuwenig des jeweiligen Hormons ist der Ovulationshemmer umzustellen.

Als weitere mögliche (nicht immer harmlose) Nebenwirkungen sind zu beachten:

Blutdruckerhöhungen. Sie werden nur selten beobachtet und das meist bei besonderer Disposition, auch sie sind möglicherweise östrogenbedingt als eine Störung im Renin-Angiotensin-Aldosteron-System. Bei diastolischem Blutdruck über 90 mm Hg sollen Ovulationshemmer abgesetzt werden.

Leberschäden werden durch Ovulationshemmer meist nicht verursacht. Eine geschädigte Leber wird **nicht unbedingt verschlechtert**. Allerdings zwingen Transaminasen- und Bilirubinanstieg zum Absetzen der Präparate. Man sollte in solchen Fällen, insbesondere aber bei Leberschäden, Ovulationshemmer vermeiden (s. Tab. 17-6, Kontraindikationen).

Der **Kohlenhydratstoffwechsel** kann sich im Sinne einer verminderten Glukosetoleranz ändern, geht aber meist nicht in pathologische Bereiche über. Bei nichtinsulinpflichtigem Diabetes ist die Anwendung der Pille erlaubt, wenn man eine schwache Östrogendosis möglichst bei Mikropille nimmt.

Müdigkeit und **Depressionen** sind eher gestagenbedingt, so daß sich in solchen Fällen die Anwendung eines stärker östrogenhaltigen Kombinationspräparates empfiehlt.

Hyperpigmentierung ist meist irreversibel, so daß möglichst weiterhin keine Ovulationshemmer gegeben werden sollten.

Klinisch bedeutsame Nebenwirkungen

Hierzu gehören alle Zyklusstörungen. Relativ harmlos sind

Zwischenblutungen

in Form von Schmierblutungen, die in 2—3% aller Zyklen auftreten. Oft verschwinden sie im nächsten Zyklus von selbst. Wiederholen sich die Zwischenblutungen immer wieder, ist ein Wechsel auf ein **östrogenreicheres** Präparat ratsam und wenn die Blutungen bleiben: Abrasio. Unangenehmer sind **Durchbruchsblutungen von Regelstärke,** die vorwiegend in der letzten Zykluswoche (bzw. der zweiten Zyklusphase) auftreten. Ihre Häufigkeit beträgt etwa 1,5% aller Zyklen. Bei einer regelstarken Durchbruchsblutung soll die Behandlung gestoppt und nach einer siebentägigen Pause mit einer neuen Packung wieder begonnen werden. Kommt es immer wieder zu Durchbruchsblutungen, so hilft oft ein Wechsel auf ein hormonreicheres Präparat, evtl. Mehrphasenpräparat.

Noch seltener ist

die ausbleibende Regelblutung,

die durch Endometriumatrophie in rund 1% aller Zyklen vorkommt. Hat die Patientin die Pille zuverlässig jeden Tag genommen und ist keine Diarrhoe und kein Erbrechen kurz nach der Einnahme aufgetreten, braucht sie nicht mit einer Konzeption zu rechnen. Besteht Verdacht auf eine Schwangerschaft, so muß abgewartet werden, bis durch einen Schwangerschaftstest die Situation geklärt werden kann. Kommt es häufig zum Ausbleiben der Regel, ist der Wechsel auf ein hormonreicheres, östrogenbetontes Präparat angezeigt.

Früher hatte man Angst vor einer Häufung sekundärer

Amenorrhoen nach dem Absetzen der Pille.

Heute weiß man, daß sekundäre Amenorrhoen nach dem Absetzen der Pille nicht wesentlich häufiger auftreten als auch sonst, d. h. bei rund 1,5% aller Mädchen und Frauen. Betroffen sind vor allem untergewichtige Mädchen (evtl. nach Abmagerungskuren) und junge Frauen mit einer Oligomenorrhoe-Anamnese. Amenorrhoen nach Absetzen der Pille hat man als „Post-pill"-Amenorrhoe bezeichnet und ihr eine hypothalamische Ursache zugeordnet. Sie wird im Rahmen eines sogenannten „Over Suppression-Syndrom" gesehen. Wie weit dies berechtigt ist, bleibt dahingestellt. In den seltenen Fällen dieser sekundären Amenorrhoe normalisiert sie sich meist nach 6 Monaten. Wenn nicht, ist das gleiche Vorgehen wie sonst bei sekundärer Amenorrhoe empfehlenswert (s. Kap. XIV).

Gelegentlich wurde behauptet, z. B. von KNAUS 1968, durch die Anwendung der Ovulationshemmer würde „eine Frau sehr häufig steril". Das widerspricht der ärztlichen Erfahrung.

Im allgemeinen ist die Fruchtbarkeit einer Frau nach dem Absetzen der Ovulationshemmer genau so groß wie vorher.

Bei vorhandenem Kinderwunsch sind rund 80% der Frauen innerhalb von 6 Monaten nach dem Absetzen der Pille schwanger. Mehrlingsschwangerschaften sind im Gegensatz zur häufig geäußerten Ansicht **nicht** zu erwarten.

In umfangreichen Erhebungen konnte geklärt werden, daß nach dem Absetzen von Ovulationshemmern sowohl der Verlauf von Schwangerschaft und Geburt, als auch der

Zustand der Kinder normal sind: Abortquote, Frühgeburtenfrequenz, Mißbildungsquote und perinatale Kindersterblichkeit sind gleich groß wie bei Müttern, die vorher die Pille nicht genommen haben (Literatur s. bei Döring u. Fresenius).

Wie steht es mit gefährlichen Nebenwirkungen?

Auf welche Argumente stützt sich die immer wiederkehrende Behauptung „Die Pille macht doch Krebs"? Hier werden Tierversuche an Tierstämmen mit einer genetischen Tumorbelastung angeführt. Bei Tierstämmen mit erblicher Tumorbelastung kann durch sehr hohe Östrogendosen die Entstehung der Tumoren beschleunigt werden. **Es gibt aber bis heute keinen Anhaltspunkt für die Annahme, Östrogene könnten beim Menschen Krebs erzeugen.**

Bei der ungeheuren Bedeutung, die der Frage einer kanzerogenen Wirkung der weltweit angewandten Ovulationshemmer beigemessen werden muß, wurde in aller Welt umfangreich nach solchen Krebsfällen gefahndet. Bezüglich des Zervixkarzinoms kamen fast alle Untersucher zu dem Ergebnis, daß der Prozentsatz krebsverdächtiger Zellabstriche von der Portio bei Pillenbenutzerinnen nicht höher, sondern sogar etwas niedriger war, als bei Frauen ohne Ovulationshemmer (Tab. 17-3).

Soweit bei jungen Mädchen durch einzelne Untersucher vermehrt Dysplasien gefunden worden sind, können sie in ihrer Entstehung nicht den Ovulationshemmern angelastet werden, sondern dem durch die Einnahme der Ovulationshemmer bedingten „freieren Sexualverhalten". Frühsexualität ist aber ein nicht seltener Grund für die Entstehung des „Reizkarzinoms" der Zervix.

Der Hauptanteil der Ovulationshemmer, die Gestagene, stehen nicht im Verdacht, kanzerogen zu sein. Im Gegenteil verwendet man die in Ovulationshemmern benutzten Progestagene wegen ihrer mitosehemmenden Wirkung (Kaiser 1958) in aller Welt bei der Behandlung fortschreitender Korpus- und Mammakarzinome. Kaiser konnte auch zeigen, daß die in Pillenpräparaten übliche Kombination von Gestagenen und Östrogenen in gleicher Weise mitosehemmend wirkt wie Gestagene allein.

Tabelle 17-3 Häufigkeit verdächtiger Zellabstriche von der Portio bei Frauen mit und ohne Ovulationshemmer

Zahl der Frauen	Zahl der verdächtigen Abstriche	Prozentsatz
mit Ovulationshemmern 29 643	255	0,86
ohne Ovulationshemmer 105 197	2327	2,20

(Sammelstatistik nach Müller-Rabe)

Eine Überraschung war die Feststellung, daß Ovulationshemmer für bestimmte Karzinome sogar eine „Schutzwirkung" haben: Weiss und Sayretz fanden in den USA, daß ein **Korpuskarzinom** bei Pillenbenutzerinnen 1,7 bis 2mal seltener auftrat als bei Frauen ohne Pille. **Ovarialkarzinome** wurden bei Pillenbenutzerinnen sogar 1,5 bis 3mal seltener beobachtet (Casagrande u. Mtb.).

> **Nach dem bisherigen Stand des Wissens ist eine Erhöhung des Krebsrisikos durch die Anwendung von Ovulationshemmern nicht zu erkennen.**

Weniger eindeutig ist die Frage eines **erhöhten Thrombo-Embolie-Risikos** zu beantworten. Untersuchungen des Gerinnungspotentials unter Ovulationshemmern ergaben zwar Veränderungen; diese wichen aber im allgemeinen nicht von der Schwankungsbreite im Spontanzyklus ab. Nach den Unterlagen des „Committee on the safety of drugs" ist das Thrombo-Embolie-Risiko vom **Östrogengehalt** der Pille abhängig (Tab. 17-4).

Diese Angaben stammen aus einer Zeit, als noch Pillenpräparate mit mehr als 50 µg Östrogen-Tagesdosis im Gebrauch waren. In Schweden folgte auf die Verminderung der Anwendung von Präparaten mit mehr als 50 µg Östrogen ein drastischer Rückgang von tiefen und oberflächlichen Venenthrombosen (BÖTTIGER u. Mitarb.). Dieses Risiko dürfte bei der heute erkennbaren Bevorzugung von Pillenpräparaten mit weniger als 50 µg Östrogen pro Tag weiter zurückgehen. Bisher stehen aber die **durchgemachte oder bestehende Venenthrombose** und die **starke Varikosis** noch **zu Recht auf der Liste der Kontraindikationen** bzw. auf der Liste der Fälle, die einer **besonderen Überwachung bedürfen** (s. Tab. 17-6 u. 17-7).

Tabelle 17-4   Häufigkeit von Venenthrombosen in Abhängigkeit vom Östrogengehalt der benutzten Ovulationshemmer (Royal College of Gen. Practitioners)

Östrogengehalt pro die	relative Häufigkeit von Venenthrombosen
50 µg	100
75 – 80 µg	159
100 – 150 µg	161

Die US Food and Drug Administration hat 1976 wegen eines erhöhten **Herzinfarktrisikos** von der Verordnung von Ovulationshemmern **bei Frauen jenseits 40 Jahren** abgeraten. Genauere Erhebungen zeigen aber die entscheidende **Bedeutung des Rauchens**. Bei einem Vergleich der Gruppe der 30 – 39jährigen Frauen mit den 40 – 44jährigen fand man auch bei Nichtraucherinnen und Pillen-Nichtbenutzerinnen ein Ansteigen der Infarktquote auf das 6fache. Bei Raucherinnen kam es in beiden Gruppen doppelt so häufig zum Herzinfarkt wie bei Nichtraucherinnen (beide Teilkollektive ohne Pille).

Tabelle 17-5   Herzinfarktrisiko in Abhängigkeit vom Lebensalter, der Pillenbenutzung und den Rauchgewohnheiten

	Myokardinfarkttodesfälle pro 100 000 Frauen pro Jahr			
	30 – 39jährige		40 – 44jährige	
	ohne Pille	mit Pille	ohne Pille	mit Pille
Nichtraucher	1,2	1,8	7,4	10,7
Raucher	2,6	10,2	15,9	62,0

(nach Angaben von JAIN, aus DÖRING, Empfängnisverhütung)

Eine Überraschung waren die Zahlen bei den Frauen, die **sowohl die Pille nahmen als auch rauchten:** In allen Altersgruppen kamen **Herzinfarkte 6mal häufiger** vor als bei gleichalten Frauen, die die Pille nahmen, aber nicht rauchten. **Ohne Zweifel ist das Rauchen das Hauptrisiko** (Tab. 17-5).

In einer anderen sehr umfangreichen Studie aus den USA, der „Walnut Creek Contraceptive Drug Study", in der auch andere Risikofaktoren wie z. B. **Hypertonus** und **Adipositas** berücksichtigt wurden, ergibt sich ein sehr viel geringeres Herzinfarktrisiko bei rauchenden Pillenbenutzerinnen als die in Tabelle 17-5 gezeigten Zahlen.

Zu den gefährlichen Nebenwirkungen zählen auch die **zerebrovaskulären Reaktionen.** Ziemlich selten gibt es Frauen mit einer konstitutionellen Empfindlichkeit der Hirngefäße gegen die in der Pille enthaltenen Hormone. Einen Hinweis geben **Migräneanfälle,** die vor Anwendung der Ovulationshemmer in dieser Form nicht aufgetreten sind sowie **Sehstörungen.**

In diesen Fällen muß die **Anwendung der Ovualtionshemmer sofort gestoppt werden!** Es besteht sonst die Gefahr von ernstzunehmenden zerebralen Durchblutungsstörungen mit entsprechenden Konsequenzen.

3.1.4 Kontraindikationen und Überwachung der Patientin

Was kann der Arzt in der Praxis tun, um ernstere Nebenwirkungen zu vermeiden oder wenigstens ihre Häufigkeit zu reduzieren? Es geht dabei um die Frage, wie man die Frauen herausfindet, die Ovulationshemmer wegen erhöhter Risiken besser nicht nehmen sollten.

Vor Beginn der Behandlung muß durch Anamnese und Allgemeinbefund geklärt werden, ob eine absolute **Kontraindikation gegen die Anwendung von Ovulationshemmern** besteht (Tab. 17-6) bzw. ob eine besonders intensive Überwachung angezeigt ist (= relative

Tabelle 17-6   Absolute Kontraindikationen der Ovulationshemmer

- Frühgravidität
- durchgemachte oder bestehende schwere tiefe Venenthrombosen und Lungenembolien
- Zustand nach Herzinfarkt
- Zustand nach Schlaganfall
- zerebrale und retinale Gefäßleiden
- Hypertonus von 160/100 mm Hg und mehr
- starke Raucherinnen jenseits 35
- hormonempfindliche maligne Tumoren (Mamma-karzinome und Leberzelladenom)
- cholestatische Leberfunktionsstörungen
- insulinpflichtiger Diabetes mit Gefäßveränderungen oder mehr als 10jährigem Bestehen
- Sichelzellanämie
- akute und progrediente chronische Hepatopathien
- akute Hepatitis
- anhaltende schwere Nebenwirkungen
- durchgemachter Herpes gestationis

Tabelle 17-7 Fälle, die besonderer Überwachung bedürfen
(relative Kontraindikationen)

- starke Varikosis, Zustand nach Thrombophlebitis
- Diabetes mellitus
- Epilepsie, multiple Sklerose
- Porphyrie, Otosklerose
- Vorstadien des Mammakarzinoms
- Uterus myomatosus
- Endometriose
- starke Adipositas
- starke Pigmentierung, die nicht toleriert wird

Kontraindikation) (Tab. 17-7). Durch **gynäkologische Untersuchung** soll festgestellt werden, ob der Genitalbefund normal ist, insbesondere ob die Portio vaginalis uteri in Ordnung ist. Die letztere Frage sollte durch Smearkontrolle objektiviert werden.

Die **Untersuchung der Mammae** dient der Sicherung, daß kein krebsverdächtiger Befund vorhanden ist. Durch Blutdruckmessung sollte ein Hypertonus ausgeschlossen werden.

Bei der **Erstverordnung**
werden heute die sogenannten „Mikropillen" bevorzugt. Das sind Pillenpräparate, die pro Tag weniger als 50 µg an Östrogenen und entsprechend wenig Gestagene enthalten. Diese hormonarmen Präparate sind besonders gut verträglich. Der Hauptvorteil ist aber eine Verminderung von Nebenwirkungen und Risiken. Alle großen Statistiken über ernste Nebenwirkungen stammen aus einer Zeit, als viele Pillenpräparate einen Östrogenanteil von mehr als 50 µg pro Tag enthielten. Heute haben Präparate mit weniger als 50 µg Östrogen pro die einen Anteil von 68% und mehr erreicht. Prospektive Untersuchungen über das Ausmaß der Verminderung der Nebenwirkungen sind im Gang, z. B. in der Oxford Family Planning Association.

In manchen Fällen empfiehlt es sich, bereits bei der Erstverordnung auf besondere Gegebenheiten Rücksicht zu nehmen. So sollte man einem Mädchen oder einer jungen Frau mit **Uterus-Hypoplasie** am besten ein **östrogenbetontes Pillenpräparat** (Beispiele Sequilar® oder Neo-Eunomin®) verordnen, damit nicht der Uterus im Laufe der Anwendung noch kleiner wird. Hat eine Frau dagegen eine **Myohyperplasie** des Uterus oder andere Zeichen eines Östrogen-Überwiegens wie z. B. Mastodynie, so empfiehlt sich die Verordnung eines **gestagenbetonten Pillenpräparates** (Beispiel Marvelon®).

Nachdem frühere Bedenken wie Bremsung des Längenwachstums und gehäuft auftretende Amenorrhoen sich als nicht zutreffend erwiesen haben, gilt die **Verordnung der Pille (Mikropille) an Jugendliche** als indiziert, wenn wegen sexueller Kontakte ein zuverlässiger Konzeptionsschutz gebraucht wird. Der von manchen Autoren geforderte Nachweis ovulatorischer Zyklen ist oft schwer zu erbringen.

Post partum
besteht ein sehr hohes Bedürfnis nach sicherer Kontrazeption. Bei nicht stillenden Frauen sollte bereits 4 Wochen nach der Geburt mit der Pille begonnen werden, weil 6 Wochen post partum schon Ovulationen auftreten können. Bei stillenden Müttern empfehlen Experten die Anwendung der Minipille, weil bei Benutzung der üblichen Ovulationshemmer 1‰ der eingenommenen Östrogenmenge auf das Kind übergeht

(Nygren et al.) und man nicht weiß, ob das unschädlich ist. Die Stilleistung wird durch die Minipille nicht beeinflußt.

Von einer Anwendung von Ovulationshemmern
bei Frauen über 40 Jahren
(bei starken Raucherinnen schon ab 35 Jahren) wird heute unter Hinweis auf andere antikonzeptionelle Möglichkeiten meist **abgeraten** (s. hierzu auch Kap. XV, S. 561 f.).

Während der Anwendung der Pille sind **Kontrollen** in Abständen von 6−12 Monaten anzuraten, mit gynäkologischer Untersuchung einschließlich Portiobefund und Smear-kontrolle.

Nebenwirkungen, insbesondere Symptome zerebrovaskulärer Durchblutungsstörungen (neu aufgetretene Migräneanfälle oder Sehstörungen) sind zu erfragen. Der Blutdruck soll gemessen werden. Bei entsprechender Indikation Leberfunktionsproben. Bei kritischer Würdigung aller Umstände sollte man nicht vergessen, daß die **Ovulationshemmer den größten Fortschritt darstellen, den es auf dem Gebiet der Empfängnisregelung jemals gegeben hat.** Zum ersten Mal steht eine Methode zur Verfügung, die bei sachgerechter Anwendung 100%ig zuverlässig ist und von rund 96% aller Frauen ohne ernstere Nebenwirkungen oder Beschwerden angewandt werden kann.

3.1.5 Modifikationen der Ovulationshemmer

2-Phasen-Methode, 2-Stufen-Methode, 3-Stufen-Methode.

Bei der **Kombinations-Pille (1-Phasen-Methode)** wird vom 5. bis zum 25. Zyklustag täglich die gleiche Östrogen-Gestagen-Kombination eingenommen. Präparate der **2-Phasen-Methode** (Sequenzmethode) enthalten in der **ersten, meist verkürzten, Phase nur das Östrogen** und erst in der **zweiten Phase die übliche Östrogen-Gestagen-Kombination** (z. B.: Ovanon®, Oviol®, Eunomin®).

Von **2-Stufen-Methode** spricht man, wenn in der ersten Phase neben dem Östrogen auch eine kleine Menge Gestagen enthalten ist, die in der zweiten Phase auf etwas mehr als das Doppelte erhöht wird. (z. B.: Perikursal®, Sequilar®).

Die **3-Stufen-Präparate** schließlich setzen sich zusammen aus einer 6tägigen „postmenstruellen" Phase mit niedriger Östrogen- und Gestagendosis, einer „periovulatorischen" Phase von 5 Tagen mit leicht erhöhtem Östrogen- und Gestagengehalt, gefolgt von einer 10tägigen „Lutealphase" mit wieder erniedrigtem Östrogen- aber stark erhöhtem Gestagengehalt (z. B.: Triquilar®, Trinovum®).

Die älteste von diesen Modifikationen, die in der ersten Phase unverkürzte 2-Phasen-Methode, war empfindlicher gegen Einnahmefehler als die Ein-Phasen-Methode: Während bei den meisten Kombinationspräparaten eine um 12 Stunden verspätete Einnahme die Sicherheit nicht beeinträchtigt, leidet die Zuverlässigkeit der 2-Phasen-Methode in der ersten Phase bereits bei einer Verspätung um mehr als 6 Stunden.

Bei den 2-Stufen- und den 3-Stufen-Präparaten ist die Zuverlässigkeit der Empfängnisverhütung genau so sicher wie bei den 1-Phasen-Präparaten.

3.1.6 Ovulationshemmung durch Gestagen-Injektion mit Depoteffekt

Die intramuskuläre Injektion von 150 mg Medroxyprogesteronazetat (Depo-Clinovir®) oder von 200 mg Norethisteronenanthat (Noristerat®) alle 3 Monate bewirkt einen zuverlässigen kontrazeptiven Schutz (Versagerquote 0,5). Unangenehme Nebenwirkungen sind **die häufigen Blutungsstörungen** und die eventuelle Atrophie des Endometrium. Nach Absetzen der Behandlung tritt nicht selten eine langanhaltende Amenorrhoe ein, die möglicherweise sogar später bei Kinderwunsch eine medikamentöse Ovulationsauslösung notwendig machen kann. Aus diesem Grund hat die „**3-Monats-Spritze**" keine weite Verbreitung gefunden.

Auf ein Verzeichnis der im Handel befindlichen Ovulationshemmer wird hier verzichtet. Es findet sich im **Anhang**: Hormonpräparate und wird in der kleinen Monographie „Empfängnisverhütung" (Döring) stets auf den neuesten Stand gebracht.

3.2 Hormonelle Kontrazeption ohne Ovulationshemmung

Minipille (Luteal supplementation)

Es handelt sich um die **fortlaufende tägliche Applikation** einer kleinen Gestagendosis, ohne daß eine Einnahmepause gemacht wird, Präparate z. B. Exlutona® (Lynestrol), Microlut® (D.-Norgestrel). Dabei läuft der Ovarialzyklus einschließlich der Ovulation meistens normal weiter. Als Wirkungsmechanismus werden eine **Beeinflussung des Zervixschleimes** und der **Spermien-Kapazitation** diskutiert (Kapazitation ist die Eigenschaft der Spermien, die Eizelle befruchten zu können, eine Eigenschaft, die erst während der Aszension durch das weibliche Genitale erworben wird [s. Kapitel Sterilität]). Die **Versagerquote der Minipille ist höher** als bei den Ovulationshemmern und beträgt etwa 3. Als Nachteile sind die **häufigen Zyklusstörungen** zu nennen. Die Minipille hat keine weite Verbreitung gefunden.

3.3 Intrauterinpessare (IUP)
(englisch IUCD = Intra-uterine contraceptive devices)

Die Frage nach der Anwendung von Intrauterinpessaren wird seit ihrer Renaissance vor etwa 20 Jahren in aller Welt lebhaft diskutiert. Zwischen den „alten" Intrauterinpessaren und den heute benutzten bestehen grundsätzliche Unterschiede. Die **Intrauterinpessare „alter Art"** bestanden aus einem im Corpus uteri befindlichen Teil und einem Verbindungsstift, der durch den Zervikalkanal bis zu einer vor der Portio liegenden Abschlußplatte verlief (Abb. 17-2).

Sie wirkten durch die von ihnen unterhaltene **Zervizitis** und **Endometritis** kontrazeptiv. Diese entzündlichen Veränderungen waren Folge einer **Infektionsbrücke zwischen Vagina und Cavum uteri.** Durch Zerstörung einer wichtigen Barriere des natürlichen Infektionsschutzes für das innere weibliche Genitale kam es nicht selten zu gefährlichen Infektionen. GESENIUS hat 1935 aus der deutschen Fachliteratur 445 schwere Schäden und 41

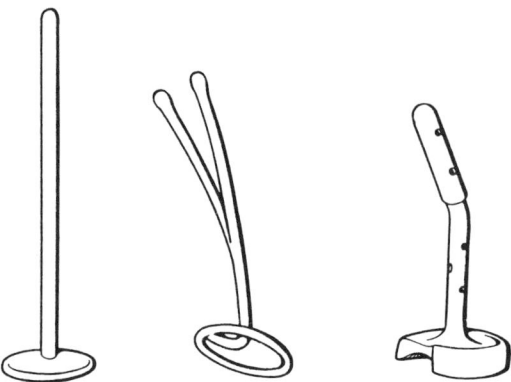

Abb. 17-2   Beispiele für Intrauterinpessare „alter Art". Es handelt sich um einen Stiftpessar, einen Spreizpessar und einen Fruktulet.

Todesfälle zusammengetragen. Aufgrund dieser Ergebnisse wurden die alten Intrauterinpessare damals von Fachgesellschaften und Behörden als „gefährliche Mittel" und ihre Applikation durch den Arzt als „fahrlässige Handlung" bezeichnet. Die alten Pessare sind seitdem nirgends mehr im Gebrauch.

Ein großer Fortschritt war 1928 die Einführung des aus Silberdraht hergestellten GRÄFENBERG-Ringes, der **nur** im Cavum uteri lag. Er machte wenig Nebenwirkungen und war recht zuverlässig; von GRÄFENBERG selbst wurde eine Versagerquote von 1,6 genannt. Trotz der grundsätzlichen Unterschiede zu den Intrauterinpessaren alter Art hat man seinerzeit den GRÄFENBERG-Ring mit diesen in einen Topf geworfen und verurteilt*.

Seit 1959 erlebten die Intrauterinpessare in einer neuen Form weltweit eine Renaissance. Die Intrauterinpessare der

2. Generation bestanden aus gewebefreundlichem Plastikmaterial (Polyäthylen oder Polypropylen mit 2% Silikon zur Vermeidung von Kalziumablagerungen auf der Pessaroberfläche → Schmierblutungen). Lange Zeit dominierte die **LIPPES-Schleife** (Abb. 17-3 a). Nach der größten jemals publizierten Sammelstatistik über IUP von TIETZE waren Mitte der 60er Jahre 50% aller eingesetzten IUP LIPPES-Schleifen.

Als **3. Generation** bezeichnete man die Anfang der 70er Jahre eingeführten IUP, die im vertikalen Anteil mit feinstem **Kupferdraht** umwickelt sind (Abb. 17-3 b−e). Von den abgespalteten Kupfer-Ionen (tägl. ca. 50 µg Kupfer) verspricht man sich einen zusätzlichen kontrazeptiven Effekt. Wegen des Kupferverbrauchs müssen kupferhaltige UIP nach 2−3 Jahren entfernt beziehungsweise gewechselt werden. Heute werden überwiegend kupferhaltige IUP benutzt.

---

* Es verdient Interesse, daß eine nur geringe Abwandlung des GRÄFENBERG-Ringes, der aus Stahldraht bestehende HALL-Ring, auch heute noch die weiteste Verbreitung aller IUP hat: Er ist in China das bevorzugte Modell, und man schätzt, daß in China 70% aller weltweit benutzten IUP getragen werden.

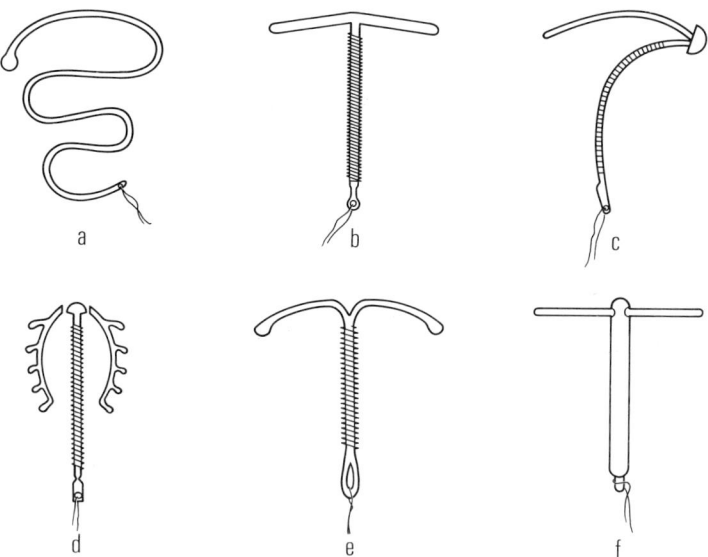

Abb. 17-3 Bei uns im Handel befindliche Intrauterinpessare:

„zweite Generation"	a	= Lippes-Schleife
„dritte Generation"	b	= Kupfer-T (Gyne-T®)
	c	= Kupfer-7 (Gravigard®)
	d	= Multiload Cu 250®
	e	= Nova-T®
„vierte Generation"	f	= Biograviplan-Progestasert®

Von einem IUP der
4. Generation spricht man schließlich, wenn ein IUP **lokal wirksame Gestagene** enthält, die es langsam an seine Umgebung abgibt (Abb. 17-3 f). Wegen des Gestagenverbrauchs müssen gestagenhaltige IUP nach 18 Monaten durch ein neues ersetzt werden. Abbildung 17-3 zeigt die bei uns im Handel befindlichen IUP.

Zur Entfernung und zur Kontrolle der IUP dienen Nylonfäden. Die Kontrolle bei nicht sichtbaren Fäden ist durch Sonographie oder Röntgenaufnahmen möglich.

Verbreitung der IUP

Es wird angenommen, daß weltweit 60 Millionen Frauen ein IUP tragen, davon 40 Millionen in China. In der Bundesrepublik Deutschland schätzt man die Zahl der IUP-Benutzerinnen auf rund 800 000, das sind 6,4 Prozent aller Frauen im geschlechtsreifen Alter. In den USA trugen 1981 4% aller Frauen ein IUP.

Wirkungsweise der IUP

Über den **Wirkungsmechanismus** der modernen IUP herrscht bis heute **keine völlige Klarheit.** Im Gegensatz zu den alten Pessaren kommt es gewöhnlich nicht zu einer Endometritis oder Zervizitis. Bisher muß man mit größter Wahrscheinlichkeit annehmen, daß die Hauptwirkung der IUP in einer **Hemmung der Nidation** besteht. Es kommt zu einer Störung der Synchronisation zwischen der Entwicklung der Blastozyste und der Vorbereitung des Endometriums zum Eibett. Es werden aber auch **„empfängnisver-hütende" Effekte** diskutiert: Auf einem IUP-Symposion zum 100. Geburtstag GRÄFEN-BERGS 1981 in Kiel wurde von 2 Referenten auf die Beeinträchtigung beziehungsweise Verhinderung der Spermienaszension bei liegendem Kupfer-IUP hingewiesen. Bei den kupferhaltigen IUP soll zu den genannten Effekten die ständige Abspaltung von Kupfer-ionen zusätzlich spermatozid, d. h. kontrazeptiv wirken. Bei den gestagenhaltigen IUP diskutiert man zwei zusätzliche Effekte, einen allein das Endometrium und die Zervix betreffenden lokalen kontrazeptiven Einfluß der Gestagene und einen systemischen, Minipillen-ähnlichen Effekt.

3.3.1 Empfehlungen und Kontraindikationen für die Applikation eines IUP

Es ist als erstes eine genaue **Aufklärung der Patientin** erforderlich über die **erreichbare Sicherheit,** über die möglichen Nebenwirkungen und Risiken und auch über das Vor-gehen im Falle einer Konzeption. Es ist ratsam, die Patientin ein ausführliches **Aufklä-rungsblatt** lesen und unterschreiben zu lassen, das folgende Punkte enthalten soll:

1. Die **Sicherheit ist geringer als bei Anwendung der Pille.** Von 100 Frauen, die ein IUP tragen, werden innerhalb eines Jahres durchschnittlich 2—3 schwanger.
2. Im Falle einer **Schwangerschaft** soll unverzüglich der Arzt aufgesucht werden, weil das **IUP sofort entfernt** werden muß (Gefahr des septischen Aborts).
3. Bei **Schwangerschaften trotz IUP** besteht **kein erhöhtes Mißbildungsrisiko.**
4. Nach dem Einlegen treten oft **krampfartige Schmerzen** auf, etwa wie bei der Men-struation. Meist hilft ein Spasmoanalgetikum.
5. Nach dem Einsetzen sind oft leichte **Schmierblutungen** zu beobachten, die wenige Tage bis 2 Wochen anhalten können.
6. Bei IUP-Trägerinnen ist die **Regelblutung meistens stärker** als normal.
7. Die vom Arzt empfohlenen Kontrolluntersuchungen sollten strikt eingehalten wer-den.
8. Beim Auftreten **starker Schmerzen, starker Blutungen** und insbesondere beim Auf-treten von **Fieber** ist der **Arzt sofort aufzusuchen!** (Gefahr aszendierender Entzün-dung).

Außer der Aufklärung ist es notwendig, diejenigen Frauen von der Applikation eines IUP auszuschließen, bei denen mit einem erhöhten Risiko zu rechnen ist. Dazu bedarf es der Kenntnis der **Kontraindikationen** (Tab. 17-8). Vor der Applikation ist eine voll-ständige gynäkologische Anamnese (rezidivierende Salpingitiden!) und die gynäkologi-sche Untersuchung (Retroflexio!) erforderlich. Ratsam ist die Abnahme eines Vaginal-Smear und die bakteriologische Untersuchung des Vaginalsekretes und des Zervixschlei-mes.

Viele Gynäkologen halten die Applikation eines IUP bei Mädchen und nulliparen jungen Frauen für kontraindiziert, da bei eventueller Adnexitis spätere Sterilität wahrscheinlich (4fach erhöhte Salpingitisgefahr).

Tabelle 17-8 Kontraindikationen der IUP

- alle akuten, subakuten oder chronisch-rezidivierenden **Salpingitiden**
- **Zustand nach Salpingitis** bei späterem Kinderwunsch
- Verdacht auf **Frühschwangerschaft**
- **Uterus myomatosus**
- **Meno-Metrorhagie** unklarer Genese
- **Verdacht auf Uteruskarzinom**
- komplette oder partielle **Uterus-Doppelbildung**
- **Endometritis, Zervizitis, Kolpitis**
- Dauertherapie mit **Antikoagulantien**
- stärkere **Uterus-Hypoplasie**
- starke **Dysmenorrhoe**
- **Kupfer-Allergie** (gilt für kupferhaltige IUP)
- die ersten **3 Monate nach septischem Abort** oder **postpartaler Endometritis**

3.3.2 Die Applikation des IUP

Das Einlegen eines IUP sollte dem Gynäkologen oder dem gynäkologisch erfahrenen Arzt vorbehalten bleiben. Es handelt sich um einen **intrauterinen Eingriff.** Daher ist **strengste Asepsis** notwendig. Sterile Handschuhe und Instrumente, gründliche Desinfektion von Vagina und Portio wie vor einer gynäkologischen Operation und vor allem sterile Intrauterinpessare (am besten in Form der firmenseitig sterilisierten Einmalpackung). Der Eingriff ist fast immer ohne Narkose möglich.

> Als günstigster Zeitpunkt für die **Applikation** eines IUP gelten die **letzten Tage der Menstruation,** weil dann der Zervikalkanal so weit geöffnet ist, daß eine Dilatation meistens unterbleiben kann.
>
> **Post partum** wird geraten, mit dem Einlegen eines IUP wenigstens 5 Wochen zu warten. Dagegen ist die Applikation **post abortum** nach LEHFELDT genau so zuverlässig wie post menstruationem.

Vorgehen: Nach Einstellen mit sterilen Scheidenspekula wird die Portio vorn mit einer Kugelzange gefaßt und vorgezogen. Es folgt das Sondieren des Cavum uteri mit der Uterussonde. Bei Nulliparen ist es manchmal notwendig, bis Hegar 4 zu dilatieren. Anschließend wird der Applikator mit dem IUP in das Cavum uteri bis zum Fundus eingeführt. Nach der Entfernung des Applikatiors und der Kugelzange ist die Einlage des IUP beendet. Weil **Nebenerscheinungen** und **Spontanausstoßung** hauptsächlich in den ersten 3 Monaten nach der Einlage vorkommen, sollte die **Patientin dreimal jeweils nach den Menses zur Kontrolle bestellt werden.** Später erfolgen Kontrollen alle 6 Monate.

Wünscht sich die Patientin wieder ein Kind oder gibt es einen anderen Grund zur Entfernung des IUP, so braucht der Arzt nur vorsichtig das IUP an den aus dem äußeren Muttermund herausragenden Fädchen zu extrahieren.

Zumindest kupferhaltige IUP sollten nach 2—3 Jahren wegen abnehmender Kupferwirkung ausgewechselt werden.

Das verlorene IUP

Wenn bei der Kontrolle die in die Vagina ragenden dünnen Kunststoffäden nicht gefunden werden, so spricht man von einem „verlorenen" oder „okkulten" IUP. Als Ursachen sind möglich:

1. Die Fäden sind in den Uterus geschlüpft, weil sie vielleicht **etwas kurz abgeschnitten** wurden.

2. Das IUP ist **in die Uteruswand eingedrungen.**

3. Das IUP hat die **Uteruswand perforiert** und befindet sich in der Bauchhöhle.

4. Das IUP ist **unbemerkt herausgefallen.**

5. Das IUP ist nach **eingetretener Schwangerschaft** infolge Vergrößerung des Uterus hoch„geschlüpft".

Wegen des Risikos schwerer Darmkomplikationen bei intraperitoneal liegendem IUP muß die Situation des „verlorenen" IUP in jedem Fall geklärt werden. In den meisten Fällen findet man das „okkulte" IUP im Cavum uteri. Zur Klärung der Situation können **Sonographie, Röntgenuntersuchung, Hysterographie** bzw. -skopie und **Laparoskopie** nützlich sein.

3.3.3 Zuverlässigkeit der IUP

Die Versagerquote der IUP der 2. Generation (Beispiel LIPPES-Schleife) betrug nach der großen von TIETZE publizierten Sammelstatistik rund 3 auf 100 Anwendungsjahre. Bei den reinen Plastik-IUP, die — sofern keine Beschwerden auftreten — nicht gewechselt werden brauchen, nimmt die Versagerquote mit der Liegedauer ab. Das wurde auch für den in China zu 90% gebrauchten Stahldrahtring (HALL) bestätigt, der auch nicht gewechselt werden muß. Auch die Quote der Spontanausstoßungen nimmt mit der Liegedauer stark ab.

Für die kupferhaltigen IUP wird eine Versagerquote zwischen 1,6 und 2,7 angegeben. Die Ausstoßungsrate ist mit 4,5 bis 7,3 relativ niedrig. Bei dem heute meist gebrauchten Modell Multiload Cu-250® beträgt die Versagerquote nur 1 und die Ausstoßungsrate nur 3,5 (KOCH u. VOGEL). Bezüglich der Versagerquote schneidet das relativ neue Nova-T® mit einem Pearl-Index von unter 1 ebenfalls sehr gut ab.

Bei den gestagenhaltigen IUP wird eine Versagerquote von zwischen 1,9 und 2,5 genannt. Die Rate der Spontanausstoßungen liegt mit 3,1 sehr niedrig.

Für Versagervergleiche zwischen verschiedenen IUP, unterschiedlichen Patientengruppen oder Kliniken werden heute statt des Pearl-Index auch sogenannte Life-Table-Analysen nach TIETZE und LEWIT (1973) benutzt.

3.3.4 Nebenwirkungen der IUP

Die häufige Notwendigkeit zur Entfernung des IUP wegen starker
Blutungen oder **starker Schmerzen,**
die zum Beispiel bei der LIPPES-Schleife 12,8 auf 100 Anwendungsjahre betragen hat, sank bei Benutzung des Multiload Cu-250 auf 3,7 ab.

Eine ernste Komplikation ist die
Uterusperforation,
zu der es zwar selten, wenn aber, dann meistens bei der Applikation kommt. TIETZE
fand ihre Häufigkeit bei der LIPPES-Schleife einmal auf 2500 Einlagen. Ähnlich liegt die
Quote beim Kupfer-T.

Schwerwiegende Komplikationen sind
Adnexentzündungen.
Nach TATUM ist die durchschnittliche Salpingitisquote bei IUP-Trägerinnen auf das
5fache, bei **Nulliparen** sogar auf das **7fache,** erhöht. Die nachteiligen Konsequenzen für
Frauen, die sich später Kinder wünschen, liegen auf der Hand. Das Risiko verschlossener
Tuben steigt nach neuen Statistiken auf das 2- bis 2,6fache an (DALING u. Mitarb.;
CRAMER u. Mitarb.).

Besonders gefürchtet sind
septische Aborte,
die am ehesten vorkommen, wenn nach Eintritt einer Gravidität nicht so bald als
möglich das IUP entfernt wird. Beim Größerwerden des Uterus schlüpfen die Fädchen
hoch und nehmen Keime aus der Vagina in das Kavum mit.

Wird dagegen in der Schwangerschaft das IUP frühzeitig entfernt, so werden rund 60%
der Schwangerschaften ausgetragen, und es werden gesunde Kinder geboren. Auch die
Kupferionen üben keinen schädigenden Einfluß auf den Fetus aus. Die **Häufigkeit von**
Mißbildungen ist nach dem von TATUM publizierten umfangreichen Bericht über 918
Schwangerschaften **nicht erhöht.** Tritt bei liegendem IUP eine Schwangerschaft ein, so
ist die Häufigkeit einer **extrauterinen Gravidität** 5mal höher als sonst.

Aus den USA wurde 1974 über 39 **Todesfälle** berichtet, die auf die Anwendung von
IUP zurückgeführt wurden (JENNINGS). An diesen schweren Komplikationen war am
häufigsten ein Typ IUP beteiligt (Dalcon Shield), der schon seit 1975 nicht mehr im
Handel ist.

Ein **erhöhtes Krebsrisiko** besteht nach allen statistischen Erhebungen und tierexperi-
mentellen Untersuchungen **nicht.** Die **Fruchtbarkeit** einer Frau wird durch Anwendung
der IUP nur wenig beeinträchtigt. Nach Entfernung des IUP waren 85% der Frauen,
die sich ein Kind wünschten, nach durchschnittlich 2,8 Monaten schwanger (TIETZE).
Die neuen Erkenntnisse über eine Vermehrung der Tubenverschlüsse um den Faktor 2
bis 2,6 (DALING; CRAMER) lassen auf eine geringe Verminderung der Fruchtbarkeit
schließen.

Juristische Gesichtspunkte

Lange Jahre wurde die Meinung vertreten, IUP seien Abortiva, weil sie die Nidation
verhindern und nicht die Konzeption. Die Situation ist seit der Reform des § 218 von
1974 geklärt: Maßnahmen, die eine Nidation verhindern, sind von Strafvorschriften
nicht betroffen. Es gibt also **keine juristischen Bedenken mehr gegen die Anwendung von**
Nidationshemmern, wie es die Intrauterinpessare und die „Morning-after-pill" (S. 657)
sind. Das gilt dann auch für die postkoitale IUP-Einlage (= Interzeption s. S. 658).

Kritik am Gebrauch der Intrauterinpessare

Die Beurteilung der IUP zweiter Generation war durch Fachleute zunächst im allgemeinen sehr günstig. Nach der Publikation schwerwiegender Komplikationen aus großen deutschen Frauenkliniken (KRIEGLSTEINER; MICKAN) zeigte sich, daß die Anwendung der IUP doch nicht so harmlos ist, wie man das zunächst angenommen hatte. Der seinerzeit vielfach vorhandene Enthusiasmus ist etwas abgeflaut. Die Verbreitung der IUP ist nicht über 4−7% der Frauen im geschlechtsreifen Alter hinausgekommen und zum Beispiel in den USA in den letzten Jahren rückläufig.

Entscheidend für eine relativ risikolose Benutzung der IUP ist die strikte Beachtung der Kontraindikationen, ein Gebot, gegen das oft verstoßen wird.

> Man sollte auch bei jungen Mädchen und jungen nulliparen Frauen IUP nicht applizieren! (Grund s. o.)

3.4 Temperaturmethode

Zu den Methoden der **periodischen Abstinenz** (Rhythmusmethoden, Natural Family-Planning) gehören die **Temperaturmethode, die sympto-thermale Methode, die Kalendermethode** und die **Ovulationsmethode nach** BILLINGS. Sie werden hier getrennt abgehandelt, weil die verschiedenen antikonzeptionellen Methoden in der Reihenfolge ihrer Sicherheit besprochen werden.

Als Methode der periodischen Abstinenz **können nur die Temperaturmethode und die sympto-thermale Methode empfohlen werden, deren Zuverlässigkeit sehr hoch ist.**

Das Interesse an Methoden der „periodischen Abstinenz" ist immer noch groß. In vielen Ländern spielt dafür die Enzyklika Papst Pauls VI. „Humanae vitae" eine Rolle, die für katholische Paare als Methode der Geburtenregelung ausschließlich die periodische Abstinenz erlaubt. Auch alternative Gruppen bevorzugen neuerdings Verhütungsmethoden „ohne Chemie und Apparate".

Alle Methoden der periodischen Abstinenz erfüllen die Forderung nach absoluter **Unschädlichkeit** besser als alle anderen Methoden der Kontrazeption. Auch die **Annehmbarkeit** (Fehlen jeglicher Vorbereitungsmethoden!) ist gut, wenn man davon absieht, daß manchen jungen Ehepaaren die erforderlichen Abstinenzzeiten nur schwer zugemutet werden können.

Für das Verständnis des empfängnisverhütenden Effektes der periodischen Enthaltsamkeit ist die Frage von Bedeutung, ob es im Zyklus der Frau eine praktisch verwertbare Periodizität von Fruchtbarkeit und Unfruchtbarkeit gibt.

Die in **Tab. 17-9 genannten Voraussetzungen müssen heute bejaht werden.** An einer begrenzten Befruchtungsfähigkeit der Eizelle in einer Größenordnung von 6−10 Stunden wird nicht gezweifelt. Für Spermien nimmt man eine Befruchtungsfähigkeit bis zu 3 Tagen an. Auch der 2. Punkt, daß in jedem Zyklus nur **eine** Ovulation erfolgt, muß soweit bejaht werden, als keine Beweise vorliegen, daß es außerhalb des durch Normalovulation und Befruchtungszeit der Gameten begrenzten Konzeptionsoptimums zu einer Empfängnis kommen kann. Mit dem 3. Punkt, der Bestimmbarkeit des Ovula-

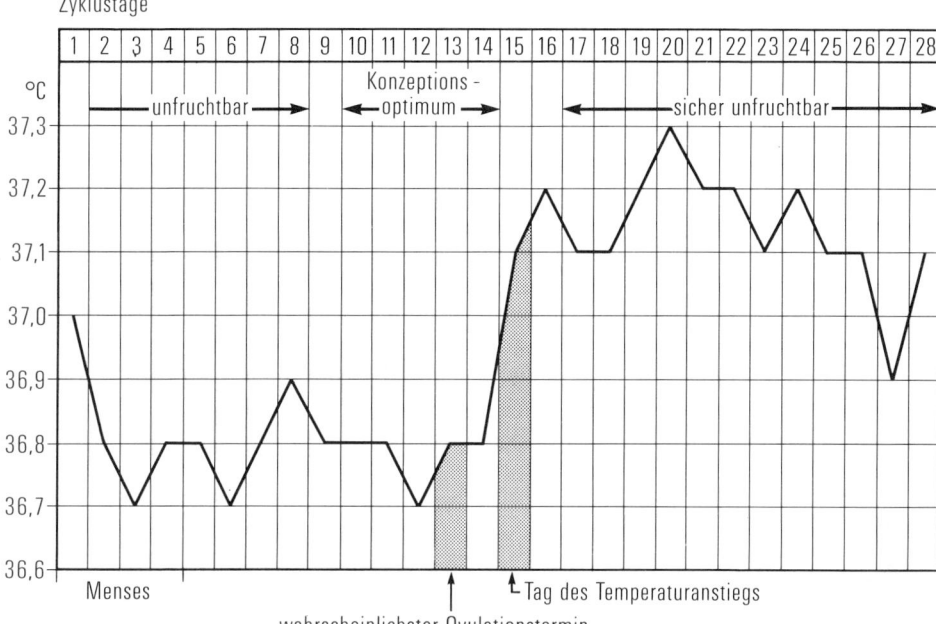

Abb. 17-4 Typischer Verlauf der Basaltemperaturkurve einer geschlechtsreifen Frau. Während der Follikelphase ist die Temperatur niedrig bei Werten um 36,7−36,8°C. Im abgebildeten Zyklus steigt die Temperatur am 15. Zyklustag an und bewegt sich während der Gelbkörperphase um 37,1−37,2°C (hypertherme Phase).

tionstermines, hängt die hohe Versagerquote der Kalendermethode und die niedrige Versagerquote der Temperaturmethode zusammen: **Nur mit der Temperaturmethode ist es möglich, unabhängig von Schwankungen der Zykluslänge den individuellen Ovulationstermin einer Frau in einem bestimmten Zyklus mit ausreichender Genauigkeit zu ermitteln.**

Abbildung 17-4 zeigt den typischen Verlauf der morgens vor dem Aufstehen gemessenen Körpertemperatur einer gesunden Frau im fortpflanzungsfähigen Alter.

Tabelle 17-9 Voraussetzungen für die Brauchbarkeit der periodischen Abstinenz als Methode der Empfängnisregelung (Periodizität der Fruchtbarkeit)

---

1. beschränkte Befruchtungsfähigkeit der Gameten
a) Eizelle (ca. 6 Stunden)
b) Spermien (ca. 3 Tage)
2. pro Zyklus nur 1 Ovulation
3. Bestimmbarkeit des Ovulationstermins

Das Temperaturblatt beginnt mit dem ersten Tag der Menses als Zyklustag 1. Auf der Ordinate ist die Basaltemperatur in Zehntelgrad Celsius aufgetragen. Während der ersten Zyklushälfte zeigt die Temperatur niedrige Werte um 36,5−36,8° C und steigt mitten im Intermenstruum meist innerhalb von 1 – 2 Tagen um 3 – 6 Zehntelgrade an (Temperaturanstieg, Temperatursprung). Die erhöhte Temperatur von 37,0 – 37,3° C hält bis kurz vor Beginn der folgenden Menses an („hypertherme Phase") und dauert durchschnittlich 13 Tage. **Das richtige Ansprechen der Temperatur ist eine wichtige Voraussetzung für die Anwendung der Temperaturmethode.** Folgende Definition erlaubt fast immer die zuverlässige Interpretation des Kurvenverlaufs:

> **„Ein signifikanter Temperaturanstieg zeichnet sich dadurch aus, daß er innerhalb von 48 Stunden oder weniger eintritt und daß die Temperaturen von 3 aufeinanderfolgenden Tagen um mindestens 0,2 C höher liegen als an den vorangegangenen 6 Tagen"** (WHO).

Vom 3. Tag des erhöhten Temperaturanstiegs bis zur folgenden Menstruation ist nie eine Konzeption beobachtet worden. Erfolgen Kohabitationen ausschließlich in dieser sicher unfruchtbaren Zeit vom 3. Tag der hyperthermen Phase bis zu den folgenden Menses, dann spricht man von der

„strengen Form der Temperaturmethode".

Ihre Versagerquote liegt um 1 pro 100 Anwendungsjahre (DÖRING; RÖTZER). Wenn nur 10 „unfruchtbare Tage" pro Zyklus als unzumutbar betrachtet werden, so kann man die

„erweiterte Form der Temperaturmethode"

anwenden. Dabei wird auch die postmenstruelle unfruchtbare Zeit vom Beginn der Menses bis 7 Tage vor dem Temperaturanstieg ausgenutzt. Daher ist sie weniger zuverlässig und hat eine Versagerquote von rund 3. Gut brauchbar ist auch der Vorschlag von RÖTZER, neben der sicher unfruchtbaren Zeit des Prämenstruums zusätzlich die ersten 6 Zyklustage als unfruchtbar zu betrachten.

Voraussetzung für die erfolgreiche Anwendung der Temperaturmethode ist ein gewisses Maß an Intelligenz, eine hohe Motivation zur Familienplanung und eine eingehende Unterweisung durch den Arzt oder einen nichtärztlichen ausgebildeten „Unterweiser".*

Nachteil der Temperaturmethode ist die Notwendigkeit, an vielen Tagen in jedem Zyklus sexuell enthaltsam sein zu müssen. Das erfordert viel Disziplin und macht die Methode für manche jüngeren Ehepaare ziemlich ungeeignet. Die Domäne der Temperaturmethode sind disziplinierte, nicht zu junge Paare, die aus religiösen Gründen auf eine andere Methode der Empfängnisverhütung verzichten.

3.4.1 Sympto-thermale Methode

Es handelt sich um eine heute sehr weit verbreitete Modifikation der Temperaturmethode, bei der gleichzeitig das wichtige mit der Ovulation zeitlich korrelierte „Symptom" **flüssiger Zervixschleim** beobachtet wird. Die weltweite Verbreitung dieser Methode ist

---

* Anstelle zeitraubender Erläuterungen in der Praxis hat es sich als sehr nützlich erwiesen, an der Temperaturmethode Interessierten zur Lektüre einer der beiden für Laien verständlichen Schriften zu raten: DÖRING, G. K., Die Temperaturmethode zur Empfängnisverhütung, Thieme, Stuttgart 1968; oder RÖTZER, Natürliche Geburtenregelung, der partnerschaftliche Weg, Herder, Wien – Freiburg – Basel, 13. Aufl. 1985. Arbeitsgruppe NFP: Natürlich und Sicher. Ehrenwirth-Verlag München 1987.

vor allem RÖTZER zu verdanken. RÖTZER gibt die wichtigste Regel seiner Methode folgendermaßen an: „Nach Verschwinden des optimalen Zervixschleimes müssen drei höhere Temperaturen abgewartet werden — dann ist die sicher unfruchtbare Phase erreicht".

Die Anwendung der sympto-thermalen Methode im Sinne von RÖTZER bietet eine **hohe Zuverlässigkeit.** Nach neueren von RÖTZER gesammelten umfangreichen Statistiken beträgt die Versagerquote 0,8. Das ist für eine Methode der periodischen Abstinenz optimal.

3.5 Kondom (= Präservativ)

Das Kondom ist das **älteste mechanische Verhütungsmittel** und auch heute noch eine der am weitesten verbreiteten kontrazeptiven Methoden. Es handelt sich um einen dünnen Gummiüberzug über das männliche Glied. Auf Grund von Verkaufszahlen wird geschätzt, daß das Kondom in der Bundesrepublik Deutschland von rund 1,5 Millionen Paaren benutzt wird. Das entspricht 12,5% aller Frauen im geschlechtsreifen Alter. Nach neueren Statistiken aus England hat die Sicherheit der Kondome deutlich zugenommen, die Versagerquote beträgt rund 3.

> Die Beliebtheit des Kondoms beruht außer auf der relativ hohen Zuverlässigkeit auf der auch für Laien verständlichen Wirkungsweise und auf dem gleichzeitig vorhandenen Schutz vor venerischen Ansteckungen. Es ist deshalb bei der heutigen Bedrohung durch „Aids" (s. S. 263) wieder stark im Gespräch.

Das Kondom wird vor allem in Ehen bevorzugt, in denen sich der Mann die Verantwortung für die Familienplanung nicht aus der Hand nehmen lassen will, bzw. wenn die Frau es ablehnt, sich mit Empfängnisverhütung zu befassen.

Da das Kondom die **sexuelle Erregbarkeit des Mannes herabsetzt,** wird seine Anwendung **bei Ejakulatio praecox empfohlen.**

Manche Paare empfinden die vor dem sexuellen Kontakt erforderlichen Manipulationen als störend oder unerträglich und lehnen deshalb das Kondom ab. Bei sensiblen Männern können dabei Erektionsstörungen auftreten.

Nach neuesten Untersuchungen **erkranken Frauen um den Faktor 0,6 seltener an Salpingitiden, wenn das Kondom zur Kontrazeption benutzt wird** (KELAGHAN u. Mitarb.).

3.6 Scheiden-Diaphragma

Es wird in manchen Ländern auch MENSINGA-Pessar genannt, weil es von dem deutschen Arzt MENSINGA im Jahre 1882 zuerst beschrieben worden ist. Vor Einführung der Pille war das Scheiden-Diaphragma weit verbreitet, vor allem in den Birth-Control-Ambulatorien der angelsächsischen Länder. Seit einigen Jahren nimmt seine Anwendung wieder zu.

Das MENSINGA-Pessar besteht aus einer mit Gummi überzogenen runden Drahtspirale (bzw. einem Federring) und einem Diaphragma aus dünnem Gummi. Es gibt verschiedene Größen. Frauen, die geboren haben, brauchen meist Diaphragmen mit einem Durchmesser von 70 — 90 mm. Ist das Diaphragma zu klein, so ist die Abdichtung (und damit der kontrazeptive Effekt) unzuverlässig. Ein zu großes Diaphragma drückt.

Im allgemeinen wird das Diaphragma abends eingesetzt und morgens wieder entfernt. Wichtig ist anfangs eine gute Unterweisung durch den Arzt (meist Frauenarzt). Die meisten Frauen lernen die Handhabung rasch, sofern sie keine unüberwindbare Scheu vor Manipulationen am eigenen Genitale haben. **Die Zuverlässigkeit hängt weitgehend vom richtigen Sitz ab** und wird durch Bestreichen des Diaphragma mit einer spermiziden Creme erhöht. Das Diaphragma sitzt richtig, wenn der hintere Rand im hinteren Scheidengewölbe liegt, wenn der vordere Rand hinter der Symphyse sitzt und wenn die Patientin die Portio vaginalis uteri innerhalb des Spiralrings tasten kann.

Die **Zuverlässigkeit** des Diaphragma gleicht derjenigen des Kondoms. Die Versagerquote liegt zwischen 2 und 4.

Gesundheitsschäden sind genausowenig beobachtet worden wie bei dem Kondom. Bleibt das Diaphragma länger als 6 — 12 Stunden in der Vagina liegen, so entsteht eine harmlose Kolpitis mit fötidem Fluor.

Portiokappen werden wegen der ständigen „Bindung an den Arzt" kaum mehr benutzt.

3.7 Moderne intravaginal anwendbare chemische Mittel

Lokal (intravaginal) wirkende chemische Mittel sind seit dem Altertum bekannt. Nach ihrer Applikationsform unterscheidet man **Tabletten, Schaumtabletten, Zäpfchen, Cremes** und **Sprays.** Die Zuverlässigkeit der älteren chemischen Mittel war sehr gering. Die Versagerquote lag um 25.

Die **Zuverlässigkeit** hat sich grundlegend geändert, seitdem eine hochwirksame Substanz eingeführt wurde, das **Nonoxinol** (und das **Oktoxinol**). Seitdem gehören chemische Mittel, die eine der genannten Wirksubstanzen enthalten, zu den Verhütungsmitteln „mittlerer Zuverlässigkeit" (Patentex oval®, Delfen®, Somori® u. a.). Man nimmt an, daß die Versagerquote „um 5" liegt.

Die lokale **Verträglichkeit** ist meistens gut. Oft heilen während ihrer Anwendung chronische Kolpitiden aus. **Risiken** oder **Kontraindikationen** sind nicht vorhanden.

3.8 Periodische Abstinenz mit Hilfe der Kalendermethoden

Die Kalendermethoden, die meistens mit den Namen OGINO und KNAUS verbunden werden, basieren auf der Erkenntnis, daß die Dauer der Corpus-luteum-Phase des Zyklus ziemlich konstant ist und daß Schwankungen der Zykluslänge im wesentlichen durch Schwankungen der Länge der Follikelphase bedingt sind. Nach KNAUS liegt die Ovulation stets am 15. Tag **vor** der **folgenden** Regelblutung. Nach OGINO erfolgt die Ovulation in einem Zeitraum vom 12. — 16. Tag **vor** der **nächsten** Menstruation.

Wenn eine maximale Lebensdauer der Spermien von 3 Tagen zugrundegelegt wird, läßt sich auf dieser Basis eine Methode der periodischen Abstinenz aufbauen, wie das zuerst OGINO und KNAUS getan haben.

Durch häufige **Schwankungen in der Dauer der Follikelphase wird aber die Zuverlässigkeit der Kalendermethoden sehr gering.** Die wenigen biostatistisch stichhaltigen Statistiken geben eine Versagerquote zwischen 14 und 38 an.

Wegen ihrer Unsicherheit kann eine Kalendermethode ärztlicherseits zur Kontrazeption nicht empfohlen werden.

(Eine ausführliche Darstellung findet sich in den Monographien von GESENIUS und von DÖRING).

3.9 Die Ovulationsmethode nach Billings

Seit einigen Jahren macht die sogenannte „Ovulations-Methode" des australischen Neurologen BILLINGS von sich reden. Nach BILLINGS ist sexuelle Abstinenz nur an den Tagen erforderlich, an denen eine Frau den Abgang von fadenziehendem Zervixschleim beobachtet.

Ein Vorteil der BILLINGS-Methode ist das Wegfallen mühsamer Rechenexempel wie bei den (unsicheren) Kalendermethoden. Aus diesem Grund kann sie in Entwicklungsländern mit einem hohen Prozentsatz von Analphabeten mit einem gewissen Erfolg angewandt werden.

Die Angaben über die Versagerquote der Ovulationsmethode nach BILLINGS schwanken zwischen 15 und 32. Das heißt, daß die BILLINGS-Methode genauso unzuverlässig ist wie die Kalendermethoden. Sie kann deshalb vom Arzt nicht zur Empfängnisverhütung empfohlen werden.

3.10 Coitus interruptus

Der Coitus interruptus ist die älteste Methode der Empfängnisverhütung überhaupt. Er wurde bereits im Alten Testament erwähnt. Seine Zuverlässigkeit ist nur gering. Die Versagerquote beträgt etwa 25. Die Unterbrechung der Kohabitation vor der Ejakulation kann man ärztlicherseits **nicht empfehlen** und zwar nicht nur wegen der Unzuverlässigkeit, sondern auch wegen der **geringen Zumutbarkeit für die Frau,** die dabei sehr oft um den Orgasmus betrogen wird. Früher geäußerte Bedenken, die regelmäßige Anwendung des Coitus interruptus führe zu neurotischen Verhaltensstörungen beim Mann, bestehen offensichtlich nicht zu Recht.

3.11 Schwangerschaftsverhütung durch hormonelle Nidationshemmung (Morning-after-pill)

Die Erkenntnis, **nach** einer Kohabitation während des Konzeptionsoptimums das Eintreten einer Schwangerschaft durch Einnahme von Hormon-Tabletten verhindern zu können, geht auf Tierversuche von MC LEAN MORRIS und VAN WAGENEN zurück. Durch die Einwirkung z. B. von **hohen Östrogendosen** kommt es zur **Nidationshemmung.** Wahrscheinlich wird die für das Zustandekommen der Nidation erforderliche zeitliche Synchronisation zwischen Entwicklung der Blastozyste und der Nidationsbereitschaft des Endometriums gestört. Anfangs wurden sehr hohe Dosen von Östrogenen (5 – 6 mg/die) verabreicht (HASPELS). Die Zuverlässigkeit war hoch, aber wegen sehr **starker Neben-wirkungen** (Übelkeit, Erbrechen, Zyklusstörungen) **war diese alte „Morning-after-pill" nicht zumutbar.**

Heute liegen umfangreiche Erfahrungen mit einer Modifikation der „Morning-after-pill" vor, die genauso zuverlässig ist wie die alte Version, aber sehr viel weniger Nebenwirkungen verursacht. Möglichst sofort nach dem konzeptionsverdächtigen se-xuellen Kontakt (nicht mehr als 48 Stunden „danach") wird die Kombination von 100 µg Äthinylöstradiol mit 1 mg Norgestrel eingenommen. Die gleiche Dosis soll 12 Stunden später wiederholt werden (YUZPE). Die Zuverlässigkeit beträgt 99% (VAN SANTEN und HASPELS).

Seit 1985 ist mit **Tetragynon®** ein Präparat speziell für die postkonzeptionelle Schwan-gerschaftsverhinderung auf dem Markt.

Die „Morning-after-pill" ist ausschließlich **für den Notfall gedacht,** wenn also eine Frau vergewaltigt wurde oder wenn ungeplant ein ungeschützter sexueller Kontakt um die Zeit der Ovulation stattgefunden hat.

> Die Morning-after-pill ist kein Ersatz für die Pille. Die mehrfache Anwendung in einem Zyklus ist unsinnig.

Statt der hormonellen postkoitalen Prävention ist auch die möglichst baldige (spätestens 3 – 4 Tage post coitum) **Einlage eines IUP** zur Verhinderung der Nidation des Eies **(= Interzeption)** möglich.

3.12 Definitive Empfängnisverhütung durch operative Sterilisation

Im allgemeinen rechnet man zu den **Kontrazeptiva nur die reversiblen Methoden.** Der Vollständigkeit halber soll auf die Möglichkeit der operativen Unfruchtbarmachung hingewiesen werden (ausführliche Darstellung s. Kap. XVI, S. 621), von der auch in unserem Land in den letzten Jahren zunehmend Gebrauch gemacht wird (nach einer repräsentativen Befragung des EMNID-Institutes waren Ende 1985 5,9 Prozent aller Frauen im geschlechtsreifen Alter operativ sterilisiert).

3.13 Resümee: Was kann der Arzt in der Praxis empfehlen?

Erfreulicherweise bestehen heute kaum noch Vorurteile seitens der Patienten oder seitens des Arztes gegen die offene Besprechung dieser Probleme.

> **Die Freiheit der Entscheidung über Kinderzahl und Abstand zwischen den Schwanger-schaften wird heute überall zu den Grundrechten des Menschen gezählt.**

Die Aufgabe des Arztes ist es, die geforderte Aufklärung über die Möglichkeiten der Empfängnisverhütung nach bestem Wissen und Gewissen zu geben, damit die **Geburtenregelung durch Vorsorge und nicht mit Hilfe der Abtreibung geschieht.** Diese ärztliche Aufgabe ist präventive Medizin im besten Sinn. Voraussetzung für ihre Erfüllung sind gründliche Kenntnisse über die zur Verfügung stehenden **Methoden** der Empfängnisverhütung, ihre **Zuverlässigkeit,** ihre **Unschädlichkeit** und nicht zuletzt die **Annehmbarkeit** einer Methode für ein bestimmtes Ehepaar.

Wenn ein **möglichst hoher Grad an Sicherheit** gefordert wird, muß der Arzt in erster Linie an die Verordnung von **Ovulationshemmern** denken. Sind Kontraindikationen vorhanden oder stellt sich eine Unverträglichkeit der hormonalen Kontrazeptiva heraus, so kommen als Methoden „zweiter Wahl" die **relativ zuverlässigen Methoden** in Betracht, zu denen die **Minipille,** die **Intrauterinpessare,** die **Temperaturmethode,** die **symptothermale Methode,** das **Kondom** und das **Scheiden-Diaphragma** zu zählen sind.

Oft kommt es den Ratsuchenden aber gar nicht auf eine möglichst 100%ige Sicherheit an. In vielen Fällen handelt es sich mehr um den Wunsch nach **„child spacing",** das heißt, das Einhalten vernünftiger Abstände zwischen den Schwangerschaften und Geburten. Für diesen Zweck käme durchaus auch eine Methode mittlerer Zuverlässigkeit in Betracht, wie die modernen intravaginal anwendbaren chemischen Mittel.

Die restlichen Methoden **(Kalendermethoden, Ovulationsmethode nach** BILLINGS, **ältere chemische Verhütungsmittel, Coitus interruptus)** können wegen ihrer Unsicherheit ärztlicherseits **überhaupt nicht** empfohlen werden.

Man sollte an die Erfahrung denken, daß im Falle des Versagens kontrazeptiver Methoden der Entschluß zur Abtreibung offensichtlich besonders leicht gefaßt wird. Das sollte für den Arzt ein Argument sein, bei der Beratung zuverlässigen Methoden den Vorzug zu geben.

Wird ein sicherer **(s. hierzu aber auch S. 620)** Konzeptionsschutz gewünscht, so sollte bei entsprechenden Lebensumständen (Lebensalter der Patientin, abgeschlossene Familienplanung) auf die Möglichkeit der **operativen Sterilisation** hingewiesen werden.

XVIII Entwicklung und Entwicklungsanomalien der weiblichen Geschlechtsorgane (bei normalen Ovarien)

1 Normale Embryonalentwicklung

Bis etwa zur 7. Embryonalwoche besteht ein Zustand des **indifferenten Geschlechtes,** d. h. es ist nicht möglich, morphologisch Unterschiede in der Geschlechtsdetermination zu erfassen. Die Geschlechtsdeterminierung wird durch das zweite Geschlechtschromosom bestimmt. Ist dieses ein Y-Chromosom, so entsteht aus der bipotenten Keimdrüsenanlage ein Hoden. Besteht statt des Y-Chromosoms ein X-Chromosom, entsteht ein Ovar. Dabei ist weniger das Y-Chromosom für die weitere Geschlechtsentwicklung entscheidend, als vielmehr das H-Y-Antigen, ein vom Y-Chromosom induzierter Faktor. Ist er vorhanden, so entwickeln sich Hoden, fehlt er, Eierstöcke.

In den Ovarialanlagen entstehen aus den Oogonien die Oozyten. Die letzteren werden von Mesenchym umgeben, das Follikelepithelien bildet. So entstehen etwa im 5. Embryonalmonat Primärfollikel. Ihre Zahl bei der Geburt wird auf 300 000 – 500 000 pro Ovar geschätzt.

Für das Verständnis der Entstehung der inneren Genitalorgane der Frau ist es wichtig zu wissen, daß die bisexuellen Anlagen aus zwei Strang- bzw. Gangsystemen bestehen

● den bilateralen MÜLLERschen Gängen,
● den bilateralen WOLFFschen Gängen (Abb. 18-1).

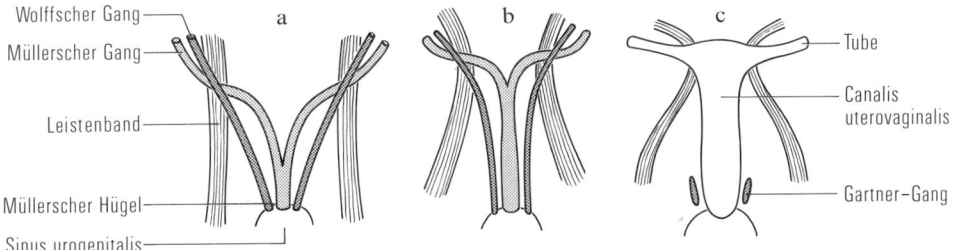

Abb. 18-1 a Lage der MÜLLERschen und WOLFFschen Gänge; b Verschmelzung der MÜLLERschen Gänge; c Reste des WOLFFschen Ganges = Gartnergang.

Die WOLFFschen Gänge

stellen die Ausführungsgänge der Urnieren dar und sind mit diesen durch Seitenkanälchen verbunden. Aus den WOLFFschen Gängen entwickeln sich beim **Mann** der Ductus deferens, die Nebenhoden und die Anhangsdrüsen wie Prostata und Bläschendrüse. Der Vorgang wird durch Testosteron gesteuert.

Fehlt der Testosteron-Einfluß beim **weiblichen Individuum,** so bilden sich die WOLFFschen Gänge zurück, wobei die Reste lateral von Zervix und Vagina als sogenannter GART-NERscher Gang nachweisbar bleiben (s. Abb. 18-1 c). Die kranialen Anteile der WOLFF-schen Gänge mit den senkrecht dazu verlaufenden rudimentären Urnierenkanälchen werden als Epoophoron bzw. Paroophoron bezeichnet (s. S. 391/392).

Im Gegensatz zu den WOLFFschen Gängen bedürfen
die MÜLLERschen Gänge
zu ihrer weiteren Entwicklung **keiner hormonalen Beeinflussung.** Sie bleiben im Bereich der Tuben **paarig,** in ihren **unteren Anteilen verschmelzen** sie und bilden den Uterus und den oberen Teil der Vagina (Abb. 18-1 a u. b). Dieser Vorgang kann durch Hemmstoffe, Polypeptide mit Hormoncharakter (aber **keine** Steroide) = Anti-Müllerian-Hormon = AMH, gebremst werden. Sie werden in Sertolizellen gebildet. Fehlt bei dem Embryo der Hoden und kann demnach kein AMH gebildet werden, bleiben die MÜLLERschen Gänge erhalten, und es entstehen Tuben und Uterus.

Bei dem Verschmelzungsvorgang der **MÜLLERschen Gänge**
kann es zu zahlreichen Störungen und dementsprechend Fehlbildungen der weiblichen Genitalorgane kommen.

Hier werden nur die Entwicklungsstörungen besprochen, die sich aus **Wachstums- und Verschmelzungsstörungen der MÜLLERschen Gänge** bei **normalen** Ovarien ergeben.

Sie haben dementsprechend nichts mit solchen zu tun, wie sie bei
fehlenden Ovarien infolge chromosomaler Störungen (Gonadendysgenesie: Turner-Syndrom usw.) oder
Entwicklungsstörungen bei bestehenden Testes (testikuläre Feminisierung, Oviduktpersistenz etc.) zu finden sind.

Aber auch genitale Entwicklungsstörungen bei
Endokrinopathien (z. B. Adrenogenitales Syndrom = AGS) oder bei
transplazentarer exogener **Zufuhr von Androgenen**
sind hier nicht berücksichtigt.

Diese Störungen der Geschlechtsdifferenzierung sind in Kapitel XIV (Zyklusstörungen) unter Amenorrhoe, die das hervorstechendste Symptom dieser Patienten ist, und auch in Kapitel XXI besprochen.

2 Die embryologischen Voraussetzungen für die Entstehung von Entwicklungsstörungen im weiblichen Genitaltrakt

Bereits in der 4. Fetalwoche beginnt das Septum urorectale (Abb. 18-2) in Richtung Kloakenmembran vorzuwachsen und erreicht diese in der 6. – 7. Fetalwoche. Dadurch wird die primitive Kloake (Abb. 18-2 a) in den primitiven **Sinus urogenitalis** und den

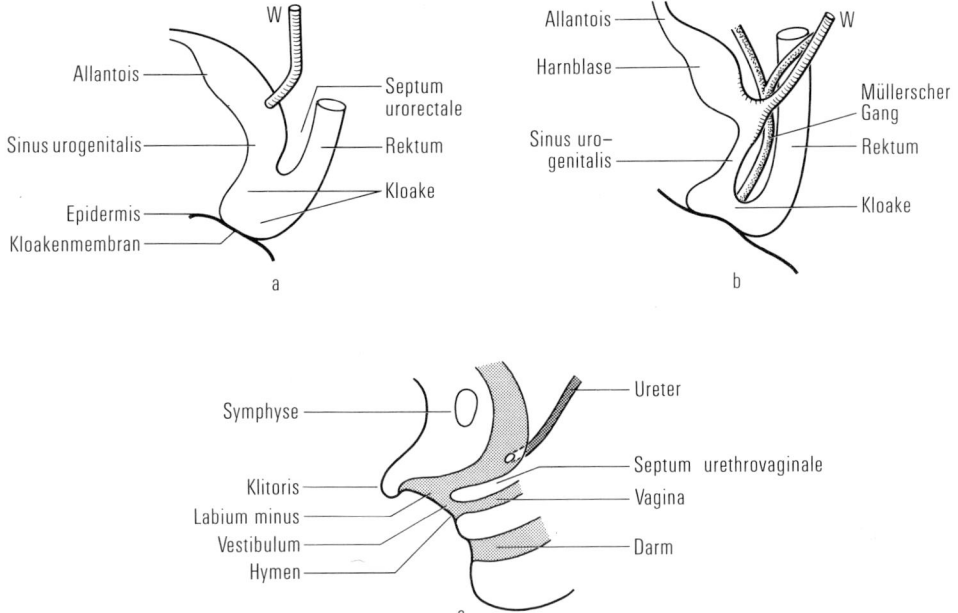

Abb. 18-2   Schema der Entwicklung des Urogenitalsystems zwischen der 6. und 12. Woche (s. Text). W = Wolffscher Gang. Die Ureteren münden in der Nähe der Wolffschen Gänge in den Sinus urogenitalis. Auf ihre Darstellung wurde aus Gründen der Übersichtlichkeit in den Abbildungen a) und b) verzichtet.

Anorektalkanal unterteilt (Abb. 18-2 b). Der Verschluß der Kloake, die Kloakenmembran, rupturiert später, so daß zwei exkretorische **Öffnungen**

die eine für den **Darm,**

die andere für **Urin und Genitalorgane** (= Sinus urogenitalis)

entstehen. Durch Einwachsen von mesenchymalem Gewebe von beiderseits lateral (Septum urethrovaginale) werden Harn- und Genitaltrakt schließlich vollständig voneinander getrennt (Abb. 18-2 c). In den Sinus urogenitalis münden die aus der Allantois entstehende spätere Harnblase, die Ureteren (die in den Abb. 18-2 a u. b aus Gründen der Übersichtlichkeit nicht eingezeichnet sind) und die WOLFFschen Gänge (aus denen unter Testosteroneinfluß innere und äußere männliche Genitalorgane hervorgehen).

Während beim männlichen Individuum die Weiterentwicklung der MÜLLERschen Gänge unterdrückt wird, bilden sich beim weiblichen Feten

aus den **oberen** Anteilen der MÜLLERschen Gänge die **Tuben,**

im **mittleren** Abschnitt durch ihre Verschmelzung der **Uterus,**

im **unteren** Abschnitt münden sie — ebenfalls miteinander verschmolzen — medial von den WOLFFschen Gängen in die Hinterwand des Sinus urogenitalis.

Die **Scheide** entsteht **nicht** aus den MÜLLERschen Gängen, sondern aus dem Gewebe des Sinus urogenitalis. In der 9. Fetalwoche sprießen die **Bulbi sinuvaginales** im Bereich der Einmündungsstelle der MÜLLERschen Gänge in den Sinus urogenitalis nach dorsal

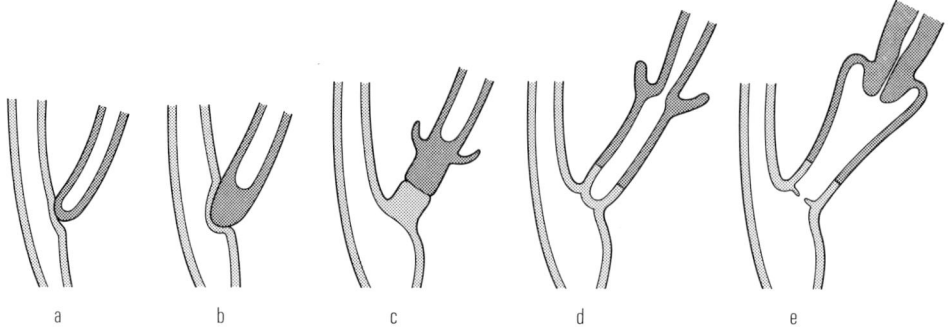

a   b   c   d   e

Abb. 18-3 Entwicklung der Scheide (s. Text).

aus (Abb. 18-3 a u. b). Sie proliferieren zu einer **soliden** Vaginalplatte, die nach kranial auf den Uterus zuwächst, wobei der MÜLLERsche Gang die „Leitschiene" darstellt. So entsteht ein solider Strang, vorerst ohne Lumen zwischen Sinus urogenitalis und Uterus (Abb. 18-3 c). In der 11. Embryonalwoche beginnt im distalen Bereich der Vaginalplatte bzw. des Vaginalstranges die Lumenbildung. In der 20. Woche ist die Vagina dann mit Ausnahme des Hymens vollständig durchgängig (Abb. 18-3 d u. e).

Auch das **äußere Genitale** ist **primär indifferent** angelegt. Hier und im Bereich des Sinus urogenitalis lassen sich in der 8. Schwangerschaftswoche Androgenrezeptoren nachweisen. Wird im fetalen Hoden Testosteron produziert, so induziert dieses die männliche Differenzierung des äußeren Genitale. Fehlt aber die Testosteron-Produktion, so entsteht ein weibliches Genitale. Der Genitalhöcker wird zur Klitoris, die seitlichen Genitalwülste entwickeln sich zu den großen Labien, und medial davon bilden sich aus den Genitalfalten die kleinen Labien. Im Vestibulum mündet vorn die Urethra.

Störungen bei der Verschmelzung der MÜLLERschen Gänge und bei der Lumenbildung des Vaginalrohres können nun zu verschiedenartigen Entwicklungsabnormitäten der Scheide und des Uterus führen.

3 Aplasie und Atresie der Vagina und des Uterus

Unter **Aplasie**
versteht man die angeborene fehlende Lumenbildung (unter **Agenesie** die fehlende Anlage) von Scheide oder Uterus,
unter **Atresie**
eine selten intrauterin (z. B. Hymenalatresie) entstandene, meist extrauterin durch Verletzungen, Verätzungen und Infektionskrankheiten (mit anschließender Vernarbung) meist in der Kindheit erworbene Lumenlosigkeit im Bereich des Genitale.

Dabei sind die Atresien der Vagina und der Zervix zwar nicht sehr häufig, aber immer noch häufiger als die seltene Uterusatresie.

Art und Ausmaß von **Aplasien der Vagina** werden durch den Zeitpunkt bestimmt, an dem die normale Entwicklung unterbrochen wird. Erreicht das distale Ende der MÜL-

LERschen Gänge um die 9. Woche den Sinus urogenitalis **nicht** (z. B. durch Unterbrechung der Entwicklung der MÜLLERschen Gänge), so wird die **Vagina überhaupt nicht angelegt**

= **Vaginalagenesie.**

Wird dagegen nur das Vorwachsen der Vaginalplatte (des Vaginalstranges) und die konsekutive Lumenbildung unterbrochen, so bleibt ein Rest des Sinus urogenitalis erhalten. Dadurch entsteht im distalen Teil eine **kurze Vagina.** Weiter proximal stellt die Vagina (evtl. bis auf den obersten Anteil) einen soliden Strang dar

= **partielle Vaginalatresie** (s. auch S. 517).

Bei isolierter oder partieller Vaginalatresie kann der Uterus normal ausgebildet sein. Wird dann später die Vaginalatresie operativ beseitigt, sind in solchen seltenen Fällen zuweilen sogar Schwangerschaften möglich.

Die **Hymenalatresie** muß als die mildeste Verlaufsform dieser Entwicklungsstörung angesehen werden (Abb. 18-4).

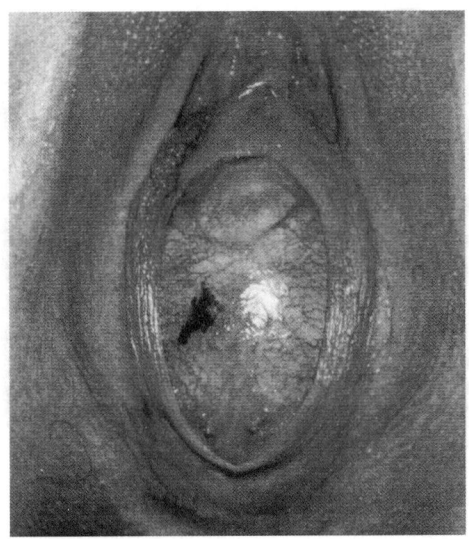

Abb. 18-4   Hymenalatresie.

Ist auch der **Uterus zusätzlich** zu der Vagina nur strangförmig angelegt, ohne daß eine Lumenbildung erfolgte, so spricht man von einem

MAYER-ROKITANSKY-KÜSTER-Syndrom = Aplasie des Uterus und der Vagina, d. h. der **ganze untere** Genitalstrang wurde nur strangförmig angelegt und nicht kanalisiert.

Die **Diagnose** der Hymenalatresie und der aplastischen Fehlbildungen von Vagina und Uterus wird meist erst dann gestellt, wenn die jungen Frauen wegen **primärer Amenorrhoe** oder **Kohabitationsunmöglichkeit** den Arzt aufsuchen. Die Klinik, Diagnostik und Therapie dieser Fehlbildungen ist deshalb in Kapitel XIV, S. 515–520, genauer abgehandelt.

Die Hymenalatresie und Vaginalaplasie (oder -atresie) werden nach Einsetzen der zyklischen Ovarialfunktion mit uterinen Blutungen auffällig durch Blutrückstau in den Rest des Genitale (Hämatokolpos, Hämatometra, Hämatosalpinx) mit entsprechenden zyklischen Beschwerden (Molimina menstrualia), ohne daß eine nach außen sichtbare Blutung auftritt (s. S. 516). Werden solche Erscheinungen erst **nach** der Menarche, d. h. wenn es mindestens einmal sichtbar geblutet hat, klinisch evident, so muß es sich um eine **Atresie** handeln.

Unterscheidungen zwischen Aplasie und Atresie der Genitalorgane bereiten meist aufgrund der Anamnese keine Schwierigkeiten. Von der partiellen Vaginalaplasie bei normalen Ovarien ist diejenige bei testikulärer Feminisierung (s. dort) leicht dadurch zu unterscheiden, daß bei letzterer keine Scham- und Axillarbehaarung besteht.

Zur **Therapie** der Hymenalatresie s. S. 516. Die Therapie der Vaginalaplasie besteht in der Ausbildung einer künstlichen Scheide (s. S. 517). Meist nur bei partieller Aplasie der Vagina und vorhandenem Uterus und normalen Ovarien sind spätere Schwangerschaften nach Beseitigung des aplastischen Anteils der Scheide möglich.

4 Mangelhafte Verschmelzung bzw. einseitige Fehlanlage der MÜLLERschen Gänge

Durch die verschiedenen **Grade der mangelhaften Verschmelzung** der MÜLLERschen Gänge kommt es zu einer großen Vielfalt von Mißbildungen, die nach Art und Ausdehnung Abstufungen zeigen (s. Abb. 18-6 — 18-17).

Den **geringeren Grad von Verschmelzungsstörungen** der MÜLLERschen Gänge stellen Septen

1. **Uterussepten** und
2. **Vaginalsepten** dar.

Zu 1. Uterussepten:
Sie kommen in verschiedenen Erscheinungsformen vor. Die leichteste Form stellt ein vom Fundes uteri ausgehendes kleines Septum in das Cavum uteri dar; man spricht von einem **Uterus subseptus** (Abb. 18-6). Bei stärkeren Ausbildungsgraden des Septums besteht eine völlige Trennung des rechten und des linken Kavumanteils, wobei sich das Septum häufig in die Vagina fortsetzt **(Uterus septus duplex cum vagina septa)** (Abb. 18-7). Ist das Septum nur auf die Zervix begrenzt, so spricht man von einem **Uterus biforis**.

Bei Ausbildung solcher Septen im Uterus kann die **äußere Form** vollständig normal sein.

Zu 2. Vaginalsepten:
Die Scheide kann partiell oder vollständig durch ein Septum geteilt sein. In der Regel bestehen keine Beschwerden. Der Befund wird oft erst anläßlich einer gynäkologischen Untersuchung oder unter der Geburt diagnostiziert (Abb. 18-5).

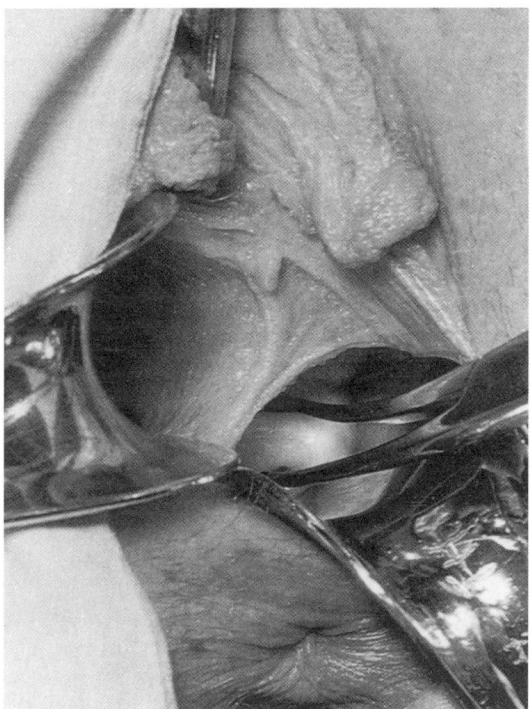

Abb. 18-5   Scheidenseptum.

Bei stärkeren Graden von Verschmelzungsstörungen der MÜLLERschen Gänge entstehen **Fehlbildungen der äußeren Form des Uterus** (s. Abb. 18-9 — 18-17).

Sie reichen von Andeutungen bis hin zur vollständigen Doppelbildung des Uterus und der Scheide, wobei man

symmetrische und

asymmetrische (= einseitige Fehlanlage der MÜLLERschen Gänge)

Mißbildungen des Uterus zu unterscheiden hat.

Besteht im Fundusbereich eine Einziehung, so daß der Uterus eine Herzform annimmt, so spricht man von einem

Uterus arcuatus (Abb. 18-9).

Bei ausgeprägteren Fusionsstörungen der MÜLLERschen Gänge kann es neben der Ausbildung eines doppelhörnigen Uterus

Uterus bicornis unicollis (Abb. 18-10 u. 11)

in extremen Fällen zum Doppeluterus

Uterus duplex oder didelphys auch mit doppelt angelegter Vagina kommen (Abb. 18-12 u. 13).

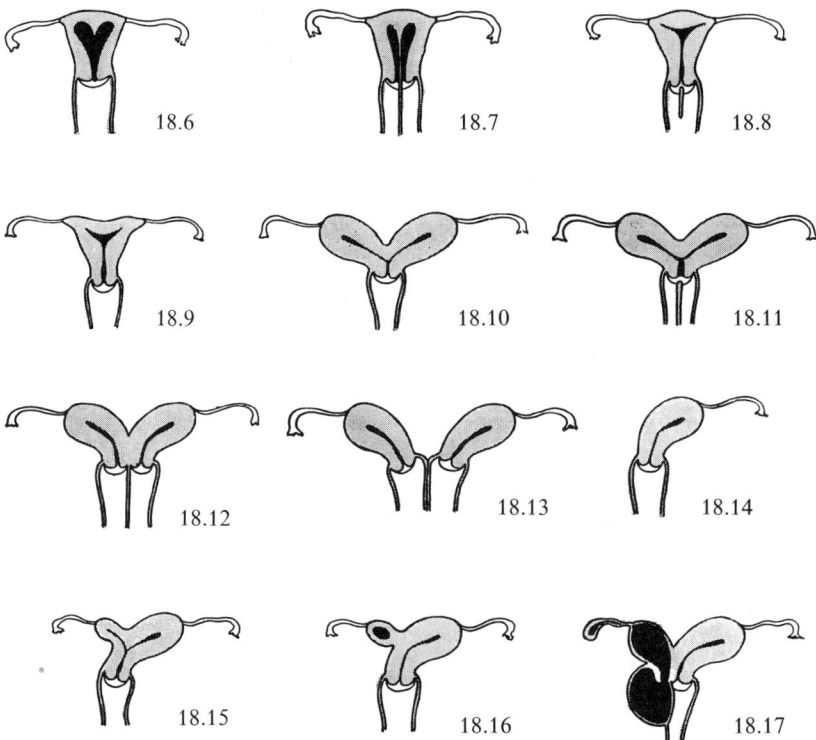

Abb. 18-6—18-17   Mißbildungen des Uterus (nach JARCHO u. JEFFCOATE).

Abb. 18-6   Uterus subseptus.   **Abb. 18-7**   Uterus septus duplex.

Abb. 18-8   Vagina subsepta bei einfachem Uterus.   **Abb. 18-9**   Uterus arcuatus.

Abb. 18-10   Uterus bicornis unicollis.   **Abb. 18-11**   Uterus bicornis unicollis, Vagina septa.

Abb. 18-12   Uterus duplex, Vagina septa.   **Abb. 18-13**   Uterus didelphys, Vagina septa.

Abb. 18-14   Uterus unicornis.   **Abb. 18-15**   Uterus bicornis mit offenem Nebenhorn.

Abb. 18-16   Uterus bicornis mit rudimentärem Nebenhorn.

Abb. 18-17   Uterus duplex, Vagina duplex mit Atresie der einen Scheide (Hämatokolpos, Hämatometra und Hämatosalpinx).

Einseitige Fehlanlage der MÜLLERschen Gänge führt zu **asymmetrischen** Mißbildungen wie z. B. einem

Uterus unicornis (s. Abb. 18-14),

wobei sich nur **ein** MÜLLERscher Gang entwickelt und die Gegenseite fehlt oder rudimentär bleibt.

Aus den verschiedenen Graden mangelhafter Verschmelzung der MÜLLERschen Gänge oder deren Fehlanlage ergibt sich eine bunte Palette solcher Störungsmöglichkeiten. Ein Teil dieser Fehlbildungen ist außer den bereits genannten ohne Anspruch auf Vollständigkeit in den Abbildungen 18-6—18-17 dargestellt.

Begleiterscheinungen bei Fehlbildungen des Uterus

Primäre Sterilität durch Fehlbildungen des Uterus ist sehr selten. Dagegen kann es, vorwiegend aus mechanischen Gründen, zu einem gestörten Schwangerschaftsverlauf, d. h. zu einer **erhöhten Abort- und Frühgeburtenrate** und damit zur **Infertilität,** kommen. Auch Insuffizienz der Plazenta ist möglich.

Menstruationsstörungen wie abgeschwächte, verstärkte und verlängerte Regelblutungen, sowie Dysmenorrhoen sind weniger häufig.

Bei Fehlbildungen der Scheide und des Uterus muß immer an **mögliche Fehlbildungen** im Bereich der **Niere** und der **ableitenden Harnwege** gedacht werden.
Genaue urologische Kontrolle!

---

5 Diagnose und Therapie

Die Diagnose solcher Verschmelzungsstörungen der MÜLLERschen Gänge gelingt durch
1. **Inspektion** und **Palpation,**
2. **Hysterosalpingographie,** d. h. Kontrastmitteldarstellung des Cavum uteri und der Tuben, wobei vor allem **Septen** sichtbar werden,
3. **Hysteroskopie** (ist meist überflüssig),
4. **Laparoskopie.**

Meist gelangt man erst durch die Anwendung von mehreren dieser Methoden zu einer aussagefähigen Diagnose.

Septenbildungen der **Scheide** sind meist leicht zu erkennen, auf solche des Uterus wird man im allgemeinen erst bei Abrasio aufmerksam.

Die **Behandlung** von Scheidensepten erfolgt durch Resektion, die manchmal erst dann notwendig wird, wenn das Septum unter der Geburt oder bei Kohabitationen ein Hindernis darstellt.

Bei Uterusfehlbildungen geringeren Ausmaßes, insbesondere bei geringgradigen symmetrischen Doppelbildungen, sind **plastische Operationen** sinnvoll und erfolgreich (z. B. plastische Vereinigung der beiden Uterushälften nach Resektion des medialen Septums = Metroplastik nach STRASSMANN).

Sie werden meist nach gehäuften Aborten und Frühgeburten, wenn Uterusveränderungen entdeckt wurden, die für solche Schwangerschaftsstörungen verantwortlich gemacht werden könnten, durchgeführt. Die Chancen für eine Schwangerschaft mit lebensfähigem Kind werden dadurch deutlich erhöht. Eine sehr genaue Beobachtung der Patientin in der Schwangerschaft ist notwendig wegen der Gefahr einer eventuellen Uterusruptur.

XIX Gynäkologisch und statisch bedingte Rücken-(Kreuz-)schmerzen

Etwa **ein Drittel aller Frauen,** welche die gynäkologische Sprechstunde aufsuchen, klagt über **Rückenschmerzen,** die bei Bevorzugung der Lumbal- und Sakralgegend meist, nicht nur von Laien, als **Kreuzschmerzen** bezeichnet werden. Die Ursachen und Auswirkungen dieser Beschwerden unterliegen nicht selten einer Fehleinschätzung auch durch den Arzt.

So wird relativ oft ein, manchmal nur geringfügiger, gynäkologischer Befund für die Kreuzschmerzen verantwortlich gemacht und von der weiteren Suche nach anderen Ursachen abgesehen.

Andererseits können Kreuzschmerzen aufgrund anderer, meist statisch bedingter Veränderungen bevorzugt **in den Unterbauch ausstrahlen** und gynäkologische Beschwerden vortäuschen.

Daran sollte man, wenn scheinbar typische gynäkologische Beschwerden vorliegen, ohne daß sich ein auffälliger gynäkologischer Befund erheben läßt, immer denken!

1 Mögliche gynäkologische Ursachen

Nur in etwa 10−20% der Fälle haben die von den Frauen angegebenen Kreuzschmerzen **gynäkologische Ursachen** wie

- **neurovegetative Störungen** im kleinen Becken (z. B. Parametropathia spastica),
- **Uterus myomatosus,** nur bei erheblicher Größe, ansonsten selten,
- **Ovarialtumoren,** meist auch erst bei erheblicher Größe,
- **chronisch entzündliche Prozesse** mit Verwachsungsbeschwerden,
- **Endometriose,** ebenfalls mit Verwachsungsbeschwerden,
- ALLEN-MASTERS-**Syndrom** (= traumatische Schäden im Beckenbindegewebe),
- **Intrauterinspirale,** in ganz seltenen Fällen.
- Als gynäkologische Ursache von Kreuzschmerzen werden sehr häufig auch **Senkungszustände des Genitale und die Retroflexio uteri** angesehen, ohne dies immer zu sein.

Typische Rückenschmerzen bei Descensus oder Retroflexio uteri gibt es nicht. Oft wird dann die vermeintliche Ursache, der Descensus oder die Retroflexio (wobei die Retroflexio uteri mobilis fast nie, die Retroflexio fixata schon eher Beschwerden macht, s. S. 292) operativ angegangen. Postoperativ stellt sich dann nicht selten zum Verdruß von Patientin und Arzt heraus, daß die Kreuzschmerzen unverändert geblieben sind, weil sie andere (meist statisch bedingte) Ursachen haben, die abzuklären präoperativ versäumt wurde.

Sind die Kreuzschmerzen aber tatsächlich durch Lageanomalien verursacht, so erklären sie sich bei Senkungszuständen am ehesten durch den **Zug am Aufhängeapparat des Genitale,** bei retroflektiertem, fixiertem und gestautem Uterus durch **Hyperämie und Kapselschmerz.**

Die Hyperämie macht auch die Kreuzschmerzen bei Enzündung der Genitalorgane und bei Blutstauung im kleinen Becken aus anderer Ursache, z. B. Varikosis, Beckenvenenthrombose, verständlich.

Die Schmerzleitung läuft bei solchen Stauungszuständen seltener über das vegetative Nervensystem und wird dann in den unteren Abschnitten des Rückenmarks auf sensible Fasern umgeschaltet. Bei Zug am Aufhängeapparat des Genitale oder bei Druck durch raumfordernde Prozesse im kleinen Becken erfolgt eine direkte Reizung der sensiblen Rezeptoren des zerebrospinalen Nervensystems daselbst.

Alle Beschwerden dieser Art werden im wesentlichen als **dumpfer Druck** in die Lumbosakralgegend, eventuell auch in die Leiste, die Oberschenkel oder die vordere Bauchwand projiziert. Nicht selten steht ihr Auftreten im Zusammenhang mit der Menstruation.

> **Merke:** Gynäkologische Erkrankungen **können** die Ursache von Kreuzschmerzen sein, sind es aber **häufiger nicht.** Deshalb muß vor jeder gynäkologischen Operation, die darauf hinzielt, auch eventuell bestehende Kreuzschmerzen zu beseitigen, **nach anderen Ursachen dieser Beschwerden gefahndet** werden, insbesondere nach Skelettveränderungen, die natürlich durch den gynäkologischen Eingriff nicht zu beheben sind. Finden sich solche, so muß dies der Patientin **vor** der Operation gesagt werden.

Infolge der engen Beziehungen des Genitale zum uropoetischen System müssen auch **Schmerzzustände im urologischen Bereich,** die oft in den Rücken projiziert werden, Berücksichtigung finden, z. B. bei Zystopyelitis, Stauungszuständen im Nierenbecken sowie Stein- und Tumorerkrankungen der ableitenden Harnwege.

Nicht vergessen sollte man, daß Rückenschmerzen der Frau auch rein **psychisch** bedingt sein können.

2 Statische Störungen; degenerative und andere Wirbelsäulenerkrankungen

Der weitaus größe Teil der Rücken- bzw. Kreuzschmerzen der Frau ist aber durch

statische Störungen

verursacht.

Der Bewegungsapparat der Frau ist labiler als der des Mannes. Das erklärt sich daraus, daß der Halte- und Stützapparat der geschlechtsreifen Frau (vor allem in seinem bindegewebigen Anteil) dem hormonellen Wechselspiel zyklischer und schwangerschaftsbedingter Auflockerung und Wiederverfestigung unterliegt, was seiner eigentlichen Aufgabe der statischen Stabilitätserhaltung entgegenwirkt.

Diese **endokrinen Einflüsse** auf die Statik sind demnach **geschlechtsspezifisch.**

Daraus wird verständlich, daß — viel leichter als beim Mann — der weniger stabile Halte- und Stützapparat der Frau, wenn er durch funktionelle oder anatomische Ursachen **falsch belastet** wird, **zur Insuffizienz neigt,** was zu Beschwerden führt und bei Fortbestehen der Ursache schließlich in **degenerativen** Wirbelsäulenerkrankungen mit irreparablen Schäden enden kann.

Die Hauptursache der Rückenschmerzen der Frau stellen daher funktionelle und anatomische Störungen am Skelettsystem und seinem Halteapparat dar, im einzelnen durch

1. **Fehlhaltungen und Fehlformen der Wirbelsäule,**
2. **angeborene lokale Veränderungen der Wirbelsäule,**
3. **statische Veränderungen im Bereich der unteren Extremitäten,**
4. **Veränderungen im Bereich des Beckens,**
5. **degenerative Veränderungen der Wirbelsäule.**

Neben diesen Faktoren können auch

6. **Entzündliche Erkrankungen, Traumen und Neoplasmen** (vor allem **Metastasen**) und
7. durch **hormonelle- und Stoffwechselstörungen** bedingte Skelettveränderungen

die Ursache langanhaltender Rückenschmerzen sein.

Diese Betrachtung aus gynäkologischer Sicht muß natürlich Rückenschmerzen durch weitere chirurgische oder internistische, neurologische u. a. Ursachen unberücksichtigt lassen. Auf die diesbezügliche Literatur wird verwiesen.

2.1 Fehlhaltungen und Fehlformen der Wirbelsäule

Wenn der geringer belastbare bindegewebige und muskuläre Halteapparat der Frau bei länger anhaltender **Fehl- oder Überbelastung** zum Beispiel durch Schwangerschaft, schwere Hausarbeit, Tragen der Kinder, berufsbedingte Zwangshaltung, Hängeleib bei Bauchmuskelschwäche oder Adipositas, aber auch infolge von Haltungsänderungen bei chronischen gynäkologischen Erkrankungen, **insuffizient** wird, kann dies zu Fehlhaltungen der Wirbelsäule mit entsprechenden Rückenschmerzen führen. Wird die **Ursache** der Haltungsstörung auf Dauer nicht beseitigt, sind degenerative Veränderungen der Wirbelsäule mit nunmehr therapeutisch schwer angehbaren Beschwerden möglich. Bei jungen Mädchen kann als **Fehlform** und damit Fehlhaltungsursache der Wirbelsäule eine SCHEUERMANNsche **Adoleszentenkyphose** vorliegen. **Skoliosen** finden sich oft, manchmal ohne ersichtliche Ursache schon in früher Jugend. Häufiger aber sind sie die Folge von Seitenunterschieden im Bereich der unteren Extremitäten und des Beckens (s. u.).

2.2 Lokale anatomische Veränderungen der Wirbelsäule

Lokale anatomische Veränderungen der Wirbelsäule (mit konsekutiver Fehlhaltung) sind selten und meist **angeboren** wie

— Keil- und Halbwirbel,
— Sakralisation (= Assimilation eines Lumbalwirbels in den Sakralbereich),
— Lumbalisation (= ein Sakralwirbel wird in den Lendenwirbelsäulenbereich einbezogen),

— Spondylolisthesis (= Wirbelgleiten nach vorne infolge Bogenschlußanomalie, meist am 4. Lendenwirbel; eventuelles Geburtshindernis).

Erworbene lokale anatomische Veränderungen können sich als Folge von entzündlichen Vorgängen oder Traumen (s. zu 2.6) ergeben, woraus, wie bei den angeborenen anatomischen Störungen, Fehlhaltungen mit Schmerzen und späteren degenerativen Veränderungen entstehen können.

2.3 Statische Veränderungen im Bereich der unteren Extremitäten

Unterschiede in der **Länge der beiden unteren Extremitäten** vermögen Schiefhaltung des Beckens, Achsenverbiegungen der Wirbelsäule, und damit Fehlhaltungen mit Beschwerden und eventuellen späteren degenerativen Veränderungen der Wirbelsäule herbeizuführen.

Ähnliches gilt auch für **X-Beine** und Veränderungen im Bereich der **Kniegelenke.**

Aber auch **Knick-, Senk-, Senk-Spreizfüße** mit Abflachung des Längs- und Quergewölbes des Fußes oder **Plattfüße** können zu erheblichen Rückenschmerzen führen, woran leider viel zu wenig gedacht wird.

Therapie: Orthopädische Behandlung.

2.4 Veränderungen im Bereich des Beckens

Schäden im Beckenbereich durch Entzündung, Überlastung oder Traumen betreffen, einseitig oder doppelseitig, vorwiegend die

Iliosakralfugen oder die

Hüftgelenke.

Die **Iliitis condensans**
(Osteopathia condensans ilii) stellt eine entzündliche Erkrankung der Iliosakralfugen dar, die mit starken, auch in den Rücken ausstrahlenden Beschwerden und späterer Versteifung dieser Fugen einhergehen kann. **Geburtstraumatisch** kann es zur Lockerung der Iliosakralfugen und Blutungen in diese kommen.

Hüftgelenksentzündungen oder -arthrosen
mit Schmerzen, die meist in Ober- und Unterschenkel ausstrahlen, können reaktiv zu Haltungsstörungen, Schmerzen und Wirbelsäulenveränderungen führen.

Steißbeinfrakturen
oder -subluxationen unter der Geburt oder infolge eines anderen Traumas, verursachen tiefsitzende Kreuzschmerzen, die als **Kokzygodynie** bezeichnet werden. Spontanheilung ist bei konservativer Therapie eventuell möglich. Sonst kann die lokale Injektion von Novocain oder, in ganz seltenen Fällen, die Steißbeinresektion Schmerzstillung bringen.

Symphysenlockerung
in der Schwangerschaft und im Wochenbett ist eine relativ häufige,
Symphysenruptur

unter der Geburt dagegen eine extrem seltene Ursache von Kreuzschmerzen. Symphysendurchtrennungen, wie früher bei engem Becken unter der Geburt manchmal durchgeführt, sind heute nicht mehr üblich. Drahtnaht bei Symphysenlockerung oder -ruptur ist im allgemeinen nicht notwendig. Die Prognose ist gut.

2.5 Degenerative Veränderungen der Wirbelsäule

Degenerative Wirbelsäulenveränderungen beginnen manchmal schon mit dem 4. Dezennium und sind weitestgehend die **Folge von funktionellen oder anatomischen, die Statik beeinflussenden, Störungen.** Sie können aber auch ohne solche Ursachen, dann allerdings meist später, allein durch die Belastung des aufrechten Ganges entstehen.

Als degenerative Wirbelsäulenerkrankungen sind anzusehen:
a) **die Diskushernie (Bandscheibenvorfall),** deren Ursache meist
b) **die Osteochondrose** ist;
c) **die Spondylose** und
d) **die Spondylarthrose**
können als Folge der Diskushernie, aber auch ohne eine solche auftreten.

Zu a): Diskushernie (Bandscheibenvorfall)
Bei Diskusschäden (z. B. Osteochondrose) kann es durch den Wirbelsäulendruck zum Vorfall von Anteilen der **Bandscheiben** kommen (= Diskushernie oder -prolaps = Bandscheibenvorfall), meist im unteren **Lendenwirbelsäulenbereich.** In der Folge sind Druckerscheinungen auf den Wirbelkanal und Einengung der Zwischenwirbellöcher mit **Kompression der Nervenwurzeln** möglich. Daraus erklären sich die Variationen der teils sensiblen, teils motorischen Ausfälle je nach Lokalisation des Schadens.

Die **Halswirbelsäule** stellt den zweiten Prädilektionsort für Bandscheibenschäden dar mit Schmerzen, die außer in den Rücken auch in die oberen Extremitäten und die Mammae ausstrahlen können und als **HWS-(= Halswirbelsäulen-)Syndrom** bezeichnet werden. Bei ausstrahlenden Schmerzen in den linken Arm ist die Abgrenzung gegen kardiale Beschwerden, ansonsten gegen die Periarthritis humeroscapularis und bei Brustschmerzen gegen Erkrankungen der Mammae notwendig.

Ein Diskusprolaps darf röntgenologisch bei Verschmälerung des Zwischenwirbelraums vermutet werden. Ein Beweis ist in den meisten Fällen durch CT (Computertomographie) oder Myelographie möglich.

Zu b): Osteochondrose
Sie stellt eine Erkrankung der Bandscheiben und der Wirbelkörper dar. Durch Flüssigkeitsverlust werden die Zwischenwirbelscheiben niedriger, weniger elastisch und können prolabieren. An den Deckplatten der Wirbelkörper treten Sklerosierungen auf. Bewegungseinschränkungen und Schmerzen sind die Folge.

Zu c): Die **Spondylose** (Spondylosis deformans)
ist eine degenerative Erkrankung der Wirbel**körper** mit Kalkeinlagerungen auch im Bandapparat der Wirbelsäule und reaktiven Knochenwucherungen vor allem im Randbereich der Wirbelkörper. Diese Erscheinungen sind auch in jungen Jahren nicht selten.

Röntgenologisch stellen sich an den Wirbelkörpern typische **Randwulstbildungen** und **Randzacken** sowie streifige Verkalkungserscheinungen im Bereich der Bänder der Wirbelsäule dar.

Zu d): Spondylarthrose (Spondylarthrosis deformans):
Die degenerativen Erscheinungen betreffen die **Intervertebralgelenke.** Es entstehen Verschleißerscheinungen des Knorpels mit anschließender Verkalkung. Spondylarthrosen lassen sich im Röntgenbild leicht darstellen.

Die **Therapie**
ist Sache des Orthopäden. Seine Aufgabe besteht darin, statische Störungen und dadurch bedingte Beschwerden durch entsprechende Maßnahmen (z. B. Krankengymnastik, Massagen, Senk-Spreizfußeinlagen) zu beheben und damit auch der Entstehung degenerativer Veränderungen, vor allem der Wirbelsäule, **vorzubeugen.**

Sind degenerative Erkrankungen erst einmal **manifest,** dann läßt sich meist nur noch eine **symptomatische Behandlung** dieser Verschleißerscheinungen durchführen.

> Durch die jetzt fixierte Fehlstellung der Wirbelsäule kommt es zu
>
> **andauernden Muskelverspannungen**
>
> mit oft erheblichen kontinuierlichen Rückenschmerzen.

Sie lassen sich durch Heißluft oder Fangopackungen mit anschließender Massage palliativ behandeln.

Die Erfolge sind meist vorübergehend recht gut. Auch Bandscheibenschäden sollten primär konservativ behandelt werden und sind erst nach Auftreten neurologischer Ausfallerscheinungen der operativen Therapie bedürftig.
Die Möglichkeiten der **operativen Therapie** von degenerativen Veränderungen sind sehr begrenzt und selbst bei dem operativ relativ gut angehbaren Bandscheibenvorfall nicht immer von Erfolg begleitet.

2.6 Rückenschmerzen als Folge von Entzündungen, Traumen und Tumormetastasen des Skelettsystems

Beschwerden bei **akuter** unspezifischer oder spezifischer Entzündung der Wirbelkörper oder Traumen der Wirbelsäule liegen außerhalb des Rahmens der hier besprochenen Rücken- bzw. Kreuzschmerzen der Frau.

Ihre **Folgeerscheinungen** können aber statische Probleme aufwerfen. Bleiben nach Abklingen des akuten Krankheitsbildes Beschwerden bestehen, so kann daraus, auch wenn keine Defektheilung vorliegt, eine **Schonhaltung,** d. h. eine Haltungsstörung resultieren, deren mögliche Auswirkung auf die Statik bereits besprochen wurde. Das gilt auch für Entzündungen und Traumen des übrigen Skeletts, insbesondere der unteren Extremitäten und des Beckens.

> Ist ein **Karzinom,** insbesondere der Mamma, bekannt, so muß bei neuauftretenden Rückenschmerzen immer an Metastasen gedacht werden.

2.7 Rückenschmerzen bei hormonell- und stoffwechselbedingten Erkrankungen des Skeletts

Im Vordergrund steht hier die

Osteoporose,

die in der Postmenopause, aber auch bei primärer Ovarialinsuffizienz ohne Hormonbehandlung und fehlender Prophylaxe nach Kastration auftreten kann. Das Krankheitsbild ist im Kapitel „Klimakterium" ausführlich besprochen. Über die **Rückenschmerzen** hinaus bestehen meist auch **Beschwerden im übrigen Skelettsystem.**

Gegenüber der Osteoporose spielen andere Stoffwechsel- und Hormonstörungen wie die

Osteomalazie oder

zystische **Entkalkungsherde bei Hyperparathyreoidismus** (Osteopathia fibrosa cystica generalisata [RECKLINGHAUSEN])

als Ursache in der gynäkologischen Betrachtung von Rückenschmerzen praktisch kaum eine Rolle.

Die Darstellung von **Rückenschmerzen der Frau** aus gynäkologischer Sicht zeigt, daß sie nur zum **kleineren Teil** durch **gynäkologische Erkrankungen** verursacht werden, wesentlich **häufiger** aber die Folge einer **geschlechtsspezifischen statischen Insuffizienz** sind.

Daher muß bei Rückenschmerzen, die nicht durch einen gynäkologischen Befund erklärbar sind oder nach einer gynäkologischen Operation bestehen bleiben, nach statisch bedingten (eventuell auch anderen) Ursachen gefahndet werden.

Die **rechtzeitige** Behandlung funktioneller oder anatomischer statischer Abweichungen, in enger Zusammenarbeit mit dem Orthopäden und dem Krankengymnasten, kann bis dahin noch nicht eingetretene irreparable degenerative Veränderungen der Wirbelsäule eventuell verhindern.

XX Akute Bauchsymptome aus gynäkologischer Sicht (unter Ausschluß der zweiten Schwangerschaftshälfte)

Beschwerden im Bauchraum bis hin zum sogenannten „akuten Abdomen" werden vom jeweils damit befaßten Arzt sehr häufig unter den Gesichtspunkten seines eigenen Fachgebietes gesehen.

Während der **Internist** am ehesten an Herzinfarkt, Pankreatitis, Cholezystitis, intraabdominale Thrombosen denkt, wird der

Chirurg am ehesten eine Magen- oder Darmperforation, einen mechanischen Ileus, eine Cholezystits, ein Bauchtrauma oder am häufigsten eine Appendizitis vermuten.

Der **Gynäkologe** dagegen denkt am ehesten an eine Adnexitis, eine Eileiterschwangerschaft oder an die Stieldrehung eines Ovarialtumors.

Meist handelt es sich um bedrohliche Krankheitsbilder.

Interdisziplinäre Konsultationen sind daher in solchen Fällen geboten und nützlich. In der Zusammenarbeit zwischen Chirurgen und Gynäkologen wird dabei weitaus am häufigsten die **Differentialdiagnose** zwischen **Adnexitis und Appendizitis** (s. Kap. V S. 233) eine Rolle spielen. Dies um so eher, als die Adnexitis (bis auf Ausnahmen [s. S. 238]) **konservativ** zu behandeln ist, die Appendizitis dagegen **operativ** behandelt werden **muß.**

Die Symptome der verschiedenen gynäkologischen Krankheitsbilder sind in den jeweiligen Kapiteln abgehandelt. Dementsprechend soll hier nur in einem kurzen Überblick herausgestellt werden, an welche Erkrankungen bei akuter Bauchsymptomatik zu denken ist unter Hinweis auf die jeweiligen Kapitel.

Ausdrücklich ausgespart werden hier die in der Spätschwangerschaft, unter der Geburt und postpartal auftretenden akuten Bauchsymptome. Hierzu muß auf die entsprechenden geburtshilflichen Lehrbücher verwiesen werden. Die im Rahmen der gynäkologischen Differentialdiagnose jedoch bedeutsamen Komplikationen der **Frühschwangerschaft,** wie Extrauteringravidität und febriler Abort, werden nachfolgend berücksichtigt.

Bei der gynäkologischen Beurteilung von abdominalen Beschwerden bis hin zum „akuten Bauch" muß man sich folgende Fragen stellen:

1. Besteht eine abdominale **Blutung?**
   a) bei (gestörter) Frühgravidität
   b) aus anderen gynäkologischen Ursachen
2. Besteht eine **entzündliche** Erkrankung?
   a) bei (gestörter) Frühgravidität
   b) aus anderen gynäkologischen Ursachen
3. Bestehen **andere Ursachen** für die akute Bauchsymptomatik **ohne** wesentliche (primäre) **Temperatursteigerung** und **ohne Blutungszeichen?**

Zu 1. Es besteht eine **intraabdominale Blutung,** meist mit **Schocksymptomatik:**

Blässe, RR systolisch fallend, diastolisch steigend (Einengung der Blutdruckamplitude, Zentralisation), Pulsanstieg; Bauchdeckenspannung; erst später Hb-Abfall; eventuell Schulterschmerz; Vorwölbung des Douglas, sehr druckschmerzhaft.

Zu 1 a) Bei bestehender Frühgravidität Verdacht auf **Extrauteringravidität (EU):**

Die EU ist unter den geburtshilflichen Krankheitsbildern (s. Pschyrembel/Dudenhausen; W. de Gruyter 1986) beschrieben. Besonders zu beachten ist die Anamnese: Eine Periode ist ausgefallen, d. h. letzte Menstruation vor 6—8 Wochen. Bei Tubar**ruptur** akute Blutung mit „akutem Bauch". Keine Blutung ex utero (s. S. 234/235). Der Schwangerschaftstest (β-HCG) **muß** positiv sein. Beim Tubar**abort** meist uterine Schmierblutung, langsam sich entwickelnde Anämie. Schwangerschaftstest **kann,** muß aber nicht positiv sein (weitere Darstellung der Symptome s. Tab. 20-1).

Diagnose: Douglaspunktion (Blutkoagel), eventuell Laparoskopie.

Intraabdominale Blutungen bei Frühgravidität können auch durch **Uterusperforation bei Schwangerschaftsunterbrechung** auftreten.

Zu 1 b) Es besteht keine Frühgravidität. Intraabdominale Blutung aus anderen gynäkologischen Ursachen:

— **Follikel(zysten)ruptur:** Bild kann Tubarruptur (EU) ähnlich sein; HCG-Test neg.!
— **Ruptur einer Corpus-luteum-Zyste.**
— **Retrograde Menstruation; verstärkte Ovulationsblutung.**
— **Ruptur** eines zystischen Ovarialtumors (s. S. 385).
— **Karzinomatöse Arrosionsblutung.**
— **Postoperative** Blutung bei **Nahtinsuffizienz.**
— **Uterusperforation bei diagnostischer Abrasio.**

Besteht kein Anhalt, daß die nachweisbare (Laborwerte, Douglaspunktion, Laparoskopie) intraabdominale Blutung eine gynäkologische Ursache hat, muß der Chirurg hinzugezogen werden, der „chirurgische" Blutungsursachen aufzudecken hat.

Zu 2 a): Es bestehen die **Anzeichen der Entzündung** (Leukozytose, Fieber, „nachhinkende" BSG-Beschleunigung), gleichzeitig mit dem **Hinweis auf eine (gestörte) Frühschwangerschaft.** Es ist dann an einen febrilen
septischen Abort,
eventuell mit Adnexitis, Pelveoperitonitis oder diffuser Peritonitis zu denken,
oder an
Uterusperforation nach krimineller oder legaler Schwangerschaftsunterbrechung, die beim Auftreten von Temperaturen, wenn nicht eine Blutung auf sie hingewiesen hat, meist schon etwas zurückliegt.

Eine **infizierte Extrauteringravidität** ist im akuten Stadium der EU nicht häufig. Wurde ein Tubarabort übersehen und nicht operiert, und hat er sich dann infiziert, so ist der Schwangerschaftstest meist bereits negativ.

An eine **Appendizitis** bei intakter Frühgravidität ist zu denken.

Zu 2 b): Entzündung aus anderen gynäkologischen Ursachen. Kein Hinweis auf Frühgravidität.

— **Akute Adnexitis**
— **Parametritis** mit Peritonealreizung
— **Ruptur einer Pyosalpinx** oder eines **Tuboovarialabszesses**
— **Infiziertes** oder nekrotisierendes **Myom**
— **Akute Appendizitis** als wichtigste „nichtgynäkologische" Differentialdiagnose zur akuten Adnexitis
— **Zerfallendes Karzinom** (mit oder ohne Fieber)

Die Erkrankungen des Genitale mit entzündlicher Symptomatik werden meist durch Netz und Darmschlingen auf das kleine Becken begrenzt = **Pelveoperitonitis.** Die Entzündung kann sich auch auf das übrige Abdomen im Sinne einer allgemeinen (= diffusen) Peritonitis ausdehnen. Solange sie auf das kleine Becken begrenzt ist, sollte man hoch Antibiotika geben und sich vorerst abwartend verhalten. Bei sehr hohem, **bleibendem Fieber,** sehr **hohem Puls, Unbeeinflußbarkeit des Krankheitsbildes durch antibiotische Therapie** in kurzer Zeit, vor allem aber bei **Zunahme der abdominalen Erscheinungen** mit den Zeichen der **diffusen** Peritonitis und/oder des paralytischen oder mechanischen Ileus, **muß** laparotomiert werden; dann meist unter dem Verdacht, daß die Ruptur einer Pyosalpinx oder eines Tuboovarialabszesses vorliegt (s. dort) oder die Diagnose einer Entzündung im Genitalbereich falsch war und doch eine **Appendizitis** oder eine andere chirurgische Erkrankung besteht.

Weitere Differentialdiagnose bei akuten Unterbauchbeschwerden **mit** Fieber: Enteritis, Zystopyelitis, eventuell Divertikulitis.

Zu 3.: Es findet sich **kein sicherer Anhalt für eine intraabdominale Blutung und kein Anzeichen für eine (primäre) Entzündung** (aber es bestehen (außer Schmerzen) peritoneale Reizerscheinungen). Eine intakte Gravidität kann zusätzlich vorliegen.

Es ist zu denken an
Stieldrehung
— eines **Ovarialtumors** (am häufigsten)
— eines **gestielten Myoms**
— einer **Hydrosalpinx**

Kennzeichen: Meist ganz akut auftretend bei oder nach ruckhaften Bewegungen (s. Ovarialtumoren S. 384); eventuell peritonealer Schock; später leichter Temperaturanstieg. Tumor druckschmerzhaft; Ultraschall.

Therapie: Sofortige Operation.

Ruptur einer Ovarialzyste.

Eingekeilter Tumor (Ovarialtumor oder Myom) im kleinen Becken, eventuell bei Druck auf die Urethra mit Ischuria paradoxa (s. S. 186). Retroflexio uteri gravidi fixata.

Aseptische Nekrose eines (meist subserösen) **Uterusmyoms.**

Ovulationsschmerz ist meist aus der Anamnese erkennbar, genau in Zyklusmitte; Basaltemperaturmessung ist hilfreich.

Tabelle 20-1 Die häufigsten und wichtigsten differentialdiagnostischen Überlegungen des Gynäkologen bei plötzlichen Unterbauchbeschwerden bzw. „akutem Bauch"

Erkrankung	Symptome	Lokalisation des Schmerzes	Zyklus-abhängigkeit	Tastbefund	Laborbefunde	Röntgen/Ultraschall
Akute Adnexitis	plötzliche oder langsam zunehmende Unterbauchschmerzen	zuerst Adnexe, später ganzer Unterbauch	meist **perimen**struell	im akuten Stadium meist **kein** Tumor tastbar, evtl. Abwehrspannung Unterbauch oder diffus	Leukozyten ansteigend, Temperatur ansteigend, BSG erst später ansteigend	negativ
Akute Appendizitis	allmählicher Schmerzbeginn oft im Magenbereich, dann in den rechten Unterbauch verlagernd. Übelkeit, Erbrechen, Puls oft höher als Temperatur entsprechend	Mittel- und Unterbauch rechts (McBurney)	keine Beziehung	Druckschmerz McBurney, Loslaßschmerz, Abwehrspannung des gesamten Abdomens. Rektal: hochsitzender peritonealer Druckschmerz	Leukozyten ansteigend, BSG erst später erhöht	negativ
Extrauteringravidität a) Tubarruptur	plötzlicher „Zerreißungs"schmerz, Schock, evtl. Schulterschmerz keine Schmierblutung ex utero	Unterbauch rechts **oder** links	Amenorrhoe seit 6–8 Wochen, keine Schmierblutung	diffuse Bauchdeckenspannung (kann selten auch fehlen). Douglas vorgewölbt und druckschmerzhaft (Punktion ergibt Blutkoagel), Portioschiebeschmerz	Hb-Abfall, HK-Abfall, Schwangerschaftstest **positiv**	Darstellung im Ultraschall evtl. möglich

b) Tubarabort	langsam zunehmende Zeichen der Anämie, kein Schock, Schmierblutung ex utero	Unterbauch rechts **oder** links oder diffus	vorausgegangene sechs- bis achtwöchige (oder längere) Amenorrhoe	„Tumor" (Hämatom) neben dem Uterus oder im Douglas, oft druckempfindlich	Hb niedrig, HK niedrig, Schwangerschaftstest **positiv oder negativ.** Achtung: Negativer Schwangerschaftstest schließt EU nicht aus!	Darstellung im Ultraschall evtl. möglich
Stielgedrehter Ovarialtumor (oder stielgedrehtes subseröses Myom)	**Plötzlicher** Beginn bei abrupter Drehung (Tanzen (!) oder Lagewechsel)	Unterbauch oder je nach Größe des Tumors auch Mittel- oder Oberbauch	keine Beziehung	wenn nur mäßige Bauchdeckenspannung: tastbarer Tumor (schmerzhaft); fehlt meist nach Ruptur* meist „akutes Abdomen"	Verzögerter Leukozyten- und Temperaturanstieg	Darstellung im Ultraschall; fehlt meist nach Ruptur*
„Renale" Koliken, vor allem durch **Konkremente** im Bereich der ableitenden Harnwege	Plötzliche, krampfartige, in Wellenbewegungen auftretende erhebliche Schmerzen, kein Dauerschmerz	Ausstrahlung in das Nierenlager und in den Unterbauch; bei tiefsitzendem Konkrement in die Labien	keine Beziehung	Klopfschmerzhaftes Nierenlager, Druckschmerz im Ureterenverlauf	Erythrozyten im Urin. Bei Infektion Pyurie. Leukozytenerhöhung, Temperaturerhöhung möglich	Ultraschall der Niere kann Erweiterung des Nierenbeckens zeigen. Im Intervall Konkrementnachweis im intravenösen Pyelogramm
Akute Divertikulitis	Intermittierende oder anhaltende Schmerzen	Linker Unterbauch	keine Beziehung	Druckschmerz im wesentlichen im Sigmabereich; manchmal sind dem Patienten Divertikel bekannt	Leukozytenerhöhung, Temperaturerhöhung, Urin o. B.	Kolonkontrastdarstellung (möglichst im Intervall)

* Die seltene Ruptur eines Ovarialtumors, einer Pyosalpinx oder eines Tuboovarialabszesses ist hier nicht aufgenommen. S. die jeweiligen Kapitel.

Molimina menstrualia: Zyklische „Perioden"schmerzen bei jungen Mädchen, ohne daß eine Periodenblutung eintritt. Ursache: Atresie des Hymens mit Hämatokolpos, -metra, -salpingen, , bzw. Aplasie oder Atresie der Scheide mit Hämatometra und Hämatosalpingen (s. dort).

Dysmenorrhoe: Kann sich in schweren Unterbauchsymptomen ausdrücken. Meist fehlt ein organischer Befund, da psychosomatische Ursachen der Dysmenorrhoe häufig sind; wenn ein organischer Befund vorhanden ist, dann am ehesten bei **Endometriose.** Die Beschwerden entstehen dann durch die bei der Menstruation gleichzeitig in die intraabdominalen Endometrioseherde erfolgende Blutung; selten Ruptur einer Endometrioseerzyste des Ovars.

Perforation eines Intrauterinpessars in das Abdomen, eine relativ seltene Komplikation bei der Einlage eines IUP.

Als **nichtgynäkologische Ursachen** akuter Unterbauchbeschwerden kommen auch

Steinkoliken und Entzündungen der ableitenden Harnwege (immer Urinuntersuchung, evtl. Katheterurin)

in Betracht (seltener sind Koliken durch Blutgerinsel)

sowie **Divertikulitis.**

An **Ileitis terminalis (CROHN)** ist zu denken, wenn Adnexitis und Appendizitis ausgeschlossen sind (Diagn: Rö: Magendarmpassage und Kolondoppelkontrasteinlauf).

Die **für den Gynäkologen** häufigsten differentialdiagnostischen Überlegungen bei Unterbauchbeschwerden bzw. akutem Bauch sind

- die **akute Adnexitis** ⎫   wohl die häufigste differentialdiagnostische Frage-
- die **akute Appendizitis** ⎭   stellung zwischen Chirurgen und Gynäkologen
- **Extrauteringravidität**
- **stielgedrehter Ovarialtumor**
- **Steinkolik oder Entzündung der ableitenden Harnwege**
- **akute Divertikulitis** (seltener)

Ohne Anspruch auf Vollständigkeit der Aufzählung von Symptomen und Befunden werden die häufigsten Krankheitsbilder in der Tabelle 20-1 aufgelistet.

XXI Praktische Gynäkologie im Kindes- und Jugendalter

Begriffsbestimmungen dieser Lebensphase

Neugeborenenphase:

Zeitraum bis 4 Wochen nach der Geburt. Soweit Reaktionen von seiten des Uterus (s. S. 695) oder der Brust (S. 700) auftreten, sind diese noch durch mütterliche Hormone bedingt. Plazentare Proteohormone und mütterliche Hormone werden in den ersten Tagen nach der Geburt eliminiert.

Ruheperiode:

Kindheit bis etwa zum 7.−8. Lebensjahr. Keine meßbare Gonadotropinaktivität. Minimale Östrogen- und Androgenbildung. − Lange Zervix, sehr kleines Corpus uteri. Die Mammae „pueril" s. S. 701.

Reifungsperiode:
(Pubertät und Adoleszenz)

Pubertät:

Präpubertät-Prämenarche

Ab ca. 8.−12./13. Lebensjahr Beginn der GnRH-, Gonadotropin-, Sexualsteroidhormonbildung

und damit

Entwicklungsbeginn des Brustdrüsengewebes und etwas später der Behaarung. Mit dem 10.−11. Lebensjahr:

Thelarche: Knospen der Brust; beginnende Reifung des Mamillarkörpers.

Pubarche: Wachstum der Schambehaarung (11.−12. Lebensjahr), 1−2 Jahre später der Axillarbehaarung (beides unter Androgeneinfluß der NNR [Adrenarche]).

Menarche:

11.−15., durchschnittlich 13. Lebensjahr. Zeitpunkt der ersten „Perioden"blutung. Meist Östrogenentzugsblutung, keine echte Periodenblutung, da im allgemeinen noch keine Ovulation erfolgt ist. Das Menarchealter hat sich seit 50−100 Jahren ständig vorverlegt (Akzeleration) (s. S. 705).

Puberaler Wachstumsschub zwischen dem 11.−14. Lebensjahr durch die Östrogene (Androgene fördern dabei die Skelettreifung). Das Ende der Wachstumsperiode mit dem Epiphysenschluß ist ebenfalls durch Östrogene bedingt.

Postmenarche:

Anfangs gehäuft **an**ovulatorische Zyklen. Daher auch geringe Graviditätswahrscheinlichkeit. Zyklusstabilisierung nach 2—3 Jahren.

Vagina: Besiedlung mit Döderleinbakterien, dadurch Änderung des Scheidenmilieus.

Uterus: Größenzunahme und Änderung der Relation Zervix/Korpus (Abb. 13-21) von anfangs 3:1 bis 2:1 auf 1:2 bis 1:3 beim reifen Organ.

Adoleszenz:

Zeit nach Ende des puberalen Wachstumsschubs; ca. 15.—18. Ljhr.

1 Aufgaben und Organisation der Gynäkologie im Kindes- und Jugendalter

Die Kindergynäkologie beschäftigt sich mit speziellen Fragen der weiblichen Fortpflanzungsorgane einschließlich der Brustdrüse im Kindes- und Jugendalter sowie der psychosomatischen Betreuung und Sexualberatung.

Die Grenzziehung zwischen Kindern und Jugendlichen, die sich auf das Lebensalter bezieht, wird den Tatsachen nicht ganz gerecht. Realistischer ist die Abgrenzung nach der Östrogeneinwirkung auf den Organismus. Sie läßt sich im zytologischen Abstrich überprüfen und wird an einem der rezeptivsten Organe, dem Uterus, deutlich (s. Abb. 21-1).

Beim **Neugeborenen** ist die **mütterliche Östrogenwirkung** noch ausgeprägt.

Nach der **3. Lebenswoche bis zum 7. Lebensjahr** findet sich praktisch **keine Östrogenstimulierung.**

Danach setzt bei der Jugendlichen die eigene Östrogenproduktion ein.

Die **Menarche** (11.—15. Lebensjahr) zeigt die Heranreifung des Funktionskreises Hypothalamus-Hypophyse-Ovar.

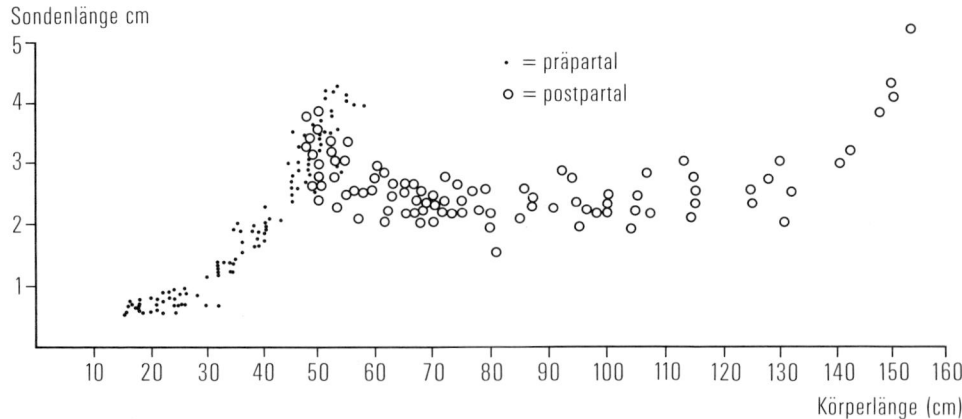

Abb. 21-1 Darstellung des Verhältnisses von Körperlänge zu uteriner Sondenlänge in der Prä- und Postpartalzeit.

Zumindest die nächsten drei postmenarchalen Jahre sollten in die jugendgynäkologische Betreuung einbezogen werden, da sie eine Umstellung von der infantilen Lebensphase zur adulten darstellen.

Innerhalb des gesamten frauenärztlichen Untersuchungsgutes sind 1 – 5% der Patientinnen unter 16 Jahre alt.

Im einzelnen ist der Aufgabenbereich der Gynäkologie im Kindes- und Jugendalter einmal die Erkennung und Behandlung von

Krankheitsbildern, die auch im Erwachsenenalter vorkommen

wie

— genitalen Entzündungen (prozentuale Häufigkeit ca. 60%),
— Blutungsstörungen (15 – 30%) und
— gynäkologischen Tumoren und Pseudotumoren (1 – 5%),

die aber im Kindes- und Jugendalter **Besonderheiten** aufweisen können,

zum anderen von

typischen Erkrankungen des Kindes- und Jugendalters

wie

— Entwicklungs- und Reifungsstörungen der Fortpflanzungsorgane und Störungen des Längenwachstums,
— Folgen von Mißhandlungen und sexuellem Mißbrauch,
— psychosomatischen Störungen,
— Fehl- und Mißbildungen im Genitalbereich — Intersexualität.

Die besondere Problematik der Kinder- und Jugendgynäkologie liegt in der **Organisation**.

Kindergynäkologische Problemfälle sollten in großen Frauenkliniken mit der Möglichkeit einer interdisziplinären Zusammenarbeit mit der: Pädiatrie, Urologie, Chirurgie, Radiologie, Psychiatrie und anderen Fachgebieten behandelt werden. Dies, weil zahlreiche Erkrankungen im Übergangsbereich zu anderen Fachdisziplinen liegen. Zu achten ist auf die äußeren Umstände z. B., daß bereits die Ausstattung des Wartezimmers der Vorstellungswelt des Kindes und der Jugendlichen angepaßt ist. Stationär sollten kleinere Patienten in der Kinderklinik untergebracht werden, Jugendliche können je nach geistiger und körperlicher Reife auch in der Frauenklinik stationär behandelt werden.

2   Die gynäkologische Untersuchung

2.1 Das Gespräch

Die gynäkologische Untersuchung eines Kindes ist nicht wertfrei, ja sogar unter der heutigen Enttabuisierung des Sexuellen möglicherweise negativ belastet. Im Gespräch achte man auf die „Schamschranke"; ab dem 5.–8. Lebensjahr findet man eine Akzentuierung der Geschlechtsorgane gegenüber anderen Körperbereichen. Man führt ein orientierendes Gespräch mit der Begleitperson zur sozialen, psychologischen und gynäkologischen Anamnese.

Die Kontaktaufnahme zwischen Arzt und Patientin soll darauf abzielen, dem Kind klarzumachen, daß es in seiner Situation ernstgenommen wird.

Bei allen Maßnahmen sollte man vorher, um das Kind nicht zu erschrecken, ankündigen, was geschieht.

2.2 Indikationen zur gynäkologischen Untersuchung

Eine **eingehende gynäkologische Untersuchung** ist nicht immer erforderlich, aber stets **bei**

— genitaler Blutung,
— genitaler Infektion (Fluor),
— Fremdkörpern in der Scheide (auch bei Verdachtsfällen),
— gynäkologischen Tumoren (auch bei Verdachtsfällen),
— Traumen nach Unfällen oder Sexualdelikten,
— Fehl- und Mißbildungen im Ano-Uro-Genitalbereich,
— Entwicklungsstörungen wie abnormem Körperwachstum, Pubertas praecox (s. S. 703), Pubertas tarda (s. S. 704),
— unklaren chirurgischen Erkrankungen, z. B. akutes Abdomen,
— unklaren urologischen Erkrankungen,
— psychiatrischen Leiden, z. B. Bettnässen, pathologisch häufige Masturbation.

2.3 Untersuchungsgang

Allgemeinzustand: Ernährungszustand, Körperlänge, Körpergewicht, Fettpolsterverteilung, Behaarung, hygienische Gesamtsituation.

Inspektion der Genitalorgane, der Brustdrüsen und der Brustwarzen,

Rektale Untersuchung mit dem kleinen Finger oder Zeigefinger. Man kann zusätzlich zur Beurteilung von eventuellen Fremdkörpern eine Sonde in die Scheide einführen.

Vaginoskopie (Vaginoskop = rektoskopähnliches etwa bleistiftdickes Instrument) und **Sekretentnahme** aus der Scheide: Die Vaginoskopie sollte man nicht forcieren, dennoch ist der Hymen nicht so vulnerabel wie oft angenommen. Zur Sekretentnahme nach Aufschwemmung eignet sich am besten ein kleiner Plastikkatheter. Das gewonnene Sekret oder die Spülflüssigkeit wird unter dem Phasenkontrastmikroskop auf Trichomonaden, Pilze und Bakterien untersucht. Zusätzlich Kulturen (NICKERSON-Medium, THAYER-MARTIN-STEWART-Nährböden u. a.) anlegen. Eventuell Herstellung von Bakteriogrammen und Antibiogrammen (s. hierzu aber auch Kap. Vagina S. 43). Weitere Untersuchung auf Blutspuren (z. B. Hämokkult) und Harnsäure (bei Verdacht auf urethro-vaginalen Reflux). Entnahme eines **Funktionssmears** von der seitlichen Scheidenwand zur Beurteilung der hormonellen Lage (s. S. 34 — 35).

Laboruntersuchungen wie Blutbild, Blutsenkung, Harnbefundung einschließlich Harn-Zuckerkontrolle; Stuhl auf pathogene Keime, Wurmeier, Oxyuren u. a.

Hormon- und Chromosomenanalysen nur bei entsprechendem Verdacht z. B. auf TURNER-Syndrom, DOWN-Syndrom u. a.

Probeexzisionen aus Wucherungen nur bei begründetem Verdacht auf maligne Prozesse.

Endometriumbiopsie ist im Kindesalter **praktisch nie** erforderlich.

Laparoskopie oder **Probelaparotomie** sind manchmal nicht zu umgehen, so bei Verdacht auf Gonadendysgenesie, Ovarialhypoplasie, Genitalaplasie, Intersexualität und Neoplasien im kleinen Becken. Strenge Indikationsstellung.

Strahlendiagnostik sollte **möglichst umgangen** werden. Ersatz (vor allem im Abdominalbereich): **Ultraschalluntersuchung.**

Röntgenuntersuchung des Knochensystems bei Traumen und zur Beurteilung des **Knochenalters** (z. B. bei erwarteter Überlänge).

Röntgenaufnahme der Sella turcica manchmal nicht zu umgehen. Besser jedoch Schädel-Computertomogramm.

i.v. Pyelogramm und Kolonkontrastdarstellung notwendig bei Fehl- und Mißbildungen, bei Tumoren und weitreichenden Verletzungen.

Angiographie und Retropneumoperitoneum nur in Ausnahmefällen indiziert.

Die früher auch bei Jugendlichen geübte Hysterographie, das Vaginogramm oder gar das Pneumoperitoneum sind unseres Erachtens heute obsolet.

3 Gynäkologische Krankheitsbilder mit kindergynäkologischen Besonderheiten

3.1 Entzündungen

Entzündliche Prozesse sind die häufigste Krankheitsursache im Genitalbereich bei jungen Mädchen. Die prozentuale Morbiditätsrate geht bis zu 60%. Ursache sind meist mangelhafte hygienische Betreuung und schlechte soziale Umweltbedingungen. Meist ist die Entzündung auf die äußeren Genitalorgane beschränkt.

Eine Keimaszension mit Endometritis und Adnexitis **spielt bei kleinen Mädchen keine Rolle.**

In diesem Alter erfolgen Entzündungen des inneren Genitale entweder hämatogen oder, wie bei der Appendizitis, lokal fortgeleitet.

Erst nach der Menarche kommt es auch zur Keimaszension von der Scheide her.

3.1.1 Entzündungen der Vulva und Vagina

Vulvo-Vaginitis

Die Entzündung der Vulva ist die häufigste gynäkologische Erkrankung im Kindes-
und Jugendalter.

Vulva und Vagina stellen im Kindes- und Heranwachsenenalter über das Vestibulum
klinisch **eine Einheit** dar,

— wegen mangelnder Abwehrkraft bei fehlender oder noch mangelhafter Östrogeneinwirkung;
— nach Eintritt der Östrogenisierung wegen zervikaler Hypersekretion verbunden mit
  Abwehrschwäche bei alkalischem pH-Wert der Scheide.

Man unterscheidet zwischen

a) **nicht infektiöser** Vulvitis,
b) **unspezifischer infektiöser** Vulvo-Vaginitis,
c) **spezifischer infektiöser** Vulvo-Vaginitis,
d) **Fremdkörper**vaginitis,
e) **Sonderformen: Labiensynechie** und **Bartholinitis.**

Zu a) Nicht infektiöse Vulvitis

Symptome: Unbeeinflußbarer Juckreiz, Schmerzen bei Blasen- und Stuhlentleerung.
Ödematöse Auftreibung und Rötung der Labien, oft mit eitrigen Auflagerungen.

Ursachen: Mechanische, thermische, chemische, toxische und allergische Reize.

Von diesen hat eine besondere Bedeutung

die **Sandkastenvulvitis**: Durch Sandkörner kommt es zu starker Hautreizung und Bildung
von Eintrittspforten für Keime.

Auch die **Bekleidung** spielt für die Hautreizung eine wesentliche Rolle. Enge Beinkleider,
harngetränkte Windeln, die schlecht durchlässig sind, können eine mechanische, thermische und chemisch-toxische Reizung der Haut herbeiführen. Allergische Reaktionen
sind auch durch die Wäsche möglich.

Sportliche Bestätigung wie Reiten, Rudern, Fahrradfahren, kann mechanische Reize für
die Haut der Vulva darstellen,

sexuelle Handlungen wie Masturbation oder Fremdeinwirkungen,

übertriebene Hygiene (zu häufige Anwendung von Pflegemitteln, Desinfektionsmitteln,
Seifen, Intimspray) kann toxische und/oder allergische Reaktionen verursachen.

Jede Ursache einer nicht infektiösen Entzündung kann wegbereitend für eine infektiöse
Vulvitis bzw. Vulvo-Vaginitis sein.

Therapie: Vermeidung der genannten äußeren Reize.

Allgemeinhygienische Maßnahmen:

Das Kind muß dringend belehrt werden, daß nach Darmentleerung die Analregion von vorne nach hinten mit einem weichen Papier zu reinigen ist, da sonst Keime in die Scheide eingebracht werden können.

Die kleinen Schamlippen müssen entfaltet und von Smegmaansammlungen gereinigt werden.

Es muß darauf geachtet werden, daß beim Urinieren nicht der Harn über die Vulva-Damm-Region träufelt, sondern direkt in das Auffangbecken gelangt.

Nach Blasen- oder Darmentleerung Reinigung der Hände.

Kein übertriebenes Waschen der Vulva-Damm-Region (Gefahr der Mazeration).

Bei empfindlicher Haut Reinigung mit Öl und nicht mit Wasser.

Einmalwindeln können problematisch sein, wenn sie nicht häufig genug gewechselt werden und zu Wärmestau führen.

Führen die allgemeinhygienischen Maßnahmen nicht nach 3 Tagen zu einer Besserung, so besteht schon eine Infektion.

Zu b) Unspezifische infektiöse Vulvo-Vaginitis
Klinik und Ätiologie entspricht der des Erwachsenenalters (s. Kap. II).

Leitsymptom ist der Fluor. Nicht jeder Fluor ist aber pathologisch bzw. bakteriell bedingt.

Besondere Fluorformen — **nicht** bakteriell bedingt — sind
— physiologischer Fluor,
— Östrogenmangelfluor,
— transitorischer Fluor.

Der **physiologische Fluor** wird verursacht durch
östrogeninduzierte Abschilferung von Vaginalepithel und zervikale Hypersekretion.
Er tritt in der **Neugeborenenperiode** und der **Pubertät** auf und ist wenig beeinflußbar, eventuell wirken Milchsäure-Suppositorien mildernd. Die Lokalbehandlung der Scheide mit Gestagenpräparaten ist umstritten.

Der **Östrogenmangelfluor** (vom physiologischen Fluor in der Pubertät durch das atrophische zytologische Scheidenbild leicht abgrenzbar) ist in seinen letzten Ursachen noch nicht ausreichend aufgeklärt. Klebriger Ausfluß mit Rötung der Vulva. Keine Keime nachweisbar. Alkalisches Scheidensekret.

Behandlung mit östriolhaltigen Salben ist sinnvoll.

Beim **transitorischen Fluor** im Verlauf von Infektionskrankheiten besteht ein abakterieller wäßriger Ausfluß infolge wäßriger zervikaler Hypersekretion, der meist nach wenigen Stunden verschwindet, spätestens nach Abklingen der Grundkrankheit (Masern und Scharlach). Therapie nicht erforderlich, es sei denn, es käme zur lokalen Entzündung (Vulvo-Vaginitis).

Die **Diagnose und Therapie** der **bakteriell bedingten** unspezifischen Kolpitis im Kindesalter erfolgt **nach den auch für Erwachsene gültigen Regeln** (s. Kap. II).

Besonderheiten der Therapie im Kindesalter

Meist handelt es sich um Schmier- und Schmutzinfektionen. Daher hygienische Beratung der Eltern, bzw. der Pflegeperson, besonders bei sog. „Schlüsselkindern".

Bei Anwendung von lokalen antibiotischen Salben sollte eine **feine** Salbengrundlage verwendet werden wie in der Ophthalmologie üblich (z. B. Nebacetin Augensalbe® usw.).

Bei unspezifischer Vulvovaginitis genügen oft Waschungen oder Sitzbäder mit Betaisadona® oder einer 0,5–1,0%-igen Milchsäurelösung (auch als Vaginalstyli (z. B. Spuman® cum acid. lact. 5%) erhältlich); oder Kaliumpermanganatlösung 1 : 5000. Nur bei schweren Strepto- oder Staphylokokkeninfektionen systemische Antibiotikabehandlung (z. B. Bidocef®-Saft).

Orale oder parenterale Antibiotikabehandlung ist ansonsten weitgehend wirkungslos. Orale Östrogenbehandlung führt meist nicht zum Erfolg und ist im allgemeinen nicht zu rechtfertigen. Die Lokalbehandlung mit östriolhaltigen Cremes (z. B. Ovestin®-Creme; Oekolp®-Creme) kann bei therapieresistenten Entzündungen und ulzerösen Defekten sowie bei Vulvasynechie (s. unten) empfohlen werden.

> Bei Therapieresistenz sollte man nie die Fahndung nach einer **diabetischen Stoffwechsellage** und nach **Würmern** vergessen.

Zu c) Spezifische infektiöse Vulvo-Vaginitis

Erreger: Trichomonaden, Pilze, Viren, Gonorrhoe.

Klinik und Therapie entsprechen der des Erwachsenenalters.

Kindergynäkologische Besonderheiten: Windelsoor: vorwiegend lachsfarbige glänzend konfluierende Hautveränderungen und psoriasisartige Herde. Erreger meist **Candida albicans.** Wegbereitend sind Windelallergie und Wärmestau! **Trichomonaden** treten nur in der Neugeborenen- und Reifungsperiode bei östrogenisiertem Scheidenmilieu auf, **Gonorrhoe** vorwiegend in der Ruheperiode.

> Die mangelhafte Ausheilung aller Vulvitiden führt zu einer Atrophie des Epithels, Reduktion des subepithelialen Fettgewebes und Fragilität der elastischen Fasern. Folgeerkrankung: Ähnlich dem Lichen sclerosus et atrophicus (s. Kap. I, S. 17).

Zu d) Fremdkörpervaginitis

Sie hat eine besondere Bedeutung wegen der altersbezogenen Spezifität und Häufigkeit.

Ätiologie und Klinik

In der **Neugeborenenperiode** kann sie durch verbliebene **Puderkörner** erzeugt werden.

In der **Ruheperiode** (Kindheit) können Haarnadeln, Spielfiguren, Obstkerne u. ä. in spielerischer oder masturbatorischer Absicht in die Scheide eingebracht werden.

Bei **Jugendlichen** finden sich manchmal Tampons oder Wattereste, die bei der Monatshygiene eingeführt und vergessen wurden.

Weitere „Fremdkörper" können eingewanderte Würmer, Wurmeier, Urin bei urethrovaginalem Reflux, Toilettenpapier sein.

Leitsymptom: Übelriechender, oft blutig tingierter Ausfluß. Bakteriologisch Mischflora, manchmal urinöser Geruch des Fluors.

Jeder therapieresistente Fluor, gleich ob blutig tingiert oder eitrig, aber auch urinöser Geruch des Fluors bei sonst auffallend guter Hygiene, **ist auf Fremdkörpervaginitis verdächtig.**

Diagnose vaginoskopisch. Falls kein Fremdkörper sichtbar, auf Würmer und Wurmeier durch Scheidenspülung untersuchen. Ausschluß eines urethrovaginalen Refluxes.

Therapie: Extraktion des Fremdkörpers unter Sicht. Narkose nicht immer zu vermeiden. Anschließend Instillation von Bepanthen®-Salbe in die Scheide. Bei Ulzera lokal oestriolhaltige Cremes (z. B. Ovestin® Creme).

Bei Würmern oder Wurmeiern entsprechende Wurmkur.

Bei urethrovaginalem Reflux müssen eine Labiensynechie (s. u.) oder sog. Hymenalpolypen, die aus anatomischen Gründen den Reflux fördern, ausgeschlossen werden; eingehende hygienische Beratung des Kindes und der Eltern.

Zu e) Labiensynechie

Bei dem Krankheitsbild handelt es sich um eine

Verklebung und nicht um eine Mißbildung

Eine Behandlung ist stets voll befriedigend möglich.

Ätiologie und Klinik

Ursache der Labiensynechie ist eine Erosion des Plattenepithels im Bereich der kleinen Schamlippen in der **Ruheperiode.**

Sie bleibt meist unbemerkt. Da Östrogene fehlen, heilt sie schlecht und es kommt zur Verklebung = **Synechie.** Sobald Östrogene vorhanden sind, d. h. bereits in der Pubertät, ist dies Krankheitsbild unbekannt.

Die Eltern konsultieren meist den Arzt, weil sie glauben, daß eine „Mißbildung" vorläge.

Bei der Inspektion lassen sich die kleinen Labien nicht, oder nur partiell, differenzieren, das Vestibulum vaginae und Ostium urethrae können hinter der Labienkulisse verborgen sein. In der Mitte dieser Kulisse verläuft eine dünne weiße Linie. Differentialdiagnostisch sind auszuschließen: eine Atresie im Vestibulumbereich, bzw. eine Scheidenaplasie, sowie posttraumatische Veränderungen.

Therapie:

Bei nur leichter Verklebung der kleinen Labien sind diese im allgemeinen schmerzfrei zu lösen, meist erst nach lokaler Vorbehandlung mit Oestriol-Creme. Lokalbehandlung mit einem Östriolpräparat kann die Synechie auch ohne spätere manuelle Manipulation

lösen. Nur bei bindegewebiger Durchwachsung der Synechie kurzfristig orale Östriol-
therapie. Eltern und Patientin müssen auf die Möglichkeit eines Rezidivs bis zum 7.—8.
Lebensjahr hingewiesen werden.

Bartholinitis: **Ätiologie, Klinik** und **Therapie** wie im Erwachsenenalter (s. S. 10).

3.1.2 Entzündungen des inneren Genitale

Endomyometritis

Entzündungen im Uterusbereich sind aus kindergynäkologischer Sicht von untergeord-
neter Bedeutung, sie nehmen erst im Adoleszentenalter zu.

Eine unspezifische Entzündung des Endomyometriums vor der Menarche ist unbekannt.

Nach der Menarche:

Ätiologie, Klinik, Diagnostik und Therapie wie im Erwachsenenalter.

Eine **Tuberkulose-Endometritis** ist möglich (s. u. Adnexitis tbc.), aber äußerst selten.

eine (vorübergehende) **gonorrhoische Endometritis** nach der Menarche ist dagegen nicht
selten und eher sprunghaft ansteigend. Klinik sowie Therapie wie im Erwachsenenalter.

Adnexitis

Ätiologie und Klinik

> Vor der Pubertät sind aszendierende Infektionen unbekannt.

Demnach sind Schmerzen im Adnexbereich im Kindesalter meist extragenital, oder
nicht-entzündlich-genital, bedingt.

Aber **nach der Pubertät** und nach der Defloration nimmt bei Jugendlichen in den letzten
Jahren die **Adnexitishäufigkeit durch Keimaszension**, insbesondere durch **Gonokokken
und Chlamydien** zu.

Im Vergleich zur fehlenden aufsteigenden Infektion ist im Kindesalter die **absteigende**,
insbesondere der rechten Adnexe aufgrund einer Appendizitis, nicht unbekannt. Fort-
leitung per continuitatem oder über ein Douglasexsudat. Die Entstehung einer Adnexitis
auf dem Lymphweg oder durch **hämatogene Streuung**, insbesondere bei **Tuberkulose**, ist
auch bei Kindern möglich, meist bei Mädchen knapp vor oder in der Pubertät; desgleichen kennt man eine **Mumps-Oophoritis**.

> Die **Mumpsentzündung** ist entgegen der allgemeinen Auffassung nicht nur für Knaben,
> sondern auch für Mädchen von entscheidender Bedeutung für das spätere Leben.
> Sie kann zur **Sklerosierung und Atrophie der Ovarien** mit primärer Sterilität führen.

Diagnose und Therapie der Adnexitis im Kindes- und Jugendalter wie in der Erwach-
senengynäkologie. Immer an Appendizitis und an stielgedrehte Ovarialzyste denken!

3.2 Blutungen

Genitale Blutungen können entweder

Bagatellbefunde oder

schwere Krankheitsbilder darstellen.

Die differentialdiagnostischen Erwägungen sind vom Lebensalter abhängig.

Entsprechend Tabelle 21-1 treten **physiologische Blutungen nur** in der hormonal aktiven **Neugeborenenperiode** und in der hormonal aktiven **Reifungsperiode** auf.

Blutungen in der genitalen **Ruheperiode** sind **stets pathologisch.**

Tabelle 21-1   Ätiologie genitaler Blutungen bei Kindern

Entwicklungsperiode	Physiologische Blutung	Pathologische Blutung
I. Neugeborenenperiode	a) Mikroblutungen, Rückbildungsvorgänge am Endometrium, Diapedesisblutungen b) Makroblutungen („HALBAN-Reaktion")	Geburtsverletzungen, Geschwülste (selten), Mißbildungen (selten), extragenitale Blutungsquellen (Blase, Darm, hämatologische Ursachen)
II. Ruheperiode	**keine**	Traumen, Kolpitis (Fremdkörper, Streptokokken), Geschwülste, endokrine Ursachen (Pubertas praecox)
III. Reifungsperiode: a) präpuberal	Menarche	Deflorationsblutungen, Traumen, Kolpitis, Fremdkörper, Geschwülste
b) puberal	Menses	Traumen, Entzündungen, Geschwülste

(aus A. HUBER, Hexagon 3 (1975) 20)

3.2.1 Neugeborenenperiode

Physiologische Blutungen
sind eine Folge der mütterlichen Hormonwirkung. Es handelt sich um Abbruchblutungen eines geringgradig proliferierten und nur zum Teil sekretorisch umgewandelten Endometriums. Die Desquamation dieses Endometriums tritt bei 2—3% der Neugeborenen auf und wird als **HALBAN'sche Reaktion** bezeichnet. Mikroblutungen lassen sich durch den Hämokkult-Test bei 30% der Neugeborenen nachweisen.

Pathologische Blutungen
in der Neugeborenenperiode sind meist Folge von **Verletzungen** unter der Entbindung; manchmal durch den untersuchenden Finger bei Differentialdiagnose einer Beckenendlage mit dabei erfolgender Defloration, evtl. auch Klitoriseinriß.

Geschwülste mit Blutungen durch Tumorzerfall oder Blutungen durch hormonaktive Ovarialtumoren sind im Neugeborenenalter als **Seltenheiten** in der Literatur bekannt.

Differentialdiagnostisch sind Blasen- und Darmblutungen auszuschließen.

3.2.2 Ruheperiode

Physiologische Blutungen in der Ruheperiode gibt es nicht.

Pathologische Blutungen und blutiger Ausfluß
sind nicht häufig. Ihr Auftreten sollte noch am ehesten an **Traumen** (Reitsitzverletzungen, Pfählungsverletzungen, Fall von der Schaukel oder auf einen Stuhl), eine **Fremdkörpervaginitis** oder eine **Infektion** des Vulvo-Vaginalbereiches mit Gardnerella vaginalis oder betahämolysierenden Streptokokken denken lassen.

Bei **sexuellem Mißbrauch** oder allgemeinen **Mißhandlungen** sollte man stets eine Spurensicherung durchführen, nicht selten ist ein **naher Verwandter** oder **Nachbar** der Täter.

Wurmbefall oder

urethrovaginaler Reflux können ebenfalls zu blutig-serösem Ausfluß führen. Dies besonders deshalb, weil das Scheidenepithel in der Ruheperiode atrophisch und damit leicht vulnerabel ist.

Seltene Ursachen von Blutungen in der Ruheperiode sind
Vulva-Scheidentumoren, s. S. 698.

Pubertas praecox und Pseudopubertas praecox, s. S. 703.

3.2.3 Reifungsperiode (Pubertät und Adoleszenz)

Physiologische Blutungen:
Die **Menarcheblutung** und die **Mensesblutungen** in der Reifungsperiode sind physiologische Blutungen.

Pathologische Blutungen:
Häufige Ursachen sind

Verletzungen (Deflorationsblutungen, Reitsitzverletzungen) **Entzündungen** (Fremdkörperreaktion meist bei langverweilenden Tampons).

Dagegen sind Blutungen durch **Geschwülste** wesentlich seltener.

Die Problematik dieser Ursachen entspricht derjenigen der Ruheperiode.

Häufige pathologische Blutungen in der Reifungsperiode sind auch:

dysfunktionelle juvenile Blutungen, die von großer praktischer Bedeutung sind.

Meist wird die Meinung vertreten, daß den **Metrorrhagien bei Jugendlichen** eine glandulär-zystische Hyperplasie bei Follikelpersistenz, also ein Östrogenüberschuß und Gestagenmangel, zugrunde läge.

Nach neueren Anschauungen soll aber ein Östrogendefizit mit mangelhaftem Endometriumaufbau bestehen. Unter diesem Gesichtspunkt wäre dann eher eine Östrogenbehandlung für 20 Tage (z. B. mit 0,3 mg Presomen® tgl.) und nach 10 Tagen Transformation des Endometrium durch Progestagene angebracht. Auch eine lokale Hyperfibrinolyse wird als Blutungsursache diskutiert (Therapie Ugurol®: 3 mal tgl. 10 – 20 mg/kg Körpergewicht). Stets sollte ein **Abort** ausgeschlossen werden.

3.2.4 Allgemeine diagnostische Überlegungen bei Genitalblutungen in der Kindheit und Pubertät

Anstreben einer klaren Diagnose auch bei physiologischen Blutungen, die länger als 3 Tage dauern. Untersuchungsgang s. S. 688.

Ausschluß eines **Hymenalrisses** mit dem Kolposkop.

Ausschluß **entzündlicher Ursachen** durch Scheidenspülung und Untersuchung auf Bakterien, Trichomonaden, Hefen und Wurmeier.

Katheterurinprobe zur mikroskopischen Harnuntersuchung und zum Ausschluß von Blutungen aus dem Harntrakt.

Hämokkulttest zur Diagnose okkulter Blutungen aus dem Darm.

Vaginoskopie, auf die nur selten verzichtet werden kann, zum Ausschluß von Fremdkörpern, Neubildungen und entzündlichen Veränderungen.

Zellabstriche von der seitlichen Scheidenwand zur Orientierung über die hormonelle Situation.

Ist auf diesem Weg eine Klärung der Blutungsursache nicht möglich, so muß das Kind stationär aufgenommen werden, um weitere gezielte Untersuchungen durchführen zu können.

3.3 Tumoren und Pseudotumoren im Kindesalter

Gynäkologische Tumoren im Kindes- und Jugendalter sind **selten** und stellen dennoch eine **wesentliche Eigenheit der Kindergynäkologie** dar.

Die **Besonderheiten der Tumoren ergeben sich**

1. aus der Diagnostik: Symptome, die beim Erwachsenen zu der Verdachtsdiagnose eines Unterleibstumors führen, wie Vorwölbung des Leibes, Nierenkoliken, Obstipation, atypische Blutungen, sezernierende Mamma u. ä. werden bei Kindern und Jugendlichen **oft nicht ernst genug genommen.**
Dadurch verstreicht manchmal wesentliche Zeit bis zur Diagnose und Therapie.

2. aus der erforderlichen Therapie: Operation, Bestrahlung und zytostatische Behandlung treffen auf einen **wachsenden** Organismus mit entsprechender Schädigungsmöglichkeit wie ausgedehnter Narbenbildung, späterer Sterilität, Kastration, Wachstumsstörungen und oft schweren psychischen Insulten.

Häufigkeit: Über 1% der gynäkologischen Tumoren entfallen auf Kinder und Jugendliche.

Die **Häufigkeit** der bösartigen Tumoren in **Ovar, Uterus, Vagina** und **Blase** steht im Verhältnis von 10 : 6 : 5 : 3. Jeder zehnte kindliche Todesfall ist durch ein Malignom bedingt, aber nur in 3% der Fälle handelt es sich um einen malignen Genitaltumor.

Die nachfolgende Darstellung der Genitaltumoren berücksichtigt nur solche Formen, die im Kindes- und Jugendalter eine Rolle spielen. Im übrigen wird auf die Besprechung der einzelnen Tumoren in den verschiedenen Kapiteln dieses Buches hingewiesen.

3.3.1 Tumoren der Vagina

Das **Sarcoma botryoides**,
ein mesodermaler Mischtumor, steht unter den Vaginaltumoren des Kindes an **erster Stelle**. Therapie der Wahl: Exenteration.

Strahlentherapie ist wenig effektiv, Zytostatika sind im Einzelfall sinnvoll.

Die **Adenosis vaginae** (s. auch S. 55).
Mit zunehmender Aufmerksamkeit wird häufiger bei Kindern und Jugendlichen statt des Plattenepithels der Scheide, inselförmig oder in großen Bereichen, Zervixschleimhaut (= Müllersches Epithel) beobachtet. Klinisch findet sich übermäßiger und häufig blutiger Schleimabgang aus der Vagina.

Die **Ätiologie** wird in Zusammenhang mit früher durchgeführter **Stilbenhandlung bei Schwangeren** gebracht (s. S. 55); ihre Kinder sollen vermehrt eine Adenosis aufweisen. Auch Adeno**karzinome** sind möglich.

Therapie je nach der Histologie entweder konservativ-chirurgisch oder radikal-chirurgisch.

Muko- respektive Hämatokolpos (= Pseudotumoren, z. B. bei Hymenalatresie (s. S. 699)).

3.3.2 Tumoren der Cervix uteri

Präkanzerosen

In zunehmendem Maße werden auch bei Jugendlichen mittelgradige bis schwere Epitheldysplasien der Portio gefunden.

Es dürfte sich dabei um die Folge der vorzeitigen Aufnahme des Geschlechtsverkehrs mit wechselnden Partnern, nicht aber um die hormonelle Auswirkung von Ovulationshemmern handeln.

Wenn **Ovulationshemmer** bei der Entstehung der Dysplasie eine Rolle spielen, dann nur, weil sie die **Frühsexualität** erleichtern.

Jugendliche müssen daher, wenn sie antikonzeptionell beraten werden, auch kolposkopisch und zytodiagnostisch überwacht werden.

Bei verdächtigem zytodiagnostischem Abstrich sollte man jedoch nur in Ausnahmefällen von der Konisation Gebrauch machen und, wenn weitere Klärung notwendig, die Abrasio eventuell mit Portioabschabung bevorzugen (s. S. 119).

Die seltenen
Zervixkarzinome
sind im Gegensatz zum Erwachsenenalter **meist Adenokarzinome**. Ihre Symptomatik, Diagnostik und Therapie entspricht der des Erwachsenenalters.

3.3.3 Tumoren und Pseudotumoren des Corpus uteri

Häufigster Pseudotumor ist die
Hämato- bzw. Mukometra.

Ursache: Hymenalatresie oder Schleidenaplasie bzw. -atresie bei funktionsfähiger Schleimhaut der Zervix bzw. des Corpus uteri. Durch Hypersekretion der Zervix kommt es bei derart blockiertem Abfluß zur Mukometra, bei stimuliertem Endometrium postmenarchal zu einer Hämatometra.

Klinisch besteht eine zunehmende Auftreibung des Abdomens, bei der Hämatometra nach der Menarche mit periodenabhängigen Unterleibskoliken, Blähbauch, Harn- und Stuhlentleerungsstörungen bei **gleichzeitiger Amenorrhoe** (Molimina menstrualia sine menstruatione).

Klinischer Befund und Therapie: s. S. 516.

Bei allen Fehlbildungen sollte man nie versäumen, ein i.v. Pyelogramm zum Ausschluß pathologischer Veränderungen im Bereich des Harnbildungs- und Harnableitungssystems anzufertigen (s. S. 669).

Hymenalatresie und Scheidenaplasie führen, wenn obige Symptomatik fehlt, oft erst aufgrund der primären Amenorrhoe oder nach mißlungenem Versuch des ersten Geschlechtsverkehrs zum Arzt.

Achtung: Die Hymenalatresie darf nicht mit der Synechie der kleinen Labien verwechselt werden.

Polypen des Uterus sind im Kindesalter Raritäten, **Fibrome** und **Leiomyome** unbekannt.

Bösartige endometriale Neubildungen stellen mitteilungswürdige Befunde der Weltliteratur dar.

3.3.4 Tumoren der Adnexe

Im
Tubenbereich
liegen Beobachtungen **dysontogenetischer Zysten** im Kindesalter vor.

Von klinischer Bedeutung sind lediglich Pseudotumoren der Tube bei Hämatosalpinx infolge Scheidenaplasie oder -atresie bzw. Hymenalatresie oder Zervixatresie bei funktionell intaktem Endometrium.

Ovarien

Die häufigsten gynäkologischen Tumoren im Kindes- und Heranwachsendenalter sind zystische, aber auch solide Tumoren im Ovarbereich. Zur Systematik der Ovarialtumoren s. S. 348–350. Symptomatik, Diagnostik und Therapie entsprechen derjenigen des Erwachsenenalters.

Im Kindes- und Jugendalter handelt es sich vorwiegend um **Zysten.** In 25% der Fälle findet man aber auch **Teratome,** bzw. **Teratoblastome.** 10% der Ovarialtumoren sind hormonaktiv, vorwiegend handelt es sich um Granulosa- bzw. Thekazelltumoren unterschiedlicher biologischer Wertigkeit. Folge: **Pseudopubertas praecox** (s. dort).

Maligne Keimzelltumoren führten früher auch behandelt meist rasch zum Tode. Sie sollen aber auf Zytostatika, besonders Cisplatin, sogar mit Vollremissionen ansprechen. Daher wird heute meist nur der Tumor entfernt und auf die Radikaloperation zugunsten der zytostatischen Therapie verzichtet.

3.3.5 Tumoren und Pseudotumoren der Mamma

Die Makromastie wird viel zu häufig chirurgisch behandelt. Als Folge ergeben sich erhebliche kosmetische und funktionelle Schäden. Man unterscheidet bei der Makromastie 6 Formen:

1. Neonatale Makromastie
2. Prämature Makromastie
3. Makromastie bei Pubertas praecox
4. Makromastie bei Pseudopubertas praecox
5. Pubertäre Makromastie
6. Tumoröse Makromastie

Für die Größen- und Formveränderung der Brustdrüse sind einmal
die **weiblichen Sexualhormone,** zum anderen
die **Rezeptivität des Organes** selbst verantwortlich.

Der Größenzunahme liegt entweder echtes Drüsengewebe oder Fettgewebe oder tumoröses Gewebe (epithelial oder mesenchymal) zugrunde. Unterscheidung durch Raster-Folien-Mammographie und eventuell Verlaufskontrolle mit spezieller Ultraschalldiagnostik.

Zu 1.: Neonatale Makromastie

Klinik und Ätiologie: Über 60% aller reifen Neugeborenen weisen nach dem 3. Lebenstag eine geringgradige Brustschwellung (evtl. mit Milchsekretion = „Hexenmilch") auf, meist mit Maximum am 10.–12. Lebenstag. Es handelt sich um einen Sekretstau bei bestehender Proliferation und zystischer Umwandlung des Milchgangsystems und der Alveolen. Ausgelöst wird die Proliferation durch mütterliche Östrogene, fortgeführt wird die Milchbildung durch das kindliche Prolaktin. Das Sekret wird nach wenigen Tagen auf dem Lymphweg abtransportiert, der feingewebliche Rückbildungsprozeß dauert mehrere Monate. **Erscheinungsbild:** Auftreibung der Brustdrüse bei neonataler Mamille, gespannter Haut, eventuell Entzündungszeichen, selten palpable Zysten.

Therapie: Brustdrüse nicht auspressen! Bei verlängerter Sekretproduktion und -abgabe ist Infektion möglich!

Antiphlogistische, ggf. antibakterielle Behandlung genügt. In seltenen Fällen zystischer Formen ist eine Punktion unter aseptischen Kautelen anzuraten.

Zu 2.: Prämature Makromastie

Fälschlich auch als prämature Thelarche bezeichnet und als Partialform einer Pubertas praecox gedeutet.

Klinik und Ätiologie: Manchmal stellen die Eltern bei ihren Kindern im **Säuglings- oder Kindesalter** einseitige oder doppelseitige (evtl. pflaumengroße) „Tumoren" in der Brustdrüse fest. Die ärztliche Untersuchung ergibt ein- oder doppelseitige Vergrößerung der Brustdrüse aber **ohne Ausbildung eines entsprechenden reifenden Mamillarkörpers** (reif = Warze prominent, Areola vergrößert im Hautniveau. Areola [klein] **und** Warze **über** Hautniveau = unreif/pueril). Dementsprechend handelt es sich auch **nicht** um eine Pubertas praecox, die bei Doppelseitigkeit immer ausgeschlossen werden muß. Gegen Pubertas praecox sprechen ferner: fehlende pubische und Axillarbehaarung, altersentsprechend großer Uterus, altersentsprechende Hormonbefunde.

Die Raster-Folien-Mammographie und Spezialultraschalluntersuchung zeigen eine **Brustdrüsenknospe**.

Als **Ursache** der prämaturen Makromastie wird eine verstärkte Rezeptivität des Brustdrüsengewebes bei abortiver Reifung von Oozyten mit vorübergehender vermehrter Östrogenproduktion angenommen.

Therapie: Da sich der Befund in ca. 6 Monaten wieder zurückbildet und nur selten bis in die Reifungsperiode hinein verharrt, **erübrigt sich jede Behandlung**.

Merke aber: **Bei Doppelseitigkeit: Hormonwerte, insbesondere Gonadotropine, bestimmen**, um Pubertas praecox oder Pseudopubertas praecox rechtzeitig zu erkennen. Immer darauf achten, ob die **puerile** Brustwarze persistiert.

Bei **weiterem Wachstum** Ausschluß eines Mammatumors durch Mammographie oder andere spezielle Untersuchungen bis zur PE.

Zu 3. und 4.: Brustdrüsenvergrößerung bei **Pubertas praecox** und **Pseudopubertas praecox** (s. S. 703).

Zu 5.: Pubertäre Makromastie (Mammahypertrophie)
Klinik und Ätiologie:
Es handelt sich um ein **echtes Krankheitsbild** zwischen dem 10. und 15. Lebensjahr mit überschießender Proliferation des Brustdrüsengewebes. Teils einseitig, meist symmetrisch, werden **gigantische Mammae** ausgebildet. Die Patientinnen leiden teils unter ihrem äußeren Erscheinungsbild, öfter aber auch unter **orthopädischen Beschwerden** durch Fehlhaltung der Wirbelsäule.

Lymphatische und venöse Stauung im Brustdrüsenbereich ist möglich, ebenso intertriginöses Ekzem.

Bei der Befunderhebung ist auf die **adulten** Mamillen zu achten.

Die Mammographie ergibt keine Besonderheiten.

Histologisch finden sich duktale Proliferation, Blut- und Lymphstauungen sowie regressive Veränderungen im Brustdrüsenkörper oder fibroadenöse Hypertrophie mit fehlender oder unvollständiger Läppchenbildung.

Ursache: Fortdauernde Östrogenwirkung und gleichzeitig verstärkte Rezeptivität des Drüsengewebes der Mamma für seine „tropen" Hormone. Es besteht eine erbliche Disposition.

Therapie:
Reduktionsplastik bei orthopädischen oder psychischen Belastungen. Muß diese sehr früh vorgenommen werden (vor dem 16. Lebensjahr), ist eine Zweitoperation nach dem 20. Lebensjahr manchmal notwendig. Im Einzelfall hochdosierte Gabe von Gestagenen, meist ohne befriedigenden Erfolg.

Zu 6.: Tumoröse Makromastie

Häufigkeit: Gut- und bösartige Tumoren oder Pseudotumoren (z. B. Zysten) der Mamma sind im Kindesalter Raritäten. Sie nehmen erst mit der Pubertät etwas zu. Verteilung zwischen dem 10.–17. Lebensjahr: 75% Fibroadenome, 10% Mastopathien, 5% Papillome, 5% große Zysten, weniger als 5% entzündliche Veränderungen, weniger als 1% maligne Tumoren.

Symptome, Diagnose und Therapie wie im Erwachsenenalter.

Differentialdiagnostisch ergeben sich Überlegungen zur prämaturen und pubertären Makromastie; Mammographie, spezielle Ultraschalluntersuchungen, evtl. Punktion, besser Exzision suspekter Bezirke.

3.3.6 Spezielle Probleme der Therapie von gynäkologischen Tumoren und Tumoren der Mamma im Kindes- und Jugendalter

Zur Vermeidung des zu radikalen Vorgehens am **wachsenden** Organismus ist ein eskalierendes Verhalten angezeigt. **Schnellschnittuntersuchungen** während der Operation sollten durchgeführt werden, wobei zu bedenken ist, daß der Schnellschnitt insbesondere bei diffizilen Tumoren nicht immer eine klare Diagnose liefern kann.

Die histologische Untersuchung soll sichern, daß die neoplastische Veränderung mit einer genügend großen Manschette gesunden Gewebes herausgenommen wurde und daß bei einem Ovarialtumor die gegenüberliegende Seite tumorfrei ist. Dem dient bei suspektem Befund auch eine Gewebsentnahme aus dem kontralateralen Ovar.

Die bekannten Nachteile der **Strahlentherapie** belasten den kindlichen Organismus besonders stark durch Störung des Knochenwachstums, Beeinflussung der somatischen und sexuellen Entwicklung, aber auch durch Genschädigung. Deshalb sollte auch, selbst bei den ausgesprochen strahlensensiblen Ovarialtumoren **Granulosazelltumor** und **Disgerminom**, postoperativ eine Bestrahlung nur dann erfolgen, wenn Aszites vorlag, Tumormassen zurückgelassen werden mußten, eine Tumorruptur unter der Operation auftrat, oder aber eine sarkomatöse Form histologisch nachgewiesen wurde.

Bei den übrigen Genitaltumoren sollte versucht werden, die Ovarien operativ aus dem Strahlenfeld herauszuziehen und zumindest eine Niere im Bestrahlungsplan zu schützen. Bei jeder Bestrahlung sollte man überlegen, ob sie therapeutisch notwendig ist. Palliative oder präventive Maßnahmen sollten unterlassen werden.

Die **zytostatische Behandlung** ist in ihrer Schaden/Nutzen-Wirkung schon beim Erwachsenen sehr dubiös (**s. aber maligne Keimzelltumoren** S. 700). Außer den im Erwachsenenalter bekannten erheblichen Nebenwirkungen (s. zytostatische Behandlung von Ovarialtumoren und Mammakarzinomen, S. 397 u. S. 743) muß man im Kindesalter auch an **Spätschäden** denken, insbesondere an das erhöhte Tumorrisiko.

3.4 Spezielle Krankheitsbilder des Kindes- und Jugendalters

1. **Pubertas praecox und Pseudopubertas praecox**
2. **Pubertas tarda**
3. **Gestörtes Längenwachstum**
4. **Folgen von Mißhandlungen und Sexualdelikten**
5. **Anorexia nervosa**
6. **Gynäkologische Fehl- und Mißbildungen — Intersexualität**

Zu 1.: Pubertas praecox und Pseudopubertas praecox

Wenn die Entwicklung der äußeren Sexualmerkmale, insbesondere die Mamillen- und Brustentwicklung sowie die pubische Behaarung und **erste uterine Blutungen vor dem 8. Lebensjahr** eintreten, liegt eine **vorzeitige** (isosexuelle) **Sexualreifung** vor.

Bei der

echten Pubertas praecox
erklärt sich die Stimulierung der Ovarien durch Gonadotropine aus einer **vorzeitigen hypothalamischen Aktivität.**

Sie wird ausgelöst

entweder
durch eine **vorzeitige Ausreifung des Sexualzentrums** aus unbekannter Ursache und wird dann als **idiopathische Form** bezeichnet,

oder
durch **organische Prozesse im Zwischenhirn**, die einen entsprechenden Reiz auf den Hypothalamus ausüben (Schädel-Hirntraumen, Zustände nach Enzephalitis, Tumoren im Hypothalamusbereich u. a.) und zu einer vorzeitigen Aktivierung des hypothalamisch-hypophysär-ovariellen Regelkreises führen.

Diese **zentrale Form** der Pubertas praecox, die durch vorzeitige Gonadotropin-Beeinflussung der Ovarien zustande kommt, ist von der **peripheren Form** der

Pseudopubertas praecox
zu trennen.

Hier führen Sexualsteroide, die **nicht durch Hypophysenstimulierung**, sondern durch eine **autonome Hormonbildung in den Ovarien** entstehen, zum Bild der isosexuellen Frühreife.

Ursache der autonomen Östrogenbildung der Ovarien sind meist **Ovarialtumoren (Granulosa-Thekazelltumoren)**.

Das **klinische Bild** zeigt: vorzeitige Menarche, vorzeitige Entwicklung des Uterus, der Mammae, der Sexualbehaarung. Die geistige und psychische Entwicklung entspricht aber dem Lebensalter.

Diagnose und Differentialdiagnose: Am wichtigsten ist der **Ausschluß hormonbildender Tumoren**, insbesondere der Ovarien, sowie der Ausschluß von Hirntumoren durch entsprechende Untersuchungen (neurologisch, radiologisch und ophthalmologisch) (auch Ausschluß exogener Hormonzufuhr). Von Bedeutung sind Hormonanalysen: Bestimmung der **Gonadotropine** als Ausdruck der zentralen Stimulierung (Achtung: Auch ganz seltene Chorionepitheliome der Ovarien (s. S. 373) können Choriongonadotropin bilden), des **Prolaktins** und der **Östrogene**.

Therapie und Prognose: Bei Ovarialgeschwülsten entsprechende chirurgische Intervention erforderlich. Hirntumoren können operiert oder radiologisch behandelt werden.

Bei der idiopathischen Form ist vor allem die eingehende Beratung und Beruhigung der Eltern vonnöten. Zur Minderung des vorzeitigen Epiphysenschlusses durch den Östrogenschub (mit der Folge des Kleinwuchses) kann langzeitig mit Progestagenen (Medroxyprogesteronacetat [Clinovir®, Farlutal®] u. a.) behandelt werden, welche die hypophysäre Gonadotropinausschüttung hemmen. Therapie neuerdings durch Hypothalamushemmung mit LH-RH-Analoga: z. B. Suprefact® 900 μg 3 × tgl. als Nasenspray.

Zu 2.: Pubertas tarda

Bedeutet eine verspätete Sexualreifung mit Auftreten der Sexualmerkmale nach dem 14. und der Menarche erst nach dem 16. Lebensjahr („Knochenalter" überprüfen). Es läßt sich eine

Zentral bedingte (idiopathische) Form aufgrund einer offenbar verzögerten Reifung des Sexualzentrums (oder anderen hypothalamischen Störung?) von einer

ovariell bedingten (peripheren) Form, bei der das Keimparenchym mangelhaft entwickelt ist (Hypoplasie der Ovarien) abgrenzen.

Auch schwere Allgemeinerkrankungen oder Hypothyreose können die Ursache sein.

Der Arzt wird meist erst dann aufgesucht, wenn bis zum 16.–18. Lebensjahr noch keine Periode eingetreten ist und/oder die äußeren Geschlechtsmerkmale nur schwach entwickelt sind.

Die Abklärung des Symptoms **Amenorrhoe** ist im Kapitel XIV: Zyklusstörungen abgehandelt.

Am wichtigsten für die **Differentialdiagnose** der Entstehungsursachen der Pubertas tarda ist die **Gonadotropinbestimmung**! Normale oder niedrige Gonadotropinwerte sprechen für die quoad fertilitatem günstige zentralbedingte Form, hohe Gonadotropinwerte für einen Ovarialschaden mit diesbezüglich schlechter Prognose. Differentialdiagnostisch ist bei primärer Amenorrhoe an Gonadendysgenesie (s. S. 503), testikuläre Feminisierung (s. S. 514), evtl. an Aplasien oder Gynatresien zu denken.

Therapie: Bei der idiopathischen Form, die als Variante der Norm aufgefaßt werden kann, ist eine Therapie nicht notwendig, wenn der Gestagentest positiv (s. S. 530) ist.

(In der Geschlechtsreife treten häufiger zyklusstörungen als bei anderen Frauen auf).
— Bei genitaler Hypoplasie infolge stärkerer zentraler Störung oder primärer Ovarial-insuffizienz nicht zu früh mit Sexualhormontherapie beginnen, um einen vorzeitigen Epiphysenschluß zu vermeiden.

Zu 3.: Gestörtes Längenwachstum

Seit einigen Jahrzehnten wird in zahlreichen Ländern eine Zunahme der Körpergröße junger Menschen beiderlei Geschlechts in allen Bevölkerungsschichten, d. h. eine

Wachstumsakzeleration

beobachtet. Die Akzeleration betrifft bei weiblichen Individuen auch die **Vorverlegung des Menarchealters**.

Als Ursache werden meist die gegenüber früheren Generationen verbesserten Lebens-bedingungen, insbesondere die bessere Ernährung, angesehen, was aber keineswegs bewiesen ist.

Man spricht bei Frauen mit einer Körpergröße über 170 cm von Hochwuchs, über ca. 185 cm von Riesenwuchs.

Meist liegen den **pathologischen** Formen gesteigerten Längenwachstums **hormonale Stö-rungen** (aus hypophysären, thyreogenen oder anderen endokrinen Ursachen) zugrunde, die überwiegend in den internistischen Fachbereich gehören.

In manchen Fällen von genuiner, familiärer oder durch Akzeleration bedingter Wachs-tumsbeschleunigung **ohne pathologischen Hintergrund** und bei normalen Körperpropor-tionen treten zuweilen junge Mädchen und/oder deren Eltern mit der Frage einer Behandlung zur Verzögerung des Längenwachstums an den Gynäkologen oder Pädiater heran, aus der Befürchtung, daß bei Überlänge im späteren Leben mit Schwierigkeiten (Partnerwahl etc.) gerechnet werden muß.

Eine solche Behandlung ist grundsätzlich durch die Erzeugung eines vorzeitigen Epi-physenschlusses mit Östrogenen möglich. So läßt sich eine zu erwartende Körperlänge von über 180 cm (zu errechnen aus der aktuellen Körperlänge und dem röntgenologi-schen Knochenalter) um 5—8 cm reduzieren.

Die Therapie (Einleitung **vor** einem „Knochenalter" von 12 Jahren) ist aber **nicht unproblematisch**, da sie hohe Östrogendosierungen verlangt (nach KAISER/PFLEIDERER: bis 8 × 1 Tabl. Presomen® à 1,25 mg tägl.; zusätzliche Gestagengabe [z. B. Clinovir®] alle 4 Wochen für 10 Tage tägl. eine Tablette zwecks endometrialer Transformation und Auslösung einer Entzugsblutung) und dies über lange Zeit ($1^1/_2$—2 Jahre). Störungen im Funktionskreis Hypothalamus-Hypophyse-Ovar werden als unwahrscheinlich, Hochdruck und Thrombosen als extrem selten angesehen.

Die Wachstumsstörungen im Sinne eines **verminderten Längenwachstums (Klein- oder Zwergwuchs** unter 155 bzw. 135 cm) haben meist endokrin/internistische Ursachen, deren Besprechung den Rahmen dieser Darstellung sprengen würde. Im gynäkologischen Bereich findet sich Kleinwuchs vor allem bei Chromosomopathien (z. B. TURNER; DOWN) sowie bei AGS und Pubertas praecox.

Es muß ausdrücklich betont werden, daß eine im Kindes- und Jugendalter notwendig werdende **Östrogen-Substitutionstherapie** (z. B. bei M. TURNER oder SWYER [s. S. 506/507]) **nicht zu früh** begonnen werden sollte, um nicht durch einen zu frühen Schluß der Epiphysenfugen eine Hemmung des Längenwachstums zu induzieren.

Zu 4.: Folgen von Mißhandlungen und Sexualdelikten

Mißhandlung von Kindern und Jugendlichen und **Sexualdelikte** an ihnen, sind ein besonders diffiziles Gebiet der Gynäkologie im Kindes- und Jugendalter. Verletzungen und Blutungen im Genitalbereich sind möglich. Soweit es sich um **schwere Verletzungen** mit starken Blutungen handelt (z. B. schwere Scheidenverletzungen; Risse des Damms bis in das Rektum u. a.) erfordert die Behandlung oft großes operatives Geschick zur Wiederherstellung des Normalzustandes.

Die **Therapie** des oft **schweren psychischen Traumas** ist eher Sache des Pädiaters oder des Kinderpsychologen oder -psychiaters.

Zu 5.: Anorexia nervosa

Bei der Anorexia nervosa handelt es sich um eine **psychische** Erkrankung in der Adoleszenz, meist zwischen dem 14.−20. Lebensjahr, wohl auf der Basis einer psychischen Krise während des geschlechtlichen Reifungsprozesses. Sie geht mit ausgeprägter **Magersucht bis zu Kachexie** und wohl in deren Folge auch mit sekundärer Amenorrhoe, Hypotonie etc. einher. Wohl aus gleichen Gründen kann sich bei ähnlicher psychischer Struktur auch unbändige Eßlust mit Fettsucht entwickeln.

Die psychische Ursache dürfte in der Überprojektion negativer persönlicher Erfahrungen, eventuell mit Minderwertigkeitskomplexen, möglicherweise in Verbindung mit der hormonellen Umstellung dieser Lebensphase liegen. Meist beginnt es damit, daß die Patientin glaubt, „zu dick" zu sein und daher eventuell Freunde zu verlieren, oder in ihrer gewohnten Umgebung nicht ernst genommen zu werden. Daraus entwickelt sich unter ihren besonderen psychischen Umständen allmählich eine Abneigung gegen die Nahrungsaufnahme, dann eine Ablehnung und schließlich eine panische Furcht vor allen Speisen mit Abmagerung bis zur Kachexie.

Die Gonadotropinwerte sind mäßig, die Östrogenwerte stark erniedrigt.

Die **Diagnose** hat sich um die Klärung der psychischen Konflikte zu bemühen. Neben obigen Ursachen lassen sich manchmal Protestreaktionen gegen das Elternhaus oder gegen die Schule, aber auch gegen die eigene sexuelle Entwicklung eruieren. Meist handelt es sich um geistig aufgeweckte Mädchen.

Die **Differentialdiagnose** hat organische Ursachen der Kachexie z. B. Tumoren, Tuberkulose und gastrointestinale sowie endokrine Erkrankungen (z. B. ADDISON) in Zusammenarbeit mit dem Internisten auszuschließen.

Die **Therapie** richtet sich auf den psychischen Konflikt. Zwangsweise diätetische Behandlung kann notwendig werden. Mit dem psychischen Status bessert sich meist auch der somatische und hormonelle. Zur Therapie der psycho-reaktiven Amenorrhoe s. S. 492.

Zu 6.: Intersexualität — gynäkologische Fehl- und Mißbildungen

Meist werden auch heute noch die verschiedenen Intersexformen unterschieden in

echtes Zwittertum = Hermaphroditismus verus mit Keimgewebe von Ovar **und** Hoden und in

Scheinzwittertum = Pseudohermaphroditismus

masculinus (internus), wenn Hoden oder eine gonosomale XY Konstellation vorliegt;

femininus (internus), wenn Eierstöcke vorhanden sind oder eine XX gonosomale Konstellation vorliegt.

Beim Psendohermaphrotitismus ist der Phänotyp gegensätzlich zum gonadalen Geschlecht ausgebildet.

Nachdem aber auf dem Gebiet der Fehl- und Mißbildungen des Genitale in den letzten Jahren eine Fülle neuer Erkenntnisse gewonnen wurde, wird diese Einteilung dem Formenreichtum der bekannten Störungen nicht mehr gerecht. Man unterscheidet unter praktischen Gesichtspunkten daher **heute besser folgende drei Gruppen**:

Fälle mit

1. **abnormer Gonade,**
2. **abnormem Genitale bei normalen Testes,**
3. **abnormem Genitale bei normalen Ovarien.**

Die nachfolgenden Ausführungen stellen zum Teil eine Rekapitulation und **systematische Einordnung** von an anderer Stelle beschriebenen Krankheitsbildern unter Berücksichtigung kindergynäkologischer Besonderheiten dar.

Zu 1.: Abnorme Gonadenentwicklung

Im Rahmen der abnormen Gonadenentwicklung unterscheidet man die

a) **Gonadendysgenesie,**
b) **reine Gonadendysgenesie,**
c) **„gemischte" Gonadendysgenesie,**
d) **Sonderformen.**

Zu 1 a): Das Bild der **Gonadendysgenesie**, des Morbus TURNER (45/X0) mit dem absoluten Fehlen funktionsfähiger Gonaden und der Entwicklung eines unreifen inneren und äußeren Genitale, ist unter den ovariell bedingten Amenorrhoen im Kapitel XIV: Zyklusstörungen (s. S. 506) ausführlich beschrieben. Kindergynäkologisch bedeutsam ist darauf hinzuweisen, daß schwere **innere Mißbildungen** wie z. B. **Aortenisthmusstenose** und Fehlbildungen im Bereich des **Skelettsystems**, der **Niere**, der **Harnleiter** und der **Harnblase** vorkommen können und rechtzeitig erkannt werden müssen. Für die Therapie ist bedeutsam, daß **nicht zu früh** mit der **Östrogentherapie** begonnen wird, um einen verfrüht einsetzenden Epiphysenschluß zu vermeiden.

Zwischen dem Morbus TURNER und der Chromosomenkonstellation 45/X0 mit Kleinwuchs, aber **ohne** Mißbildungen, dem sogenannten RÖSSLE-Syndrom, bestehen fließende Übergänge. Die Therapie entspricht der des Morbus TURNER.

Zu 1 b) Reine Gonadendysgenesie (SWYER-Syndrom: 46 XX bzw. 46 XY): Auch diese Form der Gonadendysgenesie ist bereits in dem Kapitel XIV unter dem auffälligsten Symptom, der Amenorrhoe (s. S. 507) angesprochen. Das Krankheitsbild wird, da Dysmorphien fehlen, meist erst relativ spät (wenn die Periode nicht eintritt) erkannt. Dringend wichtig ist der Hinweis, daß hier die **Exstirpation der Keimleiste** bei 46 XY-Konstellation anzuraten ist, da in seltenen Fällen Disgerminome oder Gonadoblastome beobachtet wurden.

Zu 1 c) „Gemischte" Gonadendysgenesie (XY/X0), s. hierzu S. 507: Die XY-Form der reinen Gonadendysgenesie und die gemischte Gonadendysgenesie (XY/X0) werden wegen ihrer Gonosomenkonstellation bei weiblichem Phänotyp auch im Rahmen des Pseudohermaphroditismus masculinus geführt (s. o.).

Zu 1 d) Hermaphroditismus verus: Beim Hermaphroditismus verus finden sich die Keimdrüsen beider Geschlechter. Die Gonaden können entweder auf der einen Seite als Hoden, auf der anderen als Eierstock, ausgebildet sein, aber auch gleichzeitig Ovarial- und Hodenparenchym (Ovotestis) ein- oder beidseits enthalten.

Erscheinungsform: Meist ist der Uterus (hypoplastisch) und die Scheide vorhanden, wobei zum Teil Urethra und Vagina zusammen in einen Ausführungsgang (Sinus urogenitalis) münden. Das äußere Genitale ist in der Mehrzahl der Fälle zwittrig mit mehr oder weniger stark penisartiger Ausbildung der Klitoris. Bei fast der Hälfte der Fälle finden sich Inguinalhernien. Meist gute Ausbildung der Mammae.

Die **Diagnose** kann **nur histologisch** gesichert werden. Die Chromosomenkonstellation ist meist 46 XX, kann aber auch 46 XY sein, oder es können Mosaike vorliegen.

Differentialdiagnostisch ist einmal die testikuläre Feminisierung (Pseudohermaphoditismus masculinus) zu berücksichtigen, bei der aber die Scham- und Axillarbehaarung fehlt und sich nur Hoden finden, zum anderen alle Fälle mit Ovarien, bei denen es zu Hirsutismus bzw. Virilismus kommt.

Die **Therapie** richtet sich nach der geschlechtstypischen Entwicklung des Patienten. Plastische Korrekturen des äußeren Genitale und besondere psychologische Maßnahmen in der Lebensführung und Namensgebung können hilfreich sein.

Zu 2.: Abnorme Genitalentwicklung bei normalen Testes

In diese Gruppe gehören

a) die **testikuläre Feminisierung**,
   und, zum Teil mehr aus theoretischem Interesse,
b) **spezielle Formen**, insbesondere die **Oviduktpersistenz**.

Zu 2 a): Die **testikuläre Feminisierung** (hairless women), auch als Pseudohermaphroditismus masculinus (internus) bezeichnet, ist ebenfalls bereits in dem Kapitel XIV: Zyklusstörungen: Amenorrhoe beschrieben, worauf verwiesen wird. Die Diagnose ist infolge der fehlenden Scham- und Achselbehaarung im allgemeinen leicht. Es handelt sich um meist besonders attraktiv weiblich erscheinende Individuen mit **Hoden**. Die früher oft für die testikuläre Feminisierung geforderte Exstirpation der Hoden zur Malignomprophylaxe wird heute nicht mehr vorgenommen.

Zu 2 b) Spezielle Formen: Zu den Sonderformen der abnormen Genitalentwicklung bei normalen Testes zählt auch die **Oviduktpersistenz**. Es handelt sich um gonosomal, gonadal und hormonal, phänotypisch und psychosexuell **männlich geprägte Individuen**. Bei ihnen bleibt die Regression der MÜLLERschen Gänge aus, so daß Eileiter, Gebärmutter und abortiv die Scheide nachweisbar sind.

Bei dem äußerst seltenen Krankheitsbild kommt das AMH (= Anti-MÜLLERian-Hormon) der Hoden nicht zur Wirkung.

Zu 3.: Abnorme Genitalentwicklung bei normalen Ovarien

Hierzu zählen:

a) Störungen im Bereich des Ovidukts einschließlich der Scheide
wie Doppelmißbildungen und Aplasien (einschließlich des MAYER-ROKITANSKY-KÜSTER-Syndroms),

b) das **adrenogenitale Syndrom** (AGS),

c) die **diaplazentare Virilisierung.**

Zu 3 a) Störungen im Bereich des Ovidukts: Ätiologie, Klinik und Therapie s. bei Amenorrhoe (S. 515 ff.) und bei Entwicklung und Entwicklungsanomalien (S. 664 ff.).

Zu 3 b): Das **andrenogenitale Syndrom** (AGS) ist als endokrine Störung mit Amenorrhoe in seiner Ätiologie, Klinik und Therapie ausführlich bei den dysregulatorischen Amenorrhoen behandelt (s. S. 521).

Zu 3 c: Die **diaplazentare Virilisierung** spielt heute bei der Vermeidung von Androgen- und Progestagengaben in der Schwangerschaft, sowie bei der Seltenheit virilisierender Tumoren bei schwangeren Frauen kaum mehr eine Rolle in der Kindergynäkologie.

Treten äußerliche Virilisierungserscheinungen bei normalen Ovarien auf, so spricht man auch von **Pseudohermaphroditismus femininus (internus).**

Transsexualität

Neben den Formen des Scheinzwittertums aufgrund chromosomaler, enzymatischer oder hormoneller Störungen ist eine **psychogene Intersexualität** (Transsexualität) ohne solche Störungen bekannt, bei welcher der **Phänotyp dem gonadalen Geschlecht entspricht,** die psychische Einstellung aber nach dem anderen Geschlecht hin tendiert (manchmal bis zum Wunsch nach Geschlechtsumwandlung). Sie kann sich bei geringerer Ausprägung als **Transvestitismus** (Nachahmung des anderen Geschlechts vor allem in der Kleidung) äußern.

Fast alle unter 6 genannten Krankheitsbilder gehen mit (primärer) Amenorrhoe einher und werden oft erst dann erkannt, wenn die Menarche ausbleibt.

XXII Erkrankungen der weiblichen Brust

1 Anatomie, Anomalien und Mißbildungen

Anatomie

Die weibliche Brustdrüse ist ektodermaler Herkunft. Sie liegt in Höhe der 3. bis 7. Rippe und ist auf der Faszie des M. pectoralis major verschieblich. Die Mamille enthält 12 bis 20 porenförmige Öffnungen, die die Mündungen der Milchkanäle darstellen. In der Areola befinden sich apokrine-, ekkrine- und Talgdrüsen (Tubercula MONTGOMERY). Man unterscheidet den **Drüsen-** und den **Fettkörper**. Der Drüsenkörper besteht aus 15 bis 30 kegelförmigen Lappen, die in **Bindegewebszüge** eingefaßt sind. Der einzelne Lappen wird vom **Milchgang** durchzogen, der sich an den Enden verästelt und knospenförmig verdickt. Zur Mamille hin erweitert sich der Ductus lactiferus zum Sinus lactiferus (Abb. 22-1). Während des Zyklus findet eine Milchgangssprossung statt, die prämenstruell ihr Maximum erreicht. Während der Gravidität bilden sich im 5. Monat aus den Endknospen Alveolen, deren Wände **oxytocinempfindliche Myoepithelien** enthalten. Die funktionelle Leistung der Mamma ist u. a. vom **Prolaktin** abhängig.

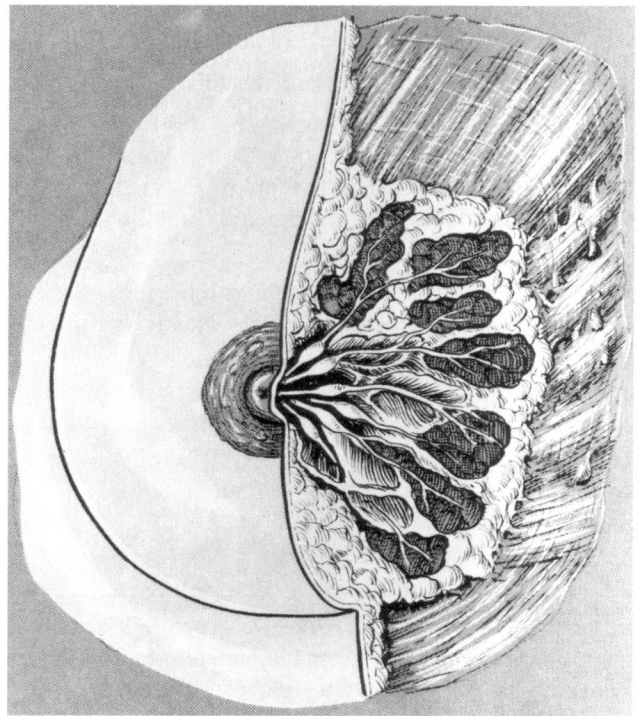

Abb. 22-1 Normale Brust mit Drüsenläppchen und Milchgängen (aus KAISER/PFLEIDERER).

Das die gesamte Brustdrüse durchziehende **Lymphsystem** hat seinen **Abfluß** in den **axillären, infra-** und **supraklavikulären Lymphknoten** sowie in den **parasternalen** Lymphknoten (s. Abb. 22-7). Weitere Details zur Anatomie sind den Lehrbüchern der Anatomie zu entnehmen.

Anomalien und Mißbildungen

Entlang der sogenannten **Milchleiste**, die sich von der Achselhöhle bis zur Oberschenkelinnenseite erstreckt, können sich **Polymastien** mit oder ohne Ausführungsgänge (Polythelien) ausbilden. Manchmal ist gar keine Brust (Amastie) oder keine Brustwarze (Athelie) angelegt. Neben auffallend kleinen Brüsten (Mikromastie) kommen ein- oder beidseitige Übergrößen (**Hypertrophie**) mit Mastoptose vor. Formabweichungen der Brustwarze sind **Hohl-, Flach- und Spaltwarzen**.

2   Gutartige Veränderungen der weiblichen Brust

2.1 Mastitis

Klinik:
Sie tritt zu 95% im Puerperium auf und entsteht meist durch **Keimaszension** nach Verletzungen (Rhagaden) der Brustwarze durch das Saugen des Kindes. Den Lymphbahnen folgend kann die Infektion den gesamten Drüsenkörper phlegmonös durchsetzen. Häufig bilden sich Abszesse verschiedenster Lokalisation (Abb. 22-2).

Die Entzündung der Brustwarze bezeichnet man als **Thelitis**.

Inspektorisch imponiert eine **umschriebene Rötung**, die bei der Palpation **druckschmerzhaft** ist. In fortgeschrittenen Stadien ist der gesamte Drüsenkörper prall, gerötet und äußerst schmerzhaft gespannt. Die **axillären** Lymphknoten sind **schmerzempfindlich** verdickt tastbar. **Schüttelfrost** und **Fieber** kennzeichnen das klinische Bild.

Diagnose:
Wichtig ist es, die Mastitis im Wochenbett **frühzeitig** zu erkennen, da bei klinischem Vollbild mit Abszedierung später ausgedehnte, verunstaltende Inzisionen notwendig werden.

Deshalb im Wochenbett

---

schon bei geringstem Fieber außer an Lochialstau, Rückbildungsstörungen des Uterus, Entzündung der ableitenden Harnwege auch an
beginnende Mastitis
denken.

Außerhalb der Stillzeit ist die Mastitis selten (= **nicht-puerperale Mastitis**) und verlangt stets den histologischen **Ausschluß eines Carcinoma inflammatorium** (s. S. 726), wenn die Entzündungserscheinungen sich unter Therapie nicht rasch zurückbilden, bzw. bei **Thelitis** (= Entzündung der Brustwarze und des Warzenhofes) den Ausschluß eines **Morbus Paget**.

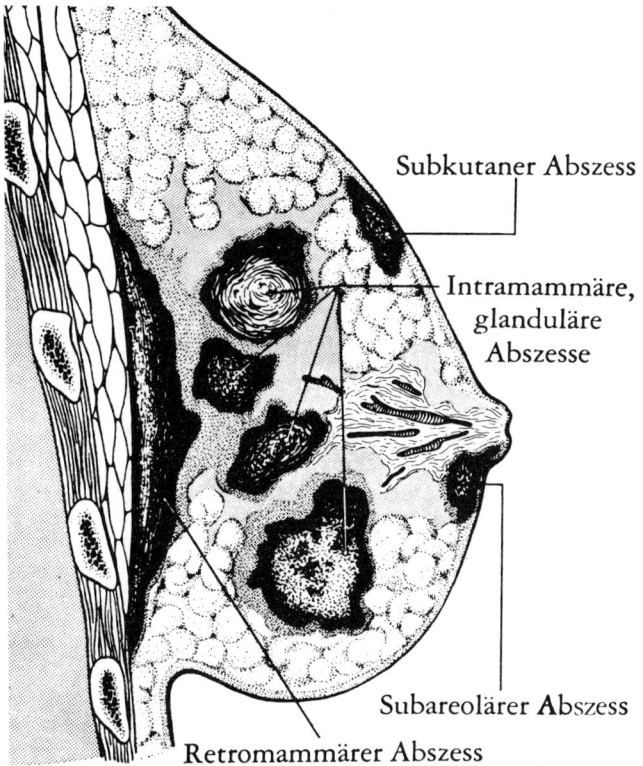

Subkutaner Abszess

Intramammäre,
glanduläre
Abszesse

Subareolärer Abszess

Retromammärer Abszess

Abb. 22-2   Verschiedene Abszeßlokalisationen bei Mastitis puerperalis (aus KAISER/PFLEIDERER).

Häufigere Ursache der nicht puerperalen Mastitis ist die entzündliche Komplikation einer Mastopathie, ganz selten die Tuberkulose, Lues oder Aktinomykose.

Erreger: Im Wochenbett meist **Staphylococcus aureus**, bei nicht puerperaler Mastitis **Staphylokokken** und **Anaerobier**. In einem Drittel der Fälle ist die nicht puerperale Mastitis abakteriell.

Die **Therapie**
richtet sich nach dem Stadium der Entzündung.

Im **Frühstadium**, d. h. wenn nur der leichteste Anflug einer Rötung besteht, kann bereits das Abstillen mit Bromocriptin (Pravidel®) oder Lisuridhydrogenmaleat (Dopergin®) das Verschwinden der Symptome bewirken. Dosierung: 3 Tage 3 × 1 Tabl. **Pravidel®**, danach 11 Tage 2 × 1 Tabl.; kontraindiziert bei psychischen Störungen; **Nebenwirkungen**: Erbrechen, Übelkeit, Schwindel. Auf Reaktionsvermögen achten! Schwere Nebenwirkungen treten nur bei hoher Dosierung auf. **Dopergin®** Tabl. à 0,2 mg; Dosierung: 1. Tag abends 1 Tabl., 2. Tag 2, 3. Tag 3 Tabl. bis 4 Tage nach Sistieren der Milchsekretion, maximal 14 Tage; **Nebenwirkungen**: Erbrechen, Übelkeit, Blutdrucksenkung, Reaktionsvermögen!

Daneben werden im Frühstadium **Antiphlogistika** und **staphylokokkenwirksame Antibiotika** gegeben (z. B. Stapenor®, Erycinum®).

Alkoholverbände und **Hochbinden der Brust**!

Nach erfolgreicher Frühbehandlung kann sogar weiter gestillt werden.

Bei der **nicht puerperalen Mastitis** werden Antibiotika gegeben, die **auch auf Anaerobier** einwirken (z. B. moderne Cephalosporine).

> Im **fortgeschrittenen** Stadium wird die **Abszedierung** durch lokale Wärme beschleunigt. Ist der Abszeß „reif", erfolgt die **Inzision mit Gegeninzision**. Dabei werden die Abszeßhöhlen großzügig eröffnet, drainiert und sorgfältig **mit dem Finger ausgetastet**!

Das Austasten mit dem Finger ermöglicht besser als mit einem Instrument die Ertastung und Eröffnung weiterer Abszeßnebenhöhlen. Im Anschluß daran wird mit einer antiseptischen Lösung (z. B. Rivanol® oder Braunol®) auch in den nächsten Tagen gespült.

Bei der **nicht-puerperalen Mastitis** muß stets die **histologische Untersuchung** von Gewebe aus der **Abszeßwand** zum Ausschluß eines Karzinoms erfolgen. Nicht-puerperale Mastitiden neigen zu Rezidiven.

2.2 Gutartige Geschwülste und geschwulstähnliche Bildungen

2.2.1 Mastopathia cystica fibrosa

Mit einem Häufigkeitsgipfel zwischen dem 30. und 50. Lebensjahr stellt diese Erkrankung die häufigste gutartige geschwulstähnliche Veränderung der Mamma dar. Sie tritt familiär gehäuft auf und kommt **nur in der Geschlechtsreife** vor.

Die Begriffsbestimmung der Mastopathie umfaßt Veränderungen im Bereich der Milchgänge und ihrer Endstücke sowie des inter- und intralobulären Bindegewebes (Fibrosen, Hyalinosen) und Zystenbildungen.

Ursache: Meist Gestagenmangel im nachlassenden generativen Alter.

Entsprechend dem Proliferationsgrad des epithelialen Anteils unterscheidet man nach PRECHTEL

Mastopathie Grad I: benigne Parenchymdysplasie **ohne** Epithelproliferation.

Mastopathie Grad II: benigne Parenchymdysplasie **mit** intraduktaler/intraduktulärer Epithelproliferation, **ohne** zyto- und histomorphologische Atypie. (Wegen Epithelproliferation **Beobachtung**!)

Mastopathie Grad III: (ca. 10% der Fälle)   Parenchymdysplasie **mit** intraduktaler/intraduktulärer Epithelproliferation **mit** zyto- und histomorphologischer **Epithelatypie**, aber ohne die als Carcinomata in situ definierten Läsionen.

Für die Mastopathie Grad III wird ein gegenüber einem Normalkollektiv 4fach erhöhtes Karzinomrisiko angenommen. Die Veränderungen können zum Bild eines intraduktalen Carcinoma in situ führen und stellen (oft multizentrische) **Präkanzerosen** dar.

Klinik:

Bei der Palpation ist der unter der verschieblichen Haut tastbare Drüsenkörper höckrig induriert. Diese Verhärtungen können klein- oder grobknotig, diffus oder umschrieben sein. Die **Brust ist oft druckempfindlich**; Spontanschmerzen ca. 1 Woche vor Menstruation beginnend. Die Veränderungen können auch mit sezernierender Mamma (s. u.) einhergehen.

Diagnostik:

Durch Palpation sind die verschiedenen Grade der Mastopathie nicht zu unterscheiden. Man ergänzt daher in schwierigen Fällen zur sogenannten Tripel-Diagnostik:

Mammographie, Aspirationszytologie (Aussagewert jedoch unsicher) und **Palpation.**

Mammographisch werden **Mikroverkalkungen** (s. S. 730) gruppiert oder verstreut in zwei Dritteln aller Fälle von Mastopathie mit atypischen Epithelproliferationen gefunden. Eine **definitive Diagnose** des Grades der Mastopathie **ist allerdings nur durch eine histologische Befundung zu stellen**, wozu Mikroverkalkungen stets veranlassen sollten.

Therapie

Mastopathie Grad I und II: Nur bei **subjektiven Beschwerden** gibt man **Progestagene** (z. B. Orgametril® 1 — 2 Tabl. tägl. ab 16. Zyklustag) oder gestagenbetonte Ovulationshemmer, um den Wachstumsreiz der Östrogene zu mildern. Eine Ausheilung ist indessen nicht zu erreichen. Die Spannungszustände lassen sich im allgemeinen durch **Prolaktininhibitoren** (z. B. Pravidel® oder Dopergin®, keine Dauerbehandlung) behandeln. Gewisse Rückbildungen der Knoten sowie Linderung der Mastodynie (= Schmerzen in der Brust) lassen sich auch durch das antigonadotrope **Danazol (Winobanin®)** erreichen (Dosierung zu Beginn 200 — 400 mg/die, evtl. auf 600 mg ansteigend. Dauer der Therapie 4 — 6 Monate. — (Auch von Tamoxifen (s. S. 748) sind Erfolge zu erwarten.)

Nach Beendigung der Behandlung treten sowohl nach Progestagenen als auch nach Winobanin und Tamoxifen die Beschwerden meist wieder ein. Alle Fälle der Mastopathie Grad II bedürfen der intensiven Beobachtung.

Mastopathie Grad III: Wegen des hohen Entartungsrisikos ist eine operative Entfernung der befallenen Brustareale ratsam, am besten die (fast) vollständige Entfernung des Drüsenkörpers durch die sogenannte **subkutane Mastektomie**. Ein Wiederaufbau der Brust kann gleichzeitig mit einer Silikonplastikprothese erfolgen. Allerdings muß auf die Nachteile einer sofortigen Rekonstruktion mit Fremdmaterial aufmerksam gemacht werden. **Kapselfibrosen bzw. -schrumpfungen** mit Hautspannung und Schmerzen sind häufige Folgeerscheinungen, welche die spätere Entfernung der Prothese notwendig machen.

Eine **zweizeitige** Rekonstruktion kann bessere Erfolge haben. Zuerst, bis zur Ausbildung eines Hohlraums, wird ein Platzhalter eingelegt (s. auch S. 738), der später gegen die Silastic-Prothese ausgetauscht wird. Die Prothese kann aber auch primär unter den M. pectoralis major eingelegt werden, wobei die Gefahr der Kapselfibrose geringer sein soll.

2.2.2 Milchgangspapillome

Eine **seröse** oder **blutige** Sekretion aus der Mamille („blutende Mamma") kann durch **Mastopathie**, häufiger aber durch **Papillome** (60–80%, oft multipel) oder durch ein **Milchgangskarzinom** bedingt sein. **Galaktographie** (= Röntgendarstellung der Milchgänge, s. Abb. 22-15) und histologische Abklärung sind unbedingt notwendig. Bei multipel auftretenden breitbasigen Papillomen ist die Gefahr einer Entartung am ehesten gegeben. Die zytodiagnostische Untersuchung des Sekretes kann von Vorteil sein.

Bei **milchiger Sekretion** aus beiden Mammae = Galaktorrhoe, ist an eine Hyperprolaktinämie zu denken (Bestimmung des Prolaktinspiegels, evtl. Ausschluß eines Prolaktinoms [s. S. 495]).

2.2.3 Fibroadenome der Mamma

Fibroadenome der Mamma sind am häufigsten zwischen dem 20. bis 40. Lebensjahr; sie stellen etwa 20% der Mammaerkrankungen dar. Histologisch handelt es sich um eine bindegewebig-epitheliale Geschwulst. Röntgenologisch lassen sich manchmal **grobschollige** Kalkeinlagerungen nachweisen.

2.2.4 Mammazysten

Größere Mammazysten finden sich manchmal im Rahmen einer Mastopathie. Sie lassen sich unter Sonographiekontrolle punktieren, mit Luft füllen und röntgenologisch oder sonographisch darstellen (= **Pneumozystographie**). Der Zysteninhalt wird zytodiagnostisch untersucht. Bei glatter Zystenwand ist die operative Entfernung nicht unbedingt notwendig, aber vorteilhafter, da der Zysteninhalt häufig wieder „nachläuft".

2.2.5 Makromastie

Manchmal nimmt aus unbekannten Gründen das Mammagewebe ein- oder beidseitig, zuweilen in monströsem Umfang, zu, so daß wegen der statischen Beschwerden (aber auch aus kosmetischen Gründen) operative Korrekturen notwendig werden (s. S. 701).

3   Vorstufen des Mammakarzinoms
(Präkanzerosen und präinvasive Karzinome)

3.1 Atypische Proliferation des Milchgangepithels

(z. B. bei Mastopathie Grad III oder bei Papillomen (meist multiplen = Papillomatose)).

3.2 Carcinoma lobulare in situ (Clis)

Entsteht in den **Drüsenläppchen** und evtl. auch den terminalen Ductuli.
Als rein mikroskopische Veränderung wird das Clis meist nur zufällig im Rahmen einer Probeexzision entdeckt. Es kommt vorwiegend bei jüngeren Frauen vor. Das Clis entwickelt sich **zumeist multizentrisch** (60%), entweder gleichzeitig oder nacheinander.

Es gilt als Präkanzerose oder präinvasives Karzinom. Das Risiko eines invasiven Karzinoms beträgt 15—30%. Gegenüber dem statistischen Durchschnitt ist das Risiko der Entwicklung eines invasiven Karzinoms um das 7 bis 11fache erhöht.

Entwickelt sich ein invasives Karzinom, so nimmt die Wahrscheinlichkeit eines kontralateralen Karzinoms stark zu.

Mammographisch ist das Clis nicht sicher zu diagnostizieren.

Histologisch imponieren vergrößerte Lobuli; die Drüsenepithelien zeigen nur vereinzelt mitotische Aktivität.

Man kann einen **Typ A** (Abb. 22-3 a) mit isomorphen Zellkernen von einem **Typ B** mit polymorphen und hyperchromatischen Zellkernen unterscheiden (Abb. 22-3 b).

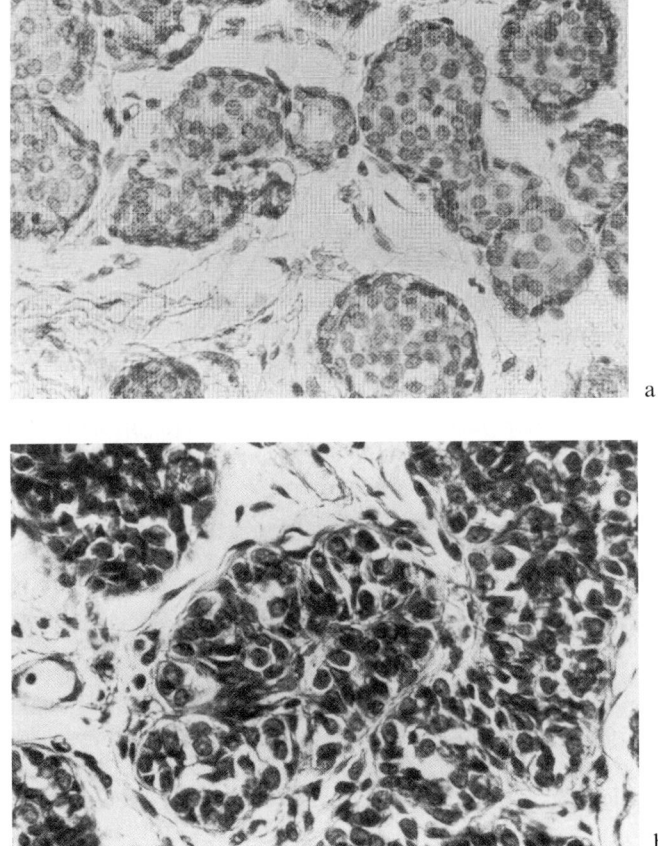

a

b

Abb. 22-3 a   Carcinoma lobulare in situ; **Typ A**. Ausfüllung der Drüsenläppchen mit hellzelligen gleichförmigen Epithelzellen (aus H. H. ZIPPEL).

Abb. 22-3 b   Carcinoma lobulare in situ; **Typ B**. Die Epithelzellen der Drüsenläppchen zeigen deutliche Zell- und Kernpolymorphie und Hyperchromasie der Zellkerne (aus H. H. ZIPPEL).

Die **Prognose ist bei Frühentdeckung günstig**. Hinsichtlich der **Therapie** gibt es unterschiedliche Auffassungen; sie reichen von der bloßen Exzision und Verlaufsbeobachtung bis zur Mastektomie (oder subkutanen Mastektomie) **mit Biopsie** aus **der kontralateralen Brust**, oder subkutanen Mastektomie auch auf dieser Seite.

3.3 Intraduktales, präinvasives Karzinom

Es ist oft schwierig (s. u.), dieses Carcinoma in situ der Milchgänge, das meist als **Komedokarzinom** bezeichnet wird (Grund s. S. 725), von bereits invasiven Formen abzugrenzen. Das Komedokarzinom wird daher hier als präinvasives Karzinom beschrieben, aber auch bei den invasiven Mammakarzinomen erwähnt (s. S. 724/725).

Es handelt sich, solange nicht invasiv, um ein **ausschließlich in den Milchgängen** wachsendes Karzinom. Unter allen Mammakarzinomen stellt es 3%. In 30% aller Fälle entwickelt es sich multizentrisch. Das Risiko eines invasiven Karzioms beträgt 50%!

Mammographisch lassen sich oft Mikroverkalkungen nachweisen. Galaktographische Untersuchungen können den Verdacht auf das Vorliegen eines intraduktalen Karzinoms unterstützen.

Histologisch sind die Milchgänge meist ausgefüllt von undifferenzierten atypischen epithelialen Zellverbänden, die manchmal auch siebartig (cribriform) oder papillär erscheinen.

Gelegentlich wandern die Malignomzellen in die Epidermis der Mamille und Areola ein und führen dann zum Bild eines **Morbus Paget** (s. u.).

Bei **gesicherter Diagnose**, also bei histo-pathologisch sicherem Ausschluß einer Stroma invasion, ist die Prognose gut. Man könnte unter dieser Voraussetzung sogar eine einfache Ablatio mammae oder subkutane Mastektomie durchführen (s. auch S. 715/749). Da es aber im Routinebetrieb einer Prosektur meist nicht möglich ist, das gesamte Präparat histologisch zu untersuchen und damit die Frage der Invasion oft offen bleibt, wird sich immer die **zusätzliche Ausräumung der Lymphknoten der Axilla** (ggf. Nachbestrahlung) empfehlen. – Auf das Komedokarzinom und den M. Paget wird bei der histopathologischen Einteilung des Mammakarzinoms nochmals eingegangen.

4 Mammakarzinom

Häufigkeit:
Das Mammakarzinom ist in der westlichen Welt heute der **häufigste bösartige Tumor der Frau**. Im Jahr 1987 starben in der Bundesrepublik Deutschland 14 400 Frauen an einem Mammakarzinom; es nimmt unter den **Todesursachen** der insgesamt ca. 80 000 weiblichen Krebstodesfälle mit ca. 18% **die erste Stelle ein**. In 4,8% der Fälle sind beide Mammae befallen.

Jedes Jahr ist bei uns mit etwa 30 000 Neuerkrankungen an einem Mammakarzinom zu rechnen.

Die **Tendenz ist steigend** (Abb. 22-4).

Es besteht eine **statistisch signifikante Altersabhängigkeit** (Abb. 22-5).

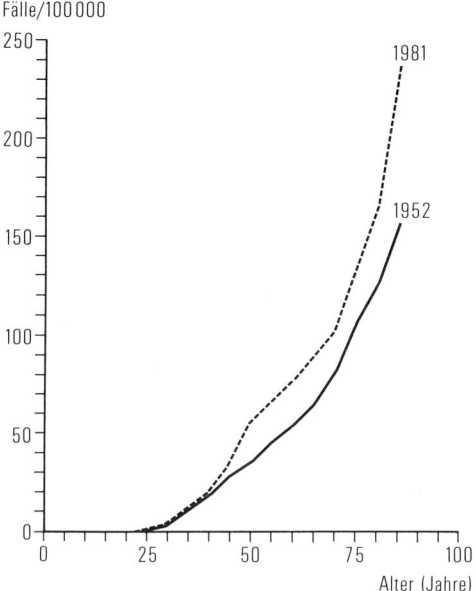

Fälle/100 000

Abb. 22-4   Steigende Tendenz der Erkrankung an Mammakarzinom.

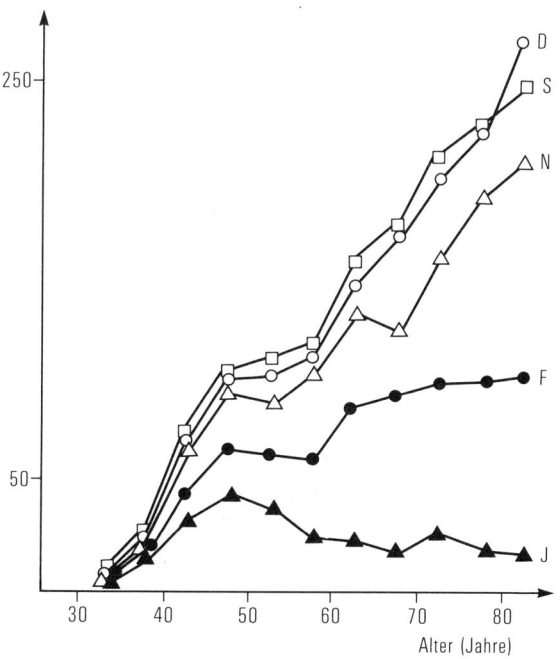

Abb. 22-5   Altersspezifische Inzidenzkurven (auf 100 000 der entsprechenden Altersgruppe) für das Mammakarzinom in Japan (J), Finnland (F), Norwegen (N), Dänemark (D) und Schweden (S); (nach F. DE WAARD).

> **Je älter eine Frau ist, desto größer ist das Risiko**, an einem Mammakarzinom zu erkranken.

Obwohl das Risiko jenseits des 40. Lebensjahres deutlich zunimmt, ist auch eine Frau unter 30 Jahren gefährdet.

Wichtig: In den industrialisierten Ländern (mit Ausnahme von Japan [Abb. 22-5]) beobachtet man eine stetige Zunahme der Inzidenz des Mammakarzinoms.

4.1 Ätiologie, Risikofaktoren

1. Viren:
Bisher ist es nur bei bestimmten Mäusestämmen gelungen, eine Virus-RNS aus Mammakarzinomgewebe zu isolieren, die auch in die Milch gelangt und somit das Karzinom auf andere Tiere übertragen kann. Obwohl diese RNS auch im menschlichen Mammakarzinomgewebe nachgewiesen werden konnte, weiß man heute weitgehend sicher, **daß die** (hypothetische) **Virusgenese alleine keine Rolle spielt** und daß das Mammakarzinom beim Menschen **nicht mit der Muttermilch übertragbar** ist.

2. Hormone:
Für die Östrogene gilt das, was BUTENANDT bereits 1938 formuliert hat: Sie können in bestimmten Fällen das Wachstum eines **bestehenden** Tumors fördern oder als „Terrainbildner" seine Ausbildung **zeitlich vorverlegen, induzieren** aber **nicht** die Entdifferenzierung normalen Gewebes, d. h. die **Entstehung** eines Karzinoms. Das gleiche gilt für **exogen** zugeführte Östrogene (z. B. Pille).

Die Wahrscheinlichkeit des Auftretens eines Mammakarzinoms wächst mit der Dauer der ovariellen Aktivität, das trifft sowohl auf die **frühe Menarche** wie die **späte Menopause** zu. Bei frühzeitig kastrierten Frauen ist der Brustkrebs seltener.

3. Vererbung:
familiäre Disposition: Es besteht eine **eindeutige familiäre Disposition**. Der familiäre Risikofaktor ist abhängig vom **Verwandtschaftsgrad**, d. h., je näher eine Frau mit einer Karzinomträgerin verwandt ist, desto größer ist für sie das Risiko, ebenfalls daran zu erkranken. Diese Beziehung besteht in erster Linie zwischen Schwestern, von Tochter zu Mutter, weiter von Enkelin zur Großmutter, aber auch noch zwischen Cousinen. Insbesondere ist in gefährdeten Familien das Risiko eines doppelseitigen sowie eines früh auftretenden Mammakarzinoms erhöht. Töchter oder Schwestern von doppelseitig an Mammakarzinom erkrankten Frauen haben zu 50% ebenfalls mit einem Mammakarzinom zu rechnen.

4. Die Beziehungen der Schwangerschaft zum Mammakarzinom:
Aufgrund retrospektiver Auswertungen größerer Fallzahlen wurde immer wieder angenommen, daß häufige Schwangerschaften und lange Stillperioden einen protektiven Effekt hinsichtlich des Mammakarzinoms darstellten. Dies konnte jedoch noch nicht aufgrund prospektiver Studien bestätigt werden.

Ein **Mammakarzinom bei einer schwangeren Frau** scheint **nicht schneller zu wachsen** oder zu metastasieren als bei einer nichtschwangeren Frau. Der Schwangerschaftseinfluß auf das Mammakarzinom ist aber noch strittig. Eine Schwangerschaftsunterbrechung bessert die Prognose nicht. Jedoch besteht bei einer Schwangeren die Gefahr, daß ein bestehendes Mammakarzinom aufgrund der physiologischen Brustveränderungen **später entdeckt** und der Primärtherapie **zu spät** zugeführt wird. Man sollte einer Frau nach behandeltem Mammakarzinom immer von einer Schwangerschaft abraten.

5. Ernährung:
Groß angelegte epidemiologische Untersuchungen haben ergeben, daß eine Korrelation zwischen dem Fettanteil in der Nahrung, vor allem dem **Cholesterin** (Eier!) und dem Erkrankungsrisiko an Mammakarzinom besteht. Das Mammakarzinom tritt in den Randstaaten „kalter Meere" (Dänemark, England, Norwegen, Schweden, Finnland u. a.) häufiger auf (vermehrter Fettkonsum?).

Ethnische Unterschiede, wie z. B. die niedrige Mammakarzinomrate in Japan (s. Abb. 22-5), scheinen durch unterschiedliche Ernährungsgewohnheiten bedingt zu sein.

6. Umwelt:
Die Rolle der Schadstoffe in der Nahrung, der Luft oder dem Trinkwasser bei der Karzinogenese ist heute noch nicht ausreichend geklärt. Ein Zusammenhang ist jedoch als möglich anzunehmen.

Folgende Risikogruppen sind sorgfältig zu überwachen:

- **Mammakarzinom in der eigenen Anamnese** (Risikofaktor größer als 10 : 1);
- **Mammakarzinom in der Familie** (Risikofaktor 2 − 3 : 1);
- **Mastopathia cystica fibrosa** mit Zellatypien (PRECHTEL III), (Risikofaktor 2 − 4 : 1);
- Adipositas; **fett-cholesterinreiche Ernährung** (Risikofaktor 3 : 1);
- **Menarche vor dem 12. Lebensjahr** (Risikofaktor 2 : 1);
- **Menopause nach dem 52. Lebensjahr** (Risikofaktor 2 : 1);
- **Nulliparität**; geringe Kinderzahl; **späte Erstparität** (Risikofaktor 2 : 1);
- **Oligomenorrhoe** (Risikofaktor 2 : 1);
- **höheres Alter bei der ersten Geburt** (> 25 Jahre);
- **Höheres Lebensalter!**

4.2 Pathologie

Anatomie

Das Karzinom entsteht entweder in den **Drüsenacini** (lobulär) **(10 bis 15%)** oder in den **Milchgängen** (duktulär/duktal) **(85 bis 90%). Häufigster Sitz ist der obere äußere Quadrant der Brust** (Abb. 22-6). Es breitet sich zunächst lokal gegen die Haut und die Thoraxmuskulatur aus sowie in den Milchgängen zur Mamille hin. Die weitere Metastasierung erfolgt zuerst **lymphogen** in die regionären Lymphknoten. Entscheidend für die **Richtung der lymphogenen Ausbreitung** ist der **Sitz des Primärtumors** (vgl. Abb. 22-7):

Die Tochterzellen der **lateralen** Karzinome erreichen primär die **axillären**, die infra- und supraklavikulären Lymphknoten.

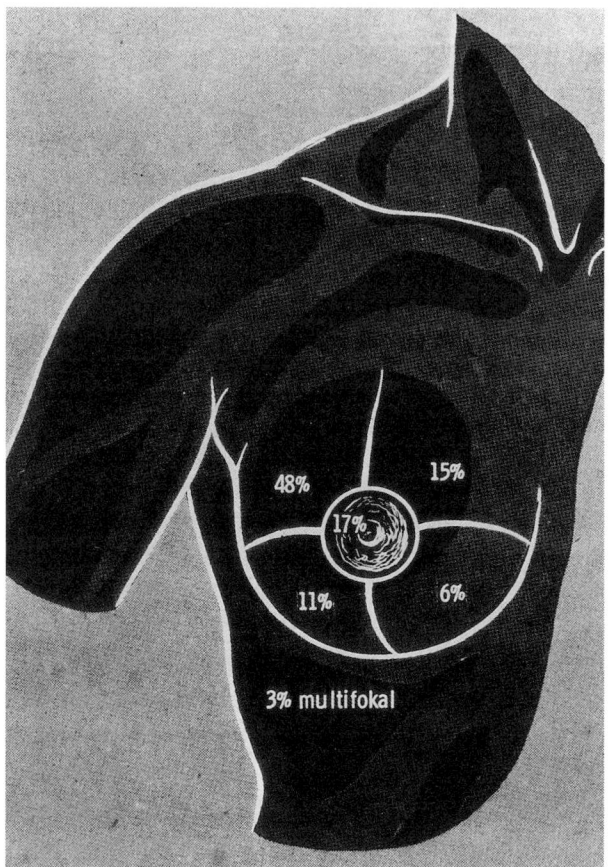

Abb. 22-6 Prozentuale Verteilung der Mammakarzinome auf die verschiedenen Quadranten der Brust (nach Spratt/Donegan).

Beim **medialen** Sitz werden frühzeitig die — operativ nur sehr aufwendig und meist ohne therapeutischen Effekt entfernbaren — **para- und retrosternalen** Lymphknoten befallen, über gemeinsame Lymphbahnen auch die **andere Brust. Besonders gefährlich sind damit die medial lokalisierten Malignome!**

> **Merke**: Je größer der Primärtumor ist, desto eher ist mit einer lymphogenen Metastasierung zu rechnen. Bei einem Tumor von 1,5 cm Durchmesser liegt bereits in 30—50% eine Metastasierung vor.

Demnach: Das Mammakarzinom metastasiert früh lymphogen (aber auch hämatogen).

Es wird sogar von Fällen berichtet, in denen bereits bei einer Tumorgröße von 2 bis 3 mm (!) Lymphknotenmetastasen nachgewiesen wurden.

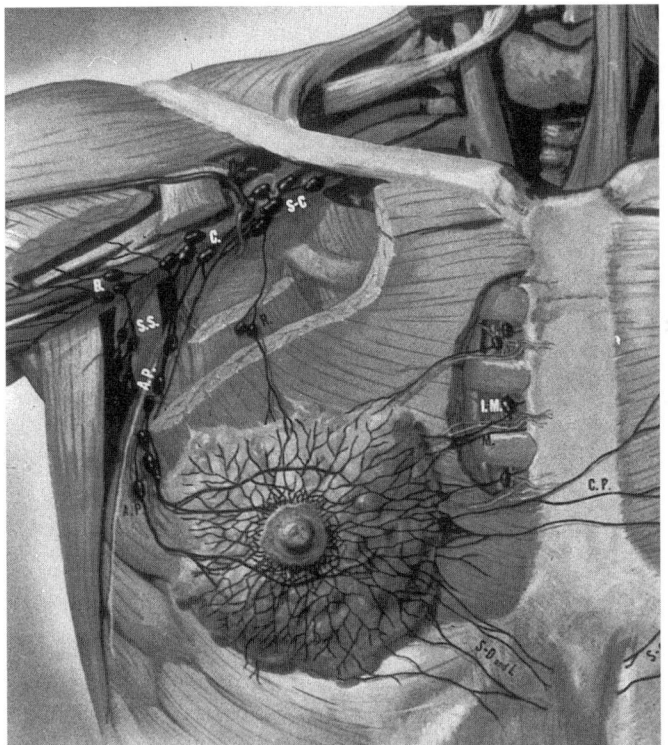

Abb. 22-7   Lymphabfluß aus der Mamma (aus NETTER).

Histopathologische Einteilung:

Bei den Mammakarzinomen handelt es sich um bösartige epitheliale Geschwülste unterschiedlicher Differenzierung.

Hochdifferenzierte Karzinome der Mamma sind das **Adenokarzinom** (Carcinoma adenomatosum 2%) und das **Gallertkarzinom** (Carcinoma mucinosum 1−2%).

Undifferenzierte Karzinome sind das Carcinoma solidum simplex (25%) (Abb. 22-8), das Carcinoma solidum scirrhosum (= Scirrhus) (35%) (Abb. 22-9) und das Carcinoma solidum medullare (5−6%).

Daneben gibt es Mischformen mit undifferenzierten und differenzierten Anteilen nebeneinander, wobei die Metastasen ebenfalls unterschiedlich differenziert sein können.

Das **Komedokarzinom** ist bis zum Durchbrechen der Basalmembran mit Stromainvasion als präinvasives, danach als infiltrierend wachsendes (invasives) (Komedo-)Karzinom anzusehen.

Plattenepithelkarzinome und das **Carcinoma cystopapillare** sind große Seltenheiten.

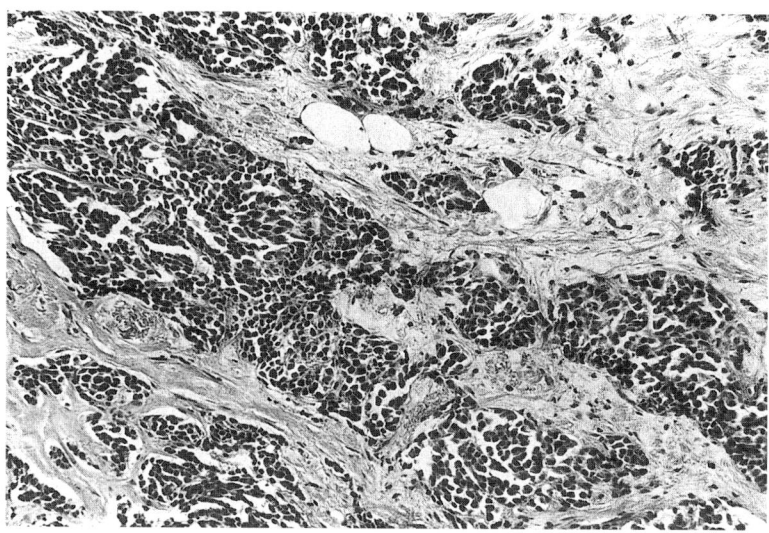

Abb. 22-8 Carcinoma solidum simplex (mit freundlicher Genehmigung von Priv.-Doz. Dr. Herzog/Mainz).

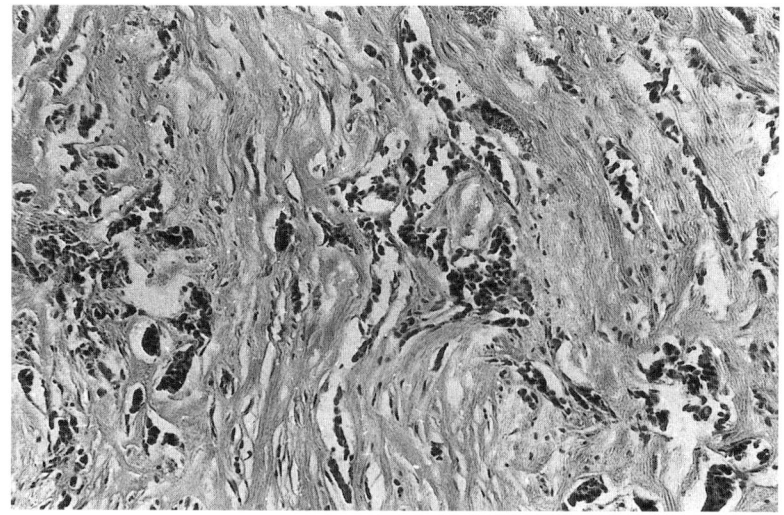

Abb. 22-9 Carcinoma solidum scirrhosum (mit freundlicher Genehmigung von Priv.-Doz. Dr. Herzog/Mainz).

Der **Häufigkeit** nach liegen die **soliden** (undifferenzierten) **Karzinome** mit ca. 70% an erster Stelle. Der Anteil der **differenzierten Karzinome** beträgt insgesamt ca. 4%. Die **Mischformen** erreichen ca. 21%. Der Anteil der **Sonderformen** ist mit ca. 5% insgesamt gering.

Die **Aggressivität** und der **klinische Verlauf** des einzelnen Malignoms hängt von seinem **histologischen Charakter** ab. Für das Carcinoma solidum simplex und für das Carcinoma solidum scirrhosum kann ein eher ungünstiger Verlauf angenommen werden; das Carcinoma solidum medullare hat eine etwas bessere Prognose. Die **besten Aussichten** quoad vitam finden sich beim reinen **Gallertkarzinom** und natürlich beim reinen intraduktalen, nichtinvasiven **Komedokarzinom**.

Die histologischen Charakteristika

werden hier nur insoweit dargestellt, als es sich um lokale Besonderheiten handelt. Zur Histologie der **differenzierten** Karzinome (Adenokarzinom und seiner verschleimenden Variante des Gallertkarzinoms mit Siegelringzellen) und der **undifferenzierten** Karzinome mit unterschiedlichem Parenchym- und Bindegewebsgehalt (Carcinoma solidum simplex, Carcinoma solidum scirrhosum und Carcinoma solidum medullare) sowie der **Mischformen** beider wird daher auf die gängigen pathologisch-anatomischen Lehrbücher verwiesen.

Das **Komedokarzinom** ist ein bis zur (oft schwer beweisbaren) Stromainvasion rein intraduktal wachsendes, auf die Milchgänge begrenztes Karzinom und wurde daher bereits bei den präinvasiven Karzinomen (s. o.) besprochen. Es kann zuweilen durch das Auftreten mehr oder weniger großer epithelausgekleideter Höhlen ein siebartiges Aussehen annehmen und wird dann als Carcinoma cribrosum (lat. cribrum = Sieb) bezeichnet. Wenn die Zellmassen zentral nekrotisieren, läßt sich der Zelldetritus auf der Schnittfläche komedoartig auspressen, daher der Name Komedokarzinom.

Der **Morbus Paget** entsteht aus intraduktalen Karzinomen. Man nimmt an, daß es sich um eingewanderte Epithelzellen eines Milchgangskarzinoms in die Epidermis von Mamille und Areola, also die äußerst seltene **intraepitheliale** Ausbreitung eines Karzinoms, handelt. (Aber auch die ortsständige Entstehung wird diskutiert). Die immigrierten sogenannten Paget-Zellen sind groß, hell, mit relativ chromatinarmen Kernen (Abb. 22-10). Durch späteren Zerfall des Epithels entstehen an der Mamille und Areola **Ulzera, die trotz Therapie nicht heilen** und dann immer der **Klärung durch Probeexzision** bedürfen. Den Morbus Paget gibt es auch in anderer Lokalisation (z. B. Vulva, s. S. 21).

Plattenepithelkarzinome sind im Bereich der Mammae äußerste Seltenheiten. Sie gehen im allgemeinen nicht vom Drüsenkörper aus, sondern von der Haut, vielleicht auch einmal von einer plattenepithelialen Metaplasie der Brustdrüse.

Das **Carcinoma cystopapillare** ähnelt dem serösen Zystadenokarzinom des Ovars. In einer Zyste finden sich Papillen mit zellarmem Stroma, die von mehrschichtigem, mehr oder weniger polymorphem Epithel überzogen sind.

Noch seltenere Mammatumoren, wie z. B. Mukoepidermoidkarzinome, Karzinome mit Riesenzellbildung, Karzinoidtumoren oder das Cystosarcoma phylloides werden hier nicht näher besprochen und sollten in der einschlägigen Literatur nachgesehen werden.

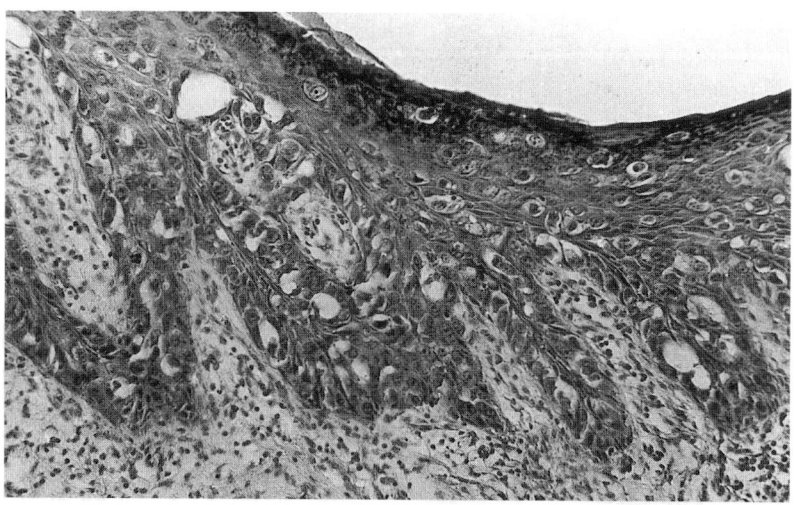

Abb. 22-10 Histologisches Bild des Morbus Paget (mit freundlicher Genehmigung von Priv.-Doz. Dr. Herzog/Mainz).

Das **Carcinoma inflammatorium**

stellt **keine besondere histologische Erscheinungsform**, sondern die auffällige, **diffuse Ausbreitungsart** eines Karzinoms dar. Es kommt zu einer ausgedehnten subepidermalen **Lymphangiosis carcinomatosa**. Durch Stauungserscheinungen der Gefäße entsteht eine Hyperämie der Haut, die **wie eine Mastitis erscheint.**

Deshalb ist

> **jede Mastitis außerhalb der Gravidität oder des Puerperiums karzinomverdächtig.**

Hormonrezeptoren (s. auch S. 746)

Wichtig für die prognostische Einschätzung des Mammakarzinoms sowie für seine Nachbehandlung ist die Bestimmung der Hormonrezeptoren, d. h. der Östrogen-, Progesteron- (und Testosteron-)Rezeptoren im Karzinomgewebe. Diese Untersuchungen werden in Ergänzung zur histologischen Begutachtung durchgeführt. Meist werden nur die Östrogen- und Progesteronrezeptoren bestimmt. Allgemein gilt, daß **rezeptorpositive Karzinome eine günstigere Prognose haben**, (da sie meist höher differenziert sind).

4.3 Klinisches Bild — Diagnostik — Zusatzdiagnostik zwecks Früherkennung

Jede Frau über 30 Jahren sollte etwa zweimal im Jahr **selbst** beide Brüste **durch Betrachten** im Spiegel und **Betasten** untersuchen (Abb. 22-11) und **einmal im Jahr** von einem **Arzt** untersuchen lassen. Etwa **80% aller Mammakarzinome werden durch die Tastuntersuchung entdeckt!** Die Tastuntersuchung **(mit Axilla!)** sollte im **Stehen** oder

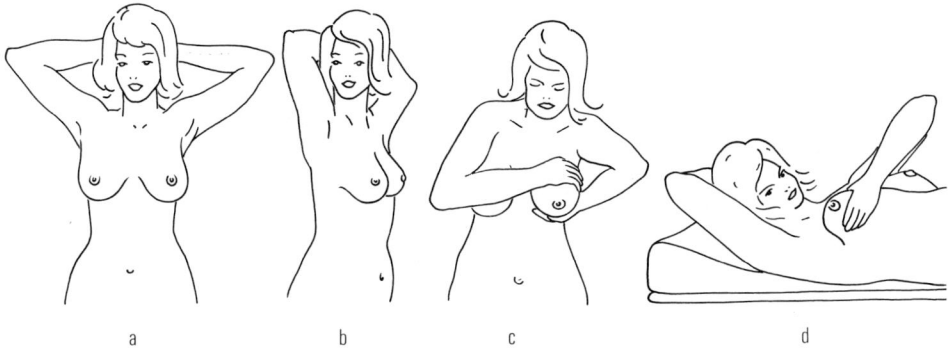

a   b   c   d

Abb. 22-11 Selbstuntersuchung der weiblichen Brust.

Inspektion vor dem Spiegel mit erhobenen Armen

a = von vorne

b = von schräg seitlich

Tastuntersuchung

c = im Stehen

d = im Liegen

Sitzen und im **Liegen** mit Anheben des Armes der untersuchten Seite, damit sich ein Knoten gegen die harte Unterlage des angespannten M. pectoralis major besser tasten läßt (Abb. 22-11 d), erfolgen. Der Arzt muß die Patientin während der Untersuchung genauestens zur Selbstuntersuchung anleiten.

Wichtig ist die Kenntnis der **Häufigkeitsverteilung** des Mammakarzinoms **auf die verschiedenen Quadranten** der Brust (s. Abb. 22-6).

Folgende Veränderungen begründen den Verdacht auf ein Mammakarzinom:

1. Sichtbare Veränderungen

- **Neu aufgetretene Größendifferenz** der Brüste;
- **unterschiedliches Verhalten der Brüste beim Anheben der Arme;**
- **Einziehung oder Hochstand der Mamille,**
- **Einziehung ("Krebsnabel") schwerverschieblicher Haut** mit flacher Hautverdickung = Plateauphänomen,
- Auftreten einer **"Apfelsinenschalenhaut" (Peau d'orange)** in einem umschriebenen Areal,
- Verkleinerung **einer** Brust (selten; am ehesten bei Scirrhus),

sogenannte **Retraktionsphänomene** (Abb. 22-12)

- **ekzematöse Veränderungen** von **Mamille** oder **Areola;**
- **einseitige Mamillenabsonderung** (Papillom oder duktales Karzinom?);
- **erysipelartige,** flächenhafte **Hautrötung** bei fortgeschrittenem sogenanntem **Carcinoma inflammatorium.**

2. Tastbare Veränderungen

- **Umschriebene,** eventuell auch **fragliche Verhärtung;**
- **Harte Knoten** in der Brust, vor allem **Solitärknoten;**
- **Harte Lymphknoten in der Achselhöhle.**

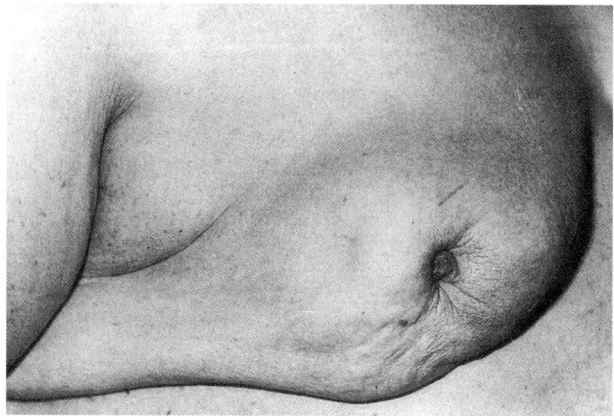

Abb. 22-12   Sogenannte Retraktionsphänomene: Einziehung der Mamille; Einziehung der Haut.

Das **wichtigste klinische Indiz** für ein Mammakarzinom ist der **harte, indolente**, meist nicht scharf abgrenzbare, an der Haut und/oder auf der Unterlage fixierte, unverschiebliche Knoten, eventuell mit Hautödem und „Retraktionsphänomenen" (s. Abb. 22-12). Sehr häufig (in über 50%) finden sich bei dieser Situation **tastbare harte Lymphknoten in der Axilla**. Diagnostische Hinweise können blutige Milchgangsekretion („blutende Mamma") und Mamillenekzeme (Paget) sein.

Die besondere **Wachstums**form des Mammakarzinoms, das **Carcinoma inflammatorium**, fällt klinisch durch die mastitis- oder erysipelartige Hautrötung auf. Die Verwechslungsmöglichkeit mit einer Mastitis liegt daher nahe, sofern man bei Hautrötungen der Mamma außerhalb des Puerperiums nicht an ein Karzinom denkt. Die knotige panzerartige Ausbreitung unbehandelter Mammakarzinome bezeichnet man als „Cancer en cuirasse".

Die **Ausbreitung** des Mammakarzinoms erfolgt anfangs **lymphogen**, aber auch **schon sehr früh hämatogen**. Rheumaähnliche Schmerzen können auf eine bereits erfolgte Knochenmetastasierung hinweisen. Die häufigsten **Metastasierungsorte** sind

— Knochen ca. 70%,
— Leber ca. 60%,
— Lunge und Pleura ca. 50%,
— Ovarien ca. 20%.

Die **Metastasierungswahrscheinlichkeit** ist weitestgehend abhängig von der **Größe** des Primärtumors und ist bei einer Tumorgröße von weniger als 1 cm noch relativ gering. Tumoren zwischen 1—2 cm haben schon in über 50% der Fälle Metastasen in den Achsellymphknoten gesetzt, solche über 2 cm in über 80%.

> **Mit dem Auftreten von Fernmetastasen ist das weitere Schicksal der Patientin im wesentlichen vorherbestimmt; daraus geht die besondere Bedeutung der Frühdiagnostik hervor.**

Ausgeprägte klinische Mammakarzinome sind im allgemeinen leicht zu erkennen (s. o.). Meist aber ist es schwierig oder unmöglich, kleinere Knoten in der Brust allein aus dem Tastbefund als gut- oder bösartig einzustufen. Hier bedarf es der Zusatzuntersuchungen und vor allem der histologischen Klärung.

Zusatzmethoden zur möglichst frühzeitigen Erkennung des Mammakarzinoms

Von allergrößter Bedeutung ist neben der Klärung fraglicher Tastbefunde die Erkennung noch nicht tastbarer **Frühveränderungen**, da wegen der noch geringen Größe mit den besten Heilungschancen zu rechnen ist. Wie bei allen anderen Karzinomen bedeutet die **Frühdiagnostik** auch beim Mammakarzinom eine **Verbesserung der Heilungsstatistik**, nachdem sich gezeigt hat, daß die operativen, radiologischen, hormonalen und/oder zytostatischen Behandlungsmethoden des **metastasierten** Mammakarzinoms nur eine geringe bzw. keine Heilungschance haben. Als „Frühfälle" werden Karzinome bis 0,5 cm Größe angesehen.

Folgende Methoden werden als **Zusatzdiagnostik** zur möglichst frühzeitigen Erkennung der Mammakarzinome mehr oder weniger erfolgreich angewandt:

1. **Mammographie**
2. **Xeroradiographie**
3. **Pneumozystographie**, evtl. mit Exfoliativzytologie
4. **Galaktographie**
5. **Sonographie**
6. **Thermographie**
7. **Punktions-Zytodiagnostik** (Feinnadelbiopsie)
8. **Zytodiagnostische Untersuchung von Mamillensekreten**

Zu 1.: Unter den o. g. Verfahren spielt bislang für die Entdeckung noch kleiner, okkulter Karzinome eigentlich nur die **Mammographie** mit ihrer Ergänzungsmethode der **Galaktographie** eine Rolle; günstigster Zeitpunkt wegen der vorteilhaftesten Strukturdichte ist der 8.–10. Zyklustag.

Zu 2.: Die ihr nahestehende **Xeroradiographie** vermochte sich in Deutschland nicht durchzusetzen. Die Xerographie ist ein photoelektrisches Trockendruckverfahren, bei dem selenbeschichtete Aluminiumplatten einer Bestrahlung ausgesetzt werden, bei Anwendung an der Mamma Röntgenstrahlen (= Xero**radio**graphie). Die Organstrukturen treten etwa wie bei der konventionellen Mammographie hervor. Demgegenüber werden aber die für die Tumordiagnostik wichtigen Mikroverkalkungen in ihrer Darstellbarkeit unterschiedlich beurteilt.

Zur Mammographie
Mit Hilfe der **Mammographie** mittels **Weichstrahlrastertechnik** und speziellen Filmmaterials (stets **beid**seits eine kraniokaudale und mediolaterale Aufnahme!) gelingt die zuverlässige Diagnose bei Tumoren von mehr als 1 cm Größe in mehr als **90%** der Fälle. Natürlich hängt die **Treffsicherheit außer von der Technik wesentlich von der Erfahrung des Untersuchers** ab. Karzinome mit einem Durchmesser zwischen 5 und 10 mm lassen sich mit recht großer Sicherheit erkennen. Das Auflösungsvermögen des

radiologischen Verfahrens liegt unter günstigen Voraussetzungen bei einem Tumordurchmesser von ca. 2 bis 5 mm; das gilt aber nur bei einer nicht zu dichten Struktur des Drüsenkörpers, bei guter Abgrenzbarkeit zu umgebenden Strukturen und bei der Darstellbarkeit von Mikroverkalkungen. Durchschnittliche Treffsicherheit 80—95%. Günstigster Untersuchungstermin 8—10. Zyklustag.

> Die wichtigsten **mammographischen Hinweiszeichen auf ein Karzinom** sind
> - **sternförmige Verschattungen mit strahligen Ausläufern** (= „Krebsfüße") (Abb. 22-13),
> - **Mikroverkalkungen** (Abb. 22-14),
> - **asymmetrische Veränderungen,**
> - **Befundänderungen bei Kontrolluntersuchungen.**

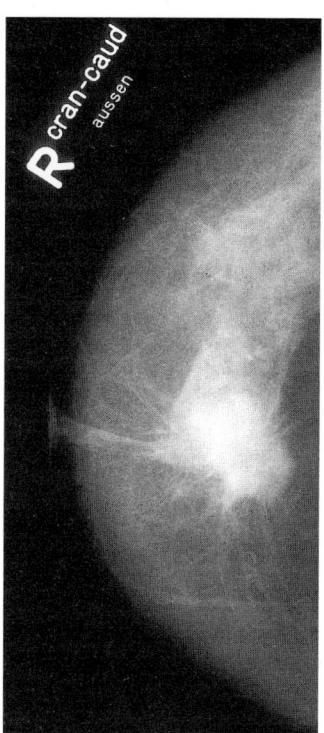

Abb. 22-13

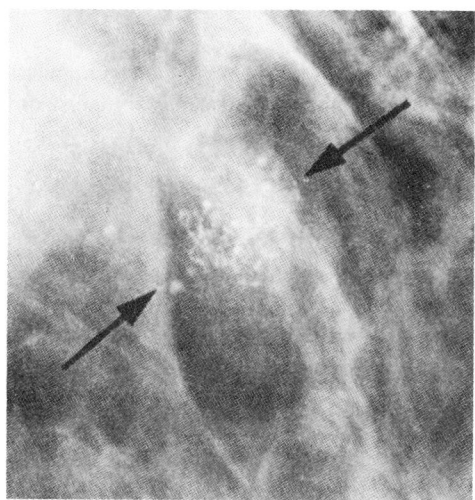

Abb. 22-14

Abb. 22-13   Mammographisches Bild eines Mammakarzinoms.

Abb. 22-14   Mammographie: Mikroverkalkungen (s. Pfeile). (Aus: Röntgenuntersuchung der Brust: W. HOEFFKEN u. M. LANYI).

Die wichtigsten sind dabei die ersten beiden Zeichen. Besonders die in **Gruppen** angeordneten **Mikroverkalkungen** geben Hinweise auf Karzinome. Sie finden sich aber nur in 37% der Fälle und sind darüber hinaus **nicht karzinomspezifisch**, da sie **auch bei Mastopathien** gefunden werden können. (Mikroverkalkungen entstehen zum einen aus der Fähigkeit mancher Epithelzellen zur Kalkbildung, zum anderen infolge von Nekrosen).

Der **Wert** solcher Hinweise für die Frühdiagnostik des Mammakarzinoms ist aber **unbestreitbar**. Immerhin wird so bei 0,3 bis 1% klinisch unauffälliger Patientinnen durch die Mammographie ein Mammakarzinom entdeckt. (Diese Aufdeckungsrate ist höher als die des Zervixkarzinoms durch die Zytodiagnostik!)

Deshalb sollten bei fehlenden Risikofaktoren (s. S. 721) und unauffälligen radiologischen Befunden

mammographische Kontrolluntersuchungen

in folgenden Abständen durchgeführt werden:

zwischen dem 30. und 40. Lebensjahr alle 5 Jahre,
zwischen dem 40. und 50. Lebensjahr alle 2—3 Jahre,
jenseits des 50. Lebensjahres alle 2 Jahre, besser jedes Jahr.

Eine mammographische Untersuchung ist immer unumgänglich notwendig:

- an der **kontralateralen Mamma nach Karzinomoperation** in **ein**jährigen Abständen,
- bei **derben Lymphknoten in der Axilla**,
- bei **zyklusunabhängiger Mastodynie**,
- bei **familiärer Belastung** (in gegenüber der Norm verkürzten Abständen),
- bei (vor allem einseitig) **sezernierender Mamma**, mit Galaktographie,
- bei histologisch nachgewiesenen **proliferierenden Mastopathien** (in gegenüber der Norm verkürzten Abständen),
- bei palpatorisch **unklarem Befund**.

Forensisch wichtig ist, daß sich in etwa **5—10%** aller Fälle palpable Brustdrüsenkarzinome **röntgenologisch nicht nachweisen** lassen. Man sollte daher **palpable Tumoren auch bei negativer Mammographie stets histologisch durch Tumorentfernung abklären**.

Die auch in der Laienpresse geführte Diskussion über mögliche **Strahlenbelastung durch die Mammographie** rechtfertigt nicht den Verzicht auf diese Diagnostik. Die Strahlenbelastung bei einmaliger jährlicher Mammographie liegt bei einem Zehntel der erlaubten jährlichen Berufsbelastung. Nach derzeitigem Wissen **übertrifft der Nutzeffekt der Mammographie bei weitem die hypothetische Schadensmöglichkeit**. Es ist aber **sicher nicht gerechtfertigt**, einen auffälligen mammographischen Befund in **relativ kurzen Zeitabständen mammographisch weiter zu beobachten**. Wegen der erhöhten Strahlenbelastung mehrmaliger mammographischer Untersuchungen sollten **fragliche mammographische Veränderungen**, vor allem suspekte Mikroverkalkungen immer baldigst exzidiert werden.

Zu 3.: Die **Pneumozystographie** dient der Unterscheidung **zystischer** Gebilde von **soliden** Tumoren. Der suspekte Bezirk wird angepunktet, sofern es sich um eine Zyste handelt, entleert und anschließend mit Luft gefüllt. Die nachfolgende Röntgenaufnahme ergibt ein charakteristisches Bild, das die Zyste beweist. Der Zysteninhalt sollte nach Sedimentierung **zytodiagnostisch** untersucht werden. Die radiologische Pneumozystographie wird heute meist durch die nicht strahlenbelastende **Ultraschalluntersuchung** ersetzt.

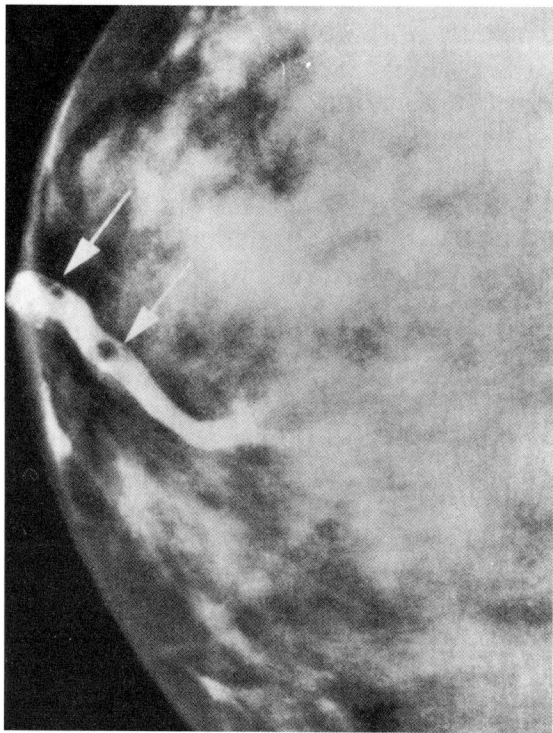

Abb. 22-15 Galaktographie: Duktektasie und 2 Kontrastmittelaussparungen (Pfeile), die histologisch Papillomen entsprechen. In der Umgebung mastopathische Veränderungen (aus W. HOEFFKEN u. M. LANYI).

Zu 4.: Die **Galaktographie** (röntgenologische Kontrastmitteldarstellung der Milchgänge) ergänzt die Mammographie bei **einseitiger Sekretion** aus der Mamille (bei **doppel**seitiger milchiger Sekretion sollte immer der **Prolaktinspiegel** bestimmt und bei dessen Erhöhung nach einem Hypophysenadenom (Prolaktinom) gefahndet werden). Durch die Galaktographie werden die betroffenen Milchgänge mit Aussparungen (Abb. 22-15) oder Erweiterungen dargestellt, die Papillomen oder Duktektasien, aber auch Karzinomen entsprechen können.

Natürlich gibt die Galaktographie **keine Auskunft über die Dignität (benigne vs. maligne) des Prozesses**; sie liefert aber einen **Hinweis auf die Lokalisation für die Probeexzision**.

Zu 5.: Die **Sonographie** (Ultraschalluntersuchung) hat als nicht invasive und nicht strahlenbelastende Methode bei **tastbaren** Tumoren heute ihren festen Platz in der Diagnostik, insbesondere für

a) die **Unterscheidung zwischen zystischen und soliden Veränderungen**;

b) die **schallgesteuerte Lokalisationshilfe** beim Anpunktieren von Zysten oder soliden Tumoren;

c) den **Versuch einer Eingrenzung** der Dignität palpabler Tumoren;
d) die Untersuchung **sehr junger** und **schwangerer Frauen**;
e) die **Kontrolle nach Prothesenimplantation**.

Für die **Frühdiagnostik** nicht palpabler und die Dignitätsbeurteilung sehr kleiner, eben palpabler Befunde ist die Sonographie (noch) **nicht** geeignet. An verbesserten Instrumenten wird gearbeitet.

Zu 6.: Die **Thermographie** wird meist nicht als Distanz- (**Tele-** (= Umwandlung von Wärmestrahlen in elektrische Impulse)) sondern als **Plattenthermographie** (TRICOIRE) angewandt. Die Plattenthermographie mißt Oberflächentemperaturen der Haut mit Hilfe flüssigkristalliner Cholesterinbenzoate, die sich bei Temperaturdifferenzen (umschriebenes Areal erhöhter Vaskularisation = hot spot) unterschiedlich anfärben. Die **Thermographie eignet sich nicht zur Frühdiagnostik** und dementsprechend auch nicht zum Massenscreening. Sie gilt aber als brauchbares Verfahren zur **Überwachung von Risikosituationen**, insbesondere zur Rezidivsuche und zur Kontrolle nicht chirurgisch behandelter, nur bestrahlter Prozesse.

Zu 7.: Die **Punktionszytodiagnostik (sogen. Feinnadelpunktion)** soll der Verminderung von Probeexzisionen dienen. Ihre Anwendung setzt daher eine **tastbare** oder zumindest eine sehr deutlich mammographisch erkennbare **Veränderung** voraus. Ihre **Anwendung ist aber recht problematisch aus drei Gründen:**

a) In den meisten Fällen ist es recht schwierig, **kleinere** getastete oder auch auf dem Röntgenbild erkennbare **Gewebsverdichtungen** mit der Nadel selbst bei radiologischer oder Ultraschall-Markierung auch **sicher zu treffen**.
b) Die **zytodiagnostische Beurteilung** solcher Punktate kann sehr **schwierig** sein und erfordert sehr erfahrene Untersucher.
c) Nur ein positives Punktionsergebnis ist beweisend, ein negatives schließt Malignität nicht aus.

Daraus ergibt sich zumeist auch bei tastbaren Veränderungen schließlich doch die Notwendigkeit der Exzision des verdächtigen Bezirkes, wenn eine höchstmögliche Sicherheit der Diagnostik erreicht werden soll.

Aus diesen Gründen wird die Punktion nur selten angewandt, am häufigsten noch bei der sog. Tripel-Diagnostik (Palpation, Mammographie, Feinnadelpunktion) und wenn es gilt, eine Zyste von einem soliden Tumor zu unterscheiden (Pneumozystographie, s. o.).

Zu 8. Zytodiagnostik: An der Mamma lassen sich folgende Materialien zytodiagnostisch untersuchen:

a) Sekrete aus den Mamillen,
b) Punktionsflüssigkeit aus Zysten,
c) Punktionsbiopsien aus soliden Tumoren.

Die Beurteilung erfolgt nach den Methoden der Zytodiagnostik und kann bisweilen recht schwierig sein.

Histologische Klärung

Die **endgültige Diagnose** eines Mammakarzinoms bzw. die Abgrenzung gegen gutartige oder präinvasive Gewebsveränderungen kann immer nur durch eine **histologische Begutachtung** des Exzisionsmaterials erfolgen. Sie bildet auch die Grundlage für die endgültige Therapie. Die **Indikation** zur **operativen Gewebsentnahme** wird aufgrund der bestehenden Risikofaktoren, des Palpationsbefundes sowie des radiologischen Befundes, eventuell auch aufgrund der punktionszytologischen Ergebnisse sehr großzügig gestellt. Bei hochverdächtigen Vorbefunden oder **klinisch höchstverdächtigen** Mammabefunden sollte der Eingriff immer unter den Bedingungen der **Schnellschnittdiagnostik** durchgeführt werden. Bestätigt sich die Karzinomdiagnose im Schnellschnitt (Dauer etwa 10 Minuten), wird die weitere Operation unmittelbar angeschlossen. Das hat den Vorteil, das Narkose- und damit das Operationsrisiko und die psychische Belastung der Patientin zu vermindern. Bei unklarem Schnellschnittergebnis Beendigung des Eingriffes, evtl. Zweitoperation nach exakter histologischer Diagnose. Die Gefahr der Zellstreuung aus dem Karzinom bei **zwei**zeitigem Vorgehen wird heute nicht mehr für sehr bedeutsam angesehen.

Nach Sicherung der Diagnose eines Mammakarzinoms werden zum Nachweis bzw. zum Ausschluß von Fernmetastasen folgende **zusätzliche Untersuchungen** durchgeführt:

Lebersonographie und **-szintigraphie,**
evtl. **Computertomographie (CT),**
Röntgen-Thorax,
Ganzkörperskelettszintigraphie mit **Röntgenuntersuchung metastasenverdächtiger Skelettbezirke,**
Mammographie der anderen Brust, soweit nicht bereits erfolgt.

4.4 Stadieneinteilung

Die im deutschsprachigen Raum gebräuchlichste Einteilung war **früher** die nach STEIN-THAL (Heidelberg 1859—1927). Sie ist durch das international vergleichbare TNM-System (nach den Richtlinien der UICC) heute praktisch völlig verdrängt worden.

Die TNM-Einteilung erlaubt wegen ihrer erheblichen Unterteilungsmöglichkeiten die Bildung zahlreicher Untergruppen. Das kann die statistische Verwertbarkeit bei kleinem Material, wenn sich nur wenige Fälle in jeder Gruppe befinden, stören. Es kann aber auch die Übersicht über therapeutisch und prognostisch zusammengehörige Fälle erschweren. Um einer solchen Zersplitterung für therapeutische und prognostische Zwecke vorzubeugen, lassen sich gleichartig gelagerte Fälle unverbindlich in verschiedene Stadien zusammenfassen. Eine solche Einteilung in Stadien, die nicht mit den ehemaligen STEINTHAL-Stadien identisch ist, wird der Darstellung des TNM-Systems angefügt.

Das **TNM-System** klassifiziert nach Tumorgröße (T), Lymphknotenbefall (N) und Metastasen (M). Man unterscheidet die **prätherapeutische** (TNM) und die **postoperative** (**p**TNM) (histologisch fundierte) Einteilung. Beide werden synoptisch nachfolgend in Anlehnung an die Richtlinien der UICC (Union internationale contre le Cancer), modifiziert und stark gekürzt, wiedergegeben.

TNM	pTNM

T = Größe des Primärtumors

T_0	Kein Anhalt für Primärtumor	pT_0	Kein Karzinom nachweisbar
		$pTis$	= präinvasives Karzinom
T_1	Größte Tumorausdehnung bis 2 cm		
T_{1a}	Größte Tumorausdehnung bis 0,5 cm		
T_{1b}	Größte Tumorausdehnung bis 1,0 cm	pT	wie T
T_{1c}	Größte Tumorausdehnung bis 2,0 cm		
T_2	Größte Tumorausdehnung von 2–5 cm		
T_3	Größte Tumorausdehnung mehr als 5 cm		
T_4	Tumor jeglicher Größe mit Ausdehnung auf Brustwand und/oder Haut		
T_x	Keine sichere Einordnung möglich		

N = regionäre Lymphknoten (LK)

N_0	Keine regionären LK-Metastasen (tastbar)	pN_0	Keine LK-Metastasen
N_1	Metastasen (tastmäßig als solche angesehen) in beweglichen ipsilateralen LK	pN_1	Metastasen in beweglichen ipsilateralen axillären LK
		pN_{1a}	Mikrometastasen bis 0,2 cm
		pN_{1b}	Metastasen > 0,2 cm Die LK-Metastasen lassen sich nach Zahl und Größe weiter in I–IV unterteilen
N_2	Untereinander oder mit anderen Strukturen verbackene LK (als Metastasen anzusehen)	pN_2	wie N_2: histologisch gesichert
N_3	Metastasen ipsilateral entlang der Mammaria interna (frühere Definition: Tu.-positive infra- und supraclavikuläre LK)	pN_3	wie N_3
N_x	nicht beurteilbar		

M = Metastasen

M_0	Keine Fernmetastasen	pM	wie M
M_1	Fernmetastasen		
M_x	nicht beurteilbar		

Histopathologisch lassen sich die Mammakarzinome zusätzlich in: G_1 = gut differenziert; G_2 = mäßig differenziert; G_3 = schlecht differenziert und G_4 = undifferenziert, unterteilen.

Die **Prognose** des Mammakarzinoms wird **ganz wesentlich von seinem histologischen Differenzierungsgrad mitbestimmt.**

Nach dem TNM-System läßt sich die Größe des Tumors und der Grad der Metastasierung als **Formel** wiedergeben. Wenn das Karzinom z. B. als „$T_2N_2M_0$" beschrieben wird, heißt das: „Der Primärtumor hat einen Durchmesser von 2–5 cm; die axillären Lymphknoten sind befallen und miteinander verbacken oder fixiert; es lassen sich zur Zeit keine Metastasen in anderen Organen nachweisen".

Entsprechend den einleitenden Bemerkungen zur TNM-Einteilung wird nachfolgend aus Gründen der Übersichtlichkeit für Statistik, Therapie und Prognose die Stadieneinteilung des Mammakarzinoms mit den verschiedenen Möglichkeiten der TNM-Klassifikation korreliert (Tab. 22-1).

Tabelle 22-1   Stadieneinteilung des Mammakarzinoms*

Stadium	T	N	M
Stadium 0	Tis	N_0	M_0
Stadium I	T_1	N_0	M_0
Stadium II A	T_0	N_1	M_0
	T_1	N_1	M_0
	T_2	N_0	M_0
Stadium II B	T_2	N_1	M_0
	T_3	N_0	M_0
Stadium III A	T_0	N_2	M_0
	T_1	N_2	M_0
	T_2	N_2	M_0
	T_3	N_1, N_2	M_0
Stadium III B	T_4	jedes N	M_0
	jedes T	N_3	M_0
Stadium IV	jedes T	jedes N	M_1

* Die präoperative Beurteilung (vor allem der Lymphknoten) ist mit einer hohen Fehlerquote belastet. Man sollte daher diese Stadieneinteilung immer auf die postoperative (histologisch gesicherte) Beurteilung der verschiedenen Parameter beziehen, auch wenn der Zusatz „p" in der Tabelle weggelassen wurde.

4.5 Therapie des Mammakarzinoms

Die **Primärtherapie** operabler Fälle besteht in der **Entfernung der Brustdrüse** (mit oder ohne einen oder beide Pectoralismuskeln) **und der axillären Lymphknoten.** Vom pTNM-Status sowie vom Sitz, histologischem Bild des Tumors und anderen Risikokriterien (z. B. Hormonrezeptorstatus, Alter der Patientin, s. S. 753) hängt es ab, ob eine weitere Therapie in Form einer hormonalen Therapie, Chemotherapie oder Bestrahlung notwendig ist. Bei jüngeren Patientinnen kann man sich um eine kosmetische Rekonstruktion der amputierten Brust bemühen.

4.5.1 Operation

Die Operation verfolgt 2 Ziele:

1. **Die Entfernung der tumorbefallenen Brust**
    a) bei lokoregionär begrenztem Tumor
    b) bei bereits streuendem Karzinom

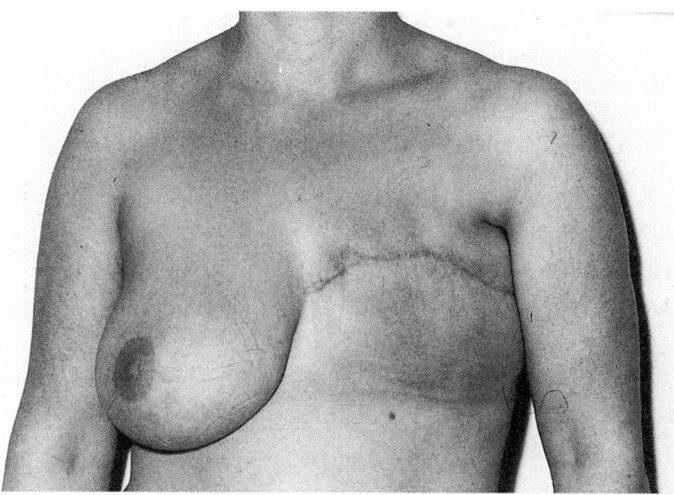

Abb. 22-16 Schnittführung nach STEWART.

2. **Die Entfernung der axillären Lymphknoten** aus diagnostischen und prognostischen, aber auch aus therapeutischen Gründen.

Die früher übliche Radikaloperation nach HALSTED-ROTTER mit ihrer kosmetisch unschönen Schnittführung vom Oberarm schräg zum unteren Anteil des Manubrium und vor allem der Entfernung **beider** Brustmuskel ist heute weitestgehend verlassen. Auch **superradikale** Operationen, z. B. mit Ausräumung der retrosternalen Lymphknoten, werden kaum noch durchgeführt. Heute wird meist von einem Querschnitt nach STEWART (Abb. 22-16) aus operiert, was bei entsprechender Assistenz die Zugänglichkeit der Axilla nicht erschwert. Zumindest der **M. pectoralis major wird meist belassen**, es sei denn, daß das Karzinomgewebe in seine Faszie oder den Muskel eingewachsen ist.

Häufig wird die modifizierte **Mastektomie mit Ausräumung der Axilla unter Erhaltung beider Pectoralismuskeln durchgeführt**. Der **Nachteil** des Vorgehens ist aber, daß vor allem die thoraxnahen Anteile der Axilla und die Infraklavikulargrube nicht sauber ausgeräumt werden können. Deshalb ist heute die

Standardmethode meist das Vorgehen nach PATEY bestehend aus **Mastektomie, Entfernung des Musculus pectoralis minor** (bei Belassen des Musculus pectoralis major) und Ausräumung der **axillären, interpektoralen und infraklavikulären Lymphknoten**. Dabei wird die V. axillaris sauber freigelegt, die einmündenden kleinen Venen werden abgesetzt, der N. thoracicus longus sowie der Truncus thoraco-dorsalis bis in die Endverzweigungen im M. serratus bzw. M. latissimus dorsi hinein sorgfältig präpariert und geschont, um danach das ganze lymphknotenhaltige Gewebe möglichst „en bloc" mit dem Mammapräparat ausräumen zu können.

Die modifizierte Radikaloperation nach PATEY gilt heute als die sicherste Methode der Lokalsanierung.

Die Anzahl derjenigen Frauen, die sich mit dem Verlust der Brust nicht einverstanden erklären, nimmt zur Zeit ständig zu. In solchen Situationen kann man bei noch kleinem Primärtumor die **Quadrantenresektion, Segmentresektion** oder einfache **Tumorektomie** mit Nachbestrahlung (unerläßlich!) der Brust mit mindestens 6000 rad. (= 60 Gy. [= Gray]) erwägen. Das Vorgehen ist noch nicht ausreichend statistisch untermauert und **nur erlaubt wenn:**

- **gleichzeitig die Ausräumung der axillären Lymphknoten erfolgt;**
- der Tumor **nicht größer als 2 cm** ist;
- die Patientin auf das **wahrscheinlich höhere Risiko aufmerksam gemacht** wurde;
- die **Nachbestrahlung gesichert ist. Ohne** Nachbestrahlung ist eine solche „eingeschränkte" Operation wegen möglicher multizentrischer Tumorherde **strikt** abzulehnen.

Man sollte solange, bis endgültige statistische Beweise für oder gegen den Wert dieses Vorgehens vorliegen, die Erprobung dieser Behandlungsart **großen Zentren** zum Sammeln von Erfahrungen überlassen. Bis dahin sollte möglichst die Radikaloperation in der Modifikation nach PATEY durchgeführt werden, oder bei Frühfällen bis 0,5 cm Größe die (evtl. subkutane) Mastektomie mit Lymphknotenausräumung.

Die Amputation einer Brust wird von jeder Frau als verstümmelnder Eingriff empfunden. Viele Frauen fühlen sich danach nicht mehr vollwertig, was vor allem zu **Partnerschaftsproblemen** führen kann. Die Angst vor dem Verlust einer Brust hält manche Frau davon ab, Vorsorgeuntersuchungen durchführen zu lassen oder den Arzt bei einem von ihr selbst getasteten Knoten aufzusuchen.

Man sollte deshalb, insbesondere jüngere Frauen, darauf aufmerksam machen, daß es heute recht gute operative Verfahren gibt, um eine **Brust nach der Ablatio wieder zu rekonstruieren,** allerdings am besten **erst einige Zeit nach der Primäroperation.** Verwendet werden dazu Silastic-Prothesen, die unter die Haut oder den Musculus pectoralis major implantiert werden. Die Kosten dafür werden von der Krankenkasse übernommen. Auch mit körpereigenem Material sind plastische Operationen zur Deckung größerer Defekte möglich und werden an einer Reihe von Kliniken durchgeführt.

Man sollte die Patientinnen, die sich zu plastischen Rekonstruktionen mit körperfremdem Material entschließen, auch auf die Nachteile dieses Vorgehens aufmerksam machen; es wird nämlich eine erschwerte Beurteilbarkeit des Operationsgebietes in der Nachkontrolle diskutiert. Vor allem muß aber auf die hohe Quote der späteren **Kapselschrumpfungen** nach Protheseneinlage hingewiesen werden. Diese läßt sich dadurch vermindern, daß man sofort bei der Operation einen flachen „Platzhalter" (Inlay) einlegt und diesen nach Ausbildung eines erstaunlich glatt begrenzten Hohlraumes nach einem halben bis einem Jahr durch eine Silikonprothese ersetzt. Auch Expander(= auffüllbare)-prothesen werden hierzu verwendet.

4.5.2 Postoperative Bestrahlung

1. Eine **Bestrahlung der Thoraxwand**
ist angezeigt bei

a) nicht sicher im Gesunden entfernten Tumoren mit thorakalen Residuen;
b) großen Tumoren mit einem relativ kleinen Sicherheitsbereich zum gesunden Nachbargewebe;
c) Lokalrezidiv.

2. Bestrahlung der Axilla:
Wegen der möglichen Spätfolgen (Fibrosierung der Axilla, **Armödem**) sollte man eine **Bestrahlung der Axilla** nach vorausgegangener **exakter** axillärer und infraklavikulärer Lymphonodektomie **vermeiden.** Sie ist nur dann indiziert, wenn die Lymphknoten **nicht** radikal entfernt wurden.

3. Eine **Bestrahlung der retrosternalen Lymphknoten**
ist **angezeigt** bei **medialem Sitz des Primärtumors**, da bei dieser Lokalisation des Tumors die erhöhte Möglichkeit einer lymphogenen retrosternalen Metastasierung besteht (vgl. Abb. 22-7).

> **Merke:** Je radikaler und exakter operiert wird, desto weniger kommt eine postoperative Bestrahlung in Frage.

Berechtigung hat die Bestrahlung weiterhin bei **inoperablen Mammakarzinomen** (palliativ).

Wird außer der Bestrahlungstherapie eine Chemotherapie erwogen, so ist an die Gefahr der Summierung unerwünschter Nebenwirkungen zu denken. So sind bei einigen Zytostatika (z. B. Adriamycin) radiomimetische Wirkungen und damit Interferenzen mit Strahlen bekannt. Vor allem ist zu beachten, daß die zytostatische Therapie zusammen mit einer Bestrahlung eine ausgeprägte Knochenmarksdepression entfalten kann. Die Kombination von hormonaler Therapie und Bestrahlungstherapie gilt jedoch als unproblematisch.

4.5.3 Systemische Therapie im Überblick

Für das Mammakarzinom ist die **frühe lymphogene und hämatogene Metastasierung auffallend und charakteristisch.** Schon bei kleinsten Tumoren (2 – 3 mm) ist eine generalisierte Ausbreitung beobachtet worden. Bei einem Tumor von der Größe T_1 (bis 2 cm) ist bereits in 30 – 50% der Fälle mit einer Metastasierung zu rechnen. Wir wissen außerdem, daß von allen am Mammakarzinom erkrankten und primär behandelten Frauen mindestens 50% ein Rezidiv erleiden (so daß der Tumor zum Zeitpunkt der Operation schon gestreut haben muß oder (bei Lokalrezidiv) nicht vollständig entfernt wurde) und von diesen wieder fast Dreiviertel (70%) in den 3 folgenden Jahren sterben.

Zusätzlich zur Lokalsanierung wird daher in bestimmten Fällen (s. u.) eine systemische Behandlung durchgeführt.

> Merke: **Das Mammakarzinom ist nicht nur eine lokale Veränderung der Brustdrüse, sondern kann auch schon in frühen Stadien bei kleinem Primärtumor systemisch ausgebreitet sein.**

Zur Frage einer systemischen Therapie lassen sich zum Zeitpunkt der Primärtherapie im wesentlichen **3 Fallgruppen** unterscheiden:

1. **Kein** Hinweis auf regionäre Lymphknotenmetastasen oder Fernmetastasierung (N_0M_0) bei Sitz des Tumors im lateralen Anteil der Brust.
2. Nachweis einer **axillären Lymphknoten-Metastasierung** ohne nachweisbare Fernmetastasen ($N_{pos.}$, M_0) (oder Sitz des Tumors im **medianen (oder zentralen) Anteil der Brust** ohne Metastasen in der Axilla s. S. 742).
3. Nachweis einer oder mehrerer **Fernmetastasen** (M_1).

Im **ersten Fall** wird eine **systemische Therapie** im Anschluß an die Lokalsanierung im allgemeinen **nicht durchgeführt.**

Zu **Fall 2**: Wenn eine Metastasierung des Karzinoms in die axillären Lymphknoten bereits nachgewiesen ist, muß man damit rechnen, daß das Karzinom hier möglicherweise nicht haltgemacht, sondern bereits gestreut hat. Da man eine eventuelle sehr frühe, klinisch okkulte, Fernmetastasierung mit den heutigen diagnostischen Methoden leider noch nicht erfassen kann, empfiehlt es sich in bestimmten Fällen, eine systemische Therapie durchzuführen. Man nennt dies **adjuvante** systemische Therapie.

Im **Fall 3**: ist eine **individuelle Therapie** angezeigt. Es kommt auf die Anzahl der Metastasen, ihren Sitz und den Organbefall an. Solitäre Metastasen im Skelett, die Schmerzen verursachen, lassen sich bestrahlen. Einzelne Lungen- oder Lebermetastasen können manchmal operativ entfernt werden, wenn dies beim Gesamtzustand der Patientin sinnvoll ist. In all diesen Fällen ist eine systemische Therapie mit Zytostatika (soweit zumutbar) und/oder hormonal empfehlenswert.

> Trotz zahlreicher Konzepte gibt es **bis heute kein unumstrittenes Standardtherapieschema für die systemische Therapie** (= zytostatische Chemotherapie oder/und hormonale Therapie).

Für die Systemtherapie gibt es zahlreiche Therapie**empfehlungen**, die sich bewährt haben und auch solche, die noch Gegenstand von Studien sind.

> **Allgemein gilt, daß hormonale Maßnahmen in der Regel bei prognostisch günstigen (und nicht erfolgseiligen: Def. s. S. 753), Zytostatika bei prognostisch ungünstigen (und erfolgseiligen: Def. s. S. 753) metastasierenden Mammakarzinomen zum Einsatz kommen.**

Nachfolgend wird zuerst die Behandlung mit Zytostatika beschrieben, da die Zytostatika sehr häufig gemeinsam mit der Primärtherapie als adjuvante Chemotherapie zur Anwendung kommen.

4.5.3.1 Zytostatika (Chemotherapie)

Zytostatika hemmen die Vermehrung von Zellen mit hoher Wachstumspotenz, jedoch nicht selektiv von Malignomzellen, sondern auch die des Knochenmarks, der Keimdrüsen, der Haarwurzeln und des Embyros.

Eine Zytostatikatherapie stellt deshalb einen erheblichen Eingriff in das Leben und Wohlbefinden eines jeden Patienten und dessen Familie dar. Den physischen und psychischen Belastungen, die die Nebenwirkungen der Chemotherapie mit sich bringen können, sind einige Patienten nicht gewachsen. Die **Spätfolgen** (evtl. sogar Karzinominduktion) einer zytostatischen Chemotherapie sind **bis heute noch nicht in vollem Umfang zu übersehen**.

Grundsätzlich ist der Versuch einer zytostatischen Chemotherapie gerade beim fernmetastasierenden Mammakarzinom unter Beachtung der Kontraindikationen und der Alternativen auch in anscheinend aussichtslosen Situationen gerechtfertigt.

Es ist jedoch höchstens mit Remissionen (= vorübergehendem Stillstand der Erkrankung), praktisch aber kaum je mit einer Heilung zu rechnen.

Bei der Wahl der Medikamente wird die **Aggressivität der Chemotherapeutika der Aggressivität der Krankheit angepaßt**.

Es hat sich im einzelnen folgendes Vorgehen bewährt:

1. Eine Chemotherapie ist **immer sinnvoll bei nachgewiesenen Fernmetastasen** in erfolgseiligen (high-risk) Fällen (Definition s. S. 753). Ansonsten sollte zuvor die hormonale Therapie versucht werden (s. u.).
2. Werden zum Zeitpunkt der Primärtherapie (Operation) **keine Fernmetastasen** (aber **axilläre LK-Metastasen**) nachgewiesen, so kommt in **folgenden Befundkonstellationen** (Tab. 22-2) **dennoch eine befristete (!) Chemotherapie** in Betracht
   = **adjuvante Chemotherapie** (BONADONNA; FISHER).

Hierzu eine **Vorbemerkung**: Neben der **Anzahl der positiven axillären Lymphknoten** und dem **Menopausenstatus** wird nachfolgend als eines der Auswahlkriterien für oder gegen die adjuvante Chemotherapie der **Östrogen-/Progesteronrezeptorstatus** verwertet. Das darf nicht den Eindruck erwecken, daß der Hormonrezeptorstatus in einem Kausalzusammenhang mit den therapeutischen Wirkungen einer Chemotherapie steht. Der Rezeptorstatus ist aber nachweislich ein wesentliches **Prognosekriterium** (WANDER/NAGEL). (Positive Hormonrezeptoren setzen im allgemeinen höher differenzierte Tumoren voraus) Die adjuvante Chemotherapie richtet sich prophylaktisch gegen — mit den vorhandenen diagnostischen Mitteln — nicht nachweisbare, aber nicht sicher auszuschließende Mikrometastasen. Dabei ist der Hormonrezeptorstatus eine der Grundlagen für die Indikation zur adjuvanten Chemotherapie (Tab. 22-2).

Eine **hormonale Therapie** wird seit einigen Jahren immer mehr fester Bestandteil der **adjuvanten systemischen Therapie** und ist auch in der nachfolgenden Tabelle (22-2) von WANDER und NAGEL berücksichtigt. Ihr Wert ist inzwischen gesichert. Behandelt wird mit dem Antiöstrogen Tamoxifen 30 mg/die. (Behandlungsdauer noch unklar: nicht weniger als ein Jahr; oder bis zu einem Rezidiv?)

Tabelle 22-2   Klinisch relevante Unterteilung der Mammakarzinome bezüglich adjuvanter Systemtherapie (aus WANDER, H. E. u. G. A. NAGEL: Mammakarzinome)

Anzahl metastatisch befallener axillärer Lymphknoten	Menopausenstatus	Hormonrezeptor-status (R)	Therapie
N 0	prä	R +	
N 0	post	R +	nein
N 0	post	R −	
N 0	prä	R −	fraglich Chemoth.
N 1−3	prä	R +	ja Chemoth. (Standard)
N 1−3	post	R +	ja Hormonth. (Standard)
N 1−3	prä	R −	ja Chemoth. (Standard)
N 1−3	post	R −	fraglich Chemoth.
N 4−10	prä	R +	ja Chemoth. (Standard)
N 4−10	post	R +	ja Hormonth. (Standard)
N 4−10	prä	R −	ja Chemoth. (Standard)
N 4−10	post	R −	fraglich Chemoth.
N > 10	prä	R +	nein
N > 10	post	R +	fraglich Hormonth.
N > 10	prä	R −	nein
N > 10	post	R −	nein

Beurteilung nach bisherigen Erfahrungen: Am meisten profitieren die prämenopausalen Patientinnen mit 1 − 3 (aber auch noch mit 4 − 10) positiven Lymphknoten, unabhängig vom Rezeptorstatus, von der zytostatischen Therapie. Sodann die postmenopausalen Patientinnen mit 1 − 3 (aber auch noch mit 4 − 10) positiven Lymphknoten und positivem Rezeptorstatus von der hormonalen Therapie. Diesen Gruppen sollte man daher **stets** eine adjuvante Systemtherapie zukommen lassen.

Bei medialem Tumorsitz ist auch bei negativen axillären Lymphknoten eine Radiatio des Retrosternalraums und zusätzlich eine adjuvante Systemtherapie zu empfehlen.

Beachte:
Je größer die Anzahl der befallenen Lymphknoten ist, desto weniger wirksam ist die adjuvante Chemotherapie. Deswegen wird der Sinn einer adjuvanten Chemotherapie bei einer positiven Lymphknotenzahl von über 10 (s. o.) meist verneint.

Statt der adjuvanten Chemotherapie, die im allgemeinen nach dem

CMF-Schema

nach BONADONNA (s. u.) für einen **Zeitraum von etwa 6 Zyklen** durchgeführt wird, wird man dann entweder bis zum Auftreten von Fernmetastasen abwarten und danach behandeln oder aber gleich die **kontinuierlich weitergeführte Chemotherapie** wählen.

Die bislang vorliegenden Ergebnisse der adjuvanten Chemotherapie zeigen eine gesicherte Verlängerung der Rezidivfreiheit in den ersten Jahren nach Behandlungsbeginn. Daneben scheint sich auch eine Verringerung der Letalität bei prämenopausalen Frauen mit positiven Lymphknoten zu ergeben.

> Die (aggressive) **unbefristete Chemotherapie** dagegen ist die Domäne des (nachweislich) fernmetastasierenden Mammakarzinoms bei erfolgseiligen (high risk-) (s. S. 753) Fällen. Bei weniger erfolgseiligen Fällen steht sie in Konkurrenz zur hormonalen Therapie.

Man unterscheidet nach ihrer Wirkungsart folgende **Gruppen von Zytostatika**:

1. Antibiotika (hemmen die Zellteilung)

z. B. **Adriamycin** (Adriblastin®, i.v.).

Nebenwirkungen: Knochenmarksdepression, **Kardiotoxizität**, bei Paravasaten Nekrosen, Alopezie, Stomatitis, Strahlensensibilisierung;

z. B. **Epirubicin** (Farmorubicin®, i.v.).

Nebenwirkungen: Geringere Kardiotoxizität, bessere Verträglichkeit als Adriamycin, aus dem es weiterentwickelt worden ist;

z. B. **Mitomycin** (Mitomycin medal®): **Nebenwirkungen**: Knochenmarksdepression, Stomatitis, Übelkeit, Erbrechen, Kardiotoxizität, Leber- und Nierenschäden, Lungenfibrose, bei Paravasat Nekrosen.

2. Alkylierende Substanzen: Sie wirken zytotoxisch und genverändernd.

z. B. **Cyclophosphamid** (Endoxan®, Cyclostin®, p.o./i.v.),

z. B. **Chlorambucil** (Leukeran®, p.o.),

z. B. **Thiotepa** (Thiotepa „Lederle"®, i.v.),

z. B. **Ifosfamid** (Holoxan®, i.v.).

Nebenwirkungen: Knochenmarksdepression, Stomatitis, Übelkeit, Erbrechen, hämorrhagische Zystitis (vor allem wenn per os gegeben), Alopezie.

3. Antimetabolite

a) Folsäureantagonisten Sie verhindern die Reduktion der Dihydrofolsäure zur Tetrahydrofolsäure und interferieren damit mit der Biosynthese der Nukleinsäuren,

z. B. **Amethopterin** (Methotrexat „Bristol"®, Methotrexat „Lederle"®, i.v.).

Nebenwirkungen: Knochenmarksdepression, Nierenfunktionseinschränkungen, Leberfunktionseinschränkungen, Mukosaschäden, Dermatitis, Osteoporose; **Antidot: Leucovorin®**.

b) Purinantagonisten: Wie die Folsäureantagonisten greifen sie ebenfalls durch Konkurrenz in die Nukleinsäuresynthese ein,

z. B. **Puri-Nethol®** p.o.

c) Pyrimidinantagonisten: 5-Fluorouracil (Fluoro-uracil Roche®, Fluroblastin®, p.o./i.v.).

Nebenwirkungen: Knochenmarksdepression, Mukosaschäden wie: Mukositis, Stomatitis; Diarrhoe, Dermatitis, Alopezie, zerebelläre Ataxie, Kardiotoxizität.

4. Spindelgifte: Sie bewirken eine **Mitosehemmung** in der Metaphase; bei höheren Konzentrationen schädigen sie auch die Chromosomen direkt,

z. B. **Vincristin** (Vincristin liquid Lilly®, Vincristin Bristol® i.v.).

Nebenwirkungen: Neurotoxizität (dosislimitierend), Parästhesien, Lähmung, Muskelschwund, Obstipation, paralytischer Ileus, Alopezie, Fieber,

z. B. **Vindesin** (Eldisine®, i.v.).

Nebenwirkungen wie bei Vincristin.

Die **Zytostatika** werden wegen ihrer unterschiedlichen und zum Teil einander ergänzenden biologischen Wirksamkeit **meist in Kombination verabreicht = Polychemotherapie**. Es gibt zahlreiche Kombinationen.

Häufige Kombinationen sind (Auswahl):

a) **Cyclophosphamid + Methotrexat + 5-Fluorouracil** (= **CMF-Schema** nach BONADONNA) oder mit Prednison (1.—14. Tag 1 mg/kg K.G.) als **CMFP**
   1.—14. Tag: tägl. 100 mg/m² Körperoberfläche (KO) Endoxan® oral (oder 500 mg/m² i.v. Tag 1 und 8) + 40 mg/m² KO Methotrexat® i.v. + 600 mg/m² KO 5-Fluorouracil i.v. (jeweils 1. u. 8. Tag)
   Danach 15.—28. Tag Pause
   Wiederholung dieses Zyklus als
   adjuvante Chemotherapie 6×.

b) Therapieschema nach SALMON-JONES (1976)
   Adriamycin (oder Epirubicin) + Cyclophosphamid (= **AC-Schema**) oder als **VAC-Schema** (= plus 3 mg/m² Vindesin i.v. Tag 1)
   Adriblastin® 40 mg/m² KO als Infusion **alle 4 Wochen**:
   3.—6. Tag **Endoxan®** tägl. 100—200 mg/m² KO oral oder i.v.
   Wegen Kardiotoxizität **Gesamt**grenzdosis von Adriamycin 550 mg/m² KO.

c) Modifizierte Kombination nach COOPER in dreiwöchigem Rhythmus Cyclophosphamid + Methotrexat® + Fluorouracil + Vincristin + Prednison*

Endoxan®:	80 mg/m² per os	Tage 1—5
Methotrexat®:	20 mg/m² i.v.	Tage 1—5
Fluorouracil:	600 mg/m² i.v.	Tage 3 und 7
Vincristin:	1 mg/m² i.v.	Tage 1 und 5
Prednison:	40 mg/m² per os	Tage 1—7
	50 mg per os	Tag 8
	danach tägl. 10 mg weniger	Tage 9—12

Das Schema c) (oder andere) kann angewandt werden, wenn die Kombination Adriblastin®/Endoxan® wegen der Kardiotoxizität des Adriblastin® „ausgereizt" ist. Das Schema ist in seinen Dosierungen variabel. Zahlreiche andere Schemata auch unter Verwendung anderer Medikamente werden z. T. als solche 1., 2. und 3. Wahl angegeben. Obige Angaben stellen daher nur unverbindliche Vorschläge dar.

---

* Entnommen aus Lederle: Monatskurse f. ärztliche Fortbildung 30 (1980).

Die Kombinationen **mit Adriamycin sind aggressiver,** haben einen rascheren Wirkungseintritt und eine höhere Remissionswahrscheinlichkeit. Das Adriamycin wird heute zunehmend durch **Epirubicin** (= Farmorubicin®) ersetzt. Epirubicin ist als Abkömmling des Adriamycins auf dieselbe Weise wirksam, hat aber neben geringerer Kardiotoxizität eine erheblich bessere Verträglichkeit und erlaubt höhere Einzel- und Grenzdosen.

Die Schemata a und b (= CMF- und AC-Schema) eignen sich sowohl für die (befristete) **adjuvante** als auch für die Therapie des **sicher fernmetastasierenden** Mammakarzinoms. Allerdings findet die CMF-Behandlung eher bei der adjuvanten als zur unbefristeten Chemotherapie Anwendung. Sie hat den Vorteil, daß meist nur eine Verdünnung der Haare, aber kein vollständiger Ausfall erfolgt. Manche glauben jedoch, daß auch für die adjuvante Chemotherapie die Adriblastin®/Endoxan®-Kombination (= AC-Schema) der CMF-Kombination überlegen sei. Die Nebenwirkungen sind aber größer.

Bei **fernmetastasierenden Mammakarzinomen** werden Kombinationen von **Antibiotikaabkömmlingen** (Adriamycin, Epirubicin, Mitomycin) mit **Cyclophosphamid** bevorzugt. Nach Erreichen der kardiotoxischen Grenze z. B. von Adriblastin® bzw. Farmorubicin® wird dann auf eine der zahlreichen anderen Kombinationen (z. B. Cooper) übergegangen.

Die verwirrende Fülle dieser Kombinationen und Therapievorschläge kann hier nicht aufgelistet werden, sodaß auf die ausführliche Darstellung bei: Wander E. und G. A. Nagel: Mammakarzinom; Verlag Zuckschwerdt (München, Bern, Wien 1986) und Schmidt-Matthiesen H. und G. Bastert: Gynäkologische Onkologie: Schattauer Verlag (Stuttgart, New York 1987) und andere verwiesen werden muß.

Jede zytostatische Therapie muß wegen der möglichen Knochenmarksdepression unter Kontrolle des Blutbildes erfolgen. Bei Leukozytendepression unter 2000 soll die Behandlung abgebrochen oder aufgeschoben werden.

Als Gegenindikation zur zytostatischen Therapie gelten vor allem: Herz-, Niereninsuffizienz, Leberparenchymschäden, Zerebralsklerose.

Nach einjähriger Remissionsdauer, d. h. Stillstand oder Rückbildung der Metastasen, kann eine Behandlungspause eingelegt werden.

4.5.3.2 Hormonale (endokrine) Therapie

Sie wird hier an zweiter Stelle nach der Chemotherapie besprochen. Das soll nicht den geringeren Grad ihrer Bedeutung anzeigen. Im Gegenteil; die hormonale Therapie gewinnt wegen ihrer (im Gegensatz zu den Zytostatika) **guten Verträglichkeit** und doch erheblichen Remissionsraten immer mehr an Boden und wird **bevorzugt bei den nicht erfolgseiligen Fällen** (s. S. 753) angewandt. Es besteht die zunehmende **Tendenz, die zytostatische und die hormonale Therapie zu kombinieren,** ohne daß für den Nutzen sichere Beweise vorliegen.

Der therapeutische Ansatz zur **hormonalen** (palliativen) **Behandlung metastasierender Mammakarzinome** ergibt sich daraus, daß etwa jedes zweite Mammakarzinom in seinem Wachstum vom Einfluß bestimmter Hormone abhängig ist. Das gilt besonders für **Östrogene, Gestagene** und zum Teil auch für Androgene (außerdem sind weitere Hormone an der Brustdrüse biologisch wirksam wie z. B. Kortikosteroide, Insulin, Schilddrüsenhormone, Prolaktin u. a., was derzeit meist noch ohne therapeutische Konsequenzen bleibt).

Hauptziel der hormonalen Therapie ist die Verminderung der Östrogenwirkung!

Aus dem operativ entfernten, sofort tiefzufrierenden Gewebe des Primärtumors oder seiner Metastasen, sowie der Zellen aus malignen Ergüssen (Pleuraergüsse, Aszites) läßt sich heute beurteilen, ob das Karzinom **Rezeptoren für Östrogene, Progesteron** oder Androgene besitzt oder nicht; man nennt es dann **rezeptorpositiv** oder **rezeptornegativ** (ER [Östrogen-R] $+/-$, PR [Progesteron-R] $+/-$); auch rezeptorreiche und -arme Tumoren werden unterschieden; ca. 45% aller Mammakarzinome weisen Rezeptoren für mehrere Steroide auf und sprechen dann besonders gut auf alleinige hormonale Therapie an. — Die Hormonrezeptoren sind Proteine aus der Zytosolfraktion des Gewebes. Ihre Funktion ist aus Abbildung 13-20 ersichtlich. Sie liegen in sehr niedrigen Konzentrationen von $5-500$ f ($=$ femto) mol/mg Zytosolprotein vor.

60% bis 70% aller Mammakarzinome sind östrogenrezeptor-positiv, von diesen zusätzlich noch etwa zwei Drittel progesteronrezeptor-positiv. Leider sprechen von den rezeptorpositiven Tumoren nur rund 60% auf hormonale Maßnahmen an. Demnach profitieren 40% aller Mammakarzinomträgerinnen von einer wie auch immer gearteten Hormontherapie.

Die hormonale Therapie wird immer wegen der weitgehend fehlenden Nebenwirkungen bevorzugt, sofern keine Maßnahmen mit sofortiger, aggressiver Wirkung (erfolgseilige „high risk" Fälle (s. S. 753) indiziert sind.

Hormonale Maßnahmen sind entweder

1. **ablativ** ($=$ operative oder aktinische Ausschaltung von Hormondrüsen) oder
2. **additiv** ($=$ Zufuhr von Hormonen und Antiöstrogenen).

1. Ablativ: Ovarektomie, Adrenalektomie, Hypophysektomie

Eine **prophylaktische operative Kastration** während der Primärtherapie wurde früher auch bei fehlender Fernmetastasierung, aber regionären Lymphknotenmetastasen sehr häufig durchgeführt. Heute wird dagegen ein solcher Eingriff nur noch für rezeptorpositive prämenopausale Patientinnen und solche bis 5 Jahre nach der Menopause mit **massivem** axillären Lymphknotenbefall oder Tumorsitz in der medialen Brusthälfte erwogen, oder aber bei Rezidiven. Eine Radiomenolyse (Herddosis ca. 300 rad. pro Ovar) ist möglich bei Frauen mit herabgesetzter Operabilität. Die radiologische oder operative Kastration kann ernstzunehmende Nebenwirkungen haben wie z. B. arterielle Hypertonie, Arteriosklerose oder Osteoporose. Sinnlose Kastrationen werden durch die Rezeptorbestimmung verhindert.

Eine **Adrenalektomie** oder eine **Hypophysektomie** werden wegen der erheblichen Belastung der Patientin kaum mehr durchgeführt. Eine Adrenalektomie führt zwar neben der Ovarektomie zu einer weiteren Reduzierung der Östrogene, ist aber mit einer hohen Letalität behaftet (Kortikoidsubstitution ist notwendig). In seltenen Fällen wird bei schmerzhaften Knochenmetastasen manchmal eine Hypophysenausschaltung durch Hypophysektomie oder -koagulation erwogen.

2. Additiv:

= Zufuhr von a) Östrogenen oder Androgenen (heute nicht mehr üblich (s. u.)), b) Glukokortikoiden, c) Gestagenen, d) Antiöstrogenen.

Betrachtet man die Gruppe der für **beide Rezeptoren positiven Karzinome** (ER +; PR +), so sind die Erfolge einer hormonalen Therapie denen der zytostatischen Therapie vergleichbar. Die mittlere **Ansprechrate in dieser Gruppe beträgt 50% bis 70%.**

Die Wirksamkeit einer hormonalen Therapie ist jedoch erst nach 6 Wochen zu beurteilen. Besteht eine **dringliche** Indikation zum Einsatz einer systemischen Therapie bei metastasierenden Mammakarzinomen, so ist auch bei einem positiven Rezeptorstatus die **Chemotherapie vorzuziehen** (erfolgseilige Fälle).

a) Östrogene wurden früher oft in der Postmenopause, **Androgene** in der Prä- und Postmenopause zur „hormonalen Milieuänderung" angewandt. Sie werden heute in der Hormontherapie des metastasierenden Mammakarzinoms **nicht mehr** eingesetzt; die Nebenwirkungen sind z. T. erheblich: Uterine Blutungen bei hohen Östrogengaben, Virilisierungserscheinungen + Libidosteigerung bei Androgenen*, kardiovaskuläre Erkrankungen. Außerdem muß für die Östrogenanwendung mit einer Förderung des Wachstums schon bestehender Karzinome oder Metastasen (insbesondere derer des Uterus und der östrogenrezeptorpositiven Mammakarzinome) gerechnet werden. **An Stelle der Therapie mit Östrogenen oder Androgenen ist heute das antiöstrogene Tamoxifen getreten (s. u.).**

b) Glukokortikoide
werden heute nur in Kombination mit Chemotherapeutika verwendet (Dosierung: 20 – 30 mg Prednison/Tag als Dauermedikation) vor allem bei **Ergüssen, Lebermetastasen, Kompressionssyndromen** oder **Hirnmetastasierung.** Eine Monotherapie kommt außer eventuell bei Hirnmetastasen nicht mehr in Frage.

c) Progestagene

In dieser Stoffgruppe hat sich heute praktisch allein das **Medroxyprogesteronazetat** (MPA, z. B. Clinovir®, Farlutal®) in der Therapie des metastasierenden Mammakarzinoms durchgesetzt. Progestagene wie Orgametril® oder Primolut-Nor® haben keine große Bedeutung erlangt.

In **mittlerer Dosierung** (bis 500 mg/die) **hemmt** MPA durch eine FSH-LH-Suppression die **Ovarfunktion.**

Bei **hoher Dosierung** (bis 1500 mg/die) resultiert eine zusätzliche **ACTH-Hemmung** mit Suppression der Nebennierenrindenfunktion. Es werden Remissionsraten von ca. 70% erreicht. Der zugleich nachweisbare Abfall des Plasmakortisolspiegels läßt sich als Parameter der Ansprechbarkeit verwenden.

Progestagene wirken durch Mitosehemmung auch direkt proliferationshemmend.

Indiziert ist MPA
— **nach** einer ineffektiven **Tamoxifen**-Therapie;
— **auch bei rezeptornegativen Patientinnen** (Remissionsrate 30 – 40%);
— als **Agens der letzten Wahl** nach ausgereizter Chemo- und (anderer) Hormontherapie.

---

* Bei Testosteron**derivaten** (wie Drostanolonpropionat (Masterid®)), die heute noch benutzt werden, ist die virilisierende Wirkung stark reduziert.

Die Nebenwirkungen der Behandlung mit MPA sind gering. Insbesondere bei multimorbiden Patientinnen ist aber auf die Erhöhung des **Thromboembolierisikos** sowie auf das Ansteigen der **Blutzuckerwerte** und auf die **Kalziumwerte** zu achten.

MPA führt oft zu einer **Besserung des Allgemeinbefindens**; auch **Schmerzlinderung** wird beschrieben.

d) Antiöstrogene (= nichtsteroidale Östrogenhemmstoffe)

Tamoxifen

Antiöstrogene haben auch geringe östrogene Eigenschaften. Bisher wurden erprobt: Clomifen, Nafoxidin und **Tamoxifen**. Von ihnen hat sich nur das Tamoxifen (Nolvadex®, Tamofen®, Kessar®, Tamoxasta®) **durchgesetzt**. Nafoxidin wird wegen Erzeugung einer starken Fotosensibilisierung nicht mehr verwendet.

Das **Wirkungsprinzip** ist noch nicht vollständig geklärt. Antiöstrogene sollen Östrogene von den Östrogenrezeptoren verdrängen, bzw. ihre Rezeptorbindung verhindern. **Nebenwirkungen von Tamoxifen**: Hitzewallungen, Übelkeit, **Hyperkalzämie**.

Bei einer mittleren Remissionsdauer von 11 Monaten sprechen ca. 70% der östrogenrezeptorpositiven Karzinome an. Die Standarddosierung ist 30 mg/Tag (= 3 × 1 Tabl. à 10 mg tägl. oder 1 × 30 mg). Die Therapie mit Antiöstrogenen zeigt besonders in der Postmenopause gute Wirkung und hat die frühere Östrogen-(aber auch Androgen-) Therapie verdrängt. Auch prämenopausale Frauen profitieren von dieser Therapie, aber wahrscheinlich in geringerem Maße.

Ein anderes Prinzip zur Reduzierung der Östrogenwirkung am Tumor stellt das

Aminoglutethimid (AG) (Orimeten®)

dar, eine Art **Antiöstrogen mit Aromatasehemmung.**

Die Wirkung des AG beruht im wesentlichen auf einer Blockierung der Östron-Synthese aus Androstendion und der Östradiol-Synthese aus Testosteron durch Aromatasehemmung (zur Funktion der Aromatase s. Abb. 13-11 S. 414). Die Nebennierenrindenfunktion wird zusätzlich supprimiert. Die Wirkung des Orimeten® ist bei positiven Hormonrezeptoren besonders stark.

Die Dosis beträgt 500 – 1000 mg/die, am besten einschleichend. Unter den **Nebenwirkungen** ist neben einer **Minderung des Leistungsvermögens** und einem **Transaminasenanstieg** manchmal ein **Exanthem** zu beobachten, das typischerweise zwischen dem 8. – 16. Behandlungstag auftreten kann.

In Kombination mit MPA scheint AG besonders wirksam zu sein.

Mit Orimeten sollte wegen der Nebennierenrindensuppression **Kortison 3 × 10 mg tägl.** gegeben werden.

Ein neues Therapieprinzip stellt die Anwendung synthetischer Analoga von GnRH (LH-RH) dar. Durch die Gabe von hochwirksamen und langwirkenden Analoga (Präparate: Suprefact® Depot; Zoladex®; Decapeptyl®) kommt es zuerst zu einer Stimulierung, dann aber zu einer Suppression der Gonadotropine und damit der Sexualsteroide. Die Wirkung ist reversibel und nach ersten Studien der Ovarektomie ebenbürtig.

Hormonales Therapiekonzept

Die hormonale Therapieplanung hat

1. die Lebensphase der Frau, d. h. ihre hormonelle Situation
   a) prämenopausal
   b) postmenopausal
2. den Rezeptorstatus zu berücksichtigen.

Bei allen Frauen **bis zu 5 Jahren nach der Menopause** ist mit einem Östrogenspiegel zu rechnen, der für die Sekundärbehandlung bei Fernmetastasen (aber auch bei massivem alleinigem LK-Befall der Axilla) die ablative (Kastration) Hormontherapie bei **entsprechender Rezeptorlage** rechtfertigt.

Antiöstrogenbehandlung: Die Antiöstrogenbehandlung rezeptorpositiver Frauen gilt in der Postmenopause meist für wirkungsvoller als in der Prämenopause. Man kann diese Therapie **auch bei rezeptornegativen Frauen** nicht erfolgseiliger Fälle **versuchen**. Beim Versagen von Tamoxifen kann Orimeten oder/und Medroxyprogesteronazetat (in massiven Dosen) vor dem Entschluß zur Chemotherapie eingesetzt werden.

Es wurde schon erwähnt, daß der Trend in erfolgseiligen Fällen heute bei manchen zur **gleichzeitigen hormonalen und zytostatischen Behandlung** geht s. o.

Die **Remissionsraten nach hormonaler Therapie** bei metastasierenden Mammakarzinomen sind bei **positiven** Östrogenrezeptoren mit 56% (MAASS-JONAT 1979) wesentlich höher als bei **negativen** (5,6%).

Sind Östrogen- **und** Progesteronrezeptoren positiv, ist sogar in 77% (maximal) der Fälle eine Remission zu erwarten, sind beide negativ, nur in 11%. Die Remissionserwartung bei jeweils einem positiven oder negativen Rezeptor liegen etwa dazwischen.

4.5.4 Übersicht über die Therapie des Mammakarzinoms

Einen Überblick über die Primärtherapie des Mammakarzinoms gibt die Tabelle 22-3. Nach Sicherung der Diagnose richtet sich das weitere Vorgehen nach dem TNM-Status. Die einzelnen Schritte sind in der Tabelle zusammengefaßt.

Eine **grobe** Übersicht über die Grundsätze der Primär- **und** Sekundärbehandlung des Mammakarzinoms bietet die Abb. 22-17 (modifiziert nach einer Abbildung von SENN aus KAISER, R.: Hormonale Behandlung von Genital- und Mammatumoren bei der Frau. Thieme, Stuttgart 1978). Ein solches vereinfachtes Schema kann die situationsgerechten Abwandlungen der Therapie nicht berücksichtigen und dient nur der allgemeinen Orientierung. Einzelheiten und Behandlungsvarianten sind daher dem Text zu entnehmen.

4.5.5 Besonderheiten der Therapie

1. Bei einem **Carcinoma in situ lobulare** und theoretisch auch bei **nicht invasivem intraduktalem Milchgangskarzinom** kann man, sofern die Diagnose des fehlenden invasiven Wachstums absolut sicher ist, als Alternative zur Radikaloperation eine **subkutane Mastektomie** durchführen (Komplikationsmöglichkeiten s. S. 715).

Tabelle 22-3 Übersicht über die Primärbehandlung des Mammakarzinoms

TNM-Status	Operative Therapie	Systemtherapie	Strahlentherapie	Anmerkungen
$T_{1-2}N_0M_0$	Standard: Patey-Op. evtl. Tumorektomie oder Quadrantenresektion nur bei T_1. Obligat in jedem Falle: Axilla-Ausräumung	**Keine;** Ausnahme: evtl. bei negativem Rezeptorstatus prämenopausal, oder medialem Tumorsitz	Obligatorisch nur bei brusterhaltender Operation. Sonst **keine** Lokalbestrahlung. Ausnahme: retrosternal bei medialem Tumorsitz	
$T_{1-2}N_{pos.}M_0$	Patey-Op.	Adjuvante Chemo- bzw. Hormontherapie* je nach Rezeptor und Menopausenstatus	Nur retrosternal bei medialem Tumorsitz oder bei verbliebenen Tumorresten	Chemo- und Strahlentherapie möglichst nicht gleichzeitig
$T_{3-4}N_{pos.}M_0$	Patey-Op. (evtl. mit Pectoralis major, sofern Tumor in diesen infiltriert (gilt auch bei T_{1-2}))	Adjuvante Chemo- bzw. Hormontherapie*	Evtl. präoperativ und/oder postoperativ (bei unvollständiger Tumorentfernung)	Kombination von Strahlen- und Chemotherapie möglichst vermeiden; wenn, dann nacheinander
$T_XN_XM_1$	Biopsie zur Histologie und Rezeptorbestimmung; evtl. nur Ablatio bei multiplen Metastasen	Aggressive Chemotherapie und/oder Hormontherapie	Nur palliativ. Präoperativ zur Tumorverkleinerung. Wirbelsäulenbestrahlung bei schmerzhaften Solitärmetastasen (Frakturgefahr)	
inflammatorisches Ca.	wie $T_XN_XM_1$	individualisiert	individualisiert	Chemo- und Strahlentherapie (möglichst getrennt) zu empfehlen.

* s. hierzu auch S. 742, Befundkonstellation zur adjuvanten Systemtherapie.

Abb. 22-17 Übersicht zur Primär- und Sekundärbehandlung des Mammakarzinoms

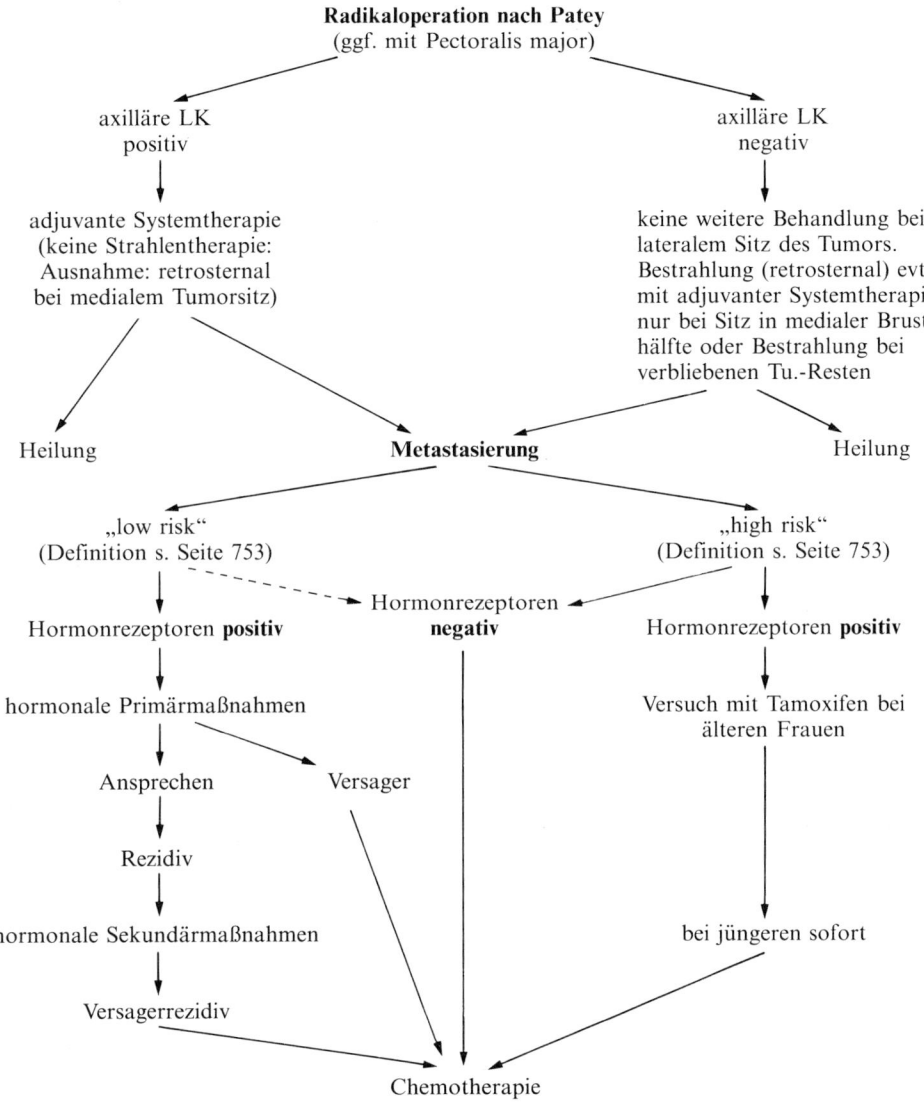

Anmerkung: Lokalrezidive werden exzidiert und bestrahlt.

Die **absolute** Sicherheit fehlenden invasiven Wachstums ist aber selbst bei kleinen Clis-Herden nicht immer, bei Milchgangskarzinomen kaum je zu erhalten. Daher sollte man für die Behandlung der Milchgangskarzinome nicht von der bewährten Standardoperation nach PATEY abweichen oder wenigstens zusätzlich zu einer eingeschränkten

Lokaloperation (mit lokaler Nachbestrahlung) die axillären Lymphknoten entfernen. Letzteres gilt auch bei Zweifelsfällen invasiven Wachstums für das Clis.

2. Eingeschränkte operative Maßnahmen sind bei **sehr alten Patientinnen** mit erhöhtem Operationsrisiko und geringer Lebenserwartung angezeigt.

3. Bei **weit fortgeschrittenen Tumoren** ist eine Lokalsanierung oft nicht mehr möglich. Die therapeutischen Bestrebungen laufen dann, vorwiegend zur Vermeidung der Tumorulzeration, auf eine **palliative Tumorverkleinerung** hinaus, d. h. **operativ** wird die Brust **ohne Lymphonodektomie** entfernt und nachbestrahlt. Ist der Prozeß in der befallenen Brust für die operative Entfernung zu groß, wird zuerst **bestrahlt** und, sofern möglich, evtl. später operiert. Zusätzlich ist bei Metastasen je nach Lage eine zytostatische oder eine Hormontherapie angebracht.

4. Inflammatorische Karzinome kann man, wenn sie noch operabel sind, vorbestrahlen oder chemotherapeutisch vor- und nachbehandeln.

4.6 Mammakarzinom in der Schwangerschaft

Etwa 2–3% der Mammakarzinome werden in der Schwangerschaft entdeckt. Auffallend ist der gegenüber Nichtschwangeren **häufigere karzinomatöse Lymphknotenbefall**. Das mag zum Teil mit der in der Schwangerschaft möglicherweise verzögerten Entdeckung des Karzinoms zusammenhängen. Die Therapie erfolgt wie außerhalb der Schwangerschaft. Über Unterbrechung der Schwangerschaft ist je nach Fall zu entscheiden. Sie beeinflußt das Ergebnis aber meist nicht. Unbedingt muß unterbrochen werden bei notwendig werdender zytostatischer Therapie.

4.7 Prognose und Behandlungsergebnisse

Zahlreiche Entscheidungen im Rahmen der Therapie des metastasierenden Mammakarzinoms sind von prognostischen Faktoren abhängig. In der Praxis hat sich für die Prognose die Einteilung in zwei Gruppen bewährt, in
relativ günstige Fälle (**low risk**) und relativ ungünstige Fälle (**high risk**).

Die Prognose ist ganz wesentlich abhängig vom Befall der axillären Lymphknoten.

In der Tabelle 22-4 sind die wichtigsten **prognosebestimmenden Parameter** zusammengefaßt.

Die Dauer der Erkrankung ist sehr unterschiedlich und meist länger als bei anderen Karzinomen. Prognostisch dubiös und kaum zu beurteilen sind die Karzinome mit Sitz im medialen Anteil der Mamma wegen der meist nicht diagnostizierbaren retrosternalen Metastasen.

70% der Rezidive treten in den ersten beiden Jahren nach der Op. auf.

Tabelle 22-4 Prognosebestimmende Parameter

Relativ günstige Situation (= **low risk**)	Ungünstige Situation (= **high risk**)
1. Tumor wesentlich **kleiner** als 2 cm, keine oder weniger als 3 karzinompositive axilläre Lymphknoten	1. Tumor **größer** als 2 cm, 4 oder mehr axilläre Lymphknoten positiv
2. **Positive** Östrogen- und/oder Progesteronrezeptoren	2. **Negative** Rezeptoren
3. **Metastasierungstyp** lokal, Weichteile, Knochen, gleichseitiger Pleuraerguß	3. Gemischte oder **viszerale** Metastasierung (z. B. Leber-Hirn-Metastasen)
4. **Langsames** Tumorwachstum	4. **Rasches** Tumorwachstum
5. Histologie des Mammakarzinoms: **höher differenzierte (reifere) Karzinome**	5. Wenig differenzierte oder völlig **undifferenzierte** (unreife) Karzinome
6. **Freies Intervall zwischen Primärbehandlung und Rezidiv länger als 2 Jahre**	6. **Freies Intervall weniger** als 2 Jahre
7. **Auftreten des Karzinoms mehr als 5 Jahre nach** der Menopause	7. **Auftreten des Karzinoms bis 5 Jahre nach** der Menopause
8. Guter Allgemeinzustand	8. Schlechter Allgemeinzustand, Gewichtsverlust, Fieber
9. **Leberwerte** normal, auch weitere internistische Befunde günstig	9. **Eingeschränkte Leberfunktion.** Thrombozytopenie, Hyperprolaktinämie, Nieren- u. Herzinsuffizienz
10. **Kein** Mammakarzinom in der **Familienanamnese**	10. **Mammakarzinom** in der **Familienanamnese**
11. **Keine Vorbehandlung** mit Hormon-/Chemotherapie; oder Hormonvorbehandlung mit Remission	11. **Vorbehandlung** mit Chemotherapie; Hormonbehandlung ohne Erfolg, ausgedehnte Vorbestrahlung

Von allen **unbehandelten** Frauen mit Mammakarzinom leben nach 10 Jahren noch 5%.

Die Chance für eine **behandelte** Patientin, die nächsten 5 bzw. 10 Jahre ohne Tumorprogression oder Rezidiv zu überleben (= statistische 5- bzw. 10-Jahres-Überlebensrate) ist abhängig vom Stadium des Karzinoms bei Therapiebeginn:

	statist. 5-Jahresüberlebensrate	statist. 10-Jahresüberlebensrate
Stadium I	ca. 95%	> 60%
Stadium II	ca. 50%	< 40%
Stadium III	ca. 25%	bis 10%
Stadium IV	ca. 1%	praktisch 0%

Die **mittlere 10-Jahresüberlebensrate aller Stadien** liegt bei

ca. 40%.

Es ist also ein **rapider Abfall der Heilungschance mit fortschreitendem Stadium** zu konstatieren. Daran hat sich **auch durch die modernen Behandlungsverfahren nichts geändert!**

Tabelle 22-5 Posttherapeutische Kontroll-Maßnahmen und deren Zeitabstände zur posttherapeutischen Betreuung von Mammakarzinompatienten

Kontroll-Maßnahme	1. Jahr (in Mon.)				2. Jahr				3. Jahr				4. Jahr		5. Jahr		6. Jahr	7. Jahr	8. Jahr
	3.	6.	9.	12.	3.	6.	9.	12.	3.	6.	9.	12.	6.	12.	6.	12.			
1. Anamnese Schmerzen Anschwellung Leistungsfähigkeit	×	×	×	×	×	×	×	×	×	×	×	×	×	×	×	×	×	×	×
2. Klinische Untersuchung + gyn. Untersuchung Lokal reg. Lymphkn. (axillar, supracl.) Armumfang Lebergröße kontralaterale Mamma Gewicht	×	×	×	×	×	×	×	×	×	×	×	×	×	×	×	×	×	×	×
3. Labor Blutbild, BSG GOT, GPT, Gamma GT alk. Phosphatase; CEA oder andere Tumormarker	×	×	×	×	×	×	×	×	×	×	×	×	×	×	×	×	×	×	×
4. Röntgen Thorax		×		×		×		×		×		×	×		×		×	×	×
Mammographie		×				×				×			×		×				
5. Sonographie Leber	×		×		×		×		×		×		×		×		×	×	×
6. Computertomogramm der Leber (fakult.)																	fakultativ		
7. Skelettszintigramm		×				×				×			×		×				

Ganz entscheidend wichtig für die Patientin ist es also, wie bei allen Karzinomen, das Karzinom in einem **möglichst frühen Stadium zu entdecken**, d. h. eine breit gestreute, sorgfältige Vorsorgeuntersuchung bei allen Frauen durchzuführen.

Merke: Das Schicksal der Patientin wird durch die **Frühentdeckung, nicht durch die Ausweitung der Therapie** bestimmt, da den therapeutischen Möglichkeiten enge Grenzen gesetzt sind!

4.8 Nachsorge

An Mammakarzinom erkrankte und behandelte Frauen **bleiben Risikopatientinnen.** Für sie ist eine praktisch lebenslange Nachsorge erforderlich. Diese Nachsorge dient folgenden Zwecken:

1. Sicherung des Behandlungserfolges;
2. Erkennung und Behandlung der Therapie- und/oder Krankheitsfolgen;
3. Erkennung und Behandlung von Progression und Rezidiven;
4. Vorsorge hinsichtlich anderer maligner Erkrankungen;
5. gegebenenfalls Einleitung von Maßnahmen zur psychosozialen Rehabilitation (z. B. Kuren);
6. menschliche Betreuung; psychologische Beratung psychosexueller Probleme.

Der letzte Punkt ist besonders hervorzuheben, da viele Frauen der körperlichen Veränderung wegen besonderer menschlicher Unterstützung bedürfen. Das betrifft nicht nur die Bewältigung von Problemen des täglichen Lebens und der Partnerschaft, sondern auch die psychische Stabilisierung, um eingreifende Therapien wie die Chemotherapie durchzustehen. Wichtig ist schließlich der Hinweis auf örtliche **Selbsthilfegruppen**.

Um eine sichere Überwachung zu gewährleisten, erhält die Patientin nach Abschluß der Therapie einen sogenannten **Nachsorgepaß** (entsprechend Tab. 22-5), in dem alle wichtigen Untersuchungstermine und die jeweiligen Untersuchungen vermerkt sind.

Anmerkung zur Tabelle 22-5

Der „Tumormarker" CEA (= carcinoembryonale Antigene) wird meist in die Laboruntersuchungen einbezogen, auch wenn sein Wert für die Rezidiverkennung unterschiedlich beurteilt wird und offenbar nicht sehr groß ist. Der „Tumormarker" TPA (= Tissuepolypeptid-Antigen) hat sich als kaum brauchbar erwiesen. Die Anwendung weiterer sog. Tumormarker erfolgt nach dem jeweiligen Stand der Dinge.

Rezidive
treten zu 70% in den **ersten beiden Jahren** nach der Operation auf. Die Lebenserwartung eines Drittels dieser Patienten beträgt dann noch 2 Jahre. Je ein weiteres Drittel erreicht die 5-Jahresgrenze bzw. überschreitet diese. **Rezidive sind auch noch nach 10−15 Jahren möglich!**

Lokalrezidive werden exzidiert und bestrahlt. Ihre Prognose ist eher günstiger als die anderer Rezidive.

Fernmetastasen werden je nach Erfolgseiligkeit (d. h. entsprechend der Intensität der klinischen Erscheinungen) und nach den gegebenen Möglichkeiten (z. B. Rezeptorstatus) hormonal oder zytostatisch behandelt und je nach Situation auch bestrahlt. Wegen der erheblichen Nebenwirkungen der Zytostatika und der letztendlich doch nicht gegebenen Heilungsaussicht (weitestgehend nur Remissionsmöglichkeit) sollte bevorzugt — sofern irgend möglich (evtl. auch bei negativen Rezeptoren) — **zuerst** die Hormontherapie mit ihren nur geringen Nebenwirkungen als die „menschlichere" Therapie versucht werden.

XXIII Der psychosomatische Aspekt in der Gynäkologie

1 Psychosomatische Krankheitslehre

1.1 Psychosomatisches Krankengut

Ursprünglich verstand man unter psychosomatischer Krankheitslehre die Lehre von den **psychogenen Körpersymptomen**, wobei emotionale Faktoren physiologische Funktionen und anatomische Strukturen verändern können. Später wurden dann alle Krankheiten von einer gleichzeitig **bio-psycho-sozial orientierten Krankheitslehre** her gesehen.

— Psychische, emotionale, interpersonale und soziale Faktoren spielen bei vielen Symptomen und Krankheiten eine zusätzliche ätiologische Rolle.

— Kranksein schließt das Erleben der Krankheit mit ein: der Kranke ist mehr als unpersönlicher Träger einer Krankheit.

— Krankheit und Kranksein haben einen verändernden Einfluß auf das soziale Umfeld.

1.2 Psychosomatische Therapie

Ursprünglich wurde propagiert, beim Vorliegen psychogener Körpersymptome eine Psychotherapie bei einem Fachpsychotherapeuten und gleichzeitig eine somatische Betreuung durch den betreffenden Gebietsarzt vorzunehmen: der psychische Aspekt wurde somit an eine zweite Behandlungsmethode und an einen zweiten Arzt delegiert. Eine formale Psychotherapie bei einem Fachpsychotherapeuten und psychosomatische Medizin sind aber de facto unterschiedliche Dinge mit unterschiedlicher Indikation. **Psychosomatische Medizin** im eigentlichen Sinn des Wortes ist erst verwirklicht, wenn der Arzt genau umgekehrt die psychologische und soziale Dimension in seine somatisch orientierte Sprechstunde hineinnimmt und miteinander verbindet.

Psychosomatische Medizin ist also durch eine gleichzeitig bio-psycho-sozial orientierte **Krankheitslehre** und durch eine gleichzeitig bio-psycho-sozial orientierte **Therapie** charakterisiert.

2 Gynäkologische Symptome und Gegebenheiten, die differential-diagnostisch an psychosomatische Aspekte denken lassen

2.1 Reproduktion

Wunsch nach einem Kind: Fertilitätssprechstunde, u. a. refertilisierende Operationen, Insemination, extrakorporale Befruchtung.

Angst oder Ablehnung in bezug auf ein Kind: Kontrazeption, Sterilisation, pränatale Diagnostik, Schwangerschaftskonfliktberatung und Fragen hinsichtlich der Interruptio.

Leitung und Führung während Schwangerschaft, Geburt und Wochenbett: Geburtsvorbereitungskurse, Berücksichtigung normaler psychischer Veränderungen in der Sprechstunde, Psychopathologie und funktionelle Störungen, Gestaltung von Kreißsaal, Geburt und Wochenstation.

2.2 Gynäkologische Endokrinologie

Störungen des menstruellen Zyklus, pathologische Reaktionen auf die Menstruation, dysfunktionelle Blutungen, Anorexia nervosa, Amenorrhoe.

2.3 Gynäkologische Schmerzen

Unterschiedliche Gruppen von Unterleibsschmerzen ohne Organbefund, Mastodynie, Schmerzsymptomatik bei Karzinom.

2.4 Gynäkologische Urologie

Insbesondere Harninkontinenz ohne Organbefund und Mißempfindungen ohne Organbefund.

2.5 Entzündliche Erkrankungen

Aufflackern von Adnexitiden, Fluor vaginalis, Vulvaexzem.

2.6 Sexualstörungen

Funktionelle Sexualstörungen, also Störungen der Lustphysiologie, z. B. Ausfall von sexuellem Verlangen (Alibidinie), trockene Scheide (Hypolubrikation), plötzlicher Abbruch der sexuellen Erregung während des Verkehrs, Schmerzen beim Verkehr (Dyspareunie), Verkrampfung der Muskulatur des Beckenbodens (Vaginismus), Orgasmusstörungen.

Störungen des sexuellen Verhaltens und Erlebens bei Erhalt der Lustphysiologie, z. B. krankhafte Steigerung von sexuellem Verhalten und Erleben (Erotomanie, Nymphomanie, quälende Hypersexualität im höheren Alter u. a. m.); **verminderte Triebäußerungen** (Ahedonie [gr.: Mangel an Lust und Begierde] im Sinne eines Fehlens einer Ausrichtung auf Lust und Sexualität, mangelnde psychische Fähigkeit zur Befriedigung u. a. m.), angstgetriebenes Vermeiden von Sexualkontakt (Sexualphobie).

Gestörtes Befinden infolge von **Abweichungen hinsichtlich Triebobjekt und Triebhandlung,** z. B. Sadomasochismus, Exhibitionismus, Fälle von weiblicher Homosexualität u. a. m.

Störungen der Geschlechtsidentität, z. B. Transvestismus (als störend empfundener Lustgewinn durch das Tragen gegengeschlechtlicher Kleidung), Transsexualität (die unerschütterliche subjektive Überzeugung, in Wirklichkeit dem anderen Geschlecht anzugehören), einige Fälle von Homosexualität.

Psychosomatische Symptome, welche in Wirklichkeit funktionelle Sexualstörungen darstellen, z. B. das pseudo-infektuöse Syndrom der Scheide (Symptome und Mißempfindungen im Bereich des unteren Harntrakts und des Genitale, so als ob eine Entzündung vorläge, wobei mitunter nicht nachweisbare Pilze angeschuldigt werden), das urethralerotische Syndrom (eine Untergruppe von Miktionsstörungen und von mannigfaltigen Sensationen und Symptomen im Bereich von Harnwulst, Harnröhre und Harnblase, die Ausdruck einer nicht zur Befriedigung kommenden Lustphysiologie sind und daher trotz aller Qual oft auch mit einer gewissen Faszination vorgetragen werden), eine Untergruppe von brennenden und schmerzenden Sensationen in Scheide und Vulva ohne Organbefund.

2.7 Psychologische Aspekte bei gynäkologischen Operationen

— Dranghaftes **Verlangen nach unbegründeten gynäkologischen Operationen.**

— Der psychische Befund geht oft in die **Differentialdiagnose, Indikationsstellung und Kontraindikation** bei gynäkologischen Operationen ein, oft auch bei primär somatischer Symptomatik (z. B. bei kleinem Myom können die Unterleibsschmerzen dennoch nervöser Natur sein; paranoide Ausdeutung von Beschwerden u. a. m.).

— Psychologische Aspekte der **Operationsvorbereitung** einschließlich der Probleme hinsichtlich Aufklärung und Narkose.

— **Postoperative Nachsorge:** familiäre, sexuelle, berufliche Anpassung; Prävention von ungünstigen psycho-sozialen Folgen, z. B. hinsichtlich einer Beeinträchtigung des Körperbildes (Mammakarzinom); Psychologie der Hysterektomie und anderer zur Sterilität führenden Operationen, spezielle Probleme bei malignen Tumoren, plastischen Operationen, extensiven gynäkologischen Operationen (z. B. Exenteration), sogenannte geschlechtsumwandelnde Operationen, in Wirklichkeit geschlechtsangleichende Operationen bei Transsexualität, Scheidenplastiken.

2.8 Führung bei infauster Prognose

Sterbehilfe

Hinsichtlich der psychischen Vorgänge ist Sterben nicht nur eine von außen kommende unausweichliche Notwendigkeit, die dem Patienten passiv widerfährt. Sterben geht auch mit Aspekten aktiven Verhaltens einher, das der Patient selber macht. Darüber hinaus ist Sterben ein Prozeß, der innerhalb einer Gruppe vonstatten geht, und alle, die in der betreffenden Gruppe miteinander verflochten sind, nehmen an diesem Prozeß Anteil. Der Arzt darf sich also nicht nur auf die somatische Seite seiner Aufgaben beschränken.

Dabei spricht der Arzt mit dem Patienten und teilweise auch mit den Angehörigen in zweifacher Hinsicht auf einer doppelten Ebene. Der Sterbende nimmt einerseits seine Bewußtseinszuwendung und seine sozialen Bezüge schrittweise zurück. Andererseits will er an der Umwelt und an den interpersonalen Bezügen festhalten. Eine gute Sterbehilfe unterstützt diese beiden Tendenzen gleichzeitig. Außerdem möchte der Sterbende bewußt vollzogenen Kontakt und Beistand in seiner Not, möchte aber gleichzeitig seine Angst vor dem Sterben vor sich und der Umgebung verbergen und verleugnen. Wiederum unterstützt eine gute ärztliche Sterbehilfe beide Tendenzen.

Ärztliche Hilfe im Zeitraum zwischen Ende der kurativen Möglichkeiten und Beginn des finalen Stadiums

Die notwendige „helfende Begleitung" bezieht sich sowohl auf somatische als auch auf psychologische und soziale Aufgaben: palliative Medizin in bezug auf Schmerz, vitale Funktionen, Ernährungszustand; eventuell noch Kuren und Erholungsaufenthalte; Regelung familiärer Dinge, Erbschaft, Rente, Krankenkassenangelegenheiten; Regelung beruflicher Dinge und noch zu erledigender Aufgaben; geistige und weltanschauliche Bedürfnisse; es mag um die soziale Betreuung gehen, um Versorgung in der eigenen Wohnung, Einkaufen, Kochen. Die notwendige „helfende Begleitung" fordert also nicht nur den Arzt, sondern auch Sozialarbeiter, Gemeindeschwestern, Altenhelfer, Krankengymnastinnen, Rechtsanwalt, Steuerberater, Pfarrer, Selbsthilfegruppen, Personal in Kliniken und Kurkliniken.

Wiederum darf der Arzt sich nicht auf die somatische Seite seines Fachwissens beschränken. Oft muß er bereit sein, hinsichtlich all dieser Aufgaben innerhalb der Familiengruppe und innerhalb der Gruppe der Helfenden eine führende Rolle einzunehmen. Andererseits sollte der Arzt nicht Konkurrenzgefühle aufkommen lassen, wenn der Patient die Wahl trifft, eine andere Person zu seiner zentralen Bezugsperson zu machen. Der Arzt sollte das dann geschehen lassen und bereit sein, mehr in den Hintergrund zu treten, ohne dabei die ihm weiterhin zugeordneten Aufgaben zu vernachlässigen.

2.9 Menopause und Altern

Psychologisch leitet die Menopause eine notwendigerweise konflikthaft verlaufende Auseinandersetzung mit dem Thema Altern ein. Das erfolgreiche Altern der psychisch gesunden Frau wird den beiden scheinbar konträren Aufgaben gleichzeitig gerecht. Sie akzeptiert die Notwendigkeit eines gewissen bio-sozialen Rückzugs, sie vollzieht diesen Rückzug bewußt und sie verzichtet auf Unmögliches. Andererseits bleibt sie am Leben engagiert; Aktivitäten und Sozialbezüge werden von ihr aufrechterhalten, freilich in einer der Realität angepaßten Form. Der Gynäkologe hilft der Frau bei dieser Aufgabe.

Wenn die Frau der Aufgabe eines erfolgreichen Alterns nicht gewachsen ist, kann es zu mannigfaltigen Formen von Fehlverhalten oder gar von Symptomatik kommen, die vom Arzt wiederum eine gleichzeitig bio-psycho-sozial orientierte Gesprächsführung verlangen.

2.10 Umgang mit dem organisch kranken und dem psychisch gesunden Patienten

Die subjektiven Vorstellungen zu Krankheit, Ätiologie und Therapie bzw. die Behandlungserwartung eines Patienten können für das Endresultat einer konservativen oder chirurgischen Behandlung ebenso entscheidend sein wie die medikamentöse oder chirurgische Behandlung selber. Gleiches gilt für das Krankenverhalten des Patienten, für seine Beziehung zur Umwelt und die Reaktion der Umgebung auf ihn.

Ferner können der Interaktionsstil im Arzt-Patienten-Verhältnis beim organisch Kranken sowohl die Diagnose als auch die Therapie beeinflussen. Der Arzt muß sich immer der psychischen Komponente all seiner diagnostischen und therapeutischen Maßnahmen bewußt sein. So kann zum Beispiel die plötzliche Veränderung des Körperbildes nach Mastektomie oder das Gefühl des Organverlustes und damit der Geschlechtsidentität nach Hysterektomie ein besonderes therapeutisches Problem darstellen. Hierher gehört auch die Psychologie der gynäkologischen Untersuchung und des Milieus der gynäkologischen Sprechstunde.

Selbst bei Beratungen und Untersuchungen, bei denen es nicht um Heilung von Krankheit, sondern um sozialmedizinische Aufgaben und Prophylaxe geht, kann es aus unrealistischen Ängsten und Befürchtungen zu Mißverständnissen mit dem Arzt, zu Fehlanwendungen und Nebenwirkungen kommen. Auch hier kann sich der Gynäkologe einem Umgang mit der Psychologie seiner Patientin nicht entziehen, wenn er nicht die Wirksamkeit seiner Maßnahmen gefährdet sehen will.

2.11 Nervöse Patienten ohne fest umrissene gynäkologische Symptomatik

Frauen mit einer offenkundigen oder einer verdeckten psychiatrischen Symptomatik verweigern oft den Weg zum Psychiater und setzen ihre Hoffnung nur auf den Gynäkologen. Die psychische Störung verbirgt sich dabei häufig hinter einer vorgeblich gynäkologischen Problematik wie etwa Kontrazeption, Klimakterium oder Menopause; dennoch können die psychischen „Nebenbefunde" so gewichtig sein, daß sie zum Hauptgegenstand der Behandlung werden. Es handelt sich um ein „heimatloses" Patientengut, dem der Gynäkologe sich nach Möglichkeit nicht verschließen sollte.

Zusammenfassend: Bei all diesen Aufgabenbereichen muß differentialdiagnostisch an eventuelle psychosomatische Zusammenhänge gedacht werden, die oft, jedoch nicht immer therapeutische Konsequenzen nach sich ziehen.

> Falsch ist die verbreitete Auffassung, eine psychosomatische Erkrankung sei dadurch zu erkennen, daß kein pathologischer Organbefund erhoben werden kann.

3 Wie erkennt man, ob im konkreten Fall psychosomatische Faktoren eine therapeutisch relevante Rolle spielen?

1. Diskrepanz zwischen Ausmaß an subjektivem Krankheitsgefühl und somatischem Befund: der Patient kommt zwar nicht mehr zurecht, da das aber nicht durch den körperlichen Befund erklärt werden kann, müssen psycho-soziale Belastungen vorliegen.

2. Ein auffälliger psychischer Befund liegt vor, wobei in der Gynäkologie insbesondere auffällige Affekte beobachtet werden:

— Larvierte und verleugnete Depression und korrelierende gynäkologische Symptomatik (z. B. die Trias Unterleibsschmerzen, Harninkontinenz, dysfunktionelle Blutungen ohne Organbefund).

— Affektive Äußerungen, Ausdrucksverhalten und Erscheinungsbild der Patientin während der Untersuchung sowie das Vorliegen einiger schon erwähnter gynäkologischer Symptome (z. B. pseudo-infektuöses Syndrom der Scheide, urethral-erotisches Syndrom [s. o.] u. a. m.) können auf sexuelle Probleme und auf Schwierigkeiten im Bereich von Lust und Liebe hinweisen.

— Auch Affekte der Angst, des Ärgers, des Vorwurfs und scheinbarer Resignation können von Bedeutung sein.

Die anamnestischen Daten können eine relevante konflikthafte Einstellung erkennen lassen: z. B. erst Sterilisation, dann refertilisierende Operation, sofort danach Kontrazeption, Nicht-Verträglichkeit von Kontrazeption oder Bitte um Interruptio. Auch bei fehlerhaften Anwendungen und Nebenwirkungen bei Verschreibungen muß an dieses Problem gedacht werden.

Achtung! Das Vorliegen eines organischen Befundes schließt die Relevanz psychosozialer Faktoren nicht aus.

4 Somato-psycho-soziale Ausrichtung der gynäkologischen Sprechstunde

Während der Arzt im traditionellen Ablauf der gynäkologischen Sprechstunde seinen üblichen Aufgaben nachgeht — Anamnese, körperliche Untersuchung, Behandlung in einer primär organischen Orientierung — ist seine Aufmerksamkeit auf weitere Dinge ausgerichtet:

— Herstellung eines **personalen Kontaktes**, Aufbau und Aufrechterhaltung eines **Arbeitsbündnisses** mit der Patientin.

— Beachtung der Frage: **Was will die Patientin in Wirklichkeit?** Wozu kommt sie? Ihr eigentliches Anliegen mag nicht mit dem übereinstimmen, was sie vorträgt. Die Patientin mag selber nicht wissen, welches Anliegen sie in Wirklichkeit bewegt.

— Der Arzt beobachtet das Verhalten der Patientin. Was konstelliert sich zwischen Patientin und Arzt im Hier und Jetzt der gegenwärtigen Sprechstunde? Wie verhält sich die Patientin in der Sprechstunde, wie bezieht sie sich auf den Arzt? Was löst sie beim Arzt aus? Was sind die eigenen emotionalen Reaktionen des Arztes? Welche biographischen Gegebenheiten möchte die Patientin betonen und wovon möchte sie ablenken? Welches Thema und welches Verhalten zieht sich wie ein roter Faden durch die Abfolge der Arztbesuche?

Dabei soll das Gespräch als Dialog zwischen Gynäkologe und Patientin geführt werden und sich **an keiner Methode formaler psychotherapeutischer Gesprächsführung orientieren.**

Das Gespräch soll zu einer Antwort auf das Anliegen der Patientin führen, so daß diese sich in ihrem Kranksein verstehen kann. Es geht nicht sofort um Heilung von Krankheit, sondern zunächst einmal um die Fähigkeit, mit der Patientin psychologisch umgehen zu können und ihr psychologische Hilfe zu geben. Das ärztliche Gespräch begleitet die Frau über die verschiedensten Lebensphasen und gibt an entscheidenden Lebensabschnitten Anstoß zu einer positiven emotionalen Weiterentwicklung. So kann der Gynäkologe einen Einfluß auf die psychosexuelle Entwicklung der Frau und nicht selten indirekt auch auf die der Kinder und des Ehemannes ausüben. Dadurch kann manch einer Fehlentwicklung und manchen nervösen Erkrankungen vorgebeugt werden. **Die gynäkologische Psychosomatik hat einen Stellenwert in der medizinischen Prävention.**

Achtung!
- **Keine persekutorische Psychotherapie entgegen dem Willen der Patienten!**
- **Nicht voreilig Zusammenhänge vermuten,** nicht voreilig deuten, nicht voreilig problematisieren.
- **Nur langsam und schrittweise „vom Soma zur Psyche":** meist muß die Patientin sich erst hinreichend somatisch betreut fühlen, ehe sie für psychosomatische Zusammenhänge aufgeschlossen sein kann.
- Das erfordert die **Bereitschaft des Arztes zur emotionalen Eigen- und Fremdwahrnehmung.** Aber bei aller emotionalen Beteiligung und personalen Ausrichtung bewahrt der Gynäkologe gleichzeitig sachliche Distanz. Er weiß, daß der Umgang mit dem nackten Körper für Patientin und Arzt Streß und Schutzbedürftigkeit bedeutet.
- **Familientherapeutische Orientierung:** Auch der Mann und die Kinder haben einen legitimen Stellenwert in der Sprechstunde des Gynäkologen. Zumindest werden sie und die Interaktionen innerhalb der Familie in den Inhalt des ärztlichen Gesprächs aufgenommen. Obgleich die Patientin ein gynäkologisches Symptom haben mag, muß sich die Behandlung mitunter hauptsächlich auf den scheinbar symptomlosen männlichen Partner konzentrieren.

Anhang: Hormonpräparate

Diese Aufstellung stellt eine Auswahl ohne Anspruch auf Vollständigkeit dar und bedeutet vor allem keine Wertung gegenüber anderen Handelspräparaten gleichen Inhaltes.

Hormonaler Wirkstoff	Handelsname Einzeldosis	Anwendungsart

Östrogene

1. Ester natürlicher Östrogene (halbsynthetisch)

Östradiolvalerat	Neo-Östrogynal (Östradiolvalerat 1 mg plus Östriol 2 mg)	oral
	Progynova (2 mg)	oral
	Progynova mite (1 mg)	oral
	Progynon Depot (10, 40, 100 mg)	i. m.
Östradiolbenzoat	Progynon B oleosum (5 mg)	i. m.
Östriolsuccinat	Synapause (2 mg)	oral
Polyöstriolphosphat	Triodurin (80 mg)	i. m.

2. Synthetische Östrogene

Äthinylöstradiol	Progynon C (0.02 mg) und in den meisten Ovulationshemmern enthalten	oral
Mestranol	in einigen Ovulationshemmern	oral

3. Mikronisierte natürliche Östrogene

Östradiol (2 bzw. 4 mg) + Östriol (1 bzw. 2 mg)	Estrifam/-forte	oral
Östriol	Ovestin (1 mg)	oral

4. Konjugierte Östrogene

	Östro-Feminal (1.25 mg)	oral
	Conjugen (1 mg)	oral
	Presomen (0.6 und 1.25 mg)	oral
	Presomen mite (0.3 mg)	oral
	Transannon (1.25 mg)	oral
	Transannon mite (0.625 mg)	oral

5. Transdermal wirksam

Östradiol	Estraderm TTS, TTS 25, TTS 100 (2; 4; 8 mg)	transdermal

Hormonaler Wirkstoff	Handelsbezeichnung Einzeldosis	Anwendungsart

Gestagene

1. Progesteron bzw. Ester des natürlichen 17-α-Hydroxyprogesterons

Hydroxyprogesteroncaproat	Proluton-Depot (250, 500 mg)	i. m.
Progesteron	Progestogel (Tube 100 g) (nur lokal, praktisch nicht systemisch wirksam)	Gel (lokal)

2. Progestagene
a) Progesteronderivate
(17-α-Hydroxyprogesteronderivate)

Medroxyprogesteronacetat	Clinovir (5, 100, 200, 250, 400, 500 mg)	oral
	Farlutal (G 5 mg), 100, 200, 250, 500 mg)	oral
	Clinovir (500, 1000 mg)	Suspension z. Inj.
	Farlutal (500, 1000 mg)	Suspension z. Inj.
Dehydroretroprogesteron	Duphaston (10 mg)	oral
Medrogeston	Prothil (5; 25 mg)	oral
Cyproteronacetat	Androcur (50 mg)	oral
	Androcur-10 (10 mg)	oral
Gestonoroncaproat	Depostat (200 mg)	i. m.
Chlormadiononacetat	Gestafortin (2 mg)	oral

b) 19-Nortestosteronderivate

Allylestrenol	Gestanon (5 mg)	oral
Lynestrenol	Orgametril (5 mg)	oral
Norethisteronacetat	Primolut-Nor (5; 10 mg)	oral

Östrogen-Gestagen(Misch)-Präparate (zur Therapie)

Handelsname	Östrogen	Dosis mg	Gestagen/ Progestagen	Dosis mg
oral				
Duloton	Äthinylöstradiol	0.05	Norgestrel	0.5
Neo Gestakliman sine	Äthinylöstradiol	0.05	Norethisteronacetat	2.0
Östro-Primolut	Äthinylöstradiol	0.05	Norethisteronacetat	4.0
Primosiston	Äthinylöstradiol	0.01	Norethisteronacetat	2.0
Prosiston	Äthinylöstradiol	0.03	Norethisteronacetat	6.0
intramuskulär				
Gravibinon	Östradiolvalerat	5.0 10.0	Hydroxyprogesteron- caproat	250.0 500.0
Primosiston	Östradiolbenzoat	10.0	Hydroxyprogesteron- caproat	250.0

Handelsname	Östrogen	Dosis mg	Gestagen/ Progestagen	Dosis mg
Zweiphasenpräparate (zur Therapie)				
Progylut	Äthinylöstradiol	0.05	Norethisteronacetat	2.0
Eunomin	Mestranol	0.1	Chlormadinonacetat	2.0
Nuriphasic	Äthinylöstradiol	0.05	Lynestrenol	2.5
Zweiphasenpräparate mit natürlichen Östrogenen (zur Therapie)				
Cyclo-Progynova	Östradiolvalerat	2.0	Norgestrel	0.5
Cyclo-Östrogynal	Östradiolvalerat plus	1.0	Levonorgestrel	0.25
	Östriol	2.0		
Presomen comp.	Konjugierte Östrogene	1.25	Medrogeston	5.0
Presomen 0.6 comp.	Konjugierte Östrogene	0.6	Medrogeston	5.0
Trisequens	Östradiol (mikronisiert)	2.0	Norethisteronacetat	1.0
	plus Östriol (mikronisiert)	1.0		
Trisequens forte	Östradiol + Östriol	4.0	Norethisteronacetat	1.0
		2.0		

Hormonale Kontrazeptiva (zur Ovulationshemmung)

Orale

Handelsname	Zahl Tbl./Dr. ( ) mit Placebo	Zusammensetzung			
		Östrogen	Dosis	(Pro-)gestagen	Dosis
Einphasische „Mikro"pillen (< 0.05 mg Äthinylöstradiol) Kombinationspräparate					
Cilest	21	Äthinylöstradiol	0.035 mg	Norgestimat	0.25 mg
Conceplan 21 mite	21	Äthinylöstradiol	0.035 mg	Norethisteron	0.5 mg
Diane 35	21	Äthinylöstradiol	0.025 mg	Cyproteronacetat	2.0 mg
Femovan	21	Äthinylöstradiol	0.03 mg	Gestoden	0.075 mg
Marvelon	21	Äthinylöstradiol	0.03 mg	Desogestrel	0.150 mg
Microgynon 21	21 (28)	Äthinylöstradiol	0.03 mg	Levonorgestrel	0.15 mg
Minulet	21	Äthinylöstradiol	0.03 mg	Gestoden	0.075 mg
Neorlest 21	21	Äthinylöstradiol	0.03 mg	Norethisteronacetat	0.6 mg
Ovoresta M	22	Äthinylöstradiol	0.0375 mg	Lynestrenol	0.75 mg
Ovysmen 0.5/35	21	Äthinylöstradiol	0.035 mg	Norethisteron	0.5 mg
Ovysmen 1/35	21	Äthinylöstradiol	0.035 mg	Norethisteron	1.0 mg
Stediril 30	21 (28)	Äthinylöstradiol	0.03 mg	Levonorgestrel	0.150 mg
Yermonil	22 (28)	Äthinylöstradiol	0.04 mg	Lynestrenol	2.0 mg

	Östrogen	Dosis	(Pro-)gestagen	Dosis
Einphasische Präparate (> 0.05 mg Äthinylöstradiol) Kombinationspräparate				
Anacyclin	22 (28)	Äthinylöstradiol	0.05 mg	Lynestrenol	1.0 mg
Conceplan 21	21	Mestranol	0.05 mg	Norethisteron	1.0 mg
Ediwal 21	21	Äthinylöstradiol	0.05 mg	Levonorgestrel	0.125 mg
Etalontin 21	21	Äthinylöstradiol	0.05 mg	Norethisteronacetat	2.5 mg
Etalontin 28-Fe	28:	Wie Etalontin plus 7 Tbl. Fe(II)-fumarat (30 mg)			
Eugynon	21 (28)	Äthinylöstradiol	0.05 mg	Norgestrel	0.5 mg
Lyndiol	22	Äthinylöstradiol	0.05 mg	Lynestrenol	2.5 mg
Lyn-ratiopharm	22	Äthinylöstradiol	0.05 mg	Lynestrenol	2.5 mg
Neogynon 21	21 (28)	Äthinylöstradiol	0.05 mg	Levonorgestrel	0.25 mg
Neo-Stediril	21	Äthinylöstradiol	0.05 mg	Levonorgestrel	0.125 mg
Noracyclin	22	Äthinylöstradiol	0.05 mg	Lynestrenol	2.5 mg
Orlest 21	21	Äthinylöstradiol	0.05 mg	Norethisteronacetat	1.0 mg
Orlest 28-Fe	28:	Wie Orlest 21 plus 7 Tbl. Fe(II)-fumarat (30 mg)			
Ovoresta	22	Äthinylöstradiol	0.05 mg	Lynestrenol	1.0 mg
Ortho-Novum 1/50	21	Mestranol	0.05 mg	Norethisteron	1.0 mg
Ortho-Novum 1/80	21	Mestranol	0.08 mg	Norethisteron	1.0 mg
Ortho-Novum (2 mg)	21	Mestranol	0.10 mg	Norethosteron	2.0 mg
Ovulen	21	Mestranol	0.1 mg	Ethynodioldiacetat	1.0 mg
Pregnon 28	28	Äthinylöstradiol	0.05 mg	Lynestrenol	1.0 mg
Stediril	21	Äthinylöstradiol	0.05 mg	Norgestrel	0.5 mg
Stediril-d	21	Äthinylöstradiol	0.05 mg	Levonorgestrel	0.25 mg
Zweiphasenpräparate (Sequenzpräparate)				
Eunomin 21	11	Mestranol	0.10 mg		
	10	Mestranol	0.10 mg	Chlormadinonacetat	2.0 mg
Fysionorm	7	Äthinylöstradiol	0.05 mg		
	15	Äthinylöstradiol	0.05 mg	Lynestrenol	1.0 mg
Lyn-ratiopharm	7	Äthinylöstradiol	0.05 mg		
Sequenz	15	Äthinylöstradiol	0.05 mg	Lynestrenol	2.5 mg
Ovanon	7 (28)	Äthinylöstradiol	0.05 mg		
	15	Äthinylöstradiol	0.05 mg	Lynestrenol	2.5 mg
Oviol 22	7 (28)	Äthinylöstradiol	0.05 mg		
	15	Äthinylöstradiol	0.05 mg	Desogestrel	0.125 mg
Zweistufenpräparate				
Neo-Eunomin	11	Äthinylöstradiol	0.05 mg	Chlormadinonacetat	1.0 mg
	11	Äthinylöstradiol	0.05 mg	Chlormadinonacetat	2.0 mg
Perikursal 21	11	Äthinylöstradiol	0.05 mg	Levonorgestrel	0.05 mg
	10	Äthinylöstradiol	0.05 mg	Levonorgestrel	0.125 mg
Sequilar 21	11 (28)	Äthinylöstradiol	0.05 mg	Levonorgestrel	0.05 mg
	10	Äthinylöstradiol	0.05 mg	Levonorgestrel	0.125 mg
Sinovula	11	Äthinylöstradiol	0.05 mg	Norethisteronacetat	1.0 mg
	10	Äthinylöstradiol	0.05 mg	Norethisteronacetat	2.0 mg

	Östrogen	Dosis	(Pro-)gestagen	Dosis

Dreistufenpräparate (mit niedrig dosiertem Östrogenanteil)

Synphasec	7	Äthinylöstradiol	0.035 mg	Norethisteron	0.5 mg
	9	Äthinylöstradiol	0.035 mg	Norethisteron	1.0 mg
	5	Äthinylöstradiol	0.035 mg	Norethisteron	0.5 mg
Trinordiol	6	Äthinylöstradiol	0.03 mg	Levonorgestrel	0.05 mg
	5	Äthinylöstradiol	0.04 mg	Levonorgestrel	0.075 mg
	10	Äthinylöstradiol	0.03 mg	Levonorgestrel	0.125 mg
TriNovum	7	Äthinylöstradiol	0.035 mg	Norethisteron	0.5 mg
	7	Äthinylöstradiol	0.035 mg	Norethisteron	0.75 mg
	7	Äthinylöstradiol	0.035 mg	Norethisteron	1.0 mg
Triquilar	6	Äthinylöstradiol	0.03 mg	Levonorgestrel	0.05 mg
	5	Äthinylöstradiol	0.04 mg	Levonorgestrel	0.075 mg
	10 (28)	Äthinylöstradiol	0.03 mg	Levonorgestrel	0.125 mg
Tristep	6	Äthinylöstradiol	0.03 mg	Levonorgestrel	0.05 mg
	5	Äthinylöstradiol	0.05 mg	Levonorgestrel	0.05 mg
	10	Äthinylöstradiol	0.04 mg	Levonorgestrel	0.125 mg

Sog. "Morning after pill"

Tetragynon		Äthinylöstradiol	0.05 mg	Levonorgestrel	0.25 mg

(Packung enthält 4 Dr. dieser Dosierung;
2 × 2 Dr. einnehmen)

Reine Progestagenpräparate (Minipille) zur kontinuierlichen Anwendung. (oral)

Exlutona 35	35	–	–	Lynestrenol	0.5 mg
Microlut	35	–	–	Levonorgestrol	0.03 mg
Micronovum	35	–	–	Norethisteron	0.35 mg
Micro 30	35				
Wyeth		–	–	Levonorgestrel	0.03 mg

Progestagene parenteral (i. m.) Depot; zur Kontrazeption

Depo Clinovir		–	–	Medroxyprogesteronacetat	150.0 mg
Noristerat		–	–	Norethisteron	200.0 mg

Präparat	Handelsname Einzeldosis	Anwendungsart

Androgene

Mesterolon	Proviron (10 mg, 25 mg)	oral
Drostanolon	Masterid (100 mg)	i. m.
Δ 1-Testolacton	Fludestrin (100 mg/50 mg)	i. m./oral
Testosteronester	Testoviron (50 mg)	i. m.
	Testoviron-Depot (50, 100, 250 mg)	i. m.

Präparat	Handelsname Einzeldosis	Anwendungsart

Östrogen-Androgen-Mischpräparate

Östradiol- und Testosteronester	Lynandron (5 mg Östradiolester 100 mg Testosteronester)	i. m.
	Primodian Depot (4 mg Östradiolester 90.3 mg Testosteronester)	i. m.
	Gynodian-Depot (4 mg Östradiolvalerat 200 mg Prasternonenanthat)	i. m.

Anabole Steroide

Metonolonacetat	Primobolan (5 mg)	oral
Nandrolondecanoat	Deca-Durabolin (25, 50 mg)	i. m.
Metenolonenanthat	Primobolan (20 mg)	i. m.
	Primobolan Depot (100 mg)	i. m.
	Primobolan Depot „mite" (50 mg)	i. m.

Danazol

Pregnandienisoxazol	Winobanin (100, 200 mg)	oral

Gonadotrope Hormone

Human Menopausal Gonadotropin (HMG) aus Postmenopausenharn	Humegon 75 IE FSH, 75 IE LH Pergonal 75 IE FSH, 75 IE LH	i. m. i. m.
FSH aus Postmenopausenharn	Fertinorm (75 IE FSH)	i. m.

HCG

Choriongonadotropin	Choragon (1500 IE, 5000 IE)	i. m.
	Predalon (500, 1000, 5000 IE)	i. m.
	Pregnesin (250, 500, 1000, 2500, 5000 IE)	i. m.
	Primogonyl (250, 500, 1000, 5000 IE)	i. m.

Releasing Hormone

Gonadorelin	GnRH-Serono (25 µg, 100 µg)	i. v.
	LH-RH (Ferring) (0.1 mg)	i. v.
	Relefact LH-RH (0.025; 0.1 mg)	i. v.
Gonadorelinacetat	Lutrelef (0.8 mg/3.2 mg) (Zyklomat Ferring)	i. v. und sc.
TRH	Relefact TRH 200/400 (0.2; 0.4 mg)	i. v.
	Sprühdose	nasal

Präparat	Handelsname Einzeldosis	Anwendungsart

LH-RH-Analoga

Buserelin	Suprefact pro injectione (5.5 mg Buserelin)	sc.
Buserelinacetat	Suprefact nasal (Spray)	nasal
Gonadorelin (6-D-Trp)-acetat	Decapeptyl (0.5; 0.1 mg)	s.c.
Goserelin	Zoladex (Suspension 3,6 mg)	i. m.

Orale Ovulationsauslöser

Epimestrol	Stimovul (5 mg)	oral
Cyclofenil	Fertodur (200 mg)	oral
Clomifencitrat	Dyneric (50 mg)	oral

Antiöstrogene zur Behandlung hormonsensibler Tumoren

Tamoxifen	Nolvadex (10, 20, 30, 40 mg)	oral
	Tamofen (10, 20 mg)	oral
	Kessar (10, 20 mg)	oral

Prolaktinhemmer

Bromocriptin	Pravidel (2; 5; 10 mg)	oral
Lisuridhydrogenmaleat	Dopergin (0.2 mg)	oral

Nebennierenrindenhormone

Es werden von jeder Gruppe nur einige wenige Präparate (und auch diese nicht in allen Anwendungsmöglichkeiten) angeführt, da bei der Vielzahl der Handelsformen alle zu nennen noch schwieriger ist, als in der vorausgegangenen Aufstellung. Das bedeutet keine Wertung der Präparate; es handelt sich nur um Beispiele.

Cortisonacetat Prednison	Cortison Ciba (25 mg)	oral
	Decortin (Perlen 1 mg, Tbl. 5,50 mg)	oral
	Prednison Ferring (5,50 mg)	oral
	Ultracorten (5,50 mg)	oral
Cortisol	Hydrocortison „Hoechst" (10 mg)	oral
Prednisolon	Decortin-H (5; 50 mg)	oral
	Deltacortril (5 mg/20 mg)	oral/i. m.
	Hostacortin (5 mg)	oral
	Prednisolon Ferring (2,5 mg)	oral
	Scherisolon (5 mg)	oral
Prednisolonester	Solu-Decortin-H (10, 25, 50, 250 mg)	i. v, i. m.
	Ultracorten-H wasserlöslich (25, 50, 250, 1000 mg)	i. v.

Präparat	Handelsname Einzeldosis	Anwendungsart
Methylprednisolon	Medrate (4 mg)	oral
	Urbason (4; 16; 40 mg)	oral
	Urbason retard (4 mg, 8 mg)	oral
	Urbason solubile/-forte (20, 40/ 1000 mg)	i. v.
16-Methylprednisolon	Decortilen/Decortilen retard (6 mg, 24 mg; retard 12 mg)	oral
	Decortilen solubile (30; 60 mg)	i. v., i. m.
Triamcinolon	Delphicort (2 mg, 4 mg, 8 mg)	oral
Dexamethason	Dexamethason Ferring (0.5 mg)	oral
	Fortecortin (0.5 mg, 1.5 mg, 4 mg)	oral
Betamethason	Celestan (0.5 mg)	oral
	Celestan solubile (4 mg, 20 mg)	i. v. und i. m.

Quellennachweis der Abbildungen

Bauer, K. H.: Farbatlas der Kolposkopie. Schattauer, Stuttgart – New York 1981: Kap. 3, Abb. 35 – 40.

Beischer, N. A., E. V. Mackay: Colour Atlas of Gynecology. Harcourt Brace Jovanovich, Marrickville 1981: Kap. 1, Abb. 3, 7; Kap. 2, Abb. 11; Kap. 4, Abb. 28; Kap. 5, Abb. 10, 11; Kap. 8, Abb. 2; Kap. 9, Abb. 31 – 33, 38; Kap. 12, Abb. 1, 7; Kap. 14, Abb. 45, 47; Kap. 18, Abb. 5

Bickmann, H. J., P. Knappstein: Kap. 14, Abb. 67; Kap. 22, Abb. 4, 16, 18

Blaustein, A.: Pathology of the female Genital Tract. Springer, Berlin – Heidelberg – New York 1982: Kap. 5, Abb. 3; Kap. 12, Abb. 6, 27, 34, 36; Kap. 14, Abb. 43

Boschann, H. W.: Gynäkologische Zytodiagnostik für Klinik und Praxis. Walter de Gruyter, Berlin – New York 1973: Kap. 3, Abb. 27, 30 – 32

Burghardt, E.: Histologische Frühdiagnose des Zervixkrebses. Thieme, Stuttgart – New York 1972: Kap. 3, Abb. 1 b, 14, 16, 17; Kolposkopie spezielle Zervixpathologie. Thieme, Stuttgart – New York 1972: Kap. 3, Abb. 15, 21

Dallenbach-Hellweg, G.: Endometrium. Springer, Berlin – Heidelberg – New York 1969: Kap. 4, Abb. 2 b; Kap. 13, Abb. 35

Döring, G.: Empfängnisverhütung. Thieme, Stuttgart – New York 1986: Kap. 17, Tbl. 1, 3 – 5, 9; Kap. 17, Abb. 1, 3, 5; Privatsammlung: Kap. 17, Tbl. 6 – 8

Dubrauszky, V.: Kap. 12, Abb. 2, 3, 8 – 13, 17 – 22, 24 – 26, 28

Fikentscher, R., K. Semm: Kap. 14, Abb. 4

Frischbier, H. J.: Handbuch der medizinischen Radiologie. Springer, Berlin – Heidelberg – New York 1971: Kap. 3, Abb. 68

Herzog, R. E.: Privatsammlung: Kap. 22, Abb. 8 – 10

Hoeffken, W., M. Lanyi: Röntgenuntersuchung der Brust. Thieme, Stuttgart – New York 1973: Kap. 22, Abb. 15

Hoffmann, G.: eigene Zeichnung: Kap. 13, Abb. 10, 11, 18

Hohenfellner, R., S. Schulte-Wissermann, J. W. Thüroff: Kinderurologie in Klinik und Praxis. Thieme, Stuttgart – New York 1986: Kap. 11, Abb. 1

Huber, A., A. D. Hiersche: Praxis der Gynäkologie im Kindes- und Jugendalter. Thieme, Stuttgart – New York 1987: Kap. 21, Abb. 1

Kaeser, O., V. Friedberg, K. G. Ober, K. Thomsen, J. Zander: Gynäkologie und Geburtshilfe. Thieme, Stuttgart – New York 1972: Kap. 1, Abb. 9, 10; Kap. 3, Abb. 24a u. b, 29a u. b; Kap. 4, Abb. 32, 39; Kap. 12, Abb. 4, 5, 14, 23, 24

Kaiser, R., A. Pfleiderer: Lehrbuch der Gynäkologie. Thieme, Stuttgart – New York 1985: Kap. 12, Abb. 41, 42 (in Anlehnung), Kap. 14, Abb. 40 (in Anlehnung), Kap. 15, Abb. 3 (in Anlehnung), Kap. 22, Abb. 1, 2, 3a u. b, 15

Kaiser, R., G. F. B. Schumacher: Menschliche Fortpflanzung. Thieme, Stuttgart – New York 1981: Kap. 13, Abb. 20; Kap. 14 Tbl. 6

Keller, P. J.: Hormonale Störungen in der Gynäkologie. Springer, Berlin – Heidelberg – New York 1977: Kap. 13, Abb. 28

Kepp, R., H. J. Staemmler: Lehrbuch der Gynäkologie. Thieme, Stuttgart – New York 1970: Kap. 14, Abb. 55; Kap. 22, Abb. 6

Kern, G.: Carcinoma in situ. Springer, Berlin – Heidelberg – New York 1964: Kap. 3, Abb. 28

Kern, G.: Gynäkologie. Thieme, Stuttgart – New York 1985: Kap. 13, Abb. 3 (nach M. Fritz, L. Speroff: Fertil. Steril. 38 [1982] 509)

Labhardt, A.: Klinik der inneren Sekretion. Springer, Berlin – Heidelberg – New York 1957: Kap. 14, Abb. 41, 44, 56

Lachnit-Fixson, U.: Münchn. Med. Wochenschr.: Kap. 17, Tbl. 2

Leisegang GmbH & Co., Berlin: Kap. 3, Abb. 33, 34

Müller, W.: Anogenitale Erkrankungen. Karger, Basel 1975: Kap. 1, Abb. 2

Netter, F. H.: Ciba Collection of medical Illustrations 1970: Kap. 1, Abb. 13; Kap. 3, Abb. 7, 11, 12, 42, 54; Kap. 4, Abb. 12, 16, 18, 45; Kap. 5, Abb. 5, 8, 9; Kap. 8, Abb. 1; Kap. 12, Abb. 15, 33, 37; Kap. 14, Abb. 46; Kap. 22, Abb. 7; Kap. 13 (Netter Vol. 4) Abb. 2 (stark modifiziert nach Netter)

Nevinny-Stickel, J.: Privatsammlung: Kap. 6, Abb. 6

Novak, E.: Gynecologic and obstetric Pathology. Saunders, Philadelphia 1953: Kap. 4, Abb. 2a, 8; Kap. 12, Abb. 29; Kap. 13, Abb. 36a, 37a

Ober, K. G.: Kap. 3, Abb. 2—6

Petri, E.: Gynäkologische Urologie. Thieme, Stuttgart—New York 1983: Kap. 9, Abb. 46, 47, 49, 50; Kap. 10, Abb. 1—8; Kap. 18, Abb. 2; Privatsammlung: Kap. 1, Abb. 1, 11; Kap. 3, Abb. 48

Pollow, K.: Kap. 13, Abb. 19

Pschyrembel, W.: Praktische Gynäkologie, 4. Aufl. Walter de Gruyter, Berlin—New York 1968: Kap. 1, Abb. 4—6; Kap. 2, Abb. 10; Kap. 3, Abb. 1a, 1c, 2—6, 10, 25, 19, 20 (verändert nach G. Kern), 22—26, 41, 43—47, 49—53, 55—67; Kap. 4, Abb. 1, 3—5, 7, 9—11, 13—15, 17, 19—27, 29—31, 34—36, 44; Kap. 5, Abb. 1, 2, 4, 6, 7, 12; Kap. 6, Abb. 1; Kap. 7, Abb. 1, 2; Kap. 8, Abb. 3—5; Kap. 9, Abb. 1—30, 34—37, 39—45, 51—54, 55 (verändert nach Kaeser-Ikle), 58; Kap. 12, Abb. 30a—d, 31, 32, 35, 38—40; Kap. 13, Abb. 4, 5—7, 12—14, 16, 17, 21—27, 29—39, 36b, 37a, 38, 39—41; Kap. 14, Abb. 1—5, 7—39, 46, 48—54, 57; Kap. 15, Abb. 1—5; Kap. 16, Abb. 3, 7; Kap. 17, Abb. 2; Kap. 18, Abb. 4, 6—17

Schmidt, A. W.: Kap. 9, Abb. 48, 56, 57, 59

Schmidt-Matthiesen, H.: Gynäkologie und Geburtshilfe. Schattauer, Stuttgart—New York 1985: Kap. 13, Abb. 15

Schnell, J.: Zytologie und Mikrobiologie der Vagina. Karger, Basel 1975: Kap. 2, Abb. 1, 2, 6; Privatsammlung: Kap. 2, Abb. 3—5, 7—9

Semm, K.: Privatsammlung: Kap. 3, Abb. 8, 9; Kap. 16, Abb. 1, 2, 4—6, 8—20; Tbl. 1

Soost, H. J., S. Baur: Grundriß und Atlas der gynäkologischen Zytodiagnostik. Thieme, Stuttgart—New York 1984: Kap. 14, Abb. 36

Strauß, G.: Privatsammlung: Kap. 1, Abb. 12; Kap. 4, Abb. 33, 37, 39, 40—43; Kap. 22, Abb. 13, 14

Tuchmann-Duplessis, H., P. Haegel: Illustrated human Embryology, Vol. 2 Organogenesis. Springer, Berlin—Heidelberg—New York 1982: Kap. 18, Abb. 1, 3

Weghaupt, K.: Dystrophische und präkanzeröse Veränderungen der Vulva. Geb. Fra. 45 (1985) 277: Kap. 1, Abb. 8

Weibel, W.: Gynäkologische Diagnostik, 6. Aufl. Springer, Berlin 1943: Kap. 6, Abb. 2

Yussef, A. F.: Atlas of Gynaecological Diagnosis. Churchill Livingstone, Edinburgh 1984: Kap. 2, Abb. 12; Kap. 3, Abb. 13

Zinser, H. K.: Mammakarzinom. Thieme, Stuttgart—New York 1972: Kap. 22, Abb. 12 (in Anlehnung an Zinser)

Zippel, H. H.: Fortschr. Med. 97 (1979) 159: Kap. 22, Abb. 3a u. b

Sachregister

Sachbezeichnungen in **Fettdruck** stehen für ganze Kapitel, größere zusammenhängende Darstellungen und Stichworte für verschiedene Oberbegriffe. **Seitenangaben** in **Fettdruck** weisen auf die ausführliche Behandlung des Begriffes im Text hin. Im Rahmen übergeordneter fettgedruckter Sachbezeichnungen wird auf fettgedruckte Seitenangaben weitestgehend verzichtet. Sofern hier aber vorhanden, beziehen sie sich vorwiegend auf hervorzuhebende Unterabschnitte. Liegen mehrere Seitenangaben vor, so betont Fettdruck die wichtigste(n), auch wenn hier gelegentlich keine eingehende Begriffsdarstelung erfolgt.

Pschyrembel Klinisches Wörterbuch

mit klinischen Syndromen und Nomina Anatomica

256., neu bearbeitete Auflage

Bearbeitet von der Wörterbuchredaktion des Verlages unter der Leitung von *Christoph Zink.*

14 x 21,5 cm. XXI, 1876 Seiten. Mit 2670 Abbildungen, davon 952 farbig, und 265 Tabellen. 1990. Gebunden **DM 68,–**   ISBN 3 11 010881 X

Dictionary of Obstetrics and Gynecology

Compiled by the editorial staff of Pschyrembel's Klinisches Wörterbuch

Managing editor *Christoph Zink*
Translated by *Kathleen R. Dyer, Dietrich W. Roloff,* and *Bernd K. Wittmann*

14 x 21,5 cm. XII, 284 pages. With 422 illustrations and 60 tables. 1988. Bound **DM 68,–**   ISBN 3 11 011875 0

W. Pschyrembel / J. W. Dudenhausen
Praktische Geburtshilfe

mit geburtshilflichen Operationen

16., überarbeitete und ergänzte Auflage

17 x 24 cm. XVIII, 745 Seiten. Mit 469 Abbildungen. 1989. Gebunden **DM 98,–** ISBN 3 11 011874 2

Das Kind im Bereich der Geburts- und Perinatalmedizin

Herausgegeben von *Joachim W. Dudenhausen*

17 x 24 cm. XIV, 140 Seiten. Mit 44 Abbildungen. 1987. Balacronbroschur **DM 68,–** ISBN 3 11 011252 3

Endometriose
– neue Therapiemöglichkeiten durch Buserelin

Herausgegeben von *A. E. Schindler* und *K. W. Schweppe*

17 x 24 cm. VI, 136 Seiten. Mit 75 Abbildungen. 1989. Balacronbroschur **DM 78,–** ISBN 3 11 011897 1

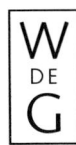

de Gruyter